Atlas of Clinical Neurology

临床神经病学图谱

（第 3 版）

Atlas of Clinical Neurology

临床神经病学图谱

（第3版）

原 著 G. David Perkin
Douglas C. Miller
Russell J. M. Lane
Maneesh C. Patel
Fred H. Hochberg

主 译 王 磊 李险峰 尹世敏
副主译 冯 枫 张 琛 卢 燕

北京大学医学出版社

LINCHUANG SHENJINGBINGXUE TUPU (DI 3 BAN)

图书在版编目（CIP）数据

临床神经病学图谱：第 3 版 / (英) G. 大卫 · 铂金 (G. David Perkin) 原著；王磊，李险峰，尹世敏主译. —北京：北京大学医学出版社，2017.3

书名原文: Atlas of Clinical Neurology, 3/E

ISBN 978-7-5659-1501-7

Ⅰ. ①临… Ⅱ. ①G… ②王… ③李… ④尹… Ⅲ. ①神经病学—图谱 Ⅳ. ①R741-64

中国版本图书馆CIP 数据核字(2016) 第 268161 号

北京市版权局著作权合同登记号：图字：01-2106-5743

ELSEVIER

Elsevier(Singapore) Pte Ltd.
3 Killiney Road, #08-01 Winsland House I, Singapore 239519
Tel: (65) 6349-0200; Fax: (65) 6733-1817

Atlas of Clinical Neurology, 3/E
G. David Perkin, Douglas C. Miller, Russell J.M. Lane, Maneesh C. Patel, Fred H. Hochberg

ISBN-13: 9780323032759

This translation of Atlas of Clinical Neurology, 3/E by G. David Perkin, Douglas C. Miller, Russell J.M. Lane, Maneesh C. Patel, Fred H. Hochberg was undertaken by Peking University Medical Press and is published by arrangement with Elsevier (Singapore) Pte Ltd.

Atlas of Clinical Neurology, 3/E by G. David Perkin, Douglas C. Miller, Russell J.M. Lane, Maneesh C. Patel, Fred H. Hochberg 由北京大学医学出版社进行翻译，并根据北京大学医学出版社与爱思唯尔（新加坡）私人有限公司的协议约定出版。

《临床神经病学图谱》(第 3 版)(王磊 李险峰 尹世敏 主译)
ISBN: 9787565915017

临床神经病学图谱（第 3 版）

主　　译：王　磊　李险峰　尹世敏
出版发行：北京大学医学出版社
地　　址：(100191) 北京市海淀区学院路 38 号　北京大学医学部院内
电　　话：发行部 010-82802230；图书邮购 010-82802495
网　　址：http：//www.pumpress.com.cn
E － mail：booksale@bjmu.edu.cn
印　　刷：北京圣彩虹制版印刷技术有限公司
经　　销：新华书店
责任编辑：张凌凌　阳耀林　**责任校对**：金彤文　**责任印制**：李　啸
开　　本：889 mm × 1194 mm　1/ 16　**印张**：33.5　**字数**：1100 千字
版　　次：2017 年 3 月第 1 版　2017 年 3 月第 1 次印刷
书　　号：ISBN 978-7-5659-1501-7
定　　价：350.00 元

主译简介

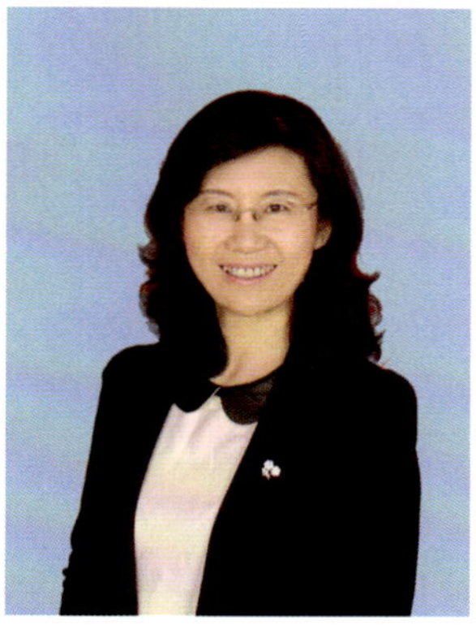

王磊，女，博士。中国人民解放军火箭军总医院神经内科主任、主任医师、硕士研究生导师。美国克利夫兰医学中心访问学者。国家卫生和计划生育委员会脑卒中筛查与防治工程全国中青年专家委员会副秘书长，中国老年医学学会认知障碍分会常委，北京医学会神经病学分会委员，全军科委会神经内科学专业委员会常委、认知障碍及相关疾病学组副组长；《中国卒中杂志》编委。从事脑血管病规范化内科诊疗和认知障碍相关疾病诊治研究。承担国家自然基金课题 1 项，全军“十二五”科研课题 4 项，获军队医疗成果奖 8 项。副主编《外周动脉疾病无创血流动力学检测技术》《脑动脉狭窄及侧支循环评估与解读》，副主译《神经介入图谱》，参编《神经病学》《认知神经病学》；发表 SCI 论文 4 篇，统计源期刊论文 40 余篇。

主译简介

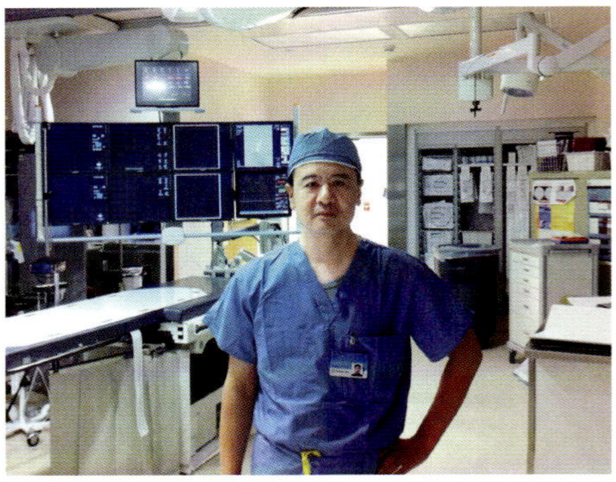

李险峰，副主任医师，早年毕业于山东医科大学，后考入北京医科大学攻读硕士学位，师从北京大学第一医院神经内科孙相如教授，从事神经电生理研究。2003年起主要从事脑血管病的临床诊治工作，尤其是在神经介入诊治脑血管病的研究方面，在天坛医院吴中学教授和中国人民解放军火箭军总医院姜卫剑教授指导下取得了一定成就。

2012 — 2013 年应邀至美国克利夫兰医学中心脑血管病中心访学。

于《中华神经内科杂志》等期刊发表多篇论文。

2012 年与中国人民解放军火箭军总医院神经内科王磊教授合作出版了译著《神经介入图谱》。

主译简介

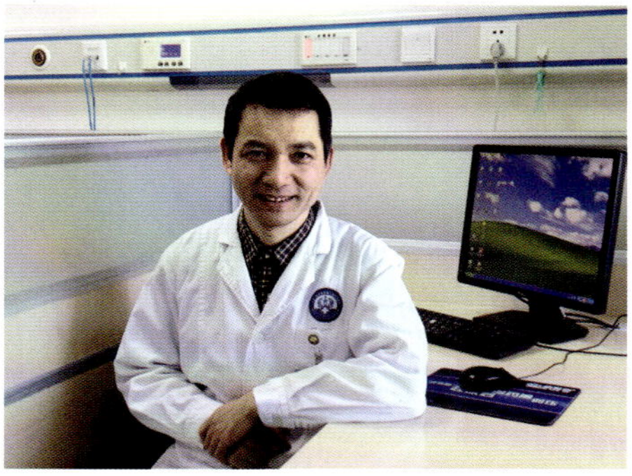

尹世敏，男，中国人民解放军火箭军总医院神经内科副主任、主任医师、硕士研究生导师。北京医学会神经病学分会青年委员会委员，北京神经内科协会神经感染免疫专委会委员，全军老年医学委员会委员，全军科委会神经内科学专业委员会神经免疫及神经肌肉病学组委员。从事神经病学临床、教学工作20余年，主要研究方向为脑血管病、自身免疫性神经系统疾病、认知功能障碍等。合作申报国家自然科学基金2项。获军队科技进步或医疗成果二等奖、三等奖8项（其中第一作者2项）。副主编《外周动脉疾病无创血流动力学检测技术》，参编《脑动脉狭窄及侧支循环评估与解读——经颅多普勒检测技术》等著作。发表SCI和核心期刊论文20余篇。

译者名单

主　译：王　磊　李险峰　尹世敏

副主译：冯　枫　张　琛　卢　燕

译　者：（按姓氏汉语拼音排序）

冯　枫　中国人民解放军火箭军总医院

冯娴慧　甘肃省人民医院

李　腾　济宁医学院附属医院

李险峰　中国人民解放军火箭军总医院

卢　燕　中国人民解放军火箭军总医院

汪文静　北京市顺义区医院

王佳楠　中国人民解放军火箭军总医院

王　磊　中国人民解放军火箭军总医院

武涧松　中国人民解放军火箭军总医院

殷旭华　内蒙古医科大学附属医院

尹世敏　中国人民解放军火箭军总医院

张　琛　中国人民解放军火箭军总医院

张馨尹　成都市双流区中医医院

中文版序

医学生觉得，神经病学、神经解剖学，既看不见又摸不着，甚难读懂。随分子生物学研究的飞速进展，光学显微镜在细胞水平上的研究已远不能很好满足当代医学的需求。

随分子生物学研究的飞速进展，医学已在基因、蛋白质、分子水平上研究。环境、精神、神经、内分泌、免疫、病理、病理生理、药理、免疫病理学、细胞免疫学、免疫药理学、免疫遗传学……出现了更多的分支和交叉学科。

新版此书，涵盖了近年在分子、基因水平上的新进展，用流畅、简明、信达雅的文字，配合精美的插图，图文并茂，深入浅出，以浅显易懂的图解形式展示在读者面前。

主译，王磊主任医师、李险峰副主任医师和尹世敏主任医师，结合自已的学习体会，通俗易懂地翻译了此书。

阅读此书令人耳目一新，受益匪浅；这为我国丰茂的医学书库增添了绚丽的光彩。其出版必将受到一般医务工作者，医学院校师生，尤其是基础和临床神经病学工作者的欢迎，对从事其他生物科学研究的人员也能有所禅益。可作为临床工作人员的专业参考书，也可作为医学院校和生物学系研究生、本科生的选修教材。

卫生部北京医院神经科

许贤豪

2016年12月21日

译者前言

当第一次看到这本经典名著 *ATLAS OF CLINICAL NEUROLOGY，THIRD EDITION* 时，就被其丰富、翔实的影像资料所吸引，国内似乎还没有类似的通过影像阐释神经系统疾病的著作，因此在精读该书的同时我们便萌发了译介给国内同行的想法。

ATLAS OF CLINICAL NEUROLOGY 是由英国伦敦查令十字医院和哈灵顿医院的神经病学名誉顾问 George D. Perkin 教授主编，1986 年出版，1993 年第 2 版，2011 年第 3 版。帝国理工学院国家医疗基金的神经影像学顾问 Maneesh Patel 教授加入第 3 版的编写工作，英国和美国几位著名神经病学家共同参与编著。鉴于影像技术突飞猛进，这一版在前两版经典图片的基础上增加了最新技术的成果，如功能磁共振、脑血管的数字减影血管造影及分子病理学等。本书第 3 版提供了约 2000 张高质量的影像图片，其中约 1000 张为彩图，其强大的具有临床导向性的影像资料对临床诊断具有非常大的帮助，是不可多得的神经科医生的参考书。

在本书翻译过程中，我们查阅了大量的文献及中英文释义，即便如此，仍有很多术语无法找到精准的汉语释义，只好用英文代替，由于译者的水平有限，文中难免会有一些不确切的用语，恳请各位读者批评指正。感谢本书翻译团队的辛勤付出，感谢北京大学出版社陈然编辑的悉心指导，感谢北京医院许贤豪教授的认真作序。

原著前言

《临床神经病学图谱》(第2版)已出版近17年。在此期间神经病学领域出现了许多重要进展，特别是在神经影像领域。显然，我们的编者团队需要引入神经放射学专家。我很高兴帝国理工学院国家医疗基金的Maneesh Patel教授接受了这一提议，他提供了很多关于影像的最新信息，并对相关文字进行了重要修订。

此外，来自查令十字医院的Russell Lane教授对《临床神经病学图谱》(第3版)也做出了很多贡献。他修改了“肌病和肌无力”整章和“运动神经元病和周围神经病”章节的大部分，包括前角细胞病变。他还重新编写了“疼痛综合征和创伤”章节，并对该部分疾病进行了精彩的回顾和总结。

Douglas Miller教授一直致力于该书的编写和修订，他提供了第2版中的大量病理图片，修订并增加了这一版的病理资料。

还有许多同仁为第3版提供了大量的图片，在此我们表示由衷的感谢!

此外，我还要感谢查令十字医院医学插图室的工作人员，特别感谢Sam Bristol在插图制作过程中给予的极其可贵的帮助和Ann McGarry对手绘图的帮助。

最后，我非常高兴实现了和Elsevier工作人员的约定。这一版酝酿时间较长，非常感谢Susan Pioli的鼓励和支持，以及Adrianne Brigido和Taylor Ball给予的支持。

George D. Perkin

原著致谢

献给 Harry、George、Jo、Tom、Ted、Elsie 和 Ella。

G. David Perkin

献给我的妻子和挚爱——Sherry，感谢她给予的不断支持和巨大耐心。

Douglas C. Miller

献给 Neeta、Anoushka、Kelan 和 Rahul，感谢他们的理解。

Maneesh C. Patel

目 录

第一章
神经病学辅助检查

王 磊 王佳楠 译

脑脊液

脑脊液（cerebrospinal fluid，CSF）部分由脑室系统的脉络丛分泌，部分通过脑室室管膜内层的弥散作用生成，总量约为 120ml，产生速度为 0.3~0.4ml/min。CSF 通过正中孔和两外侧孔离开第四脑室，在脊髓和两侧大脑半球表面循环，然后大部分经上矢状窦蛛网膜绒毛吸收，小部分经椎管蛛网膜绒毛吸收。CSF 的离子组成提示其不只是血液超滤液，也由脉络丛上皮细胞主动分泌形成，Na/K 泵是其分泌 CSF 的主要机制。目前已在脉络丛上皮细胞表面检测到 Na/K-ATP 酶。

CSF 一般可由腰部或颈部的蛛网膜下腔、枕大池或侧脑室获取。在成人，脊髓终止于第 1 腰椎下缘，而蛛网膜下腔延续至第 2 或第 3 骶椎水平。为避免损伤脊髓，通常选择在第 3 和第 4 腰椎之间，或第 4 和第 5 腰椎之间，用 18~21 号针穿刺得到 CSF，并对其进行检测（图 1-1）。

局部麻醉后，将斜空心针和针芯刺穿皮肤、皮下组织，最后到达硬脊膜。测压管测得的正常、非肥胖个体的 CSF 最高压力是 180mmH_2O（图 1-2）。约 5% 的正常人 CSF 压力超过 200mmH_2O，通常由肥胖引起。

对很多患者而言，CSF 的检查顺序为压力测量、糖和蛋白质含量以及细胞计数。CSF 的蛋白质含量，虽因实验室而异，但其上限是 0.45g/L。CSF 的蛋白质浓度随年龄增加而增高，腰椎处高于脑室。CSF 的细胞计数不应超过 5 个淋巴细胞 /mm^3。其他经常检查的 CSF 项目还包括梅毒血清学、IgG 浓度和电泳（图 1-3）。许多其他检查方法用于识别罕见的蛋白质、酶类、感染原和肿瘤细胞（表 1-1）。

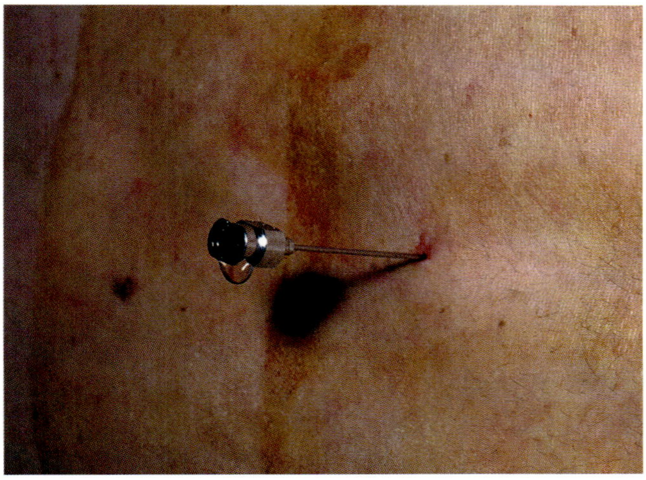

图 1-1 进入蛛网膜下腔的腰椎穿刺针

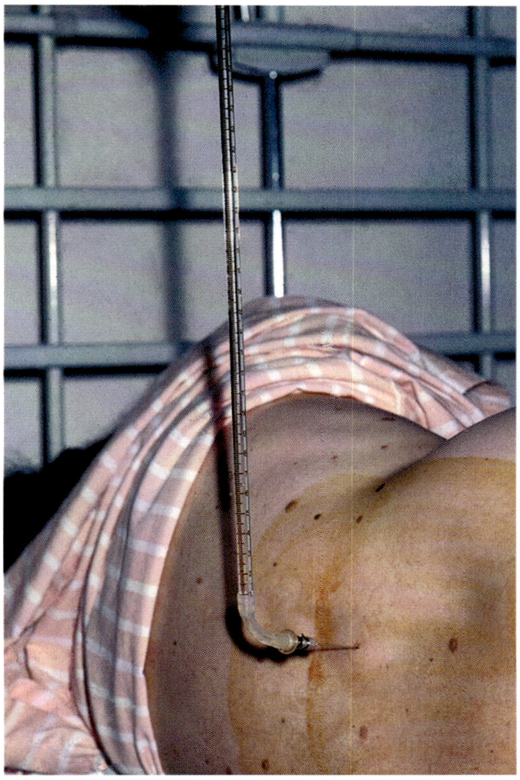

图 1-2 测量 CSF 压力

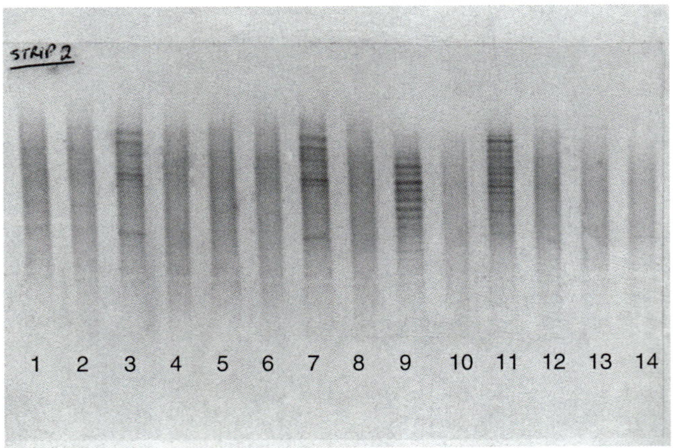

图 1-3 CSF 电泳。7、9、11 号 CSF 样本电泳可见寡克隆区带

X 线平片

头颅 X 线平片成像

头颅 X 线成像不作为神经系统疾病的常规检查。X 线平片对检查非意外伤或穿透伤，以及评估脑室 - 腹腔分流管的连接状态有意义。

脊椎 X 线平片成像

脊椎 X 线成像检查仍广泛用于急性脊椎创伤的初筛，但较少用于疑有颈或腰神经根受压的患者，因为该检查不能提供脊髓或神经根受累的直接证据。腰椎前后位和侧位片可显示椎弓的组成以及椎间孔的形状和大小（图 1-4）。虽然目前已有多个方位的颈椎成像，但除外伤以外，前后位、侧位、斜位片一般已足够（图 1-5 和图 1-6）。若外伤后考虑存在脊柱不稳，可行颈椎或腰椎的俯屈位和伸展位成像（图 1-7）。目前脊椎成像多选择电子计算机断层扫描（computed tomography，CT）或磁共振成像（magnetic resonance imaging，MRI）。

超声：非侵袭性扫描技术

多普勒扫描将超声影像和脉冲多普勒血流量探测仪相结合，先用超声显示颈部血管，然后用脉冲多普勒系统扫描识别明显的血管狭窄和血流方向。一般先评估颈总动脉、颈内动脉和颈外动脉，然后是锁骨下动脉和椎动脉（图 1-8）。此技术能够安全、精确地检测颅外动脉情况，并可连续评估动脉粥样硬化病情的进展或手术对病情的改善程度。

表 1-1 常用的脑脊液检测项目

检测项目	靶细胞或针对的疾病
活性标记物 / 肿瘤细胞（免疫细胞化学）	
CLA	标记白细胞
T2000	标记活化的 T 淋巴细胞
B1、B2	标记 B 淋巴细胞
抗 -κ，抗 -λ	同源 B 淋巴细胞（淋巴瘤）
HMB 45	黑色素瘤
细胞角蛋白	上皮细胞（癌）
CA-125	卵巢癌
肿瘤蛋白标记物	
HCG/ 甲胎蛋白 / 胎盘碱性磷酸酶	松果体肿瘤
β_2- 微球蛋白	恶性上皮肿瘤
感染源标记物	
ELISA 或免疫印迹法	Lyme 病或其他抗原的检测
	HIV-1 感染
	弓形虫病
	囊虫病
	单纯疱疹
	JC 病毒
	隐球菌
	梅毒
病毒抗原或抗体	带状疱疹
	EB 病毒
	虫媒病毒、肠道病毒

CLA，阳离子白细胞抗原；ELISA，酶联免疫吸附试验；HCG，人绒毛膜促性腺激素

经颅多普勒超声已经用于评估颅内动脉疾病、血管痉挛、脑死亡患者的脑血流情况，还能探测无症状的脑栓子（图 1-9），可扫描的血管包括颈内动脉虹吸部远段和大脑前、中、后动脉的近段。

计算机断层扫描

CT 扫描最初被称为电子计算机轴位断层成像扫描（computerized axial tomographic，CAT），但后来去掉术语“轴位”的原因是，轴位成像已是所有层面的常规扫描。CT 曾是神经系统成像的主要方法，现在依然是急性神经系统疾病的首选。CT 是外伤病例的首要检查，对于排除颅内出血和颅骨完整度以及血管（动脉、静脉和静脉窦）的评估十分必要。CT 还可用于脊髓成像和急性脑卒中时的颅内血流量和

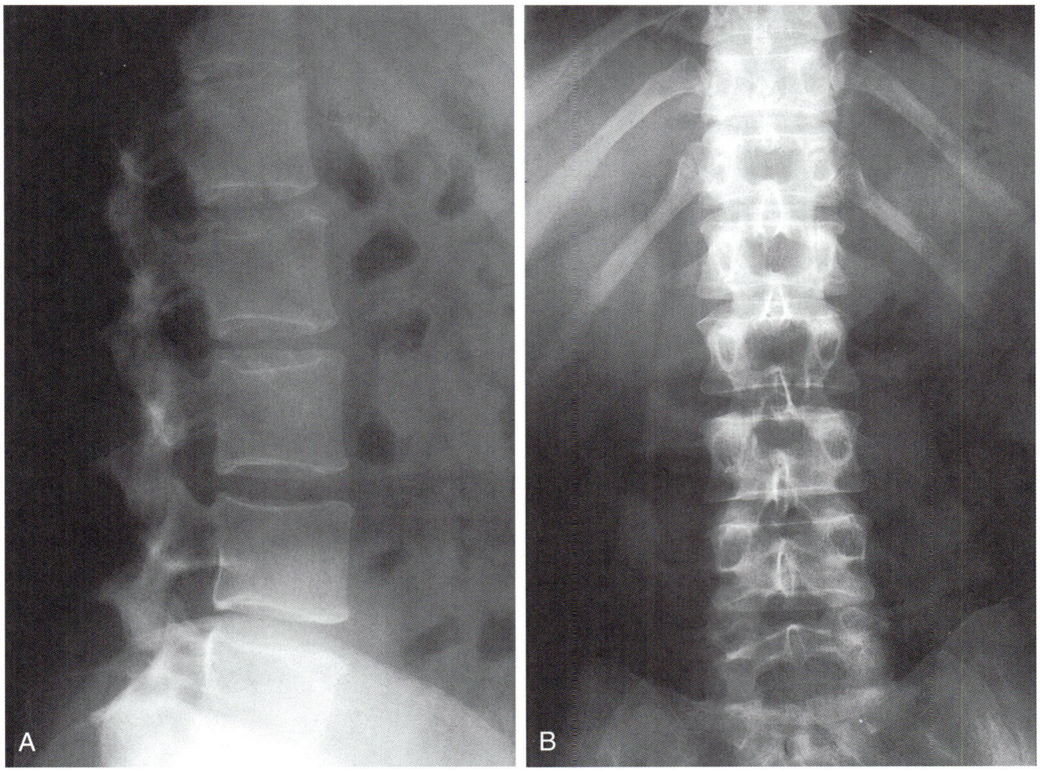

图 1-4　正常腰椎的 X 线片。**A**. 侧位片。**B**. 前后位片

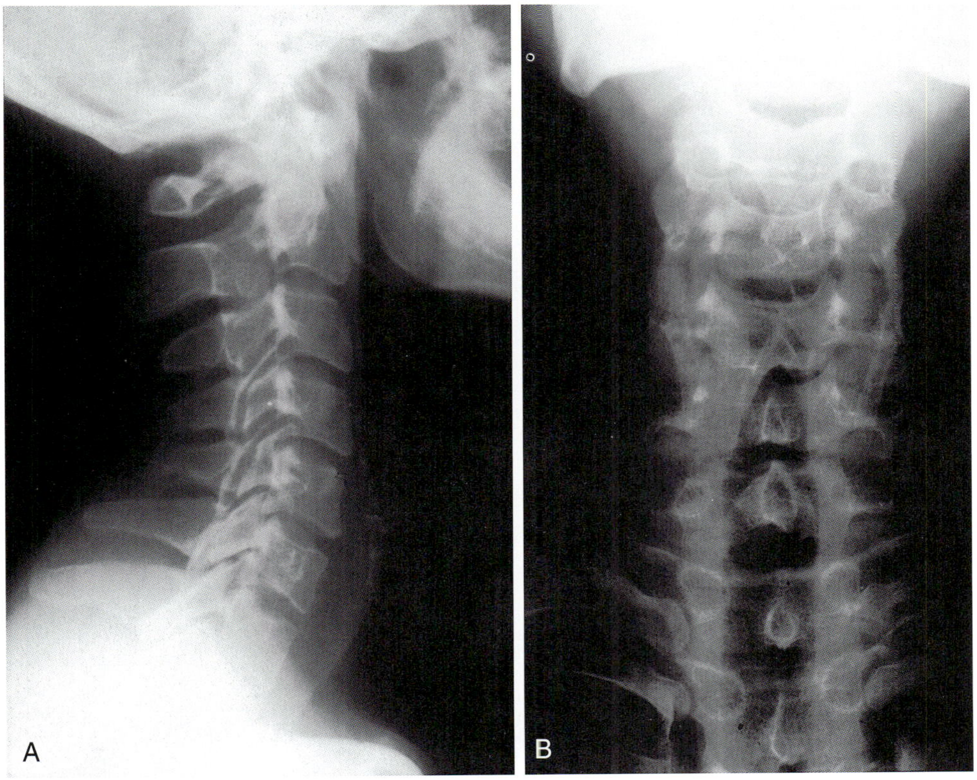

图 1-5　正常颈椎的 X 线片。**A**. 侧位片。**B**. 前后位片

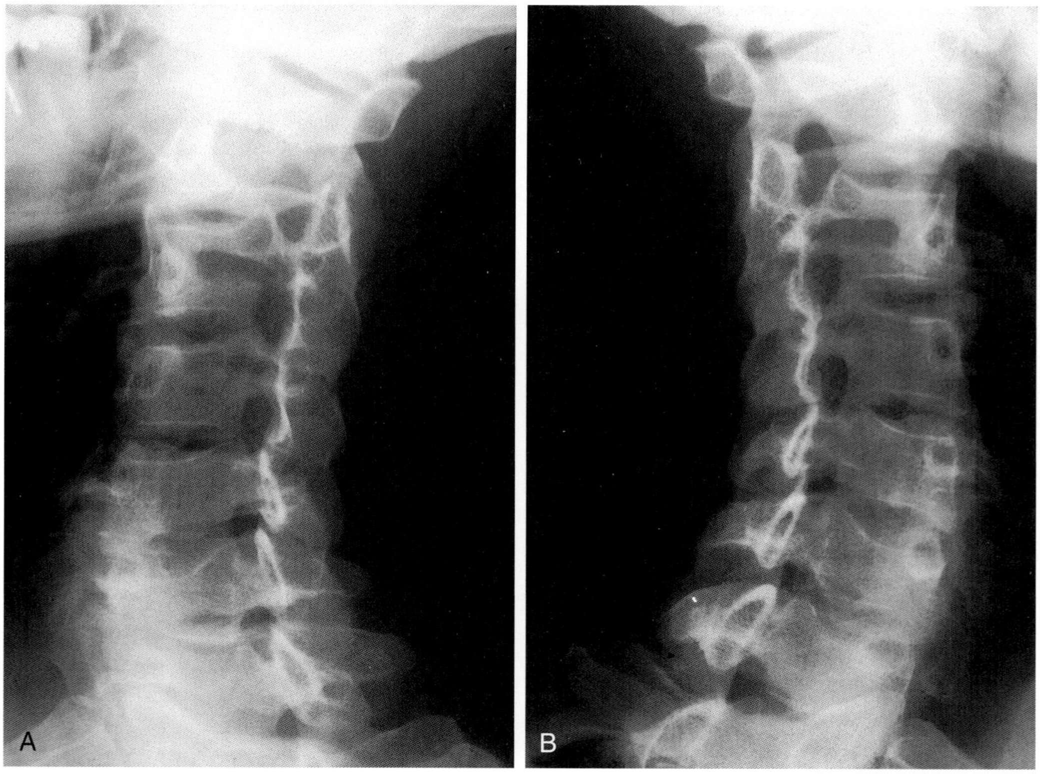

图 1-6 正常颈椎的 X 线片。**A**. 左后斜位片。**B**. 右后斜位片

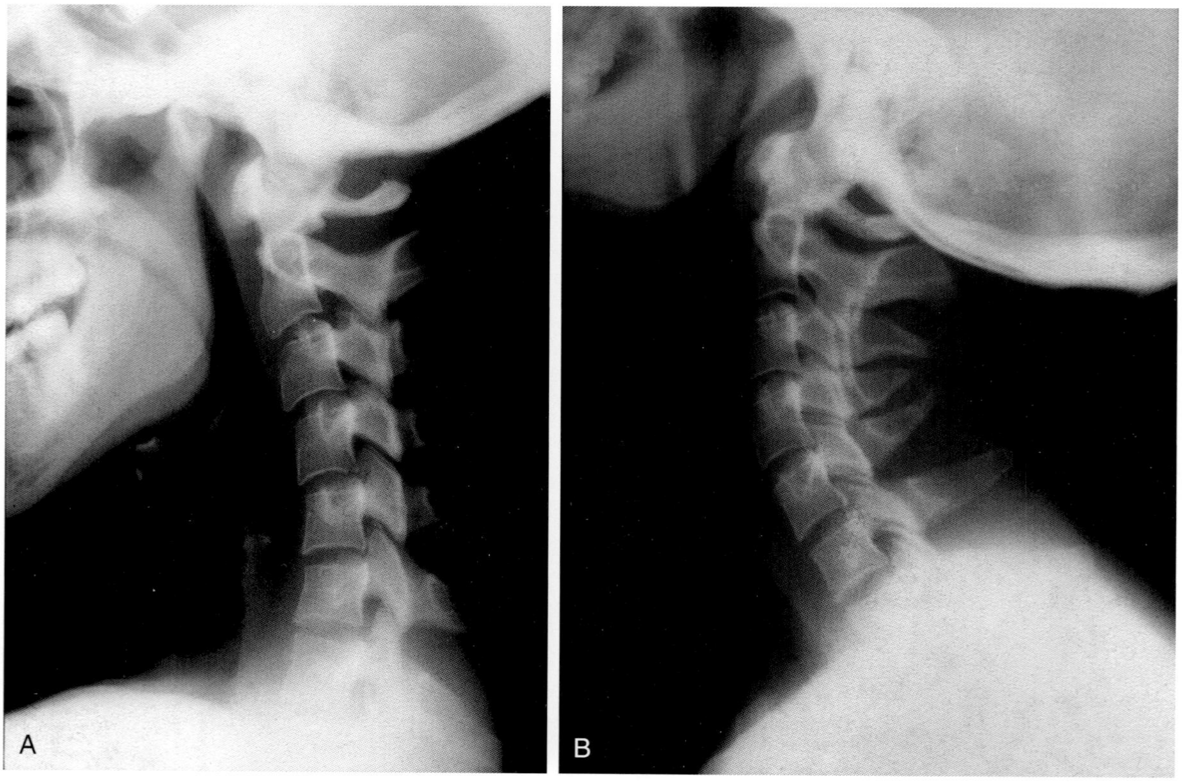

图 1-7 颈椎屈位片（**A**）和伸位片（**B**）

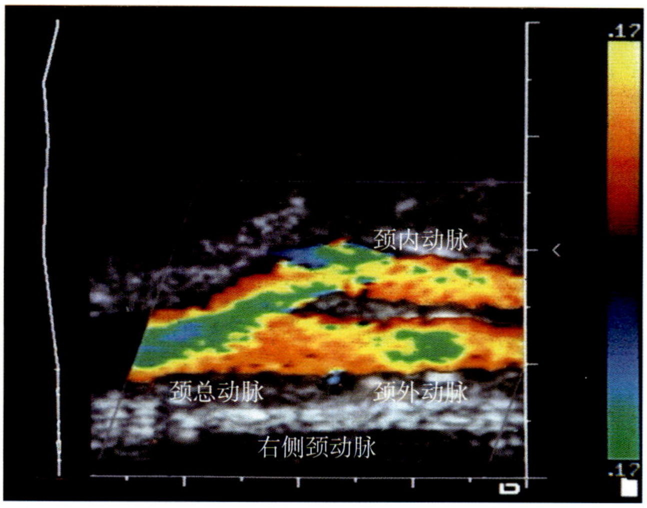

图 1-8　颈动脉分叉处的多普勒扫描

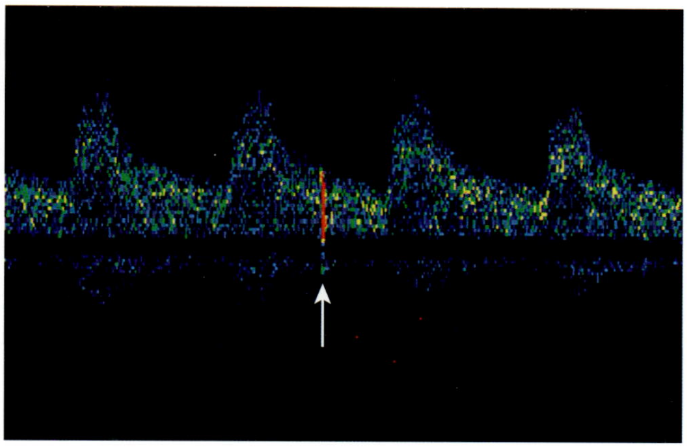

图 1-9　经颅多普勒。多普勒扫描仪显示栓子信号为持续时间短且强度高的信号

血容量的评估。现在，大多数 CT 扫描使用螺旋扫描和多探测器阵列（即多层螺旋扫描仪）。通过螺旋扫描和移动检查台，CT 能短时间内扫描完待扫描部位，并能通过静脉快速注射造影剂获得动脉和静脉期影像（如 CT 动脉造影和静脉造影）。若检查台不动，在造影剂通过期间可以重复扫描同一部位（如大脑），从而获得 CT 灌注成像。目前，256 排螺旋 CT 已应用于临床（图 1-10）。

CT 脊髓造影

CT 脊髓造影现在很少应用，但当存在 MRI 检查禁忌时，比如患者装有起搏器时，可能就需要行 CT 脊髓造影。造影剂可经腰部或颈部注入（图 1-11）。当腰部和颈部之间有脊髓梗阻时，尽管颈部的操作风险较大，也必须经颈部注入造影剂（图 1-12）。

CT 血管造影

所有的多层螺旋 CT 均可完成 CT 血管造影（computed tomography-angiography，CTA）检查，且普通 CT 扫描完成后即可进行。CTA 需要使用注射泵向静脉内注入非离子造影剂。这种技术尤其适用于颈动脉与椎动脉（尤其是椎动脉起始处）狭窄的评估（图 1-13）和颅内动脉瘤的形态学评估（图 1-14）。

CT 灌注成像

快速注射造影剂后行 CT 连续扫描，可显示造影剂随时间的变化情况，可测量达峰时间、平均通过时间、对比强化等参数，并可通过特定假设计算出脑血流量、脑血容量等其他参数。这些参数与脑结构层面重叠可显示脑部血流状态，并且这些参数已经过脑血流量测定金标准[正电子发射断层造影（positron emission tomography，PET）]的验证（图 1-15）。

磁共振成像

MRI 检查通过外加磁场影响组织结构中带电氢原子（质子）的排列，从而使人体结构得以显示。如果外加磁场与人体纵轴平行，质子将排列成一行并指向磁场的北极，同时产生大量磁化矢量，其振幅由质子密度和外加磁场的强度共同决定。外加磁场的强度为 0.25~3.0T，而地球的磁场强度则为 0.3~0.6T（1T=10 000G）。

达到稳态后，电流通过安装在磁场中心的线圈产生一个磁场，与主磁场成一定角度（常为 90° 或 180°）。实际操作中，许多电流变化切换引起的线圈运动导致 MRI 扫描时的噪声。带电质子的排列可 360° 任意变化。当磁场的电流切断时，质子逐渐恢复到原始的排列状态并同时释放能量。捕捉这些释放出来的能量并通过接收线圈定位其来源是磁共振成像的基本过程。

这种能量的衰减决定了 2 个时间测定：T1 和 T2。T1 测量的是在主磁场中南北向的磁场矢量容积从开始到恢复的时间。T2 测量的是单个带电质子从排列开始到被甩出相干共振的时间，相干共振是由无线电频率信号产生的。在 T1 加权像中，脑脊液是暗的，在 T2 加权像中，脑脊液较亮，白质和灰质的对比更明显。液体衰减反转恢复序列成像（fluid-

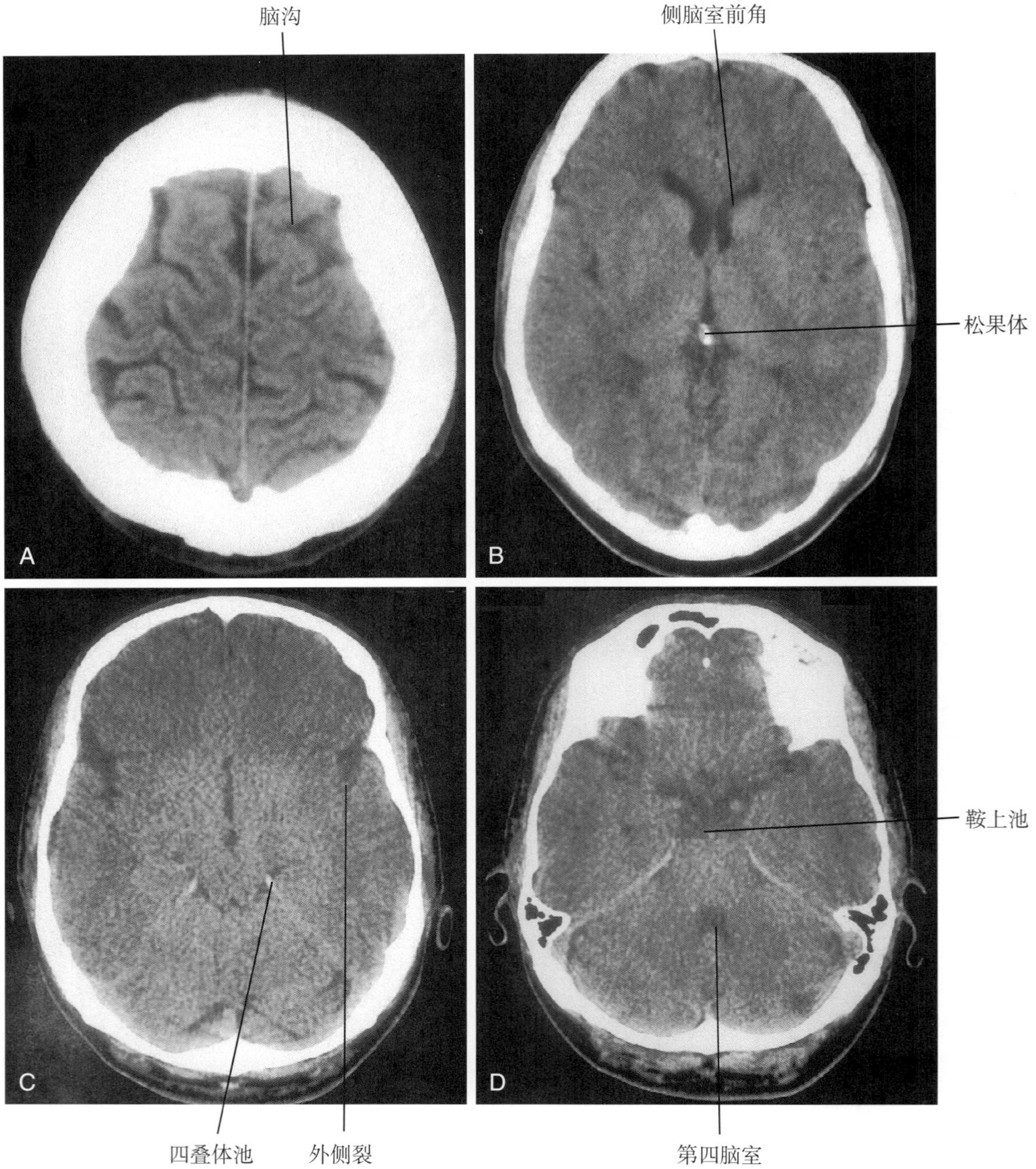

图 1-10 4 个层面的正常 CT 平扫图像：头顶水平（**A**）、侧脑室前角水平（**B**）、第三脑室水平（**C**）、脑桥水平（**D**）

attenuated inversion recovery，FLAIR）与 T2 加权像相似，但抑制了脑脊液的信号。这是神经系统成像中常用的 3 个序列（图 1-16）。与 CT 相比，磁共振的优点是除了能提高软组织的分辨率，还能显示轴位、冠状位和矢状位（或任何位）的图像。高强度磁场提供的信号采集时间可提高空间分辨率（图 1-17）。3D 模式的数据可以重建出 3D 图像。正中矢状位成像可以显示中线结构，包括第三脑室和第四脑室（图 1-18）。轴位像可显示从头顶到枕骨大孔任何水平的大脑图像，还可根据需要显示感兴趣部位的图像（图 1-19）。传统的 MRI 技术需要的时间相当长（最长达 15min）。因此，更快速的成像技术应运而生，比如快速自回旋波和梯度回波成像技术。尽管现在有成千上万的序列，但常规序列足以满足大多数临床需要。用于 MRI 的静脉注射造影剂都是钆螯合物。缩短 T1 加权像病变信号的释放时间可提高病变与周围组织的对比度。

MRI 同样可用于显示脊髓及其周围组织。正中

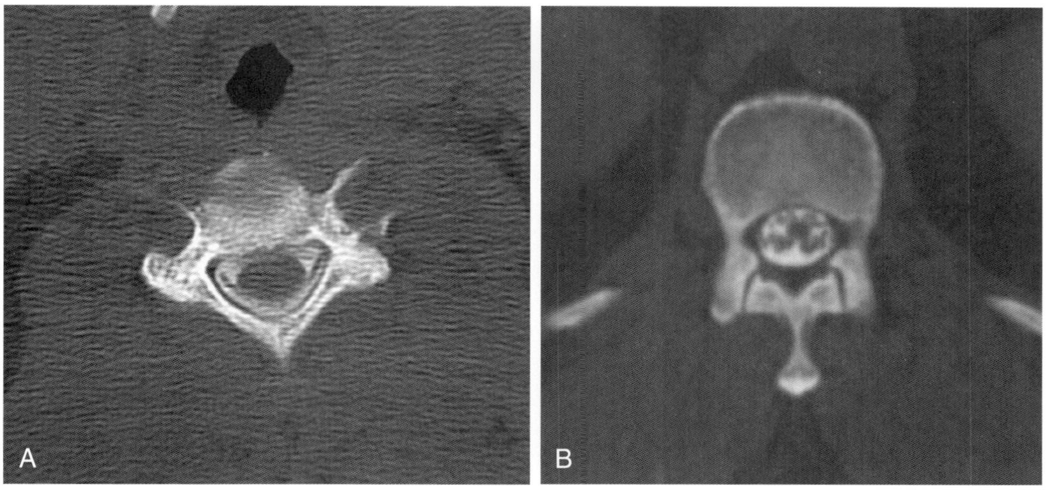

图 1-11　脊髓的 CT 造影。**A**. 轴位像显示的正常颈髓和脊神经后根。**B**. 脊髓圆锥和终丝

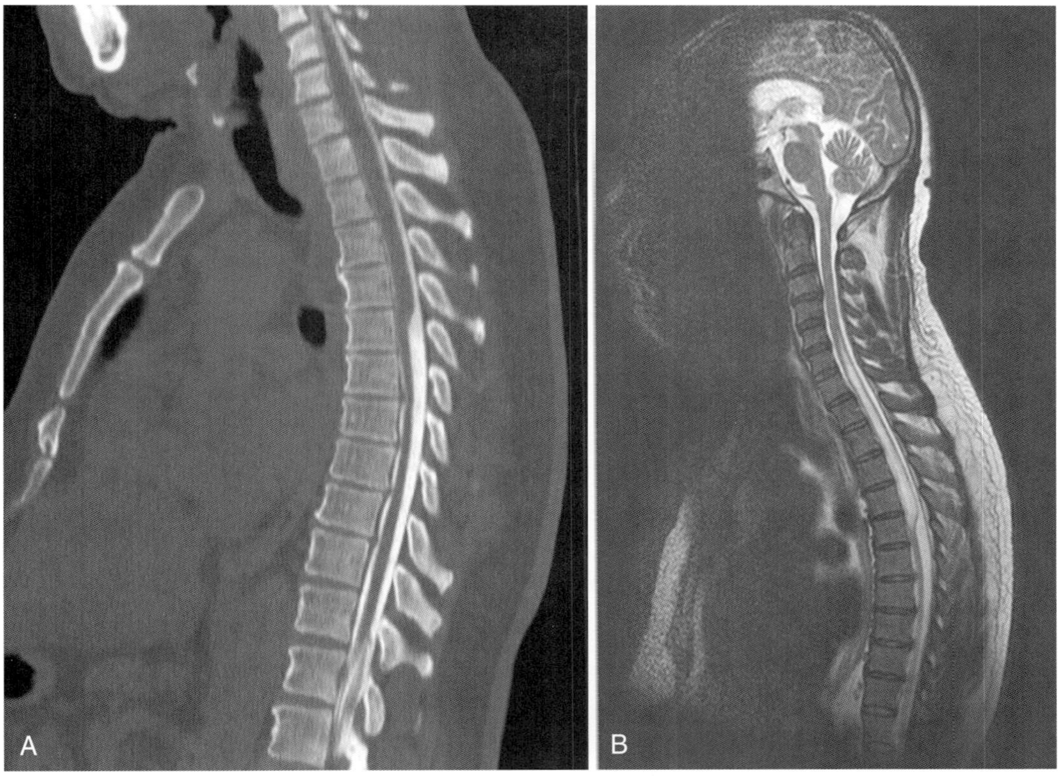

图 1-12　胸腰椎 CT 造影重建成像（**A**）和 MRI 重建成像（**B**）显示脊髓内信号改变，MRI 见脊髓前索移位，但 MRI 和血管造影均显示后索没有占位病变

矢状位的成像可通过相应水平的轴位成像得到补充。颈胸椎的脊髓、椎体和椎间盘等结构均可在矢状位成像上显示（图 1-20）。特定水平的轴位像可以显示相应层面的椎体、关节面、脊髓、神经根和硬膜外间隙（图 1-21）。腰椎成像可以显示相应水平的椎体和椎弓、椎间盘、椎管内容物等结构（图 1-22）。

MR 血管造影或静脉造影

血管信号可以被不同的磁共振序列捕捉。最常用的是 3D 时间飞越（3D time of flight，3D TOF）（图 1-23）或 2D 时间飞越（2D TOF）（都不需要静脉注射造影剂），必要时可使用增强磁共振血管成像（MR angiography，MRA）和黑血 MRA。磁共振静脉成像

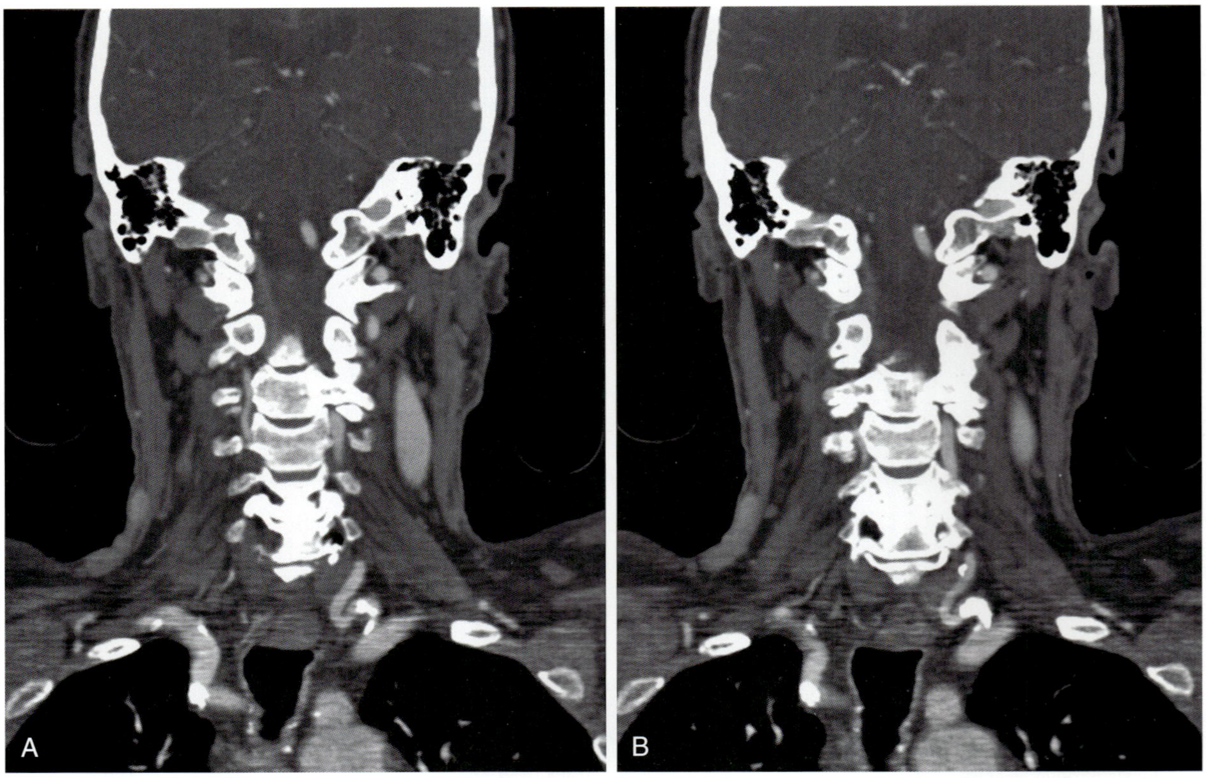

图 1-13 **A** 和 **B**. CT 血管造影显示椎动脉的起始处，在左侧椎动脉的起始处可见钙化斑及狭窄

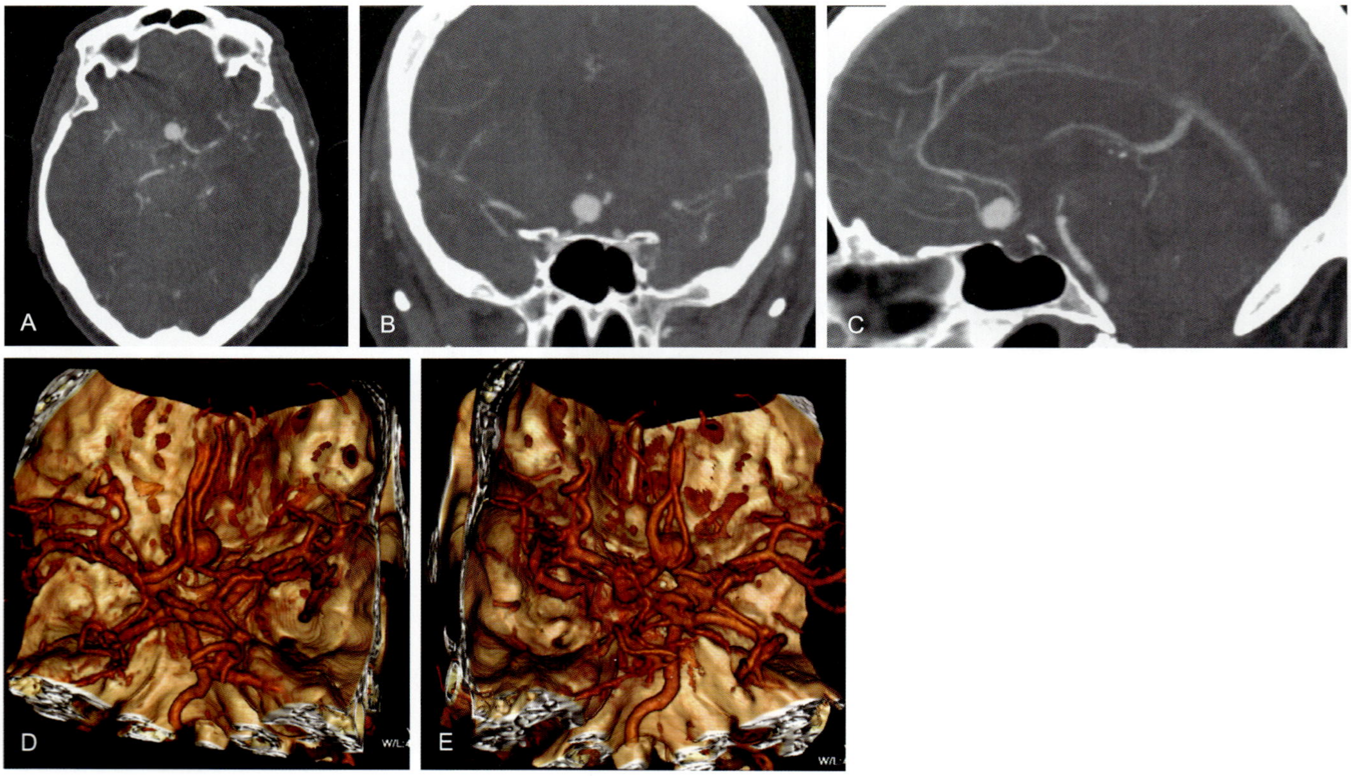

图 1-14 头颅 CT 血管造影的水平位（A）、冠状位（B）和矢状位（C）最高强度投射重建成像显示前交通动脉上动脉瘤的形态，D 和 E 图为上斜位 3D 重建图像

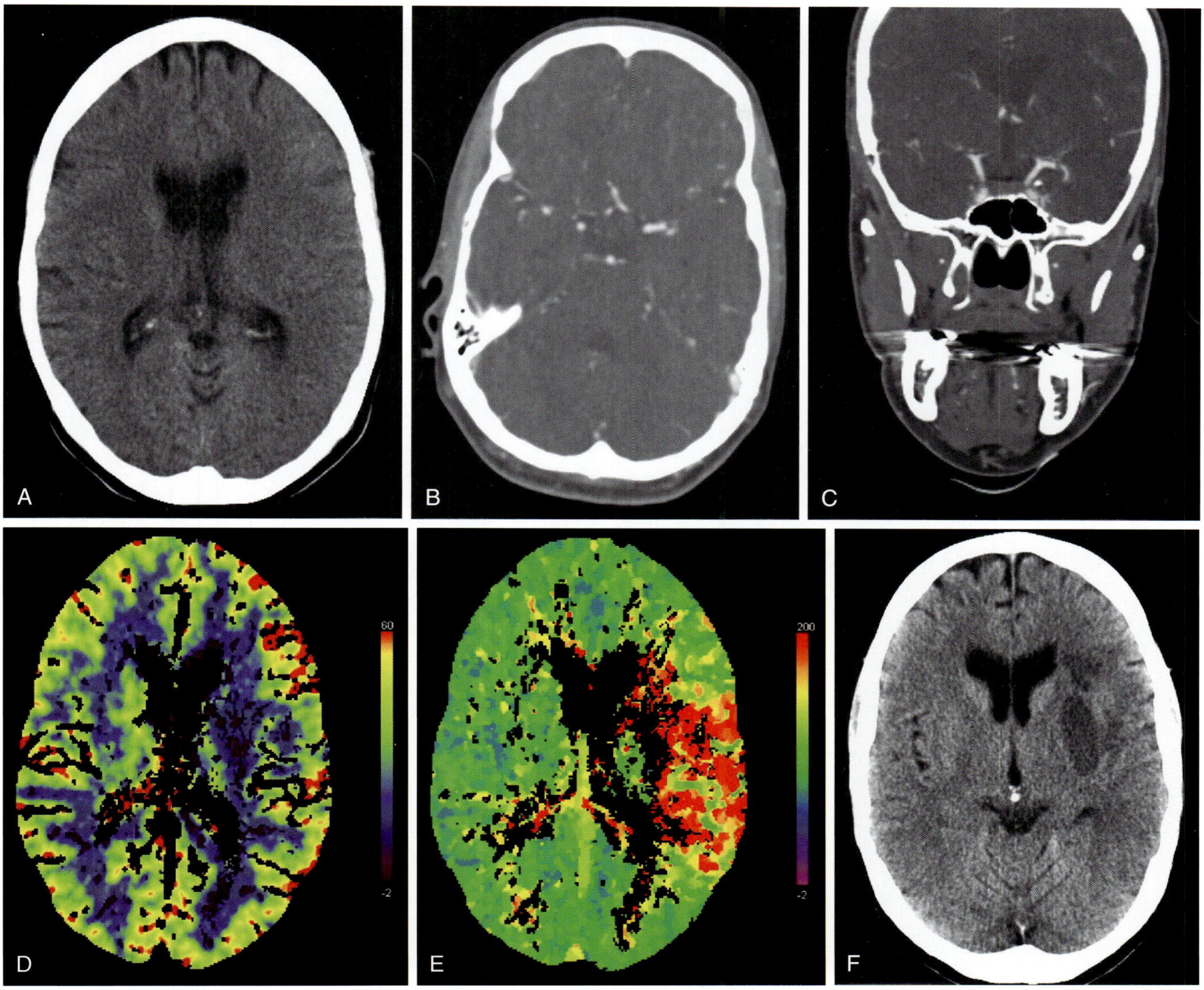

图 1-15　一例急性右侧肢体偏瘫伴言语障碍的患者。**A.** 正常 CT（起病 2 个多小时）。**B** 和 **C.** CT 血管造影显示左侧大脑中动脉闭塞。脑血容量（CBV）（**D**）和达峰时间（TTP）（**E**）成像显示深部白质和灰质存在不可逆性缺血，皮质缺血严重（TTP 和脑血流图显示缺血和梗死的组织；CBV 显示梗死的组织）。**F.** 48 小时后 CT 扫描显示梗死皮质的保留区域与脑血容量的分布一致

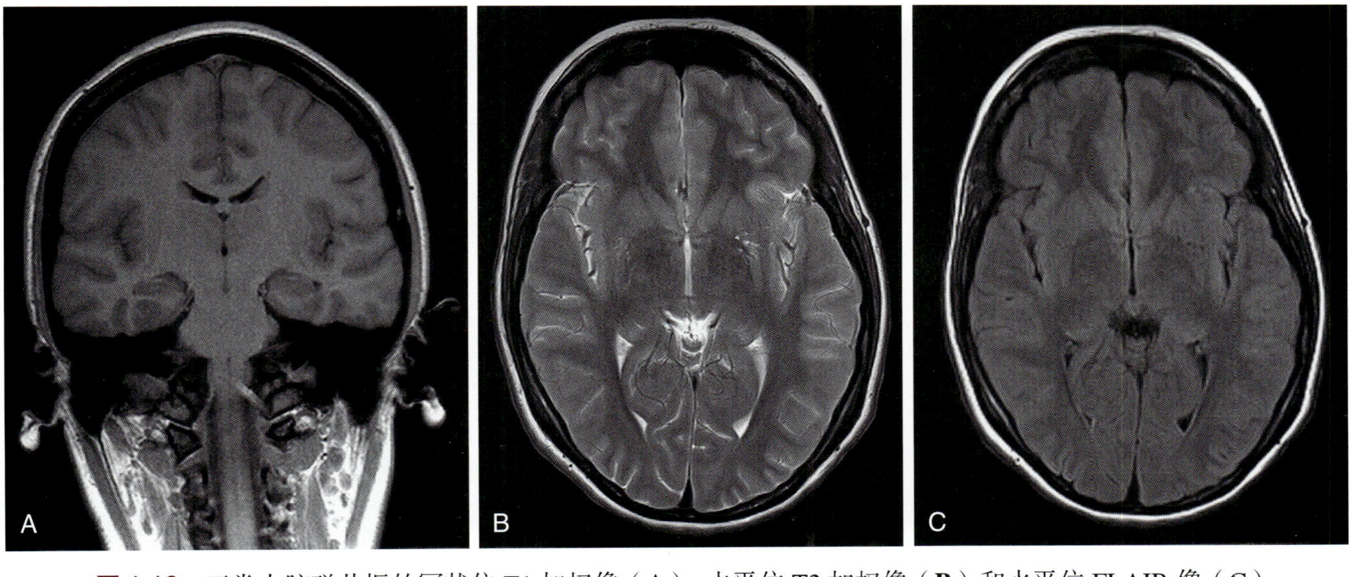

图 1-16　正常大脑磁共振的冠状位 T1 加权像（**A**）、水平位 T2 加权像（**B**）和水平位 FLAIR 像（**C**）

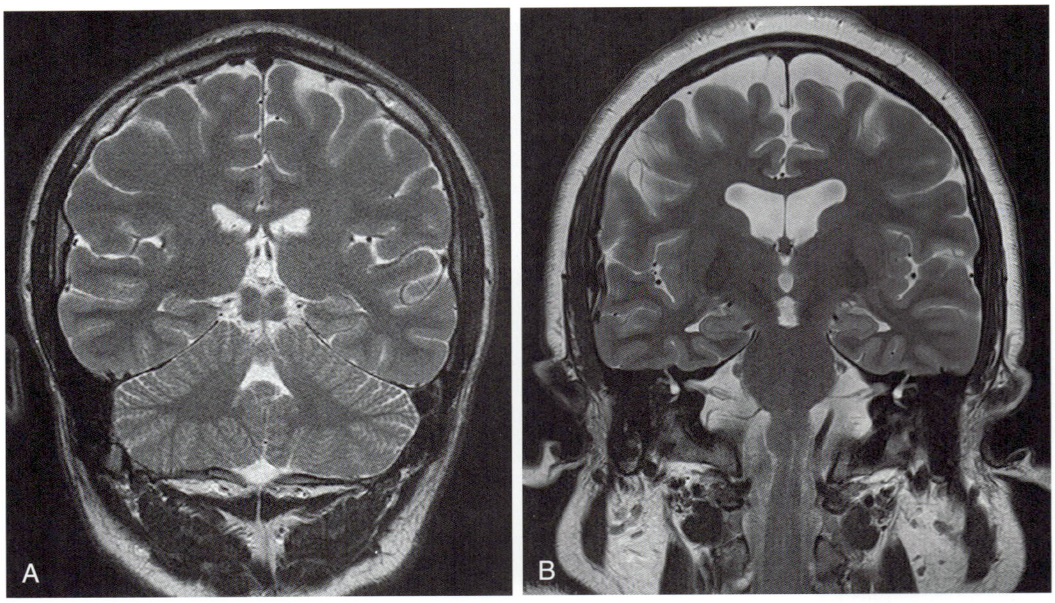

图 1-17 经海马的层厚 3mm 的冠状位 T2 加权、1.5T 磁共振成像（**A**），3.0T 磁共振成像（**B**）。可见 3.0T 成像的分辨率更高，海马的亚结构更清楚

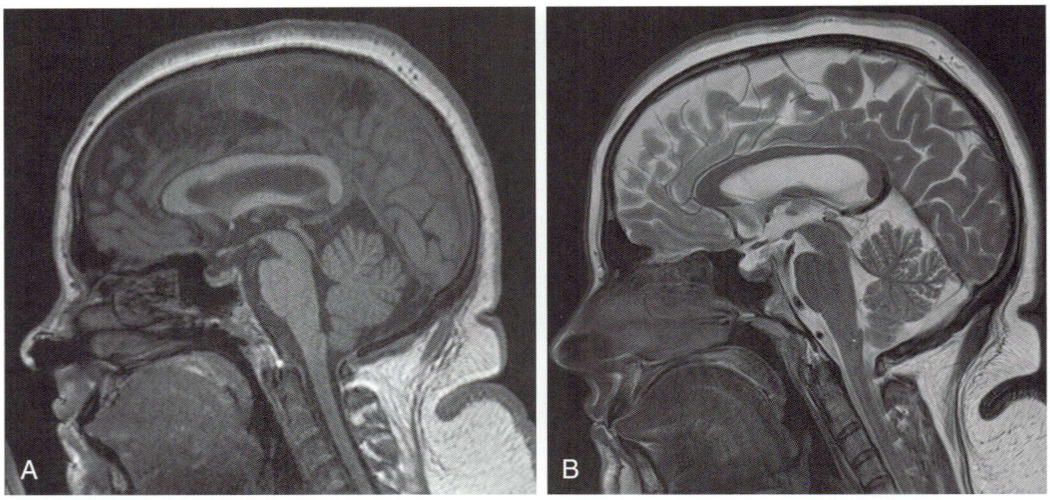

图 1-18 头颅磁共振的正中矢状位 T1 加权像（**A**）和 T2 加权像（**B**），显示相同结构在不同序列中的信号也不同

（MR venography，MRV）一般通过相位差技术实现。颈部 MRA 存在过度评估血管狭窄的倾向。

增强 MRA 使用的 3D 梯度回波序列的短重复时间为 3~7 ms，短回波时间为 1~3ms。正确设置钆造影剂的灌注时间，可以获得高信号的血管像，因为钆剂可缩短 T1 加权像的血流信号。通过冠状位像，颈动脉和椎动脉的颅内段都能被评估。增强 MRA 具有高敏感性和高特异性，可以发现颈动脉大于 30% 的狭窄，较 TOF-MRA 更加灵敏，但不易检出椎动脉起初部的狭窄。

MRI 弥散加权成像

弥散加权成像（diffusion-weighted imaging，DWI）对于检测早期脑梗死及区分脓肿和转移瘤均有重要意义（图 1-24）。DWI 通过测量设定时间内水分子的扩散距离而成像。细胞毒性水肿（如由缺血引起）使细胞体积增大，细胞间隙缩小，从而使水分子扩散距离缩小，这就造成了弥散障碍。DWI 一般通过 3 个正交平面（左右面、上下面、前后面）成像。这些成像被汇总成一张表观弥散系数（apparent

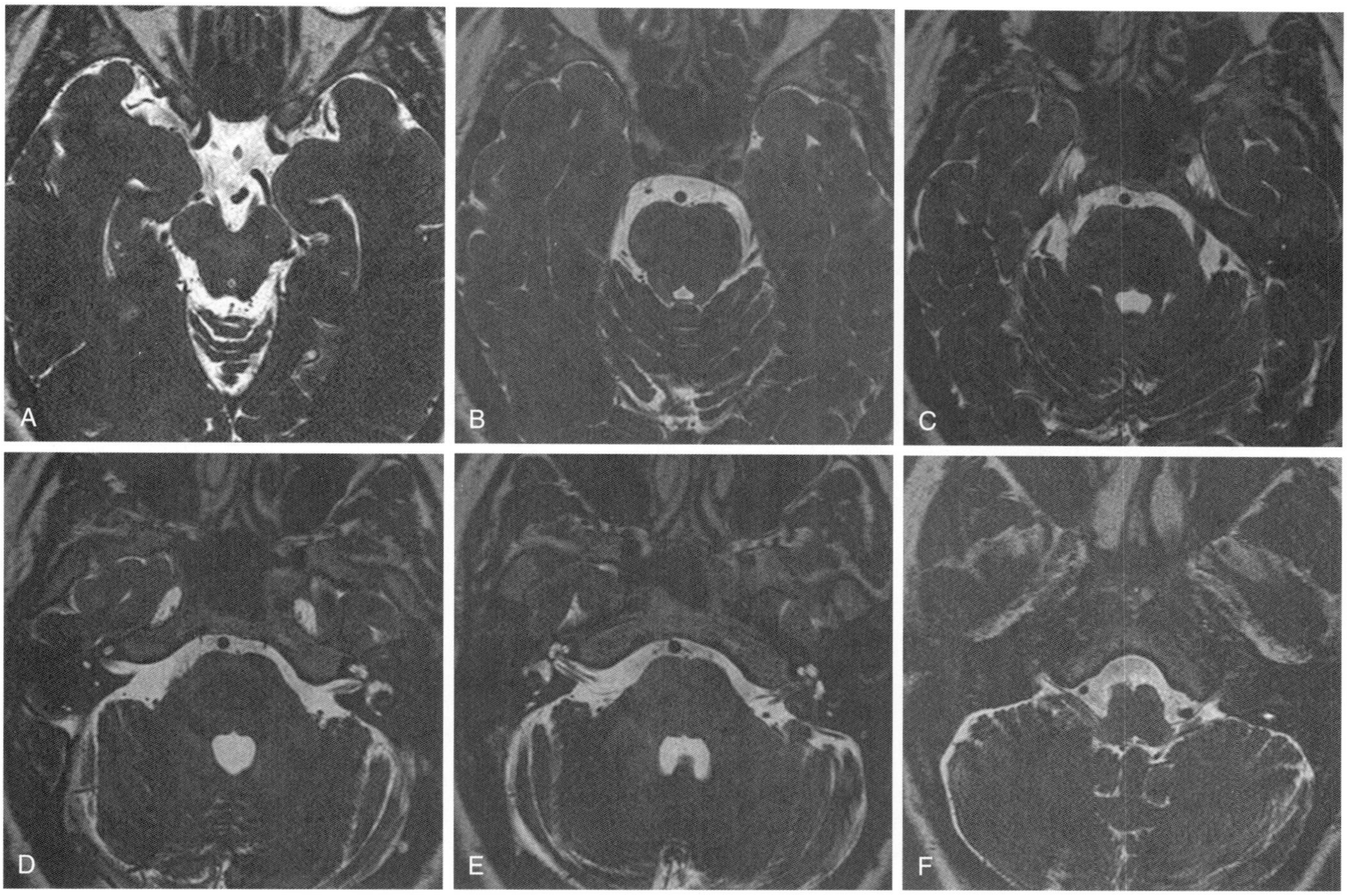

图 1-19　**A**. 水平位 MR 成像显示位于脚间池的第三对脑神经。**B**. 左侧第四脑神经穿过脑桥前池。**C**. 左侧第五脑神经由脑桥发出，向右进入 Meckel 腔。**D**. 双侧第六脑神经进入斜坡内的 Dorello 管。**E**. 第七对和第八对脑神经位于内耳。**F**. 第十二对和第五对脑神经由延髓外侧发出，走形于舌下神经管

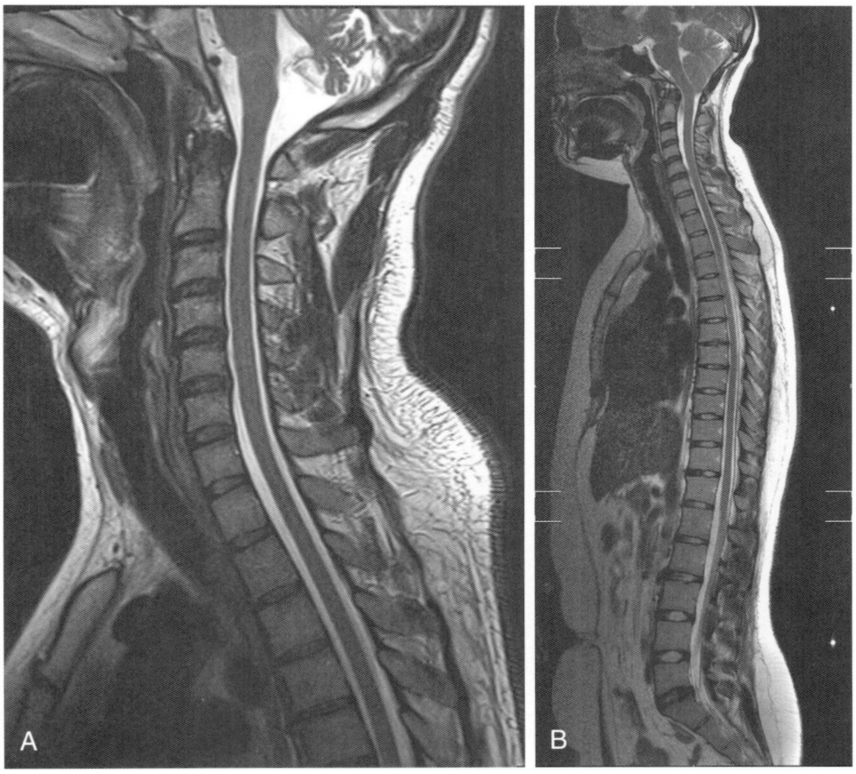

图 1-20　**A** 和 **B**. 颈椎和上胸椎矢状位 T2 加权像

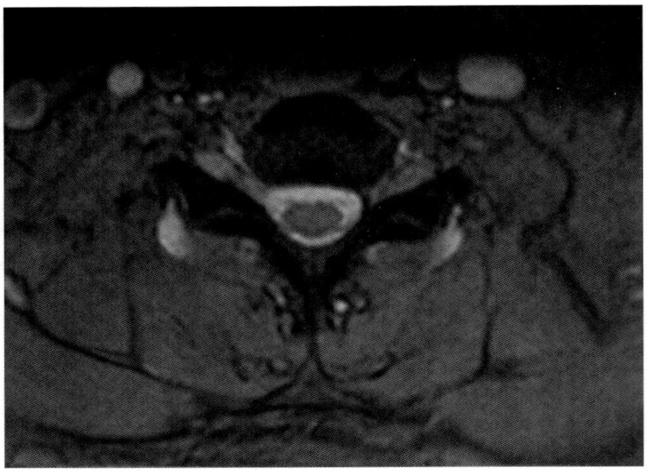

图 1-21 中段颈椎的 T2 加权像

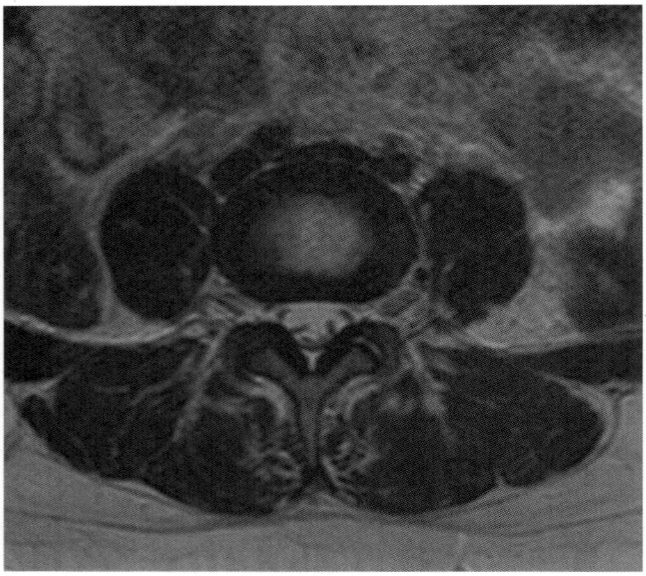

图 1-22 腰椎的 T2 加权像

diffusion coefficient，ADC）图谱，可显示正常组织中不同的弥散距离，这基于组织内有髓神经传导束与测量方向垂直还是平行（一个 DWI 序列只能沿着一个方向测量弥散距离），可以弥补 T2 加权像的不足（T2 信号能在 DWI 序列中显示并导致假性结果）。DWI 序列还可获得有关扩散方向和强度的图谱，特别是在白质中，在诊断白质疾病时具有临床价值，这些白质疾病包括多发性硬化、脑弥漫性轴索损伤、痴呆或轻度认知功能障碍。

MRI 神经纤维束成像

在体外，水可以在任何平面扩散——也就是说，这是一种向量，具有方向和距离；在多个方向运用弥散加权序列，可测量弥散的方向和程度。而在体内，水不能随意扩散，由于脑白质有髓神经纤维束的存在，极大地约束了水由外周向有髓纤维方向扩散。在 MRI 神经纤维束成像中，这些向量与结构像叠加，以彩图的形式呈现，其亮度与弥散程度（如更远的扩散距离）相当，颜色用来编码弥散方向（图 1-25），以链接相邻像素点的多种假设数学公式可用来显示白质纤维束。

MR 灌注成像

MR 灌注成像的原理与 CT 灌注成像相似，也是静脉注射造影剂以计算达峰时间、相对脑血容量（relative cerebral blood volume，rCBV）、相对脑血流量（relative cerebral blood flow，rCBF）的分布图（“相对”是因为磁共振成像结果是相对的，与 CT 灌注成像获得的结果是绝对的截然相反）。在急性脑卒中的评估和神经胶质瘤成像中，磁共振灌注成像很有价值。多形性胶质母细胞瘤比低级别胶质瘤的 CBV 增

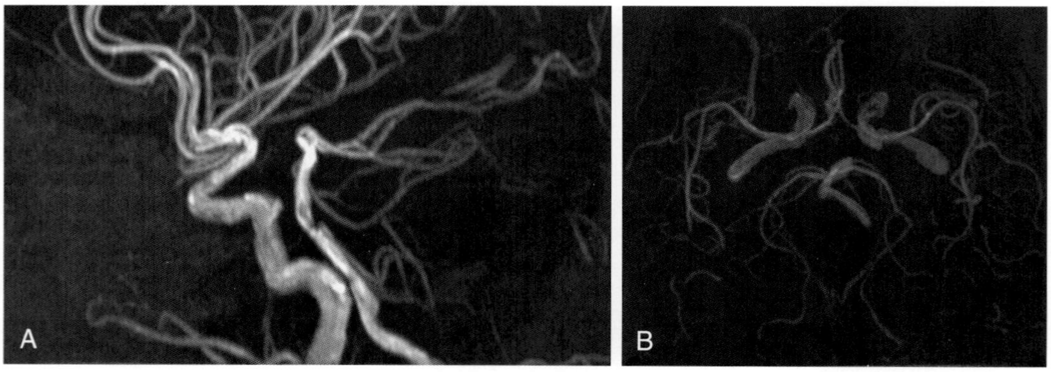

图 1-23 **A** 和 **B**. Willis 环的 3D TOF 重建成像

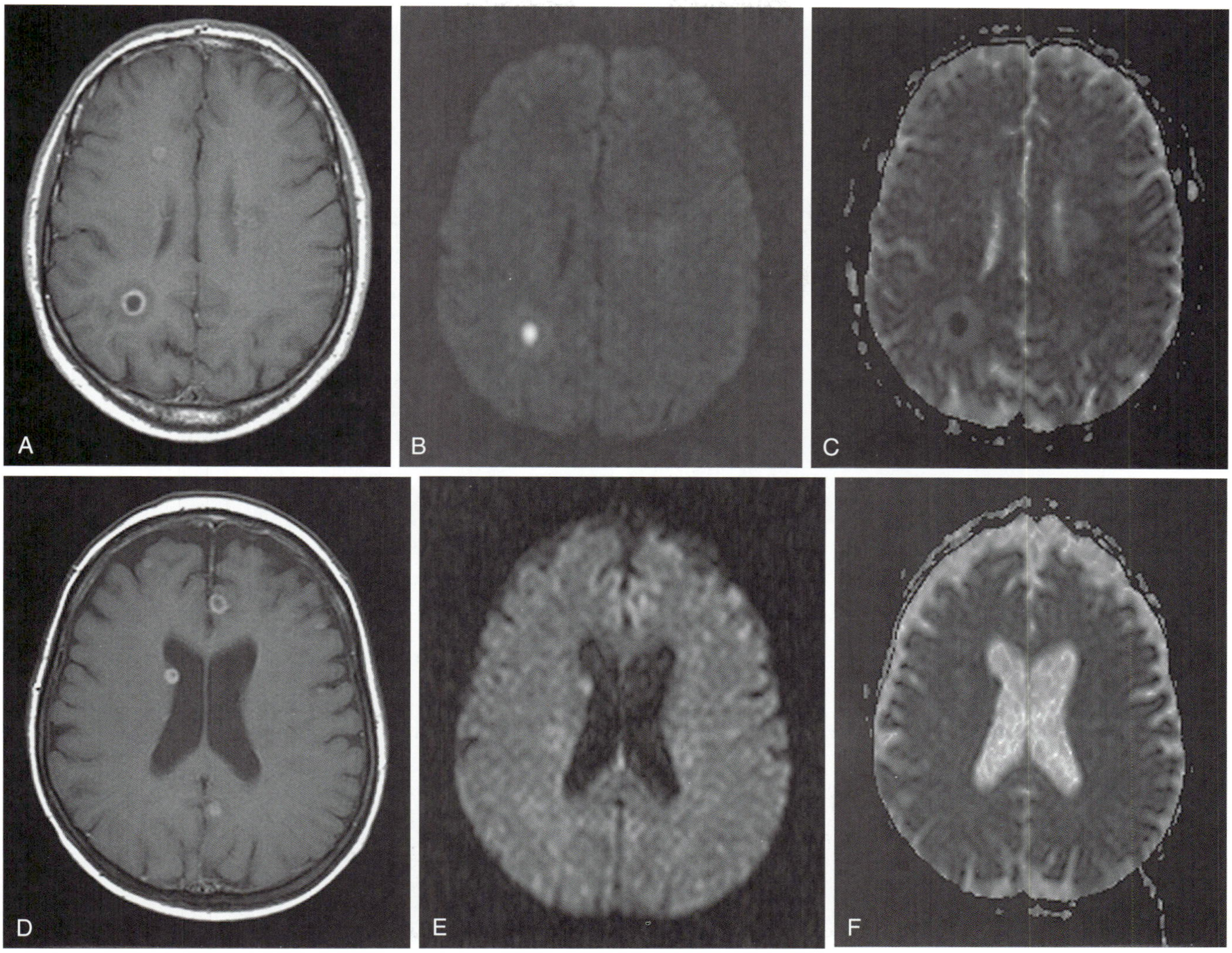

图 1-24 脓肿（**A**、**B**、**C**）和肿瘤转移灶（**D**、**E**、**F**）的水平位增强 T1 加权像（**A**、**D**）、弥散像（**B**、**E**）和表观弥散系数（**C**、**F**）显示在增强的 T1 加权像上两者有相似的环状强化效应，但细菌性脓肿内有特征性的扩散受阻表现

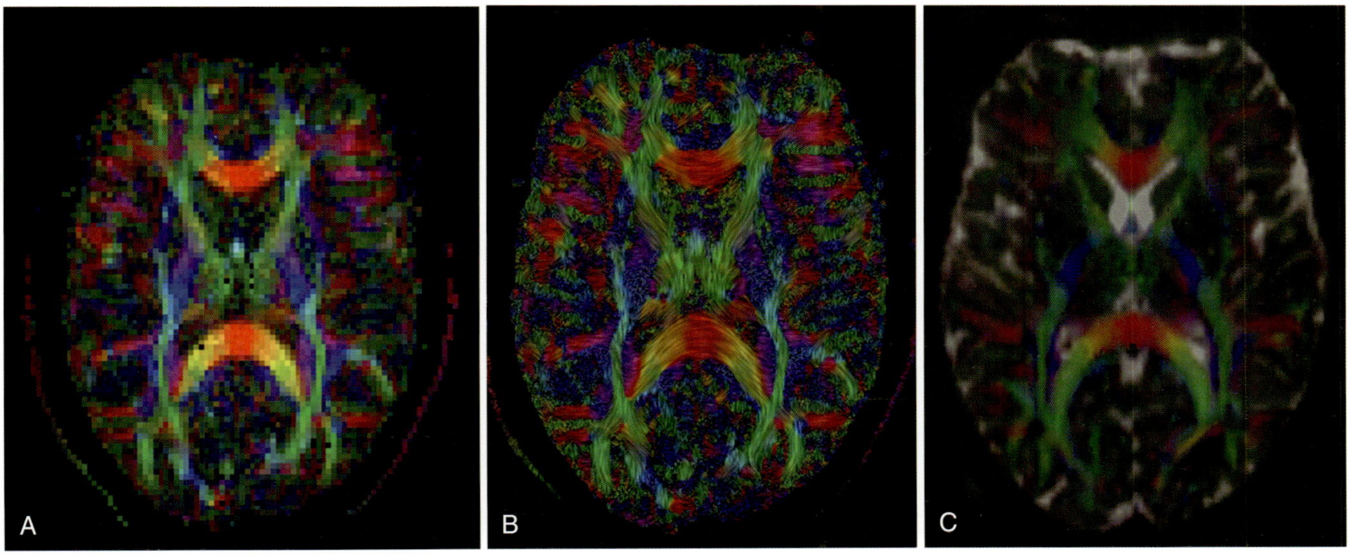

图 1-25 弥散张量成像。**A**. 显示神经束的颜色编码（上下走行的纤维束：蓝色；前后走行的纤维束：绿色；左右走行的纤维束：红色 - 橙色）。**B**. 显示神经纤维束的纹理。**C**. 显示弥散像与结构像重叠

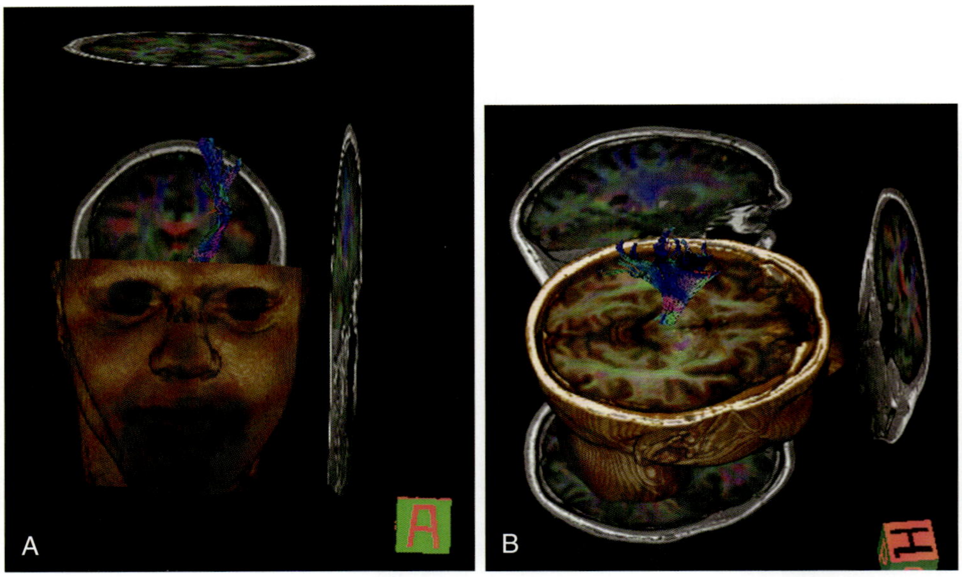

图 1-26 运动纤维从皮质进入大脑脚的走行。**A**. 前后位。**B**. 斜位

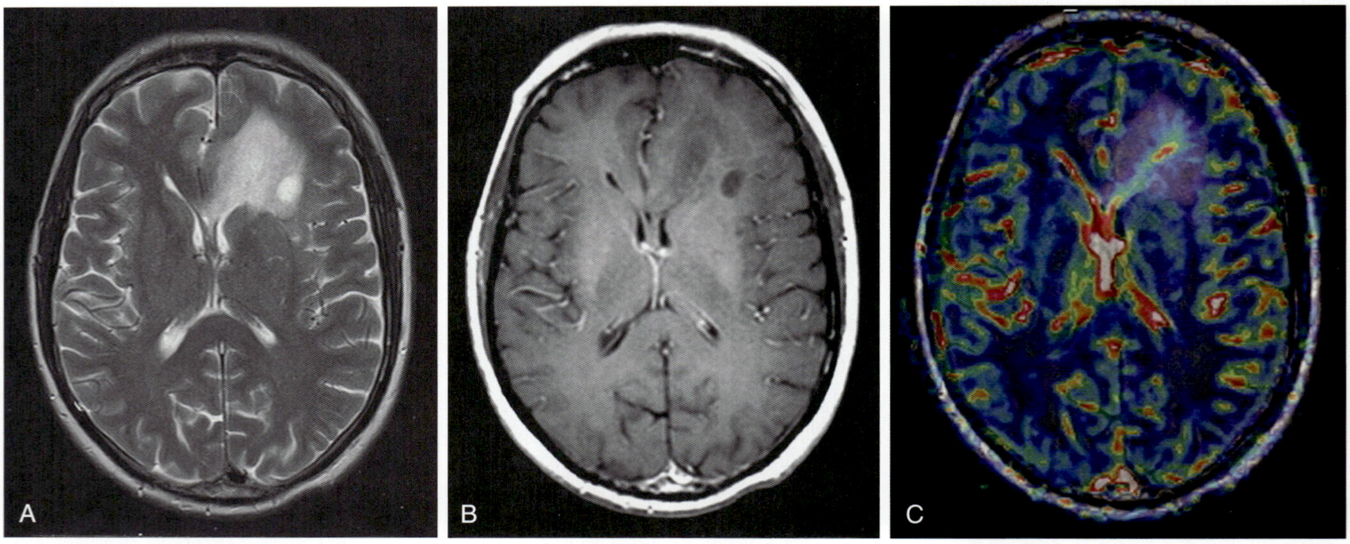

图 1-27 活检证实为多形性胶质母细胞瘤的磁共振成像。轴位 T2 加权像（**A**）、增强的 T1 加权像（**B**）和脑血容量的灌注成像（**C**）。磁共振成像显示占位没有强化效应，且 CBV 显著升高

高（图 1-27）。肿瘤组织内 CBV 的逐渐增加可能是低级别胶质瘤向高级别胶质瘤转变的最早依据之一。动脉旋转标记技术可获得磁共振灌注成像的数据，而不需要经静脉注射造影剂，但该技术尚未广泛开展。

功能 MR

血氧水平依赖性（blood oxygen level-dependent，BOLD）功能磁共振（functional MRI，fMRI）是最常用的方法。它通过检测血管内氧合血红蛋白浓度的变化来测量血流速度的变化。其原理是，在活跃的皮质中血管舒张导致血流速度增加，超过局部组织新陈代谢的需求，导致血管内氧合血红蛋白浓度增加（图 1-28 和图 1-29），这种增加可被梯度回波序列检测出。血氧水平依赖性效应在 3.0T 磁共振中比 1.5T 更明显，所以 3.0T 磁共振（如果条件允许）是首选。

MR 波谱成像

氢原子的进动（或自旋）速度由外部磁场的强度所决定。然而，当氢原子包含在某些化学物质后，在局部磁场的作用下，其他原子也会发生轻微的变化。

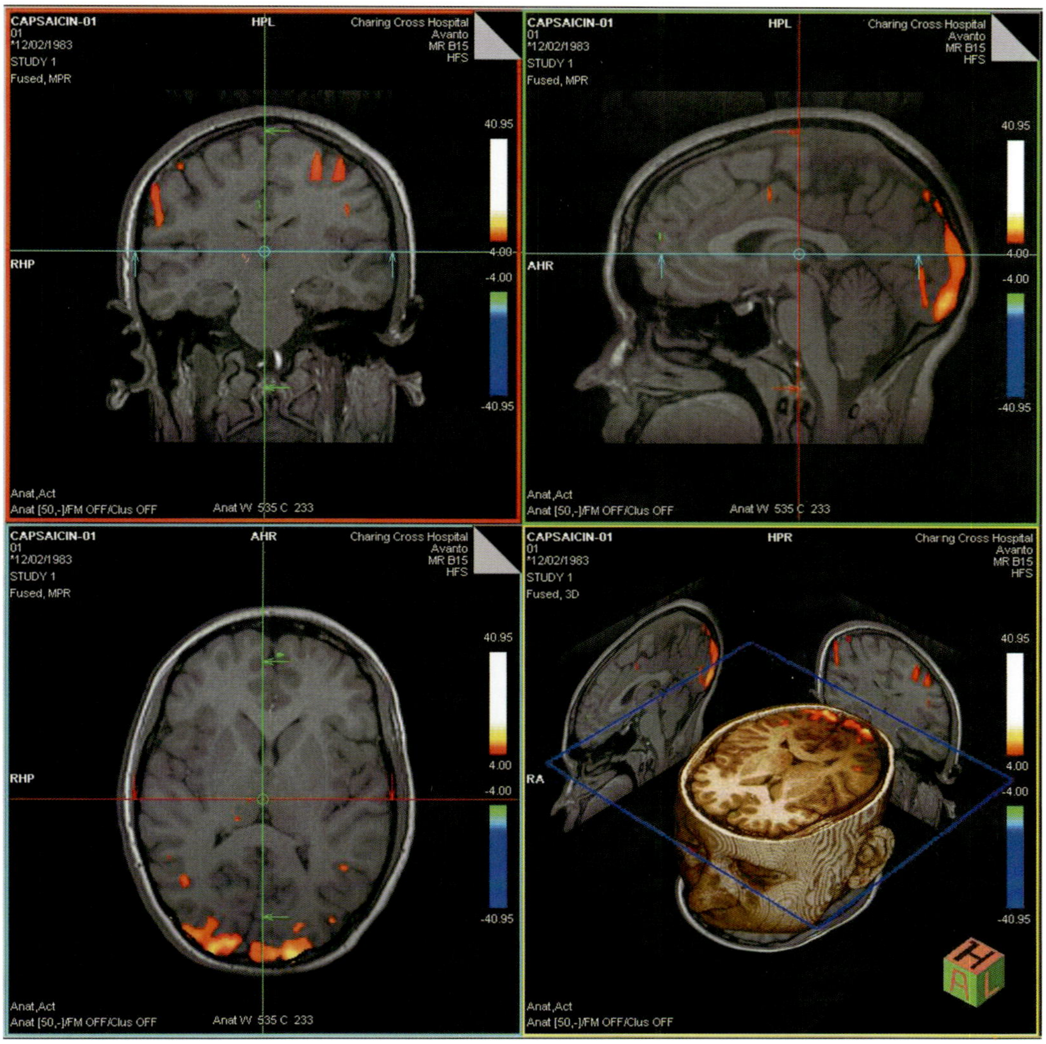

图 1-28 给予视觉刺激后进行 fMRI 检查，可见视觉皮质的活动增加

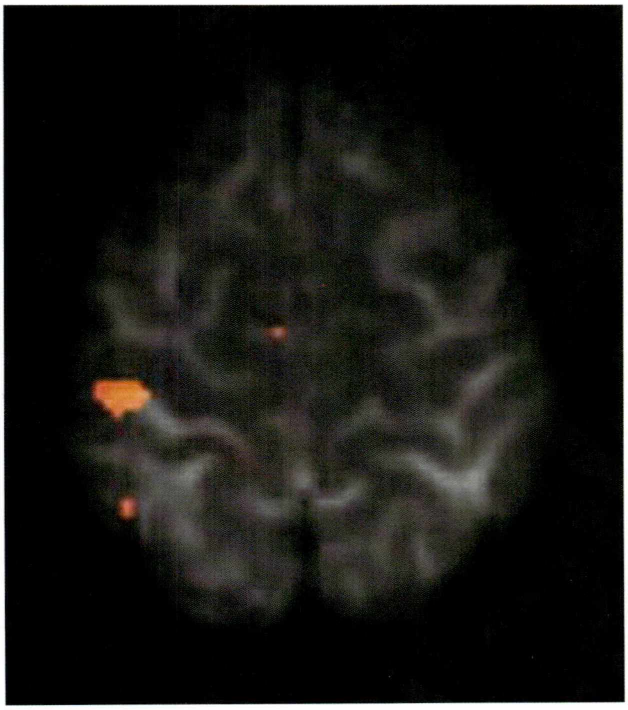

图 1-29 左手随意运动后的 fMRI

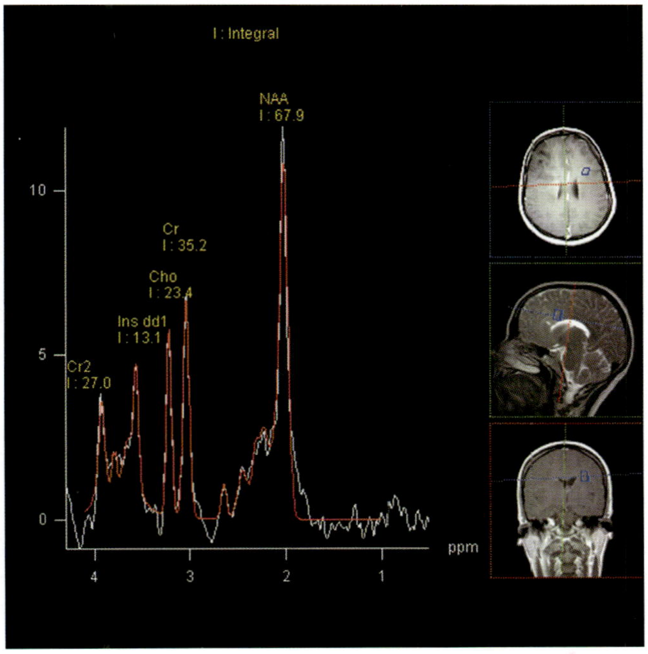

图 1-30 MR 波谱成像，正常大脑的 MR 波谱

这种局部场强引起的轻微改变（以百万分之几计）可以提示氢原子是何种化学物质的一部分，现代扫描技术能帮助确定氢原子的位点。通常情况下，脑部磁共振波谱成像用来评估胆碱、肌酸、N- 乙酰天冬氨酸、肌醇、乳酸和游离脂肪的共振情况。各成分的变化比例可以帮助我们对原发性肿瘤进行分级，并评估痴呆（图 1-30 和图 1-31）。

数字减影血管造影

导管血管造影是通过股动脉插入导管到达主动脉弓，并注入造影剂以进行颈动脉和椎动脉成像。操作导管进入相应的颈部动脉，然后注射造影剂可显示颅内动脉。数字减影血管造影使用计算机去除背景干扰并总和各连续成像（图 1-32~ 图 1-35）。经胸主动脉

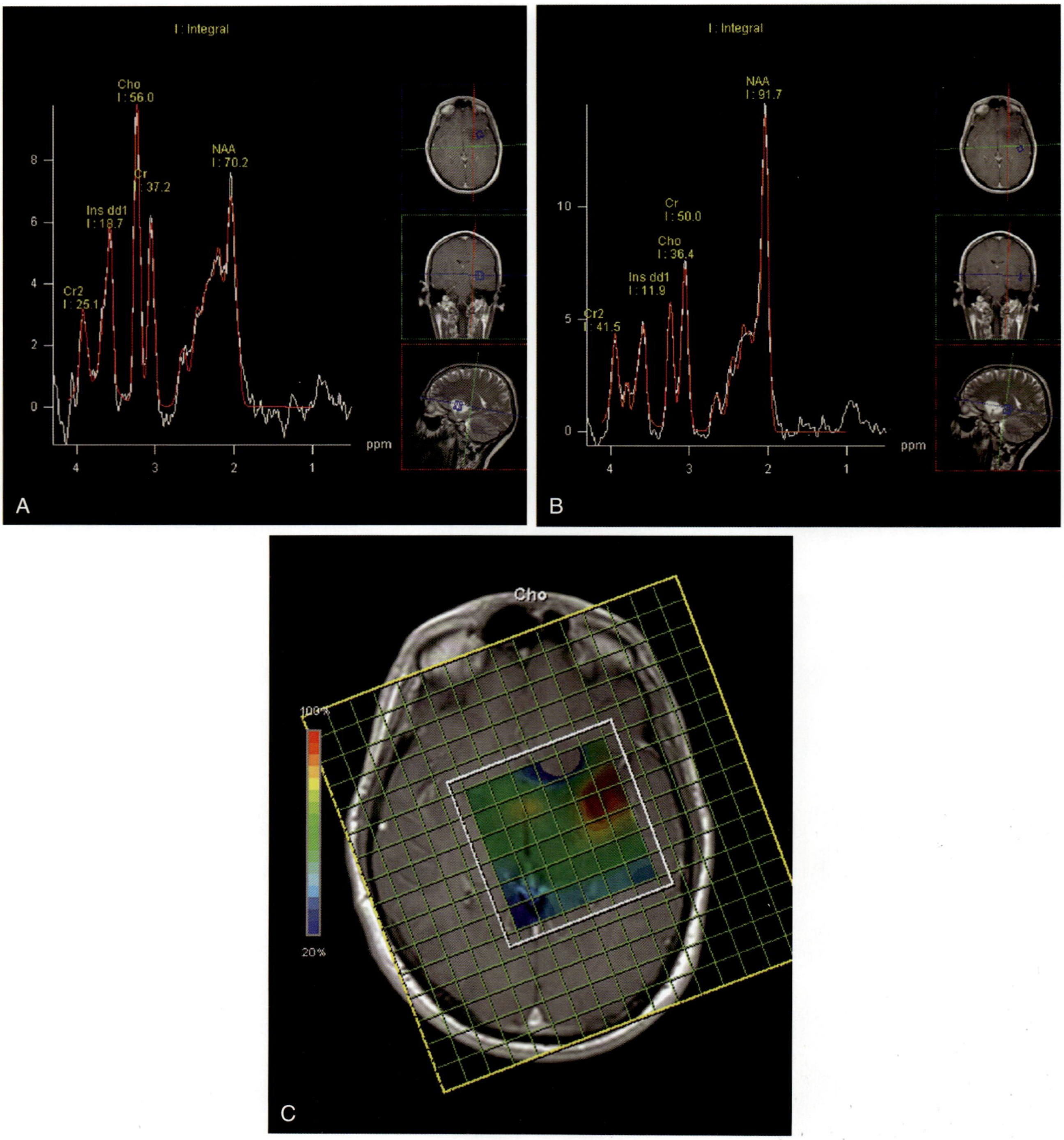

图 1-31 肿瘤内部的 MR 波谱成像（**A**）和肿瘤外面的 MR 波谱成像（**B**），显示在低分化的肿瘤中胆碱增加。**C**. 胆碱代谢物的分布图

和腹主动脉的相应血管插入导管并造影，可获得脊髓动脉的影像（图 1-36）。但随着 CT 血管造影和 MR 血管造影技术的改进，临床对数字减影血管造影的需求正在下降。

介入技术

经由动脉（有时为静脉）的分支，目前已可以在中枢神经系统的任一位置放置微导管。血管介入技术是目前脑动脉瘤和大部分硬脑膜瘘的一线治疗措施。动静脉畸形能通过血管内介入技术栓塞或减小其体积，这种技术优于外科手术和立体定向放射治疗（伽马刀）。

在大脑中动脉和前动脉以及颈内动脉、颈动脉分叉处放置支架已成为可能，但还缺少该治疗手段获益相关的随机对照研究。这些手段通常仅用于临床难治性病例。

动脉溶栓和导管内拉栓对大脑前循环梗死是可行的也是有获益的，但这种获益尚未被大量随机对照研究所证实。在后循环梗死时（特别是基底动脉闭塞时），患者多预后差，此时介入治疗只是一种尝试。如果静脉给予肝素不能改善病情，也可以考虑使用介入方法治疗大多数硬脑膜静脉窦血栓。

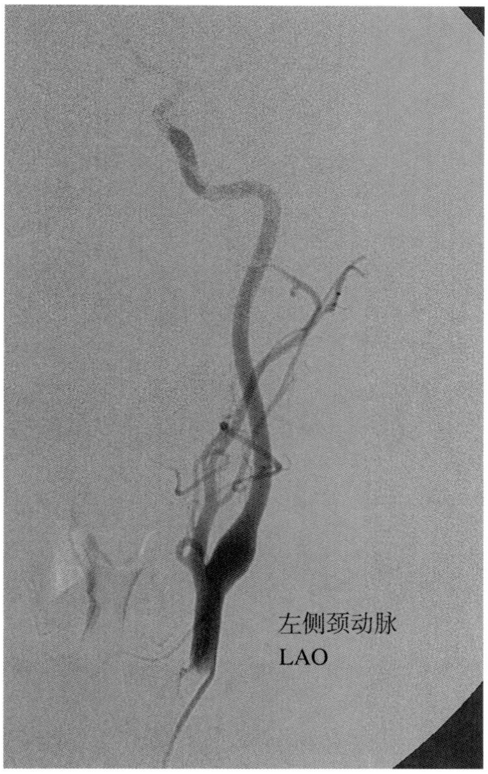

图 1-32　数字减影血管造影。正常的左侧颈动脉分叉

放射性核素成像

单光子发射 CT

单光子发射计算机断层成像（single-photon emission computed tomography，SPECT）通过多探测器或旋转的 γ 射线照相机系统得以实现。运用放射性核素标记法，通常是锝 -99m 标记的六环己亚胺氧化胺，上述照相机系统可以定量评估局部脑血流量。在正常人，局部脑血流量最常表现为对称性条带，分布在额叶、颞叶、顶叶和枕叶的灰质皮质边缘。此外，在丘脑和基底节区也发现局部脑血流量较高（图 1-37）。

正电子发射断层成像

在某些不稳定的核子衰变过程中，带正电荷的电子（正电子）被放射出来。当一个正电子和一个电子

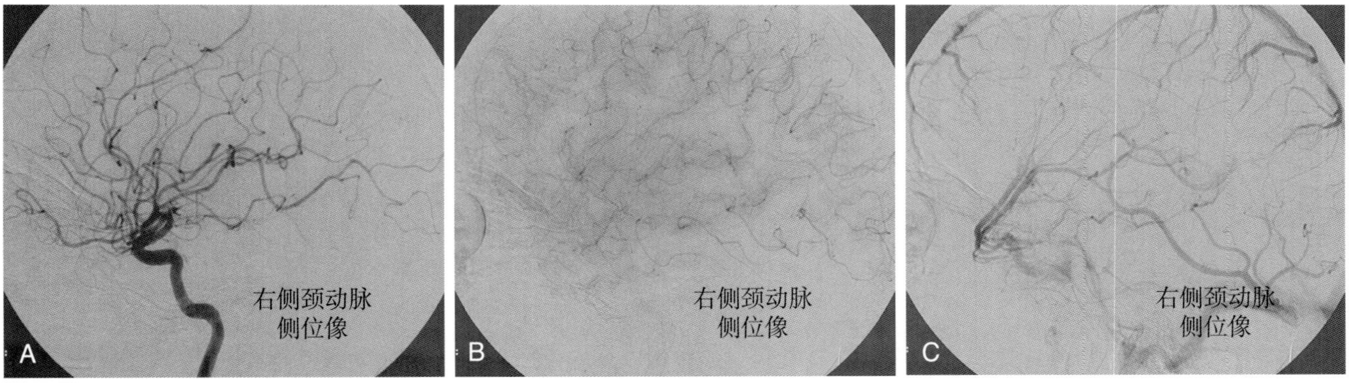

图 1-33　数字减影血管造影。正常颈内动脉造影的侧位像。动脉期成像（**A**），动脉期晚期成像 / 毛细血管期成像（**B**）和静脉期成像（**C**）

相互撞击时，两个粒子湮灭，并以一对光子的形式释放能量，然后这对光子反向离开。通过放置在头部的探测器，可以将信号的起源定位在特定的大脑层面。进行正电子活动的精确测量大约需要 $1cm^3$ 的组织。常用的放射性核素有氧、碳和氮，并用放射性氟取代氢。

该方法可以测量脑灌注和血容量，前者运用放射性氧原子（$H_2{}^{15}O$）标记 H_2O，后者运用其标记 CO_2。新陈代谢的测量可用 $^{15}O_2$ 计算氧摄取分数，或用被标记的葡萄糖类似物来实现（图 1-38）。

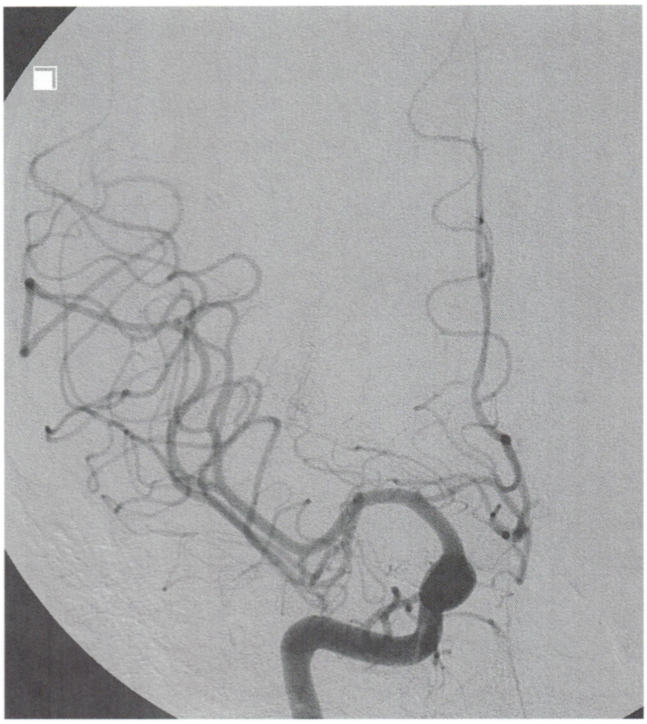

图 1-34 数字减影血管造影。正常颈内动脉的前后位（汤氏位投照）像

某些特定疾病，比如帕金森病，可以采用 PET 检测大脑的递质系统。PET 通过放射性标记的多巴（^{18}F 多巴 PET），可显示黑质纹状体的多巴系统。由于 ^{18}F 标记多巴的摄取速率和有功能的多巴胺神经元的数目相对应，^{18}F 标记的多巴 PET 能反应突触前膜对多巴的摄取、脱羧化和储存情况。

同样，PET 技术还可用于对多巴胺受体系统的评估。选择性 D_2 受体配体如 ^{11}C- 雷氯必利的 PET 研究，显示在新患帕金森病患者中，壳核 D_2 受体位点稍有增加（图 1-39）。PET 已经应用于其他神经递质系统的研究，比如 5- 羟色胺。

电生理检查

脑电图

通过 16~20 个头皮电极记录、放大脑的基本电活动并将其记录在以 3cm/s 的速度移动的纸上的轨迹，这就是脑电图（electroencephalography），简称 EEG。双极记录可测量两电极间的电势差。单极记录大多数情况下用于测量一个作用电极与一个平均参考电极之间的电势差，这个平均参考电极的电势差是其他电极电势差总和的平均值。

患者坐位或平躺于长沙发椅上，将电极用黏性材料粘在头皮上（图 1-40）。记录患者睁眼和闭眼的 EEG。除休息状态，还应记录患者过度换气以及给予

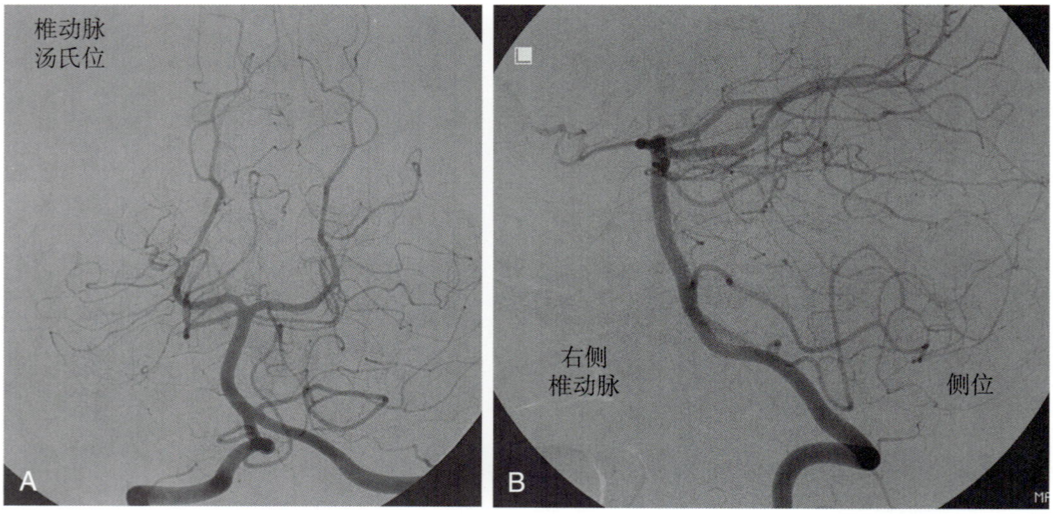

图 1-35 数字减影血管造影。正常椎动脉前后位像（**A**）和侧位动脉期成像（**B**）

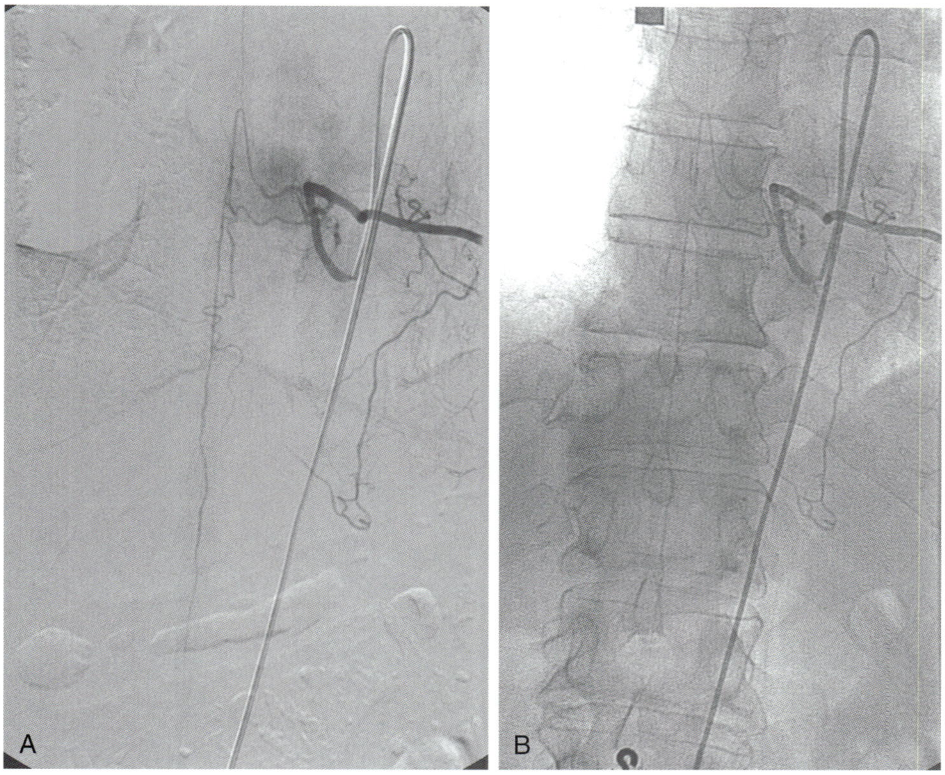

图 1-36　**A** 和 **B**. 数字减影血管造影，两个视图。根动脉造影显示脊髓前动脉的血液来自 Adamkiewicz 动脉（腰膨大动脉）

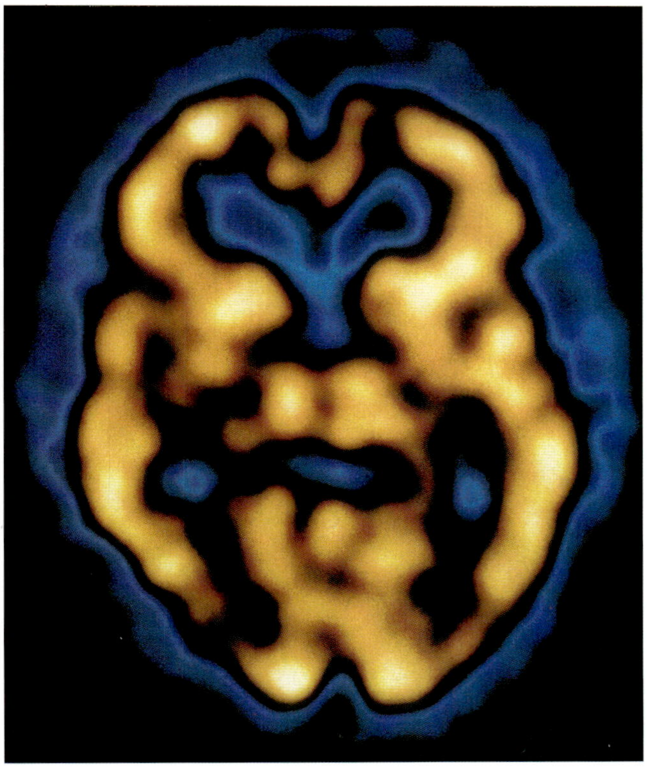

图 1-37　单光子发射计算机断层成像。正常人的检查结果。低血流量的区域呈蓝色（如颅骨），高血流量的区域呈黄色

1~20 Hz 的闪光刺激时的脑电活动。

在发育期，EEG 的基础节律快。因此，在成人，最初占优势的 θ 波和 δ 波被 α 节律替代，其频率为 8~13Hz，在大脑中央后区最明显（图 1-41）。当眼睛睁开的时候，α 节律便会消失。与 α 节律相混杂的是 β 活动，是频率超过 13Hz 的节律性活动。过度换气时，特别是儿童，会出现节律更加缓慢的 θ 波甚至是 δ 波。

为了确认癫痫灶，人们发明了其他脑电监测技术，如放置其他电极或者给予患者一种理论上能激活其他条件下沉静病灶的刺激，如鼻咽电极和蝶骨电极用于检查可疑癫痫的患者，鼻咽电极的检出率更高。现在很少通过睡眠剥夺和注射强心药物来诱发放电，而在患者睡眠时记录 EEG 和使用便携式 EEG 动态鉴测脑电活动对于发现癫痫具有重要意义。越来越多的来自皮质和开颅手术中放置的深部电极的癫痫放电活动被记录到。

电脑辅助的 EEG 可用图像表示正常和非正常的脑电活动。例如，可以用脑地形图表示 α 波的分布（图 1-42）。

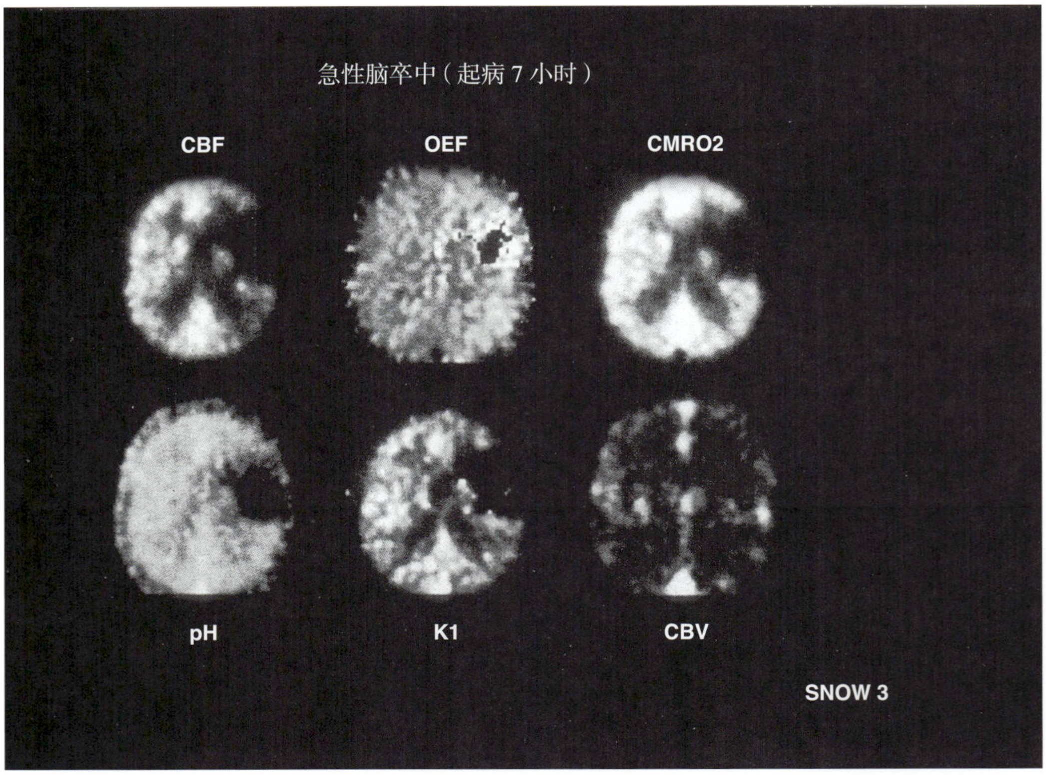

图 1-38 急性脑卒中发病 7 小时患者的脑血流量（CBF）、氧的新陈代谢（CMRO2）、氧摄取分数（OEF）、脑血容量（CBV）和 pH 值。OEF 图像显示梗死灶中央的氧摄取量下降，而周围的氧摄取量增加

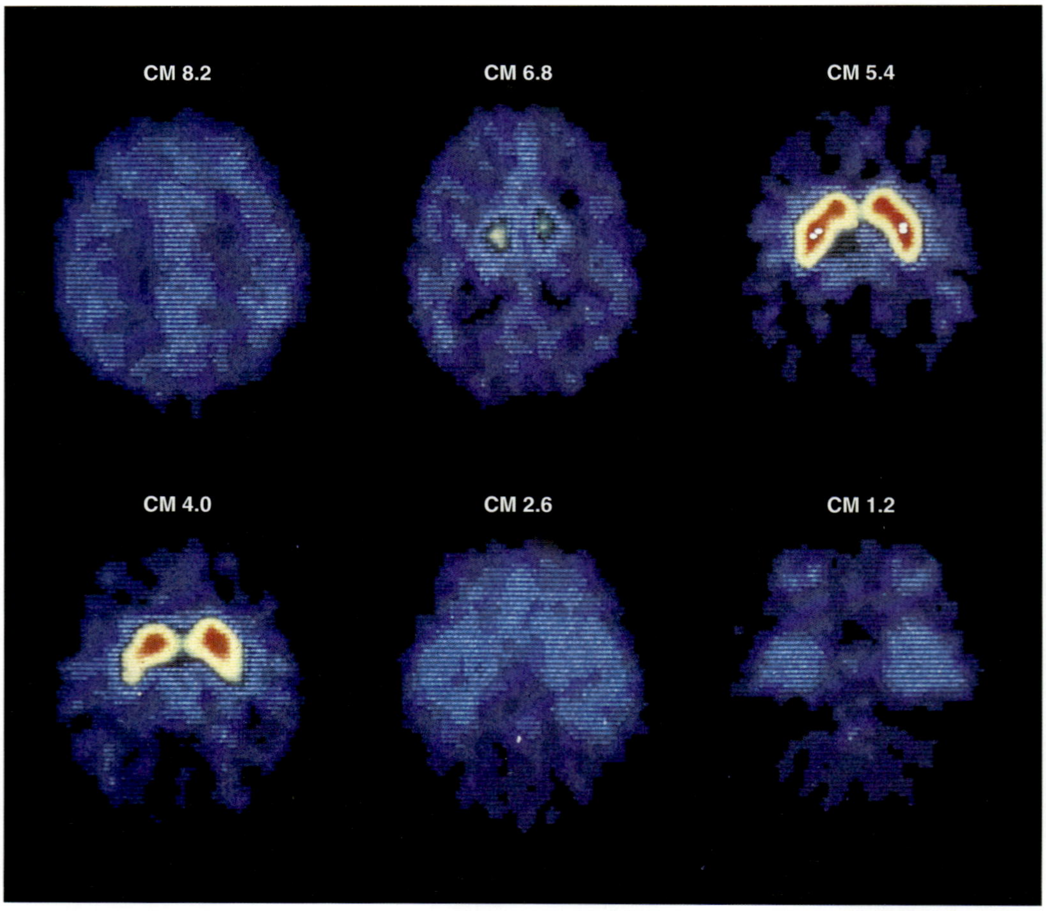

图 1-39 正常个体注射 ^{18}F 标记的 *N*- 甲螺哌隆进行 PET 成像，显示基底节对示踪剂的摄取较多

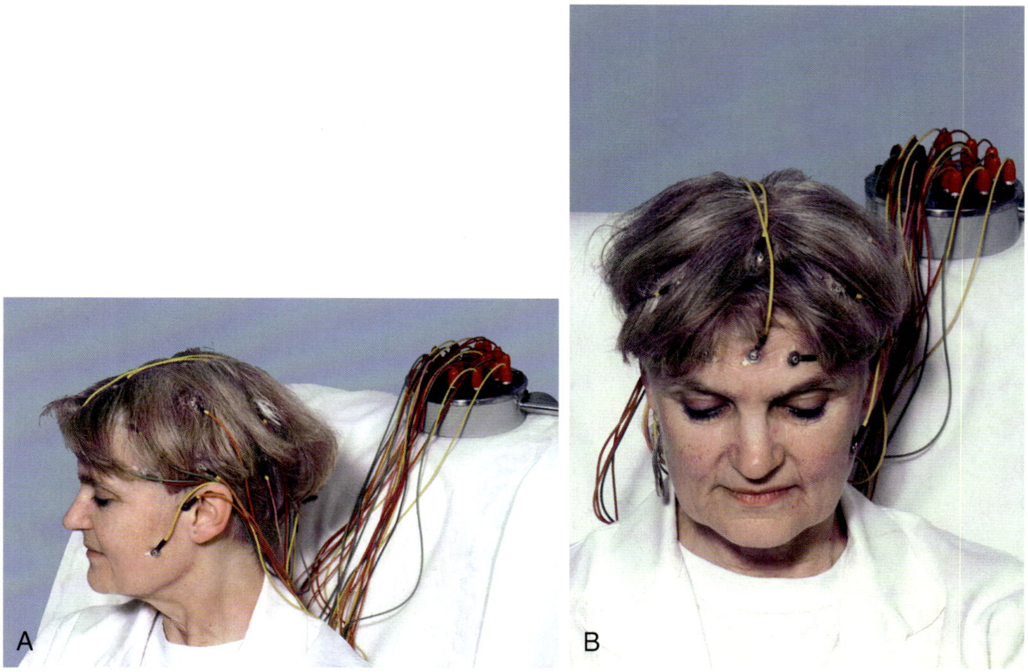

图 1-40　脑电图电极的放置。**A**. 侧面观。**B**. 前面观

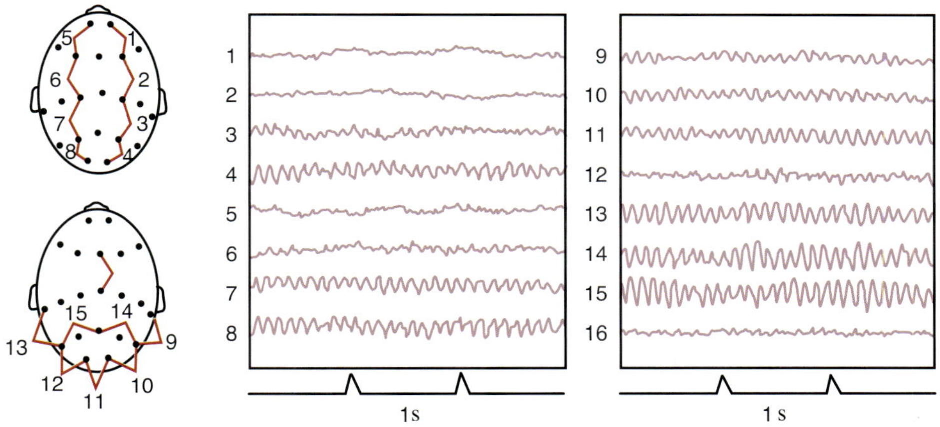

图 1-41　正常 16 导联 EEG。左侧显示的是电极的放置（6 个位置）

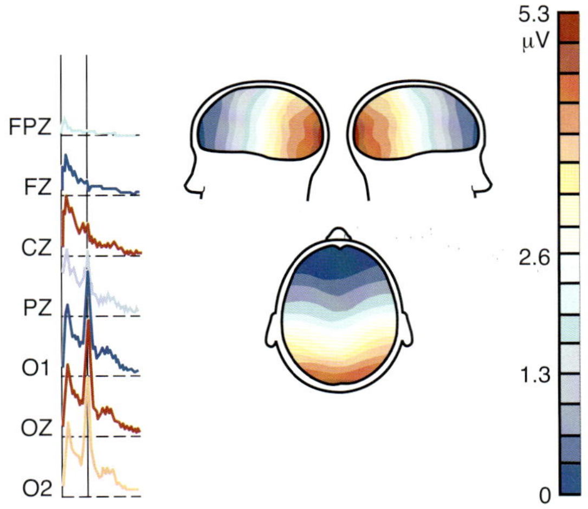

图 1-42　脑地形图显示的正常个体的 α 波分布情况。左侧是 α 波的频率分析，在枕部电极处（O2 和 OZ）记录到的频率最高（红色）

脑磁图

当癫痫病灶放电时，通过测量颅外磁场的变化，脑磁图描记术（magnetencephalography，MEG）可以定位癫痫病灶（图 1-43）。通常情况下，MEG 定位的癫痫病灶和深部电极发现的癫痫病灶相一致。

诱发电位

诱发电位可以检测由周围神经向中枢传导的视觉、听觉、躯体感觉冲动，以及由中枢向周围传导的运动冲动。平均技术使得诱发电位可以与随机本底活动区分开来。潜伏期的测量比波幅的测量更加可靠，因为后者更容易受到操作技术的影响。

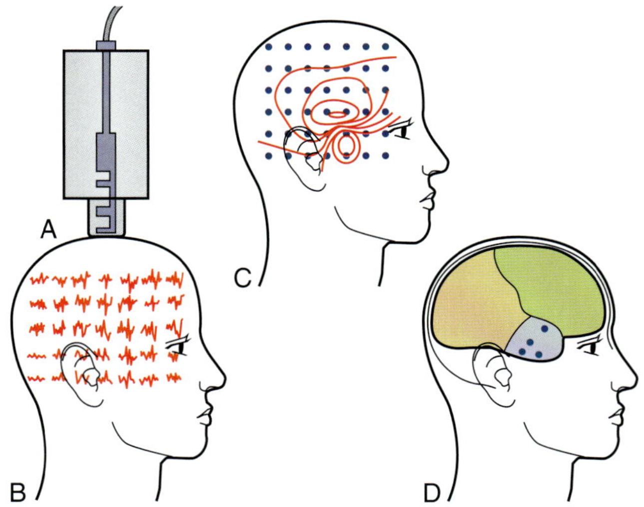

图 1-43 脑磁图。**A**. squid（即超导量子干涉仪）磁力计的原理图，它浸在液态氦中，并连有探测线圈。这种磁力计放置在患者头部附近，其输出电压与探测到的磁场强度成比例。**B**. 超过 20 个传感器间隔 2cm 排列用来测量磁峰值。在该患者，一个相似的非平均水平的磁峰显示于右侧颞区，这种磁峰与 4 种类型的磁峰均不同。**C**. 图中的点代表磁场测量点。从相同类型磁峰振幅分布图上采集峰值信号，可绘出一个等电势的线圈图，并且可用等当量的电流计算这个特定模式。**D**. 每 4 个颞尖部的点代表一种不同的磁峰类型。脑皮质电图描记法（ECoG）显示手术切除的右侧颞叶阴影区的癫痫样活动。在这个病例中，MEG 的结果与 ECoG 的结果是一致的

视觉诱发电位

用明亮和黑暗方块交替刺激视网膜可在枕叶皮质诱发一个明确的正向电位。通常，获得一个满意的平均诱发电位需要 100~200 次视觉刺激。对比形式的视觉刺激最能产生视觉诱发电位（图 1-44），并被一系列电极所记录，这些电极排列在枕骨隆突的上方和下方，还排列在枕骨隆突上方 5cm 的一条水平线上。单个电极记录电位的参考电极放置在前额。给予充分的视觉刺激可以产生一个三相电位，包含一个较大的正向电位，前方和后方都有一个较小的负向电位（图 1-45）。脑地形图证实视觉刺激后枕叶出现局部诱发电位（图 1-46）。

视觉诱发电位的异常，特别是潜伏期的异常，最多见于多发性硬化（multiple sclerosis，MS）患者。其他许多神经系统疾病（如 Friedreich 共济失调和帕金森病）患者的视觉诱发电位潜伏期也可受到影响，但较 MS 的变化小。

视觉通路的任何部位受到压迫都可出现视觉诱发

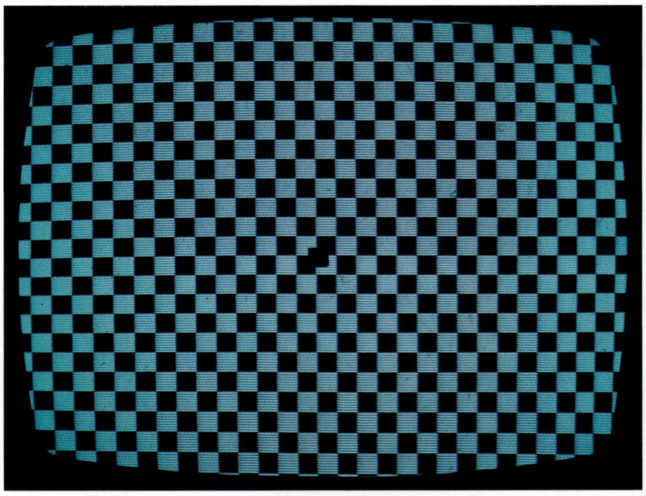

图 1-44 用于视觉诱发反应的视觉刺激形式

电位波形和潜伏期的改变。

听觉诱发电位

通过耳机给予短声刺激能引出听觉诱发电位。单侧给予短声刺激，以 10Hz 的频率重复，对侧给予模拟噪声。短声的强度设定为听阈水平以上约 70dB。经放在耳垂和 CZ 的电极记录 1000~2000 次短声刺激产生的反应（图 1-47）。经过脑干的听觉传导通路包含在Ⅰ~Ⅶ波内（图 1-48），可测量波间潜伏期和Ⅰ波与Ⅴ波的波幅比率。

Ⅰ波代表第 8 对脑神经的激活电位，Ⅱ波和Ⅲ波分别源自耳蜗神经核和上橄榄核复合物。Ⅳ波和Ⅴ波的来源不确定，后者也许代表信号到达下丘。Ⅵ波和Ⅶ波易变，很少用于临床研究。

听觉诱发电位的测量已被用于前庭神经鞘瘤、MS 和原发性脑干肿瘤的检查中，但目前这种检查手段已非常过时。

躯体感觉诱发电位

肢体受到刺激后，来自相应的外周神经和脊髓或皮质的诱发电位均可被记录到（图 1-49）。记录电极放置在颈部时刺激腕部的正中神经，能记录到 4 个明显的负向电位：N9、N11、N13、N14（图 1-50 和图 1-51），在对侧的感觉皮质能记录到一个潜伏期为 20ms 的出现更晚的负向波（N20）。视觉、听觉或本体觉刺激可诱发出现晚的电位（在头顶处），这些电位的潜伏期可长达 300ms 左右。

与视觉或者听觉诱发电位相比，躯体感觉诱发电位的测量临床应用较少。躯体感觉诱发电位异常多见于 MS 患者，但也可见于颈椎病、脊髓创伤或

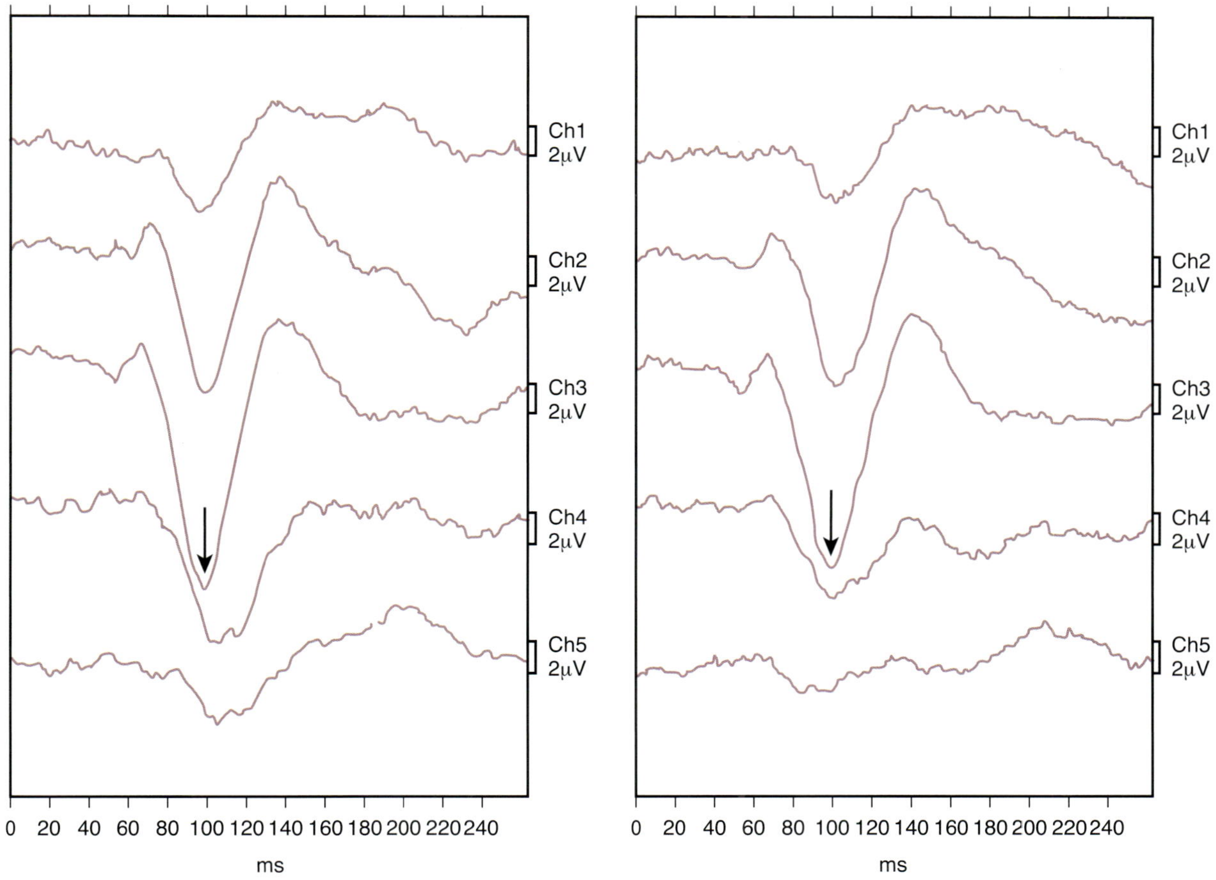

图 1-45　正常的视觉诱发电位。平均技术可从任何背景活动中区分出视觉诱发电位

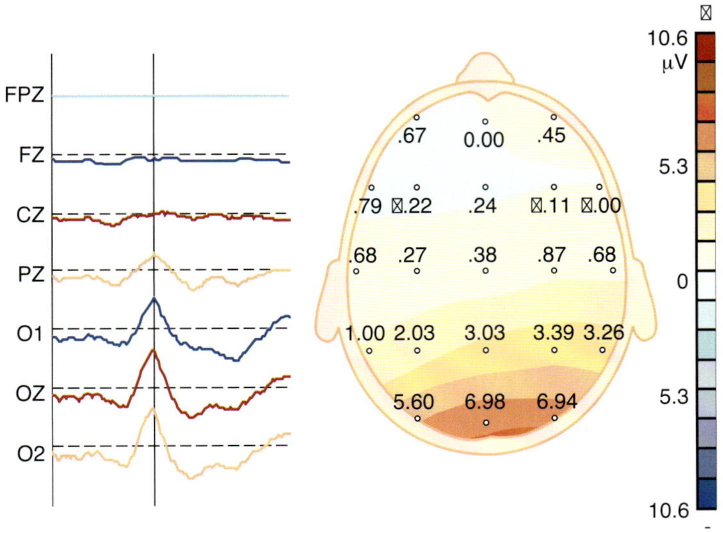

图 1-46　视觉诱发电位的脑地形图。左图显示 PZ 处的诱发电位波形向上，且在 O2 和 OZ 处，诱发电位的波幅最大（右图红色区）

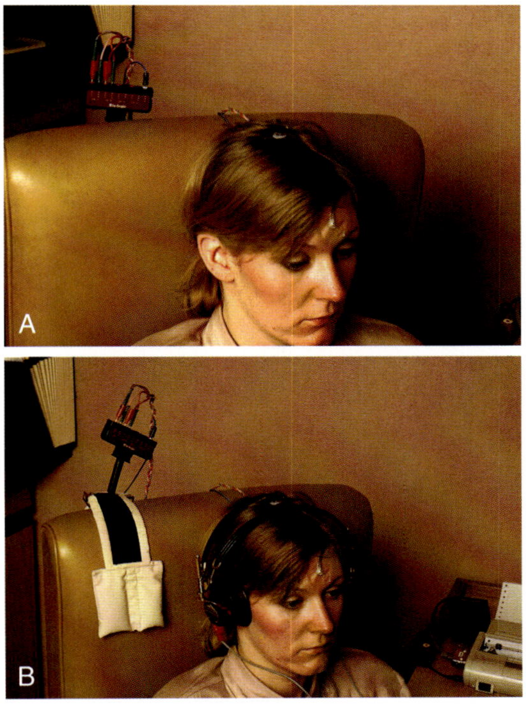

图 1-47　用来测量听觉诱发电位的电极位置（**A**）和听筒的位置（**B**）

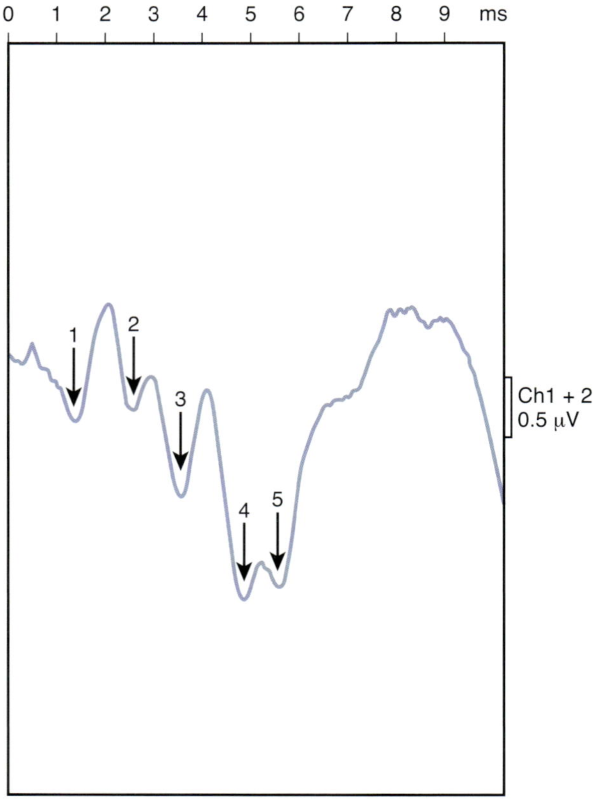

图 1-48 通过 70dB 刺激诱发出的正常脑干诱发电位。Ⅵ波和Ⅶ波常不能明确测出，该图也未能显示

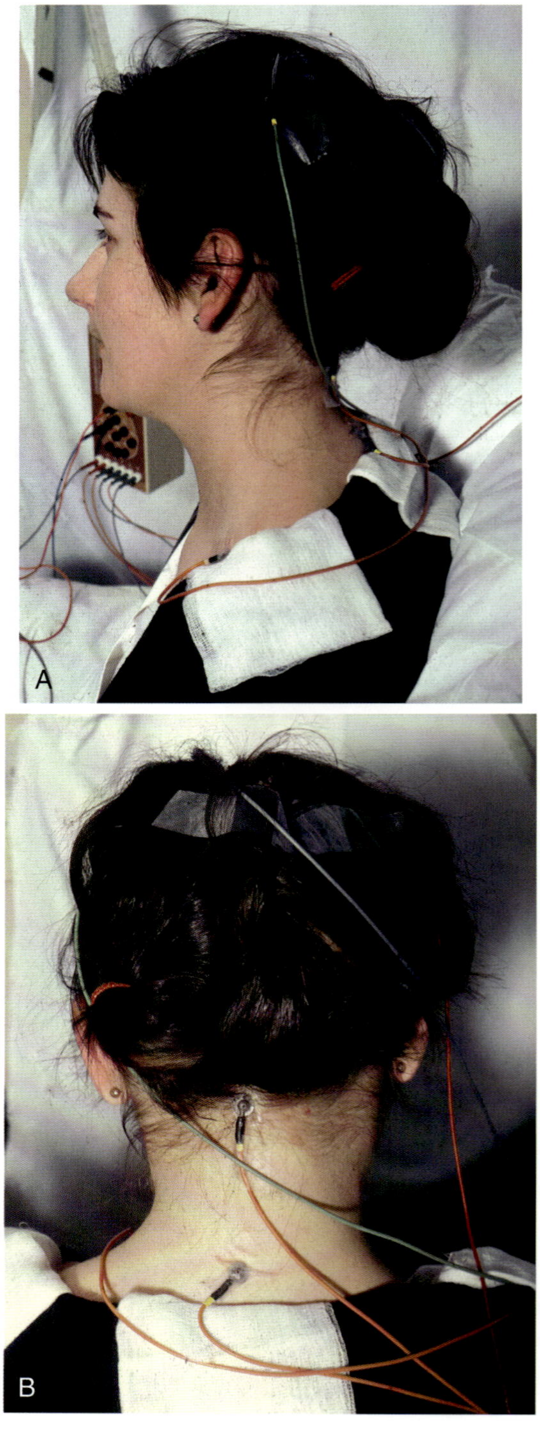

图 1-49 躯体感觉诱发电位检查时电极的放置。侧位观（**A**）和后位观（**B**）

臂丛神经损伤。躯体感觉诱发电位监测已用于脊髓手术监测。

中枢神经系统运动信息的传出

电流或电磁系统可经头皮刺激皮质脊髓束。电磁刺激因不适感较少更适于检查。对运动传出系统给予经颅刺激后，可记录到来自对侧肢体或躯干肌肉的反应。反应的类型和潜伏期由刺激的模式决定（图 1-52）。

中枢神经系统运动信息传出的亚临床异常可见于 MS 患者。这项技术也被用于研究运动神经元病或脊髓型颈椎病患者，还用于脊髓手术过程中检测神经的传导时间。

神经传导的研究和肌电图

神经传导的研究对周围神经功能的评估具有重要意义。通常采用短暂的刺激，一般是 0.2ms，以 1Hz 的频率重复。刺激电极放置在神经靠近皮肤表面处或环绕手指一圈（图 1-53）。通过表面电极能记录到满意的感觉动作电位（图 1-54）。通常给予 30 次的重复刺激，取电位的平均值。

神经内快传导纤维的传导速度可以远端的潜伏期或实际的速度体现。传导速度随年龄增长和肢体温度的下降而降低。低温可增加肌肉复合动作电位的波幅。神经传导速度也受高度的影响，特别是测量 H 反射和 F 波时。通常用于测量感觉信息传导的神经包括上肢的正中神经、尺神经和桡神经，以及下肢的腓肠神经、足底内侧神经和足底外侧神经。

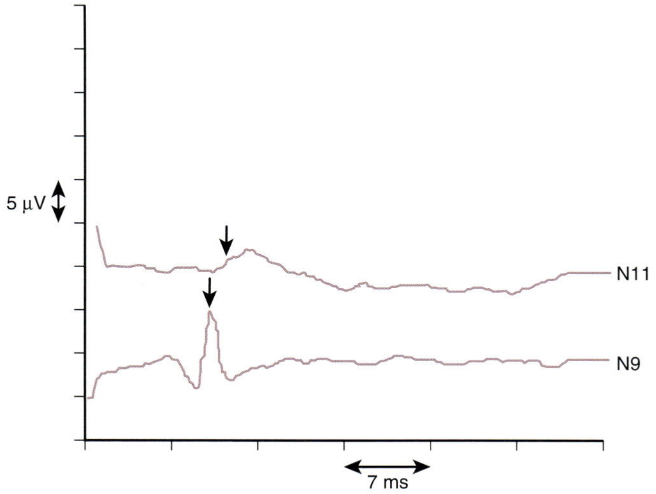

图 1-50 早期出现的躯体感觉诱发电位的 N9 和 N11

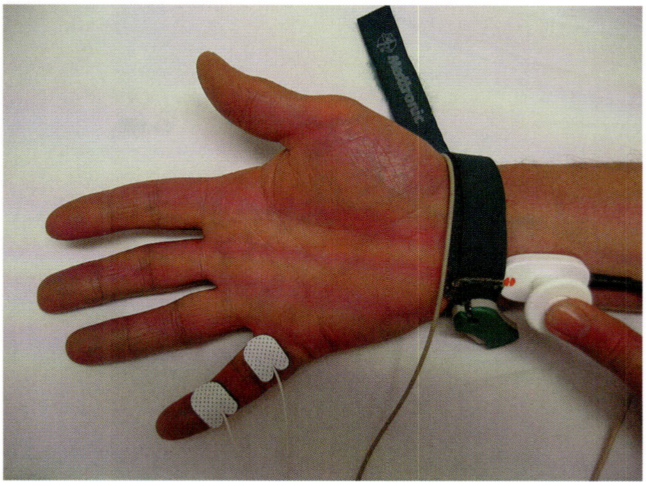

图 1-53 记录电极放置在手腕部的尺神经上，刺激电极放于同侧手的小手指上

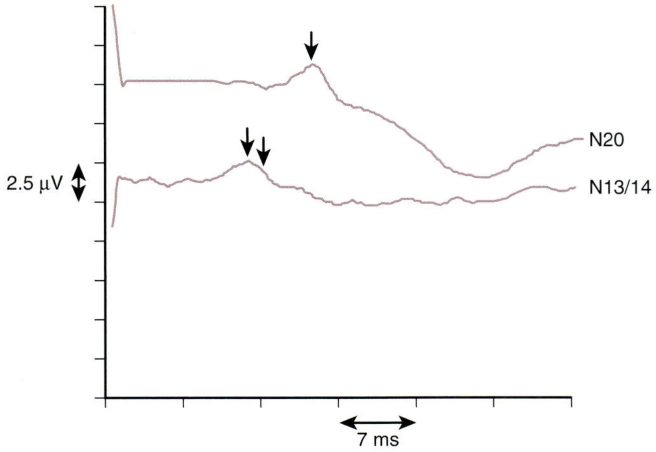

图 1-51 躯体感觉诱发电位的 N13、N14 和 N20

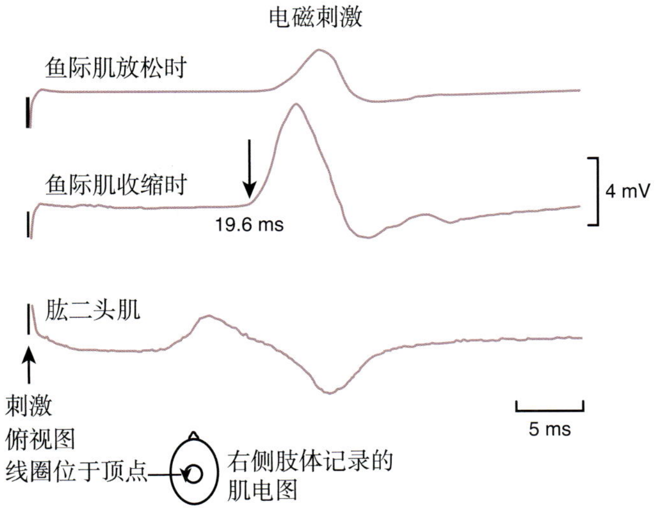

图 1-52 中枢神经的运动传导。正常个体的反应

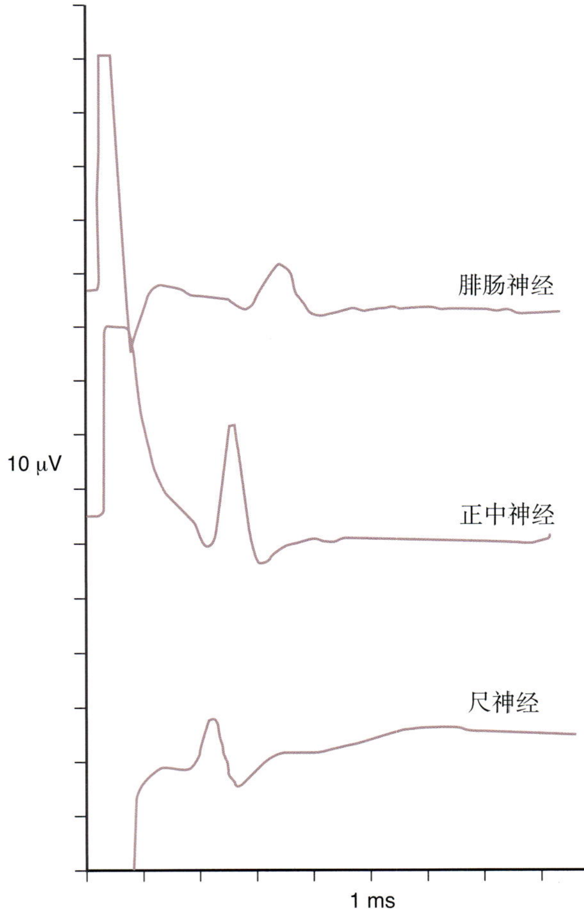

图 1-54 正常腓肠神经、正中神经、尺神经的感觉性动作电位

运动传导速度通过刺激周围神经上两个或更多的分离位点进行测量，使用表面电极或针样电极记录相关肌肉的反应（图 1-55）。以任意两个位点刺激引起的电位潜伏期的差值除以这两个刺激位点之间的距离计算出神经传导速度（图 1-56）。获得的数据适用于大多数快传导神经纤维。

H 反射 H 反射是一种单突触反射性反应，可在刺激胫神经后从比目鱼肌中测得。刺激胫神经的传入纤维，可诱发运动神经通过脊髓向比目鱼肌发出运动信息的反射性反应（图 1-57）。

F 波 F 波较 H 反射需要更强的刺激才能引出。给予这样的强刺激诱发的去极化电位既向中枢传导，也向神经远端传递，前者可以激活脊髓前角细胞。脊髓前角发出的动作电位向下传至运动神经，在动作电位发生后几毫秒才下传，形成一个潜伏期。出现的一系列 F 波的潜伏期和波幅发生变化是因为被激活的前角细胞随刺激的变化而变化（图 1-58）。F 波的潜伏期可以评估相关神经近端的传导时间。这对于脱髓鞘性神经病的评估尤其有意义，这些脱髓鞘性神经病可能存在神经近端受累，如慢性炎症性脱髓鞘多发性神经病。

重复电刺激 给予神经一定范围的刺激以评估神经肌肉接头的功能。在正常人，当神经受到 10Hz 或者更小频率的刺激时，肌肉诱发电位的波幅会出现小的递减。给予更快频率的刺激时（每秒 10~50 次），有时可在刺激初始见到波幅少量增加，然后出现的复合动作电位保持稳定。

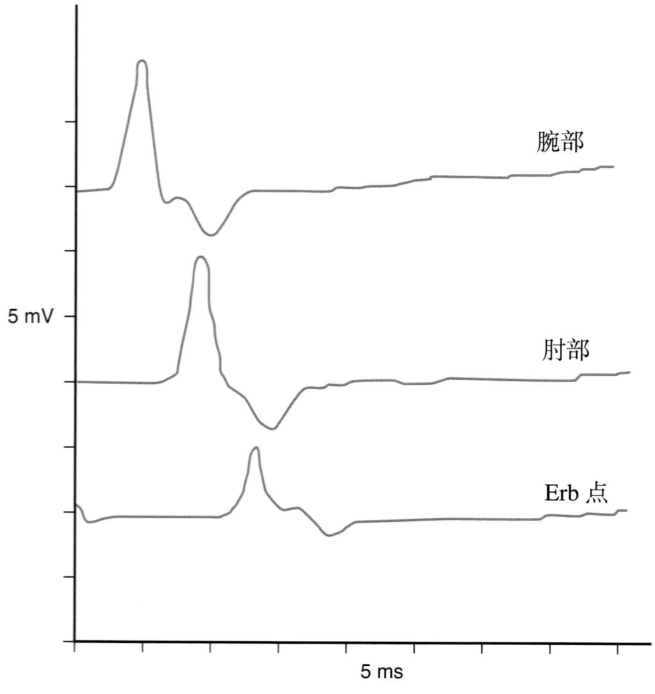

图 1-55 尺神经运动传导速度的测定。分别在腕部、肘部、Erb 点刺激尺神经

肌电图

大部分用于分析运动单位活性的肌肉需要使用同

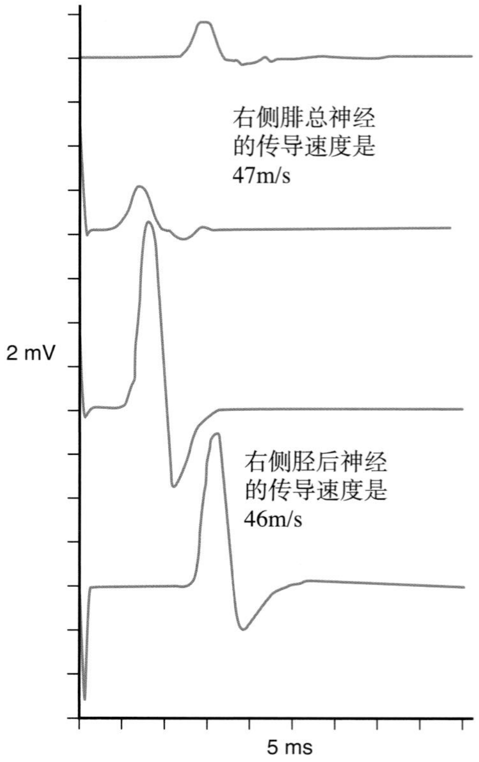

图 1-56 右侧腓总神经和右侧胫后神经运动传导速度的测定

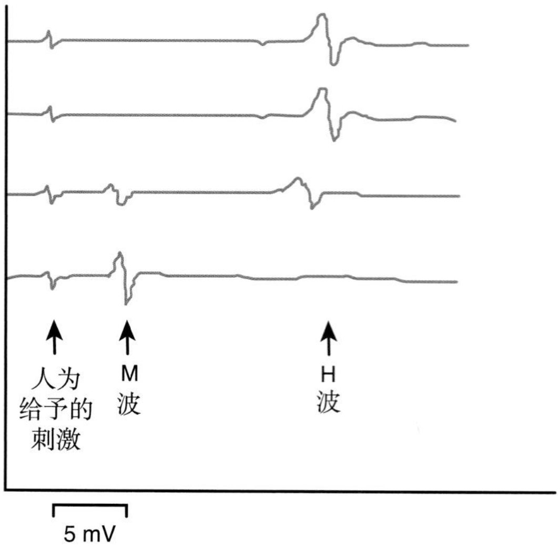

图 1-57 随着刺激强度的增加（从低到高），H 反射逐渐减小，并出现 M 波

心针电极（图 1-59）。在放松状态下，正常的肌肉均不会记录到自发电位活动，但运动终板除外。当同心针电极插入肌肉时，会出现一个短暂的电活动（即插入活动），当存在各种神经源性和肌源性障碍时，这种插入活动会延长。

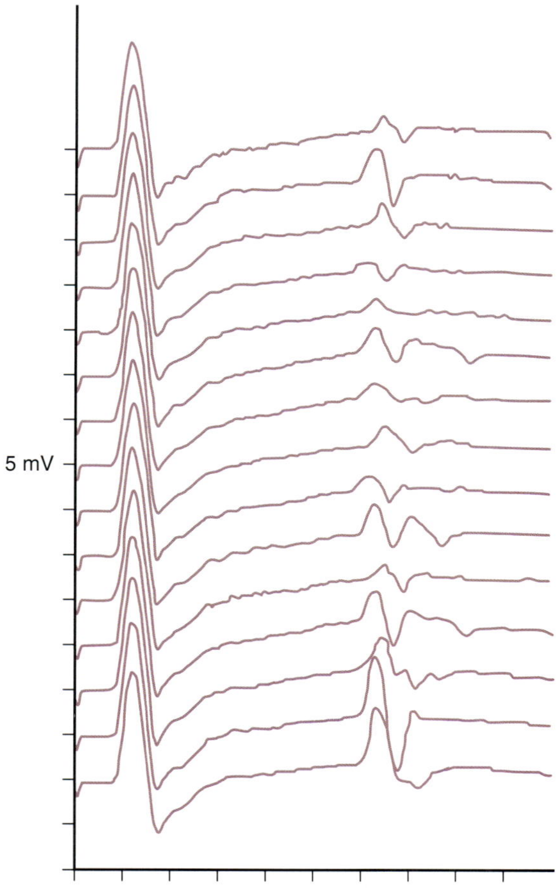

图 1-58 F 波。刺激腕部的正中神经后记录到的一系列拇短展肌的反应

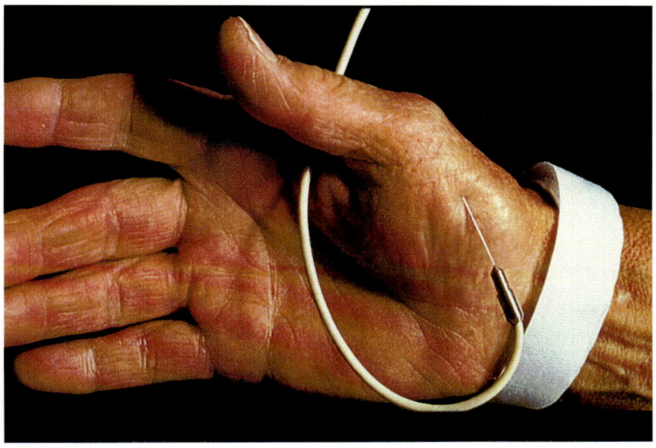

图 1-59 放置在拇短展肌的同心针电极

异常的肌肉自发电位活动包括纤颤电位、正向尖波和束颤电位。纤颤电位是双相波或三相波，源自单根肌纤维或几根肌纤维。纤颤电位多与肌肉的失神经支配现象有关（图 1-60A）。正向尖波的意义与纤颤电位的相似（图 1-60B）。

束颤电位更明显，易肉眼观察到，它被认为代表单个运动单位中肌纤维的自发性收缩，可见于正常的肌肉中，但多见于运动神经元病中（图 1-60C）。

肌肉收缩时，运动单位电位的性质可以被肌电图检测到。随着肌肉收缩力量的增加，运动单位电位相互融合形成一个干扰相，并最终完全掩盖基线（图 1-60D）。在周围神经病中，运动单位数量减少，产生的电位趋向于延长并呈多相性。在肌肉原发性病变中，动作电位的波幅降低，持续时间缩短，且经常呈多相波。

单纤维肌电图

记录到的单根肌纤维动作电位显示来自同一运动单位的两根肌纤维，由于它们各自所属的神经肌肉接头处的传导有差异，因此发生动作电位的时间稍有不同，这种不同在两个相邻出现的电位之间非常小（这

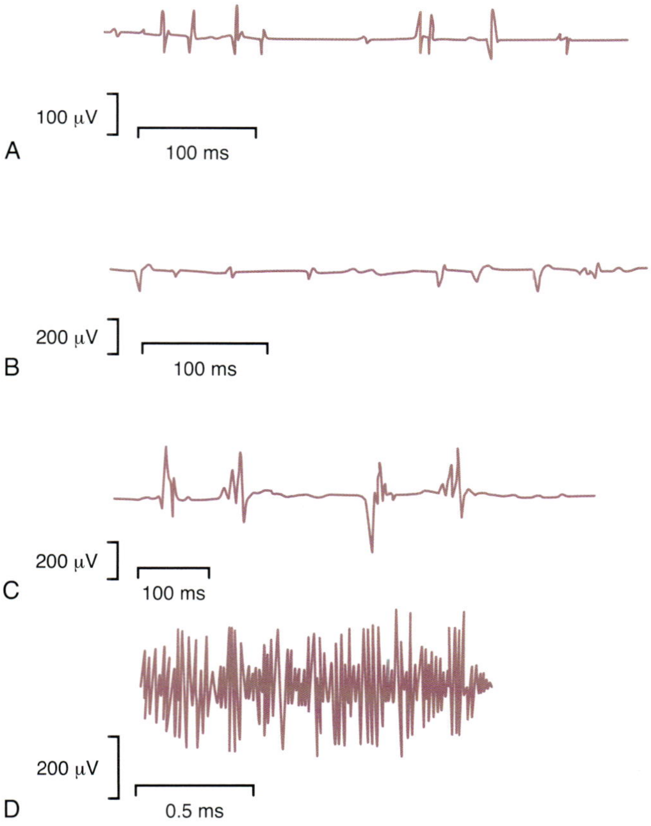

图 1-60 肌电图结果。**A.** 纤颤电位。**B.** 正向锐波。**C.** 束颤电位。**D.** 正常干扰相

种现象称为颤抖)(图 1-61)。这种现象明显见于重症肌无力。

组织活检

肌肉活检

通过穿刺或者手术切开进行肌肉活检。前者的优点是侵袭性较小，可获得多个样本；后者的优点是能够更好地评估组织结构，对局部改变如炎症的检测更敏感。在正常的肌肉中，纤维之间联系紧密，肌纤维内细胞核位于外周，可为 1 个或多个。正常人肌肉活检也可见一些肌纤维的大小存在变异（图 1-62）。

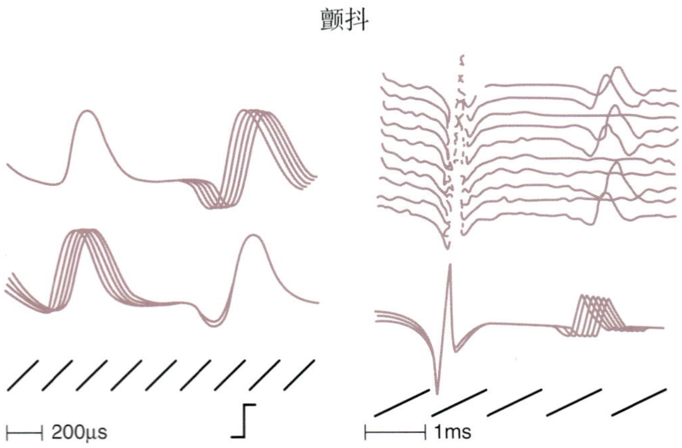

图 1-61　在正常的受试者中，可记录到属于同一运动单位的两根肌纤维所属的神经肌肉接头处的传导存在轻微差异

染色技术可以将肌纤维分成不同的类型。肌纤维的腺苷三磷酸酶（ATPase）在 pH 为 9.4 时使Ⅱ型肌纤维(快反应纤维)染色深，而Ⅰ型肌纤维染色浅(图 1-63)。然而，使用 NADH-tr 的染色结果相反，且Ⅱ型肌纤维内也存在一些染色差异。

肌肉内各种肌纤维类型的比例不同。某些肌病可有一种类型肌纤维比例增加或者肌纤维选择性萎缩。

神经活检

神经活检有时对周围神经病的诊断和分类具有一定意义。常选取腓肠神经进行活检，主要是因为在发生周围神经病时，腓肠神经非常容易受累，另一个原因是腓肠神经活检对大部分患者的功能影响很小。腓肠神经的大小适于形成许多神经簇，每个簇长 3~4cm，可从神经主干上切下（图 1-64）。切下神经的一部分用来制备单纤维（teased fiber），一部分用来制备神经的横位切片和纵位切片。

单纤维标本可以观察到 Ranvier 结和 Schwann 细胞（图 1-65），并且能计算出 Ranvier 结之间的距离和差异以及髓鞘的厚度。在横切片中，每个神经纤维均呈环形，环的大小由纤维外髓鞘的厚度决定。神经纤维通过外面环绕的结缔组织（即神经束膜）聚集成簇（图 1-66），形成神经纤维束。纤维束进而被更外一层的结缔组织也就是神经外膜包绕在一起。血管走行在神经外膜之间，并发出毛细血管分支，向各神经纤维和包绕他们的神经内膜供血（图 1-67）。

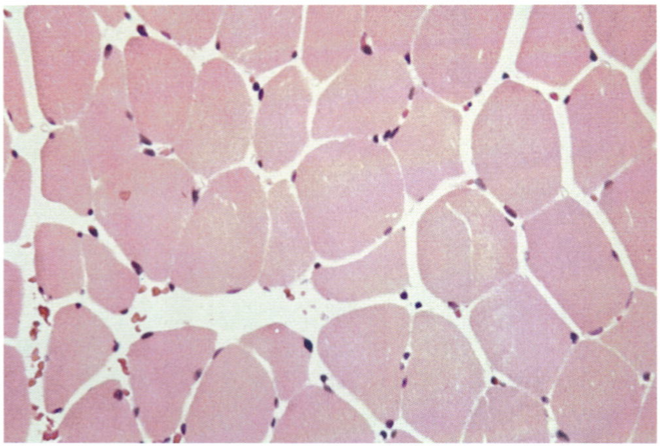

图 1-62　正常的肌肉细胞近似六边形。细胞膜下方可见蓝染的细胞核（HE 染色，×600）

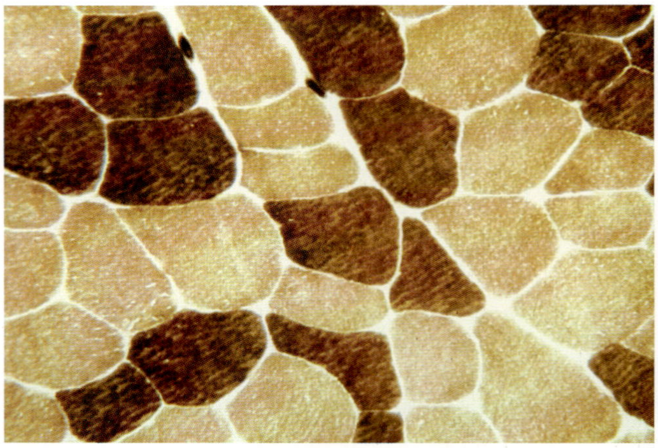

图 1-63　正常的肌肉组织。Ⅰ型肌纤维（慢反应纤维）淡染，Ⅱ型肌纤维（快反应纤维）深染（腺苷三磷酸酶，pH=9.4；×600）

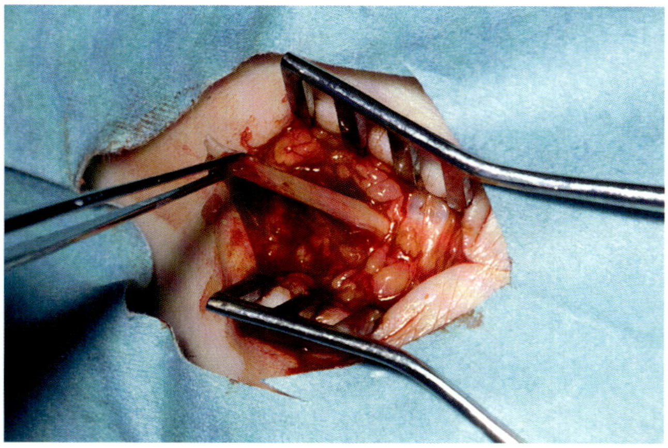

图 1-64 腓肠神经活检

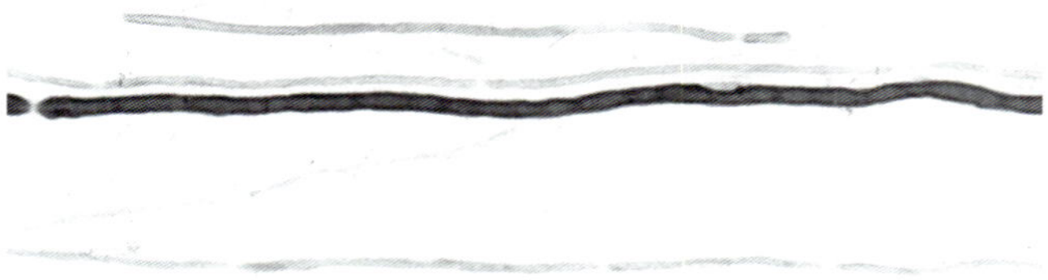

图 1-65 正常外周神经单纤维的标本。可以看到 Ranvier 结指向纤维左侧终点，Schwann 细胞指向纤维右侧终点

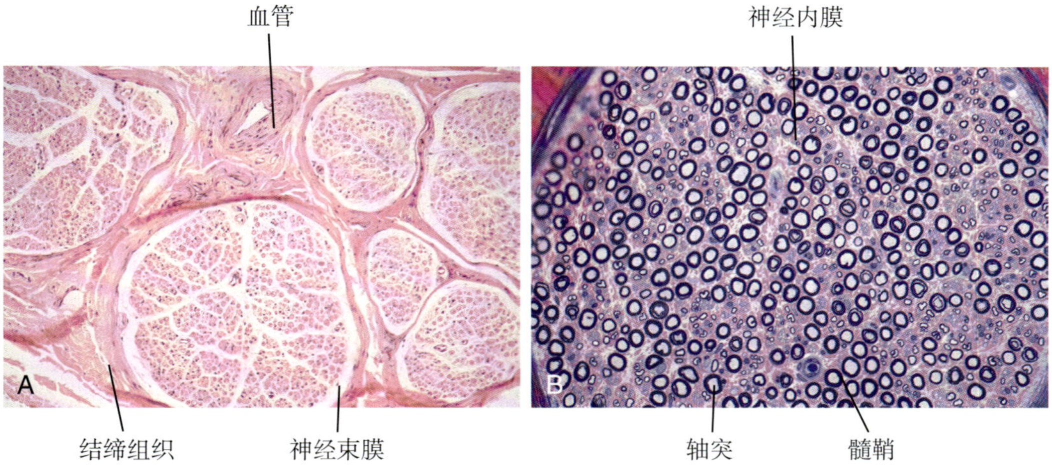

图 1-66 正常外周神经的横断面。**A**. HE 染色，×40。**B**. 亚甲基蓝、azure 2 和碱性品红染色，×100

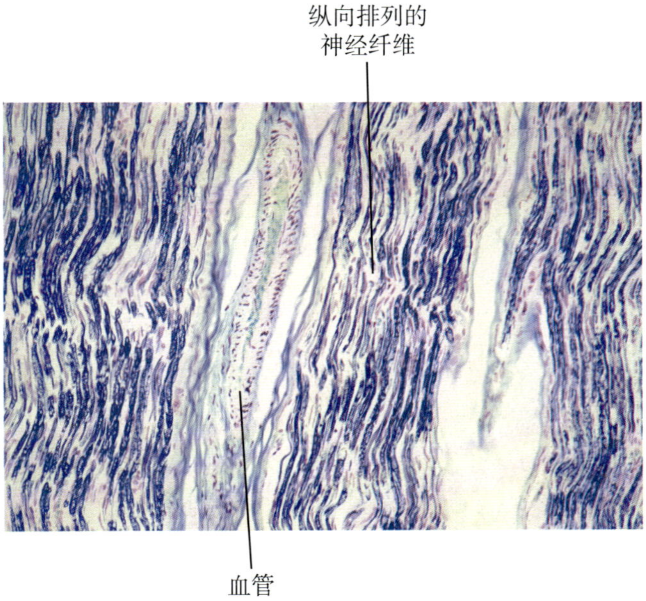

图 1-67 正常外周神经的纵切面（Luxol fast blue / 尼氏染色，×40）

第二章

运动神经元病和周围神经病

卢　燕　冯娴慧　译

运动神经元病（motor neuron disease，MND）形式多样，一般散发，偶见遗传，多以下运动神经元变性（脊髓前角细胞病变）为特点，常伴有其他神经系统变性的症状。最经典的类型是由 Charcot 最早描述的肌萎缩侧索硬化（amyotrophic lateral sclerosis，ALS），也最常见，年发病率为 2/100 000，患病率为 4/100 000~7/100 000。这种类型的运动神经元病表现上、下运动神经元均受累的体征。神经系统的其他细胞和传导束也可发生病理学改变，但临床症状可能并不明显，有些病例还有额颞叶痴呆（frontotemporal dementia，FTD）的表现，罕见进行性核上性麻痹和锥体外系表现。

原发性散发性运动神经元病的临床类型一般包括散发型 ALS（sporadic ALS，SALS）、进行性延髓麻痹（progressive bulbar palsy，PBP）、进行性脊肌萎缩（progressive muscular atrophy，PMA）和原发性侧索硬化（primary lateral sclerosis，PLS）。运动神经元病可能由基因和环境因素共同作用引起，其中一些致病基因已被发现。该病还包括获得性散发性运动神经元病，常继发于系统性疾病、药物或毒素，仅表现为下运动神经元综合征，包括脊髓灰质炎后肌肉萎缩，Hopkins 哮喘后肌萎缩及副肿瘤性肌萎缩（框 2-1）。

遗传性运动神经元病包括脊肌萎缩和家族性运动神经元病（泛指所有家族性肌萎缩侧索硬化症，[FALS]）。许多 FALS 的致病基因已被发现。有些基因突变产生的临床表现难以和 SALS 区分（实际上，临床罕见含有这些隐匿性突变基因的症状明显的散发性病例），而其他突变主要导致下运动神经元病和其他不典型表现。同时，明确或可能与遗传有关的非家族性运动神经元病，其下运动神经元受累的表现以球部的症状和体征为著，这些疾病包括肯尼迪病、Madras 型运动神经元病、Brown–Vialetto–Van Laere 综合征和法 - 隆病（Fazio-Londe 病）。

框 2-1　散发性运动神经元病

运动神经元病（MND）
- 肌萎缩侧索硬化（ALS）
- 进行性延髓麻痹（PBP）
- 进行性脊肌萎缩（PMA）
- 原发性侧索硬化症（PLS）
- 不典型 ALS
  - 伴额颞叶痴呆
  - 伴眼外肌麻痹和锥体外系表现
  - 西太平洋型 ALS

单个肢体肌萎缩
- 上肢肌萎缩（平山病）
- 下肢肌萎缩

获得性散发性运动神经元病
- 脊髓灰质炎后综合征
- Hopkins 综合征
- 副肿瘤性肌萎缩

运动神经元病的发病机制

运动神经元病的基本发病机制是脊髓和脑干的上、下运动神经元变性，导致皮质延髓束及皮质脊髓束变性（图 2-1）和神经根前根变细（图 2-2）。中间神经元也可受累。非典型 MND 还可能存在其他神经元和传导通路的病理改变。MND 可有不明确的感觉症状，但缺少感觉障碍的临床客观证据。痛性痉挛是常见的主诉，患者常感觉到肌束震颤，尤其在疾病早期。

前角细胞的损坏开始于受累运动神经元细胞质内泛素化蛋白的蓄积（图 2-3）和特殊胞质内团块的形成——Bunina 小体和平野小体（Hirano 小体），同时还有轴突近端神经微管内轴突球状体细胞形成（图 2-4）。最近研究发现 SALS 患者的神经元中主要的泛素化蛋白是 TDP-43（一种反式 DNA 结合蛋白，分子量为 43kD）。*TARDBP* 基因的突变还可导致 FALS，普通型 FTD 患者的神经元中也可见这种泛素化蛋白

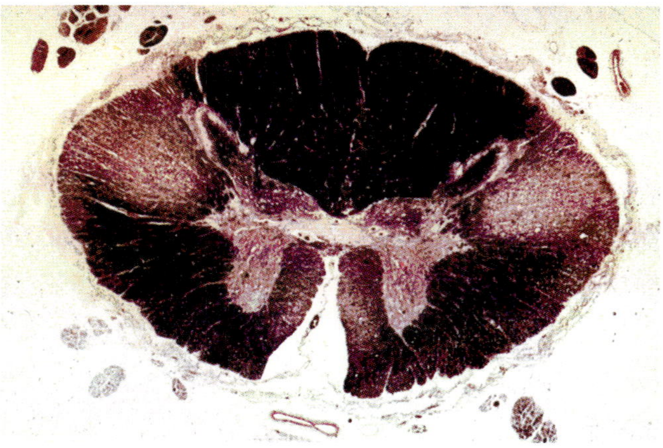

图 2-1 运动神经元病的胸髓髓鞘染色，显示皮质脊髓前束和侧束呈苍白色

沉积。

神经元缺失后出现胶质细胞增生和脊髓前角皱缩。骶髓前角外侧的运动神经元—Onuf 核—常不受累，所以括约肌的功能得以保留。由运动神经元支配的眼外肌通常仅在疾病晚期受累。

运动神经元病的常见临床变异型

运动神经元病常见的 4 种临床变异型反映了上下运动神经元受累的程度和起病部位的不同，但各类型潜在的病理机制是相同的。

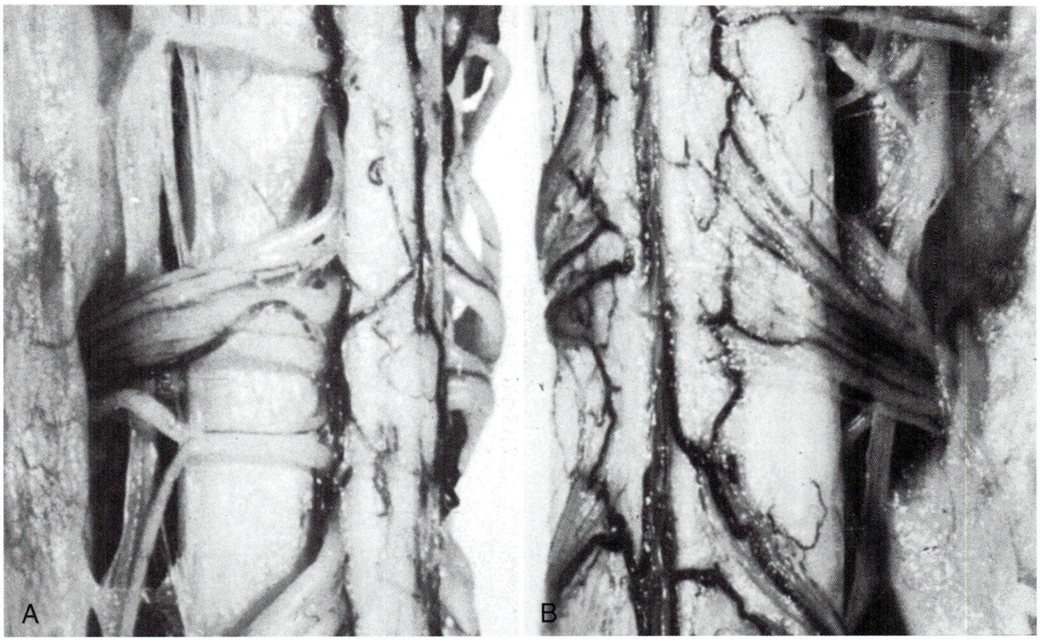

图 2-2 运动神经元病患者颈髓的后神经根（**A**）和前神经根（**B**），前神经根偏细

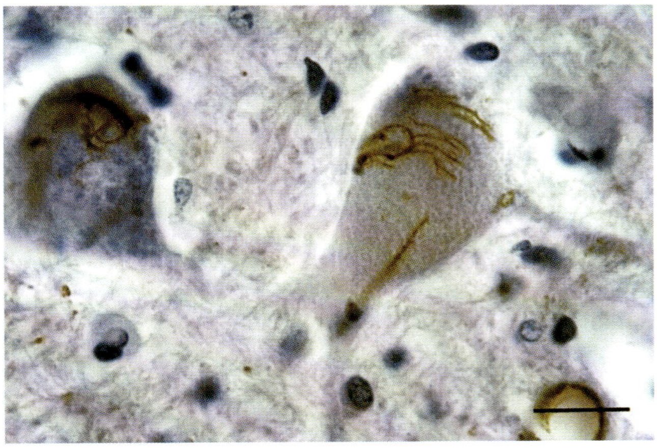

图 2-3 运动神经元病。运动神经元的细胞质内的泛素化蛋白丝（标尺 =20μm，×100）

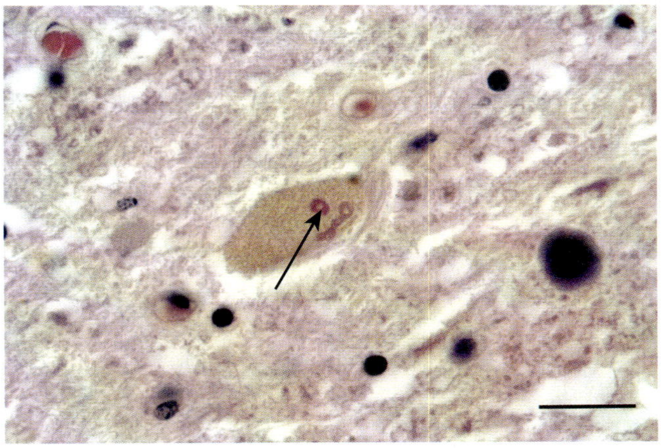

图 2-4 运动神经元病。前角神经元中的 Bunina 小体（标尺 =20μm，×100）

ALS 以同时出现下运动神经元受累（肌萎缩和肌束震颤）和上运动神经元受累（例如痉挛状态、反射活跃和 Babinski 征阳性）为主要特征。通常下运动神经元在发病初期受累的症状和体征是不对称的，之后临近区域也受累。例如，先是一只手的小肌肉萎缩，提示病变在颈部，然后是同侧上肢的其他部位出现萎缩，再然后累及另一只手和上肢，最后出现下肢下运动神经元受累的表现（图 2-5）。

进行性延髓麻痹由低位脑干起病，导致吞咽困难、构音障碍和发音困难，该病的特征表现是双侧舌肌萎缩和纤颤（图 2-6）。该病的症状和体征可在一段时间内仅局限在脑干，而且很难通过肢体肌肉的肌电图检查确诊。吸入性肺炎是其早期常见的并发症。假性延髓麻痹的特征有舌肌痉挛、痉挛性构音障碍和以强哭强笑为表现的情绪不稳，病因为皮质延髓束的变性。

进行性脊肌萎缩主要是下运动神经元综合征，表现为缓慢进展的四肢肌萎缩，很少伴有或不伴上运动神经元受累的体征，肌束震颤不明显。尽管肌肉萎缩，但反射通常保留，至少是在患病早期是保留的。这种类型比经典的 ALS 预后好。

近来研究已表明 *SMN2* 基因外显子 7 的纯合子缺失，和出现在脊肌萎缩症常见类型中运动神经元存活基因（*SMN1*）末端着丝粒上的类似物，均可诱发一种成年发病型的下运动神经元病。然而，这是否为经典的运动神经元病的一种发病形式还不确定，*SMN1* 和 *SMN2* 基因拷贝数变异在 MND 发病机制中的作用目前也还不清楚。

与进行性肌萎缩相对应的是原发性侧索硬化症，这是一种罕见的疾病，表现为进行性四肢痉挛性瘫，常早期出现延髓功能障碍（进行性延髓痉挛）。肌电图检查也难以发现下运动神经元受累的依据。头颅 MRI 可见额叶前部脑回萎缩。该病的自然病程与 PMA 类似，较 ALS 预后好且生存期长。

运动神经元病诊断常根据临床表现，但需电生理检查结果的支持。静息状态下多个肢体肌肉均可见纤颤电位和束颤电位是其特征表现，同时还伴其他去神经支配和神经再支配的特点，这在很早期即可由宏观肌电图检查发现（图 2-7）。粗轴突的变性可导致周围神经运动传导速度轻度减慢，经颅磁刺激可发现中枢运动通路传导速度减慢。皮质脊髓束变性在脑干和脊髓的 MRI 上偶见呈对称性高信号改变。

半数运动神经元病患者的血清肌酸激酶水平轻度增高，肌酸激酶水平主要与肢体受累程度相关。肌酸激酶很少超过 1000U/L。

MND 很少需要肌肉活检，但对疑难病例的诊断有帮助。典型的病理变化包括靶细胞慢性失神经支配，失神经支配的纤维变细，成群肌纤维萎缩和纤维按类型聚集。最近研究还表明失神经支配的肌膜上的神经元一氧化氮合酶（nitric oxide synthetase，nNOS）的表达缺失，当运动神经元病临床表现不典型时，这

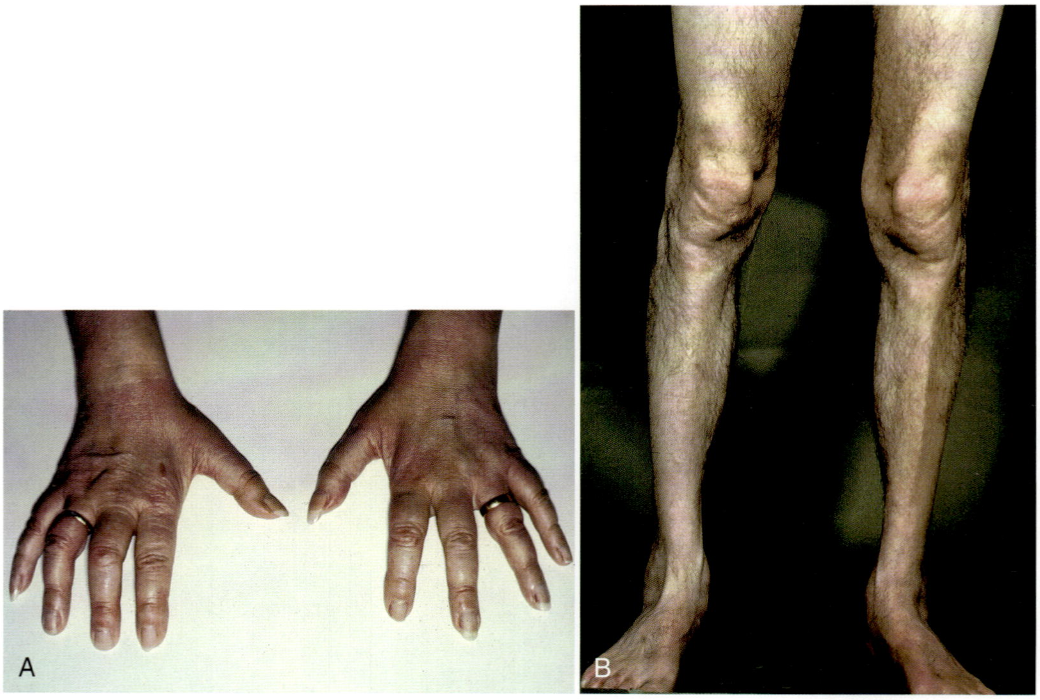

图 2-5 运动神经元病。**A**. 手部肌肉萎缩。**B**. 小腿肌肉萎缩

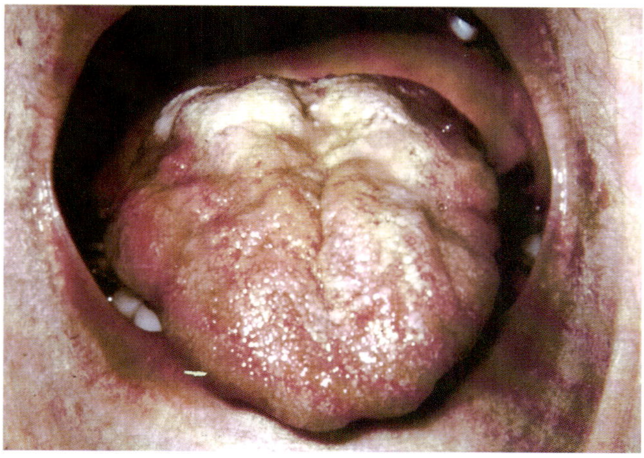

图 2-6　进行性延髓麻痹患者的舌肌萎缩

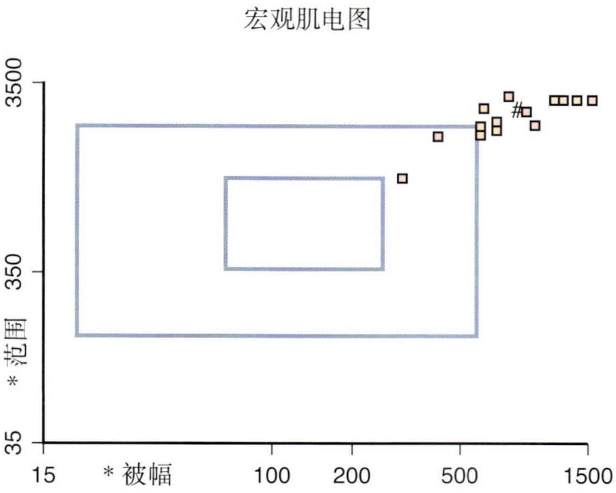

图 2-7　运动神经元病患者的宏观肌电图。平均波幅和运动单位电位的范围的值应该在小的长方形之内，而 20 个单独的运动单位电位的波幅和范围应在大的长方形之内（即正方形阴影区）。在这个患者中，只有 2 个运动单位的巨大电位波幅和范围在正常范围内，其平均波幅和范围也在正常值上限。这是慢性失神经支配和神经再支配的经典模式

可以作为原发性失神经支配改变的有用的标记物（图 2-8）。

运动神经元病的诊断依据 El Escorial 标准，总结如下：

明确的 ALS：三个部位存在患病的依据（上下运动神经元受累的体征，合并相应的神经电生理及病理学异常）。

很可能的 ALS：两个部位受累。

可能的 ALS：一个部位受累。

非典型性肌萎缩侧索硬化

ALS 临床和病理学特点罕见复杂表现。非典型性肌萎缩侧索硬化的共同点是额颞叶痴呆，其特点为痴呆、言语障碍、人格行为异常，特别是判断力和观察力丧失，这些表现可先于或晚于 ALS 发生。另一种罕见的非典型性肌萎缩侧索硬化与垂直性核上性凝视麻痹相关，垂直性核上性凝视麻痹单独存在或合并震颤、强直和投掷等不自主运动。

西太平洋型 ALS，有时称为关岛型 ALS- 帕金森综合征 - 痴呆，发生在马里亚纳群岛、关岛和日本纪伊半岛的人群中。它可能由遗传易感人群摄入神经毒素而发病。但关岛型 ALS 很少见于其他地区。

单个肢体的肌萎缩

偶尔，单个肢体出现缓慢进展的肌肉萎缩。如果合并有上运动神经元受累的体征，细致的肌电图检查常可以显示其他肢体肌肉受累的亚临床表现，而且大部分这样的患者都证实为 ALS。然而，可出现仅表现为下运动神经元综合征的单个上肢的进行性力弱和萎缩［平山病（Hirayama 病）］，这通常由于颈髓被

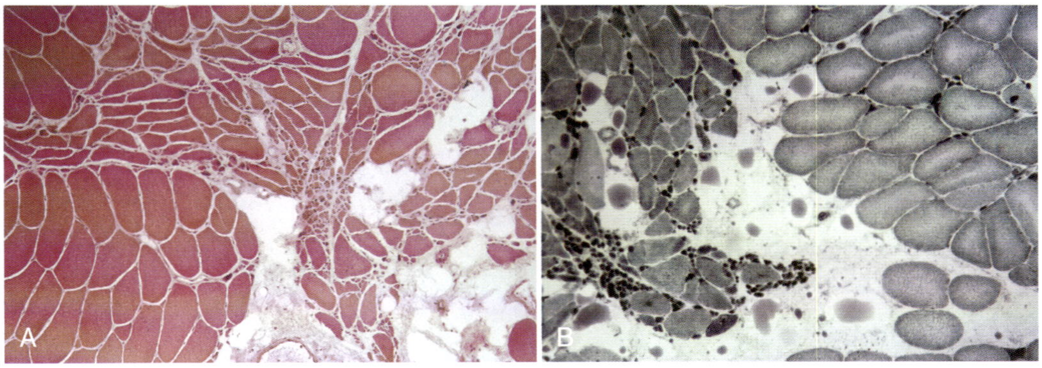

图 2-8　运动神经元病患者的肌肉活检。**A**. 成束的肌纤维萎缩（HE 染色）。**B**. 还原型烟酰胺腺嘌呤二核苷酸染色显示主要的两种肌纤维均失神经支配并萎缩（黑色为 1 型纤维，白色为 2 型纤维），然而 2 型纤维中有较大的纤维恢复神经支配

无弹性的脊膜压迫所致，多为男性患病，可呈家族性发病。前面已经介绍过仅影响膝以下后组肌肉的罕见的下肢肌萎缩综合征。

获得性散发性运动神经元病

一些下运动神经元综合征被认为是由脊髓前角细胞病变引起，与本章到目前为止所述的前角细胞疾病没有关系。这些综合征需要与运动性神经病和其他神经病鉴别。

脊髓灰质炎后肌肉萎缩是指之前脊髓灰质炎影响的肌肉或与其距离较远的其他肌群在超过 15 年的稳定期后出现新的无力和萎缩。EMG 提示在这些新受累的肌肉内可检测到活动的失神经支配现象。该病没有上运动神经元受累的表现（图 2-9）。如果这种肌肉萎缩有慢性疲劳，肌痛和其他非特异性症状，则称为脊髓灰质炎后综合征。然而，大多数"脊髓灰质炎后综合征"的病因是继发性骨骼肌肉疾病，而不是脊髓灰质炎后肌肉萎缩。一些证据表明脊髓灰质炎后肌肉萎缩可能源于一种慢性炎症过程，这种慢性炎症与脑脊液中细胞因子水平升高有关，静点免疫球蛋白可能改善肌肉萎缩。

Hopkins 综合征（哮喘后肌萎缩）是一种青少年中罕见的肌萎缩，病程进展非常快，大约在急性哮喘发作 2 周后出现单个肢体的进行性肌无力和萎缩。这种肌萎缩也可能是免疫介导的。该病还可有假性脑脊膜炎，脑脊液细胞数增多和脊髓内异常信号等表现。

副肿瘤性下运动神经元综合征罕见伴随或先于肿瘤出现，特别是非霍奇金淋巴瘤、其他淋巴瘤和骨髓增殖性疾病更加罕见。

遗传性运动神经元病

这一类疾病包括大多数遗传性运动神经元病和家族性运动神经元病，如框 2-2 所示。

脊肌萎缩症

脊肌萎缩症（spinal muscular atrophy, SMA）由脊髓前角运动神经元变性引起，是仅有下运动神经元受累的综合征。脊肌萎缩症（SMA1）通常为常染色体隐性遗传，超过 95% 的病例由位于 5q11-13 染色体上的运动神经元存活基因（*SMN1*）着丝粒末端的突变致病。SMA1 是继囊性纤维化最常见的常染色体隐性遗传病。另一种罕见的与这个基因位点不相关的脊肌萎缩症类型（即 SMA2）也已被报道。

运动神经元存活基因末端着丝粒类似物的表达情况决定了脊肌萎缩症的严重程度：*SMN2* 的拷贝数越多患者临床表现越轻。*SMN 1* 的丢失及 *SMN 2* 基因

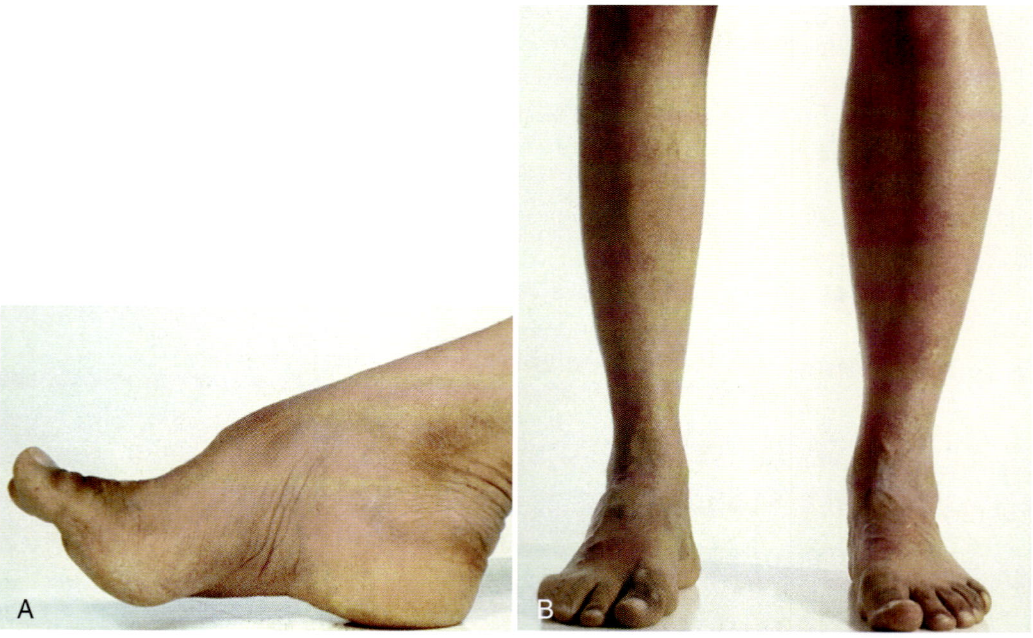

图 2-9 脊髓灰质炎。**A.** 弓形足畸形。**B.** 右腿萎缩

框 2-2 部分遗传性和家族性运动神经元病

脊肌萎缩症（SMA）
- 隐性遗传的 5q11-13 *SMN*（survival motor neuron gene）
  - 韦德尼希 - 霍夫曼综合征（婴儿型进行性脊髓性肌萎缩症）
  - 中间类型
  - 库 - 韦病（Kugelberg-Welander 病）
  - 成年发病型
- 其他类型：分显性遗传，隐性遗传，X- 连锁遗传，包括：
  - 肩腓肌 SMA
  - 远端型 SMA

延髓综合征
- X- 连锁隐性遗传性
  - Xq12-13 肯尼迪病 *雄激素受体*
- 隐性遗传性
  - 法 - 隆病（进行性延髓性麻痹）
  - Brown–Vialetto–van Laere 综合征
  - Madras 型运动神经元病

家族性（遗传性）肌萎缩侧索硬化（FALS）
- 显性遗传
  - FALS-1 21q22.1 超氧化物歧化酶（SOD1）
  - 其他显性遗传的类型，包括：
    - 伴额颞叶痴呆 9q21-22
    - 其他类型，如 9q34 *sentaxin* 和神经微丝的重链亚基
- 隐性遗传
  - FALS-2 2q33 *alsin*
- X- 连锁

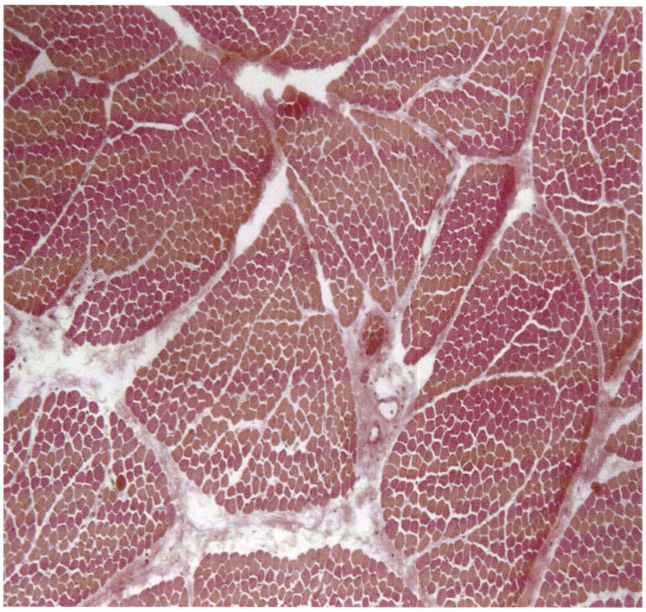

图 2-10 Werdnig-Hoffmann 病（婴儿型进行性脊肌萎缩症）。肌肉活检显示成束萎缩的失神经支配的肌纤维

拷贝数低于 2 个常导致脊肌萎缩症最严重的类型，即 SMA 1 型或 Werdnig-Hoffmann 病。婴儿患脊肌萎缩症可出现肌张力和反射严重降低，并伴呼吸和吸吮困难。舌肌纤颤具有诊断意义。该病还可能出现关节挛缩。患者多在半年内死亡。肌肉活检显示广泛性肌纤维失神经支配且无神经再支配（图 2-10）。

SMN 2 拷贝数为 3 个或更多与幼儿中间类型（Ⅱ型）脊肌萎缩症和轻型库 - 韦病（Ⅲ型或成人型 SMA）有关（图 2-11）。患者可以在辅助行走器的帮助下离床活动，可能存活至成年。典型的神经电生理改变为存在高波幅、长潜伏期的慢性失神经支配现象。肌肉活检可见成簇的肌纤维萎缩，纤维有多种程度的分型（图 2-12）。现在已可通过基因检测诊断这些疾病，常检测到 *SMN1* 基因两种拷贝形式的缺失（典型表现为外显子 7 和 8 缺失），部分病例可有异位突变位点。

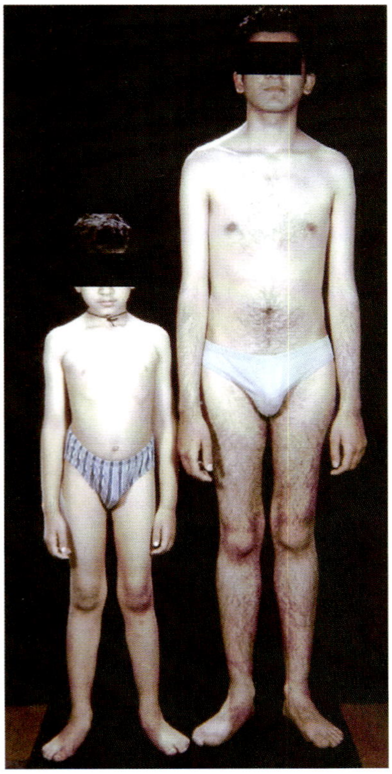

图 2-11 Kugelberg-Welander 病（库 - 韦病）。哥哥因肌酸激酶水平高和活检呈肌病改变而考虑为可疑多发性肌炎。弟弟肌肉轻度力弱，但活检呈慢性失神经支配和神经再支配改变。他们体内位于末端着丝粒的 *SMN* 基因均缺失外显子 7 和 8

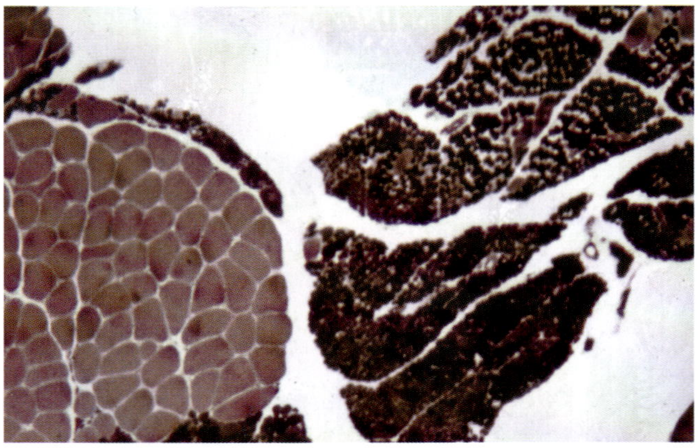

图 2-12 Kugelberg-Welander 病。右侧成束萎缩的纤维反映两种主要纤维类型均退变。左侧肌束显示肌纤维类型一致，这是未受累运动神经元再次支配大量肌纤维的结果，本例为 2 型肌纤维再次得到神经元支配

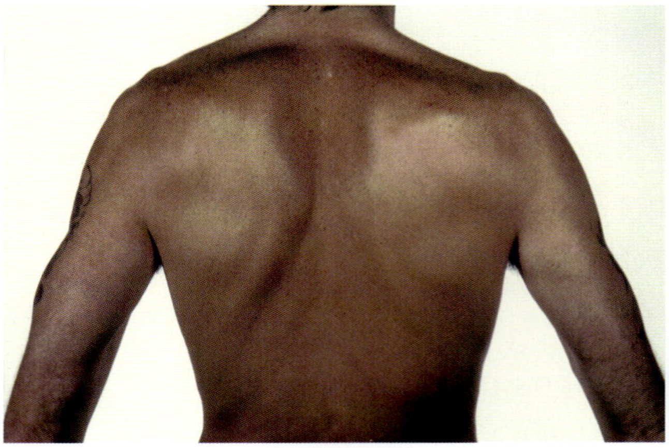

图 2-13 成人近端型脊肌萎缩症

Ⅳ型脊肌萎缩症患者成年后表现为近端肌肉无力，提示存在反射减低或消失的近端型肌病（图 2-13）。

其他类型的脊肌萎缩症

许多罕见类型的 SMA 是由其他基因突变所致，包含显性、隐性和 X 连锁遗传性，易累及近端或远端肌肉。远端型 SMA 与遗传性运动性神经病难以鉴别。SMA 也是导致 scapuloperoneal 综合征的病因之一（详见第 3 章）。

延髓综合征

一些下运动神经元综合征主要影响延髓支配的肌群。肯尼迪病（X- 连锁的延髓肌萎缩征）是最常见的成人 SMA，仅男性患病，致病的突变位点位于 Xq13 号染色体上雄激素受体基因，由于 CAG 三核苷酸序列重复扩增，导致多聚谷氨酰胺在运动神经元的胞核内聚集，干扰了细胞核的功能。雄激素受体功能受损并导致男性乳房发育（图 2-14）和睾丸萎缩。

肯尼迪病的特点包括慢性进展性吞咽困难和构音障碍，咀嚼困难，双侧颜面部和肢体肌肉无力，通常为远端肌肉无力。痛性痉挛和肌束震颤是早期常见表现，还常有轻度肌束震颤，可影响手指，有时影响下颌。该病没有上运动神经元受损的体征，反射和精细触觉均消失，感觉神经的动作电位波幅可减低。基因检测可确诊该病。

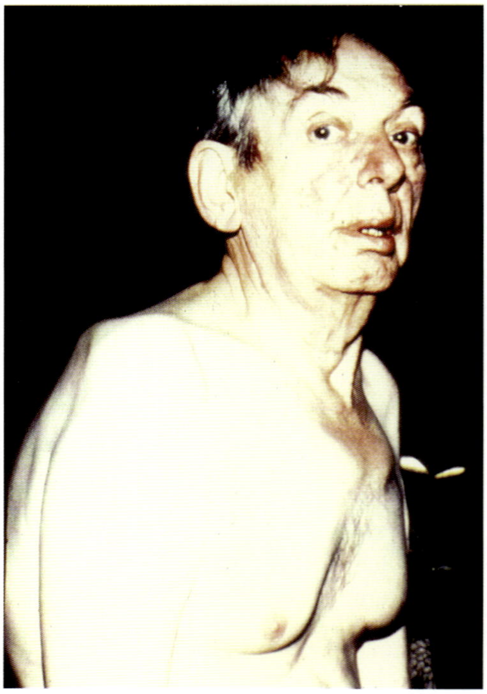

图 2-14 肯尼迪病。近端肌肉萎缩，并出现男性乳腺发育

还有一种表现与肯尼迪病非常相似的罕见的常染色体显性遗传病，即法 - 隆病，或称为儿童型进行性延髓麻痹，以上睑下垂、双侧面肌和下颌无力和延髓功能障碍为特征，延髓功能障碍可能会导致呼吸性喘鸣。

Brown-Vialetto-van Laere 综合征有类似的表现，但上睑下垂并不常见，可有严重的感觉运动性耳聋。

运动神经元病的 Madras 型主要见于生活在印度南部的人群中，也有一些这样的特征，但常有 ALS 的临床表现，有时有更广泛的病理学受损的证据，如出现视神经萎缩和小脑性共济失调。

家族性运动神经元病

5%~10% 的运动神经元病有遗传性和家族性。已发现的位于 21q22.1（SOD1）编码细胞质内超氧化物歧化酶的基因上的突变仅是约 10%~20% 家族性运动神经元病的病因，这提示需研究其他致病基因的位点，目前已发现另外 9 个致病基因，常仅有 1 个或 2 个大的患病家系。框 2-2 列出了一些致病基因。这些基因型中有 6 个可引起典型 ALS，其中部分致病基因和致病蛋白已被鉴定出。大部分病例均为显性遗传。

ALS1，由 SOD1 突变引起，临床最常见。SOD1 突变已见于散发性 SALS 病例报道。这种疾病似乎是由 SOD1 获得有毒的作用引起，而不是酶缺失抗氧化作用导致。

额叶功能障碍导致的精细认知功能损害可见于散发性 ALS 患者，而 TARDP 上的突变导致 FTD 型运动神经元病中 TDP-43 在神经元内的沉积，这也会导致 FALS 的一种类型，同时 FALS-FTD 也可由 9 号染色体上多个基因突变引起（*ALS with FTD*, 9q21-22, 9p21-13）。

周围神经病

周围神经系统包括感觉神经、运动神经及自主神经。它们包含于周围神经内，通过 21 对神经根与脊髓联系，每个神经根包含 1 个后根（传递感觉信息）和 1 个前根（传递运动信息）。根据病理改变的分布，许多周围神经系统疾病可以通过临床检查进行定位诊断。

周围神经病或多神经病：周围神经弥漫受累，有时主要为感觉、运动或自主神经成分受累的疾病。

神经根病（多发性神经根病）：一个或多个神经根受累的疾病。

单神经病：单个周围神经受累的疾病。

多发性单神经炎：不同解剖位置的几个周围神经受累的疾病，常表现为快速进展的疼痛和感觉异常，继之出现受累神经支配的肌肉无力和萎缩。起病更隐匿但临床表现相似的情况有时被称为多发性单神经病。

神经丛病：臂丛或腰骶丛受累的疾病。

周围神经病

多神经病广泛影响周围神经的功能，通常为对称性改变，主要为神经的远端受累，常表现为远端感觉减退，伴肌肉无力和反射减退或消失。有些病例的主要损伤位于周围神经的近端，更常见运动神经成分受损而不是感觉神经成分受损。

周围神经病主要的损伤部位可以是轴索或者髓鞘，这种部位的选择性可以作为病理学分类方式，因此周围神经病可被分为轴索性或脱髓鞘性。然而，继发性轴索和脱髓鞘改变在疾病初期常重叠在一起，不易区分。

多神经病可以依据运动神经、感觉神经或自主神经受累的相对程度进一步分类（例如轴突性感觉性多神经病，主要为运动神经脱髓鞘性多神经病）。

周围神经病还可依据神经受损的病因学进行分类（框 2-3）。

遗传因素引起的周围神经病

遗传性周围神经病最常见类型的病因是基因突变，这些突变决定了诸如髓鞘片层的紧贴和维持、神经元细胞骨架作用、轴突运输和线粒体代谢等因素。虽然大部分周围神经病是系统性疾病的一部分表现，但在其他类型的遗传性神经病中，特定代谢通路的异常可能仅累及周围神经（框 2-4）。这里仅讨论最常见的类型。

框 2-3　周围神经病的病原学分类

- 遗传性
- 新陈代谢和内分泌紊乱性
- 营养不良性
- 感染性
- 免疫介导性
  - 继发于感染后（Guillain-Barré 综合征，Miller Fisher 综合征）
  - 慢性炎性脱髓鞘性多发性神经根神经病，伴传导阻滞的多灶性运动神经病
  - 副蛋白血症
  - 副肿瘤性
  - 血管炎性
  - 结节性多发性动脉炎
  - 抗中性粒细胞包浆抗体相关性（Churg-Strauss，韦格纳氏）
  - 结缔组织病（风湿样，Sjögren 氏，系统性红斑狼疮）
  - 过敏性血管炎（药物，恶性肿瘤）
  - 单纯性周围神经血管炎
- 药物、毒素
- 药物引起的
- 不明原因的
  - 年龄相关的变性

框 2-4 遗传性神经病的分类

周围神经病是疾病唯一或主要表现的神经病
- 遗传性运动和感觉性神经病（HMSN；CMT）
- 遗传性感觉和自主神经病（HSAN）
- 遗传性神经痛性肌萎缩
- 易发生压迫性麻痹的遗传性神经病（HNPP）
- 远端型遗传性运动神经病（远端型 HMN）

神经病作为更广泛性遗传性神经系统或多系统受累疾病的一部分表现的周围神经病
- 卟啉病
- 脂质代谢疾病
- 家族性淀粉样多神经病（FAP）
- DNA 缺陷性疾病
- 与线粒体病相关的神经病
- 遗传性共济失调中的神经病

Charcot-Marie-Tooth 病（夏科 - 马里 - 图思病）

遗传性感觉运动神经病（hereditory sensory and motor neuropathy, HSMN）是最常见的遗传性神经肌肉病变，发病率约为 1/2 500。夏科 - 马里 - 图思病（CMT）的临床表现为缓慢进展性远端肌肉无力和萎缩、导致足部和小腿特征性外观、手内肌萎缩、反射减退（或消失）和远端感觉受损。当临床和神经电生理检查显示仅有运动神经受累时，这种类型称为远端型遗传性运动神经病（distal hereditary motor neuropathy, dHMN），但非常罕见。

HSMN 临床表现具有相当程度的同质性但其遗传学存在高度异质性。目前已发现至少 25 种致病基因，大约 70% 的病例可进行准确的基因诊断。因此已经发现许多 CMT 的亚型，但该病的分类复杂，主要原因为几种不同的基因突变可导致一些相同的临床表型。

轻型 CMT 可能没有症状，但这种类型通常在 20 岁前出现诸如进展性足畸形、易绊倒和踝关节易扭转、麻木、抽筋、步态异常、足冰凉、灵活性变差等症状。症状和体征由肢体远端向近端发展。运动神经受累的症状开始于足部，足部肌肉萎缩导致高足弓和锤状趾（图 2-15A）。萎缩逐渐向近端发展，特别是腓肠肌的下 1/3（因此该病之前称为腓肠肌萎缩）；胫前肌萎缩可导致典型的“香槟腿”。轴索型 CMT 可见更广泛的远端肌肉萎缩（图 2-15B），之后出现手和上肢的运动神经受累（图 2-16），也是从远端向近端发展。感觉功能缺失也是遵循相似的解剖学特点，且包含所有的感觉缺失形式，只是不同类型的感觉障碍的程度和表现不同。手指和手的颤抖、下肢和足的痛性痉挛、手足发绀和疼痛等症状均常见。CMT 还是软婴综合征（floppy baby syndrome）和运动发育迟滞的一种罕见病因。

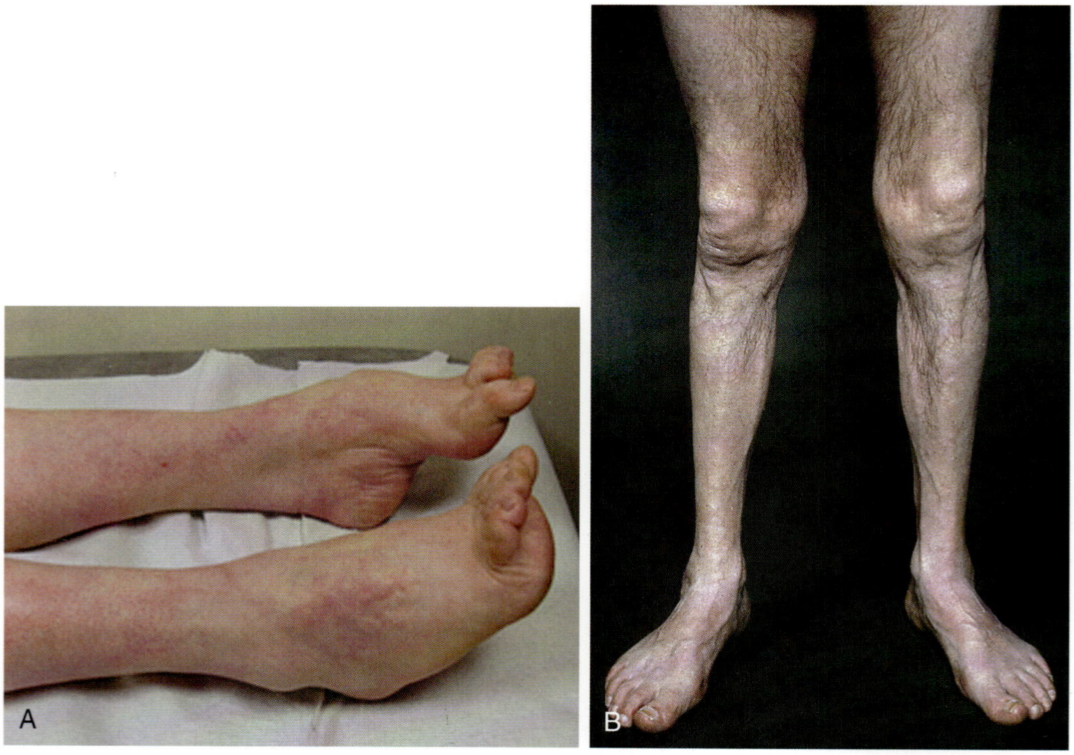

图 2-15 1A 型 CMT 病。**A.** 弓形足和锤状趾。**B.** CMT2（腓骨肌萎缩症）下肢远端广泛萎缩

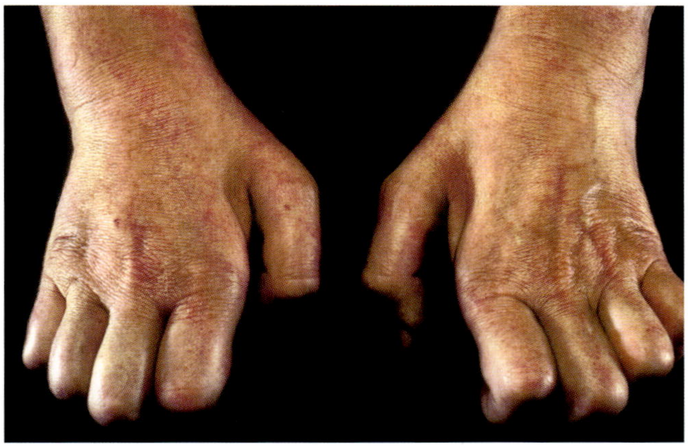

图 2-16　1 型遗传性感觉运动性神经病（HSMN）患者的手部肌肉萎缩

一些 CMT 的亚型与脑白质病变（例如 CMT1X、CMT2A）和锥体束征（CMT2A、CMT5）有关。特别罕见的亚型有声带麻痹、面神经病变、感音神经性耳聋（CMT2A、CMT4）、膈肌无力（CMT4）和伴有视神经萎缩的视觉障碍（CMT2A、CMT6）。

家族史通常对诊断很有帮助。CMT 的大多数类型是常染色体显性遗传，但是一些携带致病基因的成员大多没有症状。对其他有症状的成员进行体格检查和神经电生理检查常有助于更清楚地确定疾病的遗传形式。X- 连锁的显性遗传方式也很常见（CMTX1），该型的特点为不会由父亲传给儿子，杂合子的男性比杂合子的女性临床表现更严重。常染色体隐性遗传方式罕见，除非是在同血缘的家族中，其临床表现更重，常在儿童期或婴儿期即发病。

在分子遗传学诊断广泛应用之前（表 2-1），CMT 的诊断和分类依据神经传导速度和腓肠神经活检的诊断标准：

1 型脱髓鞘型。上肢运动神经传导速度低于 38m/s。腓肠神经活检见明确的脱髓鞘和髓鞘再生表现，形成“洋葱头”征（图 2-17）。

表 2-1　CMT 的部分常见类型的遗传学特点

CMT 的类型和占比	遗传性	致病基因	编码蛋白	功能
脱髓鞘型 CMT				
CMT1A（40%~50%）	AD	*PMP22* 17p11.2 复制位点突变（1%）	外周髓鞘蛋白，22 kD	髓鞘的紧密性和完整性
CMT1B（3%~5%）	AD	*MPZ* 1q22	髓鞘蛋白（P_0）	
CMT3（Dejerine-Sottas 型）<1%	多种方式	*PMP 22, MPZ,* 其他基因	—	
CMTX1（10%）	XD	*GJB1* Xq13.1	接合蛋白 32	髓鞘内缝隙连接蛋白
CMT4 <1%	AR	*GDAP1* 8q13-q21.1 最常见，但至少存在 9 种等位基因	神经节苷脂介导的分化 - 与蛋白 1 和其他类型蛋白相关	线粒体网络的完整性
轴索型 CMT				
CMT2A（占 CMT2 的 20%）	AD	*MFN2*, 1p36.2	线粒体融合蛋白	线粒体的膜功能

AD，常染色体显性；AR，常染色体隐性；XD，X- 连锁显性

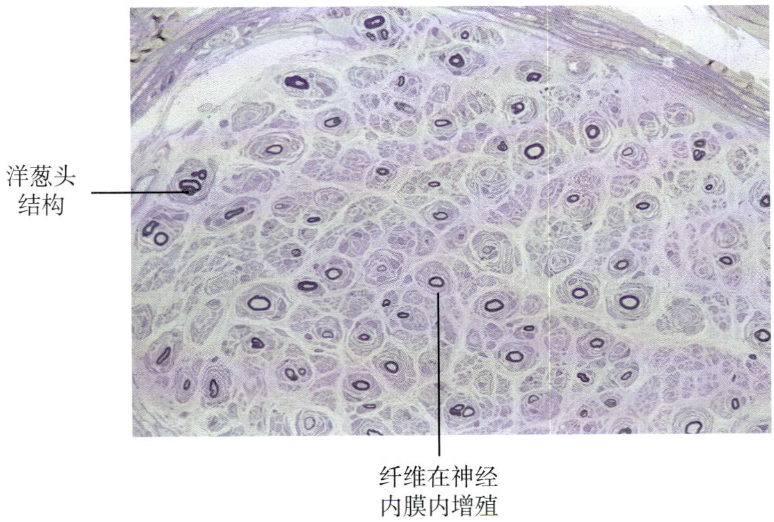

图 2-17　1 型遗传性感觉运动性神经病的神经活检。大量有髓神经纤维丢失，保留的纤维因 Schwann 细胞增殖呈“洋葱头样”改变（硫堇和吖啶橙染色，×100）

2 型轴突型。 上肢运动传导速度轻度减慢，但较 38m/s 长，EMG 表现为慢性失神经支配改变。腓肠神经活检可见典型的轴突变性。

然而，继发性脱髓鞘和轴突变性常见，临床工作中也可见到许多介于两者之间的病例。此外，CMT 的某些类型也存在介于原发性脱髓鞘和轴突变性之间的临床特点。因此临床常将神经电生理的结果、临床表现及家族谱系结合起来进行诊断，并且首先对更常见的基因突变位点进行筛选，而不是立即进行神经活检。

脱髓鞘型 CMT

绝大多数 CMT1 患者于 20 岁之前起病。下肢远端的肌肉萎缩和无力非常明显，尤其是腓骨肌和胫骨前肌。高足弓是特征性表现，当缺少家族史时，这种表现可以提示 CMT1 的诊断。大部分患者可见某种感觉缺失。所有患者均会出现深反射减弱或消失，至少累及踝反射。继之出现上肢远端肌肉的无力和萎缩。肌肉活检可见一些 CMT1 患者的周围神经变粗，提示神经发生节段性的脱髓鞘和髓鞘再生，并呈洋葱头样改变。

常染色体显性遗传脱髓鞘型 CMT（CMT1）根据遗传学可以再分成 A、B、C、D 和 F 五型。CMT1A 型最常见，大约占所有 CMT 病例的一半，是由位于 17p11.2 上的外周髓鞘蛋白 PMP22 基因进行 1.5 Mb 的复制引起，有些病例是由基因点状突变造成。但是，该位点的缺失还会产生易发生压迫性麻痹的遗传性神经病（见下文）。CMT1B 由在 1q22 上的髓鞘蛋白 P_0 基因突变造成。其他 CMT1 基因亚型非常罕见。

X- 连锁显性遗传的 CMT（CMTX1）与 CMT1A 很相似，由位于 Xq13 的接合蛋白 32 基因点突变所导致（图 2-18）。X- 连锁隐性遗传的 CMT 病情严重且临床罕见，大多数为婴儿和儿童患病。常染色体隐性遗传脱髓鞘型 CMT（CMT4）也非常罕见，目前已发现 8 个致病基因位点。大多数患者在婴儿期或儿童期发病。

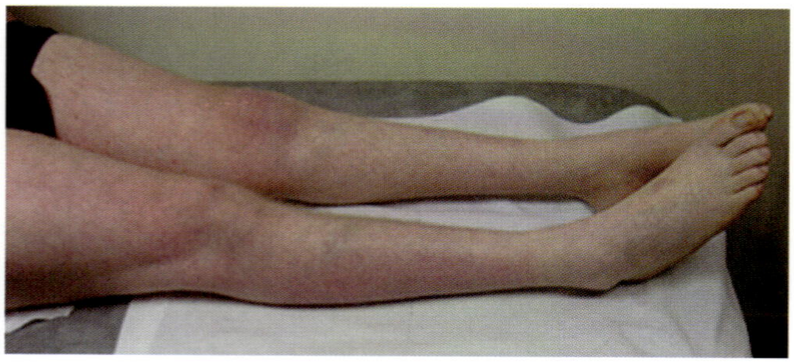

图 2-18 1 例 CMTX1 的女性患者

CMT1 也可伴有感觉性共济失调和手指震颤，称为 Roussy-Levy 综合征，这些表现也是罕见的 CMT1F 的特征之一。

Dejerine-Sottas 病（进行性肥大性间质性神经病，CMT3）是一种严重型，儿童期发病，会导致严重残疾。该病的神经传导速度显著减慢，有节段性脱髓鞘，神经纤维化和致神经肥大的施旺细胞增殖改变（图 2-19）。该病常由决定 CMT1 表型基因的点突变或纯合突变引起，其显性遗传和隐性遗传形式均已有描述。

轴索型 CMT

轴索型 CMT（CMT2）遗传学表现与脱髓鞘型 CMT 非常不同，可为常染色体显性或隐性遗传（图 2-20）。隐性遗传的表现更严重。线粒体融合蛋白基因突变导致的 CMT2A 是最常见的亚型，占轴索型 CMT 的 20%。这种类型可合并脑白质病变、锥体束征、视神经萎缩和感觉神经性耳聋。超过 5% 的病例由 MPZ 的突变引起（CMT2I/J），症状常晚发。瞳孔异常、吞咽困难和疼痛是其主要特点。高弓足见于 2/3 的 CMT1 患者，没有 CMT2 中表现明显；弥漫性肌萎缩常见（图 2-15 和 2-20）；神经不增粗（图 2-18）。神经活检显示轴突变性及少量节段性脱髓鞘改变（图 2-21）。

易出现压迫性麻痹的遗传性周围神经病

易出现压迫性麻痹的遗传性周围神经病与 17 号线粒体缺失编码 1.5Mb 蛋白的相同基因有关，当该基因成倍复制时可引起 CMT1A。通常该病患者表现为低程度脱髓鞘性神经病，合并单个神经压迫性麻痹发作。腕部的正中神经尤其易受累，导致腕管综合征；膝部的腓总神经受损引起足下垂；桡神经管内的桡神经受损引起腕下垂；肘部的尺神经受损引起迟发性尺神经麻痹。压力性麻痹一般可以恢复但也可遗留某些症状（图 2-22）。神经传导速度检查可显示神经受损的基本情况，还可发现神经传导阻滞或运动传导速度严重减慢。神经活检可见髓鞘球形增厚，称为 tomacula，来自希腊语香肠一词（图 2-23）。

遗传性感觉和自主神经病

遗传性感觉和自主神经病（hereditary sensory and autonomic neuropathy，HSAN）分为 5 种亚型，目前

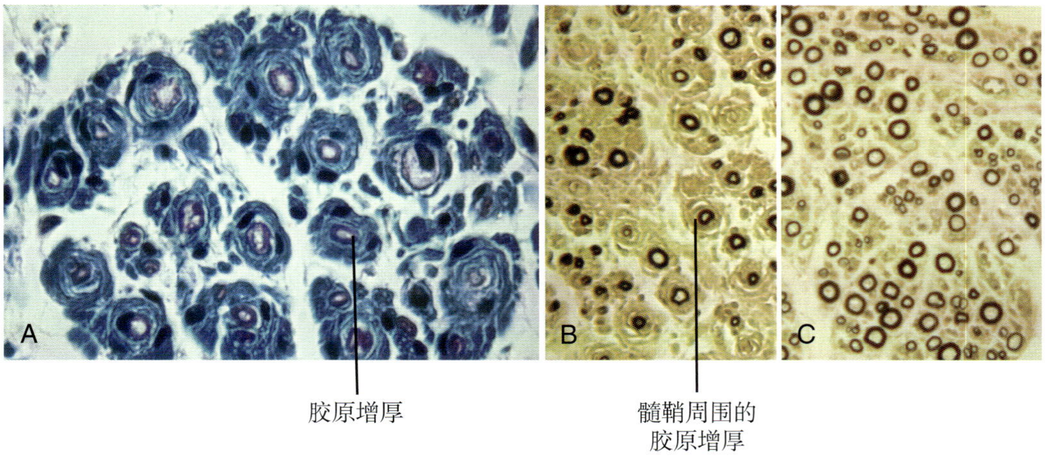

图 2-19 Dejerine-Sottas 病（进行性肥大性间质性神经病）患者的神经活检。神经纤维的髓鞘周围可见胶原增生（A 中的蓝绿色部分），在 **B** 和 **C** 的对照染色上可见有髓鞘纤维数量减少。**A**. 马森氏三色染色法，×350。**B** 和 **C**. 锇酸染色法，×375

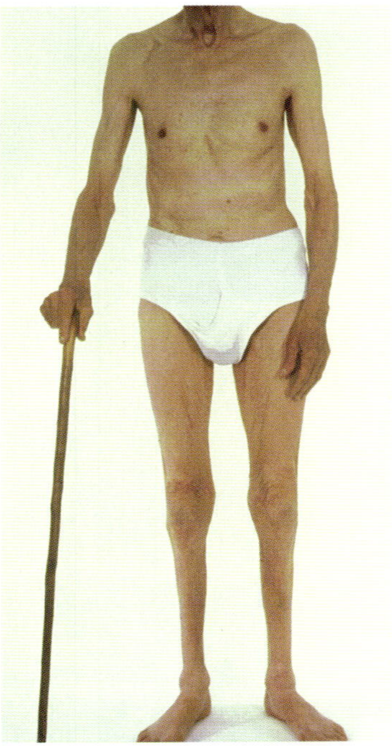

图 2-20 Ⅱ型遗传性感觉和运动性神经神经病患者远端肢体萎缩

已发现 3 种致病基因。1 型常在十几岁时发病，为显性遗传。临床表现包括足部感觉缺失，高足弓和足部溃疡，之后出现部分肌肉无力及远端萎缩。特征表现为足部刀刺样疼痛。如果足部护理不佳，可出现足部进行性损害，并伴有复发性骨髓炎引起骨骼损害（肢端营养障碍性神经病）（图 2-24）。感觉缺失最初是分离性的，痛觉和温度觉丧失而轻触觉保留，随着病情的进展，这种差别消失。感觉改变的区域出现少汗或

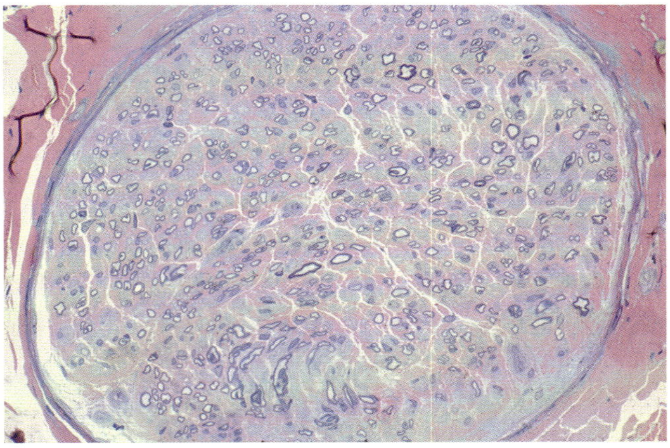

图 2-21 Ⅱ型遗传性感觉和运动性神经病的神经活检。注意粗神经纤维缺失（亚甲蓝、azure2 和碱性品红染色，×40）

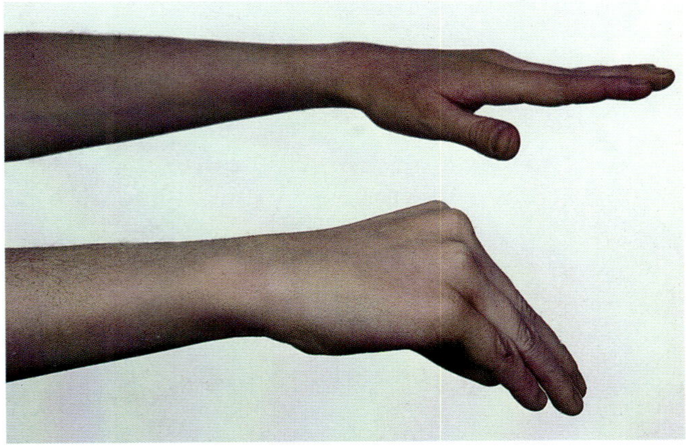

图 2-22 一个有压力性麻痹遗传倾向的儿童出现后骨间肌麻痹，可见右手下垂

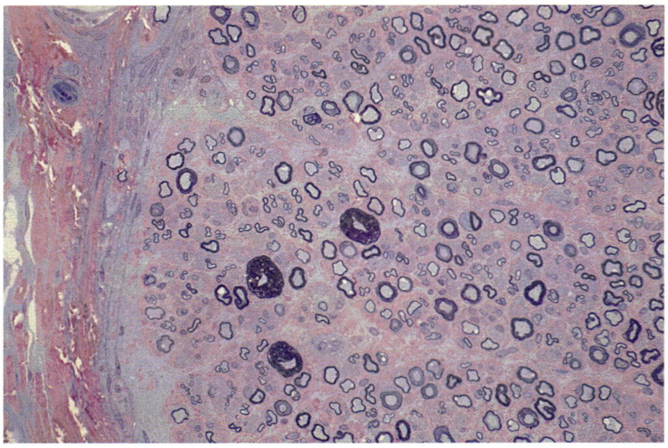

图 2-23 有发生压迫性麻痹倾向的遗传性神经病患者的神经横断面显示 tomaculous 小体（亚甲蓝、azure 2 和碱性品红染色，×100）

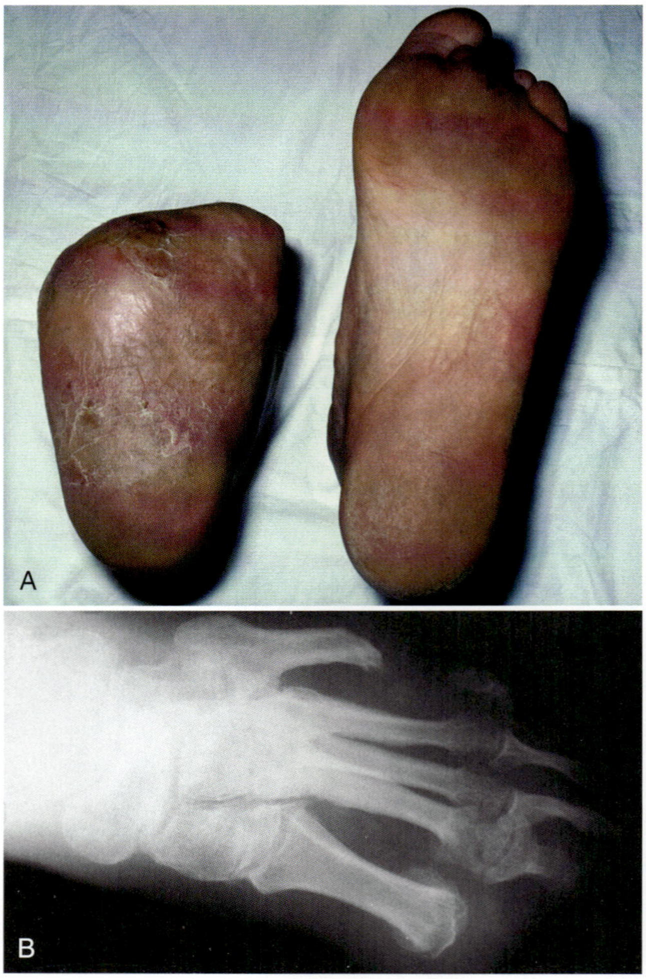

图 2-24 1 型遗传性感觉和自主神经病（HSAN）。**A.** 肢端营养障碍性神经病患者足部受累。**B.** 足部的 X 线片显示骨质受损

无汗，但括约肌功能不受累。

运动传导速度轻度改变或没有改变，但感觉动作电位消失。周围神经内无髓神经纤维显著减少，而有髓粗神经纤维相对保留。脊神经的背根纤维数量减少，且脊髓后索有继发性变性改变（图 2-25）。

其他类型的 HSAN 罕见。Ⅲ型也被称为 Riley-Day 综合征或家族性自主神经功能异常。Ⅳ型有先天性痛觉不敏感（不能感知疼痛）和无汗表现。自残行为和精神发育迟滞是其伴随症状。

遗传性神经痛性肌萎缩

遗传性神经痛性肌萎缩又称为遗传性臂丛神经炎，为显性遗传，常于 10~30 岁起病，已发现其致病基因位于 17q24-q25 染色体。患者常有身材矮小，眼距窄，睑裂小和并指征。典型症状为反复发作性疼痛和肌肉无力，主要影响臂丛上部支配的上肢和前臂

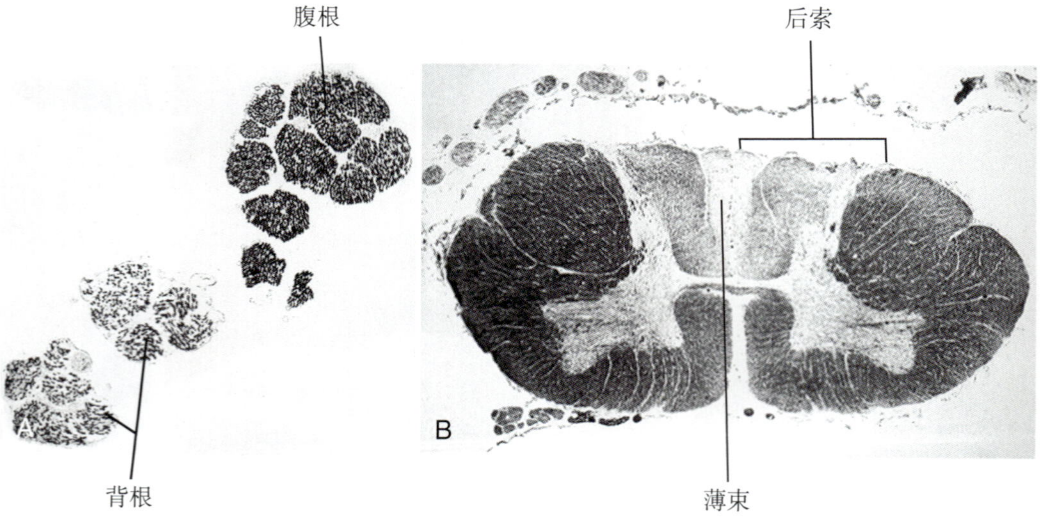

图 2-25 1 型遗传性感觉和自主神经病。**A.** 神经根和脊髓的组织学染色显示脊神经背根中神经纤维数量减少（×25）。**B.** 注意颈髓后索变性，薄束最严重（×6）

屈肌近端。脑神经也可受累，可出现霍纳氏（Horner）综合征。感觉障碍不明显。随疼痛和肌无力反复发作可遗留感觉缺失。

作为遗传性系统性神经系统疾病一部分的周围神经病

卟啉病

脑脊髓与交感神经系统的急性发作见于急性间歇性卟啉病、遗传性粪卟啉病、多样性卟啉病和睡眠性卟啉病（δ-氨基酮戊酸脱水酶缺陷）。这些疾病均为常染色体显性遗传。发作时的典型表现是腹痛，伴便秘而非腹泻，肢体疼痛，继之出现严重的肌无力，各种各样的精神症状包括多动、妄想和幻觉。交感神经过度活动导致高血压、大汗和心动过速。约 10% 的病例可见强直 - 阵挛性癫痫发作。

神经系统的表现与吉兰 - 巴雷（Guillain-Barre）综合征表现类似，但感觉不受累，病理提示轴突受损且没有脱髓鞘改变。典型表现为患者的尿液静置时褪色，这是由于胆色素原氧化产物形成所致。

脂代谢疾病

无 β 脂蛋白血症

无 β 脂蛋白血症（Bassen-Kornzweig 病）是常染色体隐性遗传病。载脂蛋白 B 的缺乏导致血清中胆固醇和三酰甘油的水平严重降低。脂溶性维生素包括维生素 E 的含量均减少。临床特点包括不典型色素性视网膜炎（见后述的 Refsum 病），共济失调，周围神经病和脂肪吸收不良。低 β 脂蛋白血症是常染色体显性遗传病，病情较轻（图 2-26）。

Tangier 病（高密度脂蛋白缺乏症）

Tangier 病是隐性遗传病。该病缺乏高密度脂蛋白，伴血清胆固醇水平下降。该病儿童期发病，表现为轴索型神经病和增大的、橙色改变的扁桃体。偶见上睑下垂和眼外肌麻痹（图 2-27）。

Refsum 病（雷弗苏姆病）

雷弗苏姆病（遗传病性多神经炎样共济失调）的主要特点包括脱髓鞘型多神经病，色素性视网膜变性和感音神经性耳聋。视网膜变性，是非典型色素性视网膜炎的一种类型，累及视网膜外周的相对细小的颗

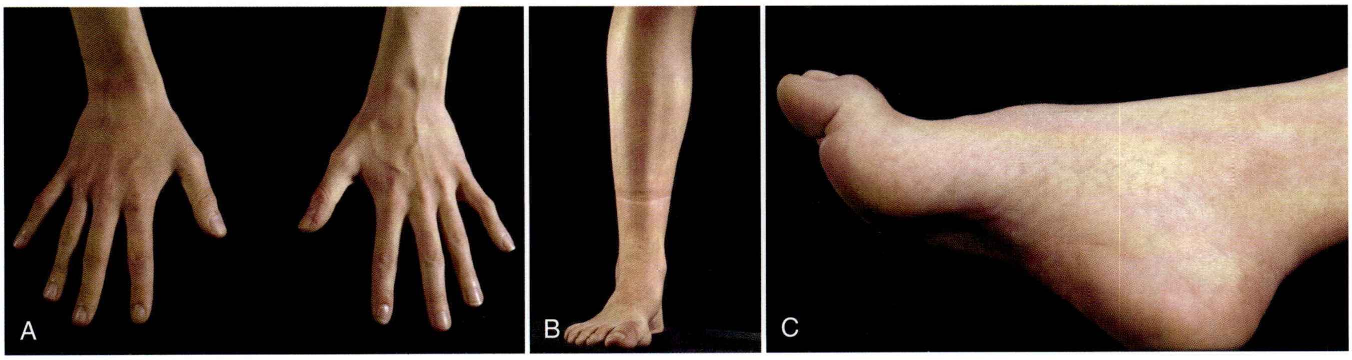

图 2-26 低 β 脂蛋白血症。**A** 和 **B**. 肢体远端肌肉轻度萎缩。**C**. 弓形足畸形

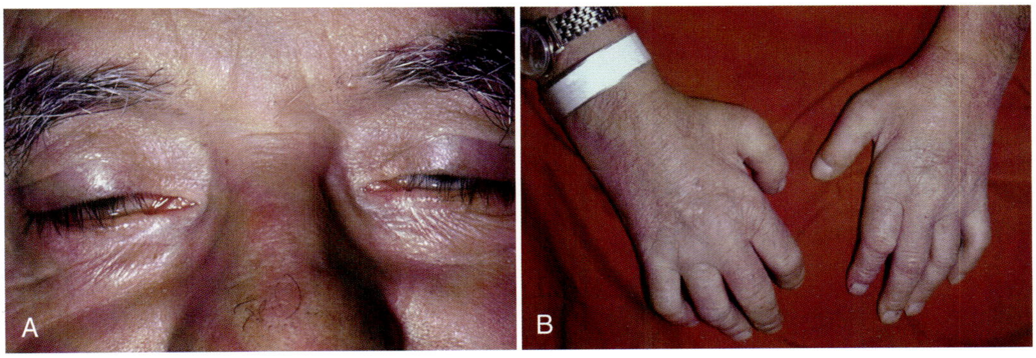

图 2-27 Tangier 病。**A**. 双侧面肌无力。**B**. 肢体远端萎缩

粒（即盐和胡椒样颗粒，与典型视网膜炎所累及的骨针样颗粒不同）(图 2-28）并导致管状视野。

其神经病的表现对称，且导致远端肌肉的无力和萎缩（图 2-29）。其他表现可包括嗅觉丧失、心肌病、鳞癣（图 2-30）和多种形式的骨骼异常，特别是第四跖骨短缩畸形（图 2-31）。该病所有的类型均是常染色体隐性遗传。

该病最常见的类型常在儿童期或 30 岁前发病，由羟化辅酶 A 羟化酶缺乏引起，其是由位于 10pter-p11.2 基因编码的一种过氧化物酶。这种酶的缺乏导致叶绿素 1 代谢缺陷和植烷酸沉积。远端感觉缺失常见并伴周围神经增粗。组织病理显示有髓神经纤维数目减少，胶原蛋白增厚和 Schwann 细胞增殖。此综合征也可由其他遗传性酶缺陷所致的过氧化物酶功能障碍引起，婴儿至成年期均可出现。

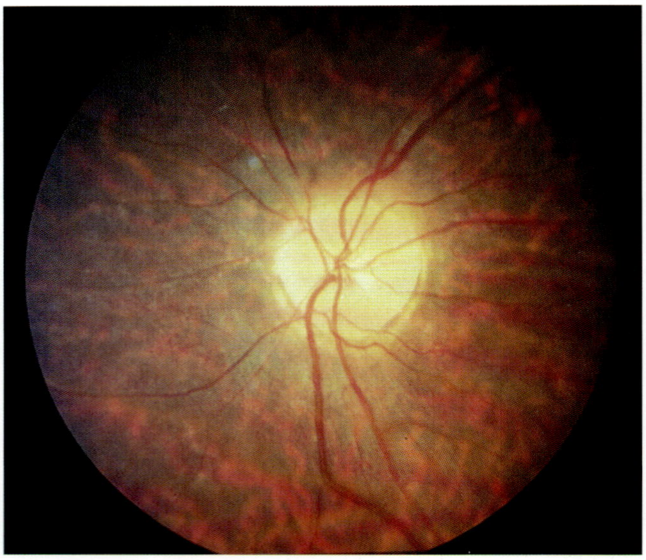

图 2-28 Refsum 病。眼底照相展示色素性视网膜病

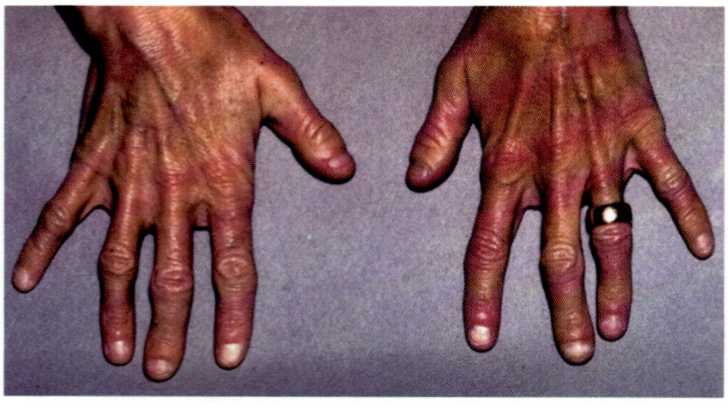

图 2-29 Refsum 病。小手指肌肉萎缩

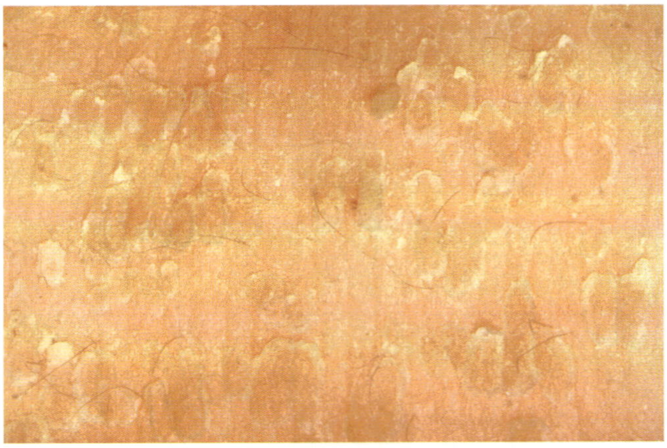

图 2-30 Refsum 病。皮肤斑片状指甲样改变

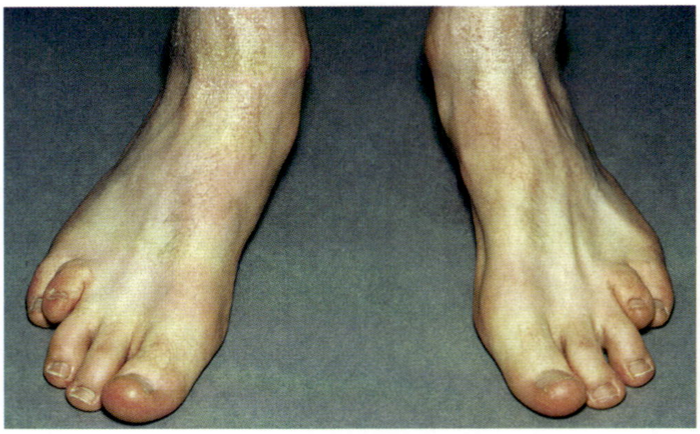

图 2-31 Refsum 病。第四趾骨短缩畸形

家族性淀粉样多神经病

家族性淀粉样多神经病（familiar amyloid polyneuropathy, FAP）是由源自血液循环中的一种突变蛋白的淀粉样蛋白在胞外沉积造成。最常见的蛋白是转甲状腺素蛋白（transthyretin, TTR），临床表现相同但变异蛋白和突变位点可能不同，突变相同的个体可能临床表现不同。

TTR 相关的家族性淀粉样多发性神经病是一种常染色体显性遗传病。在成年的早期发病，出现感觉缺失，痛觉和温度觉受累明显，常见刀刺样疼痛。继之其他感觉受到影响，并有远端肌肉萎缩和无力（图 2-32）。自主神经受累表现突出，可导致阳痿、便秘（有时与腹泻交替）、小便失禁和无汗。体位性低血压常见，还可伴心脏传导缺陷。瞳孔异常是该病特征性的表现，睫状体病变继发瞳孔边缘呈不规则锯齿状改变（图 2-33）。神经组织学显示，除了淀粉样蛋白沉

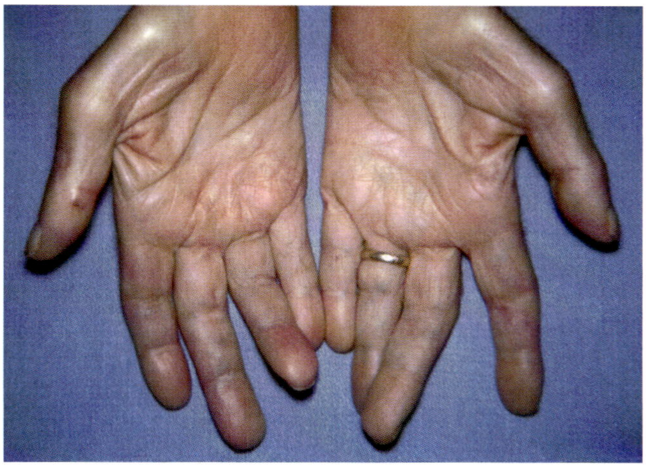

图 2-32 家族性淀粉样多神经病患者的上肢远端萎缩

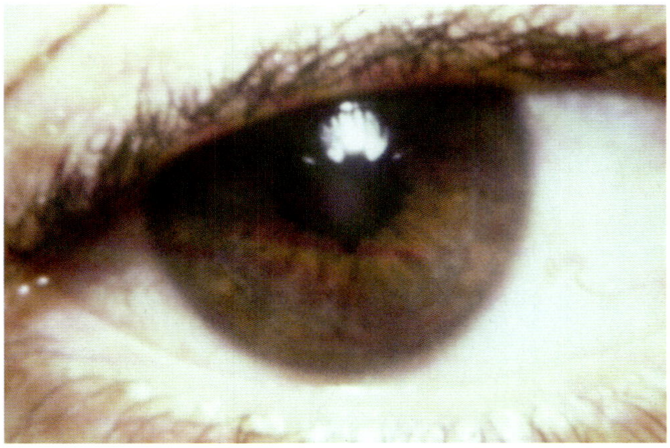

图 2-33 家族性淀粉样多神经病患者的异常瞳孔

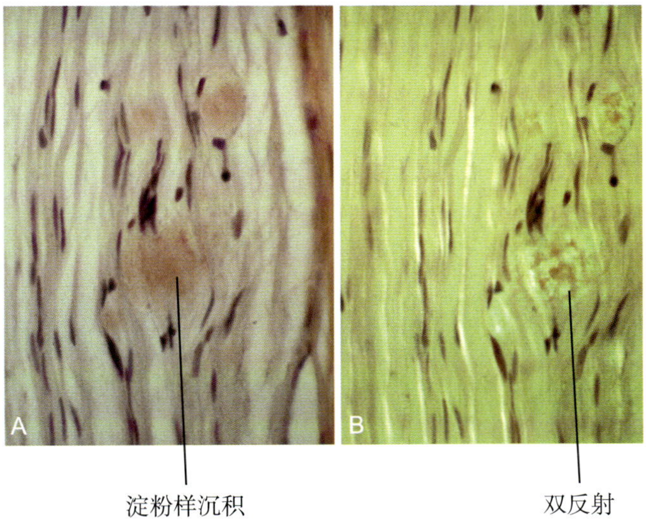

图 2-34 淀粉样变性神经病。**A**. 外周神经的纵切面显示有淀粉样物质沉积；**B**. 偏光显微镜下可见特征性的双反射绿色（刚果红染色，×100）

积，无髓神经纤维也明显减少（图 2-34）。局灶性淀粉样物质沉积可压迫相邻的神经组织，如沉积在屈肌支持带与腕管综合征的发病有关。这种沉积也可见于其他器官，包括肾和大脑。肝移植可阻止 FAP 的进展。

异染性脑白质营养不良

大部分异染性脑白质营养不良是芳基硫酸酯酶 A 缺乏所致。因此周围神经系统和中枢神经系统内均可见髓鞘变性。根据发病年龄分为不同类型，其中晚发婴儿型（发病年龄为 5~18 个月）最常见。进展性行走困难与进行性加重的下肢无力和肌肉松弛有关。随后出现反射减低，但锥体束征掩盖了神经病的特征，这也是踇趾向上的跖反射消失的原因之一。

周围神经的组织学显示有节段性脱髓鞘和髓鞘再生，且 Schwann 细胞和巨噬细胞内有异染颗粒沉积（图 2-35），电镜显示了这种包涵体的多种类型（图 2-36）。

获得性系统性疾病中的多发性神经病

许多其他代谢性疾病都伴有周围神经病，包括肝衰竭、肾衰竭和内分泌疾病。例如甲状腺功能减退时，单神经病特别是腕管内正中神经病变（腕管综合征 [见后述]）和以感觉神经受累为主的多神经病的发生率均可增加。

糖尿病性神经病变

糖尿病是目前世界范围内全身性神经病变最常见的原因。在糖尿病史超过 20 年的患者中可能高达 50% 患有糖尿病性神经病变。其主要临床类型如下：

对称性，主要是感觉性多神经病，常有疼痛感

近端、不对称性，主要是运动性神经病（糖尿病性肌萎缩）

单神经病或多发性单神经病

自主神经病变

有时，同一患者可见多种类型的糖尿病性周围神经病。自主神经功能的亚临床障碍尤其常见。糖尿病性多发性神经病的发病机制包含代谢和血管两方面的因素。醛糖还原酶活性的增加导致山梨醇和果糖积聚及游离性神经肌醇减少。这和其他代谢紊乱可均导致氧化应激反应和线粒体功能受损。神经内毛细血管的缺血性损伤也可导致神经纤维受损，而且在有关神经

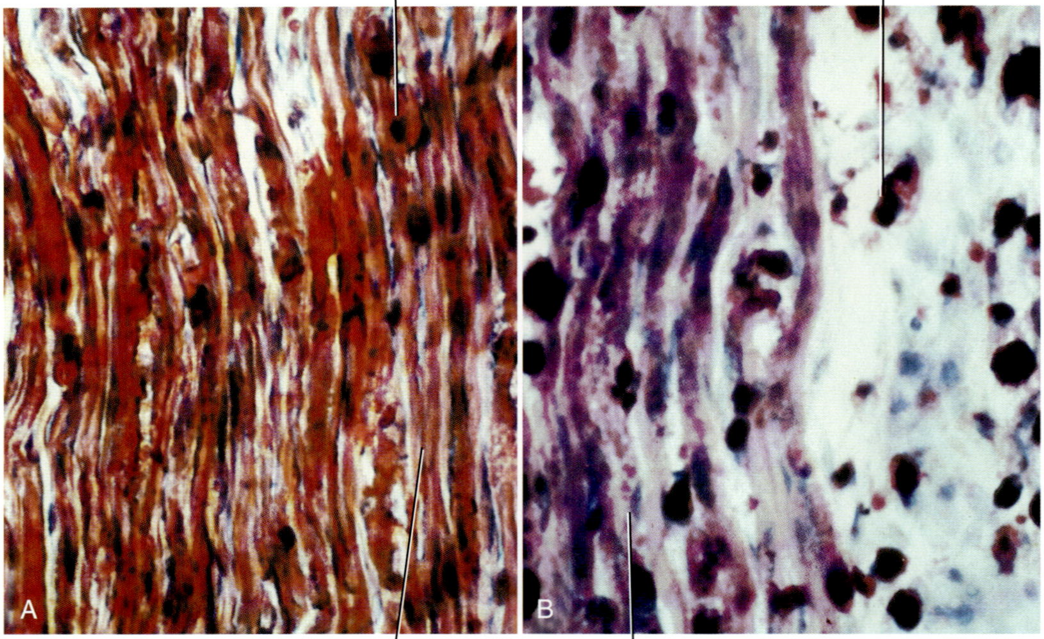

图 2-35 异染性脑白质营养不良。外周神经可见髓鞘呈斑片样并有吞噬细胞浸润（**A**）和含有异染物质的吞噬细胞（**B**）（**A**. Sharlach R 苏木紫染色，×540；**B**. 甲苯胺蓝染色，×540）

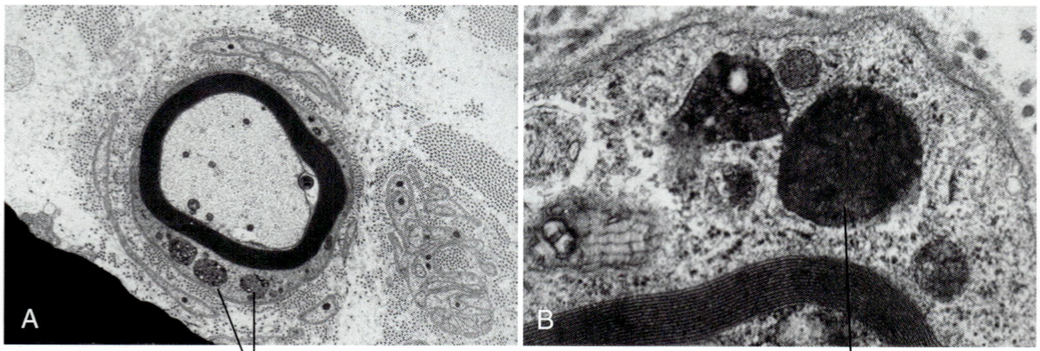

图 2-36 异染性脑白质营养不良。电镜显示 Schwann 细胞的细胞质内有 Tuffstone 小体。**A**. ×25 000。**B**. ×100 000

传导的研究中常见轴突性和脱髓鞘性混合的周围神经病。

感觉性多发性神经病是糖尿病性神经病最常见的形式。通常起病隐袭，而且起病一段时间内可能一直没有症状。早期体征包括踝反射消失和足部振动觉减退。临床表现在某种程度上反映了受累神经纤维的类型。细髓和无髓神经纤维最易受损，肢体远端疼痛和感觉异常是其显著表现。痛温觉缺失可能会导致持续性足部溃疡，偶尔出现神经性关节（Charcot 关节）、足部意外受伤和无痛性骨折（图 2-37）。1 型糖尿病强化降糖治疗可减少继发性神经病的发生，胰腺移植可阻止神经病进展。

糖尿病性肌萎缩往往发生在老年 2 型糖尿病患者。常会出现疼痛、下肢近端不对称无力，其演变可超过几周或几个月。肌肉萎缩常很明显（图 2-38）。临床表现恢复缓慢并可能不完全恢复，但预后一般良

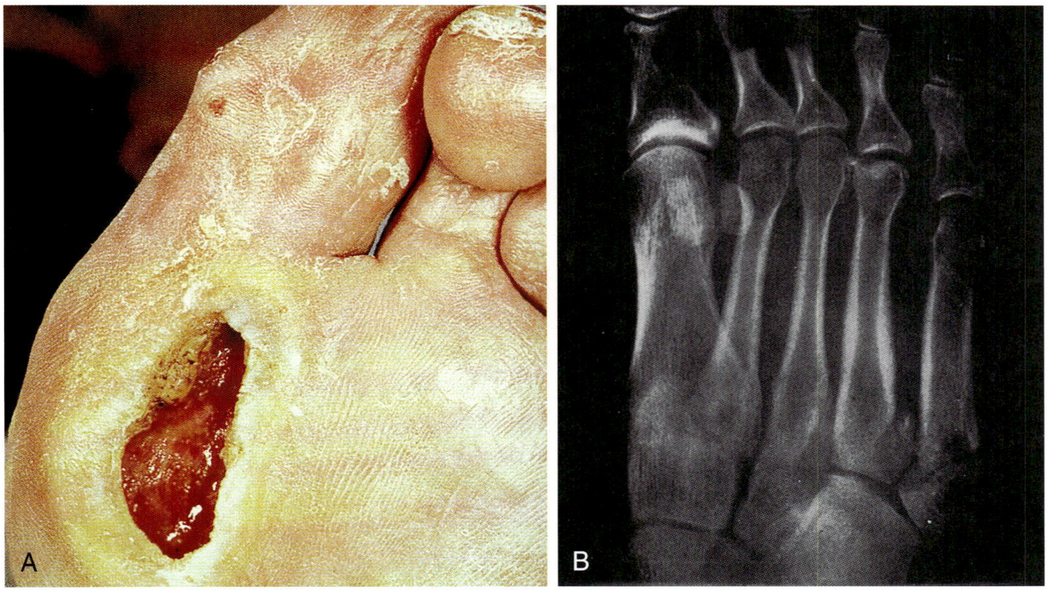

图 2-37 糖尿病。**A.** 足部溃疡穿孔。**B.** 跖骨骨折

好。肌萎缩的潜在机制目前认为是腰骶神经根、神经丛和外周神经中的一个或几个部位的神经营养血管发生微血管病变。

糖尿病性单神经病可影响四肢和脑神经，常影响第 3（无痛感或偶尔疼痛，通常不累及瞳孔）和第 6 对脑神经。胸髓神经根病可导致伴有节段性感觉缺失的躯干疼痛。急性股神经病也是一种典型的单神经病，可与糖尿病性肌萎缩相混淆。

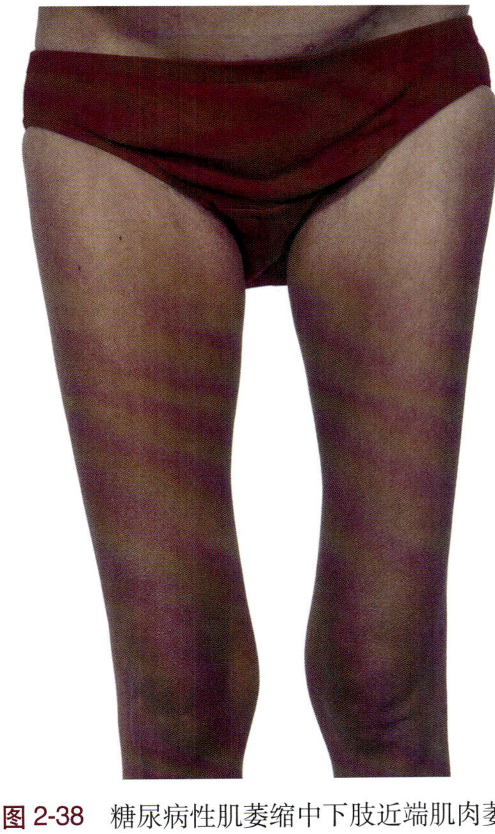

图 2-38 糖尿病性肌萎缩中下肢近端肌肉萎缩

糖尿病患者可出现自主神经功能紊乱。其表现包括阳痿、伴反复感染和尿失禁的膀胱乏力、腹泻和体位性低血压。临床可见心脏对 Valsalva 动作的正常反应缺失。

糖尿病周围神经病变的病理改变多样。不仅有髓和无髓神经纤维均可缺失，还可见节段性脱髓鞘改变。在病程较长的病例中出现的再生性簇状纤维提示轴突变性（图 2-39）。反复发生脱髓鞘的部位可以观察到洋葱头样改变。

营养缺乏性疾病

B 族维生素缺乏与周围神经病的发生关系密切。维生素 B 缺乏在发达国家中罕见，但在酗酒者中多见。这种维生素的缺乏是酒精性神经病的主要原因，酒精性神经病与干性脚气病有很多相似之处。混合性周围神经病可能仅影响下肢，表现为肢体无力、感觉异常及疼痛。患者常痛苦地抱怨足底有剧烈燃烧的异常感觉。这类患者出现近端无力提示可能为神经病或肌病（见酒精性肌病，第 3 章）。自主神经纤维损害会导致节段性无汗征和迷走神经功能紊乱。

糙皮病是多种维生素缺乏所致，其中维生素 B_6（即吡哆辛）缺乏是最重要的原因。异烟肼引起的神经病变继发于吡哆辛缺乏。

继发于恶性贫血、吸收不良或胃切除术的维生素 B_{12} 缺乏不仅影响脊髓，还可导致外周神经退行性变，常见于亚急性联合变性。

这类疾病的基本病理过程是轴索变性。因此，运

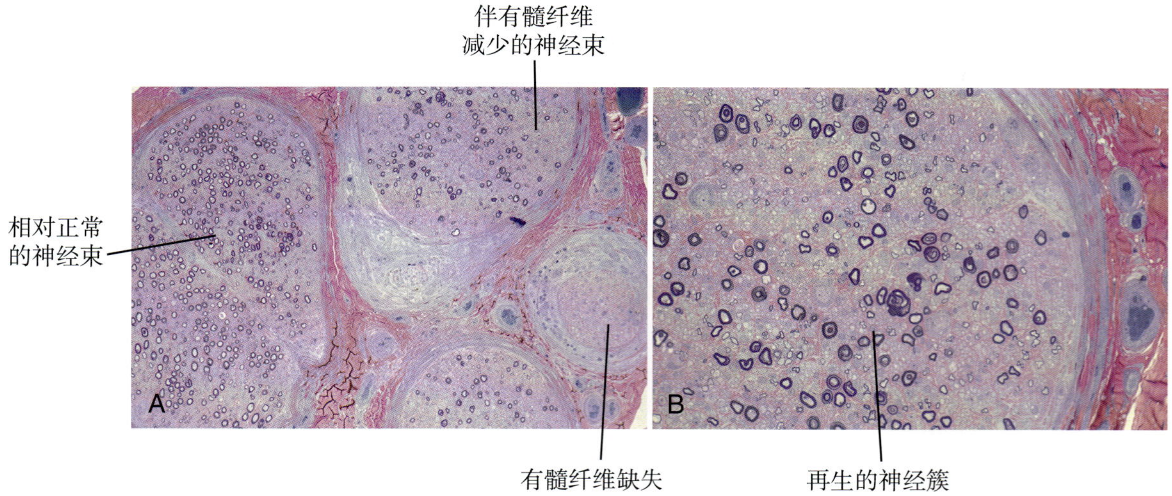

图 2-39 糖尿病外周神经活检。**A**. 包含一系列病理改变的神经纤维束（×40）。**B**. 再生的神经纤维束（×100）（亚甲蓝、azure 2 和碱性品红染色）

动和感觉传导速度降低相对轻，但感觉性动作电位被严重抑制。当仅有小神经元受累时，常规的神经传导速度检查可能正常，这时测量温度和疼痛的感觉阈值可能有助于明确诊断。

副蛋白血症周围神经病

约 10% 的骨髓瘤患者有感觉运动性或运动性神经病的表现。在骨硬化型骨髓瘤患者中，周围神经病的发病率明显增加。神经病通常为混合性，主要发生在下肢，偶尔涉及脑神经。神经痛显著。周围神经和神经根的髓鞘和轴突均有改变，可见淋巴细胞浸润。淀粉样蛋白沉积不是其特征性表现。

1% 的单克隆丙种球蛋白病患者年龄超过 50 岁，3% 的患者年龄超过 70 岁。当临床表现不提示单克隆丙种球蛋白病时，8%~37% 的患者可出现周围神经病的症状。丙种球蛋白可为 IgA、IgG 或 IgM 亚型。IgM 亚型最明显的特征是神经系统异常，表现为伴有震颤和共济失调的慢性感觉运动性神经病（图 2-40）。约 50% 有周围神经病和 IgM 单克隆丙种球蛋白病的患者中，M- 蛋白和髓鞘相关糖蛋白（myelin-associated glycoprotein，MAG）可与交叉反应性神经糖类共轭物发生反应。组织学检查显示伴轴索损害的脱髓鞘性神经病（图 2-41A）。电镜显示 IgM 沉积导致髓磷脂层分离（图 2-41B），外周神经中也可见这种现象（图 2-42）。

在其他患者体内已证明存在抗硫苷脂 IgM 抗体，其相应的周围神经病主要累及感觉纤维，或可能累及

图 2-40 伴震颤和共济失调的慢性感觉性神经病的 IgM 副蛋白条带（上面靠右的条带）。正常人（下面的条带）

细神经纤维。周围神经病和 IgG 或 IgA 丙种球蛋白病之间的关系不容易确定。

周围神经病也是巨球蛋白血症和冷球蛋白血症的一个特点。与后者相关的神经病的发生机制主要是神经滋养血管受累，常表现为多发性单神经炎。

传染病引起的神经病和传染后继发的神经病

在南美洲和远东地区，麻风病在这些国家的 émigrés 人中仍然是主要的健康威胁，该病可分为三种形式：结核型麻风、瘤型麻风和边界不清型麻风。疾病的表现更取决于宿主的免疫反应而不是芽孢杆菌本身。

在瘤型麻风中，介导免疫反应的宿主细胞有缺陷，导致麻风杆菌增殖及血源性传播均失控。在结核样型麻风中，麻风杆菌的传播有限，皮损数目相对较少。这两种类型的麻风中神经病变的特点也各不

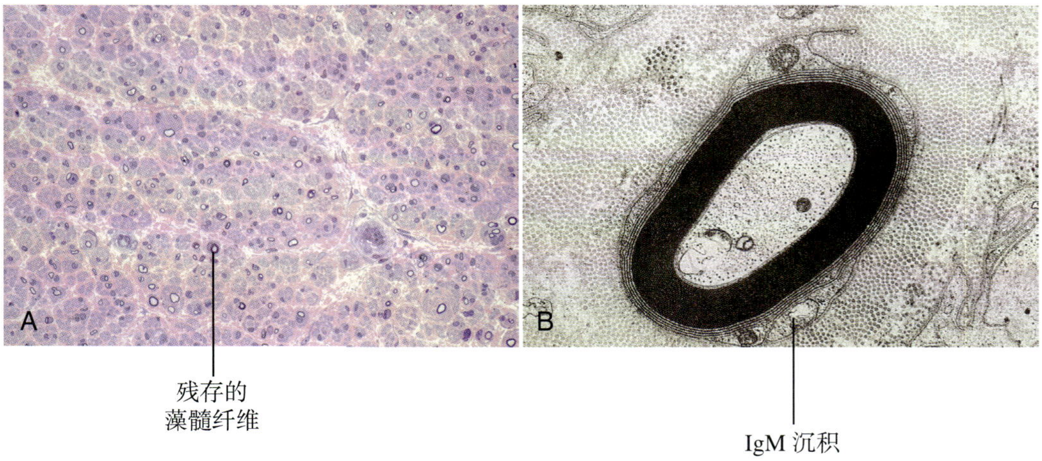

图 2-41　IgM 副蛋白血症的神经活检。**A**. 光镜显示薄髓的神经纤维数目减少，髓鞘变薄（亚甲蓝、azure 2 和碱性品红染色，×100）。**B**. 电镜显示髓鞘外层有 IgM 沉积（×25 000）

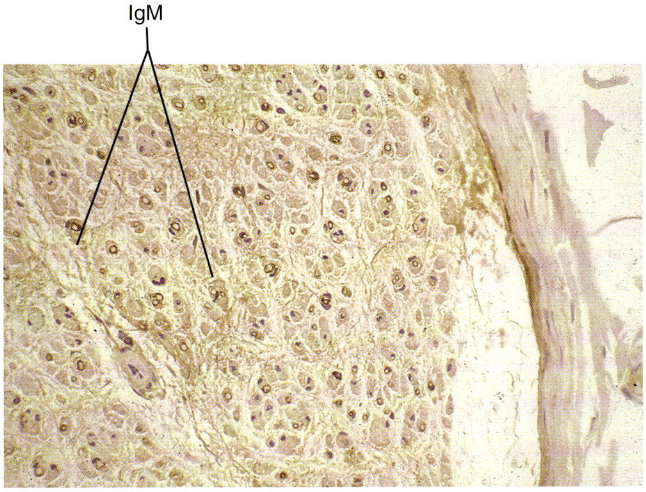

图 2-42　IgM 相关的神经病变。有髓鞘神经纤维中的 IgM 免疫染色（呈褐色）（用抗生物素蛋白 - 生物素免疫过氧化物酶染色法进行 IgM 染色）

相同。结核型麻风中，与皮肤病损区域一致的感觉异常区域不多（图 2-43）。瘤型麻风中，皮损区和皮肤感觉异常区都更广泛，常为皮肤暴露部位。中间类型可能兼有两种类型的特点。这两种类型的麻风都发现有外周神经增粗（图 2-44）。结核型麻风可见皮损区邻近神经有肉芽肿形成（图 2-45A）。瘤型麻风可见显著增粗的神经干有组织细胞和麻风杆菌浸润（图 2-45B）。

结节病性神经病

在结节病中，神经根或周围神经有肉芽肿浸润，可导致不对称性神经根病或多发性神经病。腓肠神经活检可确诊。

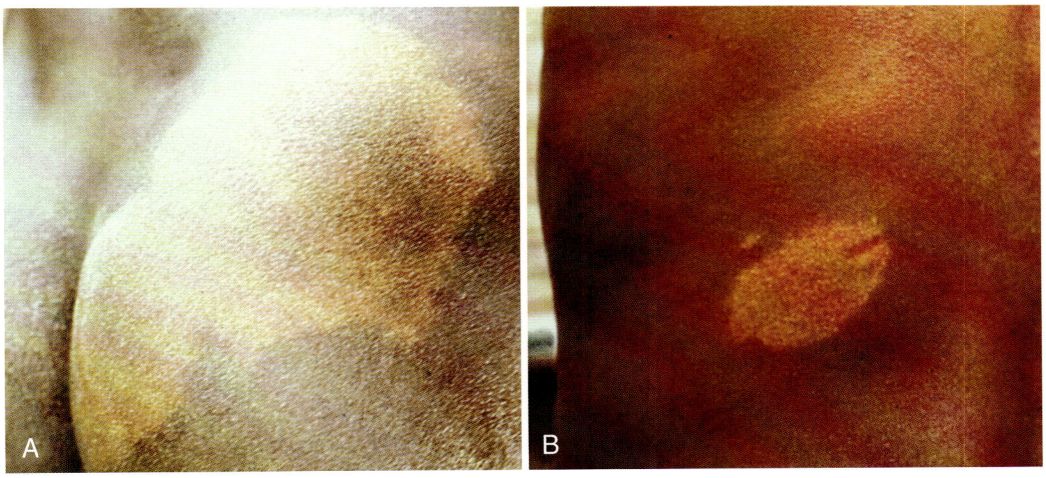

图 2-43　麻风病。皮肤色素减退

Guillain–Barré 综合征

Guillain-Barré（GBS）是免疫介导的多发性神经病，所有年龄段均可发病。约 2/3 的患者有前驱疾病史，通常在神经症状出现前 2 周左右有喉咙痛，流感样症状，或胃肠道功能紊乱。接种疫苗也可诱发 GBS。该综合征的临床疾病谱包括：

经典型：急性炎症性脱髓鞘性多发性神经病

轴突变异型

感觉和运动功能均受累型

感觉不受累型（急性运动轴索型神经病）

Miller-Fisher 综合征

罕见型，几乎完全的纯自主神经受累型，可出现胃肠道麻痹

空肠弯曲菌感染是最常见的特异性感染机制，尤其在中国和远东地区。欧洲的一项队列研究表明约 1/4 的 GBS 病例有空肠弯曲菌感染。该原因诱发 GBS 的患者较其他诱发因素的患者更易累及轴突，表现为纯运动功能受累的综合征。空肠弯曲菌某些血清型的荚膜脂多糖与周围神经髓鞘糖蛋白的抗原性一致。在 GBS 中已发现大量针对不同糖脂的抗体，包括 GM1、缺乏唾液酸基的 -GM1、GM1b、GD1b 和 GQ1b。抗 GD1b 的抗体似乎与普通脱髓鞘性神经病（GBS 的感觉功能受累）相关，而抗 GQ1b 的抗体似乎与 Miller Fisher 变型有关。

尽管 GBS 呈暴发起病，但临床表现通常在几天内逐渐进展。运动功能障碍可超过任何感觉功能丧失的程度。常见面瘫（图 2-46）。窦性心动过速、体位性低血压和无汗均与自主神经纤维受累有关。

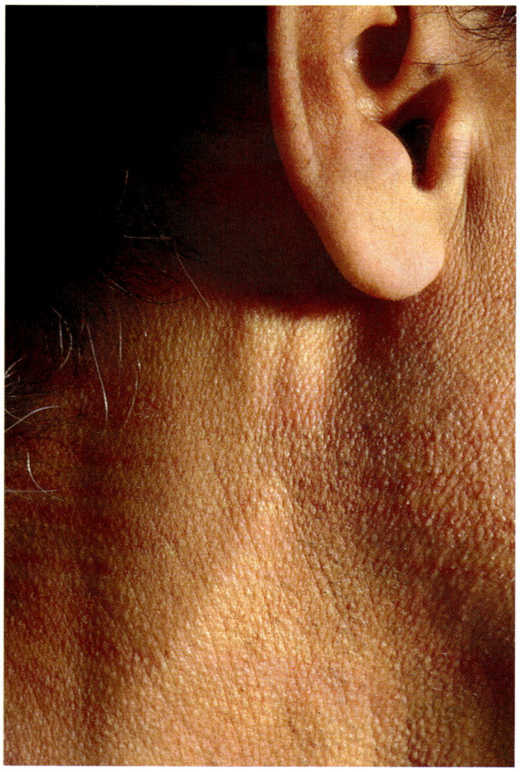

图 2-44 麻风病。耳大神经增粗

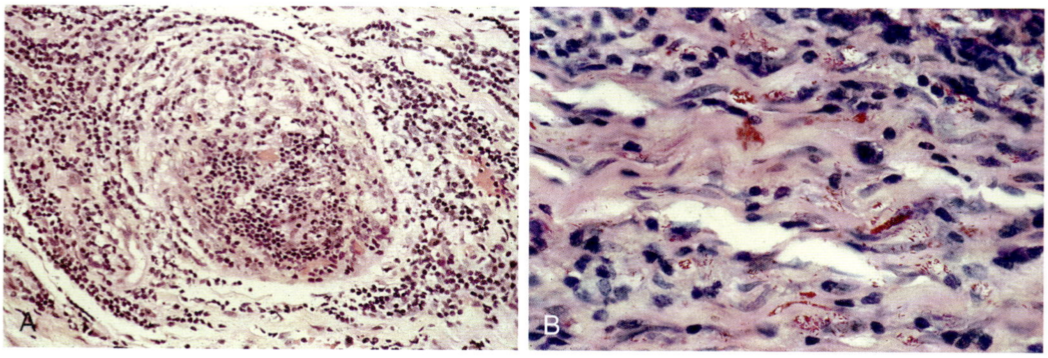

图 2-45 麻风病。神经断面染色。**A.** 非干酪样肉芽肿性的结核样结节（HE 染色）。**B.** 麻风结节。组织细胞浸润在肥大的神经内，可见大量的杆状菌浸润（Wade-Fite 染色法）

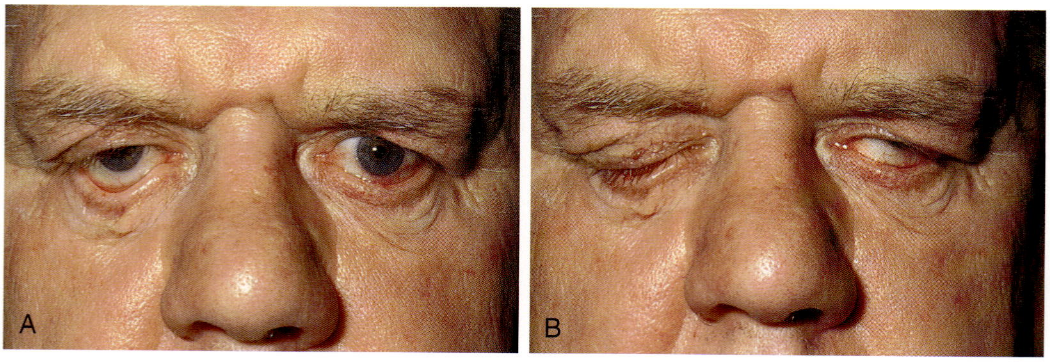

图 2-46 GBS 的双侧面瘫。**A.** 睁眼时。**B.** 试图闭眼时

EMG 结果可提示潜在的病理改变。肌肉萎缩有时显著，这反映了轴索可能受损。电生理检查发现失神经支配现象提示预后较差。5% ~10% 的患者遗留严重残疾（图 2-47）。

Miller-Fisher 综合征的特点是眼外肌麻痹，共济失调和腱反射消失（图 2-48）。大多数病例的血液内均可检出抗 GQ1b 的抗体。

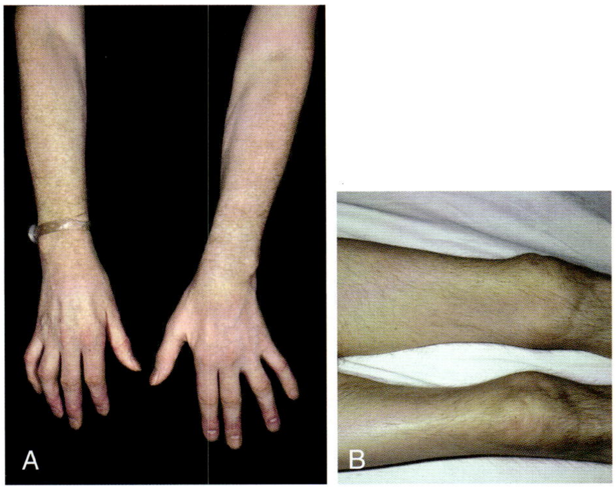

图 2-47　GBS 患者手（**A**）和大腿（**B**）的肌肉萎缩

慢性炎症性脱髓鞘性多发性神经根神经病

虽然慢性炎症性脱髓鞘性多发性神经根神经病（chronic inflammatory demyelinating polyradiculoneuropathy, CIDP）的临床特点与 GBS 类似，但 CIDP 呈亚急性起病和慢性病程，有时复发与缓解交替。一般 GBS 患者的神经功能障碍在发病一个月内达到高峰，而 CIDP 需要更长的时间进展到高峰。

除了典型的混合性运动和感觉异常，CIDP 还可表现变异型，包括纯运动功能受累型，感觉性共济失调型，还有些病例仅有下肢甚至单个肢体受累。腱反射可能不受累。神经根性疼痛有时很明显，影像检查或手术可能发现（但罕见）显著的颈或腰骶神经根增粗（图 2-49）。脑脊液蛋白质水平常升高。腓肠神经活检可能有助于诊断，如巨噬细胞表达炎症相关抗原则支持 CIDP 的诊断，这种现象未见于其他非炎性神

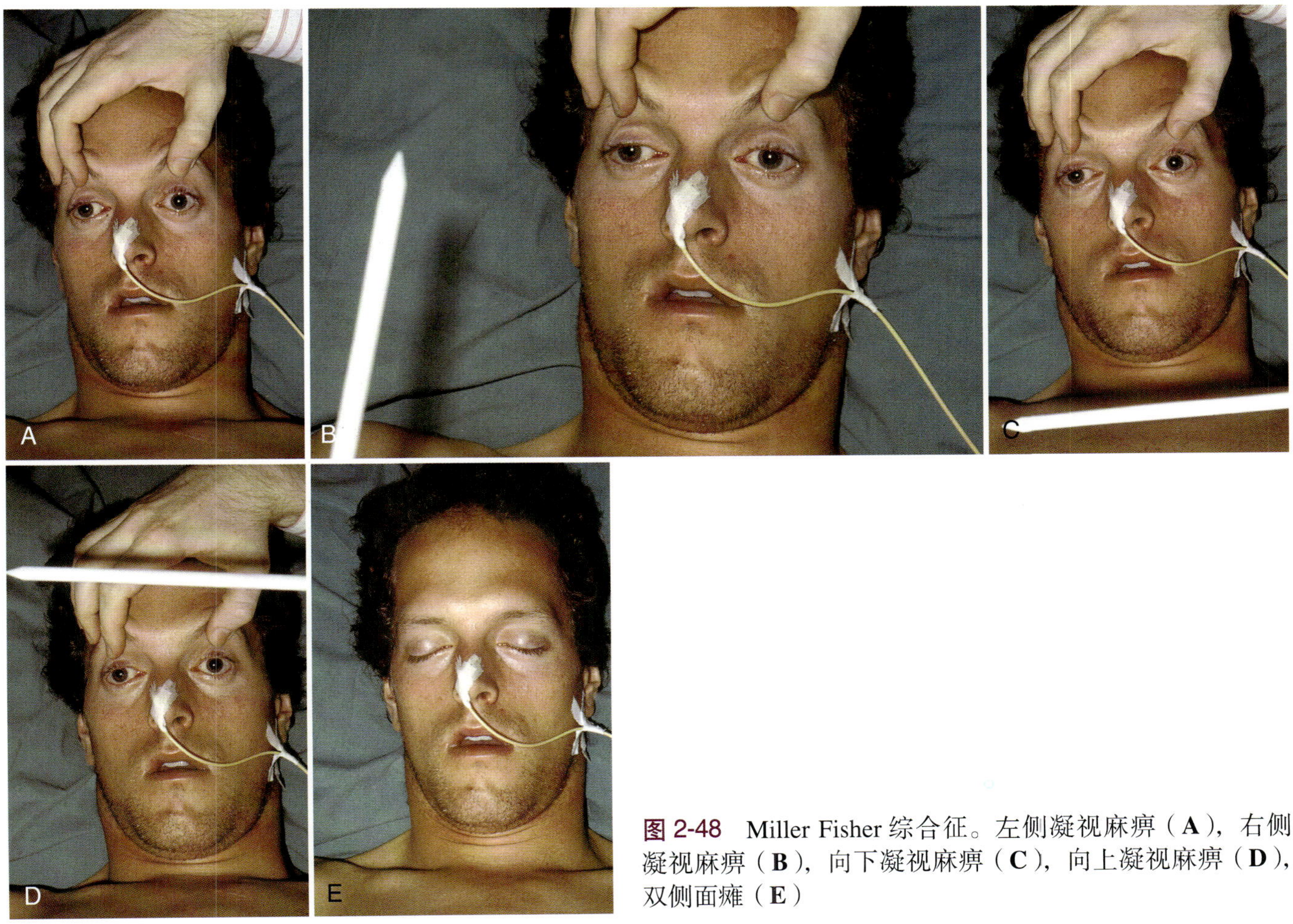

图 2-48　Miller Fisher 综合征。左侧凝视麻痹（**A**），右侧凝视麻痹（**B**），向下凝视麻痹（**C**），向上凝视麻痹（**D**），双侧面瘫（**E**）

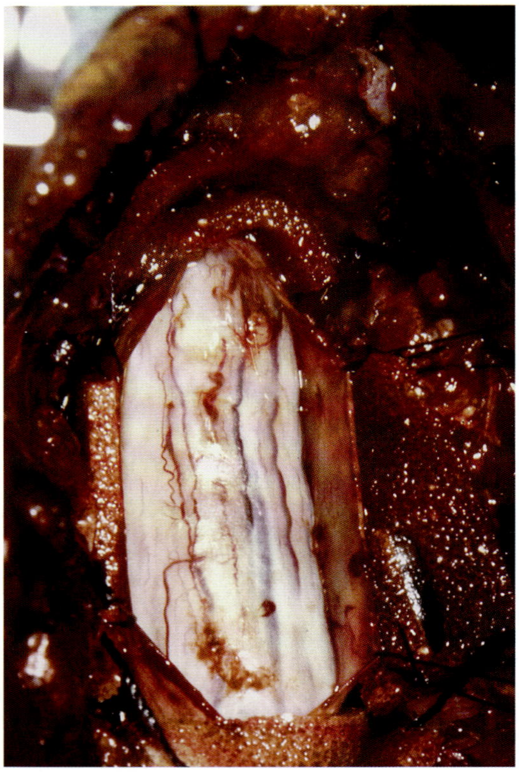

图 2-49 CIDP。腰部外科手术暴露的显著增粗的神经根

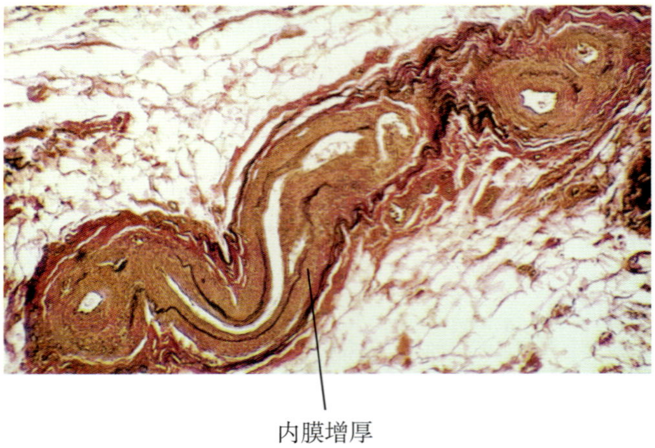

图 2-50 类风湿性关节炎。神经管壁内膜增厚的指（趾）神经（elastic–van Gieson 染色，×180）

经病或遗传性神经病。一种慢性炎症性轴索多发性神经病也有报道，但临床罕见。

结缔组织病

大血管炎（如巨细胞动脉炎）很少见外周神经病。中等血管炎中只有结节性多动脉炎患者可出现外周神经病。累及小血管的血管炎如类风湿病、Wegner 肉芽肿和 Churg-Strauss 血管炎（变应性肉芽肿病）可有多发性单神经炎的表现。

类风湿性神经病

坏死性动脉炎继发的缺血性神经病在类风湿性关节炎中并不少见。指（趾）的周围神经病与累及单根指（趾）神经的血管炎损害有关（图 2-50）。不足 1% 的类风湿性关节炎患者可见与结节性多动脉炎难以区分的小血管炎或中等血管炎。病理改变包括血管周围细胞浸润、纤维素样坏死、血管闭塞及血管内膜增生（图 2-51）。

结节性多发性动脉炎和 Churg–Strauss 综合征（变应性肉芽肿性血管炎）

约 50% 的结节性多动脉炎患者可出现周围神经病，且为典型的多发性单神经炎，尤其会累及桡神经、正中神经及坐骨神经，但常演变为对称性多神经病。其他神经系统受累的表现包括颅神经病和 GBS。约 50% 的变应性肉芽肿性血管炎患者的

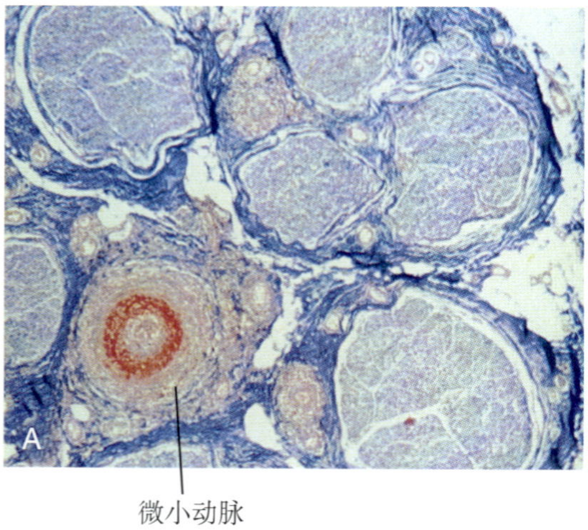

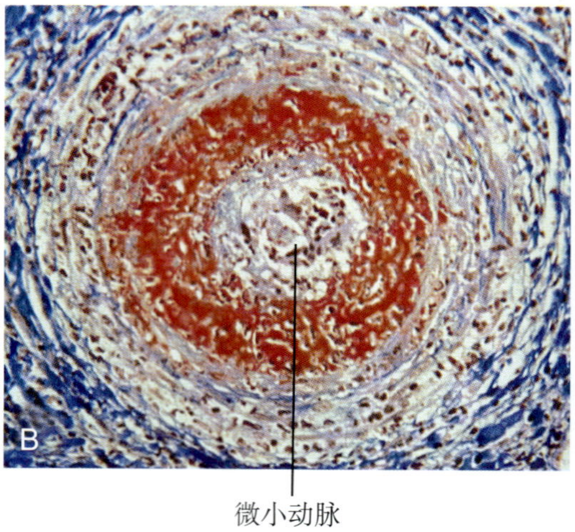

图 2-51 类风湿性关节炎。腓肠神经活检显示纤维蛋白样动脉炎改变。嗜酸性沉积（亮红染色）提示血管内膜的破坏和直径较粗的微小动脉管腔闭塞。周围神经纤维化（三色法；**A**.×30，**B**.×180）

腓肠神经活检可见坏死性血管炎改变。血管炎罕见仅周围神经受累，神经活检是非常重要的检查措施（图 2-52）。

危重病性多神经病

危重病性神经病（及其相似疾病：危重病性肌病）在重症监护病房相对常见。研究表明，70%~80%的重症脓毒症患者和多器官功能衰竭者可出现危重病性神经病，表现为急性轴索型神经病，当原发病好转后，神经病症状可消失。通常四肢均明显萎缩及无力。腱反射常减弱或消失，但 1/3 的患者腱反射可正常。EMG 可见轴索型神经病合并广泛性失神经支配现象。神经传导速度相对正常，感觉神经的轴索也不受损。预后一般良好。该病导致的肢体慢性无力和萎缩一般由危重病性肌病引起（见第 3 章）。

中毒性神经病

中毒性神经病包括工业毒物（如有机磷酸盐、丙烯酰胺和 n- 己烷）引起的神经病和药物介导型。有时，对某一药物的不良反应是由机体的代谢状况决定的。例如，异烟肼导致的周围神经病在异烟肼乙酰化速度较慢的个体中更为常见。

药物引起的周围神经病一般为轴索型，在药物产生治疗作用后的几周或几月时出现。药物引起的脱髓鞘型周围神经病不常见，但在使用哌克昔林和胺碘酮时可出现。

副肿瘤性神经病

恶性肿瘤可出现任何形式的多神经病，但最常见的类型为痛性感觉运动性多神经病。继发于恶性肿瘤的周围神经病和中毒性周围神经病的鉴别可能比较困难，因为许多抗肿瘤药均可导致周围神经病。纯感觉性痛性细纤维神经病在小细胞肺癌中尤其常见。该病和亚急性感觉性神经病常有抗 Hu 抗原的抗体，前者也有许多其他抗体的报道。许多有抗 Hu 抗原抗体的患者中患自主神经病也很常见。

在副肿瘤性脑脊髓膜炎中，已有许多纯运动受累综合征为特征的描述，这些综合征包括亚急性运动神经病和典型的运动神经元病（见前述）。在一些病例中还发现有抗 Yo 抗原的抗体。

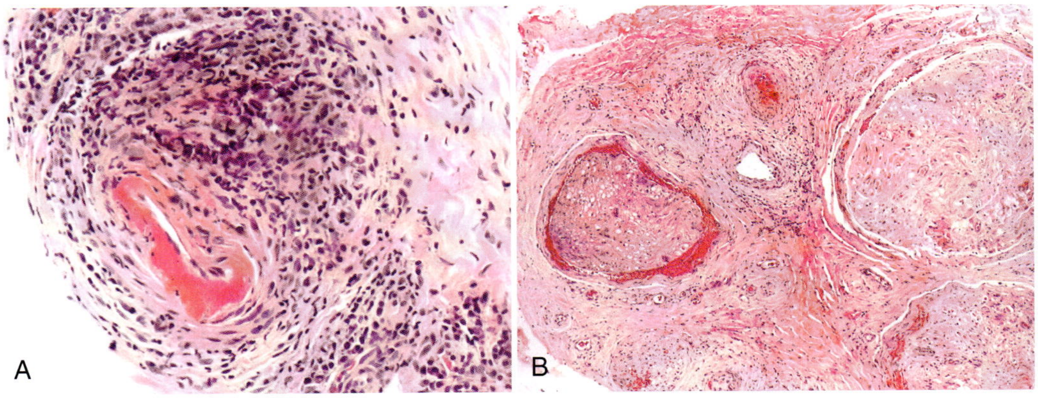

图 2-52　血管炎性神经病。**A**. 伴纤维蛋白样坏死的神经外膜动脉。**B**. 晚期改变：伴轻度炎症改变的神经外膜和神经周围的纤维化（HE 染色）

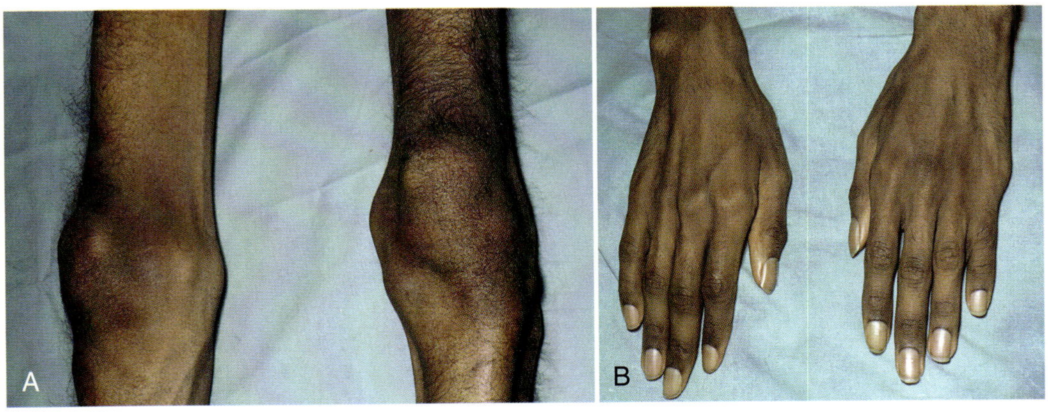

图 2-53　重症神经病。下肢（**A**）和双手（**B**）肌肉严重萎缩

原因不明性神经病

至少 25% 的周围神经病的原因不明，尤其是高龄且有隐性轴索型神经病（特别是累及细纤维的类型）的患者。远端肢体麻木常见，疼痛为其特点。仅能对症治疗减轻患者的不适，但效果往往不佳。

单神经病

外力能以多种方式损伤外周神经。外部挤压尤其会损伤走行表浅、行程较短的神经（如腓骨头处的腓总神经），神经走行空间受限时也可受压。上述情况下的神经损伤常是时间累积的结果。

穿透性损伤可引起各种类型的神经损伤（包括神经完全横断）。在完全横断后，只有神经断端距离相当近时，神经才可能自行性再生，否则需要神经吻合术或神经移植术。神经断端可出现神经瘤（图 2-54 和图 2-55）。叩诊受伤的神经干常可在神经分布的远端出现短暂性感觉异常（Tinel 征）。

正中神经病变

腕管综合征

腕管综合征是最常见的嵌压性神经病，主要为女性患病。该病可在女性妊娠期短暂出现。患有这种疾病的人的腕管比正常人小，许多疾病如类肢端肥大症、甲状腺功能减退及类风湿性关节炎由于可影响腕管邻近的软组织，也可使腕部的正中神经受压。夜间痛、上肢麻木和感觉异常是该病的显著特征，这些症状常广泛分布于手指，甚至在有疼痛的患者，前臂或上臂也可受累。患者特征性主诉为夜间因上述症状醒来，需摇动双手或将双手放入冷水以减轻不适感。

辅助检查能提供的信息较少。该病无名指桡侧和尺侧的触觉存在细微差别，这较正中神经支配三个半手指的手掌侧感觉减退更为常见。正中神经支配的鱼际肌力弱多见于较严重的病例（图 2-56A）。拇指指尖和小手指之间的对指力量减弱或拇指不能旋转至小

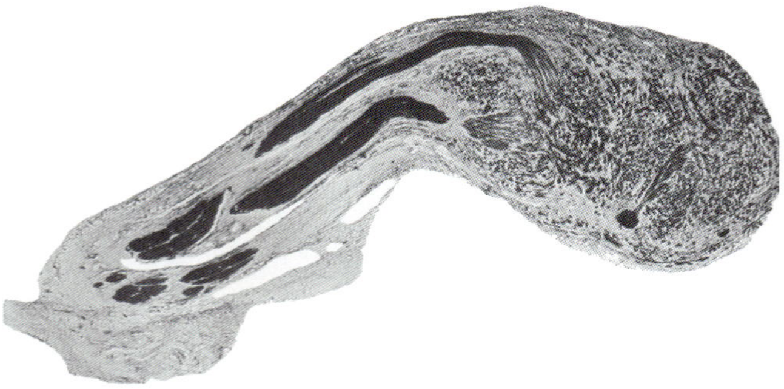

图 2-54 手指的神经瘤。纵切面显示了一个由薄髓纤维、结缔组织和 Schwann 细胞交织而成的神经瘤（×85）

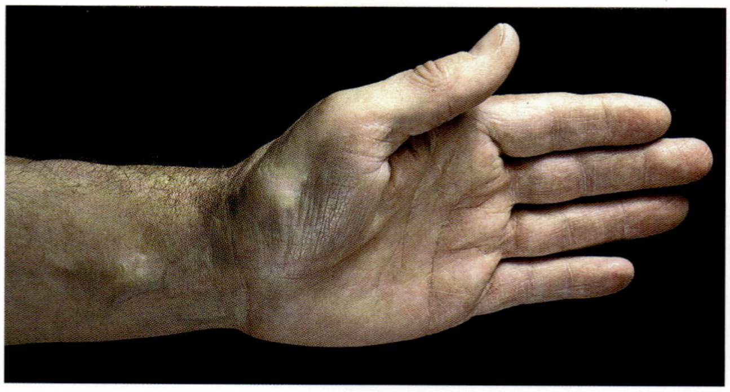

图 2-55 正中神经完全离断后在手腕上出现的位于神经断端的神经瘤

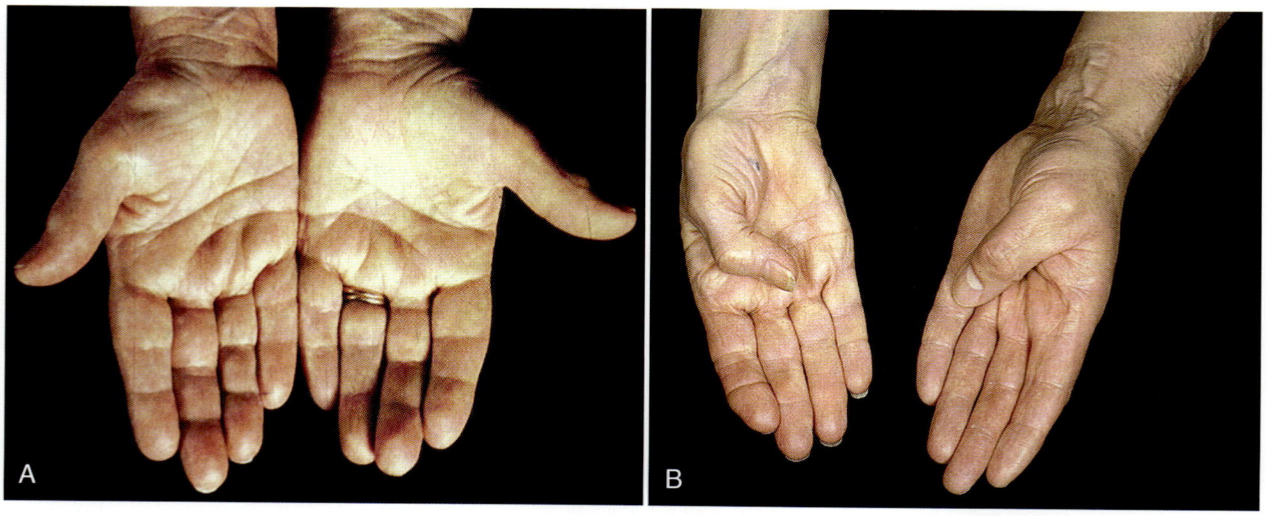

图 2-56 腕管综合征。**A**. 鱼际肌萎缩。**B**. 右手拇指不能旋转至小手指根部

手指根部均提示拇对掌肌受损（图 2-56B）。Tinel 征可在约 1/4 的患者中引出，表现为叩击腕部的正中神经时，可引出手指刺痛感。更为常见的是，腕部持续屈曲时，上述症状可重复出现（称为 Phalen 征）。许多患者为双侧正中神经受累，但症状可能仅单侧出现（图 2-57）。有些患者的正中神经受压继发于腕骨骨折愈合不良导致的腕部畸形（图 2-58）。

电生理检查对腕管综合征的确诊非常重要。典型者可见正中神经感觉性动作电位受抑制及出现延迟，

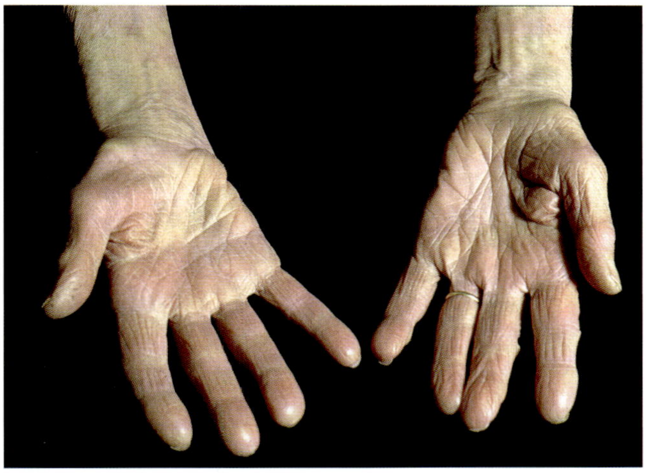

图 2-57　双侧腕管综合征

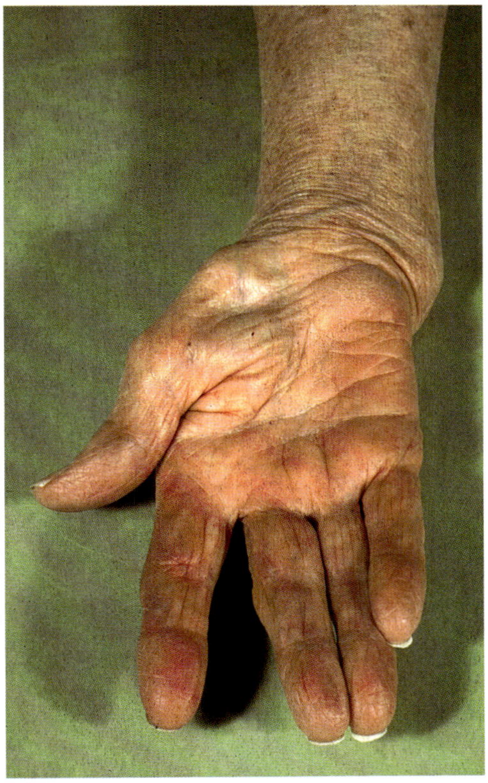

图 2-58　腕管综合征。鱼际肌萎缩。患者手腕之前骨折过

可伴拇短展肌远端动作电位延长（图 2-59）。感觉性神经传导速度和混合性神经传导速度的检查比运动性神经传导速度更加敏感。

若保守治疗失败，需要行腕管内神经减压术。正中神经的局部收缩提示神经在此处受压（图 2-60）。手术成功率超过 95%，并发症的发生率不到 3%。目前内镜下手术治疗已成为传统翻瓣手术的一种替代选择。

正中神经近端损害

正中神经近端损害罕见。旋前圆肌深头起始处对正中神经前骨间支的压迫（即旋前圆肌综合征）可导致前臂屈肌疼痛，当前臂旋前时疼痛加重。受累的肌肉为旋前方肌、拇长屈肌及第二、三指的指深屈肌，可导致手的捏握力量减弱（图 2-61）。感觉不受累。治疗需行神经减压术。

尺神经损害

尺神经受损可发生在腕部或肩部，但最常见的尺神经麻痹多始于肘部。一些病例是由之前骨折导致

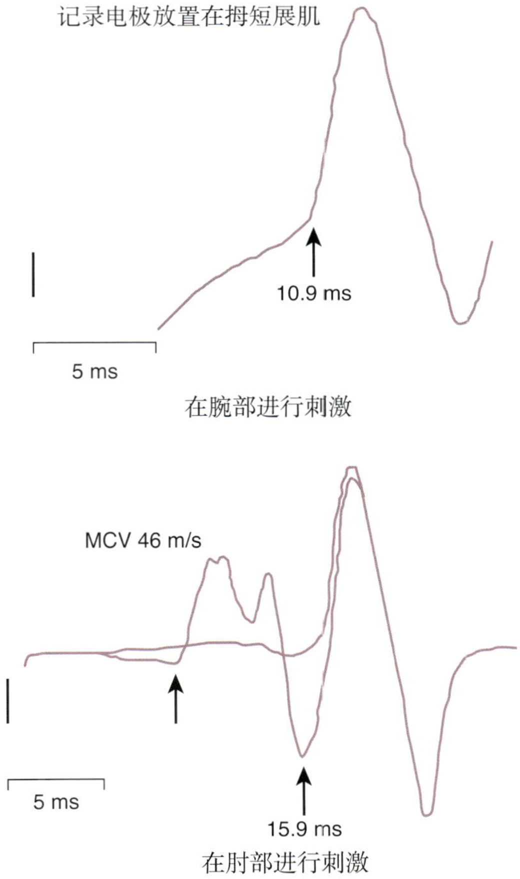

图 2-59　腕管综合征。EMG（肌电图）显示拇短展肌的远端潜伏期显著延长（为 10.9ms）。近端刺激的早期反应是假性尺侧反应

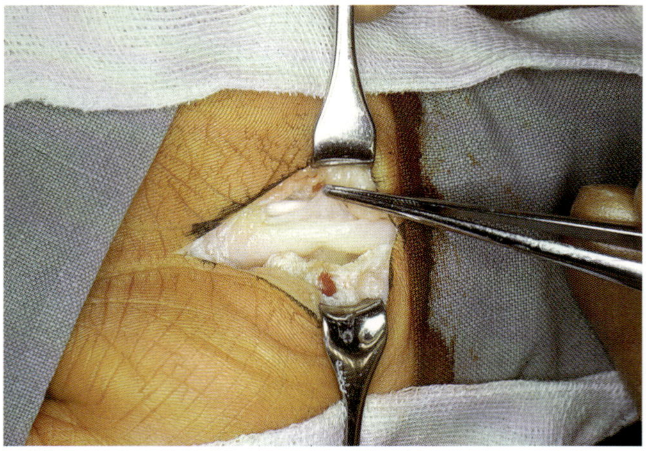

图 2-60 腕管综合征。术中暴露腕管见正中神经局部萎缩

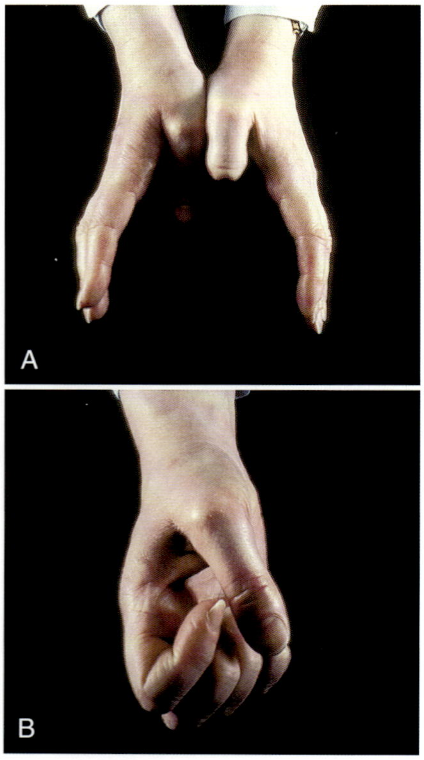

图 2-61 右侧前骨间神经麻痹。拇指屈曲不能（**A**）和拇指示指不能做对指运动（**B**）

的畸形引起，但大多数的病因是对尺神经的直接创伤（这是由于尺神经位于肱骨上髁的凹槽内）和对腕屈肌尺侧腱膜的压迫，称为肘管综合征（图 2-62）。一般肘部向手的尺侧缘放射性疼痛。

受累的手部肌肉包括骨间肌、拇收肌和小鱼际肌（图 2-63）。第四、五指蚓状肌受累导致典型畸形，表现为第四、五指的掌指关节伸展过度伴近端指间关节屈曲（图 2-64）。第五指多为外展位，且由于拇指

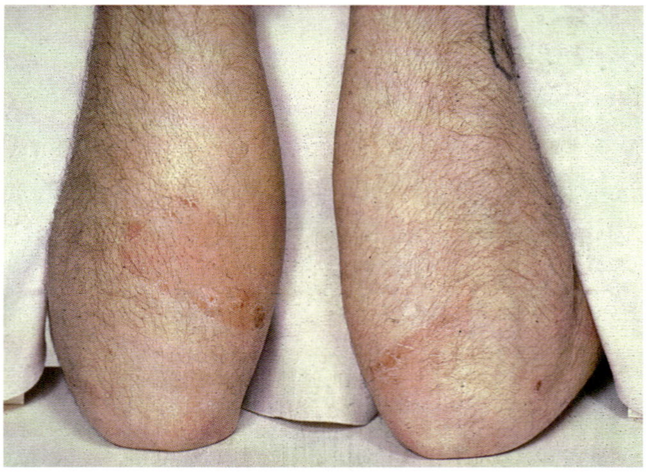

图 2-62 双侧尺神经麻痹。药物引起的昏迷造成皮肤继发压痕

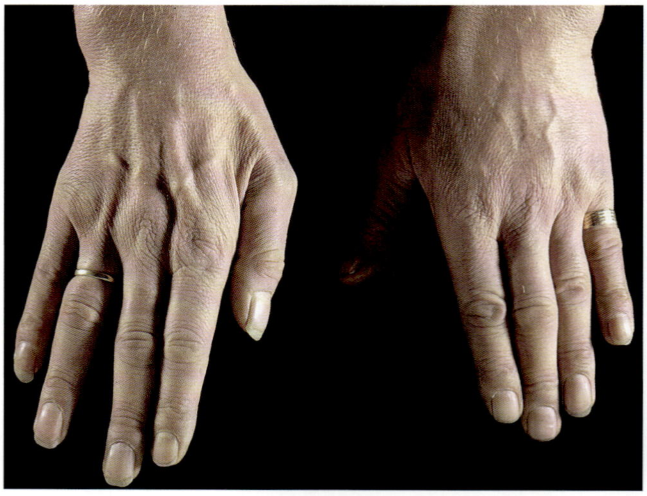

图 2-63 右尺神经麻痹引起的肌萎缩

内收障碍，书写多受影响。当患者试图用拇指和示指桡侧拿起一张纸时，拇指末端指骨会屈曲以代偿拇内收肌的力弱（称为 Froment 征）（图 2-65）。检测尺神经支配的指深屈肌很有诊断价值，因为如果一个或更多的指深屈肌乏力，则提示尺神经的病变位于肘部或以上水平（图 2-66）。

尺神经受损时的感觉异常限于尺侧的一个半手指及止于腕部的手部尺侧缘的掌侧面和背侧面，可能仅限于两点辨别觉阈值出现改变。

若轴突损伤，电生理检查可见尺神经感觉动作电位消失，但更加敏感的阳性检测结果为尺神经经肘部的运动传导速度选择性减慢，或在内上髁以上水平刺激尺神经后，动作电位传至尺侧腕屈肌的潜伏期延长（图 2-67）。

尺神经肘管减压术或自尺神经沟移出术均可能阻

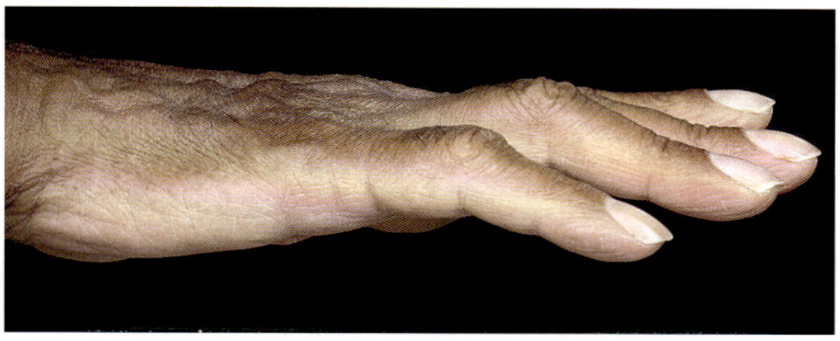

图 2-64 右侧尺神经麻痹致第四和第五手指变形

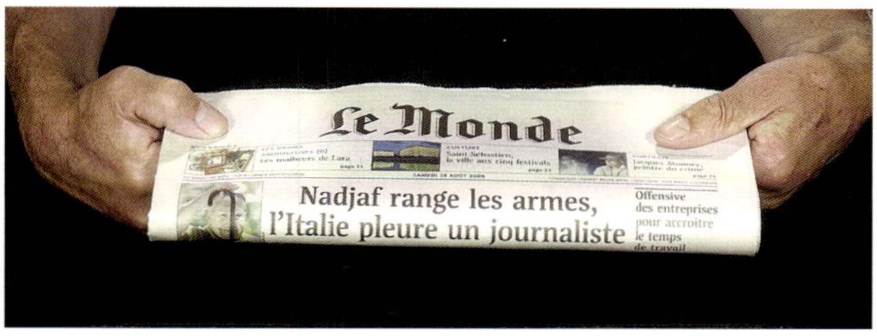

图 2-65 Froment 征。拇内收肌力弱致右手拇指屈曲

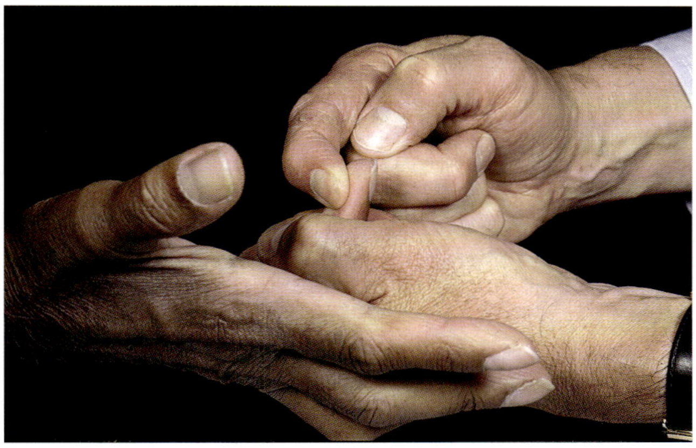

图 2-66 检查第五手指的指深屈肌

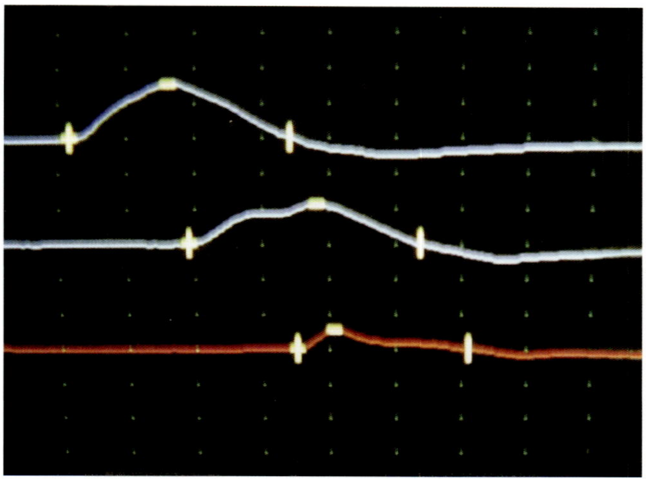

图 2-67 肘部尺神经麻痹。EMG 显示的小指展肌分别在手腕（上部）、肘部下方（中间）及肘部上方受到刺激（下部）后传导运动信息的动作电位的波幅

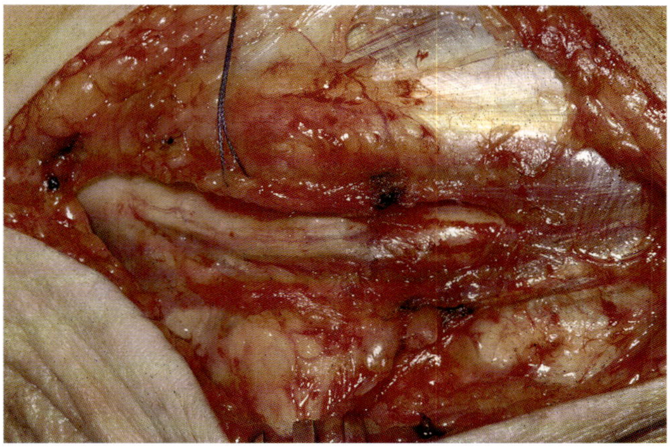

图 2-68 尺神经减压术。手术图片

止尺神经继续受损（图 2-68）。

桡神经损害 桡神经在肱骨的桡神经沟内走行，因此易受损。触发因素包括肱骨的钝性伤和骨折，最常见的原因是所谓的“周末夜晚麻痹”，这是典型的过度饮酒的结果。饮酒后睡觉时手臂从椅子背后垂下，导致桡神经受损。肱三头肌常不受累，但腕部和手指的伸肌、肱桡肌和旋后肌出现明显力弱（图 2-69）。感觉丧失常较轻微。

后骨间肌麻痹 后骨间神经行至外上髁顶端下方后立即穿过旋后肌，因此易于受压，出现肘部和前臂疼痛，继之出现腕部、手指及拇指伸肌力弱。因桡侧伸肌功能相对保留，当试图伸腕时，手部向桡侧屈曲（图 2-70）。一般无感觉缺失。若损伤时间超 2 月后神经功能未自行恢复，需行神经探查术（图 2-71）。

肌皮神经麻痹 肌皮神经麻痹很少见，受累肌肉为肱二头肌和肱肌（图 2-72）。若合并感觉丧失，一般位于前臂桡侧。

胸廓出口综合征

胸廓出口综合征由臂丛下干受压引起，压迫有时来自颈肋，更常来自连接第七颈椎横突与第一肋的纤维带。手及前臂尺侧疼痛常较突出，有时甚至是唯一的症状，但最终多出现手及前臂的力弱和萎缩。在手部，大鱼际肌力弱比尺神经支配的肌肉力弱更常见，可伴前臂内侧肌肉萎缩（图 2-73）。感觉异常位于前臂内侧，可延至第四和第五手指。患者手臂被向下牵

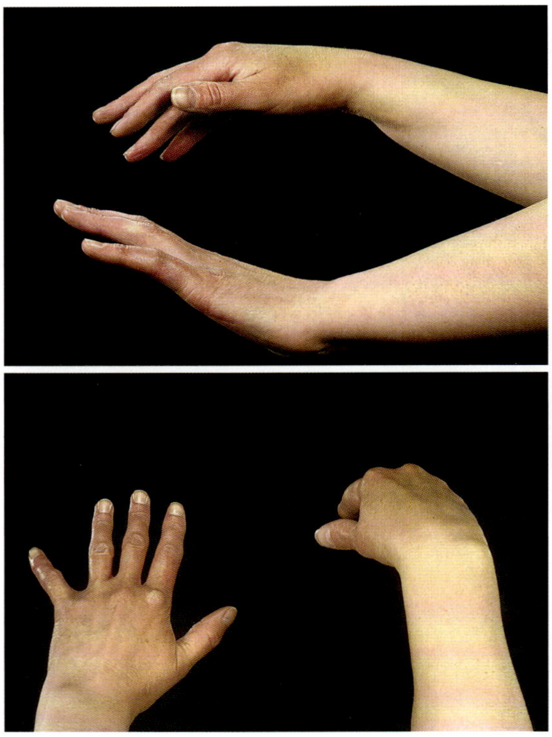

图 2-69 桡神经麻痹。右腕和手指伸展不能

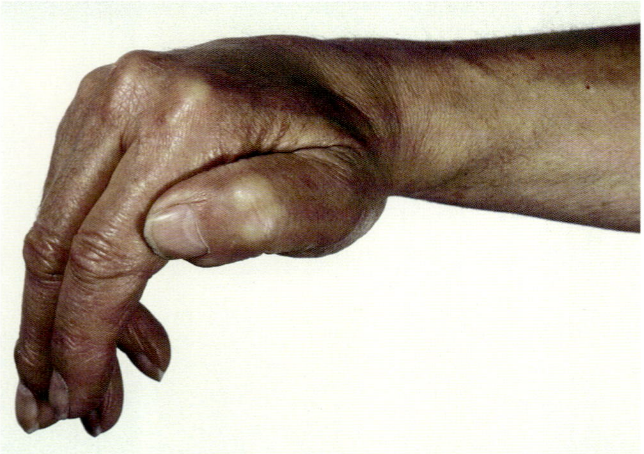

图 2-70 背侧骨间肌麻痹。右手伸腕时向桡侧偏斜

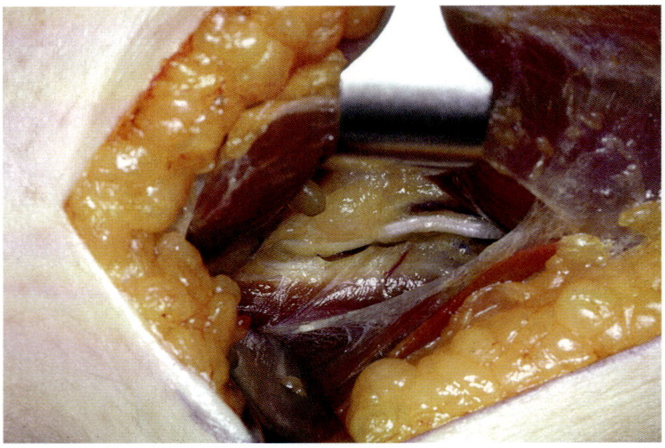

图 2-71 背侧骨间肌麻痹患者进行背侧骨间神经手术探查

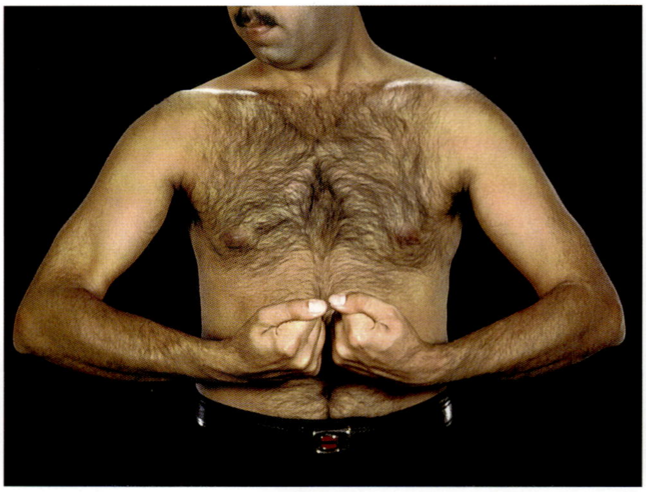

图 2-72 肌皮神经麻痹。右侧肱二头肌萎缩

拉（由于方向与背部相反）和胸廓入口受压时，可出现相同症状。

影像学更容易观察到病变侧第七颈椎横突呈鸟嘴状，而不是形成颈肋。体感诱发电位检测对该综合征敏感，常出现 N9 和 N13 波幅降低、潜伏期延长（图 2-74）。通过特殊射频线圈，有些患者的 MRI 上可能出现臂丛受压移位。

正中胸骨切开术相关的臂丛神经病是臂丛下干神经病的另外一种类型，但这里倾向于将其归为尺神经病，这种臂丛神经病最主要的受累部位为第 8 颈神经支配的结构。检测前臂正中皮神经的感觉动作电位可以区分这些疾病，也有助于诊断神经源性胸廓出口综合征（图 2-75）。

其他臂丛神经损害

臂丛神经受损的原因包括外伤、放疗或肿瘤浸润（图 2-76）。前两个原因常引起臂丛上干分布区疼痛。若损伤较广泛，可出现上臂完全无力，伴肌肉萎缩、松弛和反射消失（图 2-77A）。若交感神经纤维受累，可引起同侧 Horner 综合征（图 2-77B），多见于肺上沟瘤综合征。

神经痛性肌萎缩 神经痛性肌萎缩（也称臂丛神经炎）可自行出现，有时可由间断性感染、外伤、手术操作导致。典型表现是以一侧肩部剧烈疼痛为先兆。疼痛常在 1~2 天内缓解，但很快出现多个肌肉

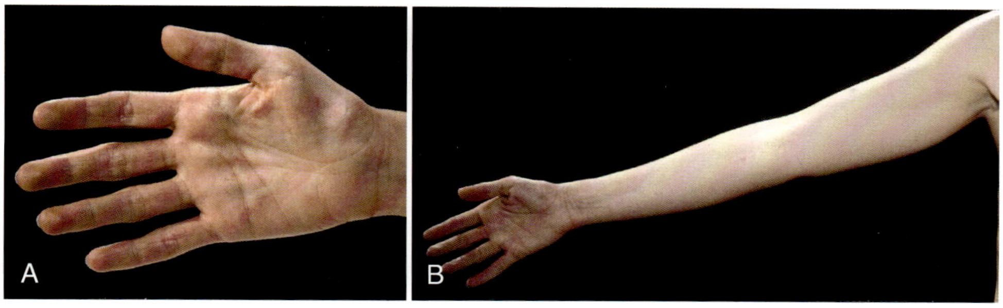

图 2-73　胸廓出口综合征。**A**. 手部表现。**B**. 前臂表现

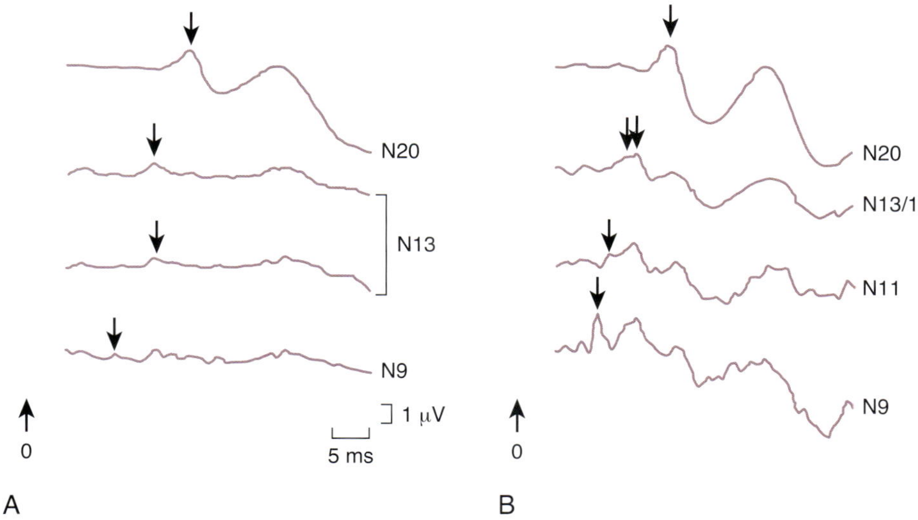

图 2-74　胸廓出口综合征。右手的 N9 和 N13 的波幅（**A**）较左手（**B**）的低

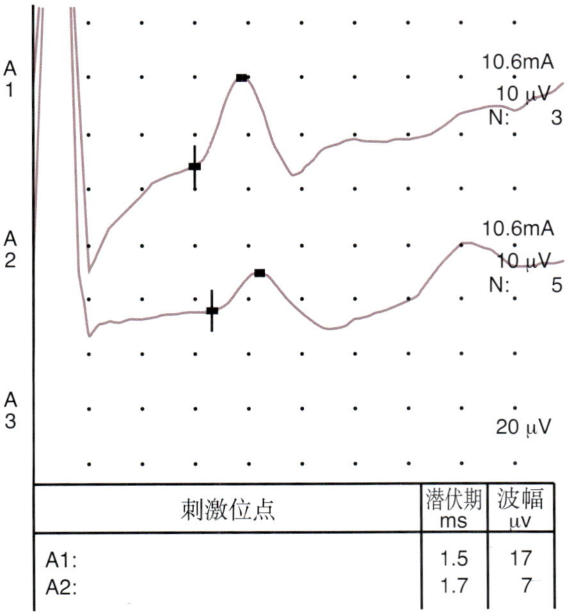

刺激位点	潜伏期 ms	波幅 μV
A1:	1.5	17
A2:	1.7	7

图 2-75　胸廓出口综合征患者的前臂内侧皮神经的感觉性动作电位波幅减低。正常电位（上面）和降低的电位（下面）

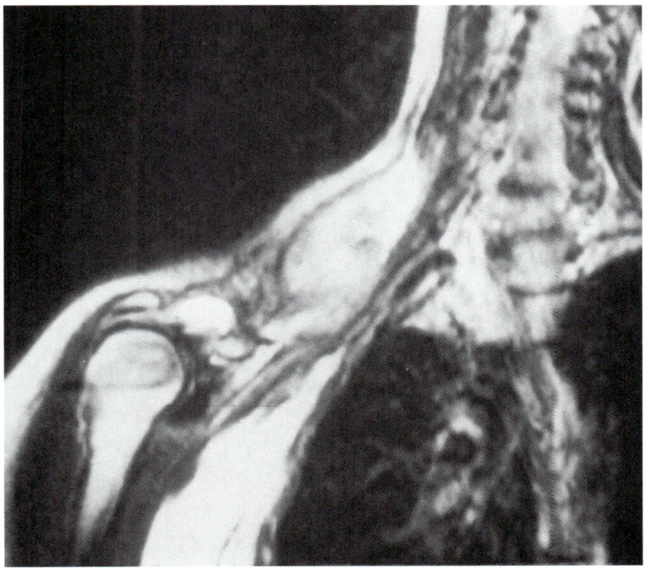

图 2-76　MRI 显示之前放射线照射继发的臂丛处的肉瘤

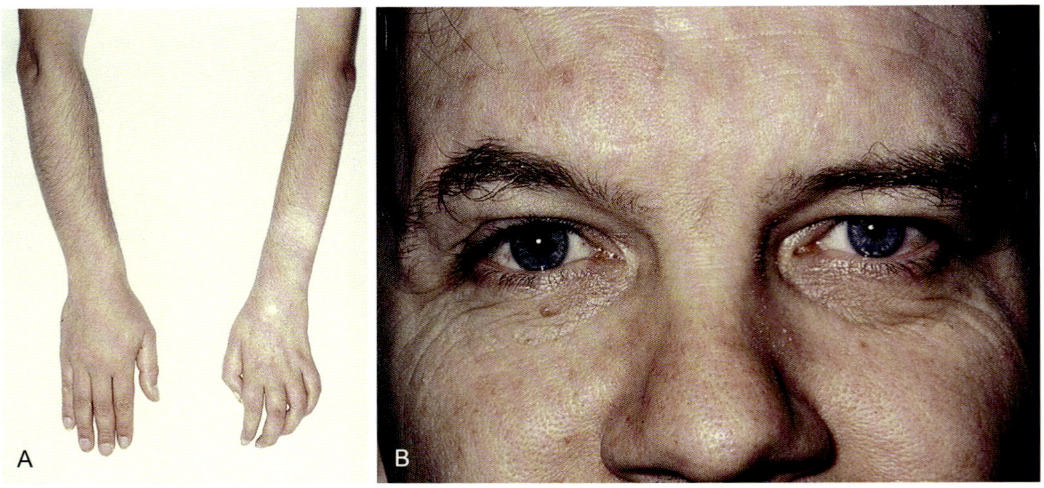

图 2-77 **A**. 外伤后臂神经丛病变引起的左臂整体萎缩。**B**. 左侧臂丛神经丛病引起的 Horner 综合征

的力弱和萎缩。有时可出现感觉障碍，腋神经分布区最多见。肌萎缩常限于三角肌和棘肌肌群（图 2-78），或因胸长神经受累而限于前锯肌，并伴翼状肩胛（图 2-79）。萎缩的肌肉很少对应单个外周神经或神经根的支配区域，甚至不能反映前角细胞受累的部位。神经痛性肌萎缩也偶尔可双侧受累，不伴疼痛（非神经痛性肌萎缩），且反复发作。除非肌萎缩很严重，反射一般保留，这是与神经根受损的显著区别。

坐骨神经损害

坐骨神经可因下列原因受损：跌倒致骨盆或臀部受伤、医疗注射损伤或长时间侧卧位（如药物过量导致长时间意识丧失）。少见原因为抗凝治疗时患者臀部出血造成坐骨神经损伤。

股后肌和坐骨神经中间支及外侧腘支支配的所有肌肉均可出现力弱，支配足和足趾处足背屈肌的外侧腘支受累更严重（图 2-80）。感觉受累见于足外侧缘及腓肠肌下部。踝反射减弱或消失。肌肉萎缩提示轴索横断，可加重预后（图 2-81）。

股神经病 股神经可在通过腰大肌时受腹膜后肿瘤、局部感染或血肿压迫。如神经在腰大肌处受损，可出现髋部俯屈力弱，神经更远处受损（如手术操作

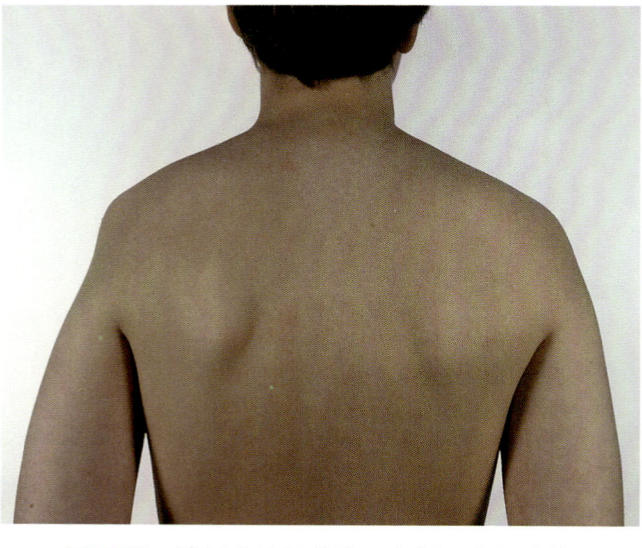

图 2-78 神经痛性肌萎缩，左侧三角肌萎缩

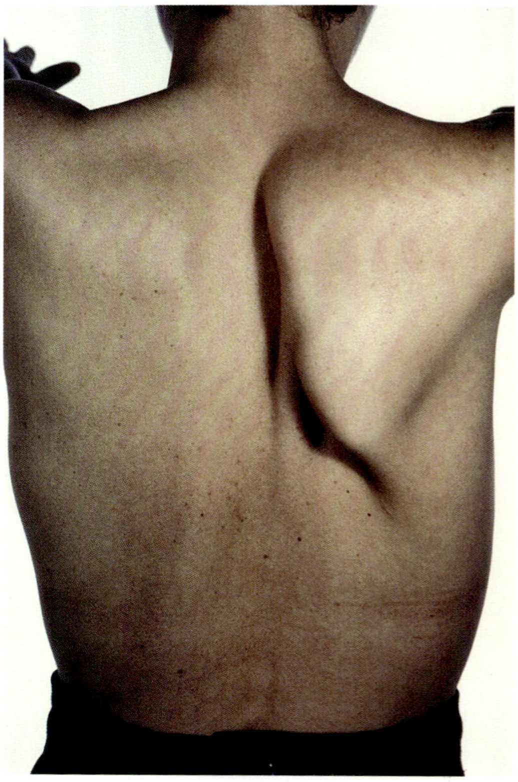

图 2-79 神经痛性肌萎缩。前锯肌无力导致右侧翼状肩胛

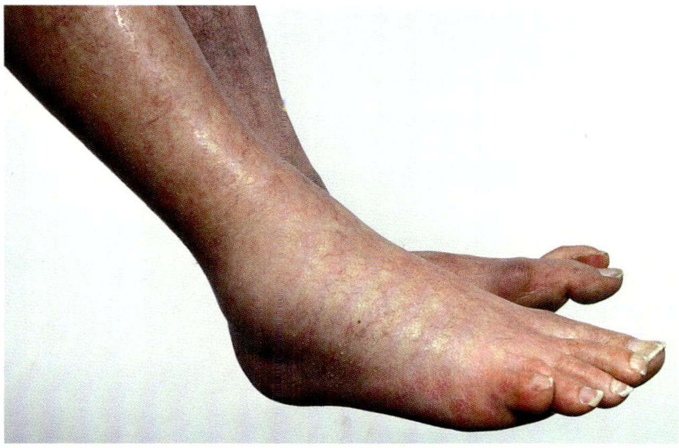

图 2-80　臀部血肿继发的坐骨神经麻痹。右足和右趾下垂

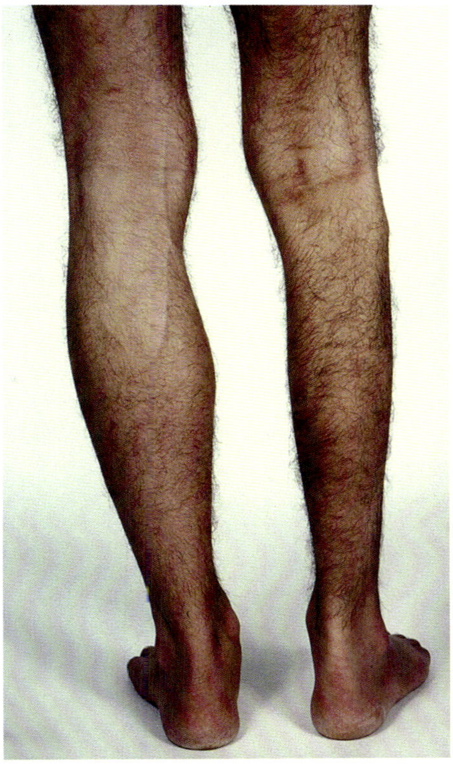

图 2-81　坐骨神经麻痹。右侧腓肠肌萎缩

引起）可有股四头肌力弱的表现，并伴膝腱反射减弱和坐骨神经大隐支受累导致的大腿前部及小腿中间部感觉丧失（图 2-82），后者与脊神经根在第 3 腰椎水平损伤的主要鉴别点是股内收肌是否受累。比较病变侧和非病变侧股神经和隐神经的传导速度对诊断有帮助，但技术上较难实现。

感觉异常性股痛　股外侧皮神经常在腹股沟水平受压，它在该处穿入腹股沟韧带的外侧。感觉异常性股痛不局限于肥胖者。该病临床表现为疼痛，典型者

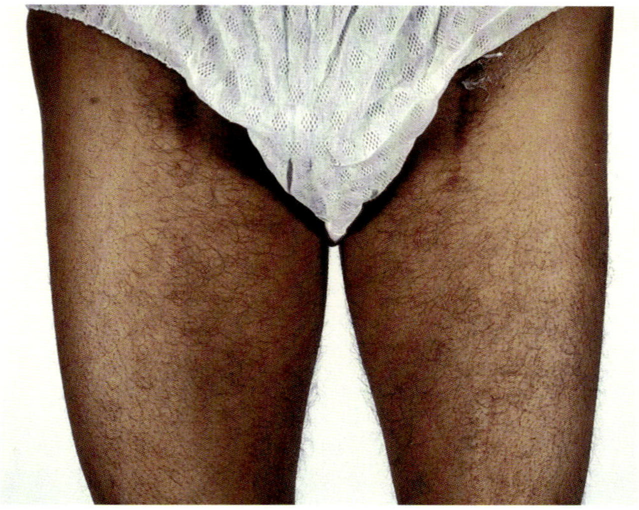

图 2-82　大腿股深动脉成形术后出现的左侧股神经麻痹及股四头肌萎缩

为烧灼样痛，伴股前外侧区局部感觉异常。体格检查发现的感觉异常多局限于比股外侧皮神经支配整个区域更小的范围内。神经传导速度检查有助于诊断，但同样在技术上有很大的挑战性。

腓总（外侧腘神经）神经损害

腓总神经因其在腓骨颈周围绕行而易于受压。外伤可损伤腓总神经（图 2-83），包括屈膝动作（如修

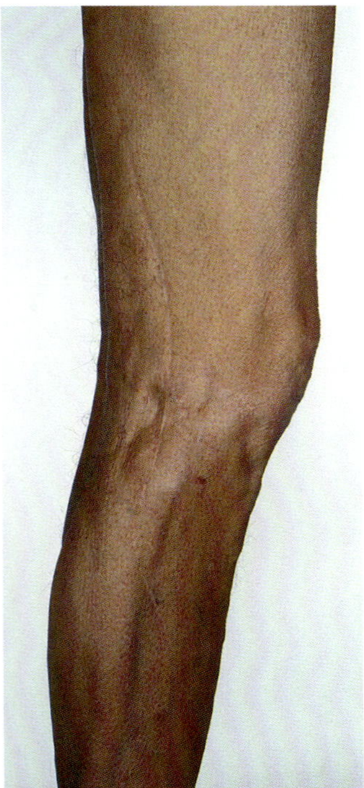

图 2-83　常见的腓总神经麻痹。外伤造成的膝盖水平腓总神经损害

整庭院时）、手术时患者姿势不良对神经造成的压迫，或仅因一段时间卧床休息而相对不活动导致的神经损伤。足外展肌群和足及足趾的背屈肌可出现力弱。一般拇长伸肌最易受累。腓肠肌外侧、足背侧可出现感觉异常，若仅有腓总神经深支受累，感觉异常则局限于第一趾和第二趾之间的小片区域。反射不受影响（图 2-84）。有的病例中，腓骨肌不受累。

跗管综合征 胫后神经穿经一个类似腕管的管道，在管内受压可引起疼痛、麻木以及足底感觉异常。胫后神经的足底内侧支和外侧支均可单独受累，可相应地引起足底内侧或外侧感觉异常。在内髁后面叩击胫后神经可引起疼痛及足部麻刺感。真正足部肌肉的无力较难出现，但可能是存在的。在正常人，刺激大拇趾后在内髁后面可以记录到腓总神经足底内侧支的感觉动作电位，但在大部分跗管综合征的患者中无法测到该电位。

Morton 跖骨痛 相邻跖骨间的趾间神经受压导致足或足趾的疼痛和感觉异常，典型表现为第三和第四趾之间的区域受累，该处的趾间神经常出现一痛性隆起，切除后症状即可缓解。隆起物（即 Morton 神经瘤）的组织学证实其内有神经纤维丢失和纤维化，还有 Schwann 细胞增生及环状纤维化，因此该病是一种嵌压性神经病而不是真性神经瘤形成（图 2-85）。

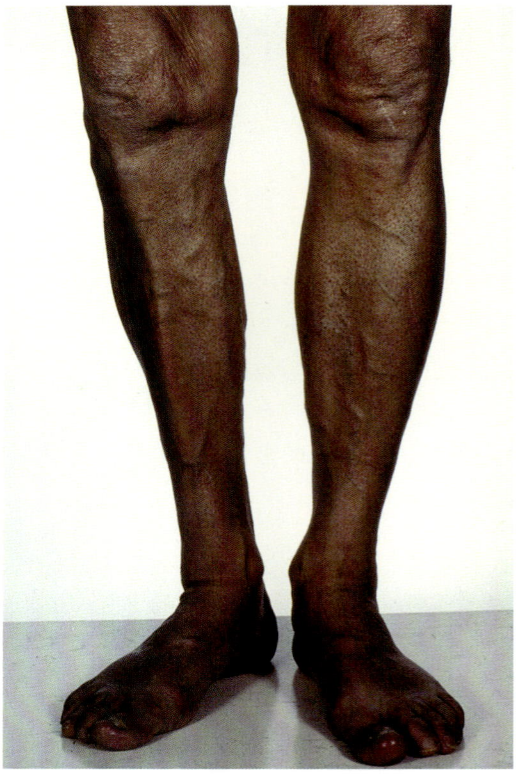

图 2-84 常见的外伤性腓总神经麻痹引起的右侧胫骨前肌严重萎缩

多发性单神经炎

多发性单神经炎是一种临床综合征，其特点为短时间内相继出现非对称性单个神经麻痹，导致肌肉无力，常伴明显疼痛及感觉障碍。如前所述，该病常演变为经典的对称性多神经病。病理改变多位于轴突而不是髓鞘，多为神经滋养血管血栓形成导致的微梗死。该病的病因包括血管炎、胶原血管病、糖尿病和异常蛋白血症。颈神经也可受累（图 2-86）。

多发性单神经病见于麻风病、肉瘤样病及肿瘤浸润，其进展更为隐匿。

伴传导阻滞的多灶性运动神经病

在伴传导阻滞的多灶性运动神经病中，肌肉无力进展缓慢且主要表现为远端无力，迁延数年。上肢比下肢更易受累。受累肌肉萎缩。肌束震颤常较明

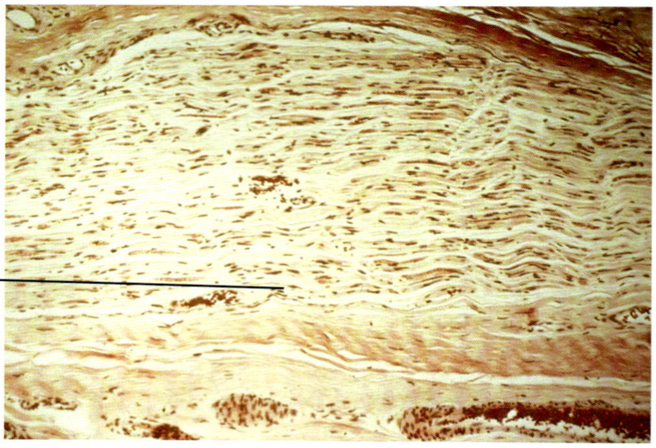

图 2-85 Morton 神经瘤。神经纤维萎缩伴胶质增生

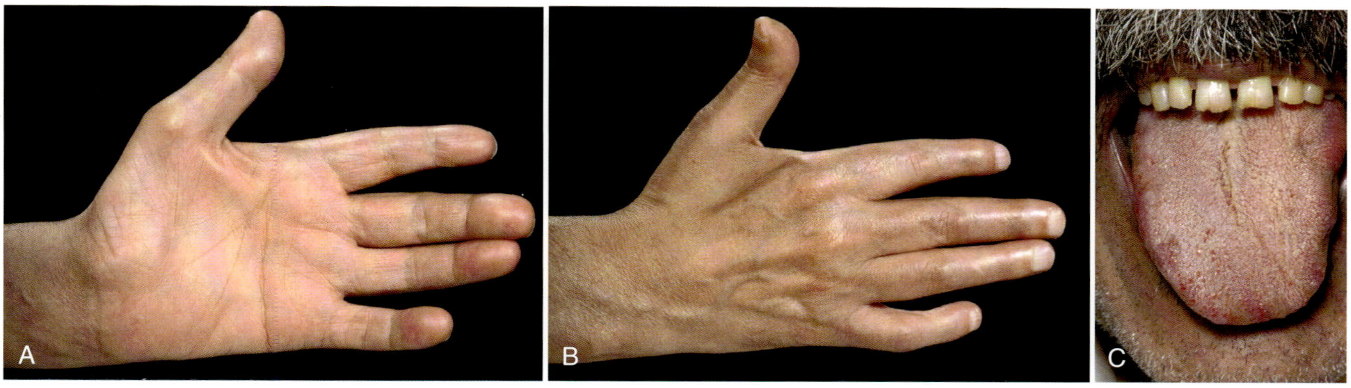

图 2-86 多发性单神经炎。左侧正中神经和尺神经受累（**A**）、右侧尺神经受累（**B**）和左侧舌下神经受累（**C**）

显，而且由于缺乏感觉受累的症状和体征，该病常在进行辅助检查前被误诊为运动神经元病。肌电图表现多样，外周的运动神经中常见多灶性传导阻滞（图 2-87）。

越来越多的学者一致认为多灶性运动神经病是 CIDP 疾病谱的一部分，但其与 CIDP 不同的是它对糖皮质激素治疗无反应。然而，免疫抑制治疗特别是静脉输注免疫球蛋白至少在该病初期的疗效较好。

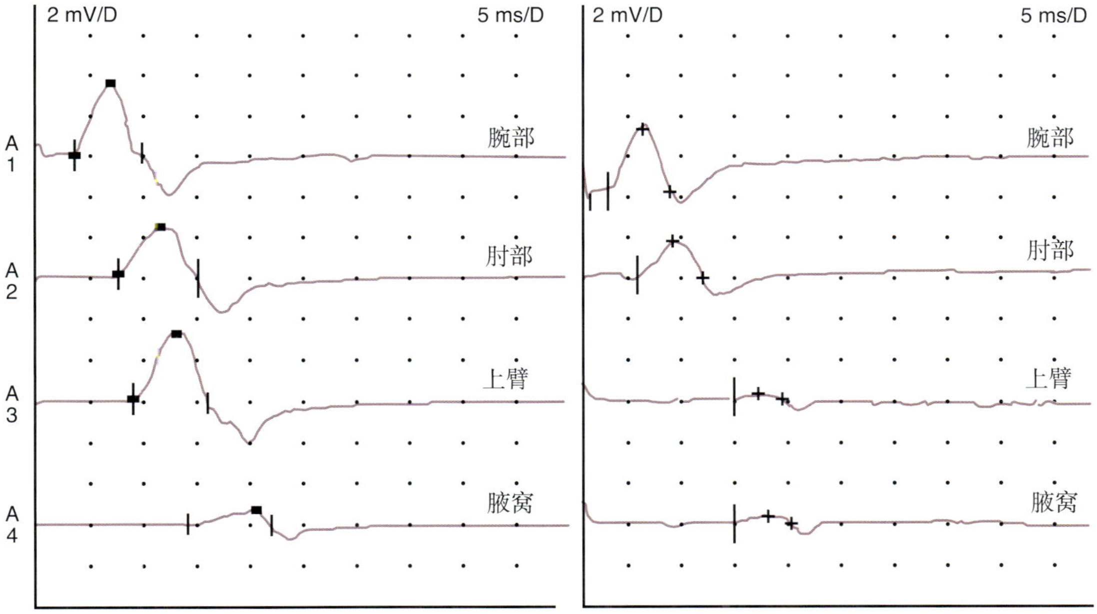

图 2-87 多灶性运动神经病。EMG 表现。右边腋窝区正中神经的局灶性传导阻滞（左图）和左上臂处正中神经的局灶性传导阻滞（右图）

第三章

肌病和肌无力

冯 枫 李 腾 译

肌病分遗传性或获得性，可按多种方式分类。总的来说，炎症、毒物和新陈代谢障碍导致的肌病可引起非选择性、对称性和广泛性近端肌肉无力，而遗传性肌病常引起选择性肌无力和特定形式的肌萎缩。肌病的诊断与起病年龄、疾病进展速度、有无家族史、肌无力与肌萎缩的形式、是否伴肌肥大和肌强直有关，还与心脏和呼吸系统是否受累以及是否存在关节挛缩和脊柱后凸侧弯等骨骼畸形有关。

肌酸激酶（creatine kinase，CK）测定、神经电生理检查和肌肉影像学检查均有助于明确肌病的特点及严重程度。其他检查手段可确定肌病是原发性还是继发于系统性疾病。肌肉活检结合免疫组化、基因、蛋白质分析，肌肉组织的生化分析，对肌病的正确诊断至关重要。

框 3-1 列出了基于临床表现的肌病分类，本章仅介绍众多肌病中最常见的类型，有兴趣的读者可以访问 http://neuromuscular.wustl.edu/ 获取更多详细内容。

框 3-1 肌病的临床分类

遗传性肌病
- 肌营养不良和相关疾病
- 强直性肌营养不良
- 肌肉的离子通道病（非肌营养不良性肌病和周期性瘫痪）
- 先天性肌病
- 肌纤维性肌病和遗传性包涵体肌病
- 线粒体肌病
- 代谢性肌病

获得性肌病
- 炎性肌病
- 系统性疾病中的肌病
- 毒物和药物介导的肌病

框 3-2 肌营养不良和遗传性肌病的临床类型

躯干和肢带型肌营养不良和肌病
- Duchenne 肌营养不良（DMD）*
- Becker 肌营养不良（BMD）*
- 肢带型肌营养不良（LGMD）
- 先天性肌营养不良（CMD）*†
- Bethlem 肌病 *
- Emery-Dreifuss 肌营养不良（EDMD）*†

伴头部肌群受累的非肢带型肌营养不良和肌病
- 面肩肱型肌营养不良（FSHD）
- 眼咽型肌营养不良（OPMD）
- （强直性肌营养不良）*

远端型肌病
- Welander 病
- Myoshi 肌病
- Tibial 肌营养不良
- Nonaka 肌病
- Laing 型肌病

* 伴心脏受累
† 伴早期明显挛缩

遗传性肌病

肌营养不良及相关疾病

肌营养不良是进行性加重的遗传性肌病，组织学特点为肌纤维坏死及变性并被脂肪和纤维结缔组织所替代。这种肌肉营养障碍较少用“肌营养不良”来描述，而更多的是用“肌病”这一通用术语来描述。肌营养不良的三种主要肌无力类型各具特点（框 3-2）。

躯干和肢带型。这种肌无力类型包括 Duchenne 肌营养不良（DMD）、Becker 肌营养不良（BMD）和肢带型肌营养不良（LGMD）；也见于先天性肌营养不良（CMD）、Bethlem 肌病和 Emery-Dreifuss 肌营养不良（EDMD），但这些疾病早期即可有显著的肌肉挛缩，有些患者还合并心脏受累。

伴头部肌肉显著受累的非肢带型。该型包括面肩肱型肌营养不良（FSHD）及眼咽型肌营养不良（OPMD）。需注意强直性肌营养不良虽属于该型，但常被划分为肌强直性疾病，见本章相关部分。

远端型。选择性远端肌肉无力在肌病中并不常见，但这种类型的肌无力的鉴别诊断需考虑到远端型肌病，它更常为神经源性。

躯干和肢带型肌营养不良和肌病的发病机制

这类疾病常由下述蛋白缺陷引起：

肌纤维骨架 包括肌膜和细胞外基质的蛋白

肌节结构（*具有收缩功能的结构*）现在特指肌纤维性肌病

细胞质内酶类 它们对细胞骨架的修复具有一定作用

这些结构如图 3-1 所示。此外，某些核膜蛋白缺陷也可导致躯干和肢带型肌营养不良和肌病，但致病机制尚不清楚。

细胞骨架蛋白缺陷

肌纤维骨架由肌膜和细胞外基质的结构蛋白组成，包括基膜和植入于无结构基质中的弥散性胶原蛋白网。迄今为止，已证实的肌病原因包括肌营养不良蛋白、肌聚多糖和肌营养不良蛋白聚糖及小窝蛋白 3 的缺乏，还包括出现 dysferlin 蛋白。肌聚多糖和肌营养不良蛋白聚糖统称为肌营养不良蛋白结合性糖蛋白（DAG）。α- 肌营养不良蛋白聚糖有时也被称为 α 肌聚糖。

基膜蛋白包括分层蛋白（现更常被称为层粘连蛋白 α-2）、整合素和胶原蛋白 6。基膜蛋白缺陷主要导致先天性肌营养不良（CMD）。

肌营养不良：DMD 和 BMD

肌营养不良蛋白是肌纤维骨架的关键成分。这种蛋白的分子缺陷可导致许多类型的肌营养不良，其中 DMD 和 BMD 是最常见且最严重的类型。

DMD 是肌营养不良的原型，也是肌营养不良中第一个被定义的类型。它是人类最常见的 X 连锁隐性遗传性疾病，发病率约为每 3500 男性活产婴儿中有 1 例。约 1/3 患儿的母亲携带肌营养不良致病基因，但这个庞大的基因具有极高的突变率，其他新的基因突变病例源于母亲、祖母及祖父的性腺镶嵌现象：其中多数是由于母亲、祖母及祖父有性腺镶嵌，剩余的是受累男孩的体细胞突变所致。尽管这种疾病能够在出生甚至怀孕时被诊断出，但患者常在 3~6 岁时才被发现，此时作为基因携带者的母亲可能已将致病基因遗传给了另一个患儿。

肌肉肥大特别是腓肠肌的肥大，是 DMD 的显著特点（图 3-2）。肌营养不良的初步分类部分基于是否存在此特点（假肥大性肌营养不良）。假性肌肉肥大的主要原因是脂肪和纤维组织取代了肌纤维，使肌肉

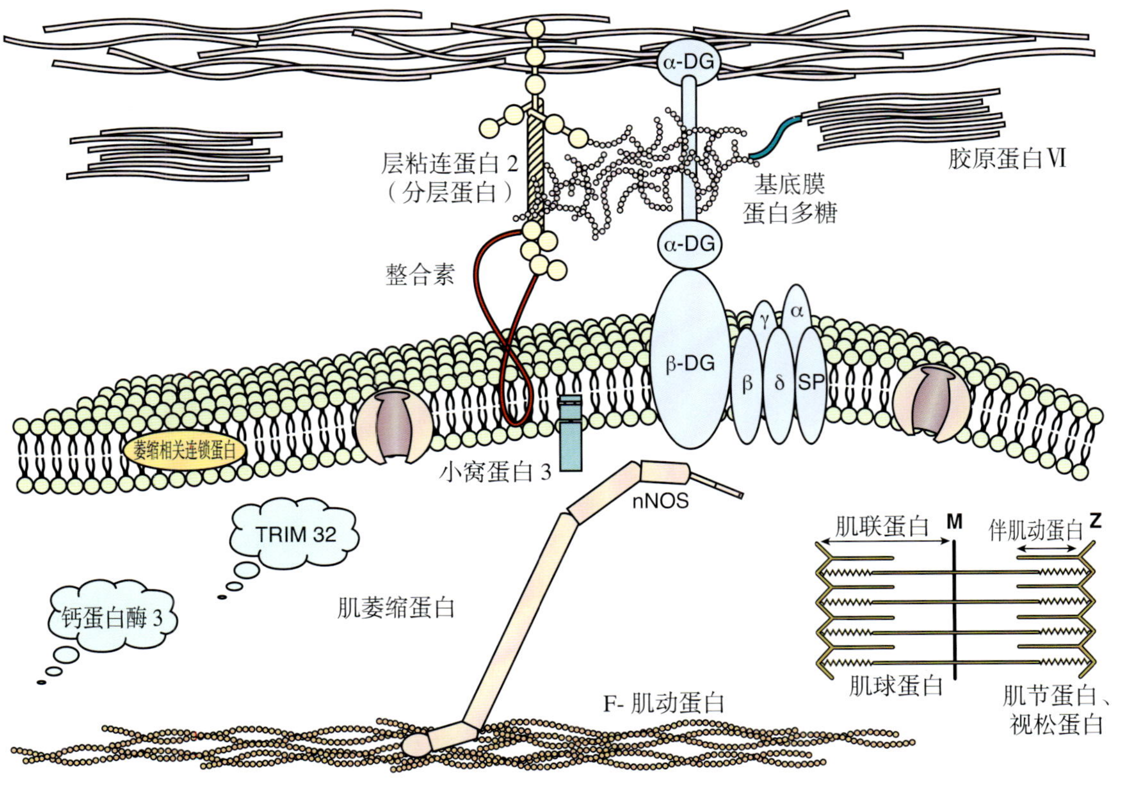

图 3-1　肌纤维的细胞骨架、细胞外基质和肌节蛋白

呈坚硬的橡胶感。其他肌肉也可受累，如舌肌。

假性肌肉肥大可导致运动传导延迟，许多患病男婴 18 个月大时仍不能行走。肌肉常选择性受累，可累及肢带肌、躯干肌和肢体近端肌肉，尤其是双下肢，患者无法从地板上站起来。患病男孩用双上肢帮助站立，通过“延腿攀升”弥补躯干肌肉力量和稳定性的不足（称为 Gowers 征）（图 3-3）。这是 DMD 的典型表现，也可作为伴假性肌肉肥大的所有肌病的一个特点。另一个主要表现是腰椎过度前凸、脊柱后凸侧弯畸形和废用性挛缩（图 3-4 和图 3-5），但这些畸形因现代矫形器及脊柱手术的存在已较少见。患者 12 岁左右时丧失行走能力，常在二十几岁或 30 岁出头时死于呼吸衰竭或心力衰竭。约 1/3 的患者合并一定程度的精神发育迟滞。

伴左心室和室间隔后基底部和侧壁选择性萎缩和瘢痕形成的心脏受累，可导致心肌渐进性肥厚和扩张型心肌病以及心律失常。这种改变在 18 岁左右的患者中不可避免发生，但只有约一半的患者出现症状。心电图的特征性表现为胸导可见较深的非梗死性 Q 波和波幅较大的 RS 波（图 3-6）。

BMD 临床表现更加多样，童年至成年早期均可发病。患者能生存到正常寿命。肌肉受累形式与 DMD 类似，但肌无力程度较轻且常在 30 岁或之后

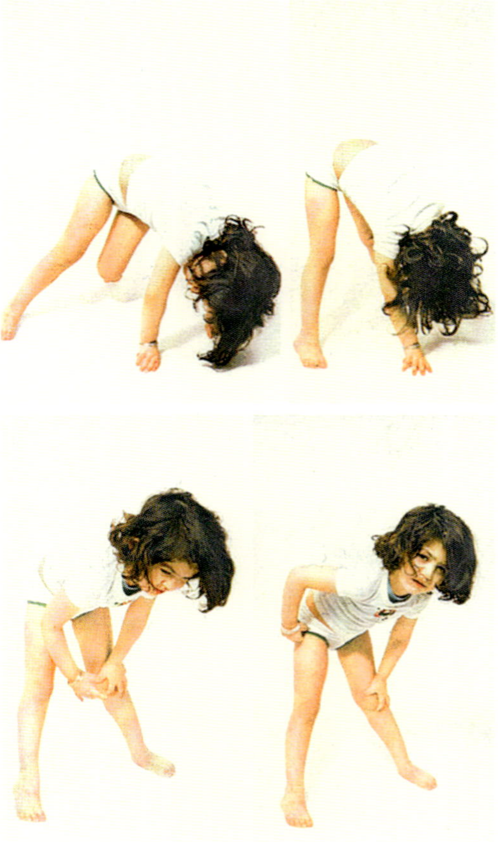

图 3-3　Gowers 征

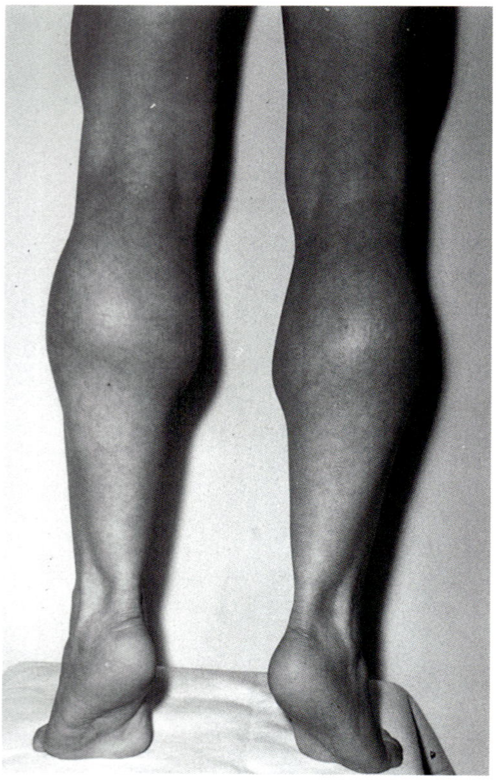

图 3-2　DMD 患者的腓肠肌肥大

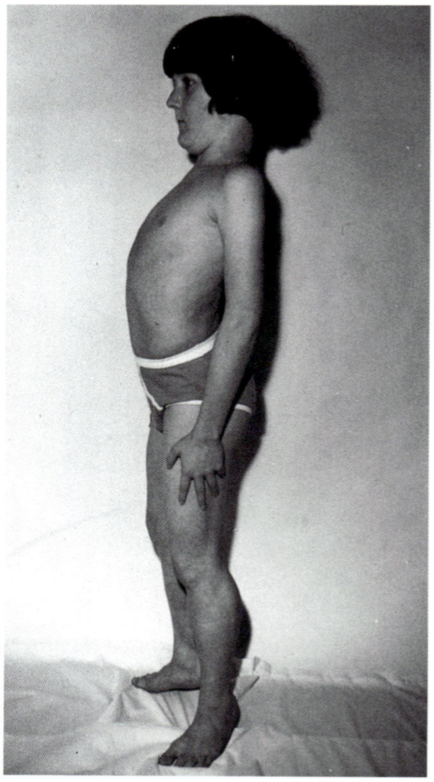

图 3-4　DMD。脊柱过度前凸（“异常凹背”）

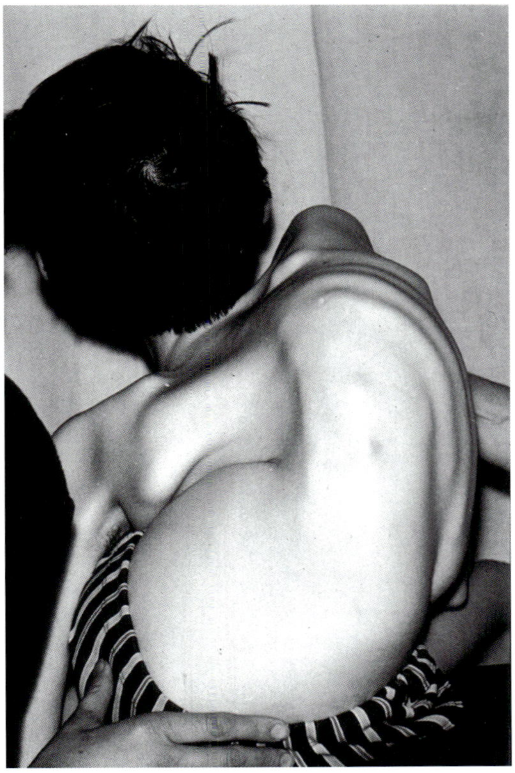

图 3-5　DMD。脊柱过度后凸侧弯

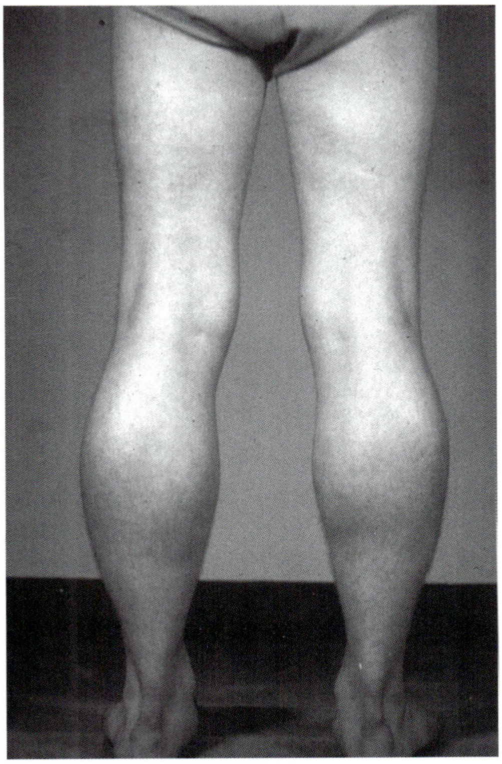

图 3-7　BMD 患者的腓肠肌肥大

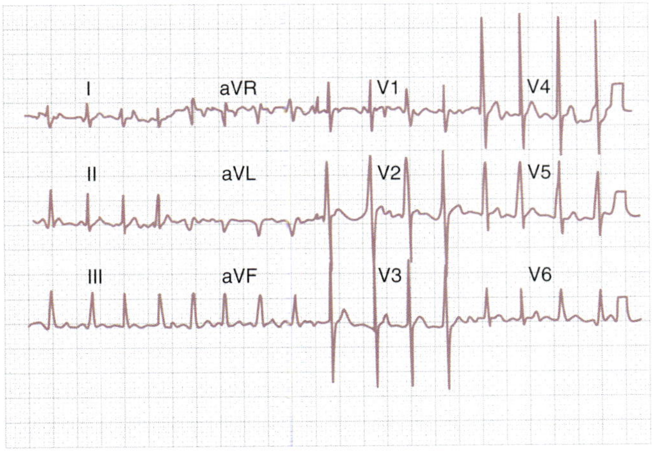

图 3-6　DMD 患者的心电图。胸导可见较深的非梗死性 Q 波和高波幅的 RS 复合波

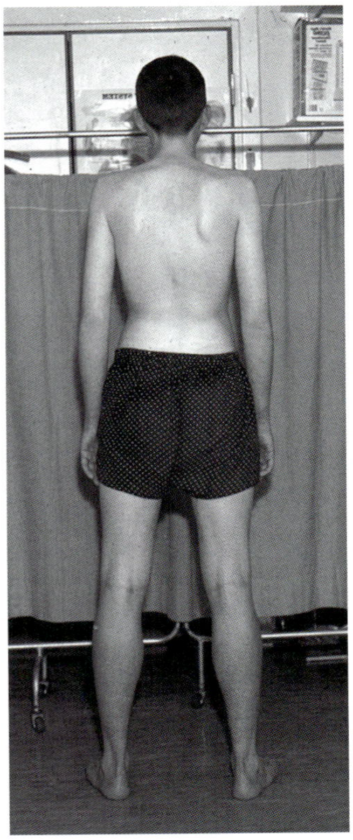

图 3-8　表型较轻的 BMD 患者，有劳累性肌痛、腓肠肌可疑增粗和轻度翼状肩胛等表现

仍能行走。劳累性肌痛是一种常见的症状，也可以是唯一的表现。腓肠肌可见典型假性肥大，常为突出表现（图 3-7），但有些患者在疾病早期并不明显（图 3-8）。

肌营养不良患者血清中的肌酸激酶至少在疾病早期非常高（至少比正常值高 10 倍以上，通常在 100 倍左右）。绝大多数患者需进行肌肉活检（图 3-9 和图 3-10），标准的淋巴细胞 DNA 分析常能确定肌病的性质及突变的基因位点，70% 的患者中常见肌营养不良蛋白基因缺失。检测中可能发现基因异常的复制，但突变位点需要行全基因序列测定。

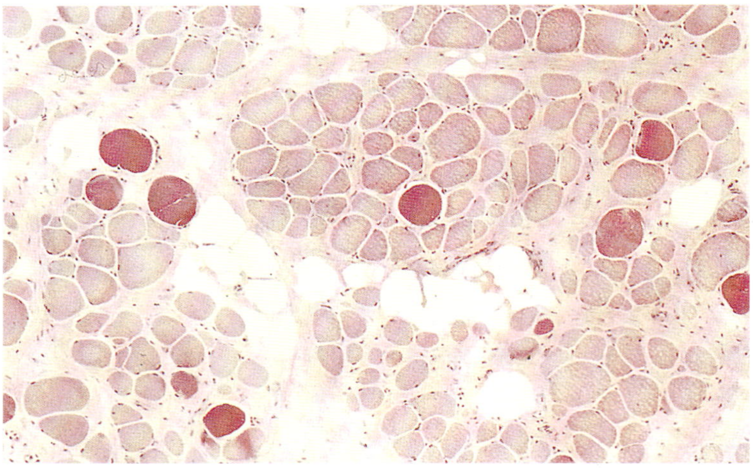

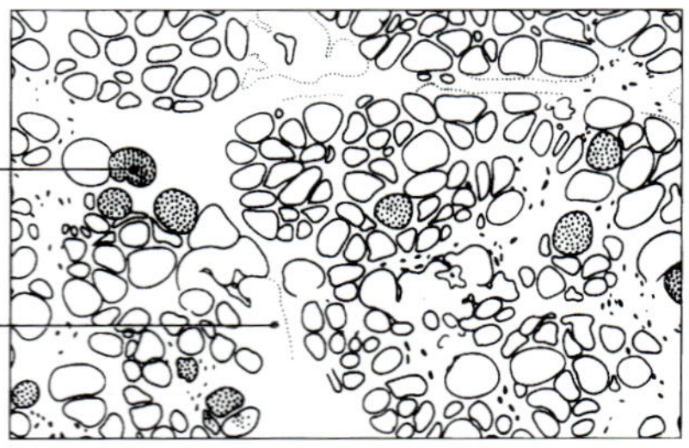

图 3-9 DMD。肌肉活检切片显示染色的肌纤维大小不等，可见过度收缩（透明样）的纤维和肌肉被脂肪与纤维组织替代（营养不良性改变）（HE 染色）

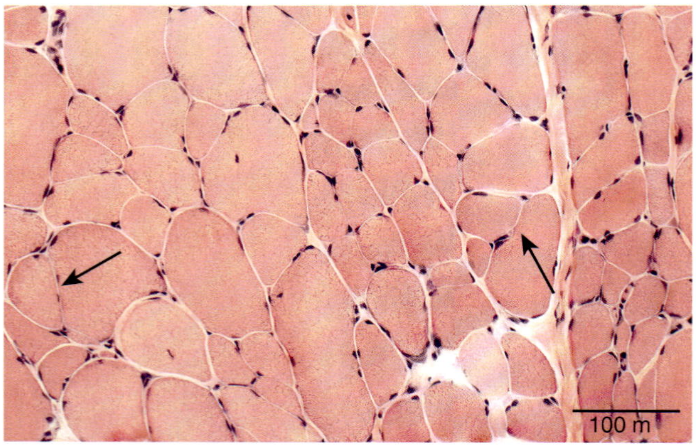

图 3-10 BMD 患者的肌肉活检结果。染色肌纤维肥大，有时伴纤维分裂（箭头处），出现嗜碱性染色的纤维是肌纤维再生的特征性表现

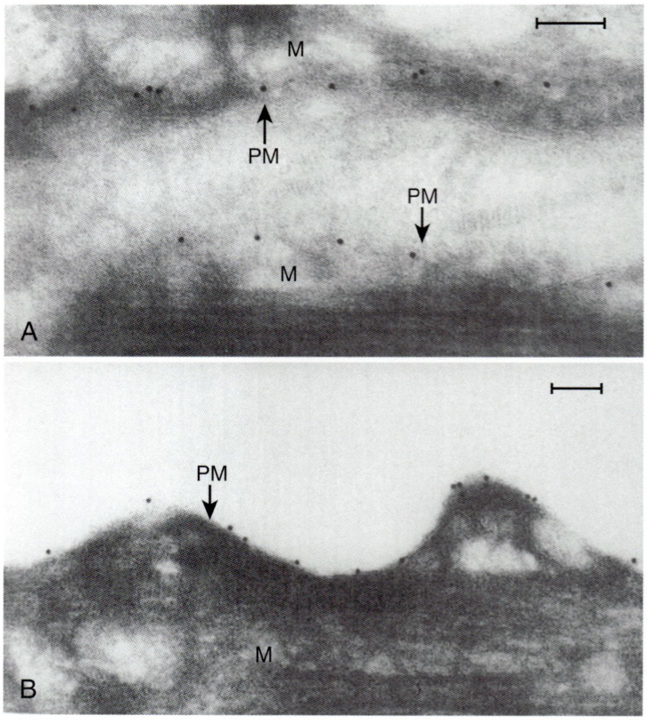

图 3-11 利用抗体对分子量为 43kD 的肌营养不良蛋白相关糖蛋白进行免疫金标记，可显示肌营养不良蛋白在肌膜上的正常的节样沉积。M，肌原纤维；PM，细胞质膜（Reproduced from Russell J. M. Lane, editor: Handbook of Muscle Diseaed, 1996, by permission of Marcel Dekker, lnc.）

肌营养不良蛋白

肌营养不良蛋白是人体中分子量最大的蛋白之一（427kD），由位于 Xp21.2 的超过 250 万个碱基对组成的基因编码，包括 79 个外显子。这种分子将 F-肌动蛋白连接到肌膜（图 3-1），肌营养不良蛋白分子以节样（像肋骨的）的形式排列，从而形成肌膜的骨架（图 3-11）。缺失肌营养不良蛋白可破坏肌肉表面膜结构的完整性，使钙离子及其他有害物质经被称为 δ 病变的缺口进入肌纤维内（图 3-12）。过量的钙会引起肌纤维局部过度收缩（呈透明样纤维），并导致纤维坏死（图 3-9）。

肌营养不良蛋白基因的突变可能在框架之外，导致肌营养不良蛋白完全缺失引起 DMD；或在框架内，导致肌营养不良蛋白部分缺失，引起典型的 BMD 及其他类型肌营养不良蛋白性肌病如特发性高 CK 血症，X 连锁的心肌病（年轻男性呈充血性心力衰竭而女性携带者出现不典型胸痛），单独出现的股四头肌无力，劳累性肌痛和发作性肌红蛋白尿。这种肌营养不良蛋白的缺失可使用特定的抗肌营养不良蛋白抗体从免疫组化的角度证实（图 3-13），但当小的

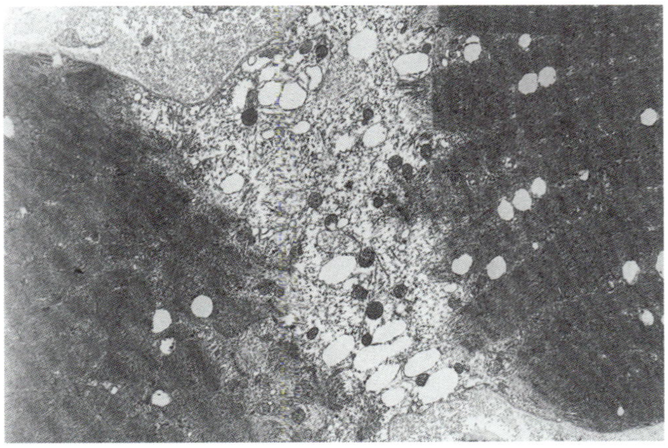

图 3-12　DMD。电子显微镜照片显示 δ 病变，指肌营养不良蛋白缺乏引起细胞骨架完整性缺失从而导致肌纤维膜断裂。这种断裂导致肌节匀浆化，提示肌纤维出现早期坏死

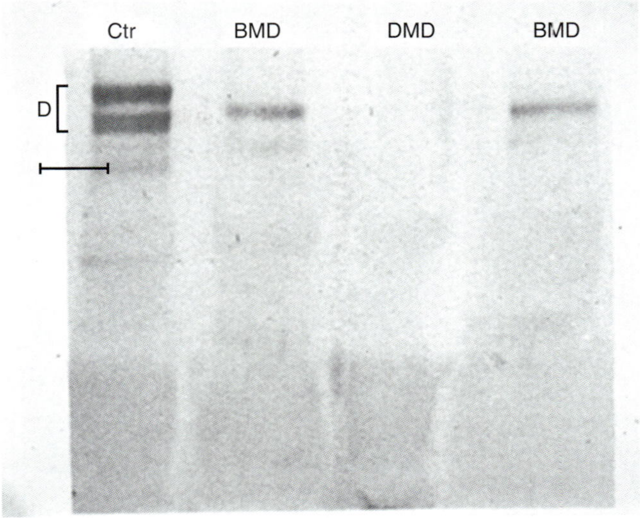

图 3-14　蛋白印迹法检测肌营养不良蛋白。正常情况下，相关抗体可显示全长的肌营养不良蛋白条带和较短的肌营养不良蛋白亚型条带组成的双链条带（D）。DMD 患者的肌营养不良蛋白缺失，而 BMD 患者的肌营养不良蛋白的亚型较短（在凝胶上更易移动），且数量也减少

突变仅影响蛋白的某个区域时，使用标准抗体染色会出现假阳性。蛋白印迹法可证实许多可疑病例存在肌营养不良蛋白缺失（图 3-14）。

显性携带者

10%~20% 的女性携带者为隐性突变。这是由 X 染色体失活所致，导致突变的编码肌营养不良蛋白的基因的比例升高。这种改变引起的肌病通常为肢带肌受累型，但偶见个别肌肉的细胞核缺乏肌营养不良蛋白基因可能仅导致特定肌肉受累，例如一侧腓肠肌受累（图 3-15，A）。女性携带者的肌肉活检可见肌营养不良蛋白阳性和阴性的肌纤维共存（图 3-15，B 和 C）。

肢带型肌营养不良

肢带型肌营养不良（LGMD）的人群发病率可能为十万分之一。由于 90% 的 LGMD 是常染色体隐性遗传，因此该病的典型发病形式为散发性。相似的临床表现也可能见于其他疾病，包括脊肌萎缩症、肌营养不良蛋白缺乏症和炎性肌病及线粒体肌病，所以必须进行全面检查。LGMD 的两种类型和肌联蛋白缺乏症，还可导致远端型肌病。这些基因的相同突变可导致同一家庭的成员出现不同类型的临床表现，但这种家族内表型遗传的机制并不清楚。

目前已发现 6 种常染色体显性遗传的 LGMD 类型（LGMD1A~1F）和 10 种常染色体隐性遗传的 LGMD 类型（LGMD2A~2J）。某些类型如 LGMD2A（酶缺乏症）和 LGMD2I（相关的蛋白缺乏症）常见，而其他类型在全球仅有几例家系报道。超过 1/4 的 LGMD 致病缺陷蛋白尚未明确。

总之，LGMD 源于肌浆蛋白缺陷（肌聚多糖、

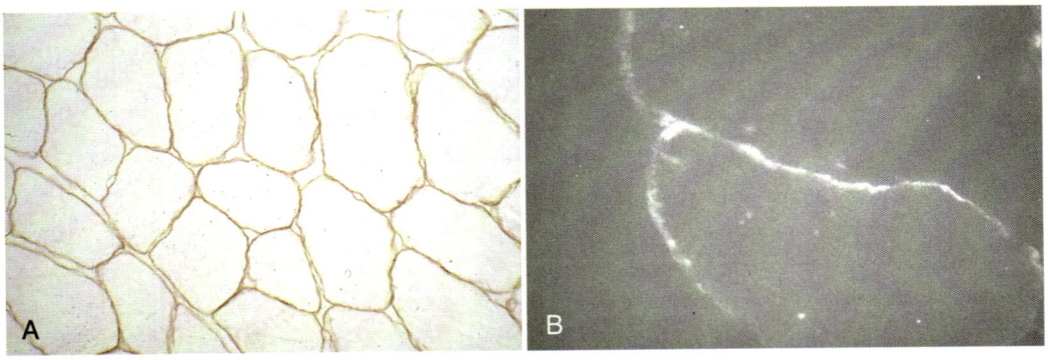

图 3-13　肌营养不良蛋白染色。**A.** 正常人的肌肉活检可见肌纤维膜内表面上皱褶状的蛋白。DMD 患者中没有该染色的蛋白。**B.** BMD 患者可见斑片状染色，提示肌营养不良蛋白变短（免疫荧光染色）

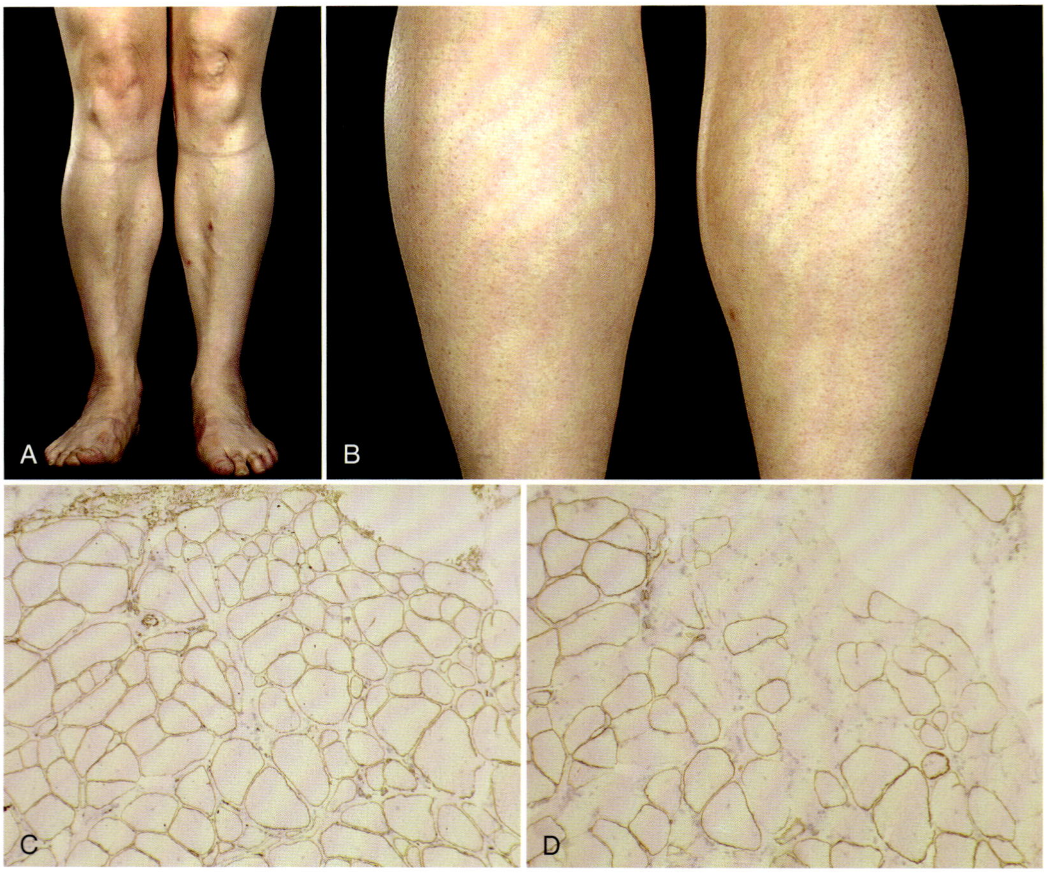

图 3-15 肌营养不良蛋白相关肌病。显性携带者（**A** 和 **B**），现病史为右侧腓肠肌肥大。没有肌病的家族史。**C**. β-膜收缩蛋白免疫组化染色显示肌纤维膜结构完整。**D**. 肌营养不良蛋白染色显示阳性和阴性纤维形成的马赛克样改变

dysferlin 和小窝蛋白），细胞质酶缺陷（如水解酶 3、TRIM32）和肌节（肌原纤维）蛋白缺陷（如肌联蛋白、视松蛋白）。

成年发病的 LGMD 常在十几岁到二十几岁之间起病，以进行性行走困难及继之出现的上肢近端无力为主要表现。患者通常在发病 20~30 年后失去行走能力；即使在同一家族内，成员的起病年龄和进展也有很大的不同。头颅和延髓的肌肉不受影响。颈部肌肉无力，肩部和腰带肌、四肢近端肌肉无力和萎缩，股四头肌有时可不受累（图 3-16）。髋关节外展强于内收，可能导致查理·卓别林（Charlie Chaplin）步态。远端肌肉受累和腓肠肌肥大形式多变。在某些类型中，肌肉肥大显著，有提示 BMD 的表现（图 3-17）。双侧翼状肩胛是早期常见的特点（图 3-18），最终导致明显的肌萎缩，尤其是近端肌肉萎缩（图 3-19）。

儿童期发病的 LGMD 呈 DMD 样表型，被称为严重的儿童期常染色体隐性遗传性肌营养不良。然而，由于是常染色体遗传，该病不仅影响男孩，也

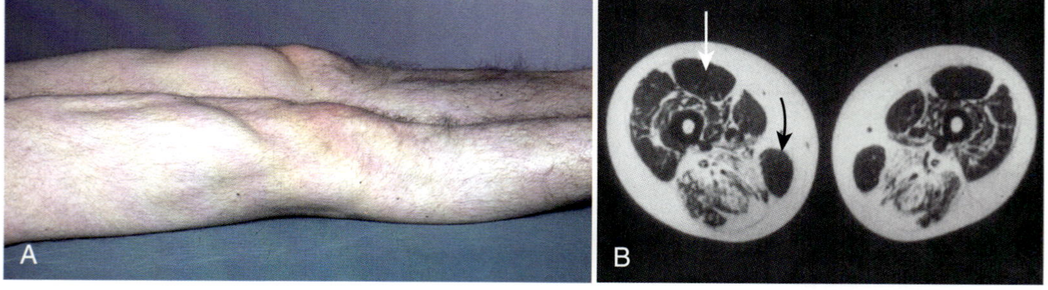

图 3-16 肢带型肌营养不良患者的股四头肌未受累。**A**. 正常隆起的股四头肌。股后肌群无力和萎缩。**B**. 股部 CT 扫描证实股后肌群选择性受累（高信号处），而股四头肌未受累（箭头处）。与股内收肌相比，股外展肌也很发达

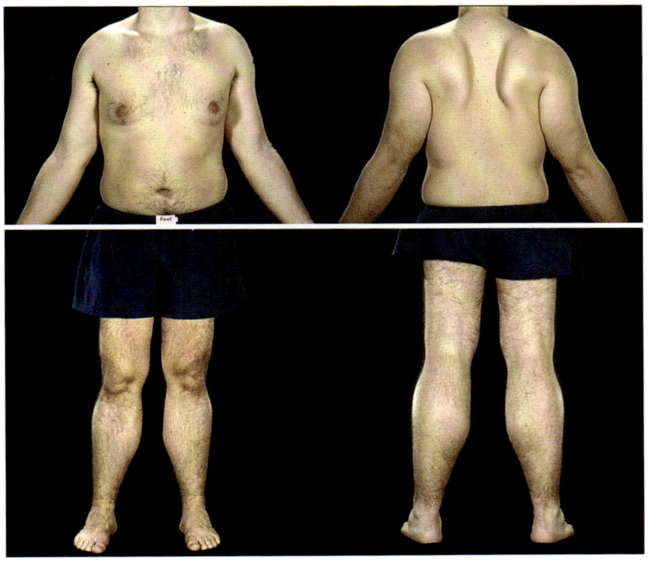

图 3-17　α- 肌聚多糖肌萎缩症所致的成年肢带型肌营养不良患者。该患者表现为 BMD 型临床特点，肌营养不良蛋白的检测正常

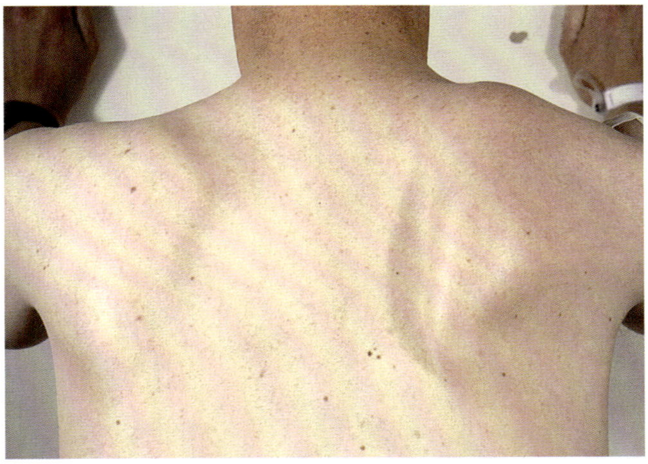

图 3-18　肢带型肌营养不良。可见典型的不对称的翼状肩胛

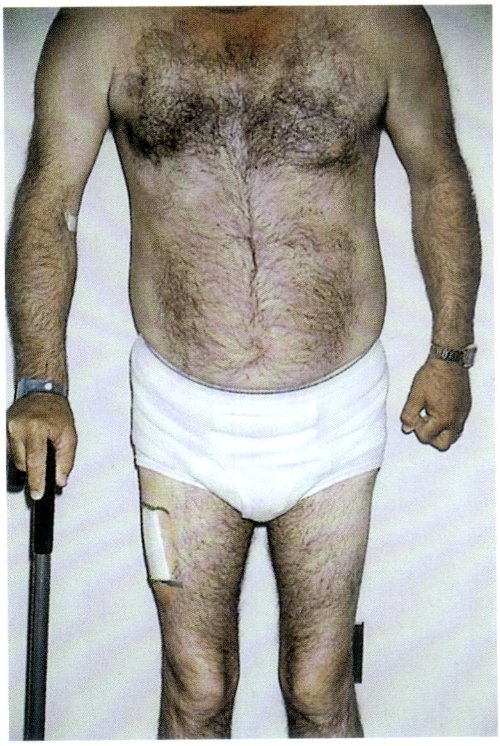

图 3-19　肢带型肌营养不良患者的近端肌肉萎缩

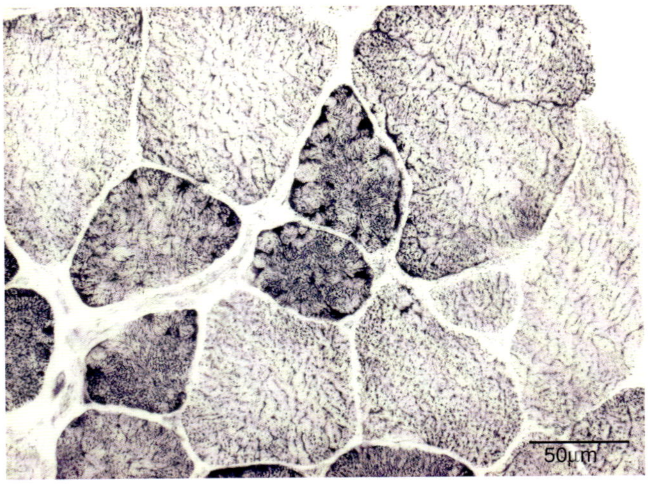

图 3-20　肢带型肌营养不良。NADH-TR 染色显示肌纤维肥大，并可见典型的分叶状肌纤维

可影响女孩。

LGMD 患者的 CK 水平增加，但特定情况下变化相当大。CK 水平非常高提示可能为 LGMD2B（即 dysferlinopathy）。肌肉活检呈非特异性改变，但组织化学染色所见的分叶状肌纤维和虫蛀样肌纤维对该病有提示意义（图 3-20）。明确诊断需要免疫组化技术结合多种蛋白印迹技术（图 3-21）。

先天性肌营养不良

先天性肌营养不良是肌肉广泛受累的严重肌病，婴儿在出生时或出生后几个月即可发病，表现为肌张力显著降低、肢体挛缩和呼吸及喂食困难。预后较差。分子标记技术可行性的增加提示引起先天性肌营养不良的基因突变比之前预想的更常见，轻微的表型变异见于儿童晚期，甚至罕见于成年期，以 LGMD 的形式表现。有些先天性肌营养不良患者仅有肌肉受累，可有显著的中枢神经系统受累症状。

缺陷蛋白的位点如图 3-1 所示。缺陷蛋白包括细胞外基质中的结构蛋白，如基膜的蛋白（分层蛋白）或层粘连蛋白 α2（6q2）及整合蛋白 α7（12q），酶

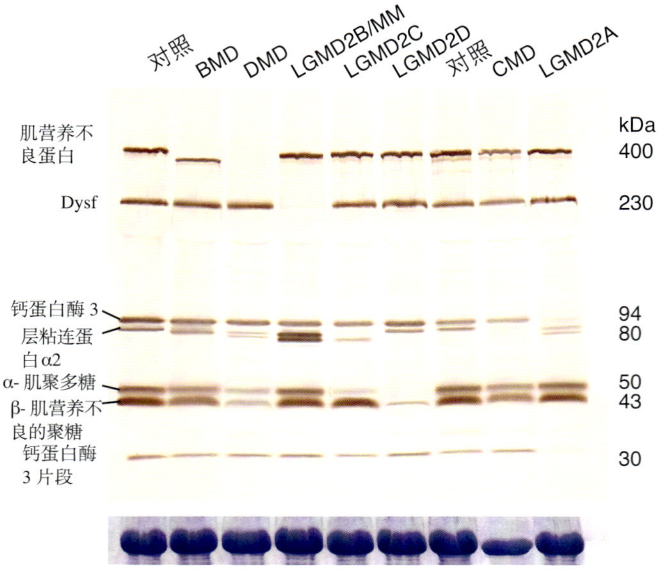

图 3-21 单克隆抗体鸡尾酒混合标记的多重蛋白印迹法检测与躯干和肢带型肌营养不良相关的蛋白。电泳结果（由左至右）为：
泳道 1：正常对照的肌肉样本（Dys，肌营养不良蛋白，400kD；Dysf，disferlin，230KD； 钙蛋白酶 3，94KD 和 30KD；层粘连蛋白 α2，80KD；α- 肌聚多糖，50KD；β- 肌聚多糖，43KD。）
泳道 2：BMD 患者中基因框架内的突变导致的缩短的（更具活动性的）肌营养不良蛋白片段。
泳道 3：DMD 中基因框架外的突变导致肌营养不良蛋白完全缺失，并继发其它条带标记的减少。
泳道 4：LGMD 2B/MM (miyoshi 肌病) 中，dysferlin 完全缺失。
泳道 5 和 6：在严重的常染色体隐性遗传的肌营养不良儿童病例中，肌聚多糖和肌营养不良蛋白聚糖缺失（分别对应 LGMD 2C 和 LGMD 2D）。(Courtesy of late Dr. Louise Auderson, Newcastle univerisfy, Newcastle upon Tyne, UK）
泳道 7：正常对照。
泳道 8：在先天性肌营养不良中，层粘连蛋白 α2 缺失。
泳道 9：在 LGMD2A 中，钙蛋白酶 3 缺失。
MHC：考马斯兰染色的肌球蛋白链显示每一个泳道中肌蛋白的含量

的缺陷包括肌营养不良蛋白和含硒蛋白 N1（SEPN1）的糖基化，SEPN1 是一种细胞质内的网状组织蛋白（1p3）。位于细胞外基质的胶原蛋白 6（COL6, 21q22.3, 2q37）的缺陷引起 Ullrich 型的先天性肌营养不良，但也可引起 Bethlem 型肌病，一种相对良性的成人常染色体显性遗传性肌病，为躯干及肢带肌受累，其特点包括强直性脊椎及肢体显著挛缩，特别是长手指屈曲，导致“祈祷征”（图 3-22）。

另一基质蛋白，基底膜聚糖的缺失可引起 Schwartz-Jampel 综合征（侏儒综合征）（图 3-1）。这种疾病被视为是一种先天性肌营养不良，但其主要的神经肌肉特点是持续性肌强直，因十分不典型，所以该病常被归类于强直性肌营养不良内。

目前为止，先天性肌营养不良的 10 个致病基因已被确定，但这并不能解释所有的病例，其他位点仍有待被发现。

其他躯干及肢带型肌营养不良

核膜蛋白的缺陷：Emery–Dreifuss 肌营养不良（埃－德二氏肌营养不良，EDMD）

EDMD 患者儿童期出现肩胛肌、胫前肌和腓肠肌的进行性无力和萎缩。该病造成肩腓肌综合征的部分病例，框 3-3 所示。疾病早期即出现肌肉挛缩，导致特征姿势：屈肘。还可有马蹄内翻的踝关节畸形，颈部前屈固定，脊柱侧凸和强直性脊柱（图 3-23）。不同于 DMD，EDMD 的肌肉易变细，肥大并不常见。心脏受累显著，导致严重的传导阻滞，有时引起猝死。预防性植入心脏起搏器可挽救生命。

该病的发病机制为编码内侧核膜的结构蛋白的基因发生突变。在 X 连锁遗传的病例中，肌肉免疫组化染色证实缺乏核膜蛋白伊默菌素（图 3-24）。常染色体显性遗传的 EDMD 是由核纤层蛋白 A/C 缺乏导致，也可经免疫组化证实。

头部肌群受累显著的非肢带型肌营养不良

面肩肱型肌营养不良

面肩肱型肌营养不良（facioscapulohumeral muscular dystrophy，FSHD）是一种常见的常染色体显性遗传性疾病，其患病率约为 3/100 000。家族史并不明显，这可能是因为该病表现较轻，甚至一直未被诊断。新的基因突变所致病例约占 10%。由脊髓型肌萎缩、线粒体肌病和包涵体肌炎所致的类似病例均被报道过，近年兴起的淋巴细胞 DNA 分析技术大大提高了诊断的准确性。

该病的定义为检出源自 DNA 限制酶降解后的分子量异常小的 4q35（＜35 kb）片段。疾病的严重程度往往与片段的大小成反比，病情较轻的表型，包括由这种突变引起的肩腓肌综合征患者常含有更大的片段，分子量在 35~40kb 之间。

肌无力常从面部开始，但有的患者面部不受影响。三角肌比肱二头肌及肱三头肌强壮，后两者呈进行性萎缩。肩膀前旋，锁骨水平移位（图 3-25）。眼外肌、咽肌和舌肌不受累。患者不能吹口哨，但该症状并不一直存在。在之后的阶段，常出现明显的翼

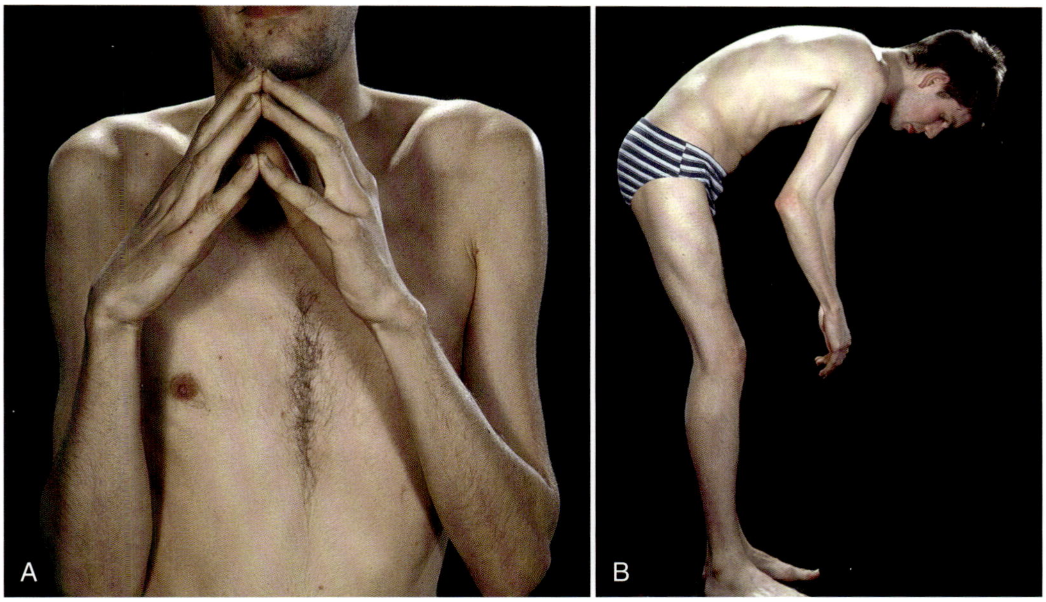

图 3-22 Bethlem 肌病。**A**. 肘部和长手指屈曲挛缩（呈“祷告征”）。患者手指不能伸直。**B**. 强直性脊柱表现。患者脊柱不能继续屈曲

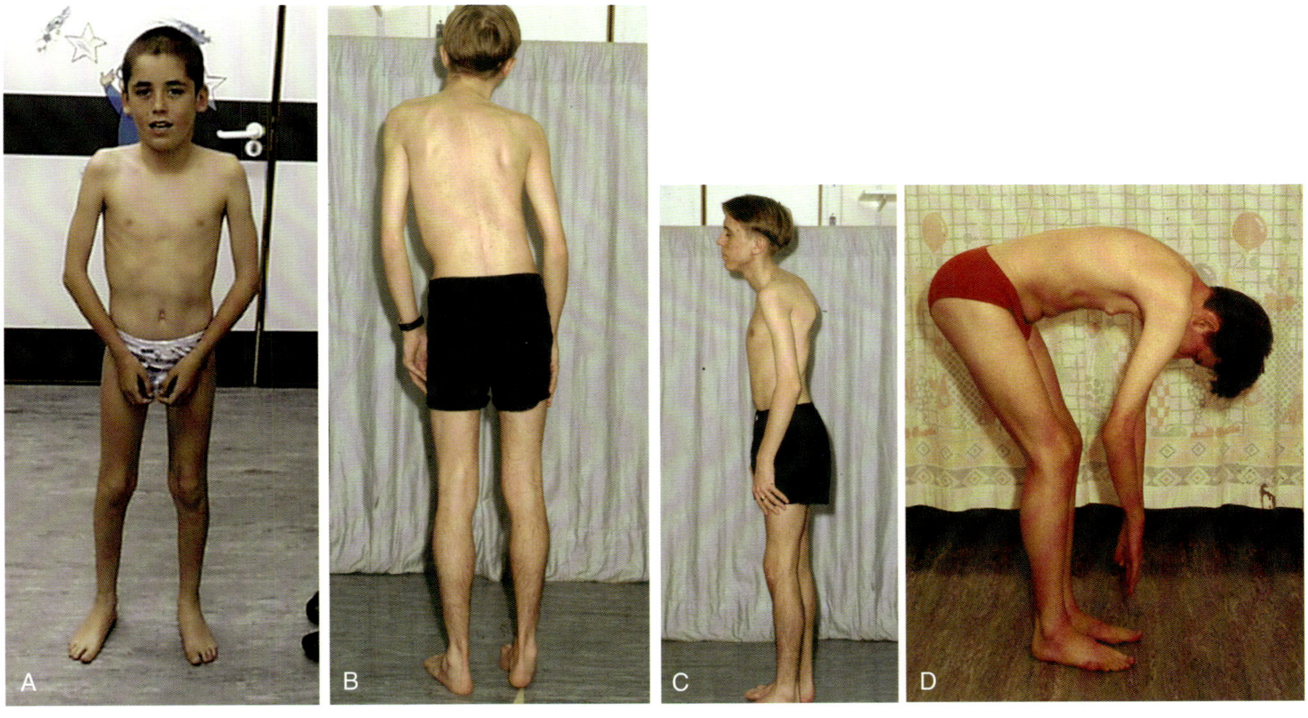

图 3-23 埃 - 德二氏肌营养不良（EDMD）。**A**. 早期出现的肘部挛缩。**B** 和 **C**. 脊柱侧凸和翼状肩胛。**D**. 强直性脊柱

状肩胛。肩胛带肌的无力使肩胛骨高出肩膀，像一对翅膀（图 3-26）。下肢无力可能不明显，但由胫前肌、腓肠肌和更靠后的近端肌无力引起的足下垂常见。

肌酸激酶水平可正常或仅轻度升高，肌电图和肌肉活检常仅有轻微异常，偶尔可见较明显的改变（图 3-27）。

眼咽型肌营养不良

眼咽型肌营养不良患者可有上睑下垂、眼外肌和咽喉肌无力，导致进行性吞咽困难和发音困难（图 3-28）。继之可能出现面部肌肉、肢带肌甚至远端肌肉无力。该病是一种常染色体显性遗传性疾病，但基因外

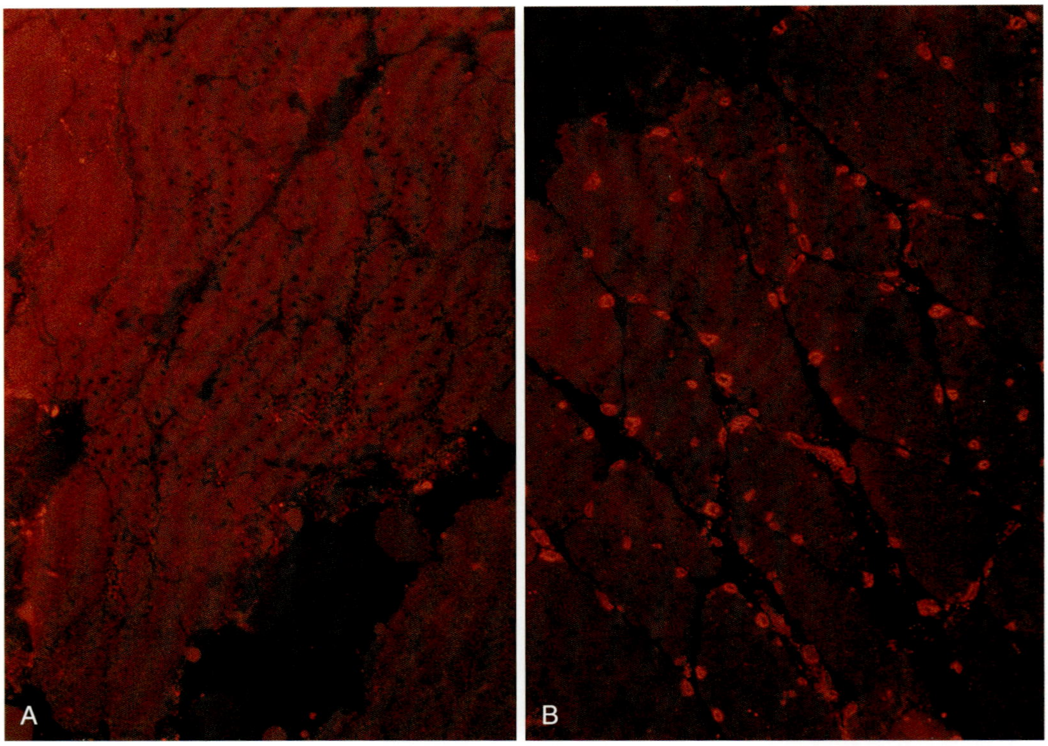

图 3-24 EDMD，伊默菌素染色。**A**. X- 连锁遗传性 EDMD 患者的细胞核不染色。**B**. 正常对照染色

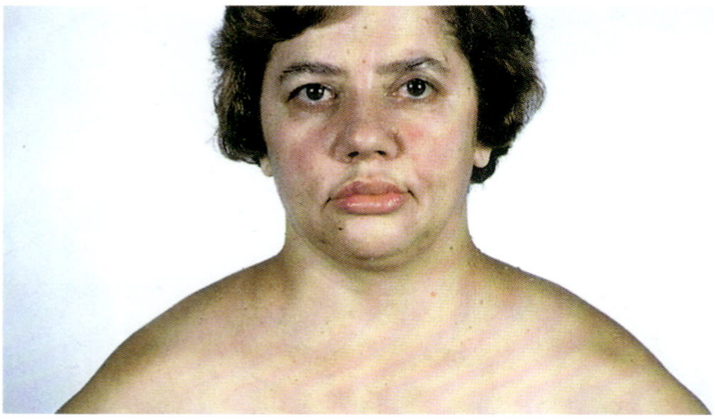

图 3-25 面肩肱型肌营养不良。伴口唇张开的肌病面容，肩部旋前和锁骨水平移位

显率明显不同。病情从轻度到重度不等，患者几乎任何年龄均可发病，但通常为五十几岁及更大的年龄发病。

肌酸激酶水平可正常或仅轻微升高。肌肉活检可显示一系列变化，包括镶边样空泡、“蓬毛样红”纤维和细胞色素 C 氧化酶阴性纤维的线粒体肌病的典型特点（图 3-29A）。超微结构研究显示在小部分细胞核中有特征性的直径 8.5nm 的细丝沉积（图 3-29B）。

该病是由位于 14q11 染色体的编码多聚 A- 结合蛋白 2（PABP2）的基因的 GCG 三核苷酸序列重复扩增引起，可通过淋巴细胞 DNA 分析技术确诊。核苷酸序列扩增导致突变的 PABP2 单体聚合在细胞核内，从而在单个肌丝中堆积。

肩腓肌综合征

肌肉无力和萎缩的分布与面肩肱型肌营养不良相似，但面部肌肉不受累时被称为肩腓肌综合征。该病有几种神经源性和肌病性的病因，发病机制仅能通过详细的检查确定（框 3-3）。面肩肱型肌营养不良最常见的病因是基因突变。

远端型肌病

进行性对称性远端肌无力多是神经源性疾病，但

框 3-3 肩腓肌综合征的病因

神经源性

肩腓肌神经病
Davidenkow 综合征

肌病性

面肩肱型肌营养不良
多发性肌炎
肩关节肌营养不良
钙蛋白酶性肌病（LGMD 2A）
Emery-Dreifuss 肌营养不良
中央核肌病
线粒体肌病
酸性麦芽糖酶缺乏症

表 3-1　远端型肌病

	起病部位	起病年龄	CK 水平	RV	蛋白	位点
常染色体显性遗传性						
Welander 病	手、前臂	成年	N ↑	+	?	2p13
胫前肌萎缩	胫前肌	成年	↑ ↑	+	肌连蛋白	2q31
Laing 肌病	胫前肌	婴儿	↑ ↑	-	肌球蛋白	14q11
常染色体隐性遗传性						
Miyoshi 肌病	胫后肌	成年	↑ ↑ ↑	-	Dysferlin	2p12-14
Nonaka 肌病	胫后肌	成年	↑	+	GNE	9p21-q12

CK，肌酸激酶；GNE，UDP-*N*- 乙酰葡糖胺 2- 差向异构酶 /*N*- 乙酰甘露糖胺激酶；RV，肌纤维内的镶边样空泡

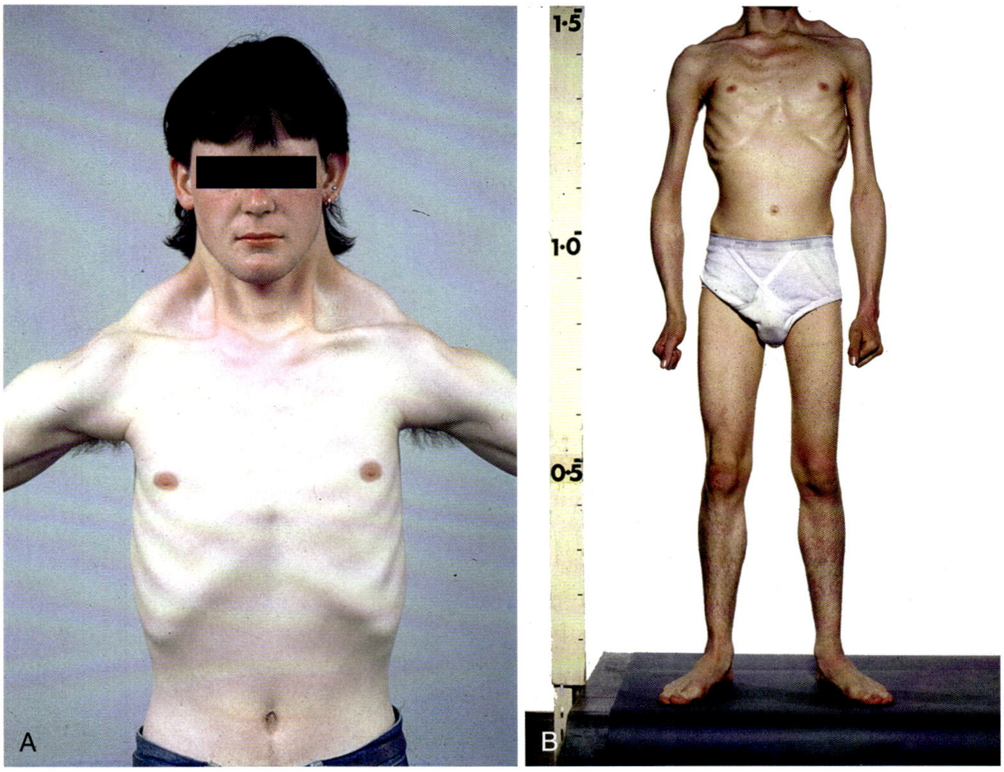

图 3-26　面肩肱型肌营养不良。肩胛骨重叠（左）。注意与萎缩的肱二头肌和肱三头肌相比，三角肌并没有萎缩（右）

也可能是许多罕见肌病的特点。远端型肌病的 5 种定义明确的类型是按照遗传方式、发病年龄、最初受累的肌群等标准进行分类（表 3-1）。有的主要累及下肢的前部肌群，导致足下垂，另一些累及后部肌群，导致不能足尖站立。随后可能累及到手部、前臂的肌肉，有时累及近端肌肉，而上肢肌肉受累是 Welander 病的特点。肌纤维中见镶边样空泡是几种远端型肌病的特点（也可参见下文关于包涵体肌炎的描述）。

Miyoshi 肌病是最常见的远端型肌病。如前所述，这种常染色体隐性遗传性疾病是 dysferlin 肌病的一种替代表型，也是 LGMD2B 的病因。两种表型可见于同一家系中。患者呈缓慢进展的小腿后部肌群的无力（小腿前部肌群首先受累者非常罕见），这导致足尖站立困难，继之出现更广泛的小腿无力及萎缩（图 3-30）。肌酸激酶水平通常非常高（常超过 10 000U/L）。之后，无力可能累及上肢远端和更近端的肌肉，如 LGMD 型所见。肌肉活检显示非特异性的肌病改变，没有镶边样空泡。该病的诊断可通过免疫组化及针对 dysferlin 的免疫印迹法证实（图 3-21）。导致远端型肌病的缺陷蛋白的位点见表 3-1。

Laing 型远端型肌病常较严重，患者在婴儿期即出现足下垂，手腕及手指下垂。Udd 胫骨肌营养不良是发生在芬兰人中的一种常染色体显性遗传性疾病。其特点为胫骨肌无力和萎缩，由导致 LGMD2J 的相

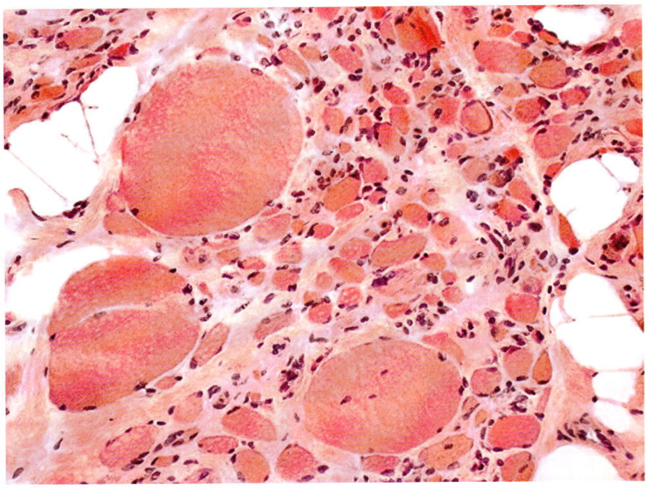

图 3-27 面肩肱型肌营养不良患者的肌肉活检。可见肌纤维坏死，肌纤维大小差异显著，肌内膜的结缔组织增多及有大量小的不成熟的再生纤维。但有些病例中这些改变轻微

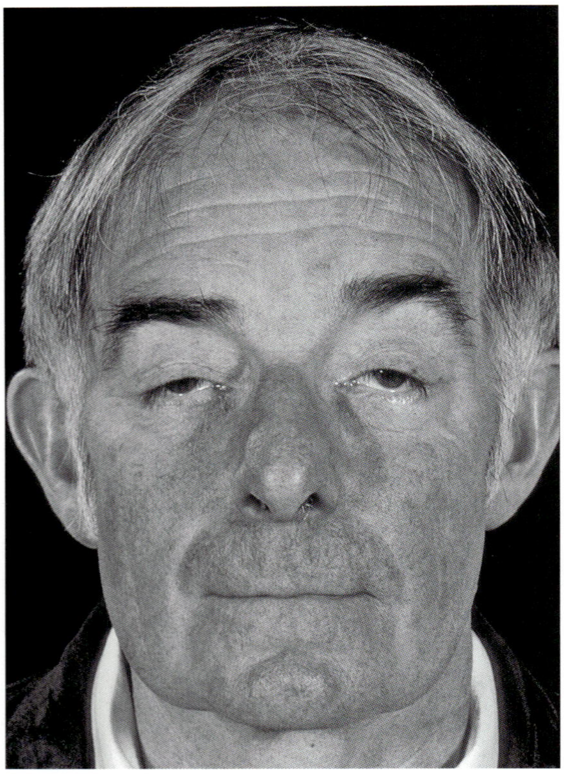

图 3-28 眼咽型肌营养不良。双侧上睑下垂和轻度双侧面瘫

同肌联蛋白的突变引起。Nonaka 肌病（图 3-31）的临床表现与 Laing 型远端型肌病相似，但其为常染色体隐性遗传。它是 GNE 基因（编码 UDP-N- 乙酰葡糖胺 2- 差向异构酶 /N- 乙酰甘露糖胺激酶，位于 9p21-q12）突变导致的一种遗传性包涵体肌病的等位表型。两者均是有镶边样空泡的肌病。

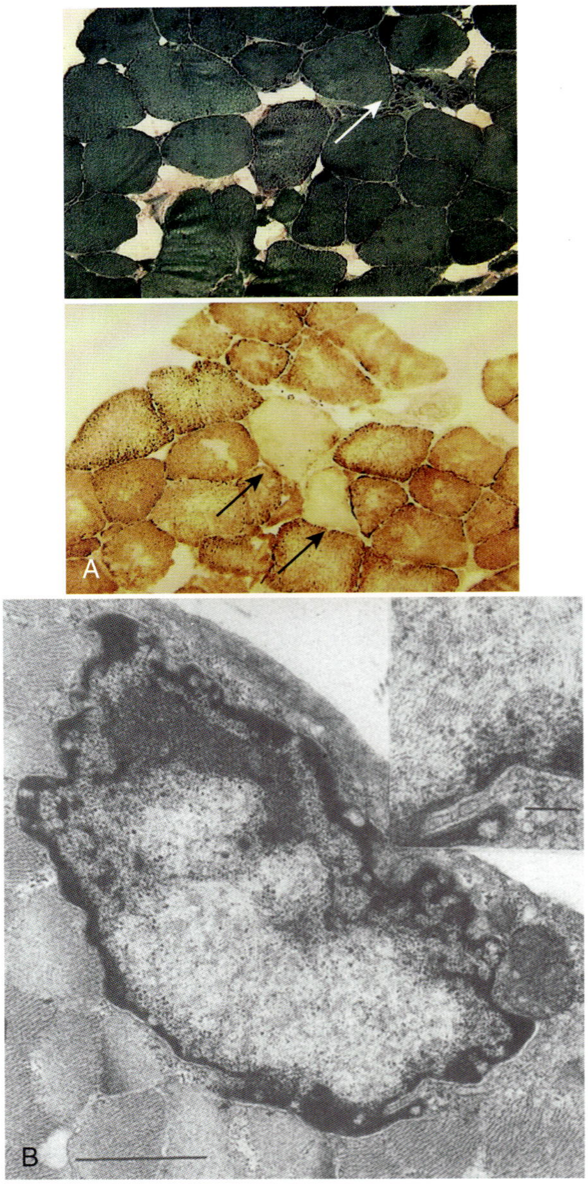

图 3-29 眼咽型肌营养不良患者的肌肉活检。**A.** 细胞质内蛋白积聚（白色箭头处）（上图）。细胞色素 C 氧化酶阴性的纤维（黑色箭头处）（下图）呈苍白色。**B.** 电镜显示单核细胞内有直径 8.5nm 的微丝（下图右上方的小图）

强直性肌营养不良和非营养不良性肌强直

伴有神经肌肉症状的患者可见肌强直临床表现或肌电图提示肌强直（指肌肉收缩后不能放松），这增加了可能诊断肌强直的范围。肌强直分为营养不良性（强直性肌营养不良）或非营养不良性。非营养不良性肌强直是肌强直的一部分，现在也被称为肌肉的离子通道病，因为它们是由编码肌肉离子通道的基因发生突变引起。肌肉的离子通道病还包括周期性瘫痪和

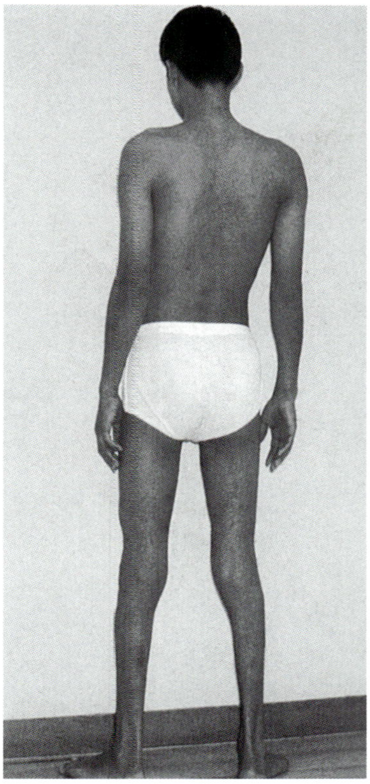

图 3-30 Miyoshi 肌病。下肢远端肌肉明显萎缩，尤其是腓肠肌。患者不能以足尖站立

某些类型的恶性高热。

强直性肌营养不良

强直性肌营养不良有两种类型：DM1（Steinert 病）和 DM2，后者常表现为近端型强直性肌病。然而，也有罕见的与该病致病基因不相关的强直性肌营养不良。之前被命名为 DM3 的疾病是由编码缬酪肽的基因突变引起，它被认为是一种遗传性包涵体肌病。

DM1 是最常见的遗传性神经肌肉病，其患病率约为 5/100 000。尽管神经肌肉功能障碍是其最显著的临床特点，但它是一种伴有许多其他临床表现的多系统疾病（框 3-4）。它由三核苷酸（CTG）在 19q13.3 上扩增引起，正常人 CTG 的扩增数为 5~37，轻度 DM（可能仅表现白内障）为 50 以上，先天性 DM 为 1000 以上。总之，扩增越多，病情越重。经过几代连续遗传的个体常获得更多的 CTG 扩增次数，因而病情更重，

框 3-4 DM1 型强直性肌营养不良的临床表现

神经和肌肉的表现
- 握拳和叩击性肌强直
- 由远端开始的进行性肌肉无力和肌萎缩
- 双侧上睑下垂
- 面瘫
- 胸锁乳突肌萎缩
- 延髓肌和呼吸肌无力

眼部表现
- 白内障、上睑下垂、眼外肌麻痹、视网膜病变

内分泌系统表现
- 糖尿病、睾丸萎缩、垂体功能障碍

心血管系统表现
- 传导缺陷、低血压

胃肠道表现
- 吞咽困难、假性肠梗阻

呼吸系统表现
- 吸入性肺炎、睡眠呼吸暂停

皮肤表现
- 额顶秃发，钙化上皮瘤

中枢神经系统表现
- 精神发育迟滞、淡漠

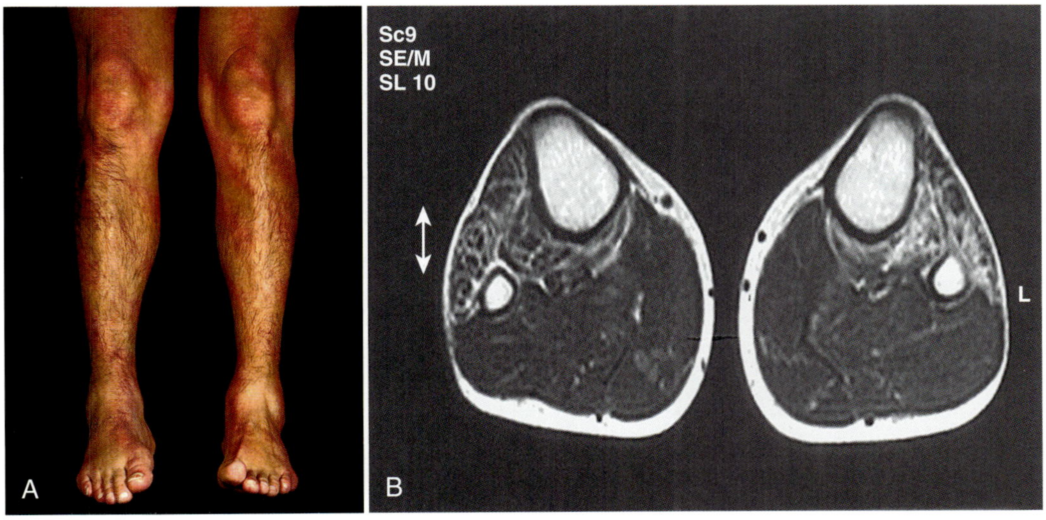

图 3-31 Nonaka 肌病。**A.** 胫前肌萎缩和无力导致足跟站立困难。**B.** MRI 显示局限于胫骨前肌和腓骨肌的异常高信号

并且发病更早（称为遗传早现）（图 3-32）。

突变包括营养不良性肌强直的磷酸化激酶（DMPK）基因的 3′ 非编码区。目前的研究表明三核苷酸内含子重复序列中的长 CUG RNA 转录在细胞核内累积，并封闭前体 mRNA 的可变剪接调节蛋白，如 Muscleblind 1，可破坏许多组织中的多种基因转录，这是强直性肌营养不良多系统受累的原因。与 DM 相关的同源结构域基因 SIX5 与 DMPK 临近，有明显的远隔效应，参与眼部结构形成的调控。这也许能解释白内障为突出表现的表型。Cl 离子通道的功能也有很多改变，也可导致肌强直。

针对 DM1 致病基因的测试已广泛取代了非特异性检查，如肌肉活检和针对白内障早期改变的裂隙灯检查。对未确诊的患者进行常规肌电图检查时，若发现肌强直，有时可首先诊断为 DM1。

基因表达的情况可导致无症状的病例到严重的先天性病例。典型患者可见特征性的忧郁面容，伴双侧上睑下垂及面部无力（图 3-33）。胸锁乳突肌选择性萎缩。肢体无力是最常见的瘫痪症状，开始于远端肌肉，尤其是手部，然后延至近端，累及三角肌，这是与 FSHD 的一个重要区别（图 3-34）。

肌强直的表现可能较突出，但罕见致残。手部紧握的肌强直表现易于检出（图 3-35）。用叩诊锤叩击鱼际肌可引出叩击性肌强直，拇指保持反向外展位。有些病例也可见舌肌强直（图 3-36）。

最常见的非神经肌肉表现有白内障、心脏病和糖尿病。白内障常到疾病后期才有症状，却是该病的特征（图 3-37）。胰岛素抵抗引起的葡萄糖不耐受常由胰岛素受体功能改变所致，临床相对不常合并糖尿

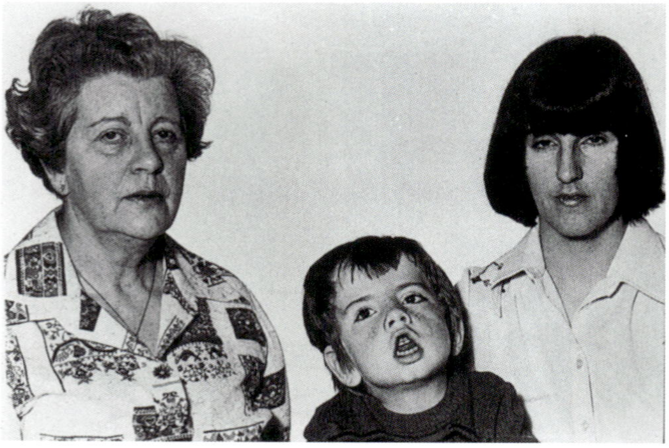

图 3-32 遗传预测 DM1 患者。祖母无症状，但有白内障。其女儿为典型的显型，其女儿的孩子为先天性肌强直性营养不良患者（Courtesy of Professor Keit Johnson, Universicy of Glasgow）

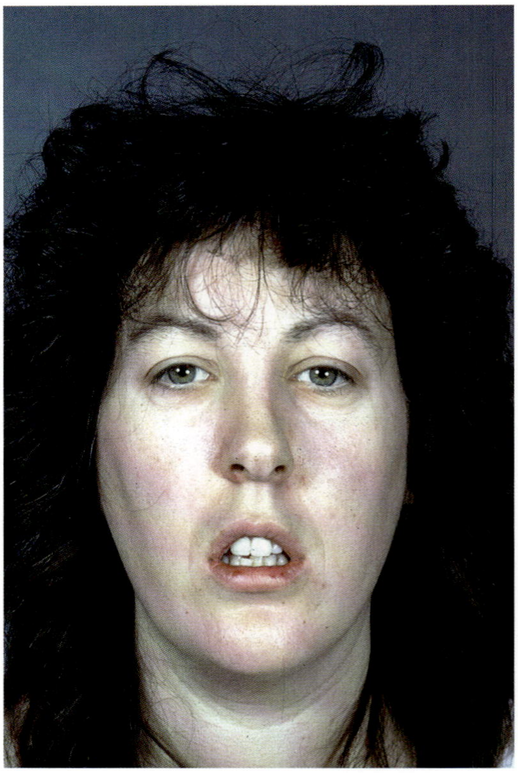

图 3-33 强直性肌营养不良患者的面容。双侧面瘫、“鲤鱼嘴”和胸锁乳突肌萎缩

病。传导阻滞导致的心脏症状可能会危及生命，需要植入心脏起搏器（图 3-38）。

毛母质瘤（Malherbe 钙化上皮瘤）更多见于 DM1 中。毛母质瘤常多发，这些皮损可能需要切除。现在，很少需要肌肉活检进行诊断，肌肉活检可正常，但常发现细胞核被推至肌细胞中央（图 3-39）。

先天性强直性肌营养不良常表现为软婴综合征，婴儿有呼吸困难和吸吮困难。在婴儿期，患儿不表现肌强直，常通过对其母亲症状的识别进行诊断；几乎所有的病例都是母亲为致病基因携带者而父亲不是。该病的精神和躯体残疾均较严重。

近端型肌强直性肌病（或称 DM2）是一种罕见疾病，由编码锌指蛋白 9 的基因（ZNF9, 3q21）CCTG 序列重复次数增加引起。同 DM1 一样，该病也是多系统受累的疾病，但它有许多独特的特点，特别是肌无力常主要限于近端肌肉。肌痛也更明显，且肌强直常普遍比 DM1 程度轻。肌肉特别是腓肠肌常见肥大，而不是萎缩。面肌和胸锁乳突肌无力较轻。认知功能改变相对不明显，在两代之间 CCTG 序列的重复次数具有不稳定性，遗传早现现象相对不明显。

同 DM1 一样，DM2 也是基因剪接疾病，扩增

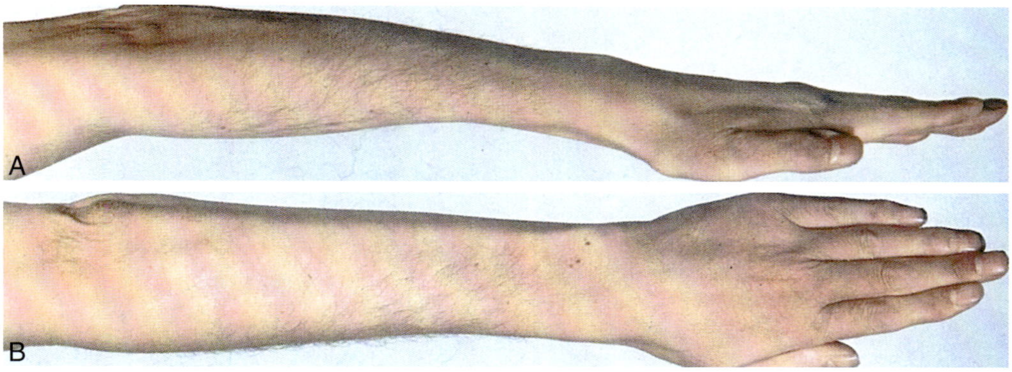

图 3-34　DM1 患者上肢远端肌肉萎缩

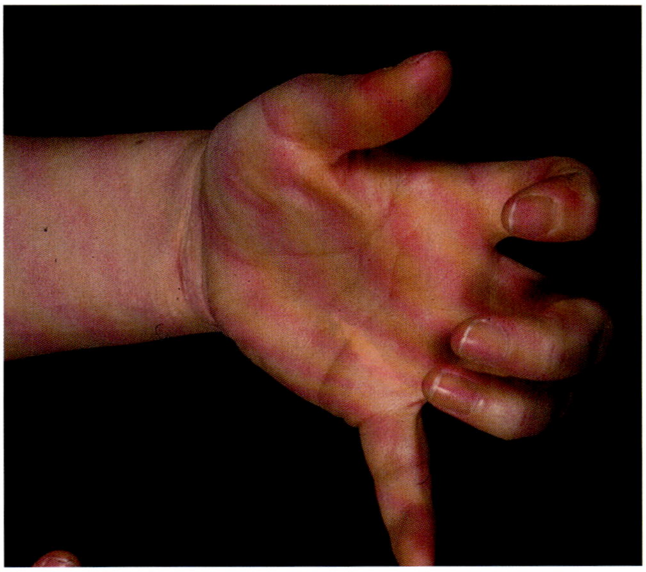

图 3-35　抓握性肌强直。患者在抓握后试图伸直手指

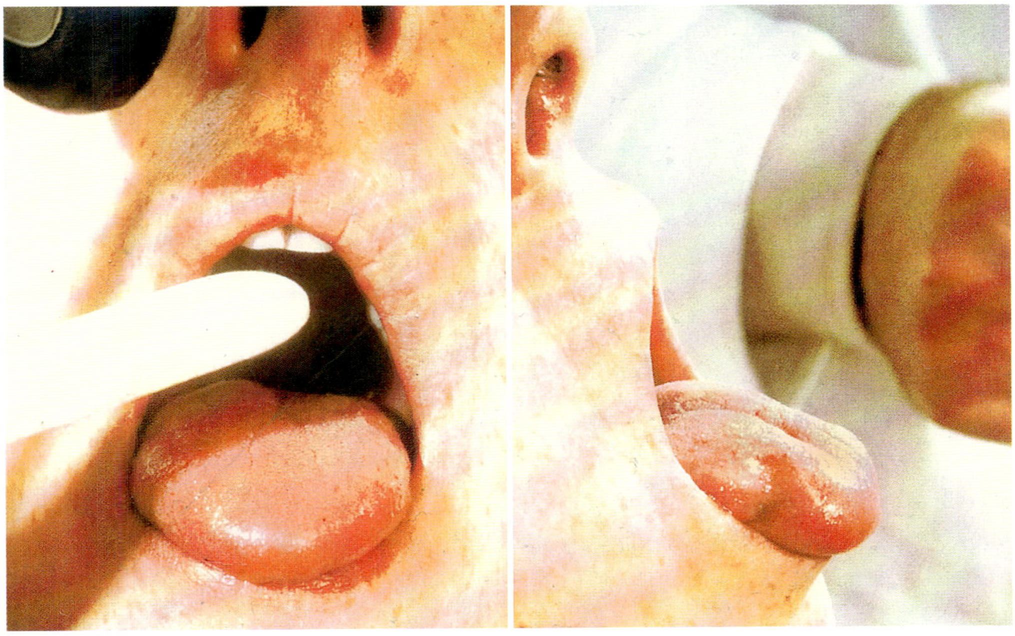

图 3-36　舌肌强直。叩击舌部后，舌肌持续收缩引起边缘出现凹槽

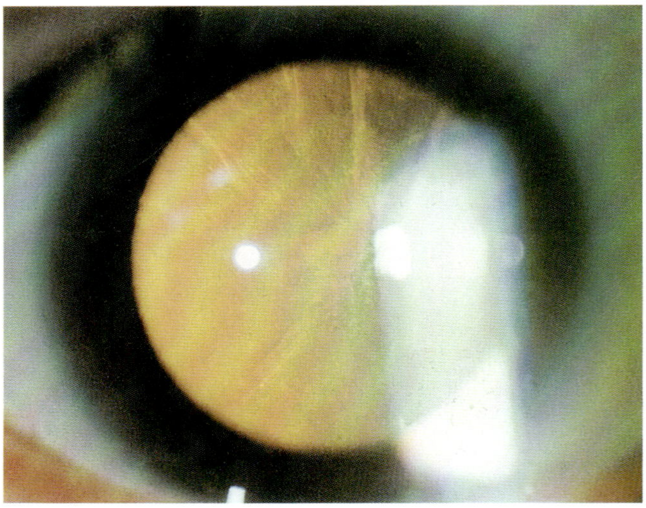

图 3-37 肌营养不良患者的白内障。晶状体后面浑浊并形成特征性的辐射

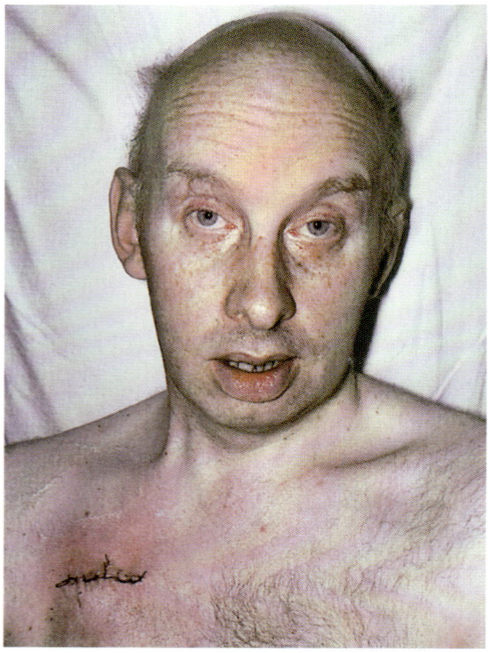

图 3-38 肌营养不良患者心脏受累。心脏传导阻滞是DM1患者猝死的主要原因。该患者有典型的面肌和胸锁乳突肌萎缩，并且已安装起搏器

的CCTG重复序列的mRNA转录物的聚集被正常的mRNA剪接干扰，但DM2的病情普遍较DM1轻，其原因尚不清楚。

需强调的是，这种疾病可能相对没有特征性表现，为非选择性对称性近端型肌病，血清肌酸激酶水平稍增高。肌强直可能很轻微，并易被忽视，所以患者需要肌肉活检确诊。肌肉活检能确诊，因为常见更具特异性的致密核团，由细胞核聚集显著的且萎缩严重的2型肌纤维组成（图3-40）。

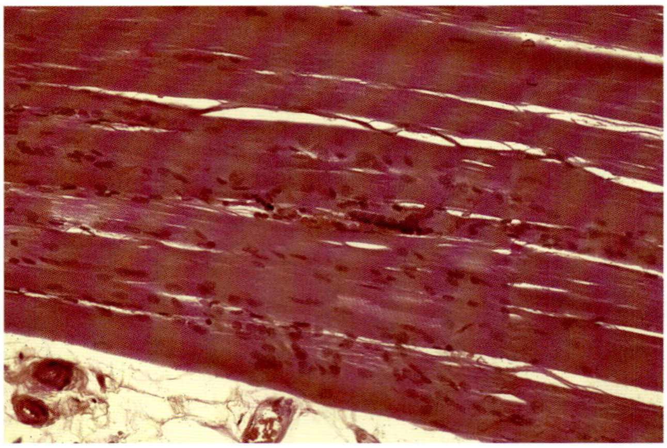

图 3-39 DM1患者的肌肉活检。纵切片显示细胞核被推至肌细胞的中央

Schwartz-Jampel 综合征（软骨营养不良性肌强直）如前所述，本质上是一种罕见的CMD，其特点是婴儿期即开始出现持续的严重肌强直，尤其是面部。患儿呈特征性的固定不变的面容，表现为小口畸形、钱包状嘴唇、揉皱的下颌及眼睑痉挛（图3-41）。持续肌强直导致肌肉肥大，尤其是大腿。与该病相关的骨骼畸形包括小颌畸形、脊柱后凸侧弯和肌肉挛缩。患者身材矮小，走路时弯腰低头，步态蹒跚。

该病的病因是缺少基底膜蛋白聚糖，它是细胞外基质的一种硫酸乙酰肝素蛋白聚糖组分，由位于1p34-36的编码基底膜蛋白多糖基因发生突变所致（图3-1）。这种蛋白与结合素相互作用，将基膜锚定在肌纤维的膜上，参与骨骼生长的调控。它还在乙酰胆碱酯酶聚集至神经肌肉接头的过程中起重要作用。缺乏乙酰胆碱酯酶可导致肌肉持续去极化和肌强直。但该病与运动终板处的乙酰胆碱酯酶缺乏症不同，后者是先天性肌无力的一种。

非营养不良性肌强直

非营养不良性肌强直和其他肌肉离子通道病是由编码骨骼肌的钠、氯、钙及钾离子通道的基因发生突变引起（图3-42）。非营养不良性肌强直主要的特点是肌强直，而周期性瘫痪的特点是反复发作肌无力，轻度肌强直也可是某些类型周期性瘫痪的特点。肌肉的离子通道病在许多情况下易出现恶性高热（malignant hyperthermia，MH）。

离子通道的功能障碍导致肌纤维膜的电活动不稳定。一些基因突变导致肌膜局部去极化，引起膜的兴奋过度（出现肌强直），而其他突变导致兴奋性丧失（出现无力和瘫痪）。表3-2显示了致病基因和综合征之间的主要联系。

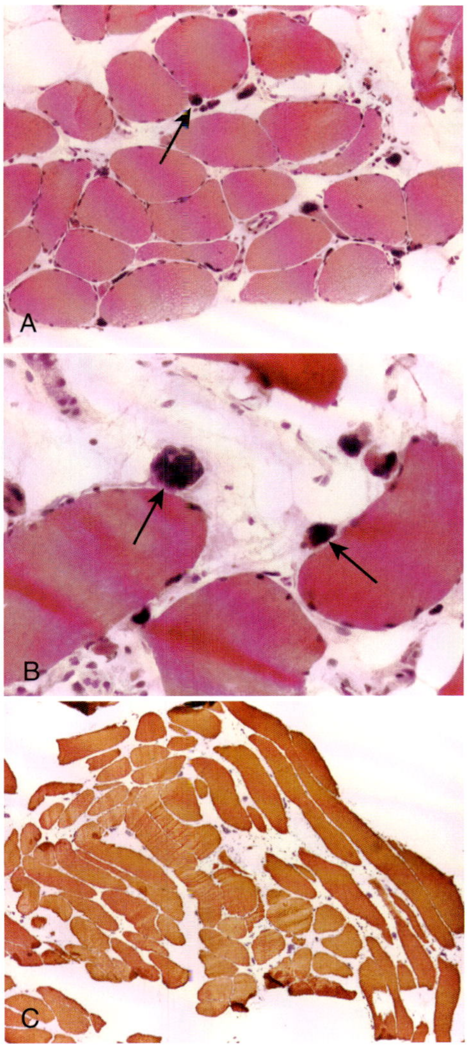

图 3-40 DM2（近端型肌强直性肌病）患者的肌肉活检。**A** 和 **B**. 细胞核内的致密团块（箭头）由伴细胞核有显著沉积物的严重萎缩的 2 型纤维组成。**C**. 慢肌球蛋白抗体染色显示的纤维几乎所有均为 1 型

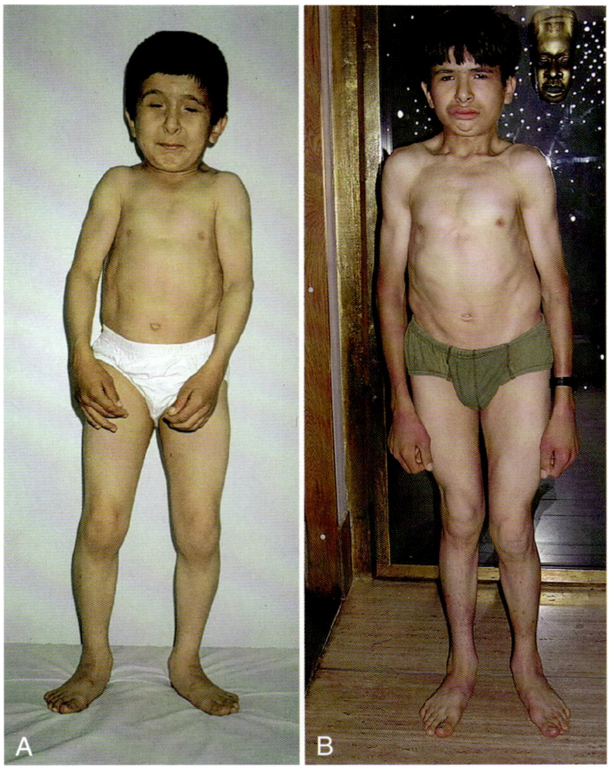

图 3-41 Schwartz-Jampel 综合征。患者 11 岁时（左）和 15 岁时（右）

周期性瘫痪常与发病（高钾性和低钾性周期性麻痹）时的血清中钾离子浓度有关；血钾正常周期性瘫痪是高血钾性周期性麻痹的变异型。与遗传性低钾性类型非常相似的周期性瘫痪也可以由多种系统性疾病导致的慢性低血钾症引起（称为继发性周期性瘫痪），也可能是甲状腺功能亢进的表现（称为甲亢性周期性瘫痪）。

先天性肌强直是由编码肌肉氯离子通道的基因突变引起，其主要特点是肌强直而不是肌无力。肌强直也是肌肉钠离子通道病的一个特征，肌肉钠离子通道病可导致高钾性周期性瘫痪。但低钾性周期性瘫痪没有肌强直表现，它是一种肌肉钙离子通道病。

表 3-2 离子通道性肌病

通道	疾病	遗传性	致病基因	位点
钠离子	高钾性周期性瘫痪	AD	*SCN4A1*	17q23
	先天性副肌强直			
	钾聚集性肌强直			
氯离子	先天性肌强直（Thomsen 病）	AD	*CLCN1*	7q35
	先天性肌强直（Becker 病）	AR		
钙离子	低血钾性周期性麻痹	AD	*CACNA1S*	1q31-32
	恶性高热	AD	*CACNA1S*	1q31-32
		AD?	*RYR*	19q12-13.2
钾离子	Andersen 病	AD	*KCNJ2*	17q23

CACNA1S，dihydropyridine 受体；*RYR*，兰尼碱受体

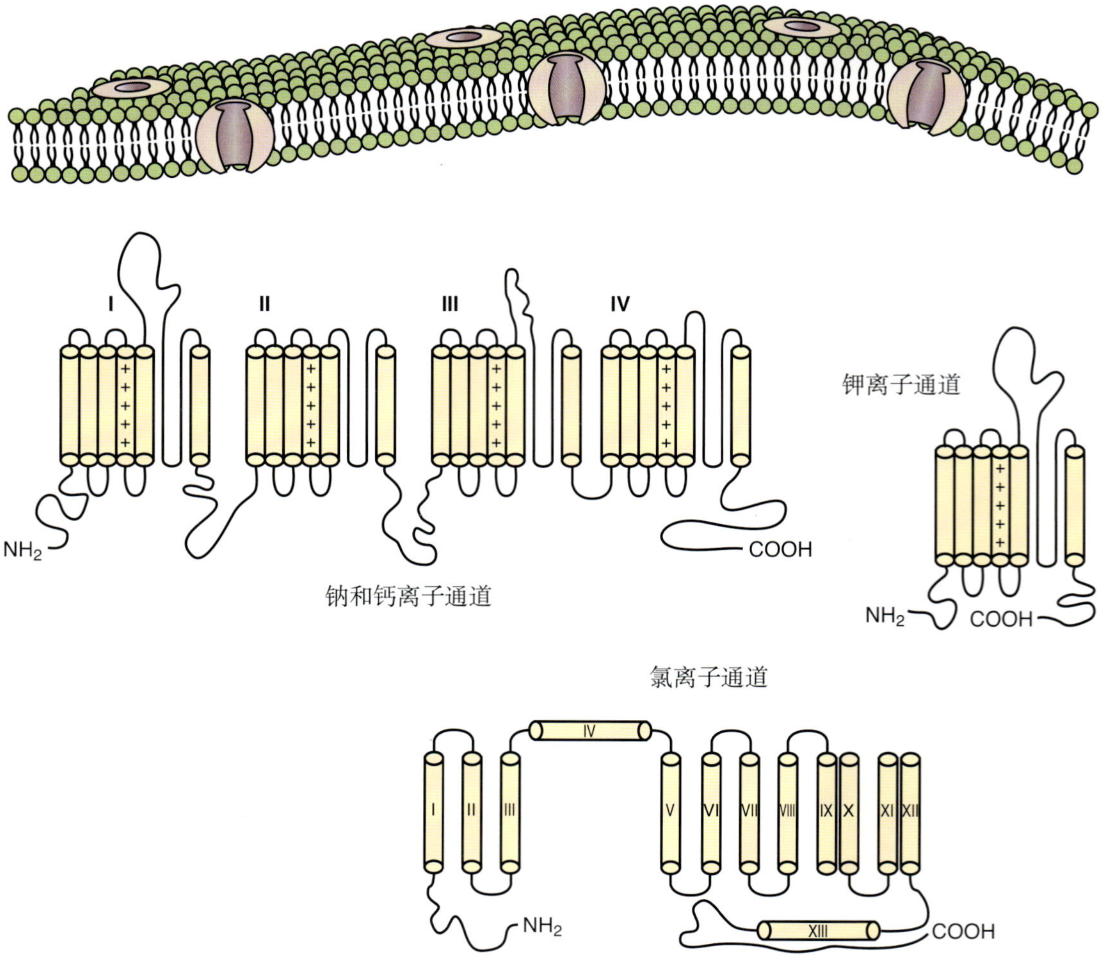

图 3-42 肌肉的离子通道。通道嵌入肌纤维膜内，并且分为跨膜型、细胞外型和细胞内结构域型。突变影响构成这些通道的蛋白导致非营养不良性肌强直、周期性瘫痪和恶性高热等疾病

钠离子通道病

SCN4A1 基因的不同突变可引起多种综合征。一些突变增加细胞膜的兴奋性，导致肌强直。其他突变引起膜动作电位的去极化和肌肉无力。钠离子通道病包括高钾性周期性瘫痪、先天性副肌强直（Eulenburg 病）和钾聚集性肌强直（potassium-aggravated myotonia，PAM）。

高钾性周期性瘫痪（hyperkalemic periodic paralysis，HyPP）是一种常染色体显性遗传病，常在婴儿期或儿童期发病。表现为发作性迟缓性瘫痪，持续 15 分钟至 1 小时，可由锻炼后休息诱发，也可由摄入钾含量高的食物和饮料引起。发作期血清钾离子的浓度常高达 7mmol/L。一些患者在发作间期有肌强直，常经肌电图证实，有时也临床表现为肌强直。

运动常可减轻肌强直（即暖身现象），但在先天性副肌强直中，运动不会改善肌强直，反而会使其恶化（也称矛盾性肌强直）。寒冷刺激可显著加重肌强直。肌强直尤其影响面部、颈部和前臂的肌肉。眼睑的肌强直是特征性表现。有些家系的基因突变还可导致与副肌强直无关的瘫痪发作。

钾聚集性肌强直的特点也是肌强直，而不是瘫痪，常在运动后休息时发作，寒冷刺激和摄入钾可加重肌强直。

氯离子通道病

肌肉的氯离子通道病导致先天性肌强直。肌无力和萎缩是强直性肌营养不良的突出的神经肌肉症状，但肌肉的氯离子通道病不同，肌强直是其主要的临床表现，其导致全身性肌肉肥大是显著的临床特点（图 3-43）。Becker 病最常见，这是一种常染色体隐性遗传性疾病，导致一定程度的全身性肌强直，有时导致肌无力。Thomsen 病是一种常染色体显性遗传性疾病，病情更轻，常在 10 岁以内发病，在青春期病情趋于稳定。

钙离子通道病

低钾性周期性瘫痪（hypokalemic periodic paralysis，HoPP）是周期性瘫痪最常见的类型。它是外显率可变的常染色体显性遗传性疾病。周期性瘫痪的发作频率比高钾性周期性瘫痪低，但持续时间更长，为数小时至数天。发作可由压力和摄入低纤维高碳水化合物引起。少尿是发作时的典型表现，因为此时水被锁在肌肉中。血清的钾离子浓度可在发作期下降到 1~2mmol/L，足以导致心律失常。周期性瘫痪的反复发作最终导致进行性近端型肌病，肌肉活检可见空泡样改变（图 3-44）。

该病由 CACNA1S 基因突变引起。该基因编码二氢吡啶受体。这种受体是电压依赖性钙离子通道，位于横向小管上，它与肌浆网的兰尼碱受体相互作用激发兴奋—收缩偶联反应（图 3-45）。

恶性高热是一种以急性肌强直发作为特点的综合征，通常在全身麻醉时发生，由钙离子从肌浆网突然释放到肌浆内引起。许多恶性高热的病例是编码兰尼碱和二氢吡啶受体的基因发生突变所致，这提示调节肌肉钙离子内环境稳态的蛋白缺陷可能是其共有的发病机制。恶性高热的遗传学具有异质性，有些为常染色体显性遗传。

多种遗传性肌病的患者易出现恶性高热。中央轴空病（central code disease，CCD）患者尤其易感，该病是兰尼碱受体基因（RYR1，19q12-13.2）突变引起的一种先天性肌病。这种基因突变也见于无明显肌病的恶性高热家系中。一些其他无法解释病因的高 CK 血症的患者也可能携带恶性高热易感性突变基因。

钾离子通道病

Andersen 综合征是一种罕见的常染色体显性遗传性疾病，其表现钾敏感性周期性瘫痪合并心电图异常，尤其伴长 QT 间期（这与血清钾离子浓度无关），常有其他特点，包括器官间距过远、耳朵位置低、阔鼻、下口式、骨骼畸形，如先天性指趾侧弯和并指症。

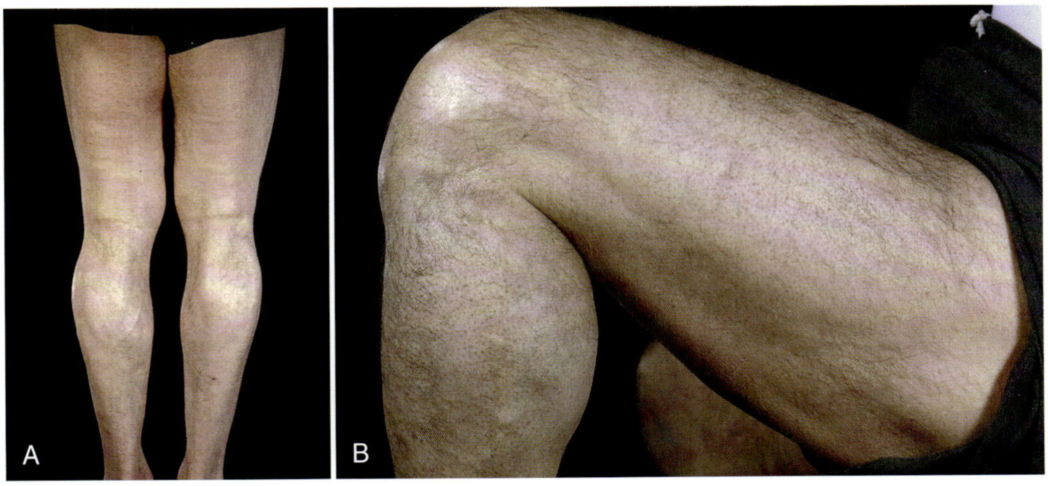

图 3-43 先天性肌强直。小腿和大腿出现肌肉肥大。所有肢体肌肉均易诱发出叩击性肌强直

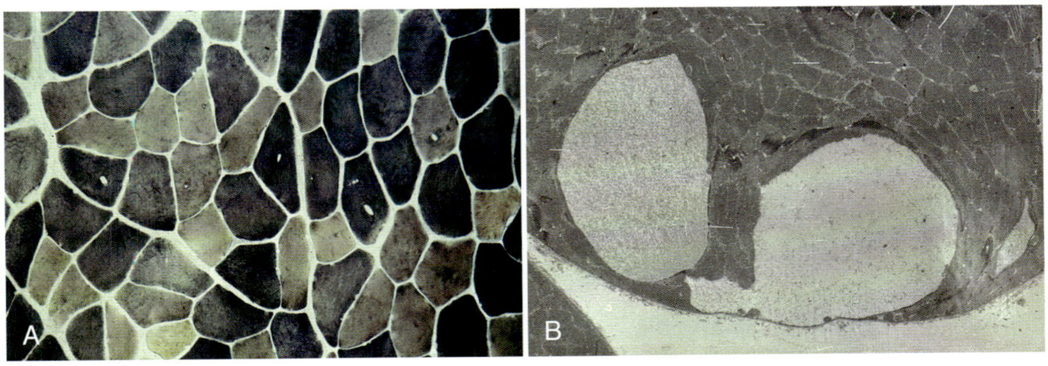

图 3-44 低钾性周期性瘫痪患者的肌肉活检。**A**. 肌磷酸化酶染色显示一些纤维出现小的空泡。**B**. EM 研究显示无边界的空泡

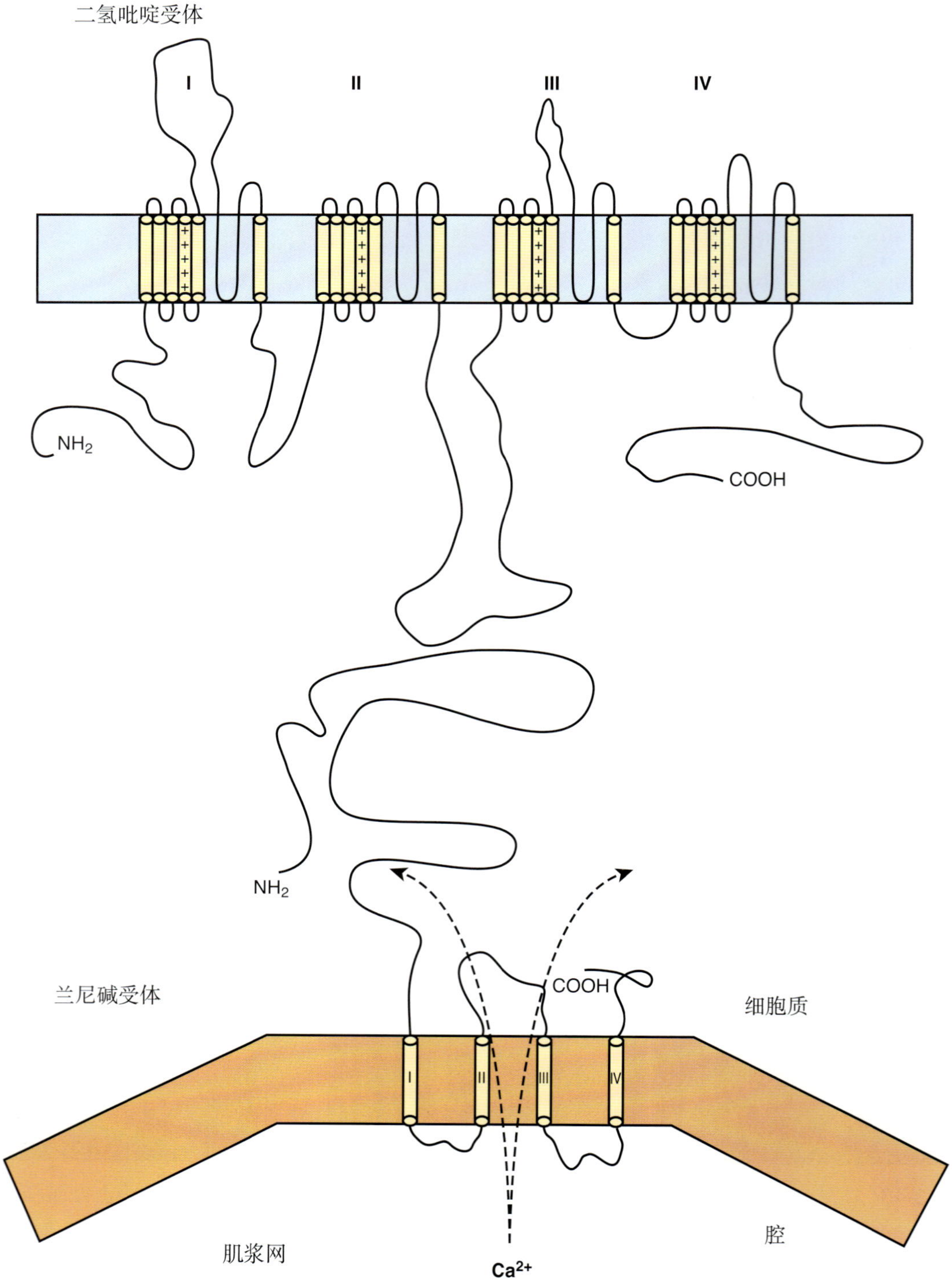

图 3-45 T 小管上的钙通道（二氢吡啶受体）及其与肌浆网上兰尼碱受体的连接。这种连接参与兴奋 - 收缩偶联反应

继发性周期性瘫痪

细胞内持续低钾可导致周期性肌肉无力及进行性肌病，且难于和 HoPP 鉴别。30 岁之后起病和化验证实的严重低血钾症常提示该病，低钾血症的可能病因包括肾、内分泌或消化道疾病，或过度使用排钾药物（如利尿药和甘草）。甲亢性周期性瘫痪尤其与中国人相关（图 3-46）。

先天性肌病

先天性肌病由肌肉活检所见的组织病理学和超微结构改变确诊。该病的一些特点如杆状体及中央轴空和多轴空现象，表明其是由特定基因突变引起，但这些结构有时可能只是附加现象。这些结构罕见于同一患者，说明该病的发病机制复杂。“先天性肌病”一

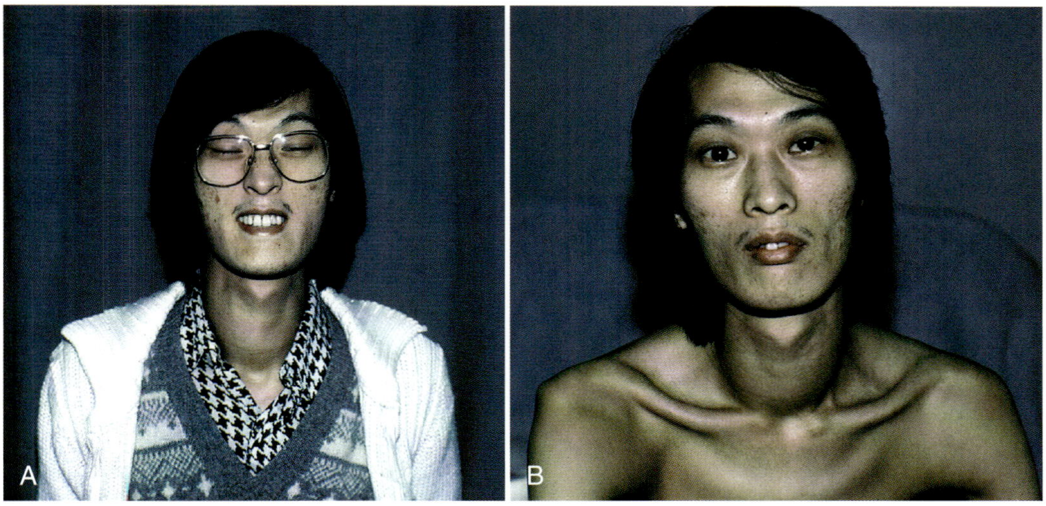

图 3-46　甲状腺毒性周期性瘫痪伴眼肌型重症肌无力患者。**A**. 双侧上睑下垂，肌病性面容和甲状腺肿。**B**. 静脉给予腾喜龙后上睑下垂消失。注意由甲状腺毒症引起的近端肌肉萎缩

词也是不准确的称谓，因为虽然很多患病婴儿呈“软婴”表现，且特征性病理改变可能从出生时就已存在，但常直到成年才可能确诊。由于该病多无明显进行性加重，残疾程度也最轻。

典型的临床特征包括特征性的长脸、高腭弓（图 3-47）和全身性肌肉细长。有时肢带肌受累显著（图 3-48），伴闭眼无力。肌酸激酶通常正常或仅轻微增高。有些类型可有心脏、呼吸系统和眼外肌受累。

中央轴空病

中央轴空病由编码兰尼碱受体（RYR1）的基因突变引起。前文已提及该病与恶性高热有关。尽管许多 RYR 基因的突变形式已在恶性高热家系中检出，但这些突变很少导致中央轴空病。

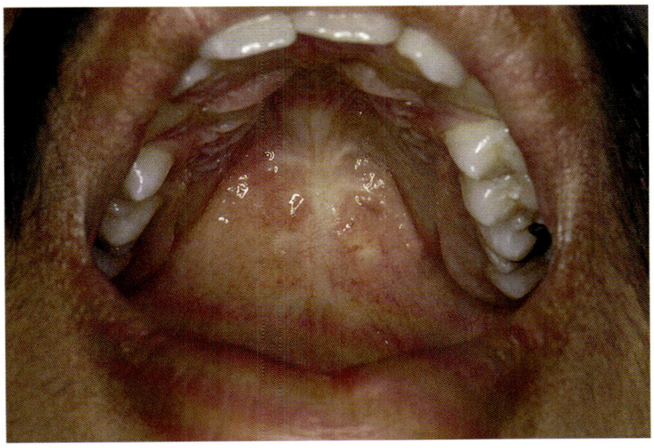

图 3-47　先天性肌病患者的“教堂样”上颚

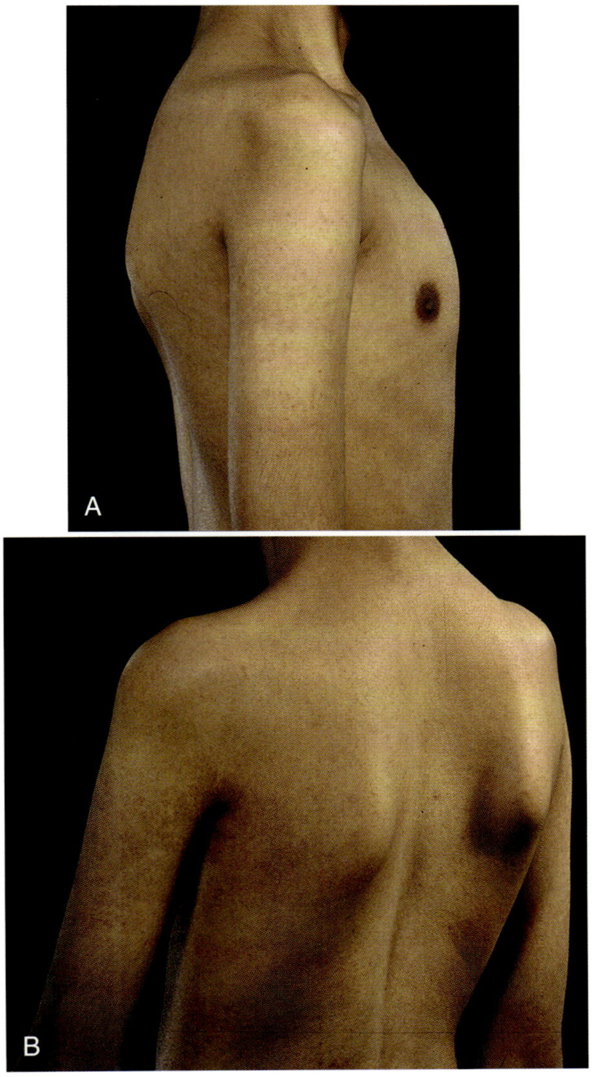

图 3-48　线状体肌病患者的肢带肌受累表现

这是一种显性遗传性疾病，通常在婴儿期或童年期表现肌张力减低和迟发性运动障碍。先天性髋关节脱位是常见的临床表现。肌肉活检可确诊（图3-49）。

Multicore-minicore 病是一种罕见的常染色体隐性遗传性先天性肌病，由编码硒蛋白 N1 的基因（1p36）突变引起。该病的组织学特点与中央轴空病相似，难于确诊，但其单个细胞核仅沿纤维覆盖几个肌节的长度。

线状体肌病

线状体肌病是许多收缩蛋白缺陷引起，包括 α-原肌球蛋白、伴肌动蛋白、α-肌动蛋白、β-原肌球蛋白及慢肌钙蛋白 T。杆状线状体通常由 Z 线-衍生蛋白（图 3-50）组成。Gomori 三色染色或甲苯胺蓝染色活检组织易检出杆状线状体。

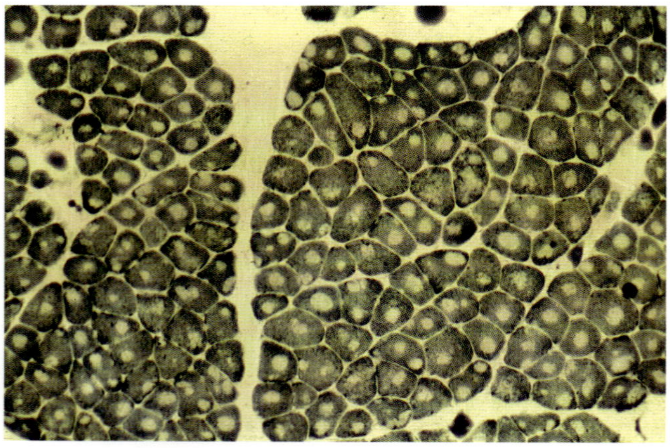

图 3-49 中央轴空病（NADH-TR 染色）。染色的均为 1 型纤维，并且每个纤维的中心均呈现典型的肌纤维结构缺失。这种“核心”沿纤维全长延伸，一般均在纤维的中央。偶尔为多发性（箭头），导致难以与多芯-微核性肌病相鉴别

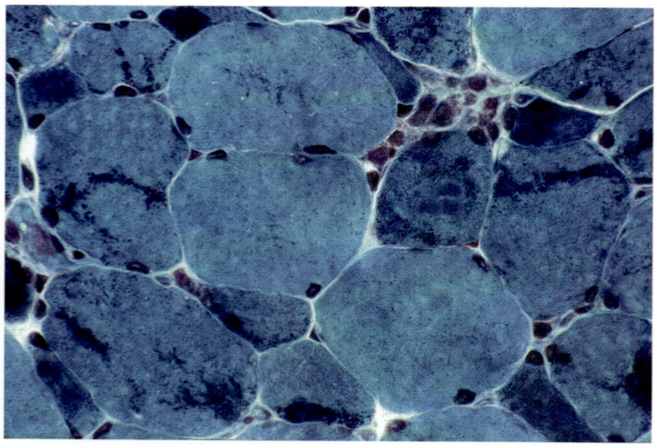

图 3-50 线状体肌病。甲苯胺蓝染色显示许多纤维内有 Z 线-衍生蛋白积聚

中央核肌病和肌小管肌病

中央核肌病和肌小管肌病因肌小管沿肌纤维长轴聚集，而不是像正常那样在肌纤维的外围聚集而得名，其外观似肌纤维成熟过程中形成的肌管。严重的 X 染色体连锁遗传的类型由编码肌管基因（MTMX，Xq28）的突变导致。男性患儿几乎都在婴儿期死亡，但也有存活至成年的案例报道。还可见病情较轻的显性和隐性遗传类型，但这些类型的致病基因尚不确定。该病的临床和病理特点易和先天性强直性肌营养不良相混淆。

先天性肌纤维比例失调症

有观点认为中央核肌病和肌小管肌病可能代表肌纤维成熟异常。相同的观点也见于先天性肌纤维比例失调症，该病的 1 型肌纤维比例增加且肥大，同时伴 2 型肌纤维肥大。一些病例的病理改变提示可能有脊肌萎缩症，但不是神经源性的。

该病有遗传异质性，目前尚不明确。患者可表现为软婴综合征，严重程度有很大差异。

肌纤维性肌病和遗传性包涵体肌病

这些肌病的组织学特点是肌纤维内可见包涵体，如胞浆体、球形体和丝状体（granulofilamentous），其内有中间丝类蛋白聚积。这些肌病罕见，但这种改变越来越被认为是许多其他未能确诊的变性性肌病的病理基础。它们通常为常染色体显性遗传，也有其他遗传方式，已被检出的突变基因包括：编码结蛋白、α-B-晶体蛋白、肌收缩蛋白、BAG3 和 ZASP 的基因。该病可有多种表型，诊断有赖于分子缺陷的检测。

Desminopathy 是这组“剩余蛋白性肌病”的最常见类型。结蛋白是一种结构蛋白，它连接肌原纤维至肌膜和其他细胞器，保证了肌肉收缩时的稳定性。患者可呈肩胛肌、肢带肌或远端型肌肉无力。该病可有呼吸肌受累，且心肌病常见并可能较严重。结蛋白聚积可经免疫组化证实（图 3-51）。

结蛋白突变还可导致一种遗传性包涵体肌病（hIBM），其临床表现可与包涵体肌炎类似。最常见的 hIBM 由 GNE 基因突变引起，之前提到它与远端型肌病的一个类型有关。如前所述，另一种类型，之前归于 DM3，是由编码缬酪肽的基因突变导致，其肌肉病变与 Paget 病和额颞叶痴呆有关。这些复杂的临床表现及重叠的病理改变表明需要根据基因型来定义和划分这些遗传性肌肉病变。

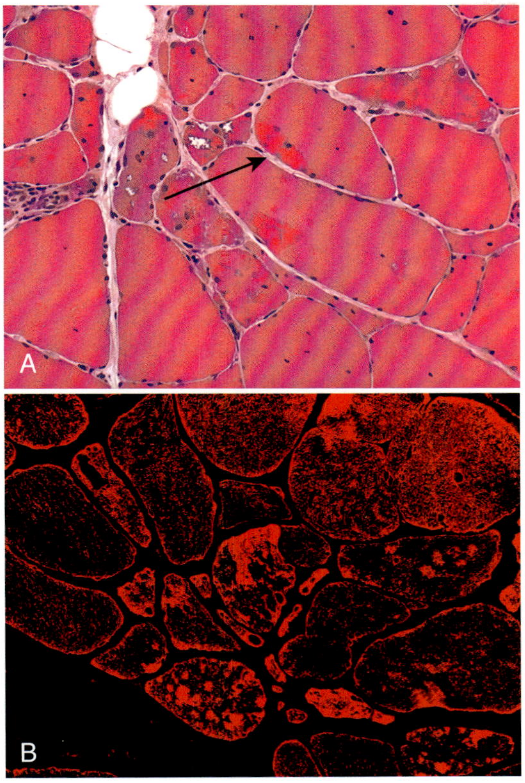

图 3-51 肌纤维性肌病。有结蛋白基因突变的患者的肌肉活检切片。**A.** HE 染色显示肉芽肿积聚（黑色箭头）和嗜碱性纤维。**B.** 抗结蛋白免疫标记显示蛋白过剩性肌病

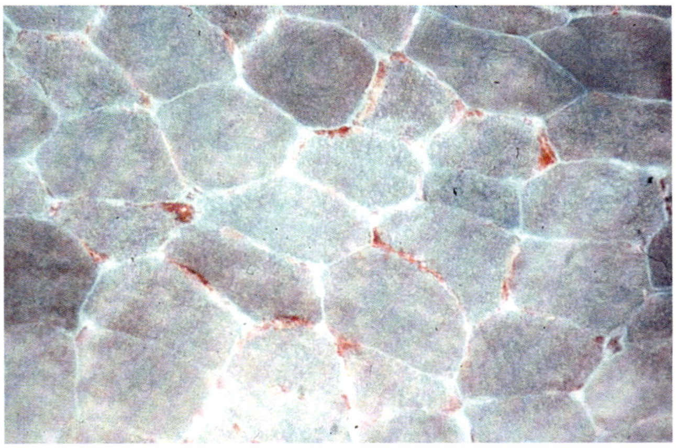

图 3-52 对线粒体肌病患者的肌肉活检组织切片进行改良的 Gomori 三色染色，可见蓬毛样红纤维。这种线粒体在肌膜下的积聚使得纤维周围被均匀红染

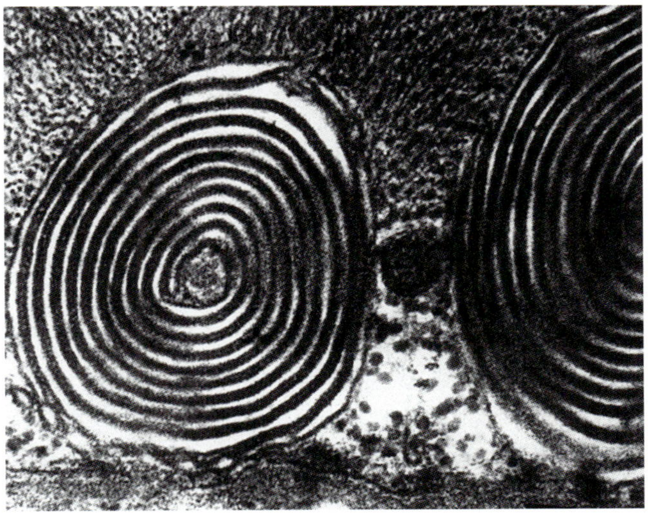

图 3-53 线粒体肌病。EM 显示年轮样线粒体

线粒体肌病

迄今为止大量不明病因的疾病被证实是线粒体功能障碍引起，这一发现是一大进步。这类疾病大多为多系统受累，神经系统尤其易受累，骨骼肌也常累及。即使临床没有肌病症状，肌肉活检也能确诊。

Gomori 三色染色法可见蓬毛样红纤维，这是线粒体肌病的组织学特点，这种蓬毛样红纤维是结构异常的线粒体在肌膜下堆积所致（图 3-52）。在电镜下，这些线粒体外形奇特，可呈年轮状和“停车场”样的类结晶结构（图 3-53）。但结构异常的线粒体不存在时，患者也可能出现线粒体功能障碍，这时诊断需依靠生化和遗传学检查。

大多数线粒体肌病是由线粒体 DNA（mtDNA）突变导致，因此该病是母系遗传，但也常见散发病例，这是由于 mtDNA 有很高的自发突变率。突变可能为 mtDNA 的严重缺失，也可能是 mtDNA 的异常复制，或是点突变，又或是线粒体转运 RNA 基因中的异常插入，这些都直接或间接导致氧化磷酸化过程受损。体细胞的基因突变也可导致线粒体病，因此常染色体显性遗传和隐性遗传方式均可见于线粒体肌病中。

细胞色素 C 氧化酶染色可证实氧化磷酸化功能缺陷（图 3-54）。有氧代谢受损导致无氧糖酵解和血浆中乳酸均增加，所以有助于诊断的方法包括禁食时血浆及脑脊液中乳酸的测定及运动造成乳酸反应的测定。相比之下，肌酸激酶水平可能正常，肌电图改变也可能较轻微。

直接分析 mtDNA 突变越来越多用于该病的诊断。从淋巴细胞 DNA 中未必能检测出突变，但在肌肉中常可检出。因此，肌肉活检通常是必要的检查。有些病例需要单个线粒体耗氧量和呼吸链酶活力的极谱分析。

线粒体肌病的分类

线粒体肌病分类比较困难，因为线粒体 DNA 和体细胞的 DNA 都可通过许多不同的突变产生相同的

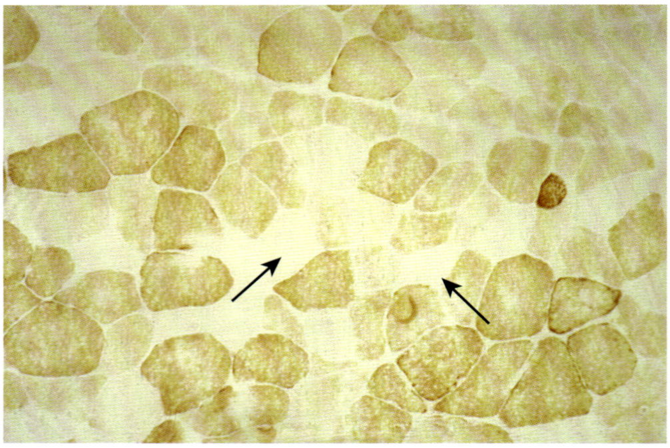

图 3-54 线粒体肌病。细胞色素 C 氧化酶（COX）阴性纤维（箭头）和正常染色的纤维（COX- 阳性）

表型，同时，相同的特定突变也会导致不同的表型。此外，在任何组织中，可能只有一定比例的线粒体有缺陷（称为异质性），这种组织的疾病表现在一定程度上由异常线粒体所占的比例决定。

“纯”线粒体肌病

一些线粒体病几乎仅影响骨骼肌。直观地说，人们可能认为线粒体肌病以劳累性肌痛和疲劳为特点，但这些症状可能在部分病例中因运动诱发或加重，这实际上是一种比进行性肌病更不常见的表型。

乳酸性酸中毒常在休息时或轻微运动后被检出。有些患者还在用力后出现偏头痛，恶心和呕吐等不适。在极端情况下，还可能出现肌红蛋白尿。

慢性进行性眼外肌麻痹（chronic progressive external ophthalmoplegia，CPEO）是线粒体肌病的最常见类型。它包括缓慢进展的眼外肌麻痹和上睑下垂，上睑下垂通常为双侧，有时是单侧（图 3-55）。慢性眼部肌肉无力是重要的鉴别点。CPEO 叠加综合征的临床表现包括肢体无力和许多其他症状和体征，包括非典型性（胡椒盐型而不是骨针型）视网膜色素变性、小脑性共济失调、感音神经性耳聋、身材矮小、内分泌及发育缺陷和心脏传导障碍等。CPEO 和 CPEO 叠加综合征是卡恩斯·赛尔综合征（Kearns-Sayre 综合征）的延续类型，该病指上睑下垂、眼外肌麻痹和色素性视网膜病，同时伴有下述中的一种：心脏传导阻滞、小脑性共济失调或脑脊液中蛋白超过 1g/L，且发病年龄在 20 岁以下。这些综合征通常由 mtDNA 严重缺失导致。

其他线粒体病

许多其他线粒体病不仅影响中枢神经系统和周围神经系统，还常影响机体的其他系统，这些疾病的共同特点是均有神经肌肉功能障碍。表 3-3 总结了这些疾病中的一部分。需特别指出的是，MELAS（伴乳酸性酸中毒和卒中样发作的线粒体脑肌病）与肌肉受累的线粒体病有一些区别。MELAS 的特点是身材矮小，伴恶心和呕吐的反复发作性继发性偏头痛、黑朦和癫痫、精神障碍和反复发作性乳酸性酸中毒。卒中样发作时常导致皮质盲和偏瘫，但皮质损害不符合血管的解剖学分布。MELAS 本质是由线粒体微血管病变引起的疾病（图 3-56）。

有证据表明少数慢性疲劳综合征（chronic fatigue syndrome，CFS）患者，临床最常见继发于病毒诱导损伤的线粒体功能缺陷。

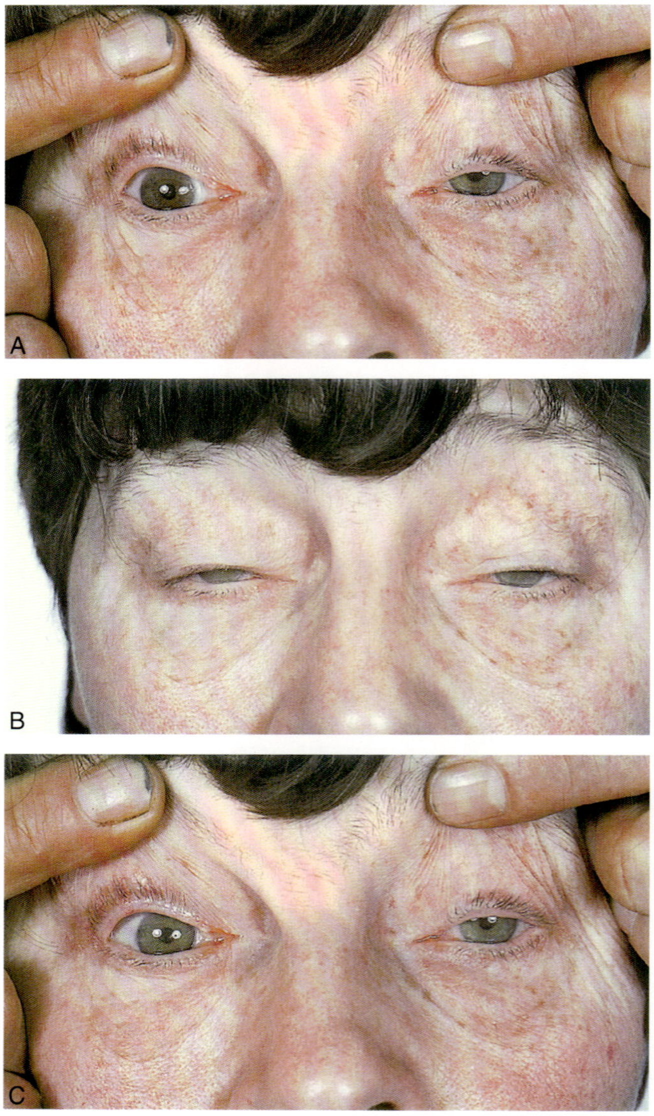

图 3-55 慢性进行性眼外肌麻痹（“CPEO 叠加综合征”）患者的眼外肌麻痹表现。患者有明显的双侧上睑下垂和近乎完全性的眼外肌麻痹。**A**. 右视。**B**. 向前注视。**C**. 左视

表 3-3 伴显著神经肌肉异常表现的其他线粒体肌病

首字母缩拼词	肌病名称	症状和体征
MELAS	伴代谢性酸中毒和卒中样发作的线粒体肌病	偏头痛、卒中样发作、间歇性代谢性酸中毒
MERRF	伴蓬毛样红纤维的肌阵挛性癫痫	肌阵挛性癫痫、共济失调、耳聋、有时出现神经病、视神经萎缩
NARP	神经源性肌无力 - 共济失调 - 色素性视网膜炎	色素性视网膜炎、共济失调、癫痫发作、痴呆、近端肌无力、感觉性神经病
MNGIE	线粒体神经胃肠脑肌病	眼外肌麻痹、胃肠功能障碍、周围神经和自主神经病变

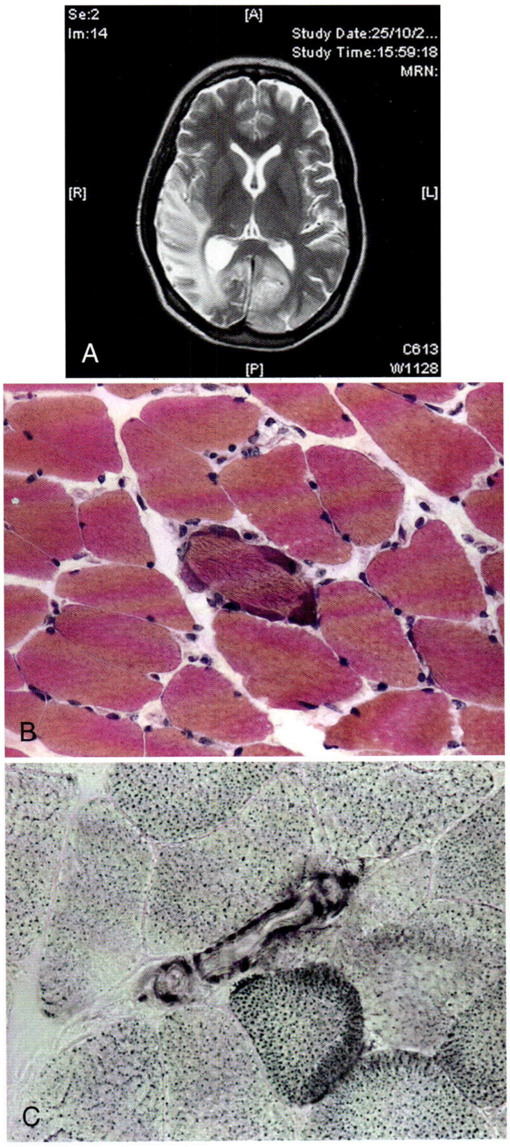

图 3-56 MELAS（线粒体脑肌病伴乳酸性酸中毒和卒中样发作）。**A**. T2 加权 MRI 脑部成像显示右侧大脑半球中部和双侧枕叶内缺血性梗死。该患者表现为左半侧视野忽视和逐渐发展的双侧皮质盲。**B**. 肌肉活检。HE 染色切片显示线粒体异常堆积（即“蓬毛样红”纤维）。**C**. 琥珀酸脱氢酶染色显示具有诊断意义的肌内膜血管内异常堆积的线粒体

代谢性肌病

一些由基因决定的酶缺陷会影响葡萄糖和脂肪酸的中间代谢，可导致肌肉中的 ATP 合成受损。大多数患者表现为劳累性肌痛，有时伴肌红蛋白尿，有时和线粒体肌病一样，会出现进行性肌无力。代谢性肌病都很罕见，这里仅描述最常见的类型。

肌肉的糖原沉积病

通常使用的术语“糖原贮积症”名不副实，因为该类疾病中有些实际上并不引起肌肉中的糖原贮积。一些糖原贮积症也影响肝脏和心肌，这可以是主要的临床表现，婴儿期尤其多见。用免疫组化技术结合肌肉活检是诊断的关键，有时还需要对活检标本进行糖原分析和鉴定及测量特定酶的活性。

抑制糖原代谢的酶的缺陷（糖原分解性疾病）一般表现为渐进性肌病，也可以是劳累性肌痛为特点，而由葡萄糖分解代谢相关酶的缺陷导致的糖酵解障碍，常会引起劳累性肌痛和肌红蛋白尿。表 3-4 列出了不同疾病的主要临床表现。

糖原分解性疾病

糖原分解性疾病包括酸性麦芽糖酶缺乏症（称为 Pompe 病，该病严格意义上指婴儿期有这种表现的病）和 McArdle 病。

酸性麦芽糖缺乏症，Pompe 病

酸性麦芽糖酶是一种溶酶体酶，缺乏其会导致溶酶体中糖原累积。婴儿中 Pompe 病的特点是在肌肉、肝脏和心脏中有大量糖原累积造成心肺功能衰竭及肝肿大。在儿童期，它引起伴激酶增高的一种肌病，最初表现为肌营养不良。在成人，共同的临床表现为Ⅱ型呼吸衰竭，肌营养不良也再次成为可疑的临床表现

表 3-4 肌肉的糖原累积病

分型[*]	酶	受累的组织	临床表现	基因位点
Ⅱ（Pompe's 型）	酸性麦芽糖酶（α-葡萄糖苷酶）	全身	软婴症 心肌炎 呼吸衰竭 肢体无力	17q23
Ⅲ（Cori-Forbes 型）	脱支酶（淀粉-1，6-葡萄糖苷酶）	心脏 肝 肌肉	肝脾肿大 远端肌无力	1p21
Ⅳ（Andersen 型）	分支酶（1,4-α-葡聚糖分支酶）	肝 脾 肌肉	肝脾肿大 肝硬化	3p12
Ⅴ（McArdle 型）	肌磷酸化酶	肌肉	劳累性肌痛 痛性痉挛 肌红蛋白尿	11q13
Ⅵa 型	磷酸化酶 b 激酶	肝 肌肉	肝肿大 生长发育迟滞 劳累性肌痛	Xq12-13
Ⅶ（Tarui 型）	磷酸果糖激酶	肌肉 红细胞	“痛性痉挛” 肌红蛋白尿	1 cen-q32
Ⅸ型	磷酸甘油激酶	红细胞 中枢神经系统	溶血性贫血 癫痫发作 肢体无力	Xq13
Ⅹ型	磷酸甘油变位酶	肌肉	劳累性肌痛 肌红蛋白尿	7p12-p13
Ⅺ型	乳酸脱氢酶	肌肉	劳累性肌痛 肌红蛋白尿	11p14.1-15.1

[*] Ⅱ～Ⅵ型均为糖原分解，而Ⅶ～Ⅺ型为糖酵解

（图 3-57）。在老年患者中，肝肿大和心脏受累罕见，酸性麦芽糖酶缺乏症可能导致巨舌症（图 3-58）。仅表现为劳累性肌痛者罕见。

婴儿肌肉活检显示空泡性肌病。空泡内的糖原内容物呈周期性酸性-Schiff 阳性，老年时这种糖原的储备趋于减少（图 3-59）。肌肉电镜检查有助于检出充血的溶酶体（图 3-60），但肌肉活检在成人可正常。血膜分析能鉴定白细胞中的糖原累积（图 3-61），但唯一可靠的诊断方法是直接测量血液中的酸性麦芽糖酶活性。这种方法应该用于任何其他方法未能确诊的进行性肌病，因为酶替代疗法可以显著改善病情。

McArdle 病（麦卡德尔病）

McArdle 病是第一个被描述的代谢性肌病，患者有劳累性肌痛和“痛性痉挛”，同时合并肌肉活动时出现无力和僵直。严格来讲，痛性痉挛实际是一种收缩一局部强直一它不同于真正的痉挛，是一种电沉默。

该病的症状最早出现在运动过程中，此时葡萄糖是其最重要的能量来源。肌纤维若受损严重或广泛，可导致横纹肌溶解症和肌红蛋白尿，并有肾衰竭的风险。然而该病的发生不可预知。相似强度的运动有时出现一些症状，有时根本没有症状，这可能与能量代谢替代物的不同有关。大多数患者会经历恢复元气现象，如果他们在开始以低速运动，就可克服这些症状，增加耐力。

许多患者肌酸激酶增高，但发作间期肌电图检查基本正常。尽管前臂缺血运动试验是支持诊断的检查，但肌肉活检最易确诊，其典型表现是组织学可见肌浆下糖原泡和肌磷酸化酶染色缺失（图 3-62）。如果肌肉活检不能检出肌磷酸化酶缺失，前臂缺血运动试验有助于检出。正常的或有缺陷的乳酸反应均提示一种更罕见的糖酵解疾病。

糖酵解疾病

糖酵解疾病比糖原分解性疾病更罕见，常导致

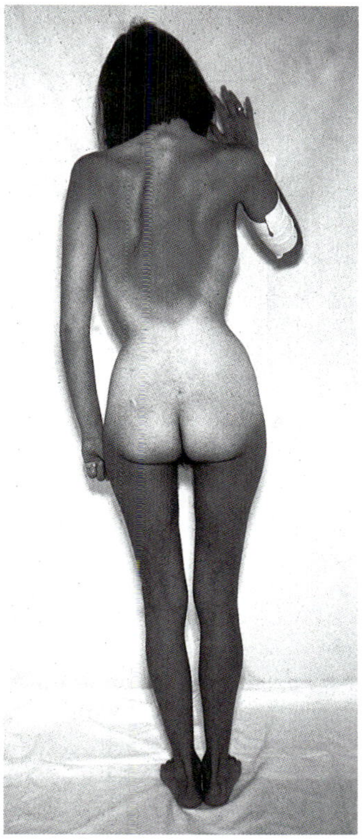

图 3-57　酸性麦芽糖酶缺乏症患者表现为肢带型肌病综合征

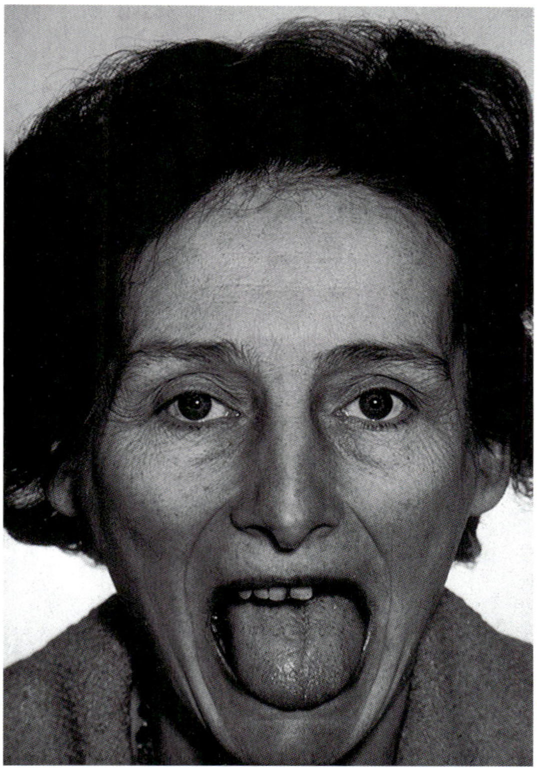

图 3-58　酸性麦芽糖酶缺乏症患者表现为巨舌症

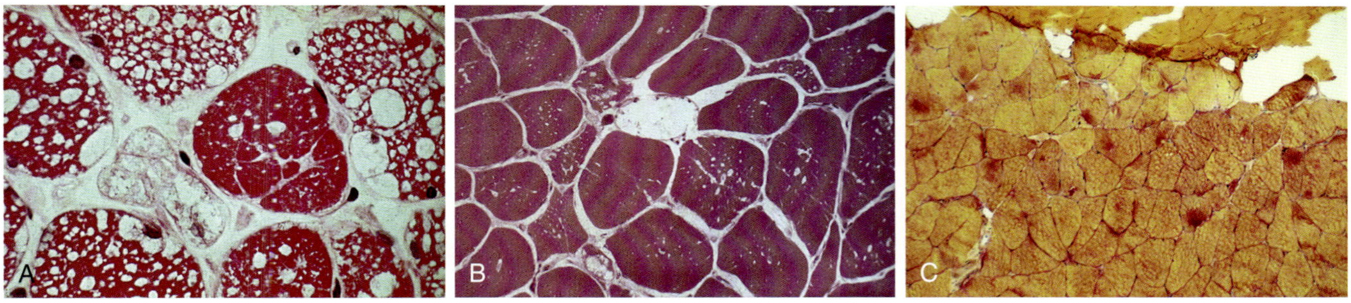

图 3-59　肌肉活检的 HE 染色。**A**. 婴儿期 Pompe 病。**B**. 成年酸性麦芽糖酶缺乏症。其中的空泡为填满糖原的溶酶体。注意越年轻的患者糖原的聚积越多。**C**. 成年酸性麦芽糖酶缺乏症患者中 PAS 染色加深，反映了糖原的聚积

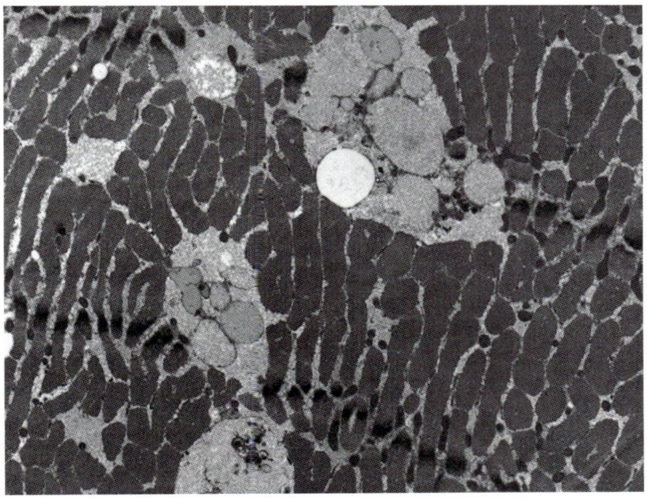

图 3-60　电镜显示肌纤维内有充满糖原的溶酶体

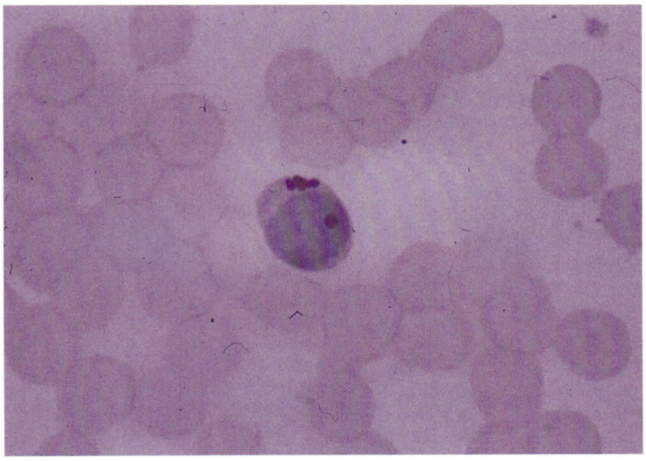

图 3-61　溶酶体内过量的糖原贮积也可见于 PAS 染色的血涂片，或经电镜检出

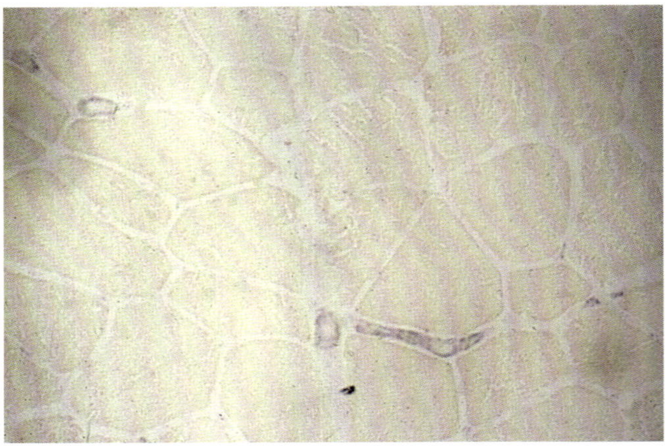

图 3-62 McArdle 病。除血管之外，肌磷酸化酶染色均为阴性（突变仅累及肌肉受累的亚型）

劳累性肌痛和横纹肌溶解。该病可出现轻度溶血性贫血，反映了糖酵解对红细胞新陈代谢的重要性。最常见的 Tarui 病是由磷酸果糖激酶缺乏引起，可经免疫组化反应证实。

肌肉的脂质贮积病

脂质降解产生的脂肪酸被直接转移入线粒体内（对短链或中等长度脂肪酸而言），或通过线粒体内膜上的肉碱软脂酰转移酶（CPT）（对长链脂肪酸而言）间接进入线粒体内进行 β- 氧化。线粒体中复杂的脂质分解代谢酶系统缺陷可导致肝、心脏和骨骼肌病变。在新生儿和婴儿患者中的症状可能包括肝性脑病、心肌病和肌张力减低，常为复发性，有时伴有轻度病毒感染和厌食症。在成年患者中，肌肉受累的症状常较突出，表现为劳累性肌痛，伴 CPT 缺陷的横纹肌溶解和进行性近端脂质贮积性肌病，以及肉碱或酰基辅酶 A 脱氢酶缺乏的间歇性肝性脑病。

脂质贮积性肌病的诊断线索包括以下内容：

- 禁食或长时间运动诱发的横纹肌溶解症或肌红蛋白尿的病史或发作（与糖酵解疾病相反）
- 合并长期禁食诱发的血浆内游离脂肪酸水平升高的低血糖和高酮症的证据
- 高血氨症和转氨酶升高

在发病时或刚发作后进行尿有机酸筛查可能发现一种针对特定脱氢酶缺乏症的二羧酸类型。一次诱发至少持续 18 小时（这种诱发应仅在医院进行），可诱发许多症状和异常的生化指标。然而，最终的诊断需依靠体外检测，如 CPT 活性检测和通过皮肤活检进行的人工培养成纤维细胞中脂肪酸通量的测定。

肉碱缺乏症和酰基脱氢酶缺乏症

原发性肉碱缺乏症罕见，全身型由肠道和肾中的肉碱转运体（5q31）缺失造成，患者还可出现肌病和肝性脑病。继发性肉碱缺乏症常伴 β- 氧化酶缺陷，是一种线粒体肌病。酰基辅酶 A 脱氢酶缺乏症的临床表现与脂质累积性肌病类似，可经苏丹黑或油红 O 的组织化学染色证实（图 3-63A）。电镜可见脂滴在肌纤维之间沉积（图 3-63B）。

肉碱棕榈酰转移酶缺乏症

肉碱棕榈酰转移酶缺乏症是最常见的脂质贮积性肌病，但脂质沉积在活检中并不明显。患者常在长时间或剧烈运动后，出现劳累性肌痛和肌红蛋白尿，尤其是禁食时。两次发作之间常有明显的轻度肌无力。

获得性肌病

免疫炎性介导的肌病

炎症改变是许多肌病的组织学特征，但不一定表明原发性病理过程是免疫反应驱使的。肌炎这一术语指感染或自身免疫和自身炎性过程造成的肌肉炎症。框 3-5 列出了特发性肌炎和免疫介导的肌病的主要类型。

框 3-5 特发性肌炎和免疫介导的肌病的主要类型

多发性肌炎
- 器官特异性（变异型包括远端型多肌炎、上肢和颈部的炎症性肌病、颈伸肌肌病）
- 重叠性肌炎

皮肌炎
- 青少年型
- 成年型

包涵体肌炎

坏死性肌病
- 癌症相关型
- 抗 -SRP 相关型

肉芽肿性肌病
- 结节病

局灶性和局限性肌炎
- 局灶性肌炎
- 局限性结节性肌炎
- 眶肌炎

SRP，信号识别蛋白

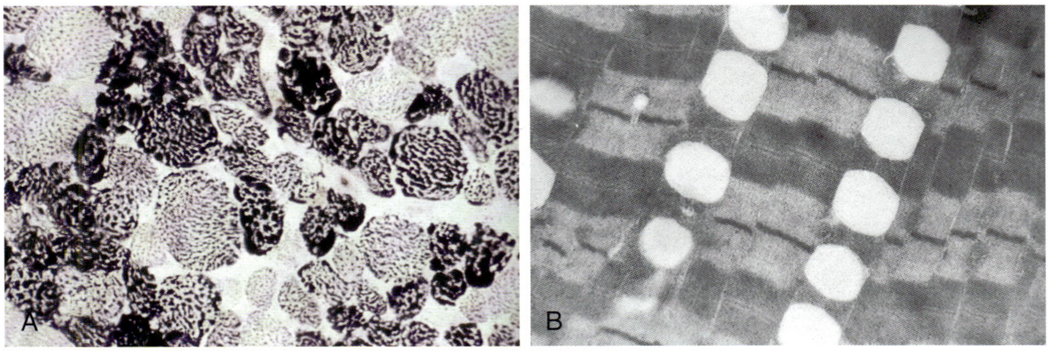

图 3-63 肉碱缺乏症患者的肌肉活检。**A.** 苏丹黑染色显示肌纤维内脂质过度堆积。**B.** 该患者肌肉活检的电镜显示肌原纤维之间有脂质小滴

多发性肌炎和皮肌炎的肌病特点类似，均为对称性且非选择性的近端肌肉无力，有时伴有肌肉疼痛及压痛，反射常完好保留。皮疹是皮肌炎的典型临床特征，但有时可不明显。包涵体肌炎的特点有很大不同，目前尚不清楚这种疾病与本组其他疾病的关系。

多发性肌炎

多发性肌炎的患者通常表现为对称性近端肌肉无力，有时伴肌痛和肌肉压痛。儿童发病罕见。患者也可呈选择性远端肌肉或颈部和上肢肌肉无力，或出现低头综合征，但这些表现均不常见。在慢性病例中，患者最终可能出现提示肢带肌受累的表现或肩腓肌综合征，被称为慢性多发性肌炎（图 3-64）。绝经期肌营养不良这一名词曾被错误地用于描述各种形式的无痛性慢性肌炎。

器官特异性多发性肌炎的临床症状罕见仅局限于骨骼肌，这种肌炎更常是一种并发症，提示潜在有结缔组织病，尤其是干燥综合征、类风湿，系统性硬化症和混合性结缔组织病（重叠性肌炎，图 3-65）。血清 CK 几乎均升高，肌电图典型表现为插入电位活动和自发电位活动均增加，同时有肌病的改变。

肌肉活检（图 3-66）的典型特点为肌膜和肌束膜内有淋巴细胞浸润，伴纤维坏死、变性和再生，但这种改变是不全性的，炎症改变可能并不明显。

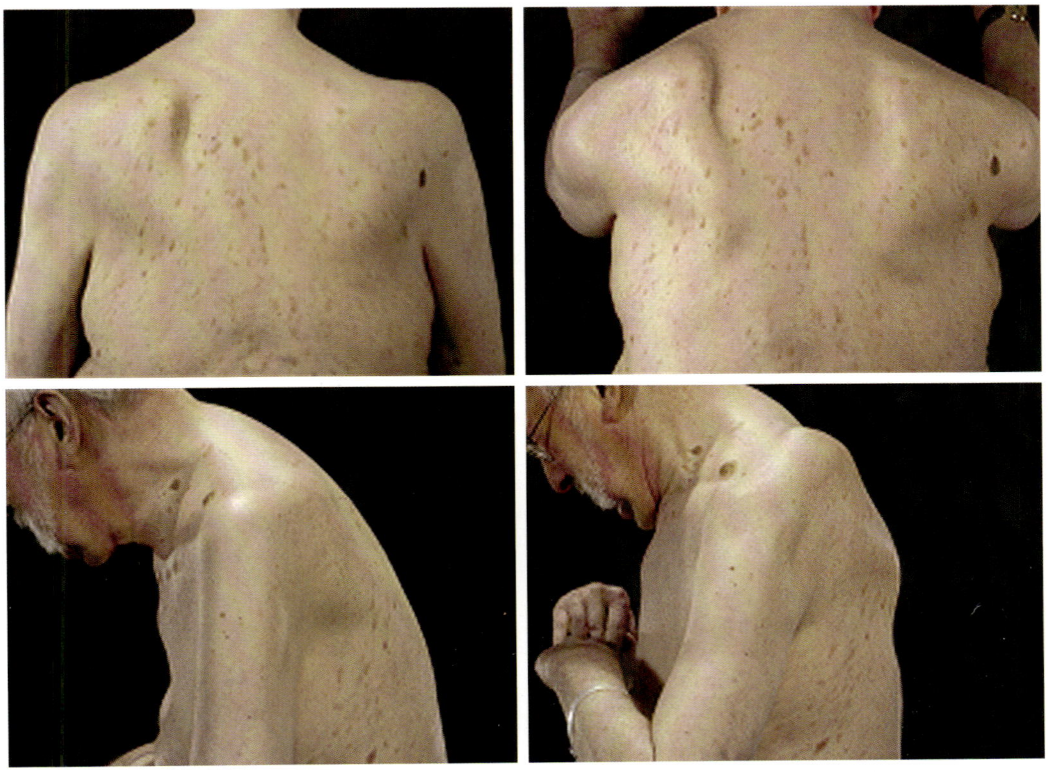

图 3-64 慢性多发性肌炎患者的肢带肌受累表型

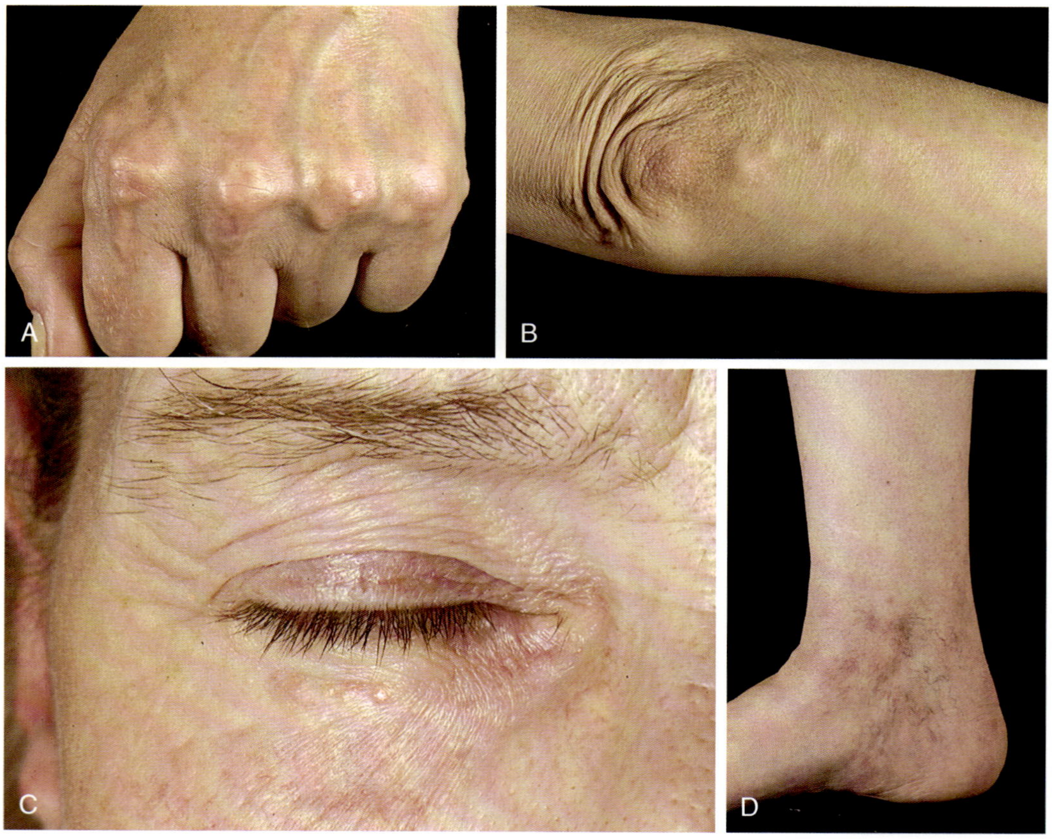

图 3-65 重叠性肌炎。除多发性肌炎的典型肌病特点外，该患者还可在指关节和肘关节处见到类风湿性结节（**A**）以及眼部和踝关节周围的毛细血管扩张（**B**）

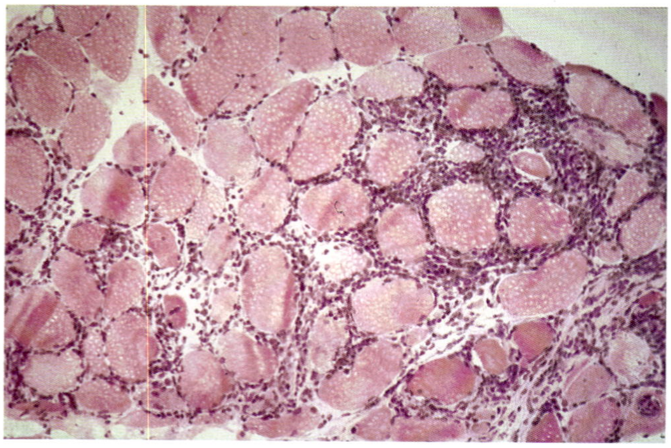

图 3-66 多发性肌炎的组织病理学。肌膜内出现炎症反应，并伴有纤维坏死和再生

主要组织相容性复合体（major histocompatibility complex，MHC）I 型抗原广泛表达于肌纤维有助于诊断（图 3-67）。有时也可见淋巴细胞浸润非坏死性纤维，这说明 $CD8^{+}T$ 细胞介导的细胞毒性是炎症发作的基础（见图 3-67 中的插图）。实际上，现在多发性肌炎的病理诊断依赖于证明存在 MHCI 类分子 -$CD8^{+}$ 病损。

皮肌炎

皮肌炎的经典型在临床和病理上均与多发性肌炎不同。它是由体液介导的微血管病变，主要影响皮肤和肌肉，儿童皮肌炎患者还可累及肠道，导致胃肠出血。

有诊断意义的皮肤特征包括：红色和紫色病损常累及光暴露的区域（为淡紫色发绀），如眶上嵴、眼睑、颊区、胸部、关节、膝部和肘部（图 3-68）。皮损有时不伴肌无力（无肌炎的皮肌炎），但细致的检查常可证实肌肉受累。广泛的皮肤钙化见于儿童，成人中少见，同时也是 CREST 综合征（钙化、雷诺现象、食管畸形、指端硬化和毛细血管扩张）的特点，该病可能包括炎症性肌病。

皮肌炎患者进行肌肉活检常显示血管周围和神经束周围有炎症改变（图 3-69），但在皮肌炎中，这种炎症主要包括 $CD4^{+}T$ 淋巴细胞和 B 细胞，与参与免疫病理的重要体液成分相一致（图 3-70）。免疫球蛋白和补体的沉积可见于肌内膜血管的内皮上。血管内皮损伤导致肌肉内毛细血管减少，导致肌束边缘相对缺血，从而造成肌束周围的肌肉萎缩，这是皮肌炎肌肉活检的一个特征性改变（图 3-71）。电镜可以显示

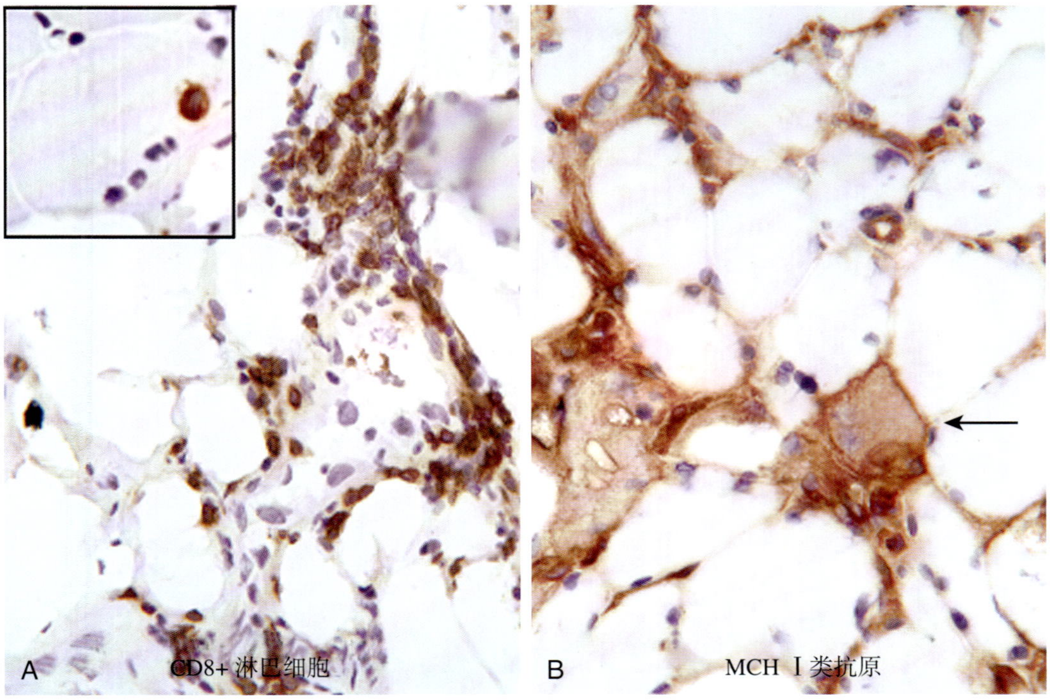

图 3-67 多发性肌炎的免疫病理学。CD8 淋巴细胞标记物阳性染色的炎性浸润（左图）。插图中的非坏死性纤维被一个淋巴细胞浸润（箭头处）。肌纤维表面 MHCI 类抗原广泛上调（箭头处）（右图）

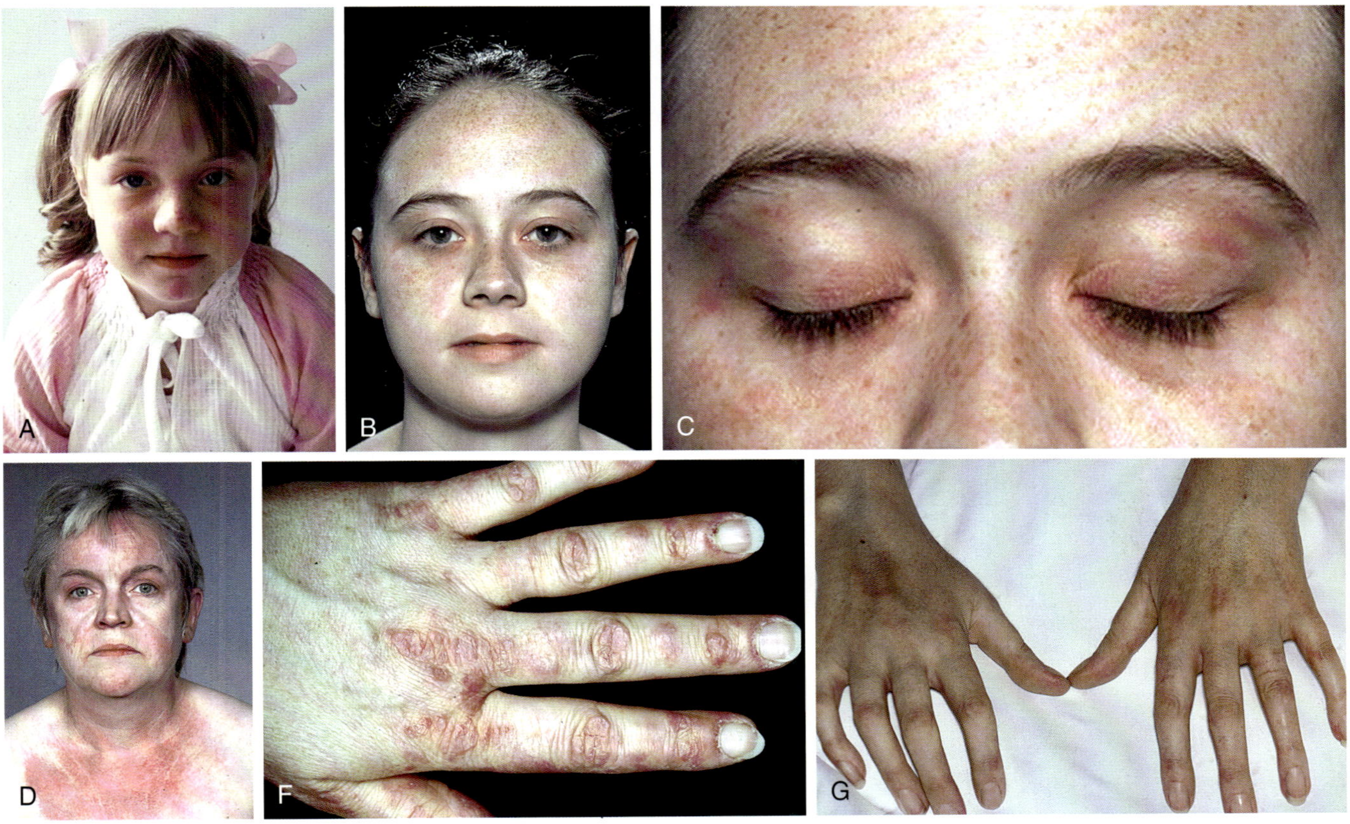

图 3-68 皮肌炎患者的皮疹。面部皮疹常累及眶周皮肤、颧骨区和眶上嵴。皮疹在这个儿童（**A**）和年轻的女孩（**B**）中较轻。这个女性患者（**C**）的皮疹明显，并且累及胸部被光照的区域。在深肤色的患者（**D**）中，可能出现皮肤色素减退现象。手部的改变包括超过指关节的皮疹、Gottron 丘疹以及扩张的甲褶毛细血管（**E**）

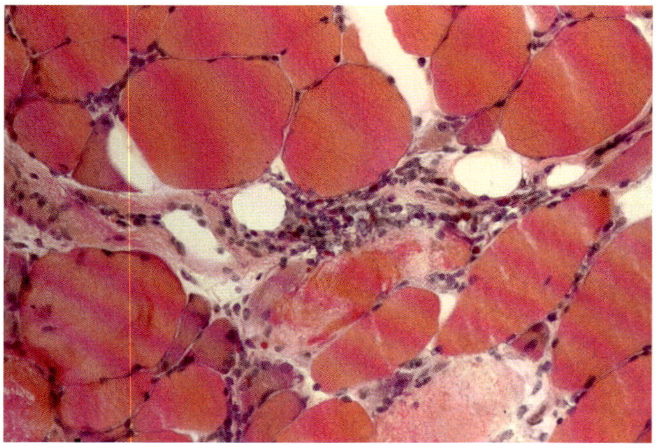

图 3-69 皮肌炎的组织病理学。炎性浸润主要在血管周围和肌纤维束周围

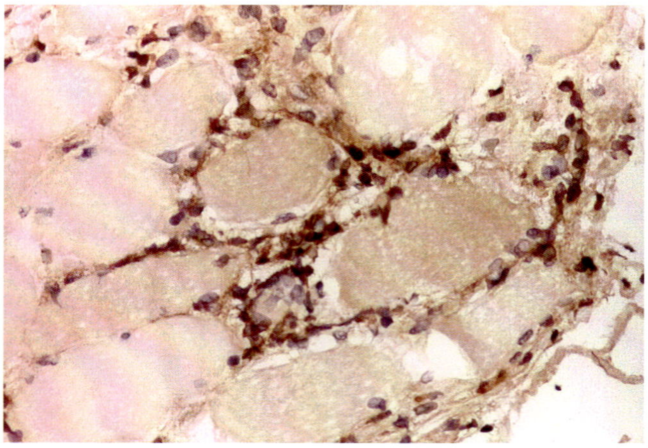

图 3-70 皮肌炎患者肌肉的免疫组织化学染色。炎性浸润主要是 CD4 淋巴细胞

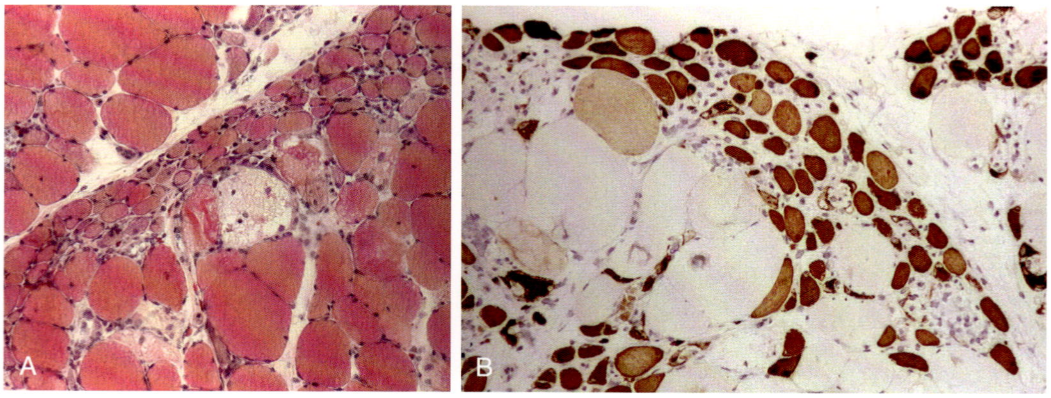

图 3-71 皮肌炎患者的肌束外周萎缩。肌束外周的肌纤维明显变细

毛细血管内皮细胞内有网状小管样包涵体，表明局部有干扰素合成（图 3-72）。

多发性肌炎和皮肌炎除了影响关节和皮肤，还可能伴发间质性肺病和炎性心肌病，引起传导阻滞和心律失常。与特定胶原血管病相关的自身抗体，可能见于重叠综合征，还有许多肌炎特异性抗体，直接针对细胞质内的酶和蛋白质。然而，这些抗体与组织受累更相关而不是与肌肉受累更相关；抗 Jo-1（抗 - 组氨酸 -tRNA 合成酶）抗体尤其与肺纤维化病变相关。

肌炎和癌症

流行病学证据表明炎性肌病，尤其是皮肌炎，可能是潜在性恶性肿瘤的一种表现。对 50 岁以上的男性而言，这种关系最大。任何类型的肿瘤均可涉及，包括淋巴瘤和恶性血液病。对多发性肌炎和皮肌炎的患者常进行肿瘤筛查，但检出率一般较低。全身 PET 检查可能有帮助。恶性肿瘤还可导致坏死性肌病。

坏死性肌病

可疑肌炎的患者进行肌肉活检，可发现主要由巨噬细胞组成的炎症反应，这与肌纤维的明显坏死相关。和皮肌炎一样，坏死性肌病也可能提示有潜在的恶性肿瘤；有些病例与针对信号识别蛋白的病理性抗体（抗 -SRP 抗体）有关，因此肌病的发生可能是体液免疫介导的。

其他炎性肌病

结节病常有肌肉受累，可无症状，肌肉活检有助于确诊系统性疾病（图 3-74）。有时结节病发生继发性炎症反应，称为结节性肌炎。肌肉中的肉芽肿性改变也可见于其他免疫介导的疾病中，如血管炎和系统性肉芽肿病中。

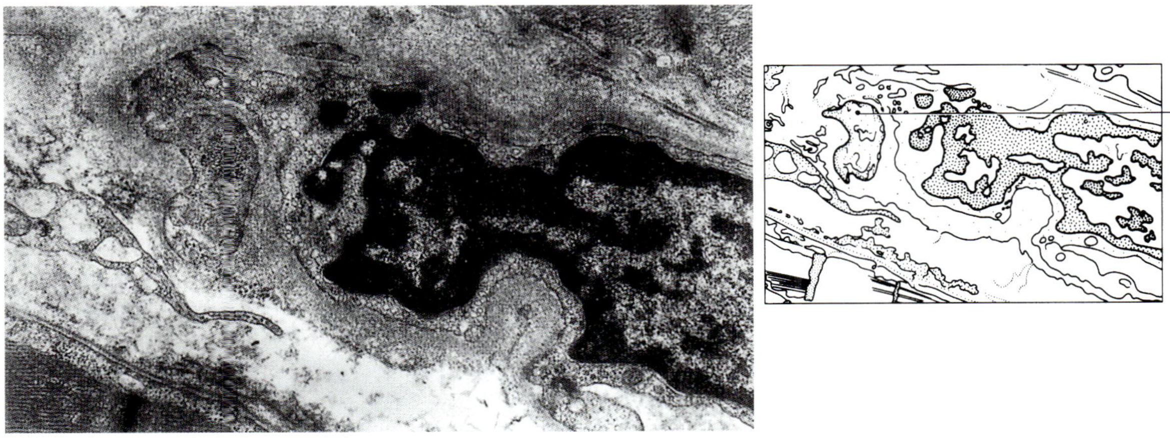

图 3-72　皮肌炎。电镜显示肌肉内毛细血管伴管网状结构

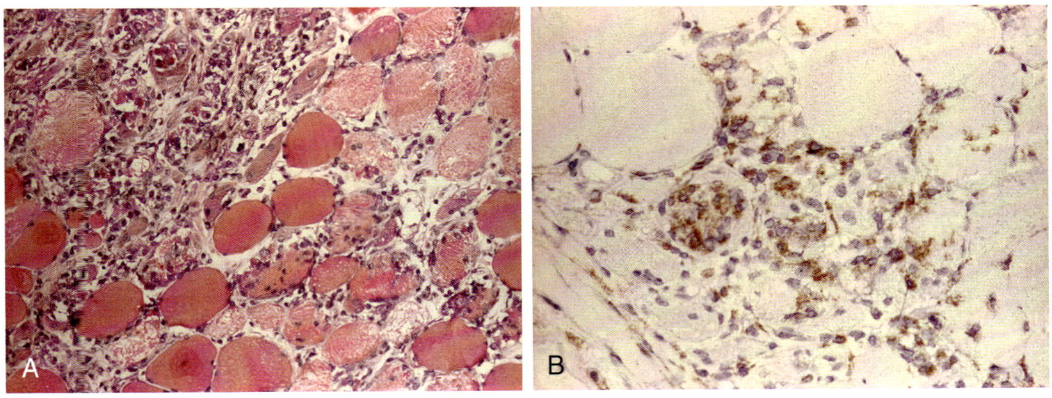

图 3-73　坏死性肌病可能提示潜在恶性肿瘤。**A**. 广泛性肌纤维坏死和变性伴显著的炎症浸润。**B**. 然而 CD68 标记物（来自另一活检组织切片）显示该反应大部分是巨噬细胞而不是淋巴细胞聚积所致

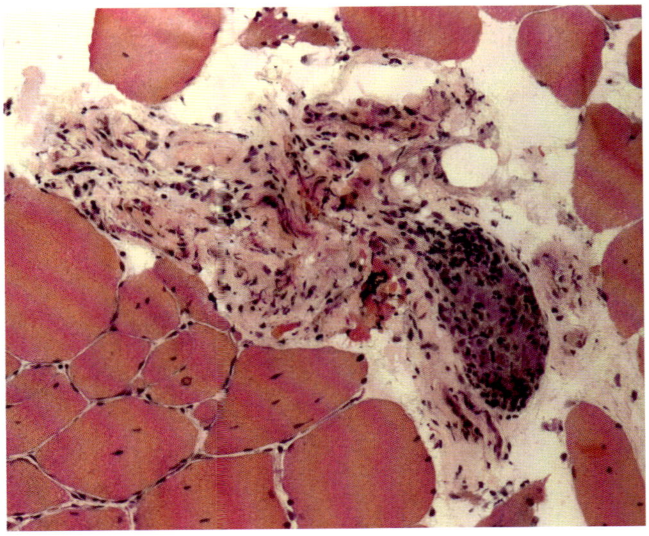

图 3-74　系统性结节病患者肌肉内的非干酪性肉芽肿

有时，炎症仅限于单个肌肉、一组肌肉或一个肢体。这种局灶性肌炎可能持续多年，引起局部肌肉萎缩。在局限性结节性肌炎中，多个部位可见炎性改变的肌肉团块，这一特点表面上类似血栓性静脉炎，但多发炎性改变常演变为更典型的多发性肌炎。

眶肌炎，或称眶假瘤，是局灶性肌炎的一种特殊形式，累及眼外肌，导致眼球突出和复视（图 3-75）。该病主要的鉴别诊断是眼部的 Graves 病。

散发性包涵体肌炎（sporadic inclusion body myositis，sIBM）

包涵体肌炎有时在起病初期无法与器官特异性的多发性肌炎区分开来，尽管前者更常隐袭进展。包涵体肌炎的肌肉炎症特点与多发性肌炎相同，但随疾病进展，两者的临床特点和病理改变出现明显差异，各自的典型表型也有很大不同。

虽然任何年龄均可发病，但绝大多数病例在 50 岁以后起病。男性患者较女性更常见，这不同于其他类型的炎性肌病，大部分病例对甾体类药物及免疫抑制剂不敏感。肌无力可伴进行性肌萎缩，这不同于典型的炎性肌病，肌无力趋向于选择性，且有特征表

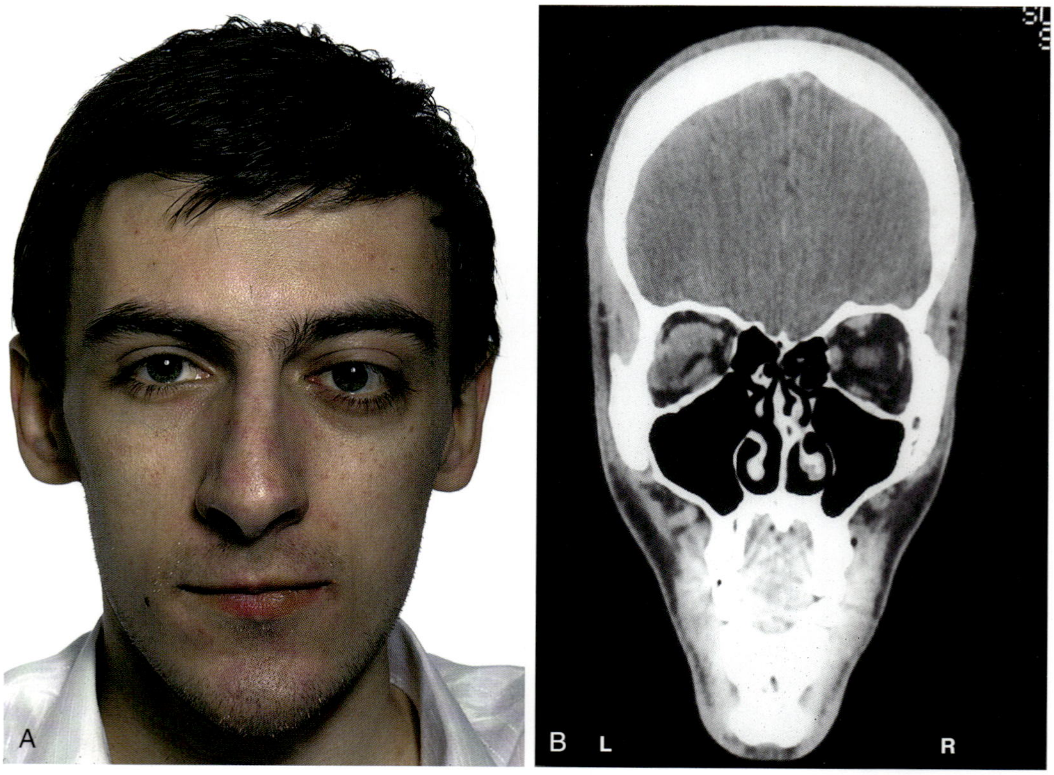

图 3-75 眶假瘤。左侧眼球突出（左图）。左眼可见完全性眼外肌麻痹。头部冠状位 CT 扫描（右图）。左眼眶的眼外肌明显增厚和扩大

现，这也有别于其他肌病。

在上肢，前臂屈肌受累明显，导致特征性的扇形外观。而在下肢，股四头肌在疾病早期即受累，导致下楼梯时，患者无法控制膝盖（图 3-76）。典型病例早期即累及手部和足部的肌肉。患者可有轻度面瘫，吞咽困难也是常见的主诉。反射可降低或消失。

约 20% 的患者有糖尿病，10% 的患者有其他自身免疫性疾病。肌酸激酶水平多正常，罕见升高，肌电图常显示肌源性和神经源性的混合改变。

最终确诊有赖于肌肉活检（图 3-77）。sIBM 的病理特点包括：炎症改变；一定比例的肌纤维内出现镶边样空泡；变性的肌浆蛋白聚集在一些肌纤维内，且有较多的细胞色素 C 氧化酶阴性纤维，提示线粒体功能障碍。如前所述，炎症改变是典型性多发性肌炎的特征（见图 3-66）。空泡不沿细胞膜排列，且因包含细胞膜碎片和其他碎片，空泡的壁呈嗜碱性染色。然而，这些特点均不是该病特有，进一步行免疫组化和超微结构检查必不可少（图 3-78）。蛋白聚集物包括淀粉样蛋白（图 3-78A）、β- 淀粉样前体蛋白、磷酸化 tau 和 apo-E（图 3-78B）。在电镜下，除了可以看到线粒体的结构异常和在空泡壁上聚积的膜结构（图 3-79A），还可在细胞核和细胞质内看到特征性的细丝（图 3-79B）。这些细丝有些是成对螺旋形的，而且 sIBM 的一些病理特征在许多方面是阿尔茨海默病脑部病理改变的一种暗示，这增加了一些包涵体肌炎类型是原发变性病的可能性，任何炎症改变可能都是一种继发反应。

许多遗传性肌病，包括遗传性包涵体肌病和一些远端型肌病，也有一些上述的病理特点，但炎症改变常缺失或不明显。

系统性疾病中的肌病

肌肉约占体重的 40%，在大部分系统性疾病中不同程度的受到影响，但原发疾病的临床表现常占优势。肌病可以是许多感染、结缔组织病、血管炎的特点，也可能是副肿瘤综合征的表现。肌病还可能是许多内分泌疾病的临床表现。

糖尿病

糖尿病患者的肌肉无力和萎缩通常是神经源性的。肌肉梗死罕见，可见于血糖控制较差的糖尿病患者，会导致肌痛，有时可形成痛性肌肉肿块。

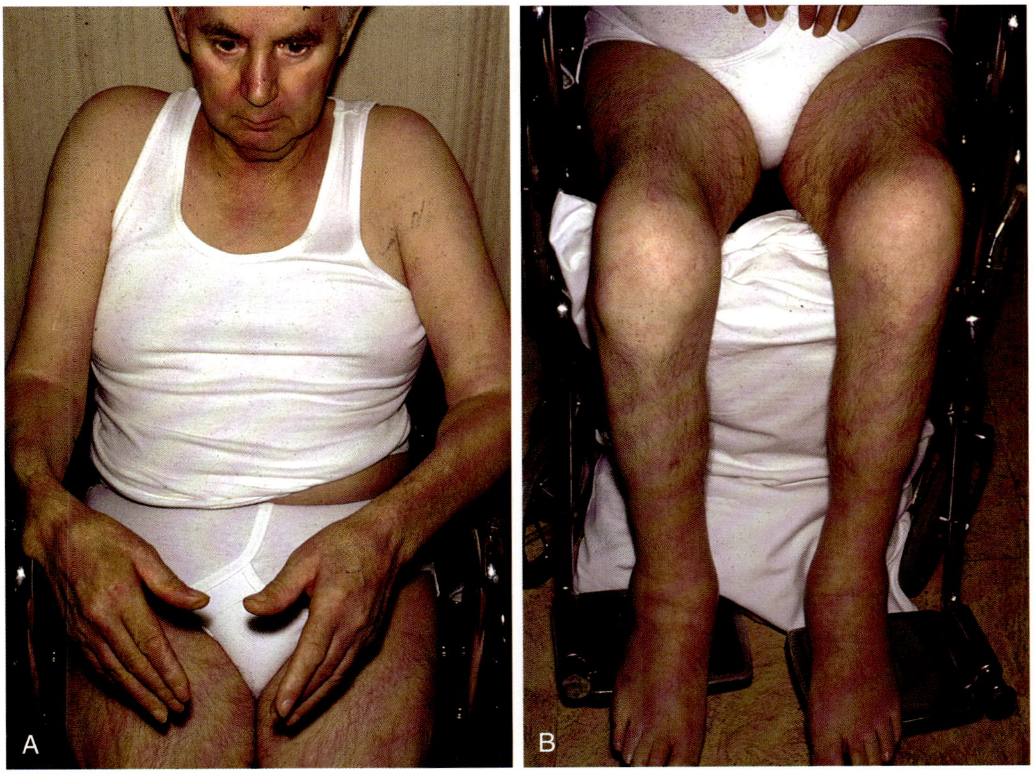

图 3-76　包涵体肌炎。**A**. 前臂肌肉呈扇样改变。**B**. 股四头肌选择性萎缩

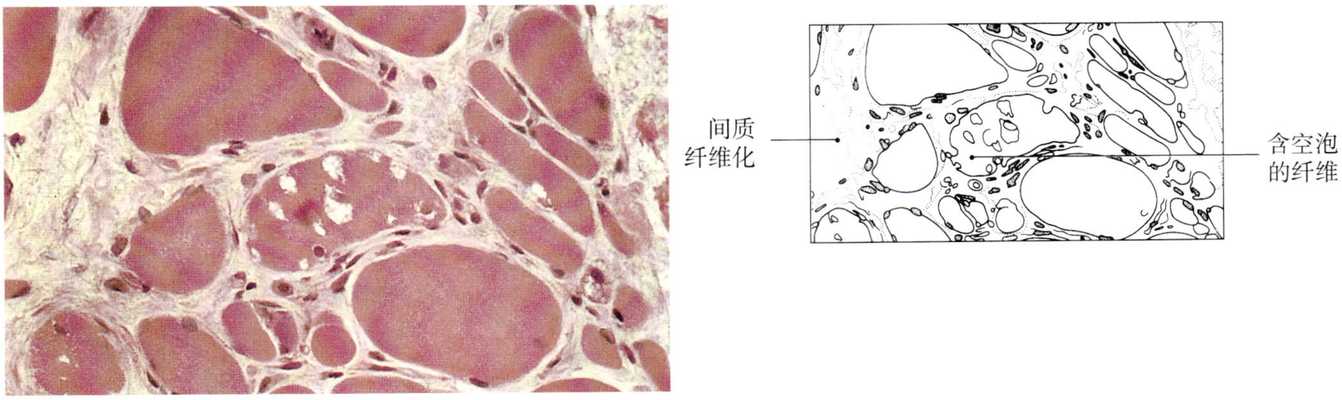

图 3-77　包涵体肌炎。一些肌纤维内的镶边样空泡壁上可见嗜碱性物质。一些肌纤维变肥大，且有明显的间质纤维化

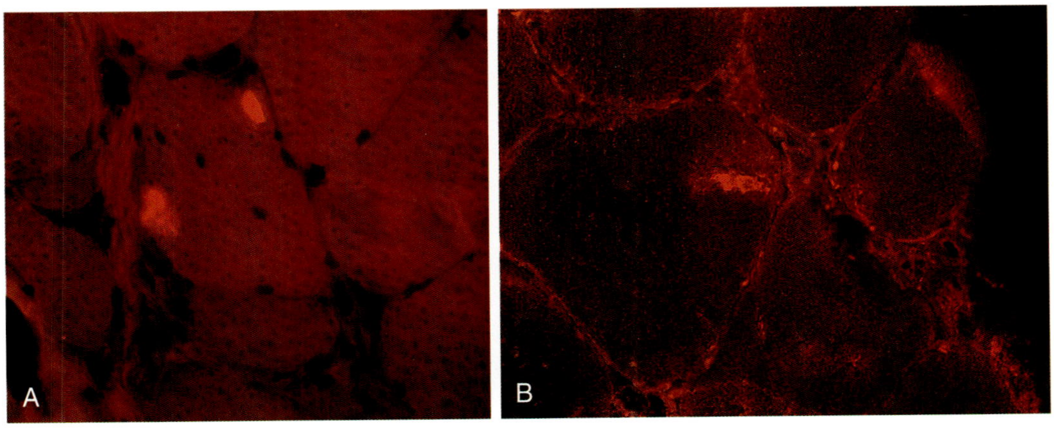

图 3-78　包涵体肌炎的肌纤维内有异常蛋白堆积。**A**. 淀粉样沉积物（刚果红染色）。**B**. 泛素化的磷酸化 tau 蛋白

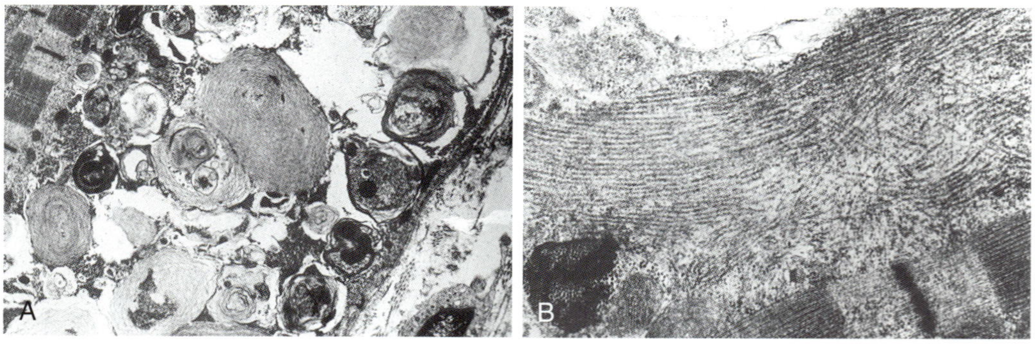

图 3-79 包涵体肌炎的超微结构。**A**. 假膜性“髓鳞脂样”螺纹呈线样聚积在空泡壁上。**B**. 细胞质内特征性的聚积直径为 15~18nm 的成对螺旋状细丝

甲状腺功能障碍性肌病

近端型肌无力、腱反射延迟放松和肌酸激酶升高的三联征是甲状腺功能减退性肌病的典型特征。在严重病例，患者可能出现 Hoffmann 综合征，包括肌无力、僵硬、肌痛和肌肉肥大。绝大多数的病例可检出甲亢导致的肌无力，但仅有少数病例临床表现显著。甲亢性肌病的特点有时提示肌萎缩侧索硬化，如显著的肌肉萎缩、痛性痉挛、肌束震颤和腱反射活跃，翼状肩胛常较明显（图 3-80）。如前所述，甲亢可能与周期性瘫痪有关，尤其在中国患者中。甲状腺疾病患者发生重症肌无力的概率增加，两病共存可使临床表现混淆（图 3-46）。

突眼型 Graves 病患者有复视、眼外肌麻痹和伴眼睑退缩的痛性眼球突出，常为双侧出现。患者常化验提示甲亢，且化验值可变化。眼球突出是由眼眶内容物和眼外肌水肿及炎症导致，这种水肿和炎症足以压迫视神经（图 3-81）。鉴别诊断包括眶假瘤（图 3-75）和 Tolosa-Hunt 综合征（见第十五章）。

库欣综合征由肾上腺皮质增生、肾上腺肿瘤或促肾上腺皮质激素异位分泌导致的糖皮质激素分泌过多引起，常导致慢性进行性无痛性近端型肌病（图 3-82）。血清肌酸激酶水平正常，肌肉活检常见 2 型肌纤维选择性萎缩（也可参照类固醇性肌病描述）。

传染病中受累的肌肉

许多病毒、细菌、真菌和寄生虫均可感染肌肉。病毒性肌炎可导致从轻度全身性肌痛到横纹肌溶解症的各种症状。流感病毒、副流感病毒和腺病毒是常见病因。肠道病毒尤其有肌肉毒性，是病毒感染后疲劳综合征的常见病因。

人免疫缺陷病毒感染导致的肌病谱包括炎性肌病和进行性肌萎缩综合征。导致骨骼肌脓肿的细菌性化脓性肌炎主要见于热带地区（称为热带肌炎）。金黄

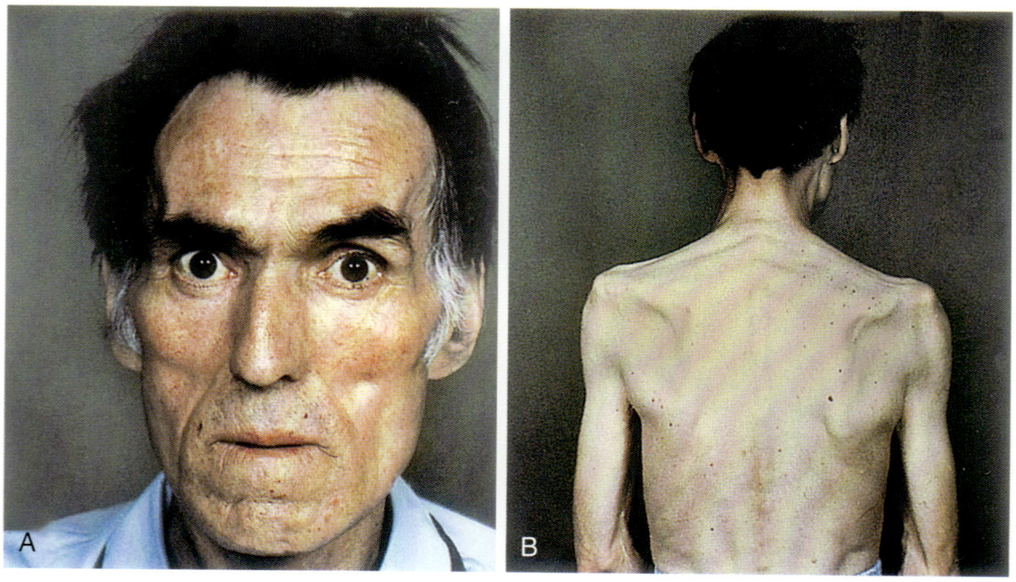

图 3-80 甲状腺功能亢进性肌病患者的面容和近端肌肉萎缩

色葡萄球菌是这种肌炎最常见的病因。梭状芽孢杆菌感染可导致肌肉坏死（气性坏疽）。

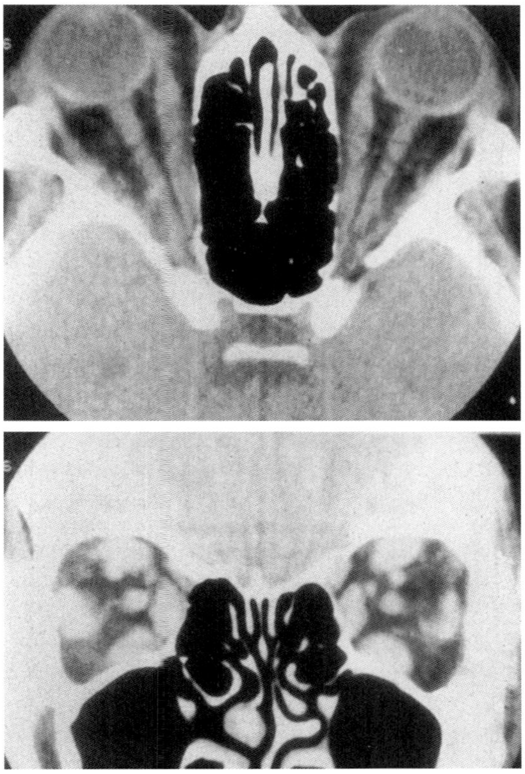

图 3-81　Graves 眼病患者的眼眶 CT 扫描显示双侧眼外肌增粗

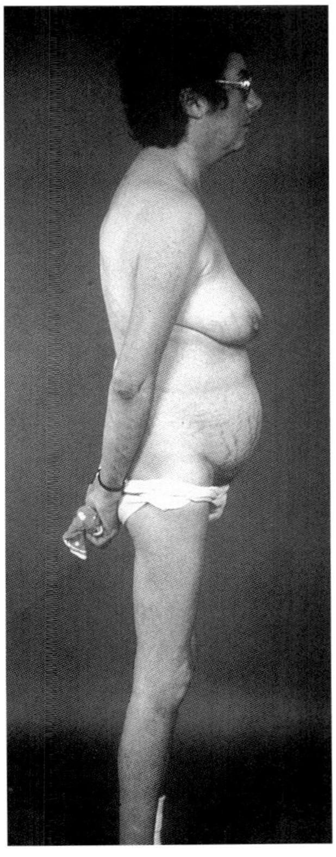

图 3-82　伴库欣综合征的肾上腺癌患者。肢带肌全面萎缩，并有腹纹

囊虫病是所有肌肉感染中最常见的疾病之一，由钩绦虫、猪肉绦虫感染引起。肌肉可能没有症状，也可出现肌肉肥大和肌肉无力。囊尾蚴常发生钙化，腿部肌肉的 X 线平片常有助于该病的全身性诊断（图 3-83～图 3-85）。

棘球蚴病常累及的三个器官为肝、肺和肌肉。椎

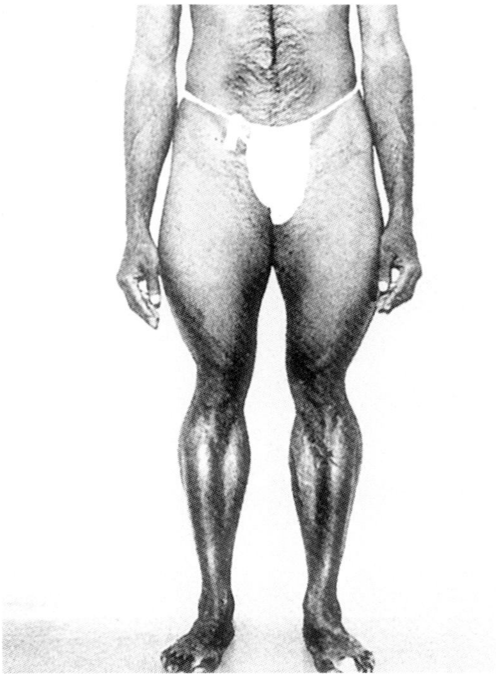

图 3-83　继发于囊虫病的肌肉增粗

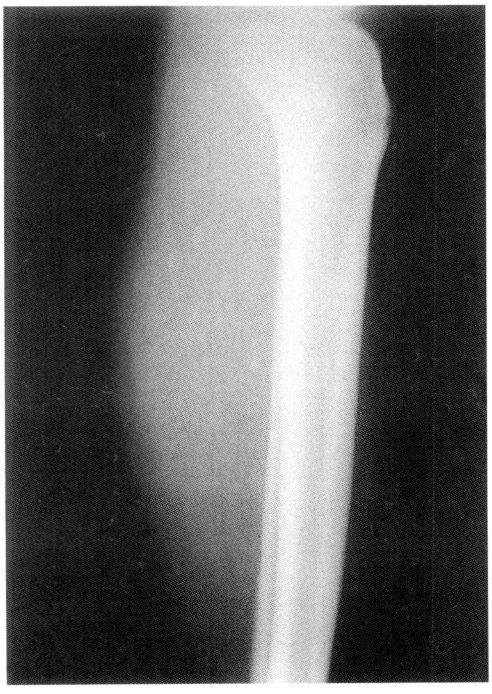

图 3-84　小腿 X 线片显示钙化的囊虫

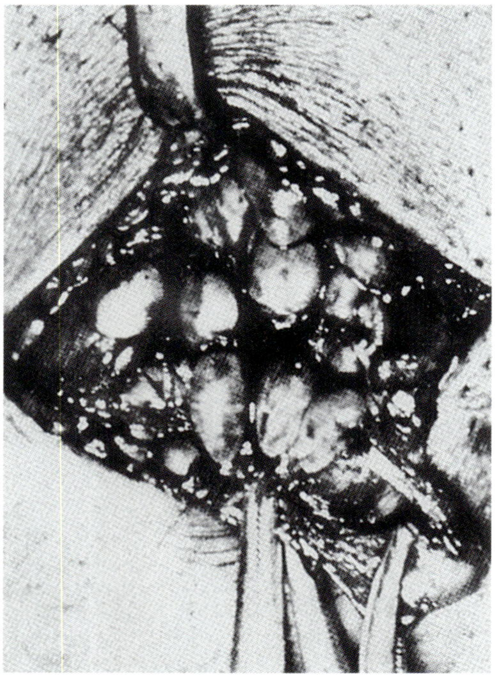

图 3-85 肌肉活检时发现的囊虫

旁肌及下肢近端肌肉尤其易受影响。体格检查可发现无痛性肌肉肿块，之后有可能发生钙化。肌无力不是该病的特点。

毒素和药物导致的肌病

许多药物和其他毒素，包括酒精，均可破坏肌肉。造成从无症状高肌酸激酶血症到急性横纹肌溶解症等临床表现。最常见的表现是急性或亚急性疼痛性近端型肌病和慢性无痛性近端型肌病。有些药物和毒物可导致上述两者中的任何一种，已发现许多这类疾病的发病机制（表 3-5）。

表 3-5 毒物和药物介导的肌病的发病机制

肌病的类型	临床症状	药物举例
横纹肌溶解的急性/亚急性近端型肌病	直接的肌肉毒性	酒精、他汀类药物
	低钾血症	利尿剂
	炎症	青霉胺
	线粒体损伤	叠氮胸苷
慢性无痛性近端型肌病	蛋白分解	甾体类药物、酒精
	溶酶体自溶	氯喹
	微管功能障碍	长春花新碱

急性和亚急性疼痛性近端型肌病

像阿片类药物一样，酒精可通过直接的肌肉毒性导致急性痛性坏死性肌病。他汀类药物是目前常规临床治疗中的最常见病因（图 3-86）。利尿剂、泻药和甘草衍生物引起的低钾血症也可诱发痛性肌病及慢性无痛性近端型肌病。

药物引起的炎性肌病罕见，但多种药物均可能导致，最常见的是青霉胺，尽管这种药物更常诱发肌无力（见后述）。另外，一些药物特别是用于治疗艾滋病病毒感染的叠氮胸苷，可导致线粒体功能障碍性肌病，其病理学特征改变和线粒体肌病类似。

慢性无痛性近端型肌病

酒精是慢性无痛性近端型肌病的最常见病因；实际上，酒精性肌病是所有肌肉病中最常见的类型，该病通常隐匿起病，不易被发现。类固醇性肌病是复杂的临床病症，这是由于该病导致的肌无力和治疗类固醇性肌病导致的肌无力难以鉴别。这可能是一种过度诊断，但医源性类固醇肌病的特点与库欣综合征中肌病的特点相同（见前述）。肌肉活检可见选择性 2 型肌纤维萎缩（图 3-87）。利尿剂或甘草及其衍生物引起的慢性低钾血症可产生与之类似的临床和病理改变。

与肌膜系统（特别是微管系统和溶酶体）相互影响的药物，如氯喹、秋水仙碱和长春新碱，也可引起这种综合征，病理可见空泡改变（图 3-88）。这些药物抑制微管聚合，被认为是溶酶体运输功能受损的原因。秋水仙碱可导致伴肌酸激酶升高的亚急性痛性肌病，但更常导致慢性无痛性肌病。

重症肌无力和其他神经肌肉传递性疾病

这里所说的肌无力特指易疲劳的肌无力——肌

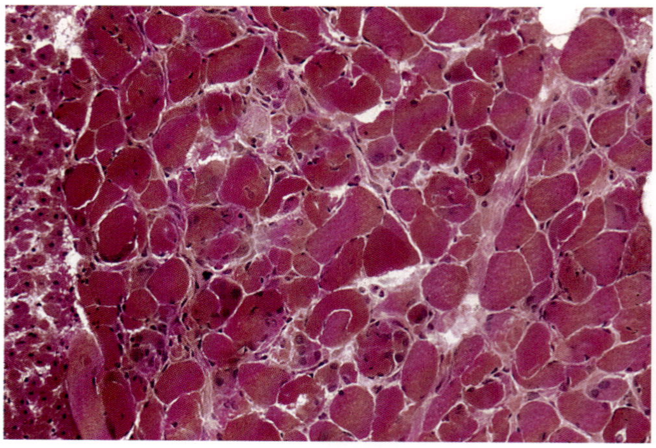

图 3-86 他汀导致的坏死性肌病。给药 1 周内出现严重的肌痛和近端肌无力，肌酸激酶也明显升高。活检显示多灶性肌纤维坏死，并伴有纤维再生（嗜碱性纤维）和巨噬细胞浸润

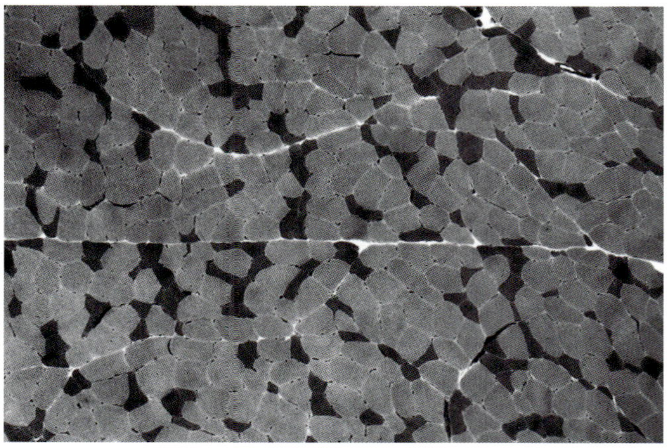

图 3-87　类固醇性肌病。腺苷三磷酸酶染色切片显示黑染的 2 型肌纤维选择性萎缩

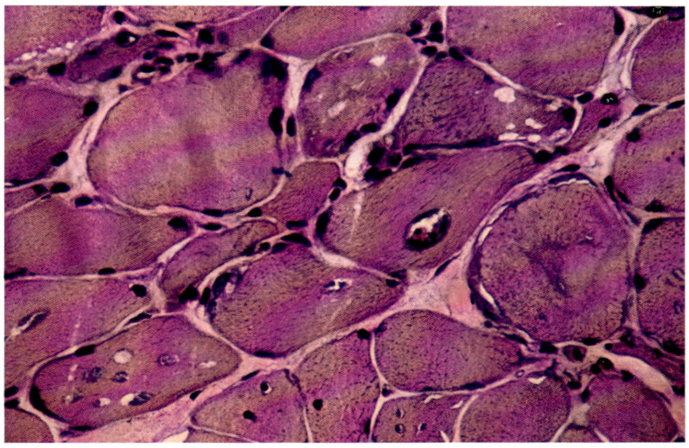

图 3-88　秋水仙素所致的空泡性肌病。患者发病时正在接受针对家族性地中海热的治疗。这些空泡沿轮状膜小体和球状膜小体排列

肉无力的增加程度与肌肉重复活动的比例不一致。重症肌无力（myasthenia gravis，MG）是一种临床综合征，由神经肌肉之间信息传递障碍引起，这种障碍为抗体与神经肌接头突触后膜上的蛋白结合障碍。最常受影响的蛋白是烟碱型乙酰胆碱受体（acetylchdine receptor，AChR），少数病例中，抗体直接与肌肉特异性激酶（muscle-specific kinase，MuSK）结合。Lambert-Eaton 肌无力综合征（LEMS）是由针对神经突触前膜的电压门控钙离子通道的抗体导致。

神经性肌强直临床表现有别于重症肌无力和 LEMS，它是由针对突触前膜电压门控 K^+ 通道的抗体（VGKC Ab）介导的。

神经肌肉接头

神经肌肉接头包括含乙酰胆碱（Ach）突触小泡的突触前神经末梢和肌纤维的突触后膜，这种膜折叠多层以增加其表面积（图 3-89）。乙酰胆碱受体集中存在于突触间隙的入口。这些受体是非电压门控性的钠离子通道，由几个亚基围成一个离子进出的孔道，这种通道由几种蛋白参与形成，尤其是结合蛋白和肌肉特异性激酶（MuSK），参与受体集聚效应的调控（图 3-90）。乙酰胆碱与受体相互作用导致通道开放和突触后膜发生去极化，继之产生的动作电位通过 T 管系统传至肌纤维，这是兴奋引起收缩过程的第一阶段。

这一过程的各阶段功能障碍均可导致特定类型的神经肌肉接头疾病。它们可分为突触前的或突触后

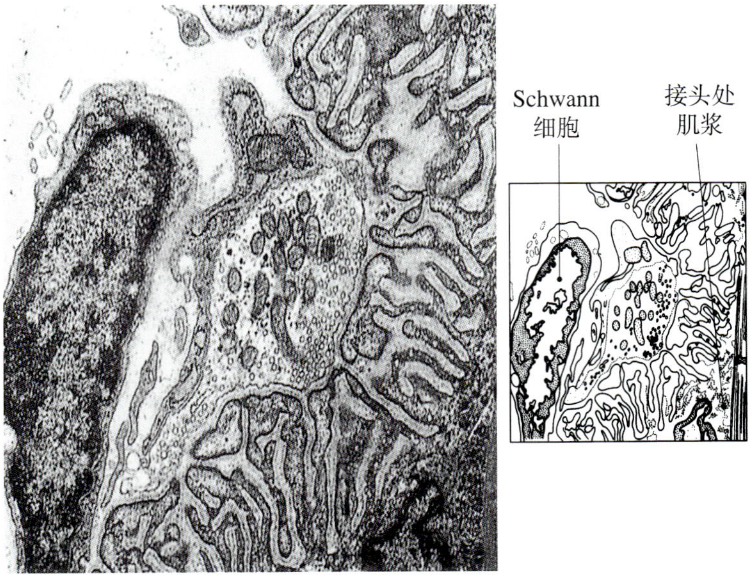

图 3-89　正常的神经肌接头。电镜显示包含乙酰胆碱（ACh）突触小泡的轴突末端由施万细胞覆盖。突触后膜形成许多裂隙和褶皱，而 ACh 受体就集中于这些裂隙内。接头处的肌浆内包含糖原颗粒、核糖体以及小的管型

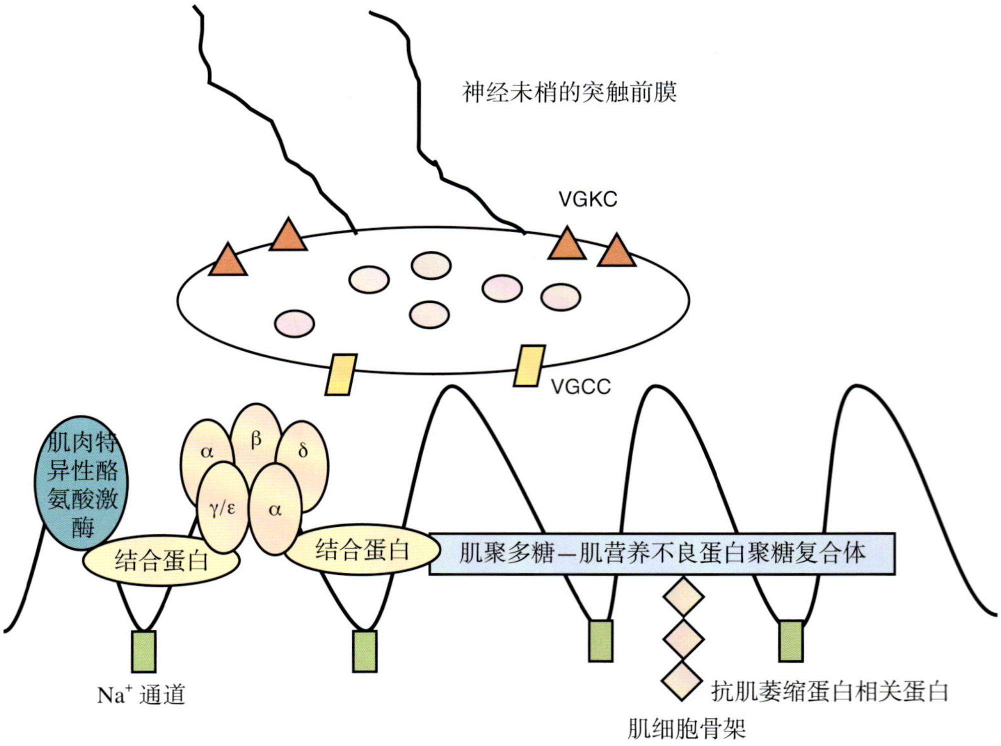

图 3-90 乙酰胆碱受体（AChR）嵌在突触后膜内，由几种亚基组成（α，β，γ，δ，γ/ε），并且与调节 AChR 群集的蛋白相关，这种调节蛋白包括结合蛋白、MuSK 和基底膜蛋白多糖。连接膜内的受体与外连接膜内的肌营养不良蛋白聚糖复合物有关。VGCC，电压门控 Ca^{2+} 通道；VGKC，电压门控 K^+ 通道

的，可以是遗传性的或后天获得性的（框 3-6）。

框 3-6 神经肌肉接头疾病的分类

突触前膜的神经肌肉接头疾病
- 获得性
  - 神经性肌强直（介质：VGKC 抗体）
  - Lambert-Eaton 肌无力综合征（介质：VGCC 抗体）
  - 肉毒中毒（介质：肉毒杆菌毒素）
- 遗传性
  - 家族性婴儿肌无力

突触间隙的神经肌肉接头疾病
- 遗传性
  - 乙酰胆碱酯酶缺乏症

突触后膜的神经肌肉接头疾病
- 获得性
  - 重症肌无力（介质：AChR 抗体、MuSK 抗体）
- 遗传性
  - AChR 缺乏症
  - 慢通道综合征
  - 低亲和力的快通道综合征

AChR，乙酰胆碱受体；MuSK，肌肉特异性激酶；VGCC，电压门控的 Ca^{2+} 通道；VGKC，电压门控的 K^+ 通道

重症肌无力

重症肌无力是常见疾病，患病率约为 10/100 000。它有两个发病高峰：早期发病，最常累及女性；晚期发病，更多见于男性。流行病学研究显示该病的发病率正逐渐增加，老年人尤其易被漏诊。

重症肌无力患者常表现易疲劳性肌无力，特别是头部肌群。波动性上睑下垂是最常见的表现，可单侧下垂或双侧下垂（图 3-91）。持续向上凝视可导致受

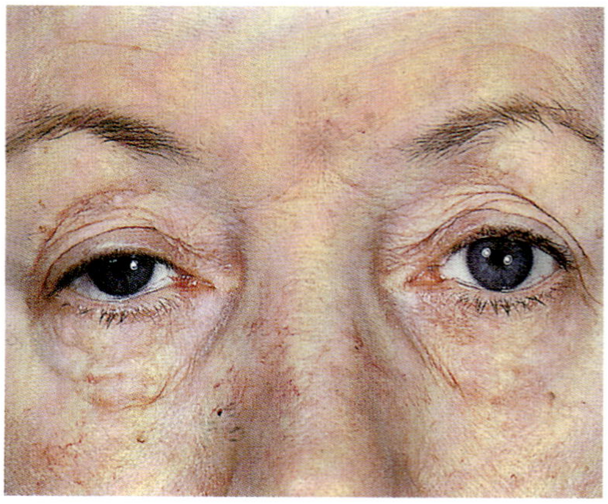

图 3-91 重症肌无力患者单侧上睑下垂

累的眼睑缓慢下垂。让患者向下注视 10~20 秒然后快速将眼球恢复至之前的位置可引出 Cogan 征。重症肌无力患者的受累眼睑会过度上抬，然后迅速下垂，或出现反复的颤动。

常见复视。各种眼球运动异常都有可能发生（图 3-92），还可以是复合性的（图 3-93）。无论是在临床上还是神经生理学上，重症肌无力中约 10% 的病例仅累及眼部（称为眼肌型肌无力）。如果症状限于眼部时间超过 3 年，则不太可能进展为全身型。

重症肌无力也可出现面部肌肉无力，导致眼睑闭合不全和特殊嘴唇形状（图 3-94）。

其他常见的症状包括影响咀嚼的进行性下颌无力

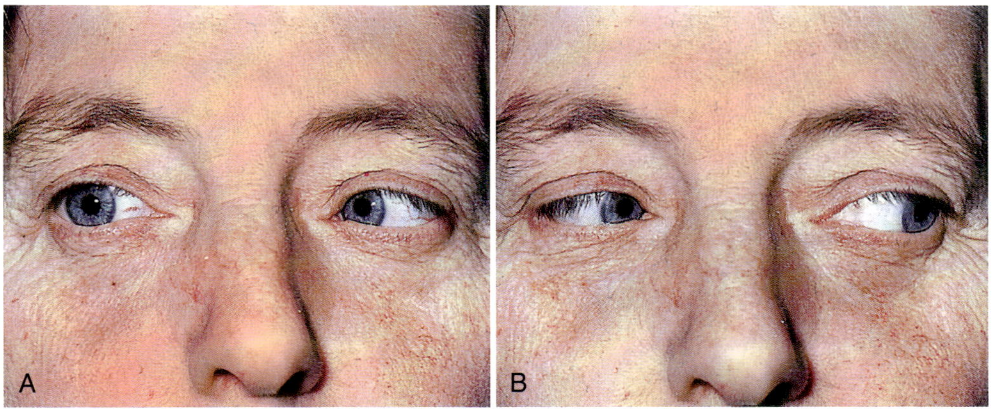

图 3-92　重症肌无力患者的右侧外直肌无力。**A**. 右眼向右凝视障碍。**B**. 向左凝视正常

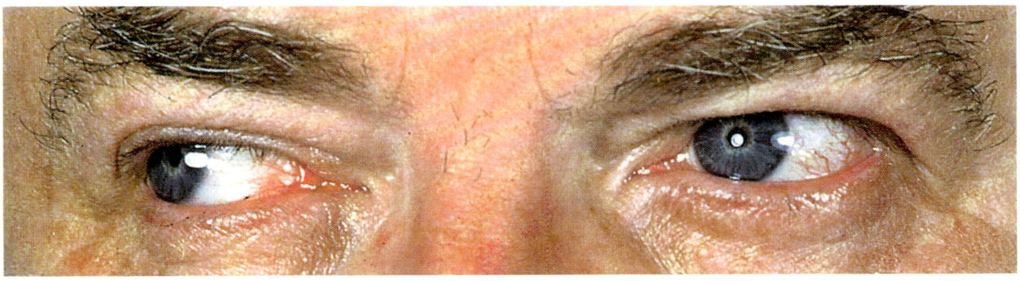

图 3-93　重症肌无力患者出现假性核间性眼外肌麻痹

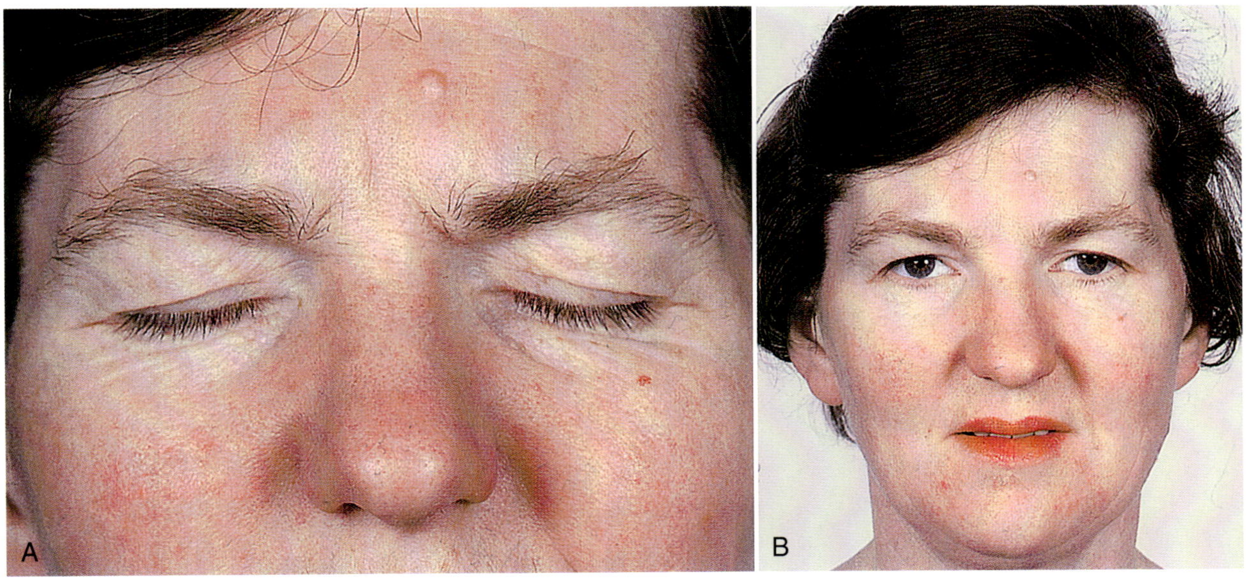

图 3-94　重症肌无力。**A**. 眼睑完全闭合。**B**. 特征性的口型

和颈肌无力，屈肌和伸肌可单独或两者均受累。与多发性肌炎一样，重症肌无力也是头部下垂综合征的鉴别诊断之一。延髓症状可单独出现（称为延髓型重症肌无力），因此重症肌无力也应被认为是吞咽困难和发音困难的鉴别诊断之一。膈肌和肋间肌受累可能导致Ⅱ型呼吸衰竭。舌肌十分罕见三道沟，却是特征性的表现（图 3-95）。四肢近端无力尤其是三头肌常较明显，其易疲劳性可在床边即被检出。重症肌无力的腱反射通常存在。

重症肌无力常经血中检出乙酰胆碱受体的抗体而被临床诊断，这种抗体见于约 85% 的全身型重症肌无力患者和大约 50% 的单纯眼肌型患者中。其余“血清抗体阴性”的病例中，约有一半可检出抗 MuSK 抗体（见后述）；抗 MuSK 抗体在重症肌无力乙酰胆碱受体抗体阳性者中始终未被发现。绝大多数 AchR 抗体阴性的患者中也是含有 AChR 抗体的，但这些抗体在标准免疫检测方法中亲和力低，因此只能在固相检测法中发现。乙酰胆碱受体抗体的滴度和患者的临床症状之间没有直接联系。经过治疗后无症状的患者中乙酰胆碱受体抗体甚至依然保持高滴度，随时间进展可缓慢下降。推测这代表治疗引起 AchR 再生和消除之间的平衡发生了正向转化。AchR 的抗体可通过胎盘，10%~15% 重症肌无力母亲所生的婴儿可出现自限性新生儿重症肌无力。

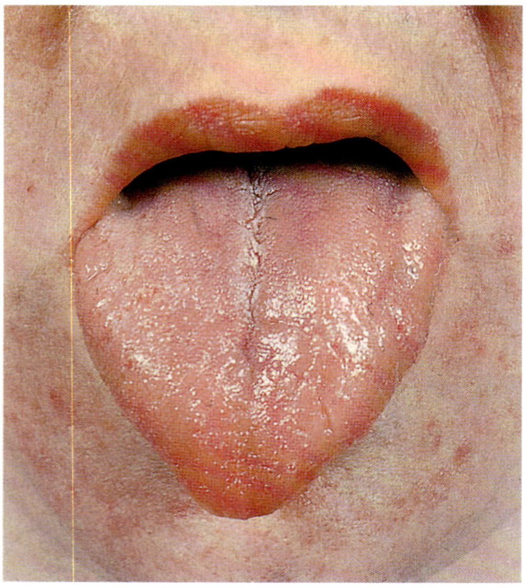

图 3-95 重症肌无力患者的舌上出现三道沟

重症肌无力可能与许多针对其他肌肉蛋白的抗体相关，这些抗体包括抗肌联蛋白抗体和抗肌球蛋白抗体。血清的肌酸激酶水平通常正常。

腾喜龙试验（静脉注射依酚氯铵氢氯化物）如果有适当的控制措施和由专门的检查员观察测试，还是有诊断意义的，至少对患者因短期内经历的戏剧性症状改善带来的剧烈心理变化很有帮助（图 3-96）。

在血清抗体阴性的病例中，神经电生理检查特别重要。通常在 3Hz 的重复频率电刺激时出现动作电位波幅的过度减少，但对神经肌肉接头功能障碍最敏感的检查是单纤维肌电图，其在重症肌无力患者中显示 jitter 值增加，潜伏期被阻断（图 3-97）。

发病机制

胸腺是重症肌无力发病的关键部位。AChR 蛋白

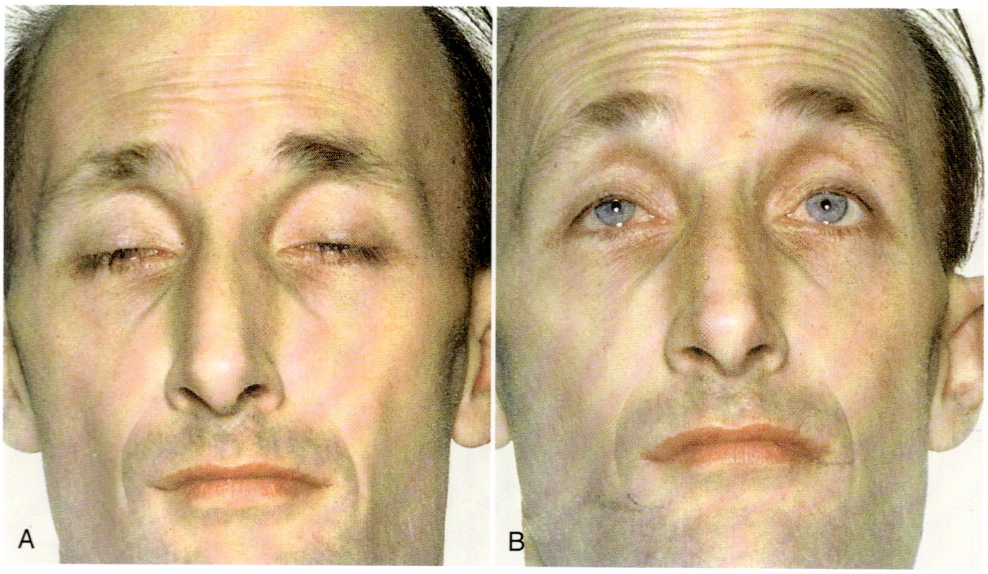

图 3-96 重症肌无力患者行腾喜龙试验。静脉注射腾喜龙前的面部表现（**A**）和注射后的面部表现（**B**），腾喜龙是一种短效乙酰胆碱酯酶抑制剂

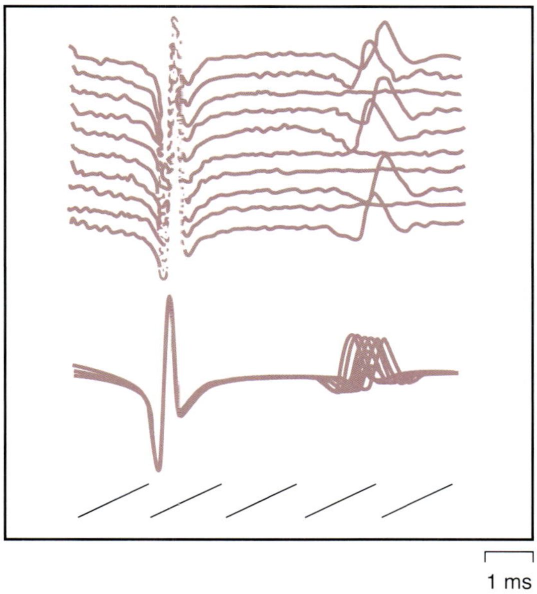

图 3-97 重症肌无力患者的单纤维肌电图。肌纤维的第一个潜伏期触发示波器记录的波形（上方）。来自相同轴突支配肌纤维的第二个潜伏期的出现时间的变化也被记录到，但有些可被阻断。20~30 对潜伏期的平均信号显示 jitter 值增宽（下方）

见于正常胸腺的肌样细胞中，腺体是 AChR 反应性 T 细胞和 AChR 抗体的来源（图 3-98）。胸腺增生在重症肌无力的早期常见。胸腺瘤，有时是恶性的，见于 10% 的重症肌无力患者中，这种情况下更易检出抗 striational 抗体（见后述）。纵隔 CT 或 MRI 检查是重症肌无力的基本检查（图 3-99）。

运动终板显示突触接头处后模皱褶的显著的单一化（图 3-100）。AChR 的密度经过很多过程后减少，这些过程包括抗体介导的相邻受体的相互结合，继之是伴突触后膜溶胞作用的补体介导的降解；在某些情况下，乙酰胆碱受体被抗体直接阻断（图 3-101）。

重症肌无力的病因目前尚不清楚，但它显然是一种自身免疫性疾病，可能与其他自身免疫性疾病相关，尤其是甲状腺功能减退。甲状腺及其他自身免疫性抗体可能在血液中被检测出。有免疫源性的药物，如青霉胺和普鲁卡因，也可以诱导抗体阳性的重症肌无力（图 3-102）。更常见的是，某些药物可干扰神经肌肉接头的功能，如氨基糖苷类抗生素，可诱发潜在的重症肌无力。

MuSK 重症肌无力

与 MuSK 抗体相关的重症肌无力是一种具有独特临床特点的疾病。该病常影响年轻女性，呈明显的面部、颈部、延髓和呼吸肌无力。胸腺很少出现病理改变，MuSK 抗体阳性的患者对常规治疗的抵抗更大，比乙酰胆碱受体抗体阳性的患者更难得到缓解。对常规治疗的初始反应可能也不理想，但血浆置换非常有效。

Lambert–Eaton 副肿瘤肌无力综合征

Lambert-Eaton 肌无力综合征（LEMS）是由针对位于突触前膜的电压门控钙离子通道（VGCC）的抗体引起。这种抗体交叉链接离子通道，改变了乙酰胆碱释放活跃区的正常排列（图 3-103），导致该病的临床特征：减退或消失的腱反射在肌肉对抗阻力的收缩后出现振幅增加，这是因为神经冲动的增强超过了递质释放的减少。这可能与肌肉力量暂时改变相关。

LEMS 与潜在的恶性肿瘤密切相关，尤其是小细胞肺癌，见于 40% 的病例。神经肌肉综合征可早于肿瘤几年发现，也与其他恶性肿瘤和自身免疫性疾病如乳糜泻相关。

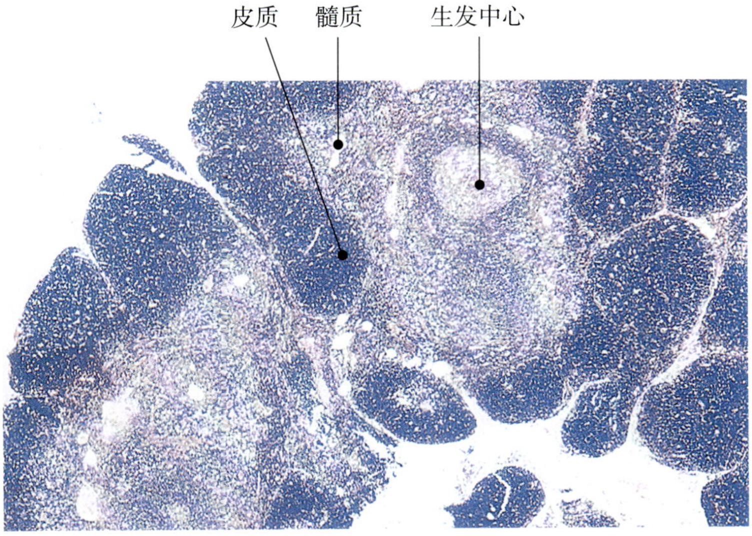

图 3-98 重症肌无力患者的胸腺。切片见髓质体积比皮质相对增加，并且可见一个明显的生发中心

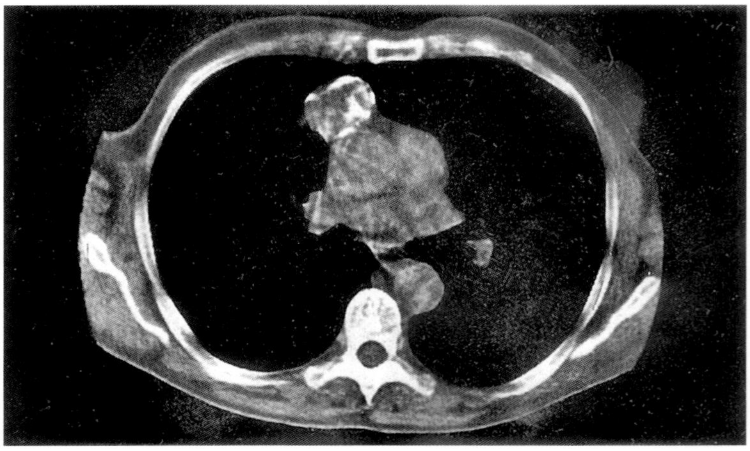

图 3-99 重症肌无力患者的纵隔 CT，可见胸腺瘤导致的胸腺肿大

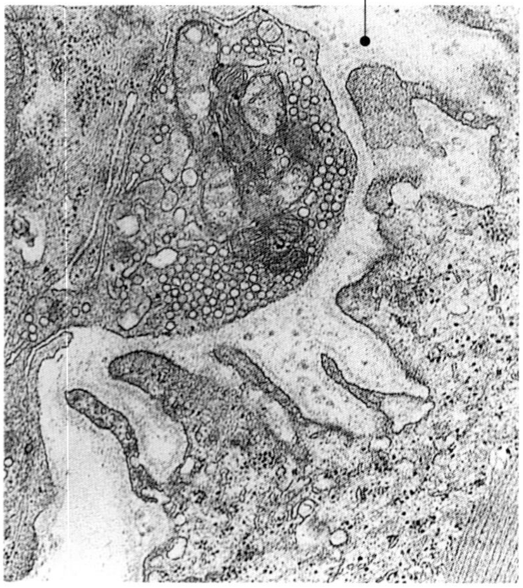

图 3-100 重症肌无力患者的运动终板区。突触后膜的结构变简单，突触间隙变宽

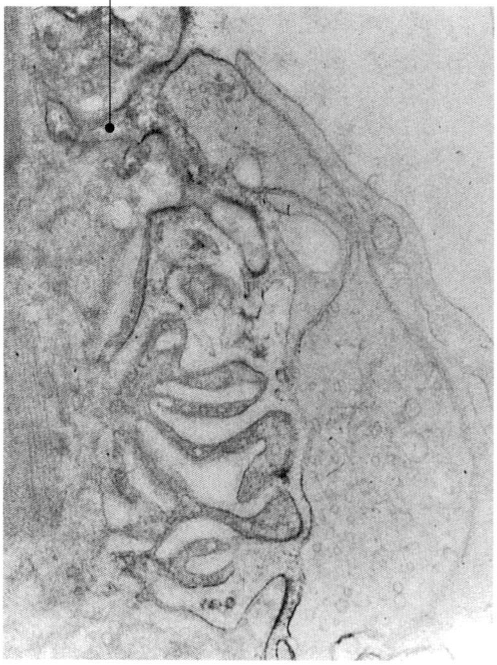

图 3-101 免疫电镜技术显示重症肌无力患者抗乙酰胆碱受体的 IgG 抗体的位置。沉积物出现于一些接头褶皱的短区上，还可出现于突触间隙内的变性物质上

该病的表现更提示是一种肌病而不是重症肌无力，表现为进行性的近端肌无力，双腿尤其明显。可能出现肌痛和肌肉压痛。肌肉罕见明显的易疲劳性，仅在少数病例出现头颅和延髓肌肉受累，程度轻。呼吸系统受累罕见。

患者常诉口干，且伴有恼人的金属味觉，这是由于毒蕈碱性受体受累所致。其他自主神经功能紊乱的症状也可出现。

LEMS 患者的神经电生理检查结果具诊断意义。在神经传导测试中，诱发的复合动作电位波幅较低，在低频率刺激时更低。高频刺激产生波幅的显著增加。静息时诱发电位的波幅在短暂的持续收缩后也可

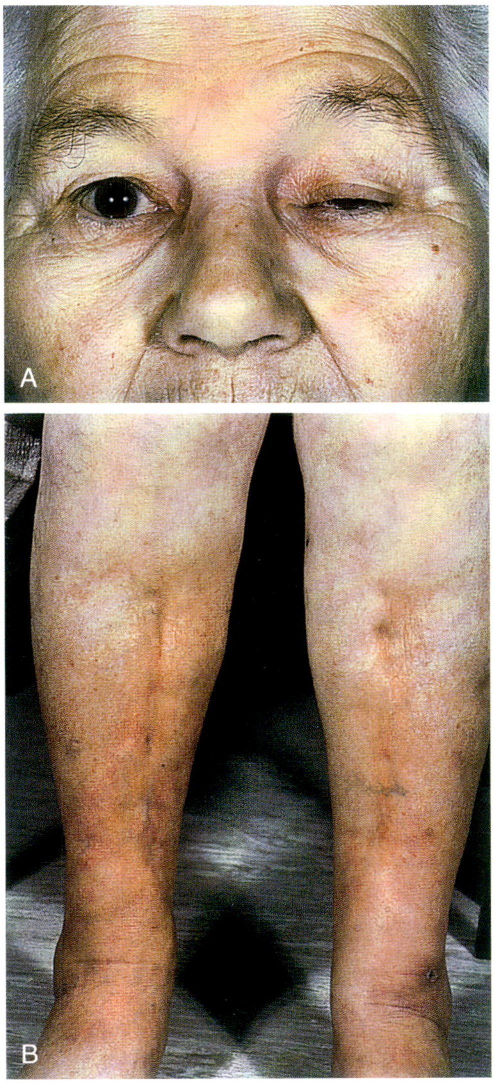

图 3-102　在治疗硬皮病期间由 D- 青霉胺导致的重症肌无力。**A**. 一侧上睑下垂。**B**. 硬皮病的特征性皮肤改变

增加（图 3-104）。

连续的影像扫描，特别是胸部 CT 和全身 PET 检查，对肿瘤的检查是必需的。约 95% 的 LEMS 病例中可检测出 VGCC 抗体。小细胞肺癌被认为源于神经脊细胞，这些肿瘤可以表达 VGCC，可作为自身抗原诱导免疫反应。

神经性肌强直

获得性神经性肌强直（Isaac 综合征）不是肌无力中的一种类型，但有类似的免疫病理机制。主要的临床特征是痛性痉挛、肌强直和广泛存在的肌纤维颤搐，这种颤搐可由肌肉收缩诱发。其他体征如假性肌强直、肌肉肥大、过度出汗和感觉异常也可出现。神经性肌强直由运动性神经的过度兴奋引起，特别是神经肌肉接头的终末分支的过度兴奋，这种兴奋是一次动作电位后轴突抑制复极化的电压门控钾离子通道（VGKC）抗体引起。这可导致肌纤维持续收缩。该病也通过肌电图诊断。静息状态记录的电位显示不规则发作的高频放电，每个发作由单个运动单位以双倍体、三倍体或多倍体的形式发生。肌酸激酶的水平可能升高，反映肌纤维的过度活动。

肉毒杆菌中毒

肉毒杆菌的毒素是已知最强的神经毒素，对突触前膜有很强的亲和力，可在该处阻断乙酰胆碱在神经肌肉接头和自主神经系统中的胞吐过程。肉毒杆菌引起的食物中毒现在罕见，且伤口处肉毒杆菌中毒多见于非口服形成的吸毒者，尤其与“皮下注射毒品”有

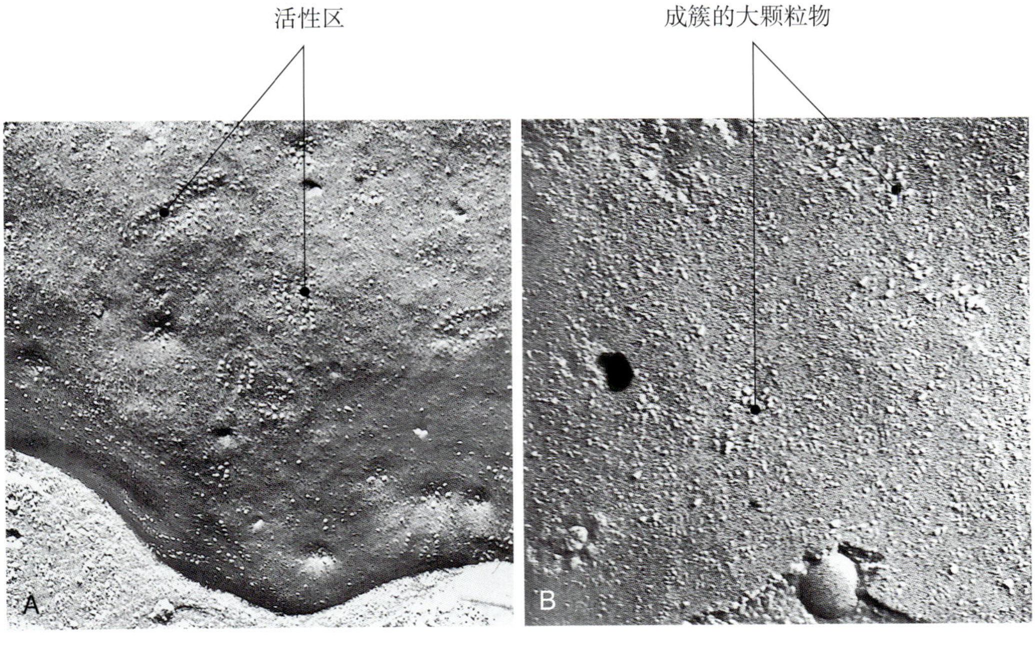

图 3-103　**A**. 正常人的神经肌肉接头的冰冻切片。大量的活性区聚集在突触前膜。**B**. Lambert-Eaton 肌无力综合征患者的突触前膜。活性区的数量减少，其结构被破坏，伴成簇的大颗粒物

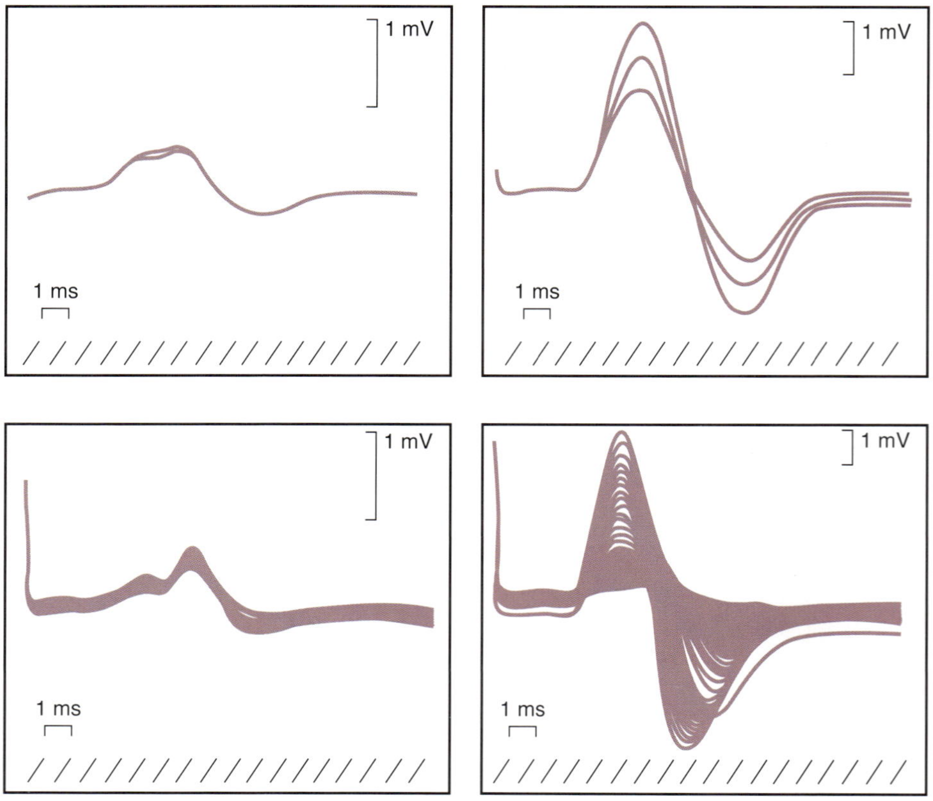

图 3-104 Lambert-Eaton 肌无力综合征。上图：静息状态下诱发的运动电位（左侧）在肌肉收缩后波幅增加（右侧）。下图：在 10Hz（左侧）和 50Hz（右侧）的重复频率电刺激时，运动电位的波幅增加

关。除了严重便秘这样的消化道症状，常见的症状还有伴上睑下垂的广泛性肌无力、眼部以外的损害和自主神经功能障碍的症状，特征性表现为瞳孔麻痹。胃轻瘫和假性肠梗阻也是常见的特点。该病的神经电生理所见与 LEMS 相似。

肉毒杆菌毒素也在治疗运动性障碍和整容手术中具有重要作用。

先天性肌无力综合征

先天性肌无力综合征是非常罕见的疾病，它由突触前膜、突触和突触后膜的神经肌肉接头的递质和受体蛋白的遗传缺陷导致。因此，该病可以分为突触前型（如家族性婴儿期肌无力）、突触型（乙酰胆碱酯酶缺陷）和突触后型（乙酰胆碱受体缺陷、慢通道综合征、低亲和力的快通道综合征）。症状在出生时或婴儿期即开始出现（但慢通道综合征除外），这些症状在成年可能以肌病的形式发病。

突触后型是最常见的类型。乙酰胆碱受体缺陷综合征是由乙酰胆碱受体亚基组成蛋白的编码基因发生突变导致。最常见的是 ε 亚基缺陷。患病婴儿可能有严重的肌无力，包括眼球运动肌肉、头颅部肌肉及延髓肌肉的无力，关节挛缩也很常见。其他突变可引起乙酰胆碱受体功能改变，导致通道开放时间缩短或延长。慢通道综合征的特点是通道开放时间延长。轻症病例在成年时才出现全身性肌无力、延髓功能障碍和肢带肌无力。呼吸可能受累。肌电图可见重复频率刺激时波幅递减，这是肌无力的典型特点，而单个刺激可引出两个或两个以上的动作电位。

第四章

脑血管病

脑梗死

王　磊　张馨尹　译

解剖学

颈总动脉通常在颈部分叉形成颈内动脉和颈外动脉。颈内动脉在进入颅骨的破裂孔前不发出分支。只有当颈内动脉闭塞时，流经颈外动脉的血流才对大脑产生重要的供血作用，面部和颞浅动脉内增加的血流可经眼动脉吻合支给颅内结构供血。颈内动脉在虹吸段之前发出眼动脉，之后穿过硬脑膜，发出两个分支，为后交通动脉和脉络膜前动脉，末端分为大脑前动脉和大脑中动脉（图 4-1）。

椎动脉起自锁骨下动脉，进入第 5 或第 6 颈椎横突孔，向上行于椎管内，然后在寰椎附近向后走行，于枕骨大孔水平穿过硬脑膜入颅。椎动脉的主要颅内分支为小脑后下动脉。两侧的椎动脉在脑桥与延髓的交界处合并形成基底动脉。基底动脉的主要分支是成对的小脑前下动脉和小脑上动脉。基底动脉皮质支走行在脑干内，通过旁正中动脉的穿支对脑干进行供血。基底动脉末端形成成对的大脑后动脉（图 4-2）。

图 4-3 和图 4-4 所示的是大脑前动脉、大脑中动脉和大脑后动脉分支的供血区。

个体之间脑血管的直径和分布存在相当大的变异。椎动脉可发自主动脉弓甚至发自颈动脉系统。约 10% 的人两侧椎动脉直径明显不对称，通常左侧较粗（图 4-5）。

50% 的个体的 Willis 环结构存在变异，包括组成血管直径不同或是一个或多个组成血管缺失或重复（图 4-6）。一侧颈内动脉闭塞后，对侧血流经 Willis 环可保证颈内动脉闭塞远端大脑中动脉的血流充足（图 4-7）。

人体大脑的静脉间存在多重吻合。浅静脉向硬脑膜的静脉窦引流血液，这些静脉窦包括上矢状窦、横窦和海绵窦。深静脉主要汇聚为大脑内静脉，然后经 Galen 静脉汇入直窦（图 4-8）。直窦再向后汇入横窦，横窦并不与上矢状窦相连（或者仅有细小的连接）。横窦起自枕骨粗隆内侧，右侧横窦通常与上矢状窦相连，而左侧横窦常与直窦相连。这些静脉窦最终形成乙状窦，并汇入颈内静脉。

分类

卒中是由于血供中断而导致脑组织死亡引起梗死；或为发生在大脑实质内的出血。一些蛛网膜下腔出血的卒中患者可包含上述一种或两种机制。

脑梗死

脑梗死最常见的原因是颅外栓子栓塞颅内血管，其次为颅内血管内血栓形成。原发性动脉粥样硬化性血栓形成在较大的颅内血管中罕见，但可发生于基底动脉及其分支（图 4-9）。脑内微小动脉的闭塞常见，但表现为卒中综合征的频率尚不明确，含类纤维素物质的结缔组织与血管内膜下泡沫细胞共同导致了管腔闭塞（图 4-10）。老年患者 T2 加权像上见到的许多高信号区可能是上述病理过程的结果，或者仅代表 état criblé 空隙（即扩张的血管周隙）（图 4-11）。这些闭塞的微小动脉供应的脑区可见多个孔样病灶（或称腔隙性梗死灶），大部分直径小于 1cm，其内可见胶质细胞增生的组织网（图 4-12）。état criblé 空隙与腔隙性梗死灶在 MRI 上难以区分。état criblé 空隙通常直径小于 3mm，信号均一，且在 T2 像上边界清楚。腔隙性梗死灶一般比 état criblé 空隙大，相同序列成像上可见不规则形状，信号不均匀。病理学上，伴 état criblé 空隙的血管周隙中有小动脉，且常部分填有纤维组织。腔隙性梗死灶不含有纤维组织或位于中央的单根血管（但较大的腔梗灶内可能有一些毛细血管），可能含有一些巨噬细胞。

脑内的栓子主要来自心脏和颅外大血管（图 4-13）。源自颈动脉的栓子最常由血小板—纤维蛋白混合物或胆固醇组成。颈动脉粥样硬化最常见于颈动脉分叉处，其次为虹吸段（图 4-14）。最初，动脉壁先出现条纹状脂肪沉积，随后出现肌纤维弹性斑块，其内含有内膜平滑肌细胞和充满脂质的巨噬细胞。这些细胞被细胞外脂质和纤维化组织包绕。如果斑块内发生出血，斑块可突然变大，造成血管内皮细胞损伤，纤维蛋白和血小板会粘附在损伤处（图 4-15）。引起斑块破裂的出血可导致破裂处上游血管急性栓塞。在后循环，动脉粥样硬化主要限于椎动脉和大脑后动脉的起始处，还有椎动脉颅内段和基底动脉的近端。在一些有脑缺血病史的患者中，尸检可见含有胆固醇结晶的物质堵塞了脑部血管，推测其是一种栓子（图 4-16）。

心脏是重要的栓子来源，不仅能栓塞颅内血管，也可栓塞颈部主要血管，见于栓子较大时（图 4-17）。高达 10% 的心肌梗死后继发心肌运动不能的患者会发生脑栓塞。有二尖瓣狭窄和心房颤动的患者，容易发生左心房血栓脱落，造成全身和颅内栓塞（图 4-18）。在血流动力学上，二尖瓣脱垂相对无害，但可以是大脑微栓子的来源之一（图 4-19）。感染性心内膜炎最常发生于二尖瓣和主动脉瓣。与风湿性心脏病相比，该病目前更常需要行人工心脏瓣膜置换。许多病例发生于缺乏风湿性心瓣膜病变临床或病理证据的老年人（图 4-20）。消耗性心内膜炎（也称非细菌性血栓性心内膜炎）的发生常与癌症相关，但有时也见于没有明显诱因的年轻人（图 4-21）。较大的卵圆孔未闭可能伴心脏的血流动力学紊乱（图 4-22）。约 6% 的尸检病例发现直径至少为 7mm 的较小的未闭卵圆孔，可能与房间隔动脉瘤有关。与一般人群相比，卵圆孔未闭是否更多见于卒中患者尚不明确，但至少有些病例中未闭的卵圆孔与静脉来源进入脑循环的栓子导致的反向栓塞有关，还与复合性栓塞有关。

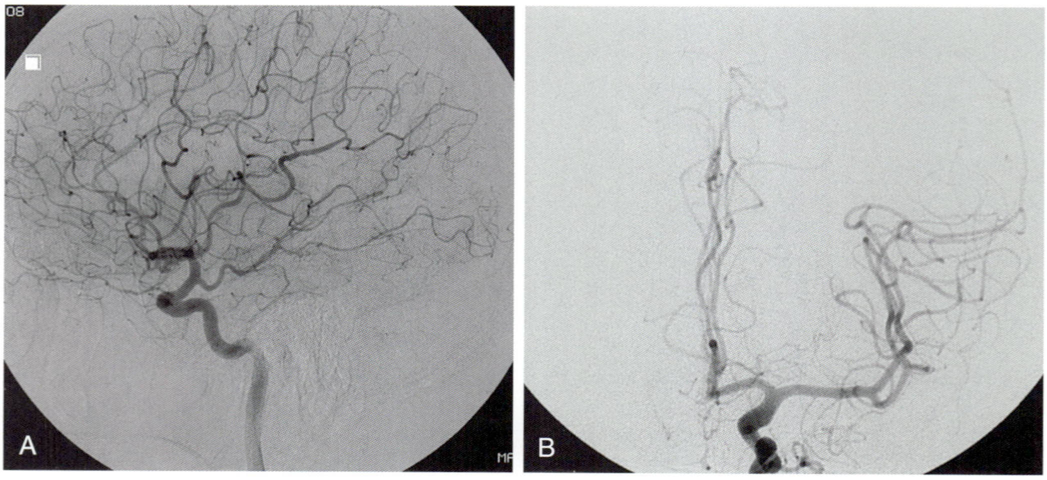

图 4-1 正常颈动脉的造影。**A**. 侧位片。**B**. 前后位片

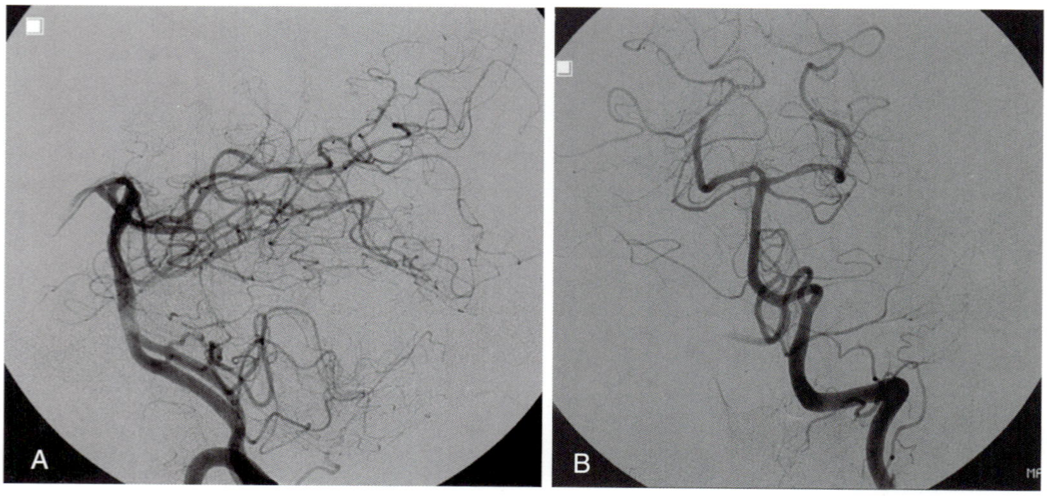

图 4-2 正常椎动脉的造影。**A**. 侧位片。**B**. 前后位片

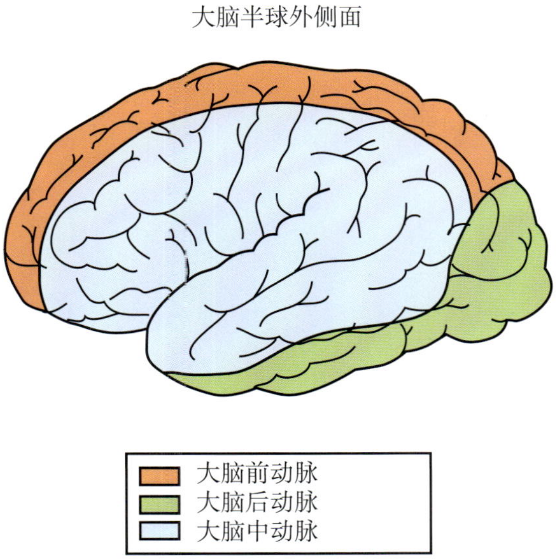

图 4-3 大脑半球外侧面的动脉供血分布

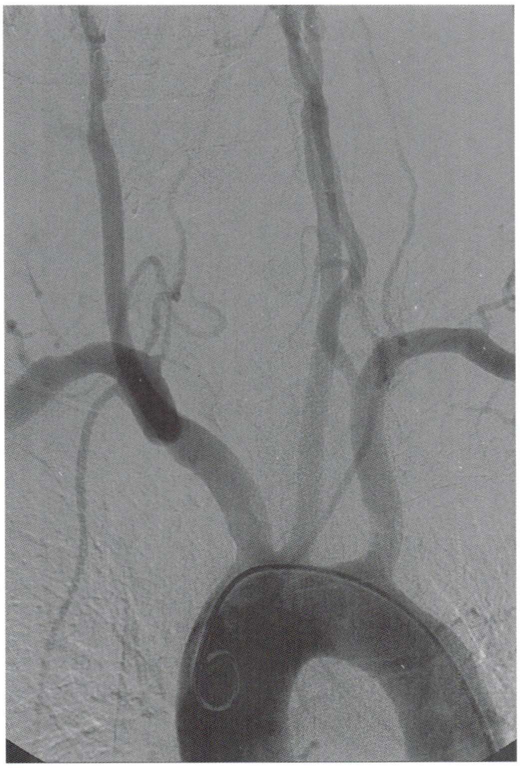

图 4-5 主动脉弓造影显示双侧椎动脉粗细不对称

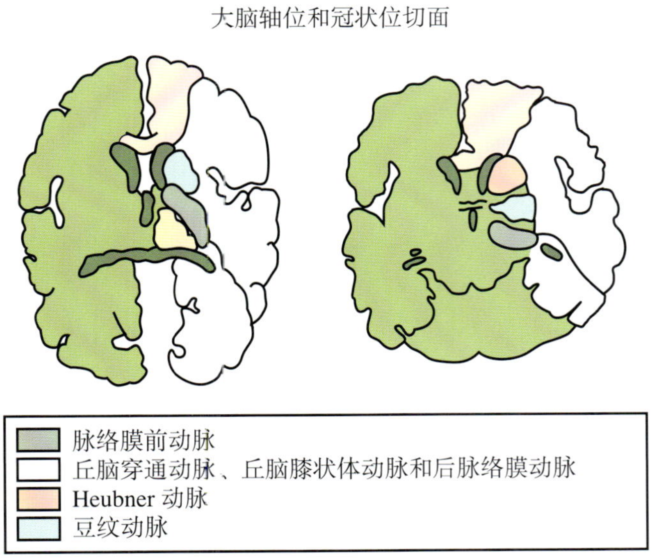

图 4-4 水平和冠状切面上的动脉供血区

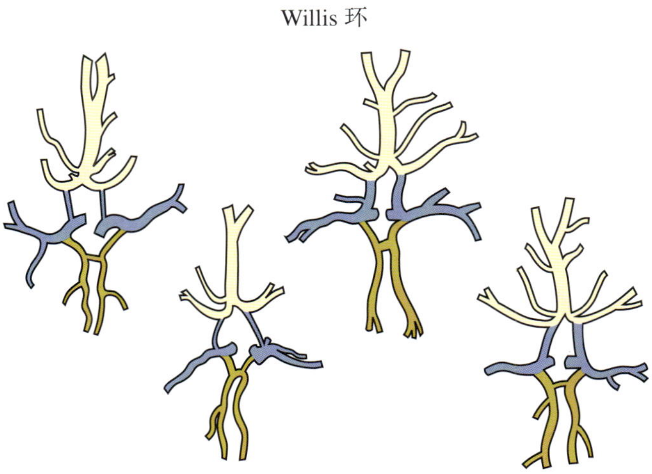

图 4-6 Willis 环组成血管的解剖学变异

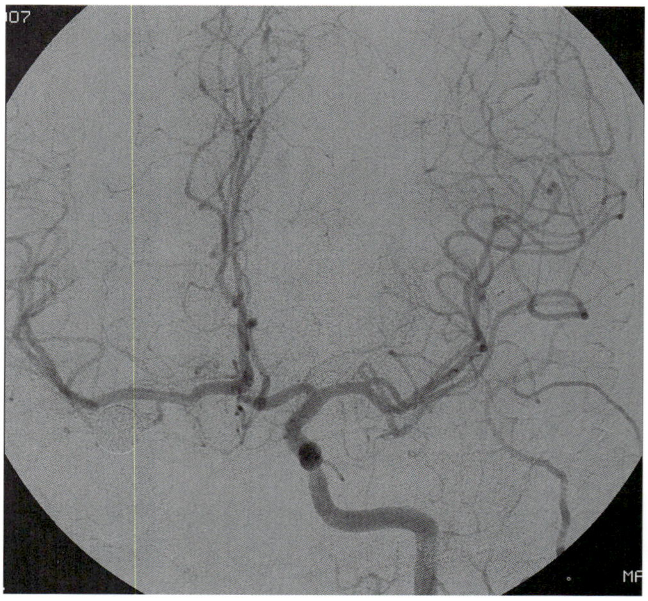

图 4-7 颈动脉闭塞后，大脑中动脉的血流灌注由对侧颈内动脉系统提供

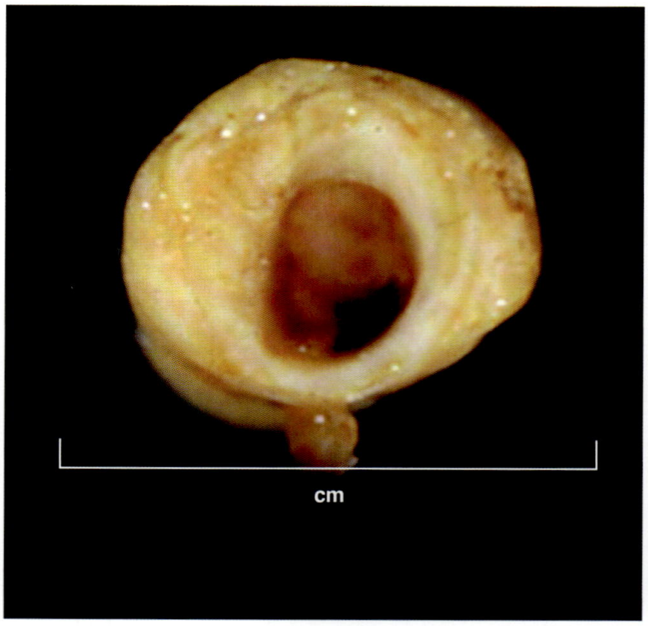

图 4-9 基底动脉闭塞

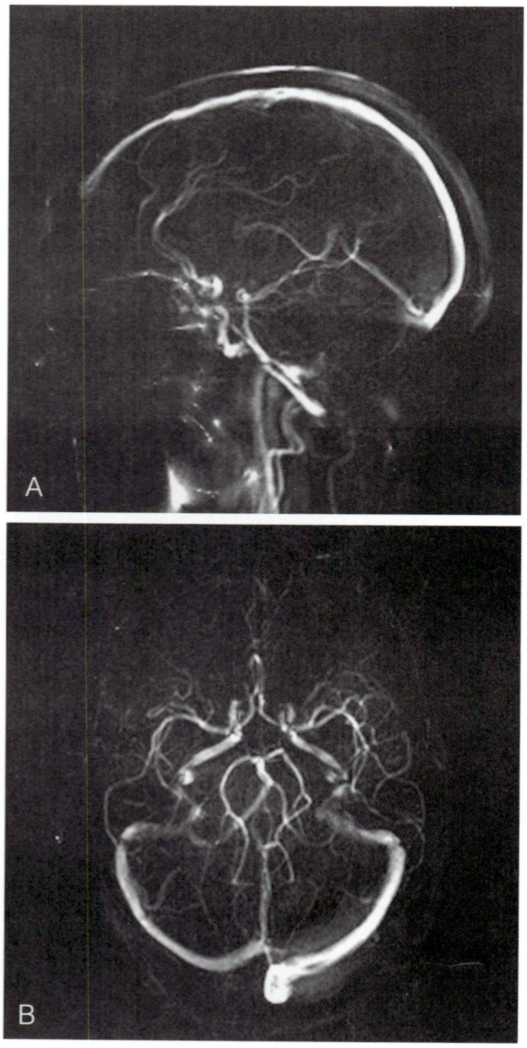

图 4-8 磁共振静脉造影显示正常的脑静脉系统。**A.** 侧位片。**B.** 前后位片

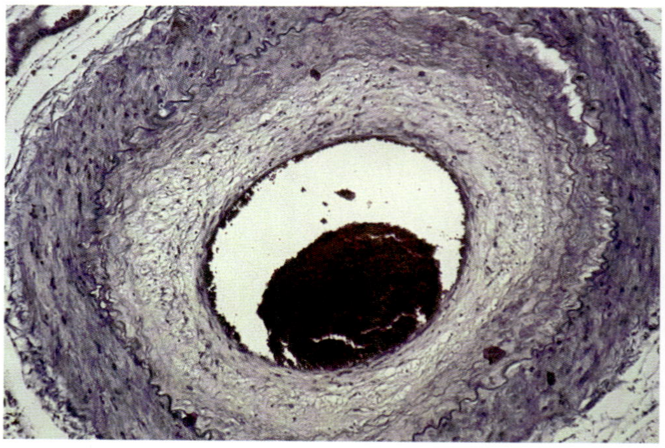

图 4-10 陈旧性枕叶梗死灶内一个动脉的横切面，可见动脉壁因内膜动脉粥样硬化而扩张，中膜和外膜因动脉粥样硬化性纤维化而增厚（Luxol fast blue, HE 染色，×10）

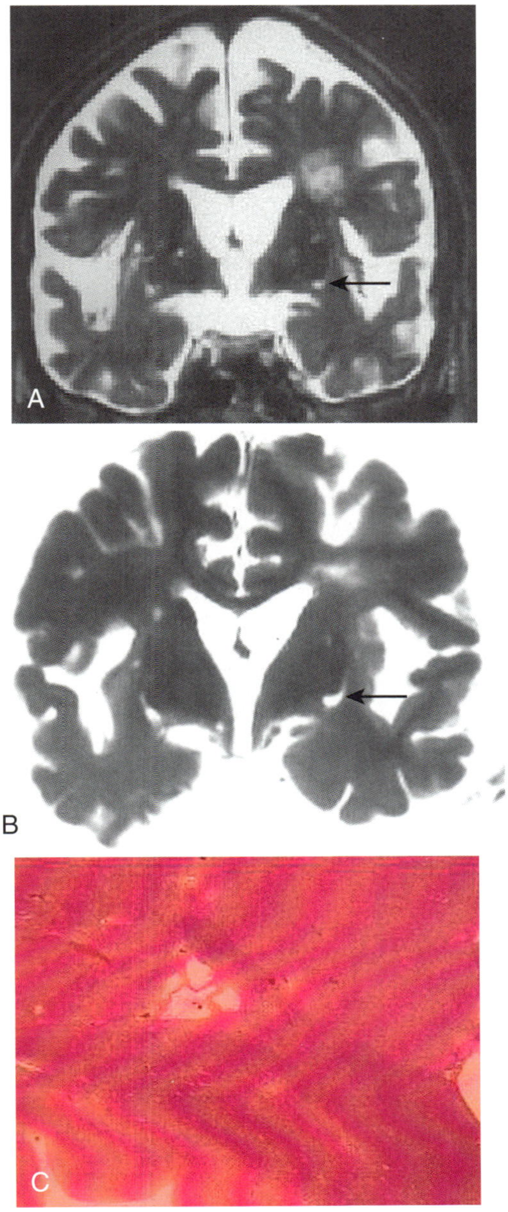

图 4-11　扩大的 Virchow-Robin 腔隙（état criblé 空隙）。**A**. 患者死亡前的 MR 冠状位成像（*箭头处*）。**B**. 患者死亡并给予甲醛固定大脑后相同层面冠状位的 MR 像

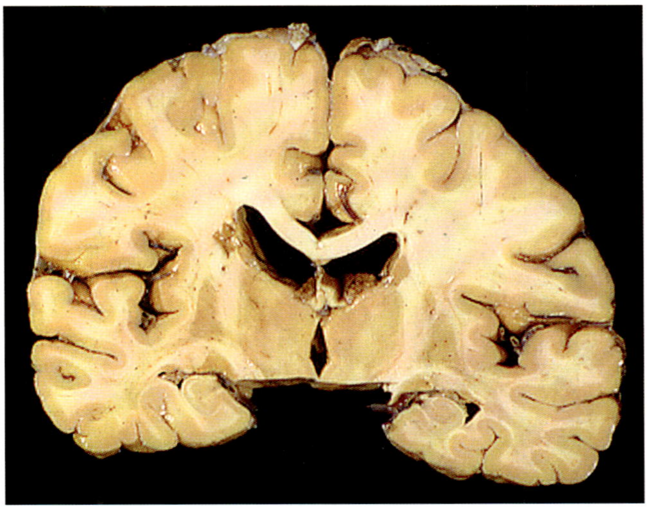

图 4-12　位于左侧内囊后肢中部的腔隙性梗死灶

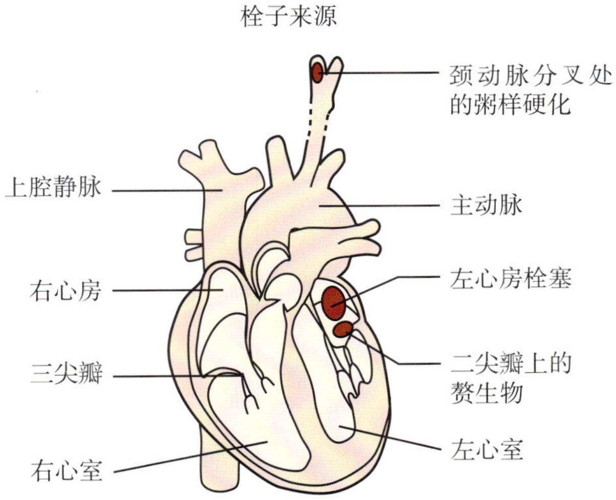

图 4-13　进入脑血液循环的栓子的可能来源

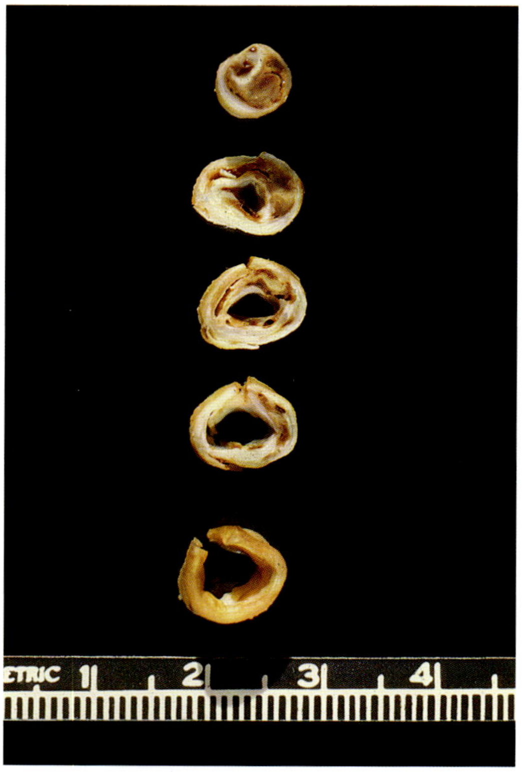

图 4-14 颈内动脉横切面显示动脉狭窄逐渐加重，并伴有动脉粥样硬化斑块内出血

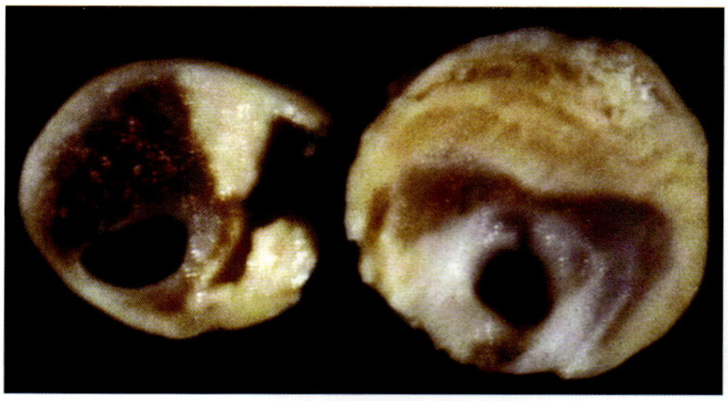

图 4-15 颈动脉内膜切除术的动脉标本。严重狭窄的动脉内可见斑块内有新鲜出血

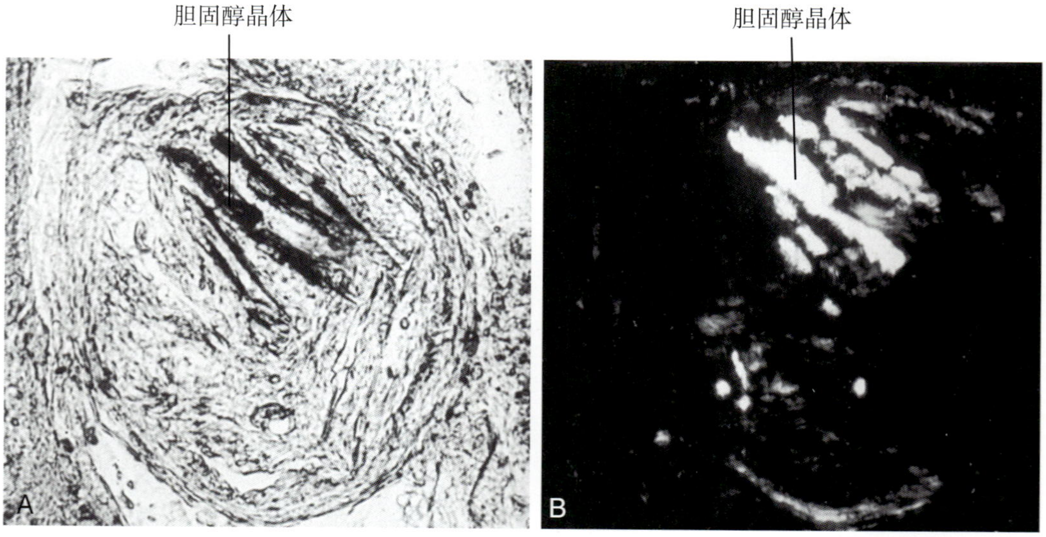

图 4-16 **A**. 小的脑膜动脉的未经染色的冰冻切片。**B**. 偏光显微镜照相显示胆固醇内的裂缝

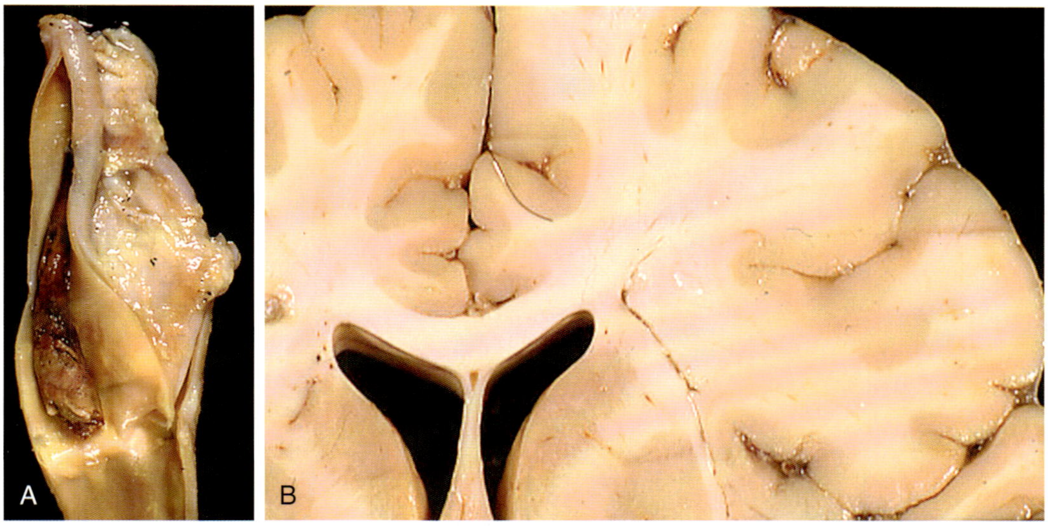

图 4-17　**A**. 堵塞颈动脉的栓子。**B**. 导致右侧大脑中动脉供血区梗死

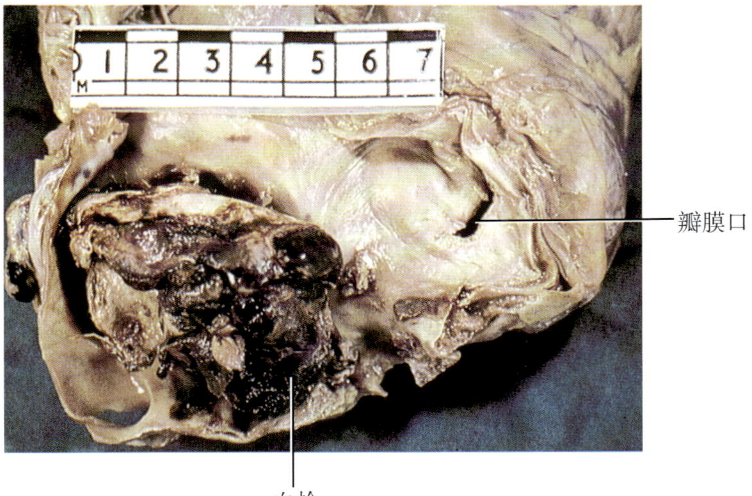

图 4-18　二尖瓣狭窄伴左心房内大血栓形成

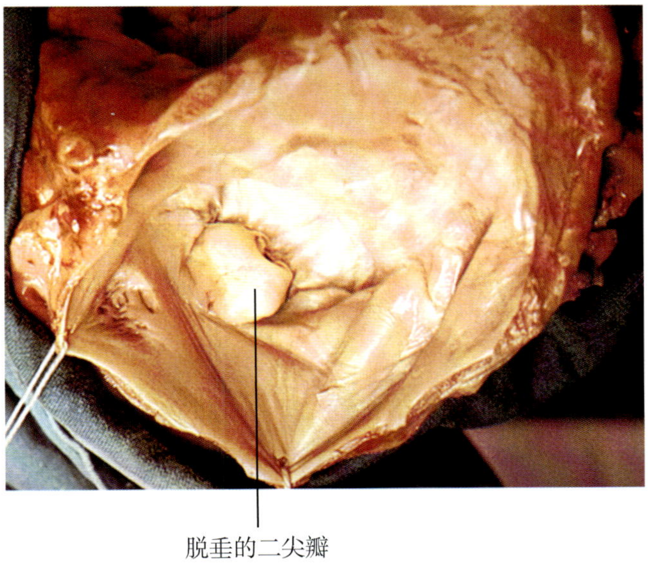

图 4-19　左心房内脱垂的二尖瓣

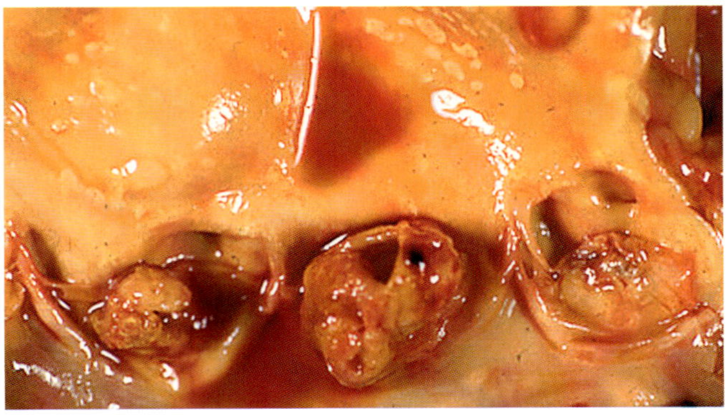

图 4-20　主动脉瓣上的赘生物

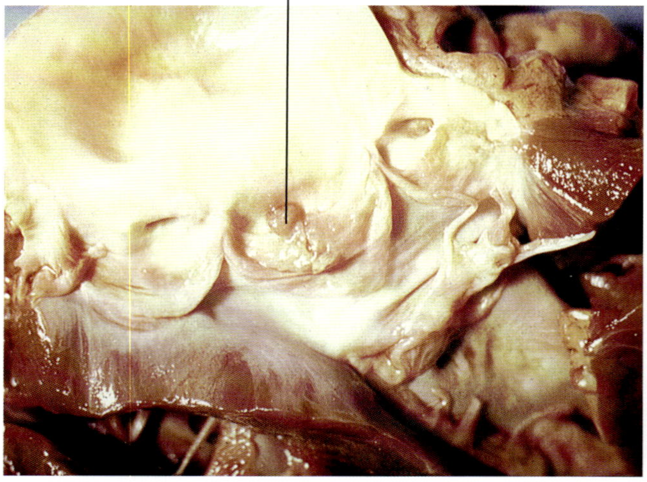

图 4-21 位于瓣膜中部尖端的主动脉瓣赘生物

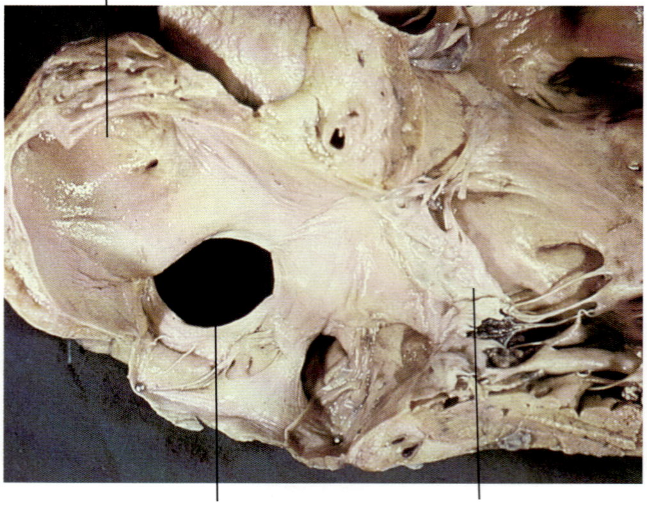

图 4-22 卵圆孔未闭。房间隔上一较大的缺损

对于接受冠状动脉旁路移植术的患者，胸主动脉内凸起的动脉粥样硬化斑块可能形成栓子，造成手术期间发生卒中。多种技术包括术中主动脉表面超声检查已用于检测升主动脉动脉粥样硬化斑块，如有阳性发现则调整手术操作。

脑灌注严重不足也可导致脑梗死，其原因为严重的心肌梗死，或是大量失血造成的严重低血压。在这样的病例中，梗死灶并不限于单根血管分布区，而是更常见于大脑主要动脉的供血区边界（分水岭区）（图 4-23），或发生在海马和小脑皮质等易发生缺血的部位。有的病例出现广泛性大脑皮质损伤，损伤为层状或假层状的模式（图 4-24）。

脑梗死的病理学和生理学改变

脑梗死起病不久，灰质和白质即均可出现肿胀，前者有时还可见点状出血（图 4-25）。梗死由栓塞引起时，栓塞血管的栓子崩解可以恢复缺血区域的血流供应。梗死灶内受损的血管渗血，可导致出血性梗死（图 4-26）。

随后，梗死灶逐渐演变为炎性细胞（先是多形核粒细胞，然后是巨噬细胞，再然后是淋巴细胞）浸润和伴毛细血管增生的肉芽组织形成（图 4-27）。最终，胶质形成的瘢痕分隔并填塞小的梗死灶，较大的梗死灶则发生囊性变，并伴梗死侧大脑半球萎缩和同侧侧脑室扩大。如梗死灶包含运动皮质，锥体束的纤维或发出这些纤维的 Betz 细胞受损，可导致锥体束内轴突远端发生沃勒变性。因此，在脊髓内，未交叉的皮质脊髓前束和交叉的皮质脊髓侧束均会发生变性（图 4-28）。

尽管脑灌注压的变化程度可以很大，但机体的自动调节功能足以维持脑血流量。动脉内的二氧化碳分压对脑血管阻力的调节至关重要，P_{CO_2} 水平升高可使血管舒张。平均脑血流量在急性脑梗死区多下降；然而局部血流量的检测更有意义。

在血流量术语中，过度灌注综合征指梗死灶临近区域与未梗死大脑半球的相同区域相比，血流量升高。在梗死后的最初几天，血流的过度灌注反映血流调节功能异常。迟发性过度灌注，约在梗死后 3 天出现，是毛细血管再生（新生血管形成）引起的。从新陈代谢角度来说，过度灌注区是一个新陈代谢活动降低比血流减少更明显的区域。

脑梗死周围的缺血半暗带指已发生缺血但仍可恢复功能的脑组织，至少能部分恢复。使用 PET 研究这些区域，发现其特点是脑血流量低，脑的氧代谢率相对不变且存在高氧耗区域。缺血性卒中发病后几小时即可经 PET 扫描发现这些缺血半暗带，有进展为真正梗死区的可能（图 4-29）。组织病理学更难定义这些缺血半暗带，虽然在梗死的实验模型中，缺血半暗带可用急性脑水肿组织内空泡形成来表示，水肿区内含有表面看似正常的神经元，但使用特殊技术发现这些神经元内有双链 DNA 损伤。

脑水肿是脑梗死和脑出血的一种重要并发症。在梗死时，水肿是血管源性和细胞毒性（如细胞内和细

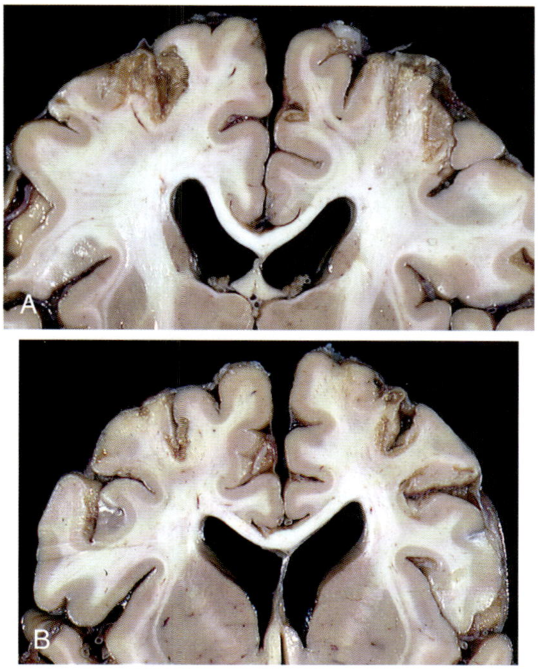

图 4-23　大脑的冠状切面显示脑不同层面边缘处的梗死（**A** 和 **B**）

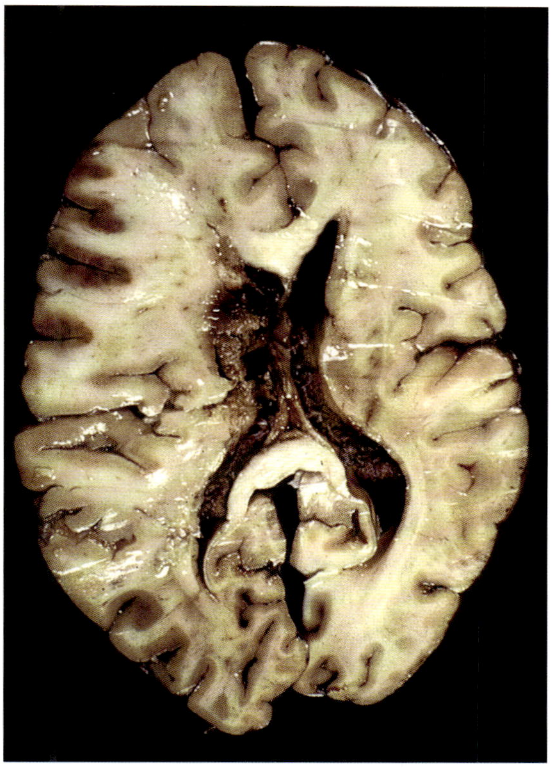

图 4-25　大脑中动脉供血区大的急性梗死灶，伴有局部出血和大脑镰下疝

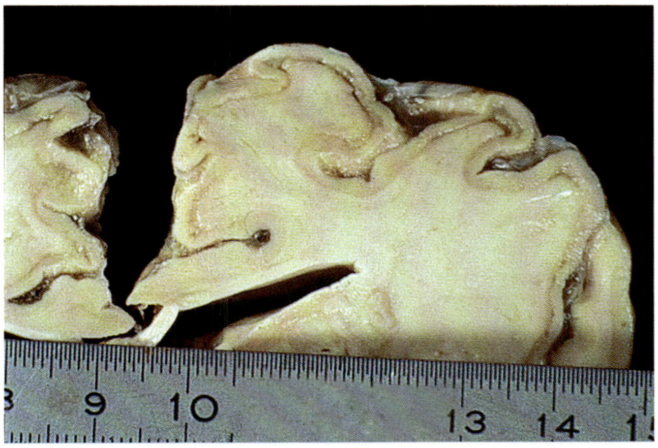

图 4-24　大脑冠状切面显示数月前经历严重缺氧的幸存者的脑内的广泛性皮质梗死

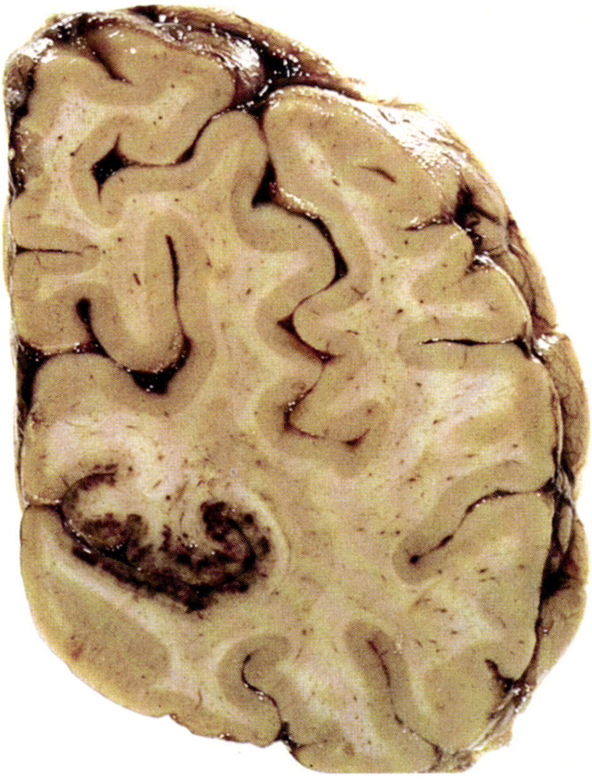

图 4-26　出血性梗死。海马旁疝压迫大脑后动脉引起视觉皮质梗死

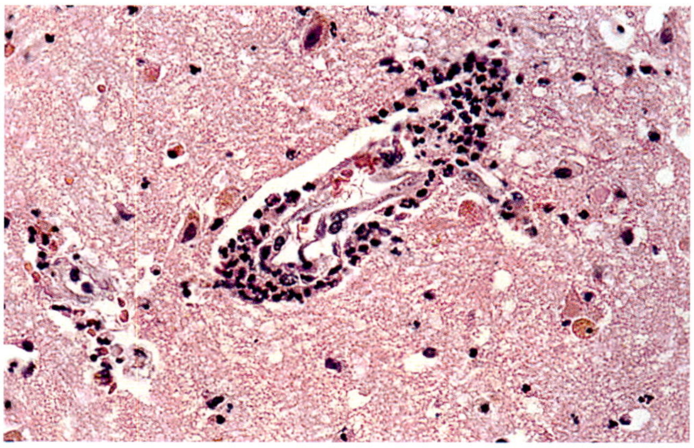

图 4-27 急性脑梗死灶。可见死亡的含高嗜酸性颗粒的神经元和皮质内血管周围有多形核粒细胞浸润

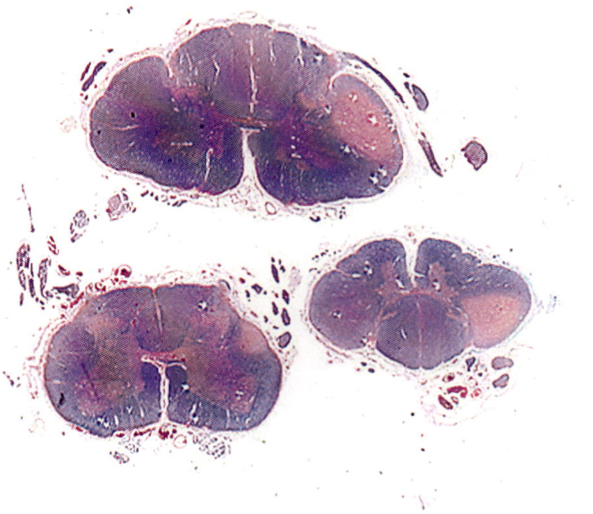

图 4-28 脊髓的三个切面显示右侧大脑中动脉供血区陈旧性梗死引起脊髓侧索（*粉红色区域*）发生沃勒变性

胞外）引起。水肿在脑梗死后 4~5 天时达到最高峰，导致大脑皮质脑回模糊；大面积梗死时，脑水肿可致中线移位和大脑镰下疝（图 4-30）。除了中线移位，还可出现小脑幕疝或颞叶钩回疝，导致脑干吻侧缺血和出血改变（图 4-31 和图 4-32）。

急性缺血性脑梗死的炎性细胞反应与炎性细胞因子的表达有关，如肿瘤坏死因子的表达。在动物实验中，灭活细胞因子可以减少脑的缺血性损害。缺血发生后，大多数细胞出现异常的一氧化氮的诱导异构体（iNOS）。有证据表明，这种化合物和缺血性损伤的程度相关。缺血引起的炎症反应使环氧化酶 -2 水平升高，这可能也是组织受损的原因。

辅助检查

对脑血管病患者，尤其可能发生栓塞者，辅助检查应同时涉及心脏和大脑的主要血管。超声心动图对于制定栓子是否来源于心脏没有价值，至少对老年患者没有意义。经胸二维超声心动图是首选的心脏检查手段。如果高度怀疑心源性栓塞，或左心房、左心耳和房间隔需要评估时，应进行经食道的心脏超声检查，有时可检测出罕见的心脏病变，包括心房黏液瘤和肿瘤浸润心脏（图 4-33）。在卒中且卵圆孔未闭的患者中，与卒中复发相关的危险因素包括：在超声造影检查时见血液由右向左分流，以超过 20 个微泡进入左心房为评判标准（图 4-34）。

计算机断层扫描

CT 对急性卒中患者的评估仍有重要意义，可区分脑梗死和脑出血。如存在脑出血，那么只要在合适的时间总能经 CT 扫描检出。脑出血 10 天或不到 10 天时，小的出血可能已经变为低密度灶，不能和脑梗死区分开。CT 可以识别其他类似卒中的病理改变（如肿瘤），可显示其分布及其他动脉分布区内是否有预期之外的的缺血性改变。在梗死的前几个小时内，CT 平扫可能正常，但到 24 小时的时候，至少对较大的梗死，CT 扫描肯定有异常。另一方面，只有约 40% 的腔隙性脑梗死或小的皮质梗死患者，会在梗死发生 48 小时的时候 CT 扫描出现异常。卒中发生的 10 天至 3 周，与正常脑组织相比，梗死灶呈等密度，因此不能被检出。约 70% 的病例 CT 增强扫描可见强化效应，梗死约 2 周时效应最强（图 4-35）。有时可见环形强化，类似肿瘤或脓肿中所见（图 4-36）。梗死灶中的继发性出血呈混合密度改变，病灶中央密度更高（图 4-37）。

利用全脑灌注或动态灌注技术进行的功能（灌注）CT（PCT）可用于评估脑梗死区周围的缺血半暗带。动态 PCT 技术需要静脉注射 N- 碘造影剂。根据梗死灶周围局部脑血流量的增加，半暗带可以被精确界定，精确程度与急性和延迟弥散加权 MR 技术近似（图 4-38）。现在已能在设定检查参数后，几分钟内就得到急性卒中的 CT 平扫、CT 血管造影和 CT 灌注成像的数据，用于评估脑组织（脑出血）、颈动脉和梗死中心区及缺血半暗带。通过 PCT 检查，在平均通过时间（MTT）（或称达峰时间 TTP）延长的区域中，脑血容量减少的区域提示为中心梗死区，脑

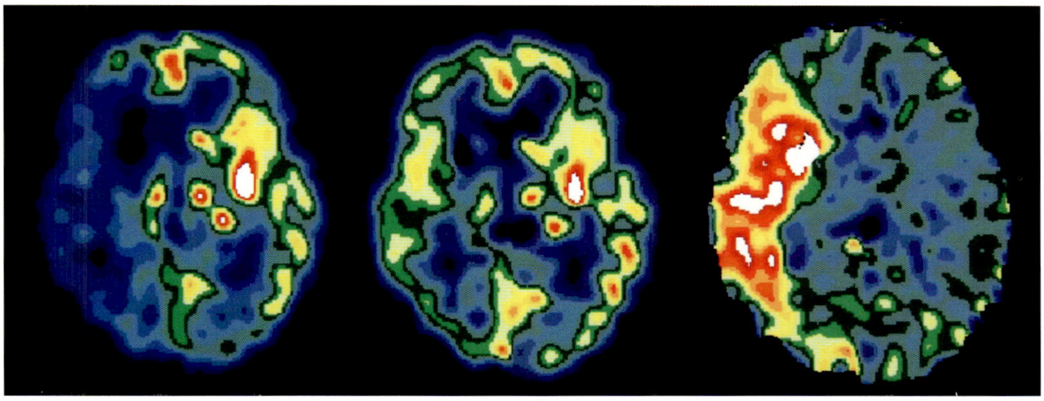

图 4-29　PET 扫描显示左侧大脑半球存在缺血半暗带，表现为脑血流量（CBF）减低，而氧耗量（$CMRO_2$）相对不变，导致整个大脑中动脉供血区摄氧分数（OEF）明显升高

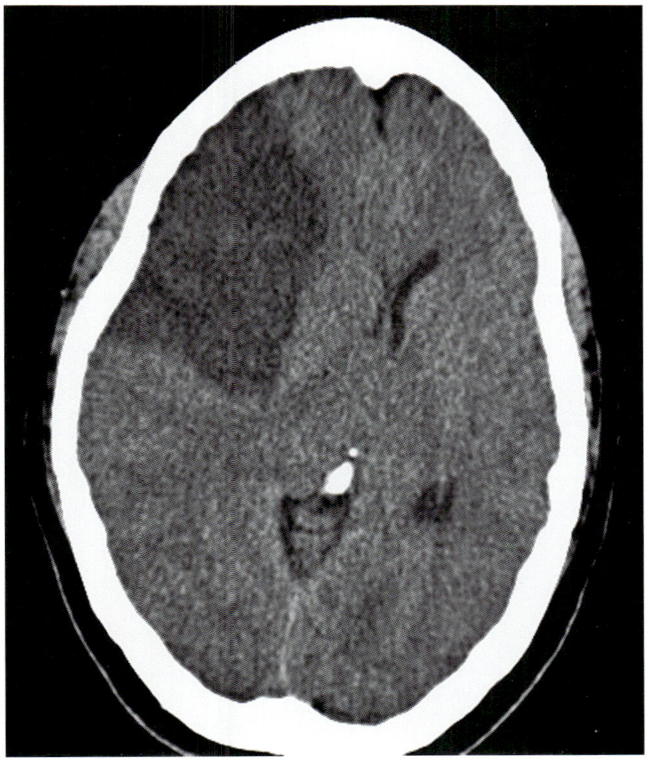

图 4-30　CT 显示大脑中动脉供血区梗死引起脑水肿和中线偏移

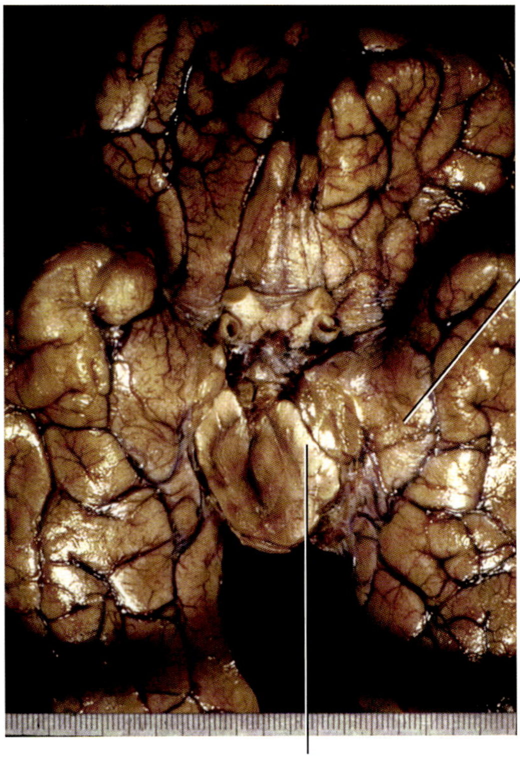

图 4-31　颞叶内侧结构明显疝出压迫左侧中脑

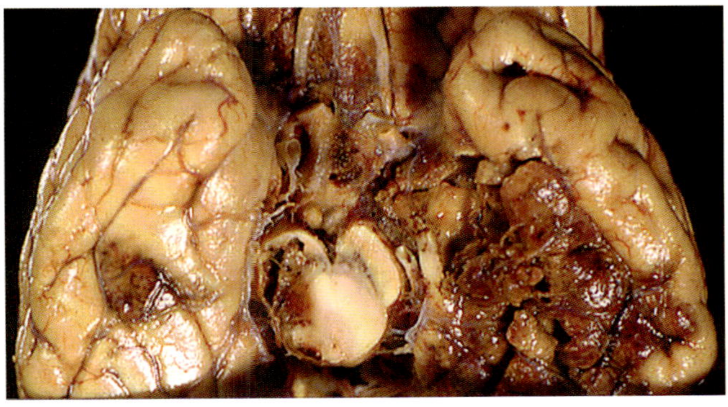

图 4-32　右侧大脑脚急性出血性梗死导致较大的左侧颞叶钩回疝形成（Kernohan 切迹现象）

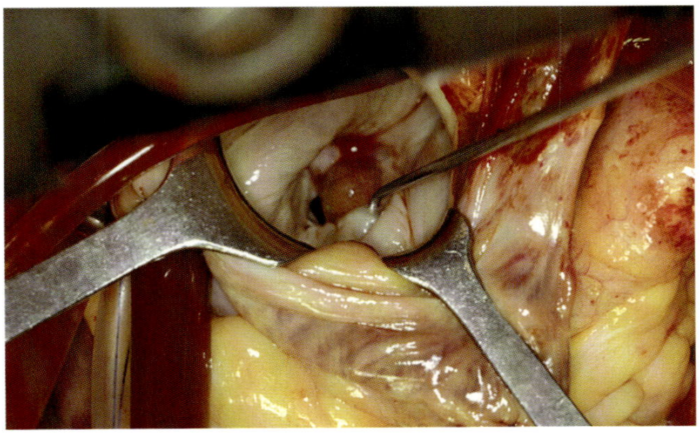

图 4-33　黏液瘤。超声心动图证实病灶为起源于二尖瓣前叶心室面的活动性斑块

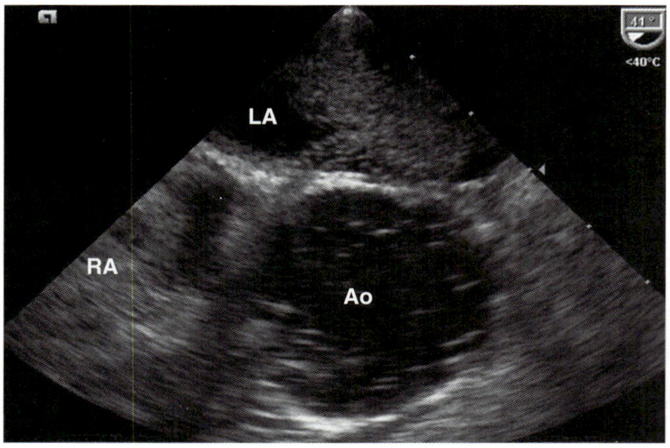

图 4-34 右心房（RA）的经食道增强超声心动图，由于卵圆孔未闭引起左心房（LA）内造影剂被吹入较多。主动脉（Ao）内也可见造影剂

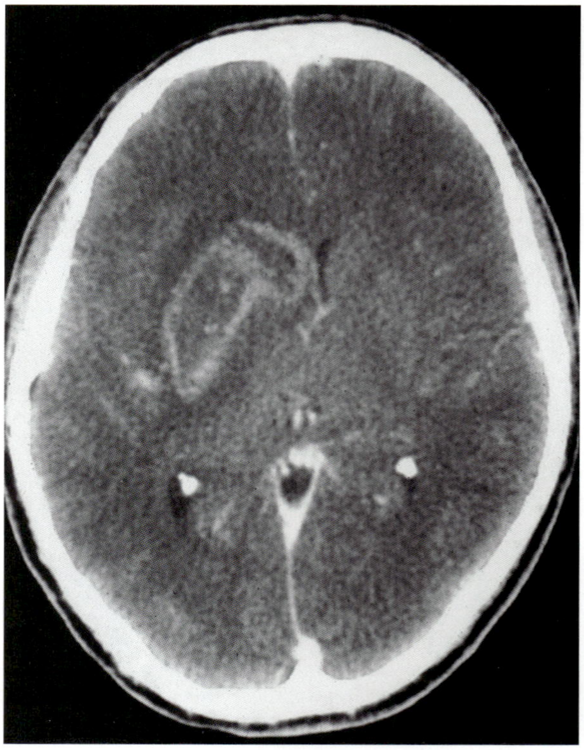

图 4-36 纹状体梗死灶见环状强化。增强 CT

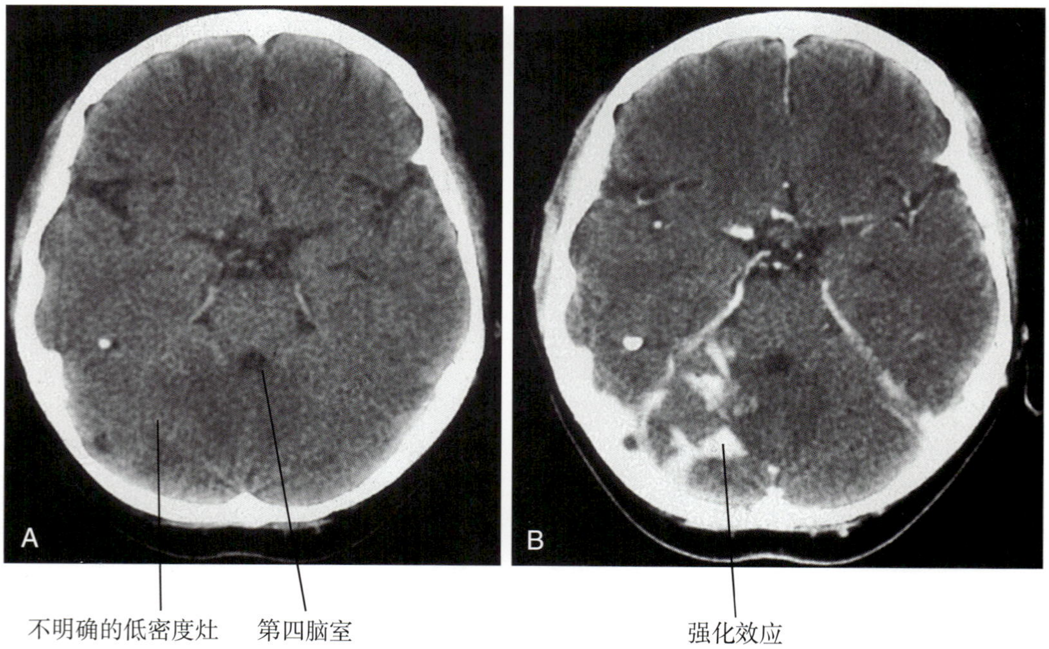

图 4-35 小脑梗死。CT 显示梗死灶有强化效应，**A**. 平扫。**B**. 增强后

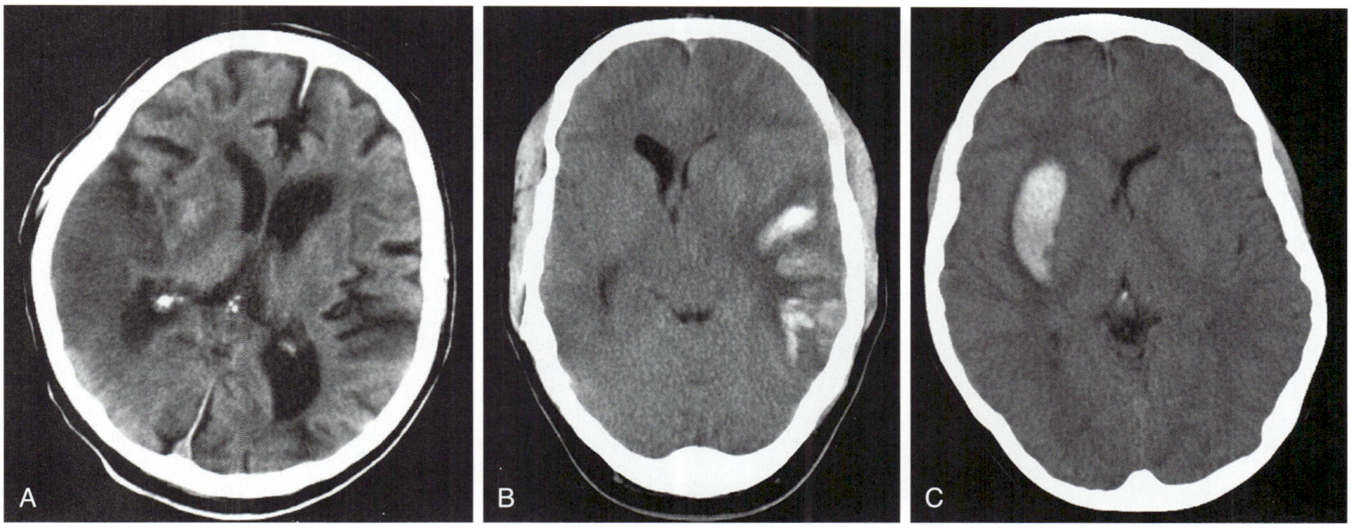

图 4-37 CT 扫描显示一梗死灶内的出血性改变。出血中心区（高密度）不规则，且未填满梗死区。**A**. 基底节平面。**B**. 皮质和皮质下平面。**C**. 相比梗死灶内的出血，原发性脑出血显示为均匀性出血的血肿

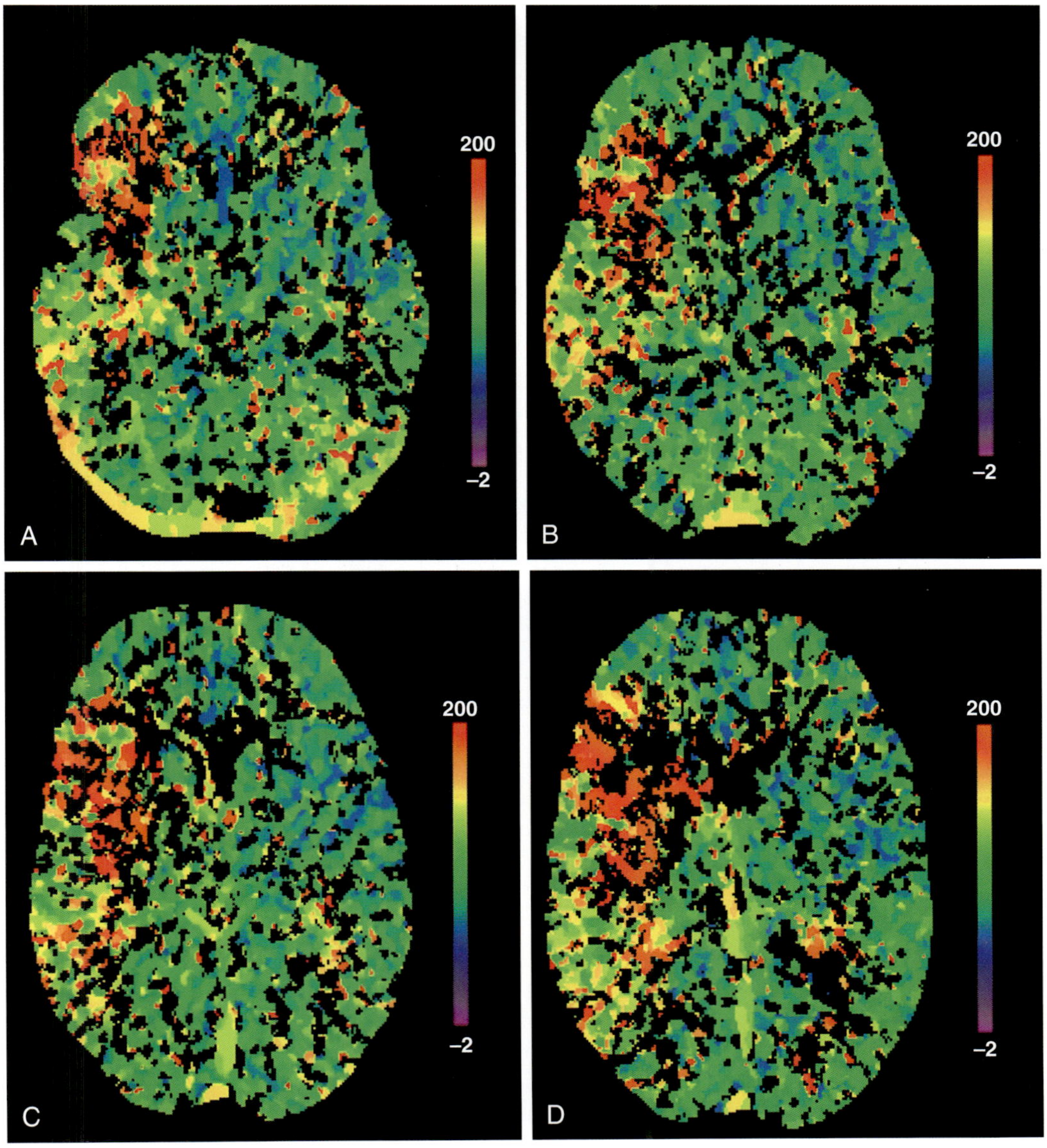

图 4-38 CT 灌注成像。这些影像显示右侧大脑半球达峰时间（TTP）长，且脑血流量（CBF）不足并脑血容量（CBV）更少，提示虽核心梗死区小，但周围大量组织存在梗死风险。**A**~**D**. TTP 像。

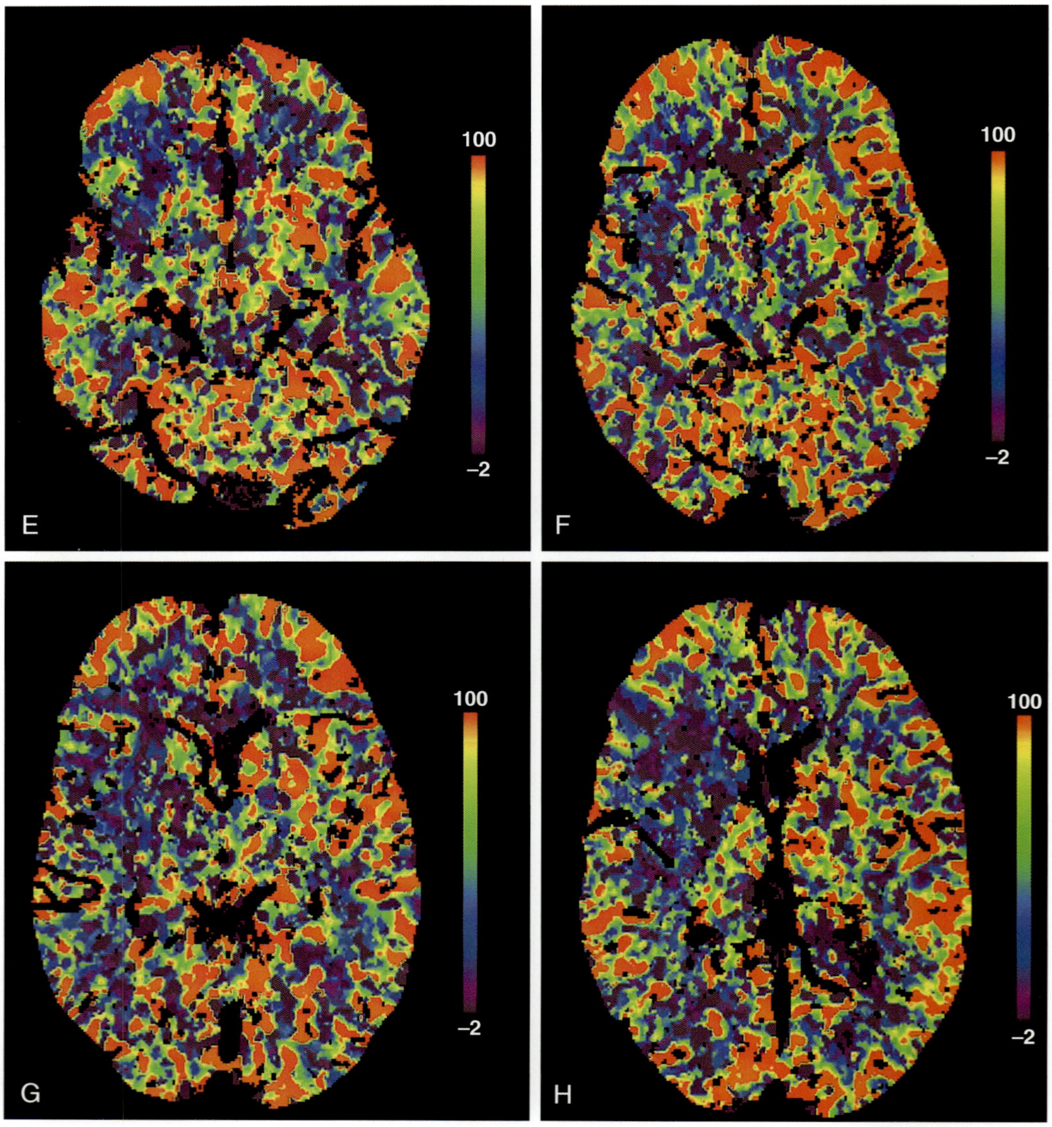

图 4-38（续）E~H，CBP 像

血流量降低的区域提示组织有发生梗死的风险（即缺血半暗带）。

磁共振成像

常规 MRI 检查对急性脑梗死比 CT 检查更加敏感。使用弥散加权成像（DWI）在梗死的第 1 个小时可见明显的异常信号。几小时后，在 T2 加权像上，任何伴发的脑水肿均呈高信号改变（图 4-39）。随梗死时间延长，在某些序列上，梗死区可能显示出与周围正常脑组织相同的信号（称为假性正常）。在较陈旧的梗死灶中，囊性改变在 T2 加权成像上显示为同 CSF 一致的信号，并被长 T2 信号带包绕，与神经胶质增生区一致。

在检查脑干梗死和急性腔隙性梗死时，MRI 比 CT 更敏感（图 4-40）。MRI 对位于之前有脑血管病变处的新发梗死的显示尤为有用（图 4-41）。在急性脑卒中时，联合常规 MRI 扫描、磁共振血管成像、DWI 和灌注加权成像（PWI）进行检查，对于鉴别中心梗死区和缺血半暗带有巨大的潜力。PWI 收集的是静脉注射钆造影剂后的影像数据。使用确定的假设，PWI 可评估 TTP、MTT、脑血容量和脑血流量的具体值。使用 PWI 扫描得到的数值不是绝对的，而是相对的。尽管有例外，但一般来说，DWI 病灶被认为代表中心梗死区（缺血是不可逆的），而 CBF 被认为代表缺血半暗带（缺血有可能恢复的区域）。MTT 值异常的区域一般比 CBF 显示异常的区域大，最常

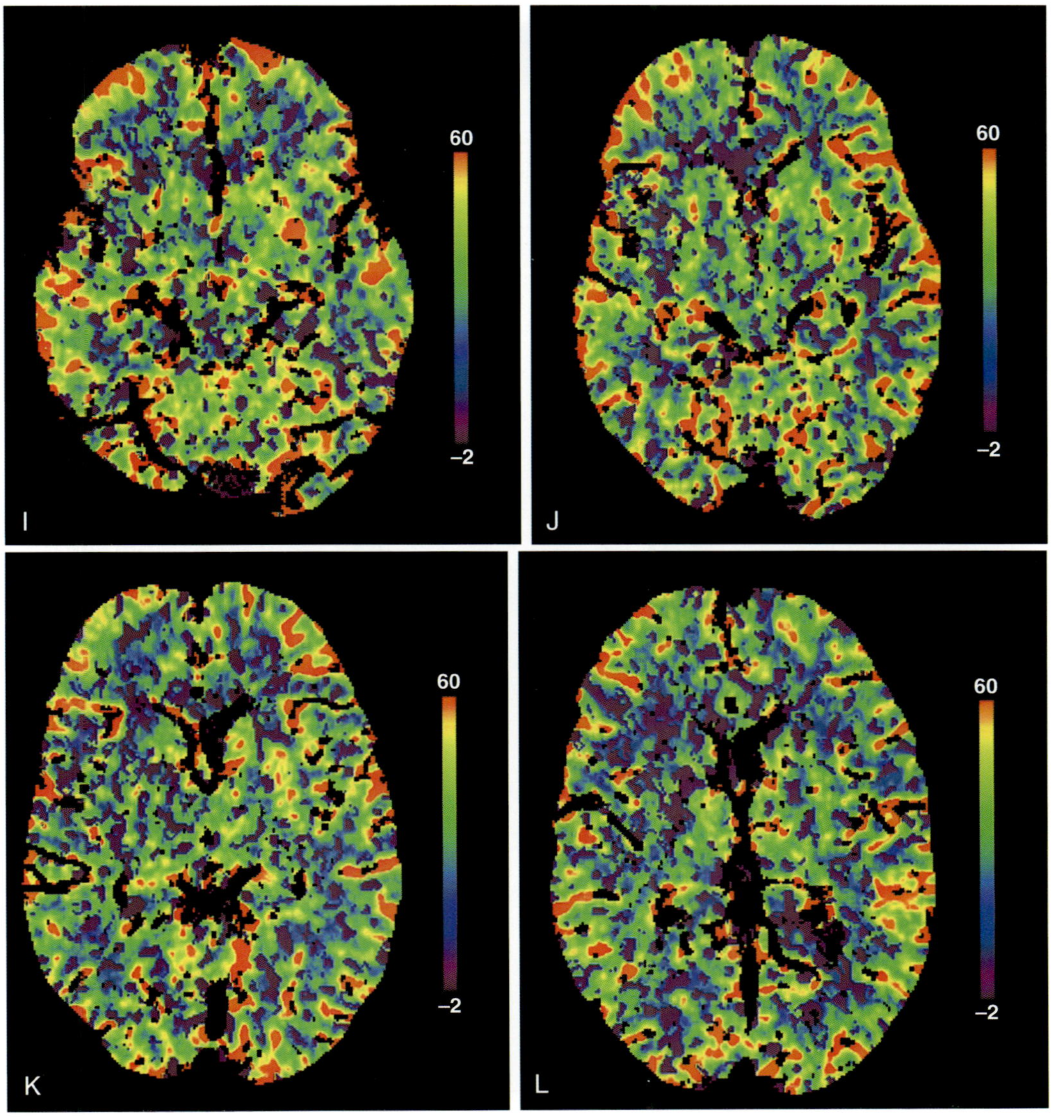

图 4-38（续）I~L，CBP 像

被看作是血流量减少的区域（该区域并非全部有梗死风险）（图 4-42）。

颈部血管的非侵袭性检查

颈动脉血流可经双向多普勒连续脉冲检出，而血管壁上的斑块可经实时 B 超检查成像。最准确的颈动脉血管无创检查技术是将 B 超成像与脉冲多普勒血流检测仪结合（即双重检测）。超声的脉冲波传入颈部，在不同的时间间隔检测的反射信号可用于评估不同深度的结构。多普勒系统可分析 B 超识别的血管内的血流形态，而颜色编码系统使血流方向变得可视化。

鉴别出颈总动脉之后，扫描其分叉处，检查是否有狭窄或闭塞。钙化斑块（图 4-43）及更严重的病变或闭塞（图 4-44）均可被识别。这种技术可以用来评估无症状性颈动脉狭窄及颈动脉内膜切除术后发生的任何血管再狭窄。椎动脉的超声检查意义较局限。椎动脉常见管径变异；椎动脉的起源不能被超声检出，而且超声检测到的异常可能并无症状，如逆向血流。

经颅多普勒超声引导超声波通过各个颅底孔进入颅内，评估颈内动脉末端和大脑前、中、后动脉第 1 段的血流情况。此外，经颅多普勒超声还可检测到无症状的栓子（图 4-45）。

血管造影

传统的血管造影对于可疑脑血管病已越来越不是必要检查。过去，主动脉弓数字减影血管造影用于颈部主要血管的显影，而颈动脉或椎动脉的选择性血管

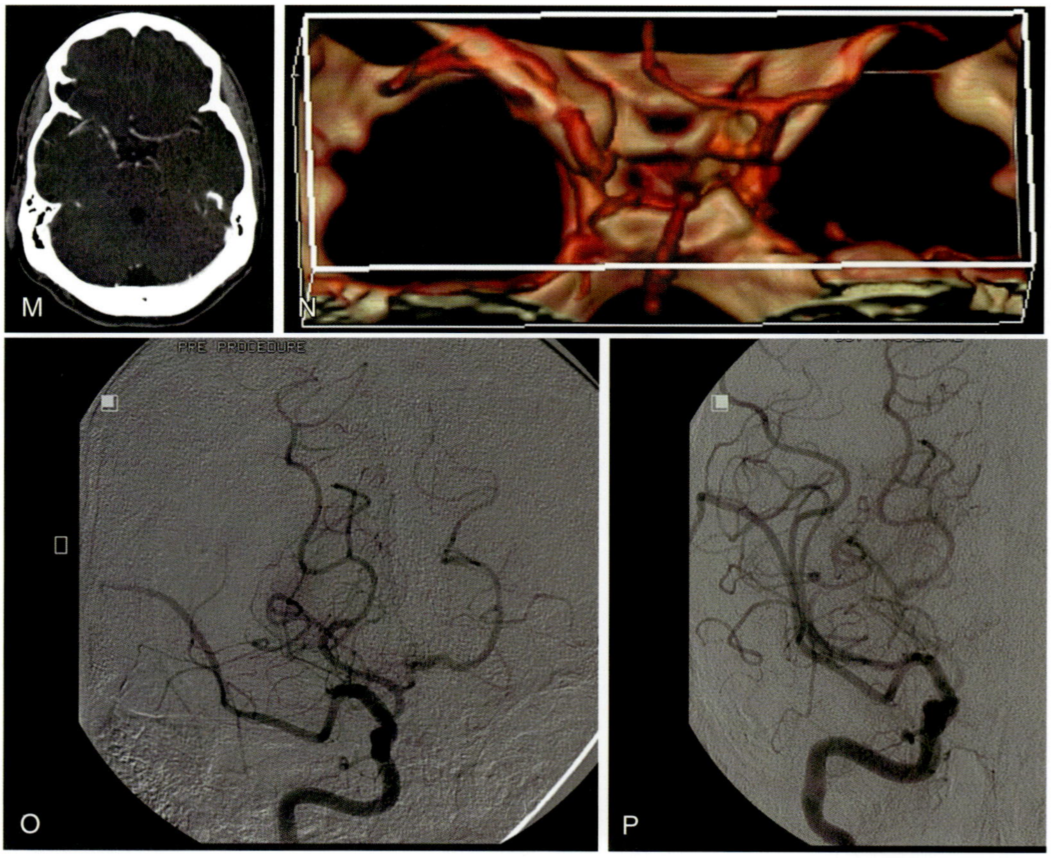

图 4-38（续）**M~N**，CTA 利用 3D VRT 重建显示 MCA 的栓子。**O~P**，动脉内 TPA 前后血管造影像

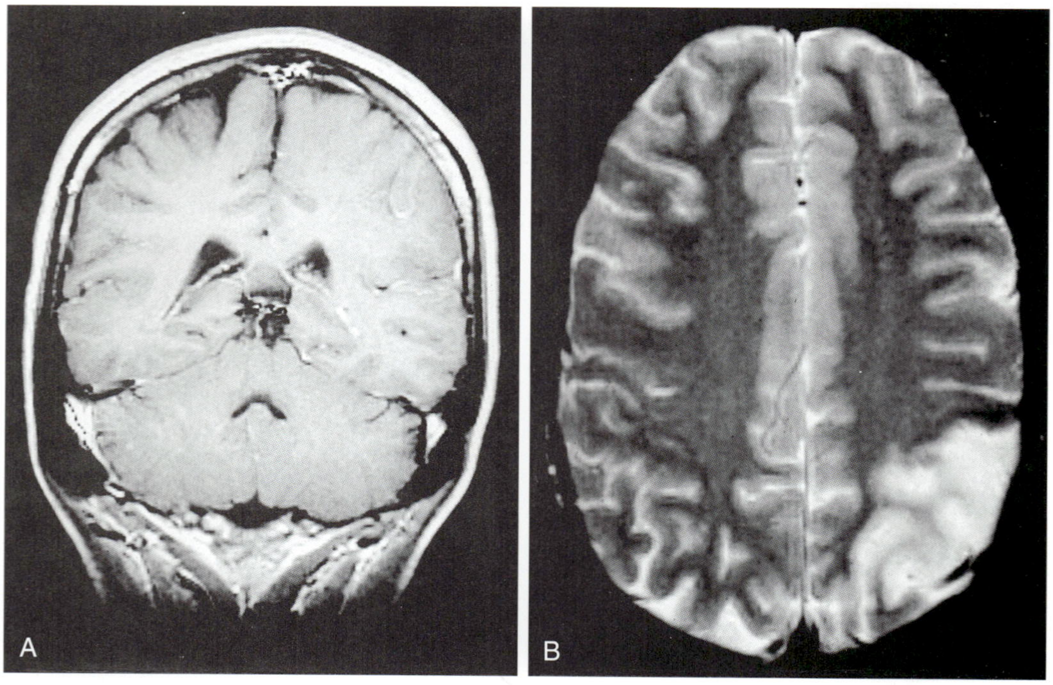

图 4-39 新发脑梗死的 MRI 扫描成像。**A**. T1 加权像。左侧大脑半球的脑沟消失，侧脑室轻度变形。**B**. 轴位 T2 加权像。顶枕叶的梗死显示为高信号

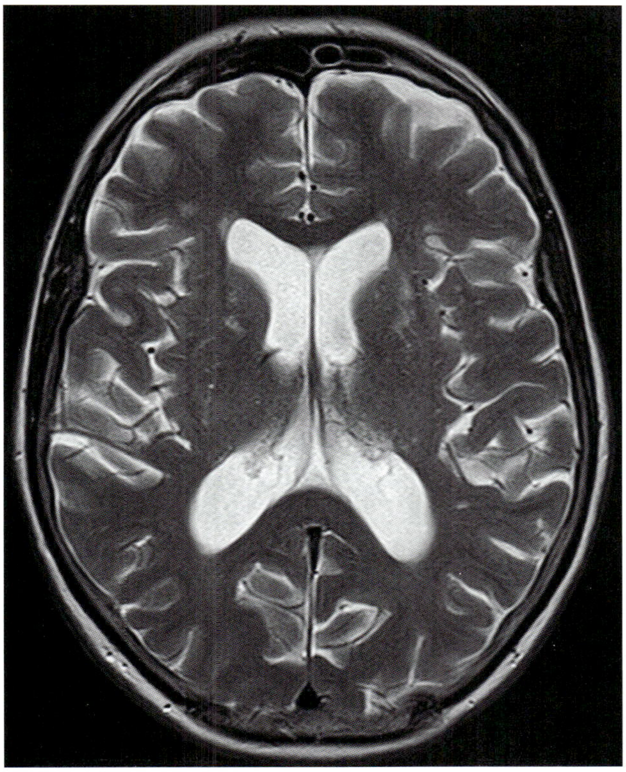

图 4-40 轴位 T2 加权像。双侧豆状核内的腔隙性梗死

造影用于显示更远的血管结构。

颈动脉分叉处应进行二维成像，因为一维成像容易漏检该处的斑块（图 4-46）。颈动脉虹吸段的病变也被认为是栓子所致。偶尔，眼部血管的杂音可提示同侧颈动脉存在狭窄（图 4-47）。大脑中动脉的动脉粥样硬化罕见引起短暂性脑缺血发作。大脑中动脉的狭窄或闭塞（图 4-48）不易直接进行手术，而颅内外旁路移植术也没有改善血供的作用。椎动脉的血管造影很少进行，偶能发现锁骨下动脉盗血综合征（图 4-49）。

CT 血管造影

CT 血管造影（CTA）可用于准确评估颈动脉分叉，相同参数下，常规 CT 也可以进行评估（图 4-50）。

磁共振血管造影

磁共振血管造影（MRA）最初基于时间飞越（TOF）的技术，现已被 MRA 增强取代。后者的操作更快，能减少活动伪影，还可对更大的区域成像。造影剂是钆剂。对于颈动脉狭窄的评估，研究表明增强 MRA 能检出 30%及以上的狭窄，检测的敏感性和特异性均较高，但对于严重狭窄，该检查可能会高估狭窄的程度。对于后循环，MRA 对椎动脉起始处的严重狭窄或闭塞的检出率较低。目前，三维 TOF MRA 最常用于评估盘绕的颅内动脉瘤，而二维 TOF MRA 被用来评估颈动脉分叉处的病变，增强 MRA 用于评估主动脉弓的血管分支（图 4-51 和图 4-52）。

单光子发射计算机断层成像

单光子发射 CT（SPECT）通过多控测器或旋转 γ 摄像系统实现。静脉注射放射性示踪剂或吸入气体可评估局部血流。

梗死后，灌注缺损区与受累血管的供血区相对应。梗死后 2~3 周内，梗死灶周围可见一摄取增加区域。与 CT 扫描相比，SPECT 检出的病灶更大，检出速度也更快（图 4-53）。

正电子发射断层摄影

正电子发射断层摄影将静脉注射氙剂测得的 CBF 值与同步采用放射性同位素氧和二氧化碳的 γ 射线发射测得的数据结合在一起。经 CT 分析后的结果综合了选定脑层面的代谢活动和血流量。缺血中心区血流量少于 12 ml/（100g/m）的区域，脑内氧代谢率小于 60 μ mol/（100g/m）。缺血半暗带的血流速度在 12~22ml/(100g/m)时，其特点为氧耗量增加。然后，缺血半暗带进展为梗死，导致其内与血流（高灌注）相关的代谢活动降低（图 4-54）。已发现缺血半暗带范围可用放射性 ^{18}F（一种提示细胞内低氧的标记物）标记的米索硝唑来确定。使用中枢苯二氮受体的配体氟马西尼作为神经元活动的标记物，在梗死症状出现后 3~16 小时进行扫描，可预测最终梗死的部位和程度，与 2~3 周后通过 CT 或 MRI 扫描所见一致（图 4 - 55）。

临床综合征

通常，栓子阻断血流造成短暂性脑缺血发作的症状会在 24 小时内消失。持续时间更长的症状在 3~4 天之内消失被定义为可逆性缺血性神经功能缺损，而损伤持续时间超过 3~4 天则被认为发生了卒中。这些临床定义并不一定有特定的病理基础。影像学扫描提示持续时间超过 6 小时的短暂性脑缺血发作常由梗死形成引起。另一方面，一些脑梗死没有症状。许多情况下，发生缺血的动脉供血区可由患者的症状和体征来确定。

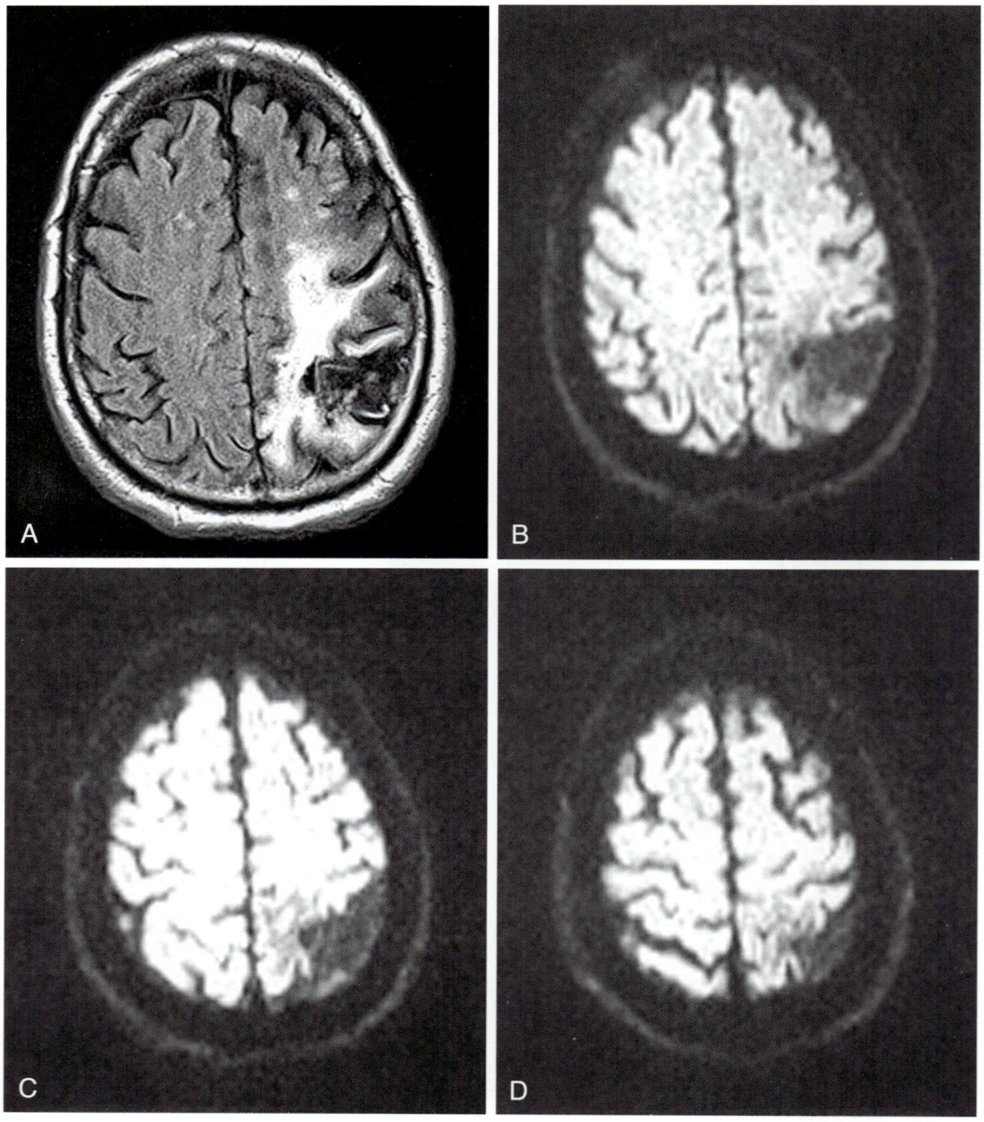

图 4-41 左侧大脑半球内陈旧性梗死灶附近的新发梗死，仅在弥散加权像（DWI）上可见。**A**. FLAIR。**B~D**. DWI

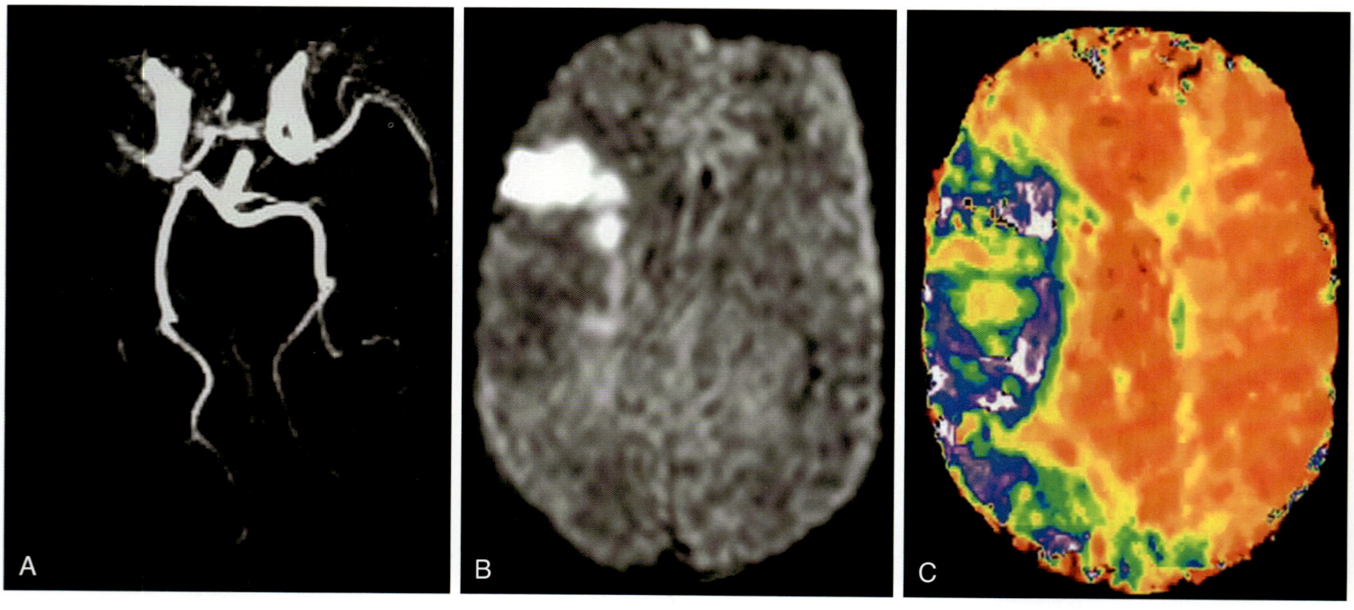

图 4-42 MR 血管造影。**A**. 弥散加权像（DWI）。**B**. MR 灌注加权成像。**C**. 大脑中动脉闭塞所致的小的核心梗死区和大的缺血半暗带（有梗死风险的脑组织）

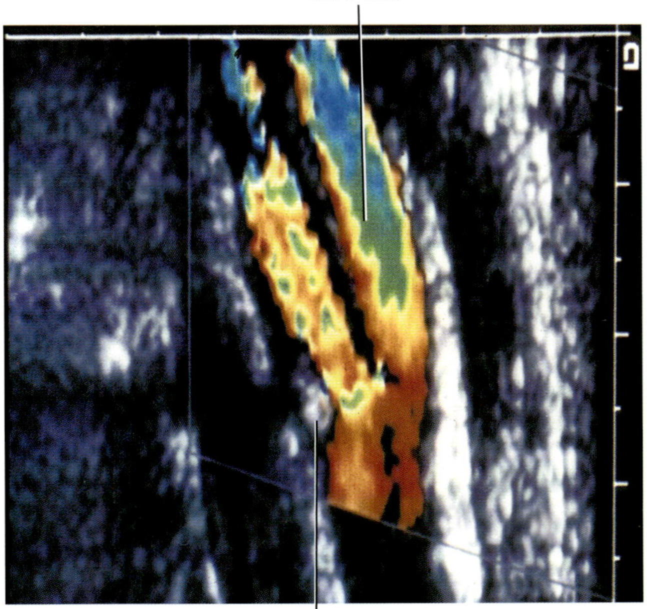

图 4-43 颈动脉分叉处的钙化斑块。超声检查

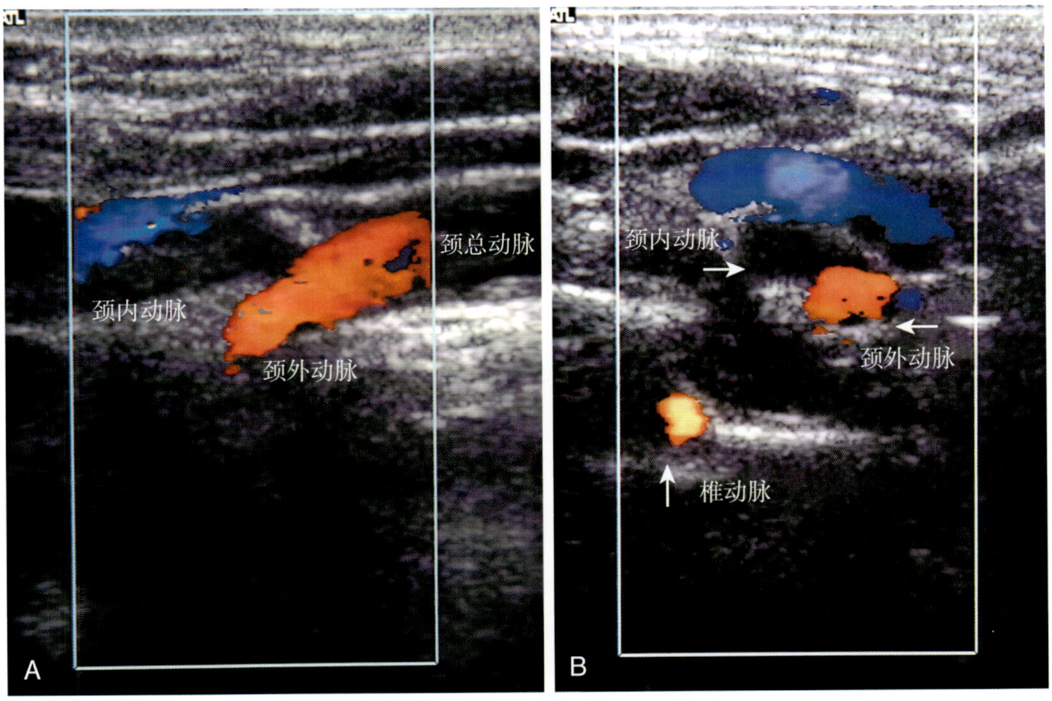

图 4-44 颈动脉闭塞。**A** 和 **B**. 两个层面的超声扫描

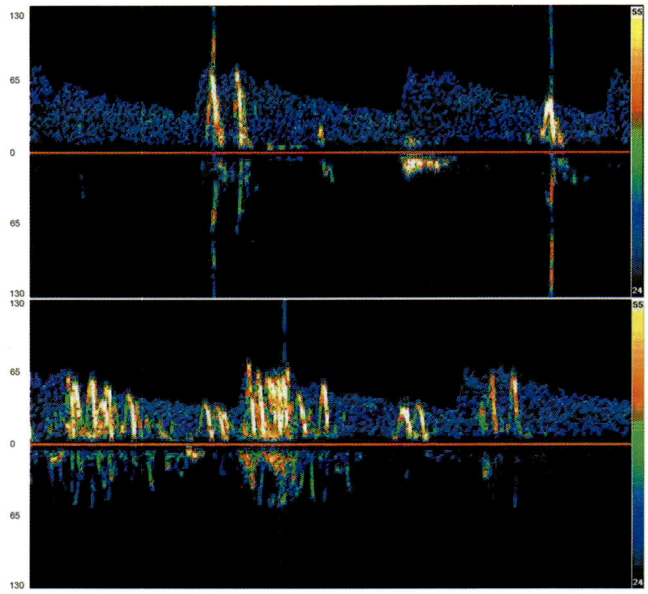

图 4-45 经颅多普勒显示的无症状的血管内栓子

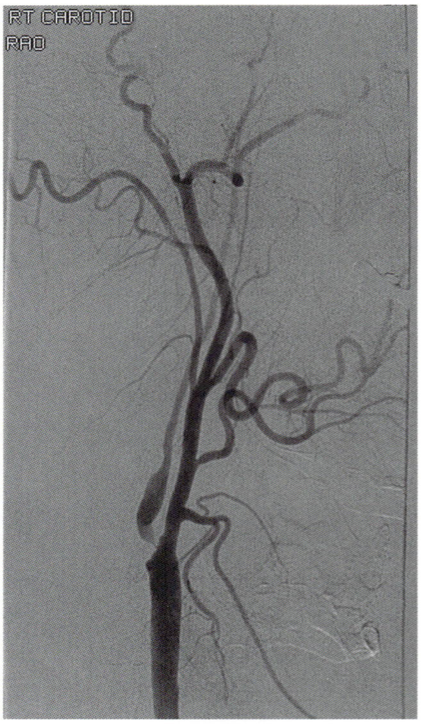

图 4-46 颈内动脉起始处的斑块。数字减影血管造影

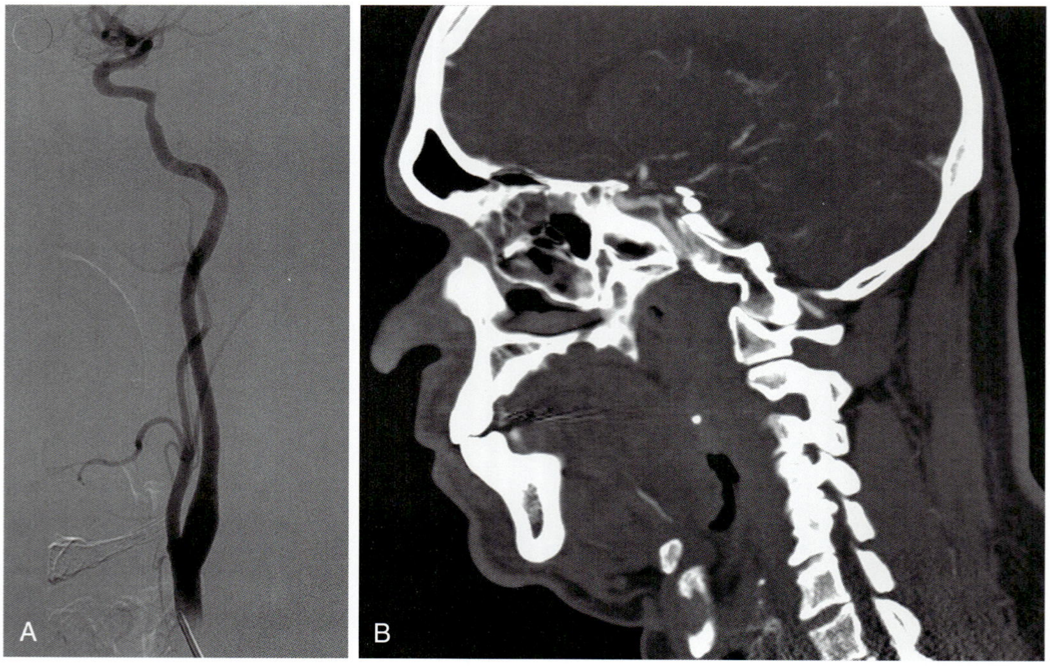

图 4-47 颈内动脉虹吸段的狭窄。**A**. 颈动脉造影。**B**. CT 血管造影后重建的图像

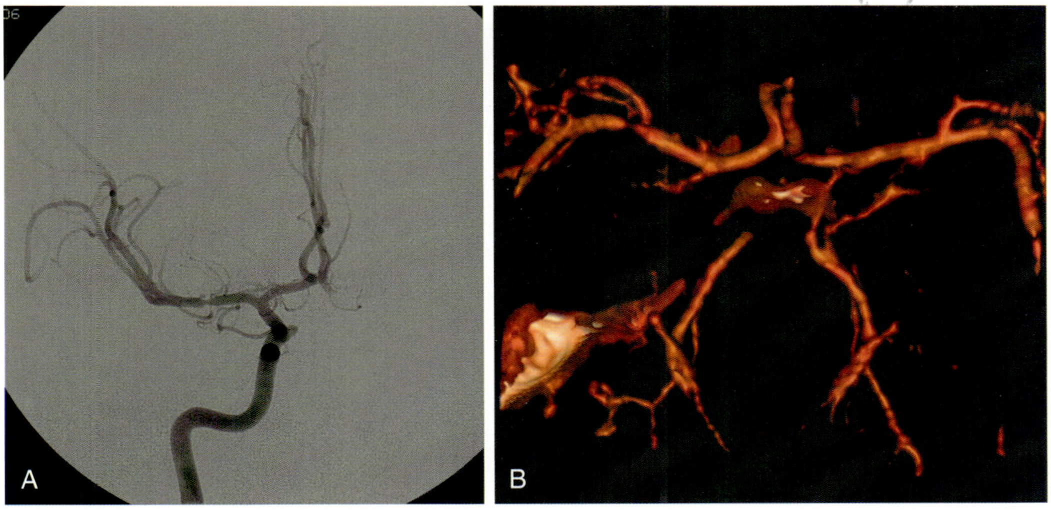

图 4-48　大脑中动脉狭窄。**A**. 颈内动脉造影。**B**.CT 血管造影三维重建成像

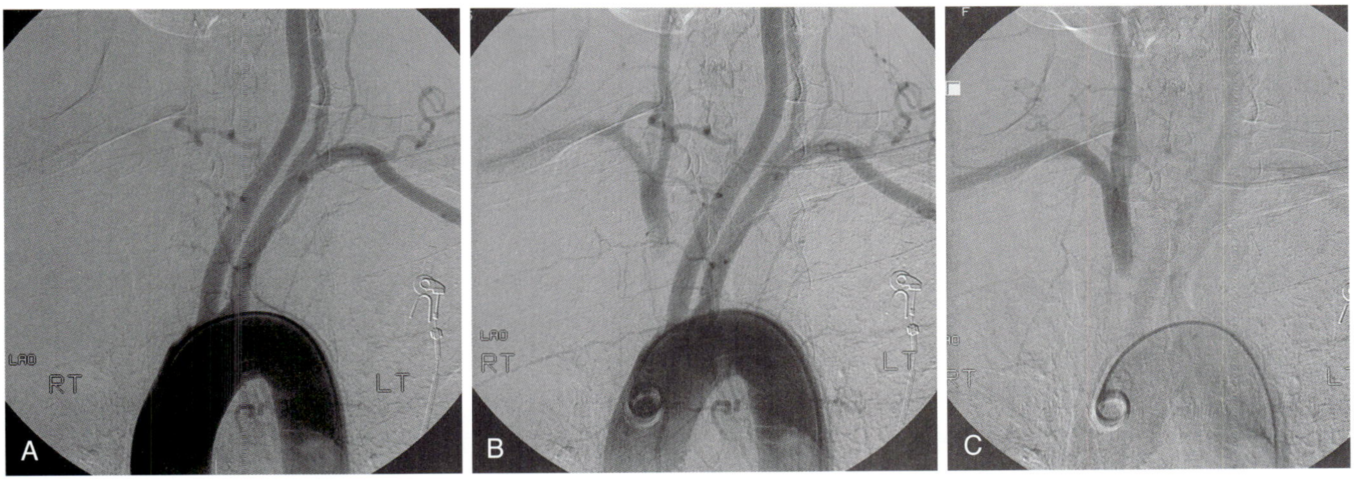

图 4-49　锁骨下动脉盗血。右侧头臂干动脉近起始端闭塞后，来自右侧椎动脉的逆行血流灌注闭塞的远端血管。右侧颈总动脉灌注右侧椎动脉。**A～C**. 主动脉弓的数字减影血管造影图像

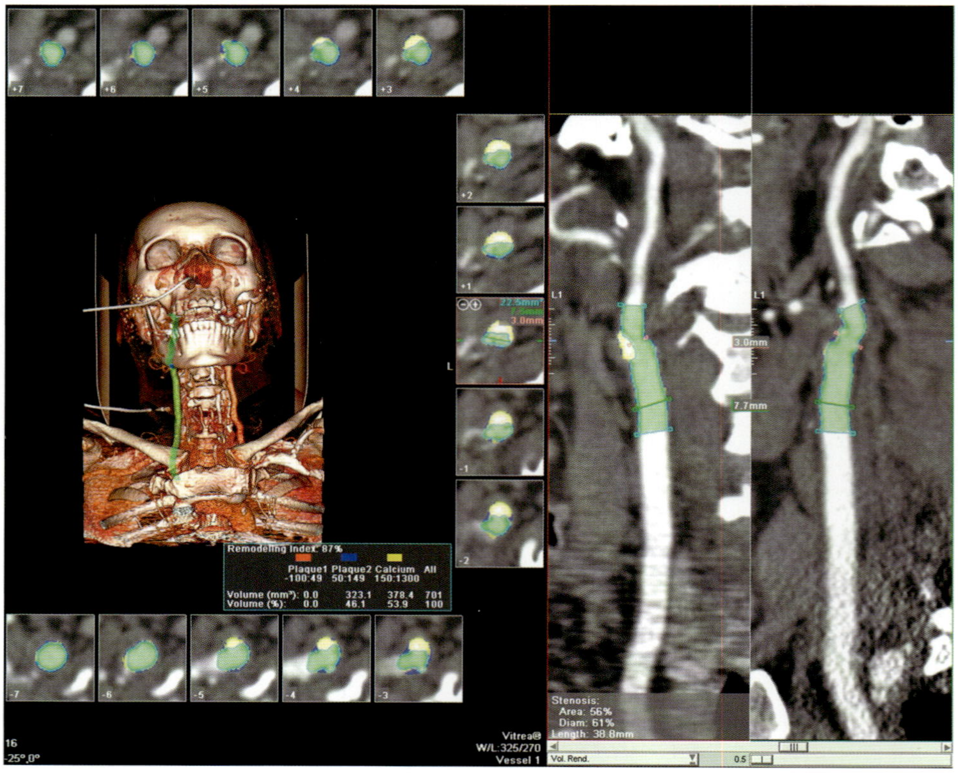

图 4-50 CT 血管造影的数据可以在任一平面内重建，并可进行 3D 结构成像。半自动软件可以计算血管横断面的面积

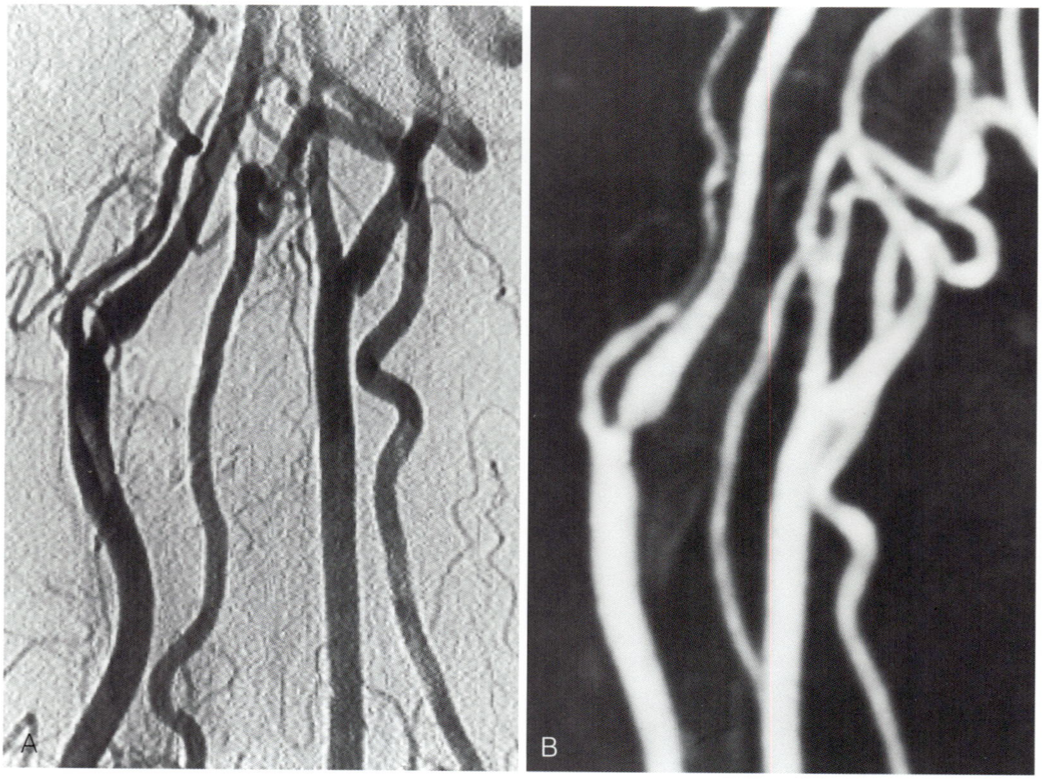

图 4-51 **A**. 主动脉弓血管造影显示右侧颈内动脉起始段有一 50% 的狭窄。**B**. 对应的磁共振成像

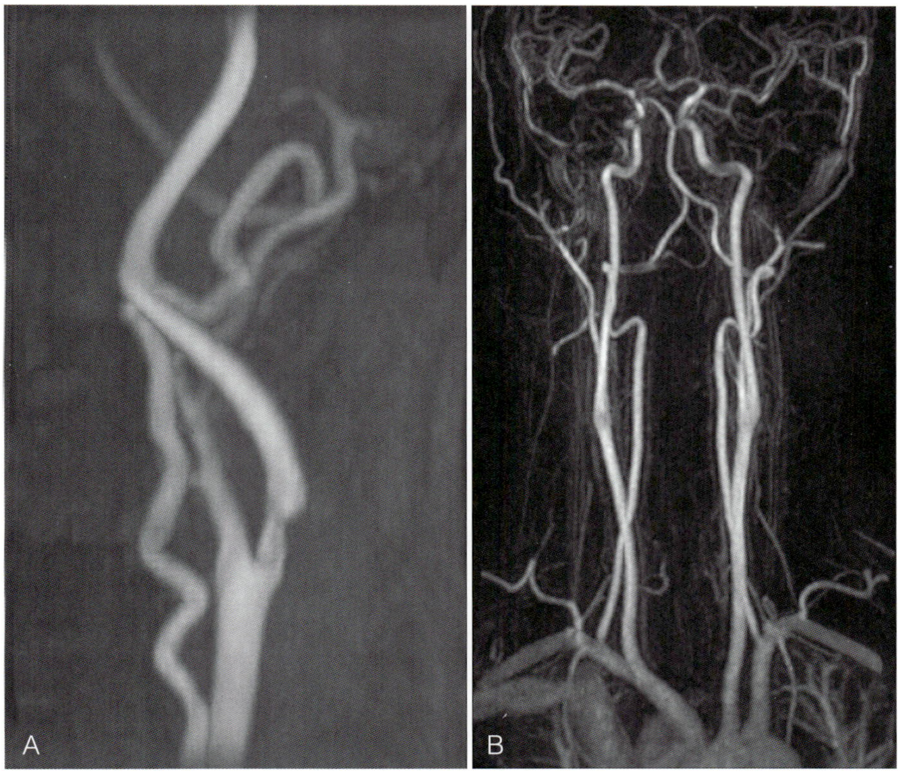

图 4-52 **A**. 非增强的 2D 时间飞越（TOF）MR 血管造影显示，颈内动脉（ICA）起始段狭窄。**B**. 增强 MRA 重建图像。前后位像显示椎动脉和颈总动脉分布增加和起始处的形态

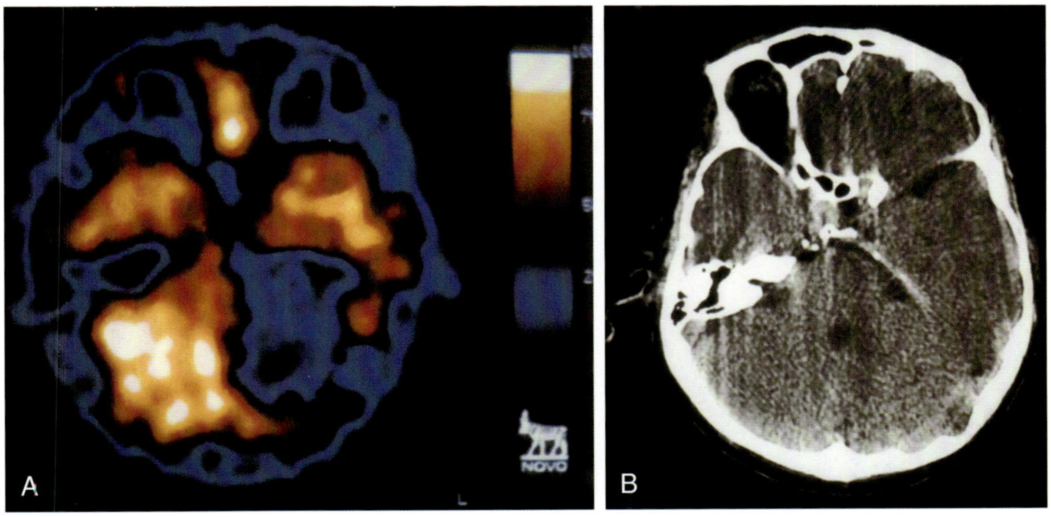

图 4-53 **A**. SPECT 扫描显示右侧小脑半球严重缺血。**B**. CT 扫描仅显示该处有微小的变化

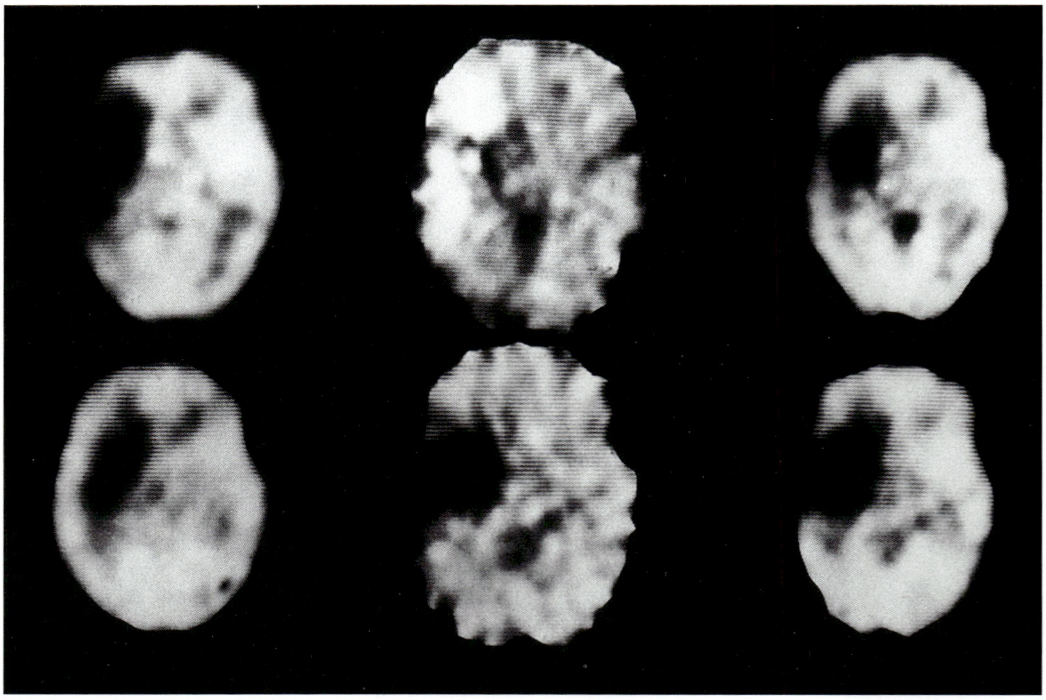

图 4-54 PET 扫描显示 8 小时（上图）和 4 天时（下图）的左侧颞顶叶梗死。左侧 2 张图显示脑血流量；右侧 2 张图显示脑代谢活动，中间 2 张图显示氧摄取分数

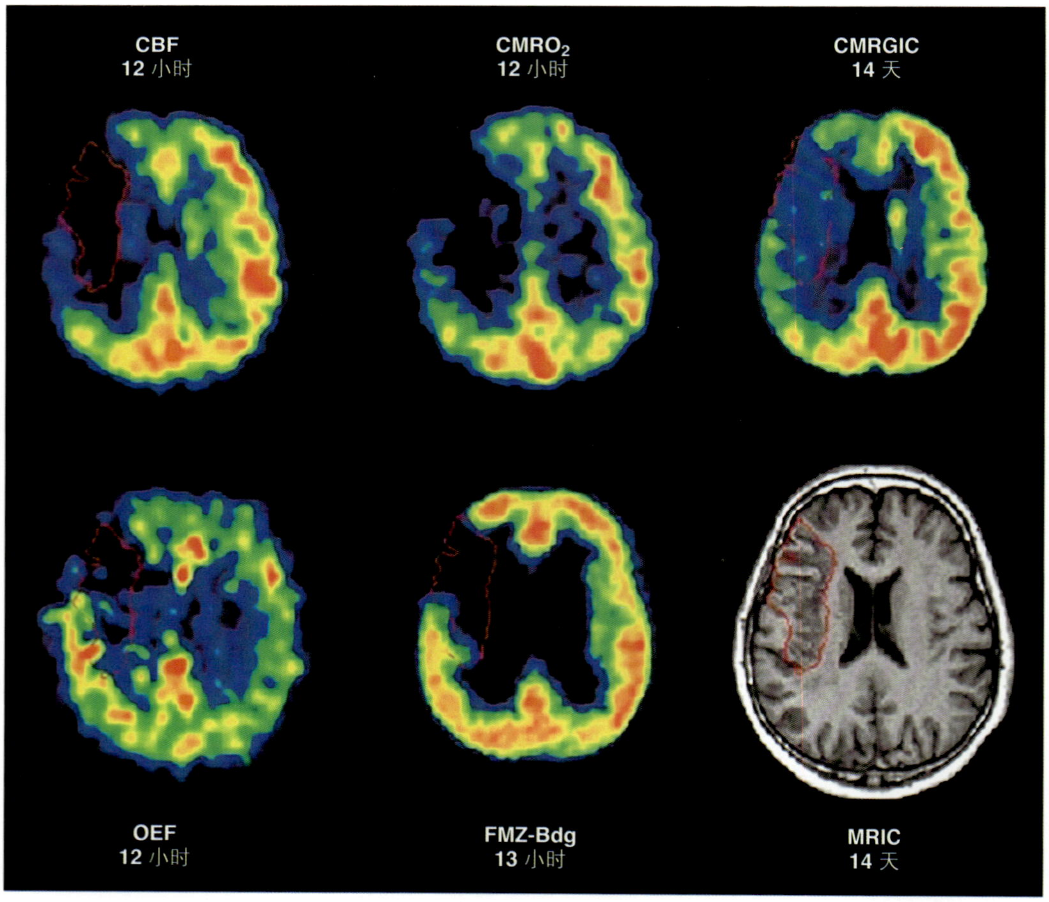

图 4-55 引起轻度左侧肢体偏瘫和和偏侧感觉障碍的急性脑梗死起病 12 小时的轴位 PET 成像，显示了尾侧 / 吻侧水平的脑血流量（CBF）、稳态 FMZ 结合率（Bdg）和氧摄取分数（OEF），而 CMRGIC 和 MRIC 显示了起病两周时的成像。所有模式的 PET 成像均可见大的梗死灶，其皮质的边界由 MRI 显示。FMZ 结合率能够精确预测梗死的最终范围，而 CBF 成像显示血流灌注障碍区域的面积较梗死区大得多

颈内动脉供血区梗死

分叉处病变

颈动脉分叉处是动脉粥样硬化的好发部位。管腔狭窄达90%时，狭窄处的血流量才会下降。因此，这个部位动脉粥样硬化所产生的症状通常由栓子碎片脱落进入脑循环引起。这些碎片的成分可能是胆固醇，或纤维蛋白和血小板的混合物（图4-56）。

视网膜中央动脉或其分支栓塞可导致短暂性单眼失明（一过性黑朦）。眼底检查甚至可在没有持续性视野缺损的患者眼部发现胆固醇成分的栓子（图4-57）。大脑半球缺血患者可出现言语障碍（优势半球受累时）和对侧偏身感觉或运动障碍。在肢体无力的病例中，除非大脑前动脉供血区是主要受累部位，否则下肢力量相对不受影响。

颈内动脉闭塞常导致卒中，但并非不可避免。通过Willis环，大脑前动脉和大脑中动脉的血流量得以维持。颈外动脉增加的血流有时也能通过颞浅动脉和眼动脉（图4-58）分支之间的吻合来维持脑内血流量。在这种情况下，颞浅动脉可扩张（图4-59）。视网膜中央动脉压力低可导致静脉回流障碍性视网膜病变，表现为视网膜静脉扩张与视网膜出血（图4-60）。颈动脉闭塞引起的卒中可为栓塞性，也可由低灌注引起。前者可以是颈动脉主干或大脑中动脉的分支闭塞；后者表现为分水岭梗死（图4-61）。颈动脉斑块破裂引起的颈动脉急性完全性闭塞，可导致大脑前动脉、大脑中动脉供血区的梗死。

颅内动脉病变

颈动脉虹吸段的动脉粥样硬化改变比颈动脉分叉处少见。视网膜功能是否受累取决于动脉粥样硬化是位于眼动脉起始部的近端还是远端。

脉络膜前动脉供血区

脉络膜前动脉供应同侧侧脑室的脉络丛及部分海马、杏仁核、钩回、内囊、基底节和脑干上部的一部分（图4-62）。脉络膜前动脉闭塞可导致基底节和外侧膝状体的梗死，临床表现包括对侧运动和感觉缺失，伴偏盲。

大脑前动脉供血区

大脑前动脉供应额叶下部内侧面及额叶和顶叶的内侧面（图4-63）。在大脑半球的外侧面，大脑前动脉供应位于额叶和顶叶的一条形狭窄区域。大脑前动脉的近段发出许多内侧豆纹动脉，最粗的是Heubner回返动脉，它们共同供应基底节的前内侧区。

来自颈内动脉的栓子常引起大脑前动脉供血区的梗死，前交通动脉的动脉瘤破裂导致的蛛网膜下腔出血也可以引起该区域梗死，梗死可以是血管痉挛的结果，也可以是手术治疗所致（图4-64）。大脑前动脉供血区的梗死还可继发于任何原因引起的大脑镰下疝。

神经功能缺损症状很大程度取决于闭塞发生在Heubner回返动脉起始处的近端还是远端。如果在远端，仅有动脉的皮质支受影响，可出现肌无力，主要为下肢和肩部无力，并伴有下肢感觉缺失。任一侧半球的梗死均可出现左手失用症（对于右手利患者而言）。如果闭塞位于近端，出现皮质和纹状体梗死，导致的偏瘫范围更大。这两种闭塞均可出现额叶体征，包括抓握、吸吮反射和经皮质性运动性失语（保留复述功能的Broca型失语）。

大脑中动脉供血区

大脑中动脉在靠近外侧裂处发出前额支、上额支和下额支（图4-65）。它们供应额叶、颞叶和顶叶侧面的大部分。豆纹动脉支来自大脑中动脉的第1段，供应纹状体和内囊大部，并供应丘脑外侧。绝大多数的大脑中动脉闭塞原因是栓子堵塞而不是原位血栓形成。

大脑中动脉闭塞包括临近动脉起始部的闭塞，皮质供血相对保留的深穿支闭塞，上干或下干的闭塞，还有皮质支的闭塞。

主干闭塞

大脑中动脉主干闭塞引起的残疾较严重，可有对侧肢体运动和感觉缺失，同侧偏盲及完全性失语（如为优势半球侧受累）。病感失认症、空间定向障碍及受累肢体忽视症可能较明显。在闭塞非常早期且体征较轻时，影像检查即可显示大脑半球广泛梗死（图4-66）。早期进行血管造影检查，可发现闭塞的血管（图4-67）。有些病例的闭塞血管可经CT检出（图4-68）或在MRI上显示为流空影。许多栓子在1周左右开始崩解。

深穿支闭塞

大脑中动脉供血的深部结构梗死（图4-69），通常不是各豆纹动脉选择性闭塞的结果，而更常由发出豆纹动脉的血管闭塞引起；由于存在侧支循环，皮质供血一般不受影响。梗死造成对侧神经功能缺损主要为运动功能障碍。与CT相比，梗死灶内的出血改变更常见于MRI，尤其多见于梯度回波T2序列成像。

灰质内的梗死灶比白质内的更常见出血改变。

额顶叶分支闭塞

额顶叶分支闭塞引起的梗死可累及额叶和前/上顶叶，而不累及后/下顶叶和颞叶(图4-69)。梗死对侧的运动和感觉出现障碍，但下肢功能相对保留。如果累及优势半球，则会出现非流利性失语。

顶颞叶分支闭塞

顶颞叶分支闭塞造成的功能缺损程度较轻，尤其是发生于非优势半球时。上部象限盲在非优势半球梗死时，伴视空间障碍，而在优势半球梗死时，伴Wernicke型失语，这种失语是由颞上回后部缺血引起(图4-70)。

皮质支闭塞

这些闭塞几乎都是由栓子引起，但继发于蛛网膜下腔出血的血管炎和血管痉挛也可引起类似闭塞。功能缺损症状与闭塞皮质支供血的区域有关(图4-71)。

后循环供血区

锁骨下动脉病变

邻近椎动脉起始部的锁骨下动脉发生严重狭窄或闭塞，可导致两侧椎动脉及锁骨下动脉的血流均减少。理论上讲，来自压力较高血管的反向血流(如对

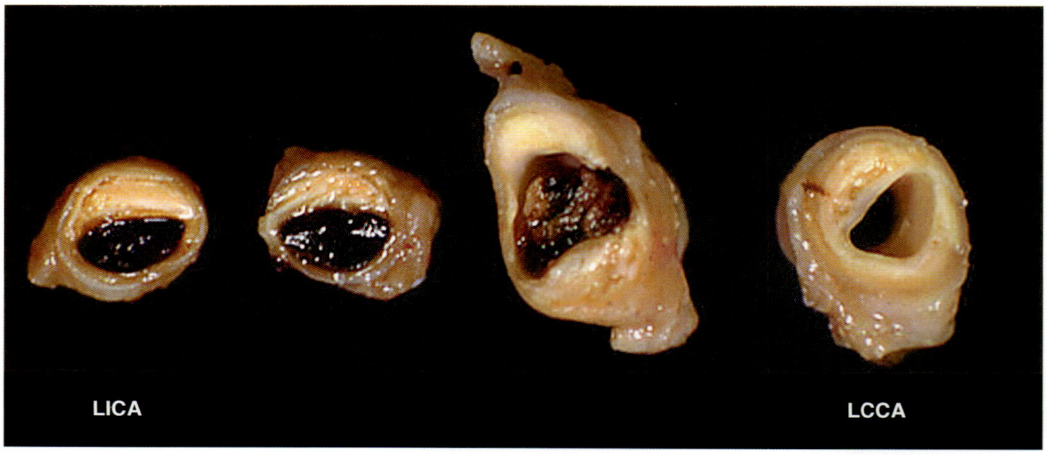

图4-56 急性颈动脉闭塞。血管横断面显示发生动脉粥样硬化改变的血管管腔被血栓填满

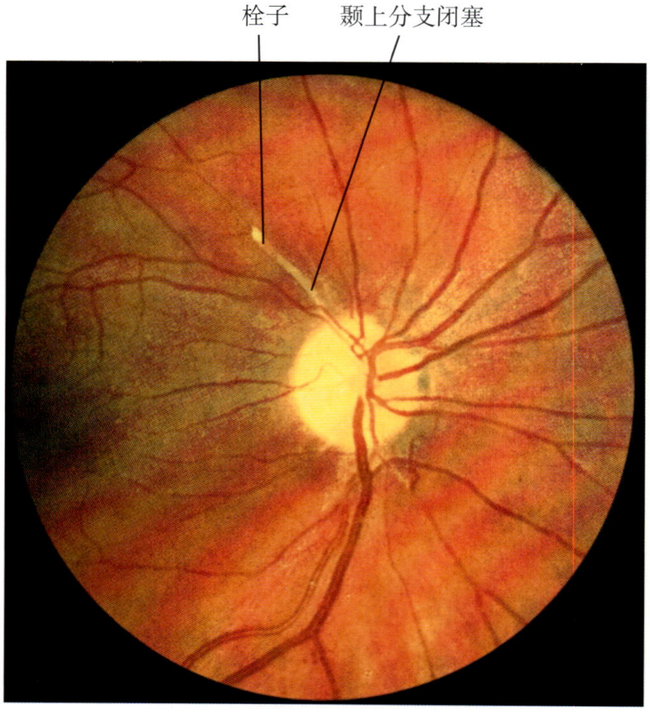

图4-57 胆固醇成分的栓子栓塞视网膜中央动脉的颞上分支

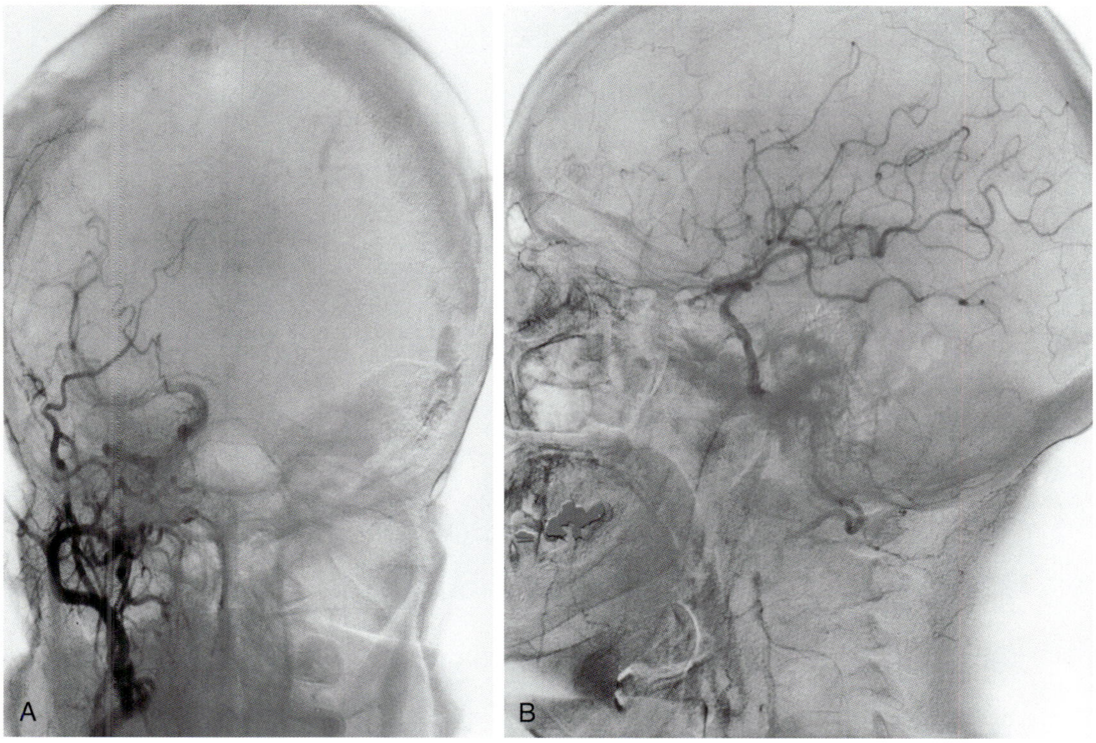

图 4-58 颈内动脉闭塞后通过眼动脉代偿颅内血液循环。颈动脉造影。**A**. 前后位观。**B**. 侧面观

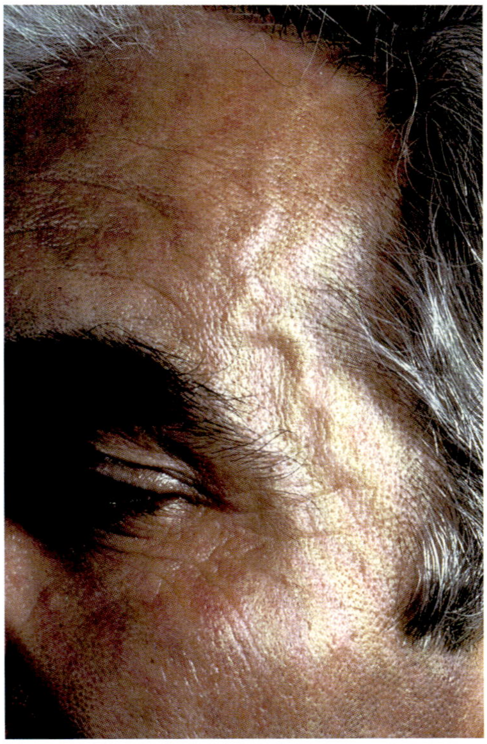

图 4-59 一位颈内动脉闭塞患者的颞浅动脉可见扩张

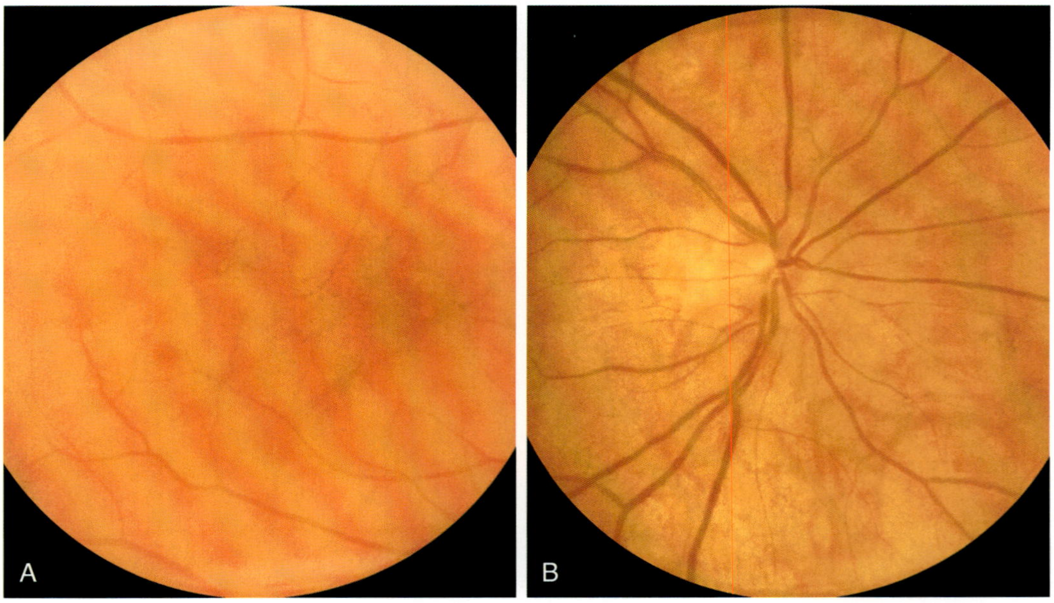

图 4-60 静脉回流障碍性视网膜病变。视网膜静脉轻度扩张伴周围出血。轻微指压眼球即出现视网膜中央动脉塌陷

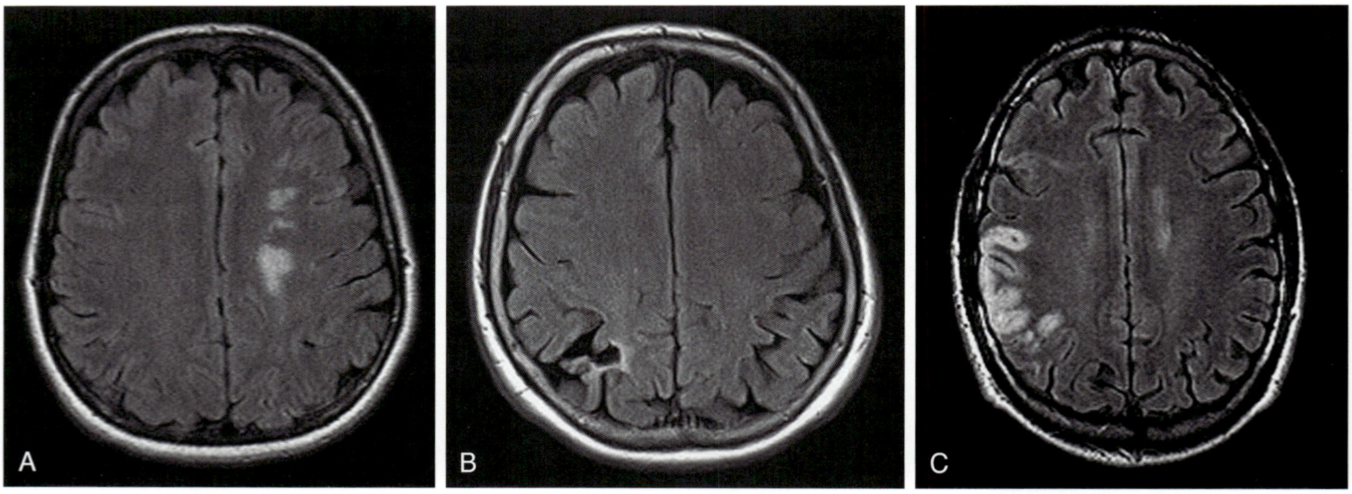

图 4-61 MRI 显示颈动脉闭塞引起的分水岭梗死。**A**. 深部白质梗死（穿支分水岭梗死）。**B**. 顶叶梗死［大脑中动脉（MCA）、大脑前动脉（ACA）和大脑后动脉（PCA）供应皮质的分水岭梗死］。**C**. 层状的皮质梗死（MCA 分水岭梗死）

脉络膜前动脉供血区的梗死

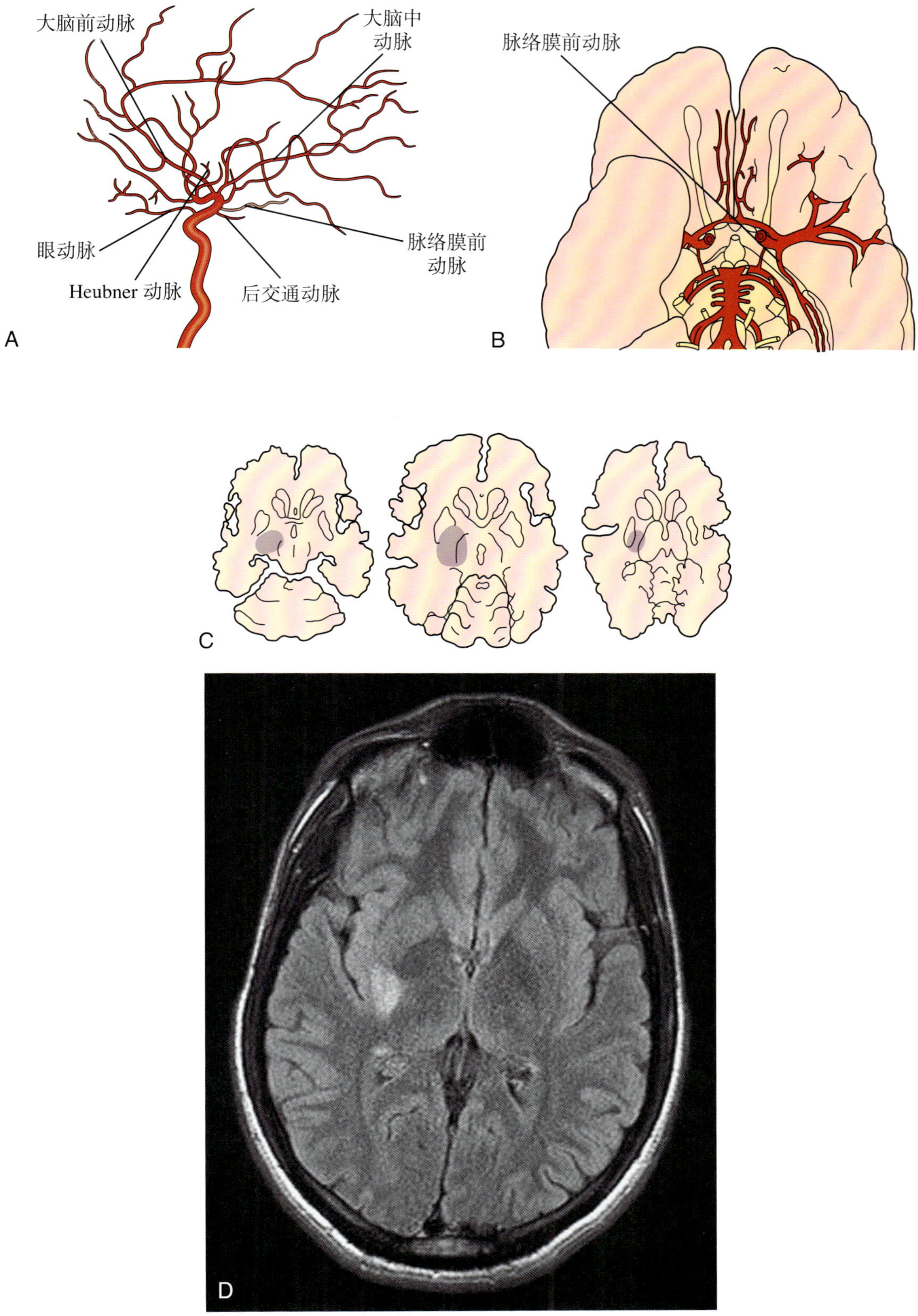

图 4-62　脉络膜前动脉闭塞的简要特点。**A.** 血管造影显示脉络膜前动脉的位置。**B.** 脉络膜前动脉的分布。**C.** 三个大脑层面上脉络膜前动脉相应梗死灶的分布情况。**D.** MRI 显示的梗死灶

大脑前动脉供血区的梗死

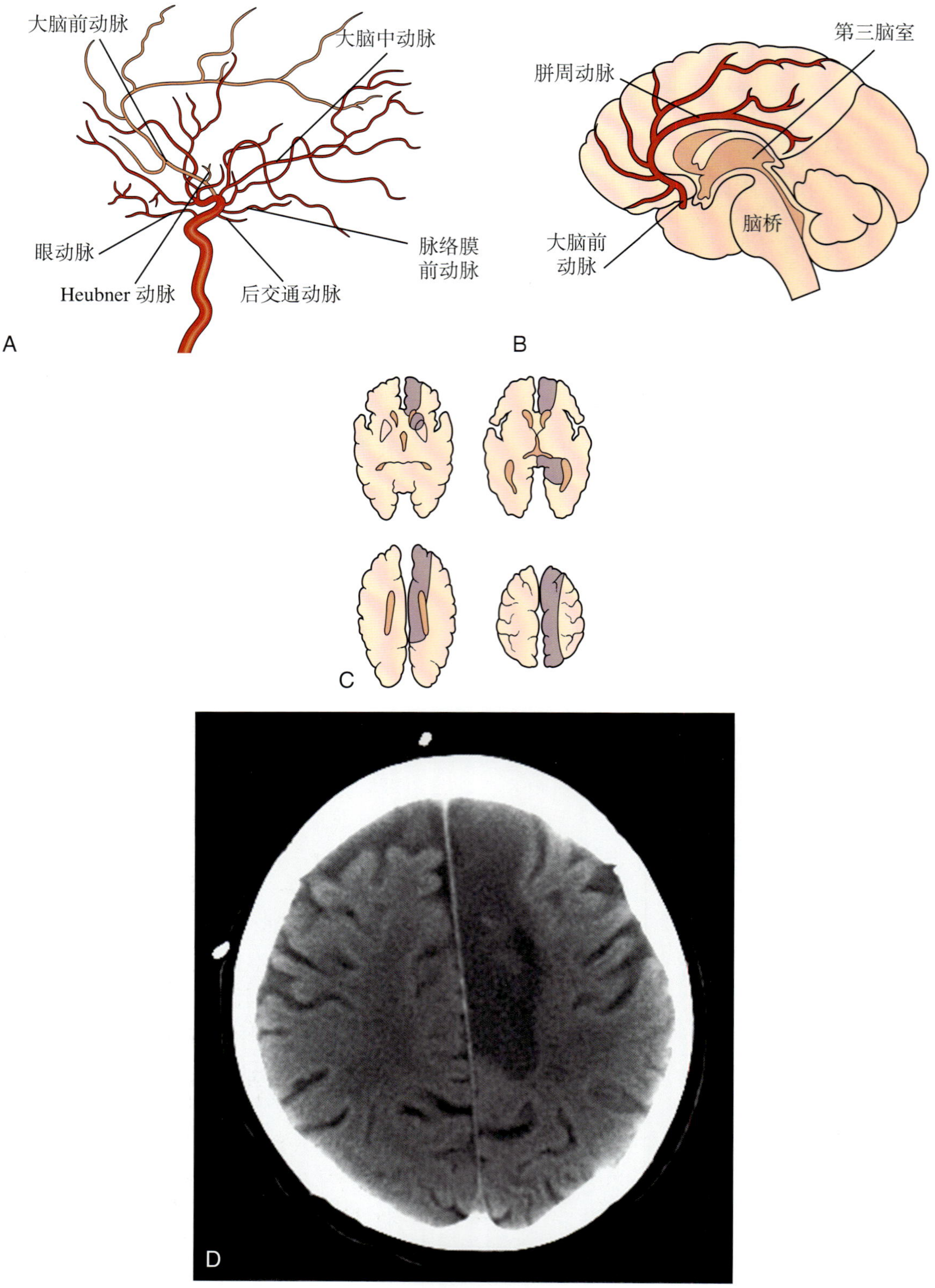

图 4-63 大脑前动脉闭塞的简要特点。**A**. 血管造影显示大脑前动脉的位置。**B**. 沿大脑半球内侧面走形的大脑前动脉的分布情况。**C**. 四个大脑层面上大脑前动脉相应梗死灶的分布情况。**D**. CT 平扫显示的梗死灶

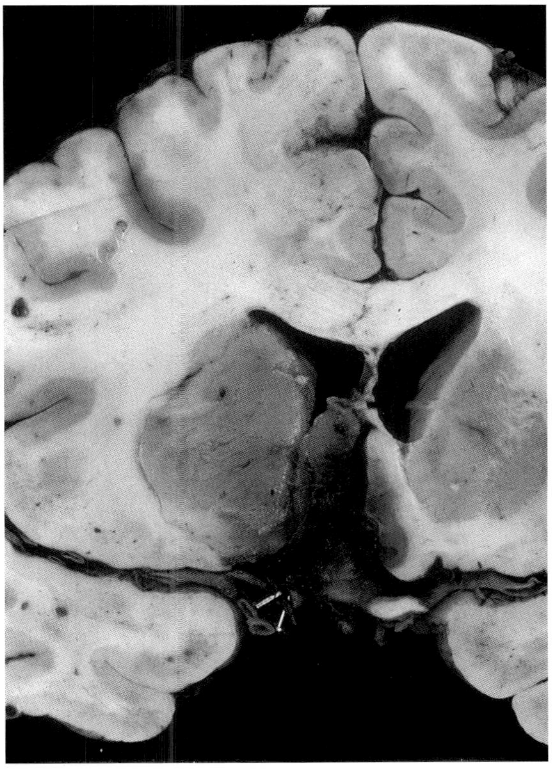

图 4-64 蛛网膜下腔出血的患者大脑前动脉血流被阻断后，大脑皮质和下方的白质以及前下方的纹状体出现梗死

侧椎动脉向基底动脉供血）可维持相应上肢的血供，尤其在上肢运动时。锁骨下动脉盗血综合征患者既可出现上肢血流量减少的症状（如同侧手冷），也可出现复视或口周围感觉异常等症状，这被认为是基底动脉血流被盗所致。

上述现象的影像学证据比临床表现更为常见。检查可见锁骨下动脉狭窄侧上肢的血压减低、脉搏减弱，且常在锁骨下动脉处闻及杂音。锁骨下动脉存在盗血可经非侵入性检查或血管造影证实（图 4-72）。

椎动脉病变

单侧椎动脉起始部闭塞可能不会出现明显症状，除非对侧椎动脉也闭塞（图 4-73）。椎动脉的狭窄病变可能是后循环内栓子的来源之一。椎动脉颅内段闭塞出现的症状可能更严重，会导致小脑后下动脉血流减少（引起延髓背外侧梗死）、小脑梗死或部分基底动脉系统发生栓塞。

延髓背外侧梗死（Wallenberg 综合征）

延髓背外侧梗死的临床表现包括：梗死灶同侧出现 Horner 综合征、面部脊髓丘脑束性感觉缺失、上腭麻痹、对侧肢体出现小脑受累体征，对侧躯干出现不同分布形式的脊髓丘脑束性感觉缺失，还可出现共济失调性步态（图 4-74 和图 4-75）。

小脑梗死

小脑梗死常由椎动脉颅内段闭塞引起，有时可伴延髓背外侧梗死，可表现为头痛、眩晕和同侧小脑体征，并伴同侧脑神经受累体征；如果脑干受压，尤其会出现凝视麻痹和面瘫。小脑肿胀造成第四脑室消失可导致脑积水（图 4-76）。

基底动脉病变

基底动脉闭塞不一定致命，但许多患者会遗留严重的神经功能缺损症状。基底动脉的近端闭塞常由动脉粥样硬化所致，远端闭塞更常是来自椎动脉或心脏的栓子栓塞所致（图 4-77 和图 4-78）。基底动脉闭塞尤其易引起脑桥缺血（图 4-79）。基底动脉闭塞的临床表现包括：四肢瘫、核性或核上性脑神经受累的症状和眼球运动障碍（包括凝视麻痹或核间性眼外肌麻痹）。如果缺血既影响了一侧的脑桥凝视中枢，又影响了对侧的内侧纵束，则出现眼外肌麻痹，且唯一保留的眼球运动为远离患侧的外展运动（图 4-80）（称为一个半综合征）。更大的脑桥梗死可导致“闭锁”状态。如果基底动脉远端闭塞，可出现中脑缺血的体征，包括瞳孔异常、垂直凝视异常和意识状态改变。基底动脉末端闭塞可引起双侧大脑后动脉供血区的梗死，可出现皮质盲，也可伴随遗忘综合征。此外，“基底动脉尖”综合征可导致双侧中脑梗死，并累及小脑上部和丘脑。

大脑后动脉病变

大脑后动脉通过其皮质支供应颞叶内侧和下部表面及枕叶，还供应大脑半球外侧面的一小部份。另外，大脑后动脉还发出丘脑穿支动脉。大部分的大脑后动脉闭塞是由栓子引起（图 4-81），其他可能由单侧小脑幕疝（钩回疝）或中央的小脑幕疝引起。大脑后动脉近端闭塞导致枕叶、颞叶内侧和下部及部分丘脑和中脑梗死。大脑后动脉闭塞位置越远越不累及脑部深层结构。枕叶梗死导致对侧同向性偏盲，这种偏盲可以是完全性、象限性或近中心性的。有些病例中可见黄斑回避现象（图 4-82）。丘脑梗死导致对侧感觉丧失，有时伴自发性疼痛和触觉过度敏感（称为丘脑综合征）。

左侧或右侧大脑后动脉闭塞均可引起各种高级皮质功能异常。左侧枕叶及胼胝体压部的联合梗死可导致不伴失写的失读症。说话，复述和书写能力不受影响。患者可以拼出一个单词的个别字母，但无法流利地读出单词，甚至是其刚刚写过的单词。患者常有颜色命名障碍，但色彩搭配能力保留。在一些左侧大脑后动脉供血区梗死的患者中，可出现视觉失认。而右侧大脑后动脉供血区梗死的患者，有时不能辨认熟悉的面孔（称为面孔失认症）。

双侧大脑后动脉闭塞常由基底动脉分叉处栓塞所致，可导致双侧枕叶梗死（图 4-83）。继之出现皮质盲，有时还伴患者否认视力丧失（称 Anton 综合征）。海马和梭形回、舌回的梗死可诱发谵妄状态。双侧颞叶内侧梗死产生严重的记忆和定向障碍，类似 Korsakoff 精神障碍的表现。

多发性脑梗死和关键部位梗死

许多脑血管病患者的梗死不局限于单个血管的供血区，影像检查可显示多个梗死灶，临床表现为多发梗死性痴呆。一些多发颅外血管闭塞患者的神经功能缺损症状可能非常轻微。同时，关键部位的小梗死可能导致特殊的神经功能缺损症状（图 4-84）。

腔隙性梗死

绝大多数腔隙性梗死的直径小于 1cm，它们由各种腔组成，有时包含成分为胶质组织的间质。腔隙性梗死被认为是微小动脉闭塞所致（图 4-85）。闭塞原因为微小动脉硬化或脂质透明变性。纤维结缔组织浸润和继发性纤维蛋白样变性使微小动脉管壁增厚。受累血管逐渐扭曲，这种变化以前被误认为是扩张的动脉瘤（Charcot-Bouchard 动脉瘤），还被认为与高血压性脑出血有关。昼夜活动紊乱、异常体位或餐后血压下降导致狭窄的微小血管内血流减少均可触发微小动脉狭窄并进展为梗死。

腔梗尤其多见于基底节、丘脑和脑桥。大的腔梗灶，直径在 10~20mm，被认为是动脉粥样硬化闭塞所致，有时是栓子栓塞颅内小动脉的结果。

如前所述，血管周围扩大的 Virchow-Robin 间隙（état criblé 空隙）在影像学上难于和腔隙性梗死灶区分（图 4-86）。这种间隙尽管可能压迫邻近白质，但大多不引起症状。

小腔梗与临床事件之间的关系仍不确定。许多临床综合征已被归因于腔隙性梗死，包括纯运动性偏瘫、纯感觉性卒中、共济失调性偏瘫及构音障碍——笨拙手综合征。

这些综合征中病因最确定的可能是纯运动性偏瘫综合征，它是由内囊或脑桥的腔隙性梗死引起。影像检查可见相应区域有信号改变（图 4-87）。高血压是导致腔隙性梗死的最重要的危险因素，糖尿病、吸烟、过量饮酒也被认为是其病因。

Binswanger 脑病

Binswanger 脑病（或称皮质下动脉硬化性脑病）与皮质下白质广泛缺失有关，可能由给这些区域供血的微小动脉退行性变引起白质缺血所致（图 4-88）。病理检查可见血管内膜透明样肥厚、动脉外膜纤维化改变。受累的白质变稀疏，呈胶质状，局部还可见不完全性梗死灶，在许多有症状的病例中可见明确的腔隙性梗死灶。脑灌注相对不足发生后也可见类似病理特点的皮质下白质缺血。

该病的临床表现包括进行性痴呆、锥体束征、尿便失禁和步态异常—均类似正常压力脑积水的表现。CT 扫描可见脑室周围低密度影（图 4-89），但这种低密度影可不同程度的见于正常人和非血管性痴呆的患者中。MRI 比 CT 更敏感。MRI 所见的脑室周围白质高信号与尸检所见的胶质细胞增生、脱髓鞘和轴突缺失有关。然而，有些病例的脑内改变不引起症状（图 4-90）。该病的脑内异常与年龄、高血压、脑血管病史有关。病理学已证实 Binswanger 脑病和腔隙性梗死之间确实存在密切的关系。

其他脑梗死原因

动脉夹层

约 2% 的首发脑卒中是由动脉夹层造成。血管壁内血肿进展致动脉管腔收缩，可造成血栓形成和远端血管栓塞。夹层可自发、继发于外伤或与动脉壁异常相关（图 4-91）。

颈内动脉夹层

颈内动脉夹层常见于中年人，发生在颈总动脉分叉处以远约 2cm 处，这个部位的夹层基本均为管壁中膜夹层。管壁内膜下的夹层发生于年轻患者的颅内血管，常发生于颅底。

动脉夹层常见单侧头痛，约 1/3 的病例伴同侧跳跃性耳鸣。除了脑缺血的表现，可能还有脑神经功能异常，特别是第 12 对脑神经。约 50% 的病例可出现 Horner 综合征。

血管造影可见颈内动脉进行性闭塞、双腔征（图 4-92）、长狭窄（拉丝征）和囊袋样或假性动脉瘤形成。MR 血管造影成像表现与脑梗死的类似，可从发生夹层的血管节段中辨别出异常的血流信号（图 4-93）。

椎基底动脉夹层

椎基底动脉夹层可发生在颅外或颅内。颅外椎动脉夹层易发生在远端，常为双侧，女性多见，疼痛特定位于乳突区。颅内椎动脉夹层发生的部位非常接近小脑后下动脉的起始处，有时会出现延髓背外侧梗死综合征表现，但也能表现为蛛网膜下腔出血的症状。基底动脉夹层罕见，外伤和颈部按摩是重要的危险因素，影像学表现与颈内动脉夹层相似（图 4-94）。

脑血管炎

血管炎与胶原血管病均被认为是原发性疾病，并且被认为是一种药物诱导的综合征（图 4-95）。脑血管炎（原发性血管炎）是一种以头痛、神志不清、智力障碍和局灶性神经功能障碍为特点的血管炎性疾病。脑脊液常淋巴细胞增多，蛋白可轻度增高。血管造影显示血管局部狭窄与节段性扩张交替出现（图 4-96）。许多病例与带状疱疹病毒（也称水痘—带状疱疹病毒）感染有关，尤其是三叉神经眼支的带状疱疹病毒感染。免疫组化染色和电镜技术已经证实，发生血管炎改变的脑动脉活检和原发性血管炎患者死后尸检均可见管壁内有病毒存在。血管炎常表现为肉芽肿性。糖皮质激素和环磷酰胺可治疗该病。

苯丙胺类和其他有潜在拟交感神经兴奋性的药物可以触发卒中，包括出血性和缺血性卒中，这是血管炎性变或血管痉挛所致（图 4-97）。使用苯丙醇胺可出现相似表现，滥用可卡因也可诱发出血性或缺血性卒中。

抗磷脂综合征

该病由抗磷脂抗体引起，临床表现包括偏头痛样状态、视网膜缺血与伴卒中样事件的脑病，其他还包括静脉血栓形成、多次自然流产和网状青斑。影像学也有相应的异常表现（图 4-98）。

CADASIL

伴皮质下梗死和白质脑病的常染色体显性遗传性脑动脉病（cerebral autosomal dominant arteriopathy with ubcortical infavcts and leukoencephalopathy，CADASIL）的致病基因已定位于 19 号染色体。该病常二十几岁时发病，伴有先兆的偏头痛发作。在 10 年内可能出现反复发作性脑缺血，常为腔隙性梗死，继之出现痴呆。血管病变主要累及软脑膜和穿支动脉，表现为来源不明的物质浸润在管壁中膜。这种沉积物是过碘酸希夫染色阳性的电子致密物质。该病可经皮肤活检确诊，在电子显微镜下可见小动脉和毛细血管壁上有这种电子致密物质沉积。MRI 显示多发皮质下梗死，伴白质弥漫性改变（图 4-99）。脑白质的病理改变与 Binswanger 病相似。

Takayasu 病

Takayasu 病是一种原因不明的肉芽肿性主动脉炎，可导致主动脉弓发出的大血管闭塞。该病绝大多数为亚洲女性。初期为血管炎症期，继之为并发症期，可有血管闭塞，特别是颈总动脉闭塞，血沉常增快。在疾病后期，影像学可见血管闭塞（图 4-100）。

血栓性血小板减少性紫癜

在血栓性血小板减少性紫癜中，动脉内形成小颗粒凝聚物，特别是在肾和中枢神经系统的血管中。脑梗死是该病的潜在后果（图 4-101）。

高血压性脑病

高血压性脑病的典型诱因是血压突然升高，常发生于之前血压正常的个体。大脑出现水肿，且脑内中等直径的血管和小血管出现纤维蛋白样坏死。大脑半球后部易被累及。临床表现有头痛、呕吐、视觉障碍和意识水平改变，可出现癫痫发作，有时为部分性发作。

CT 可见低密度区，MRI 可见信号强度增强的区域，血压控制好后，高信号即可消失（图 4-102）。急性高血压是可逆性后部水肿综合征的原因之一。

临床检查

除了评估神经功能缺损，对脑卒中患者的检查还应评估心血管系统、颈部血管以及是否存在高血压。有高脂血症的患者（图 4-103）常有心肌梗死或周围血管疾病史。

大脑中动脉供血区梗死

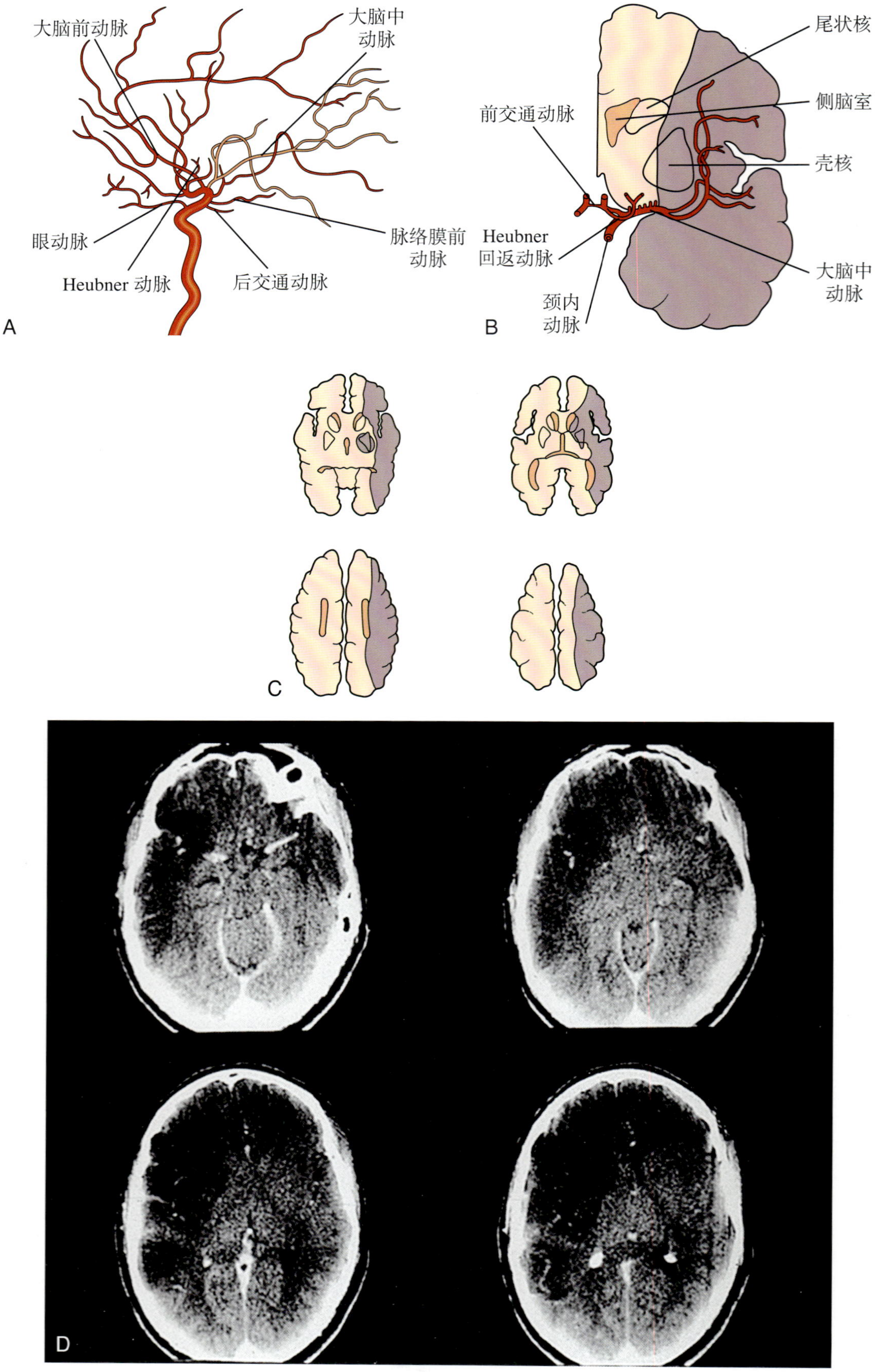

图 4-65 大脑中动脉（MCA）闭塞的简要特点。**A.** 血管造影显示大脑中动脉的位置。**B.** 大脑中动脉的分布情况（冠状位切面）。**C.** 四个大脑层面上大脑中动脉相应梗死灶的分布情况。**D.** CT 显示的梗死灶

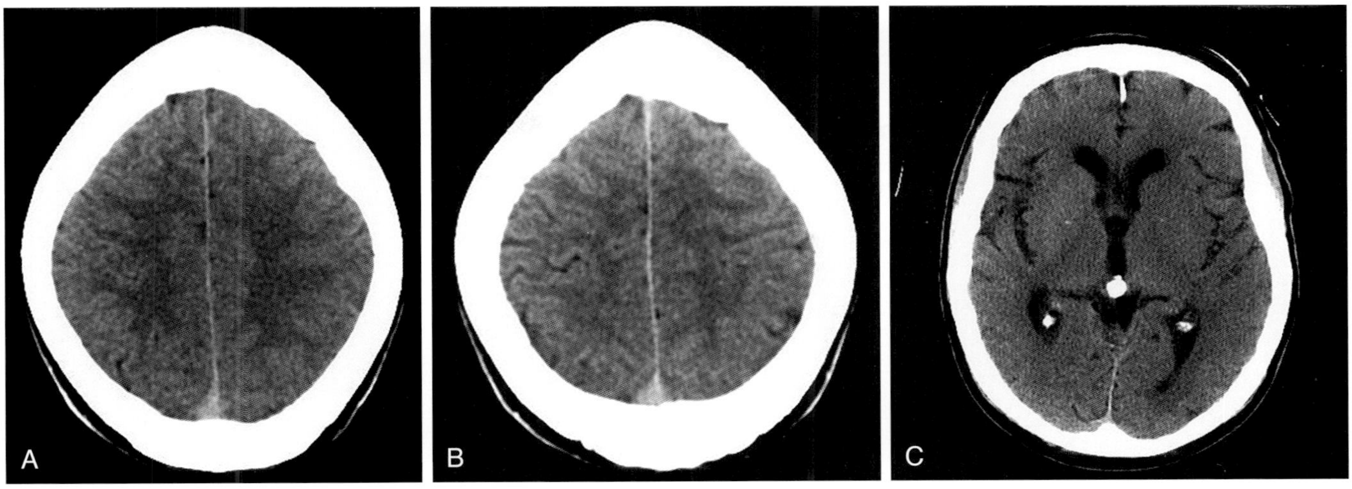

图 4-66 CT 平扫显示大脑中动脉相应梗死的早期表现，包括脑沟消失（**A** 和 **B**），豆状核和外囊消失（**C**）

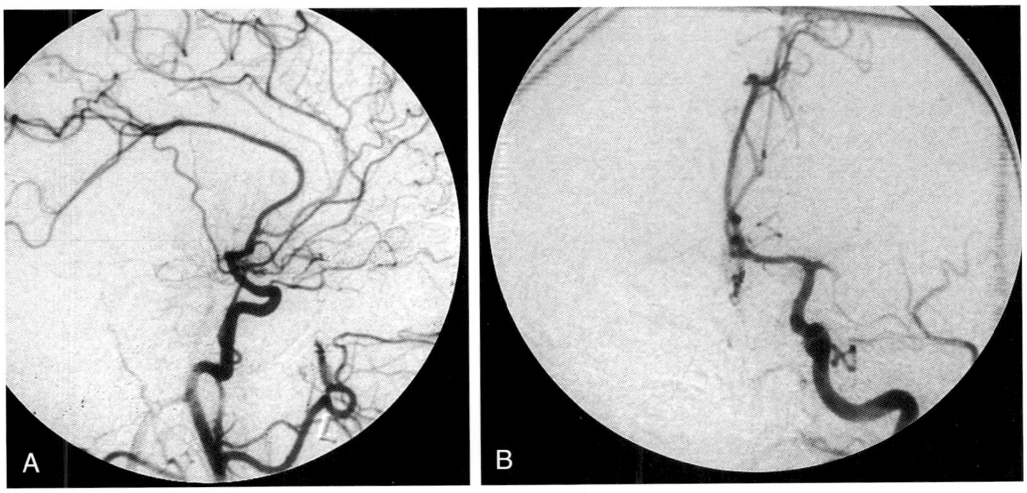

图 4-67 大脑中动脉闭塞的常规血管造影（侧位像，前后位像）

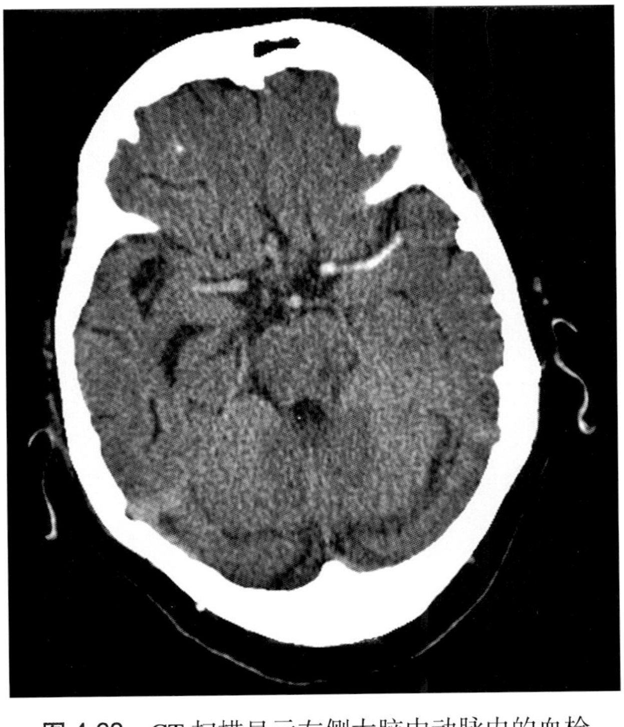

图 4-68 CT 扫描显示左侧大脑中动脉内的血栓

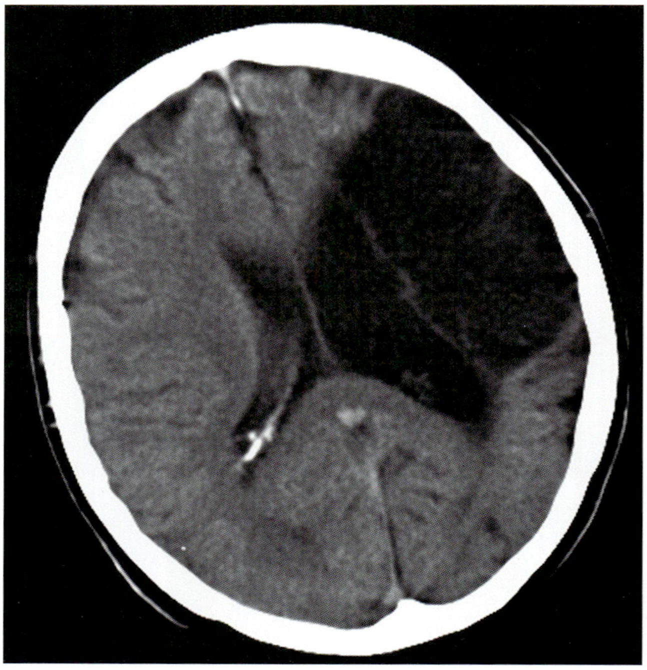

图 4-69 CT 扫描显示大脑中动脉额顶支供血区内的梗死

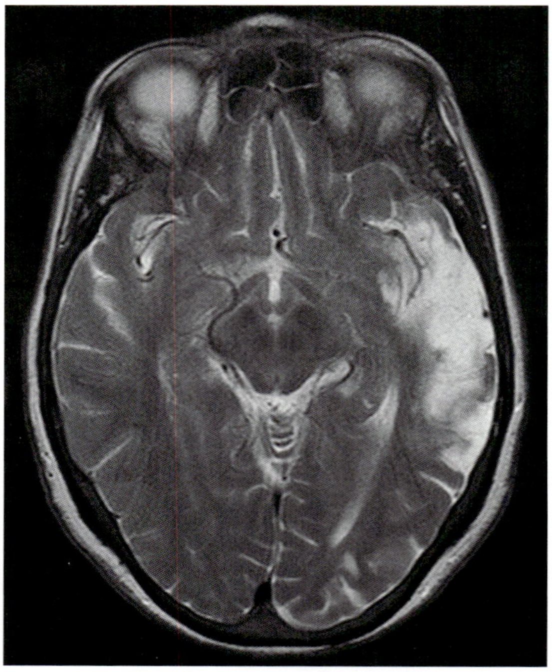

图 4-70 MR 成像显示大脑中动脉顶颞支供血区内的梗死

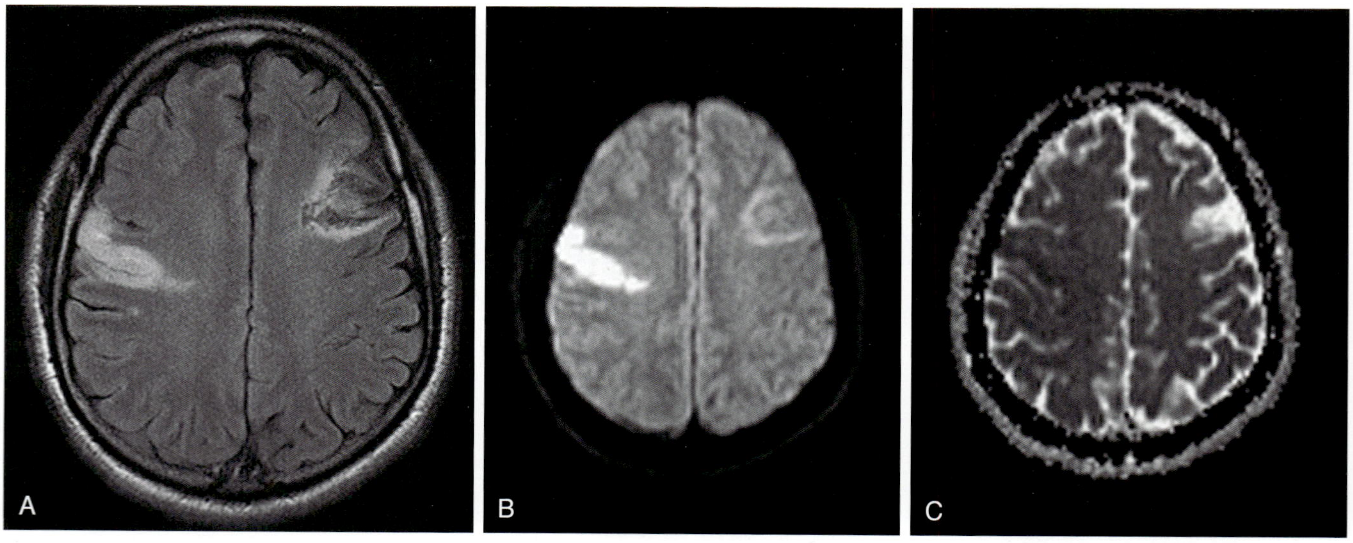

图 4-71 皮质的楔形梗死灶：左侧为陈旧灶，右侧为急性梗死灶。**A**. FLAIR 像。**B**. 弥散像。**C**. 表观弥散系数成像

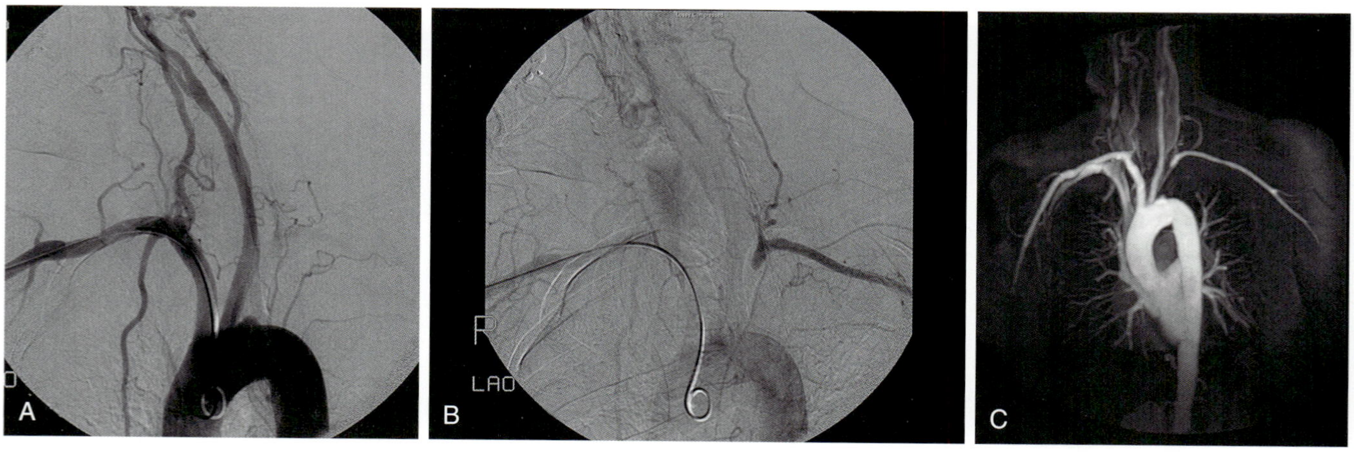

图 4-72 锁骨下动脉盗血综合征的主动脉弓血管造影。**A**. 早期动脉像。**B**. 晚期动脉像。**C**. 增强的 MR 血管造影成像

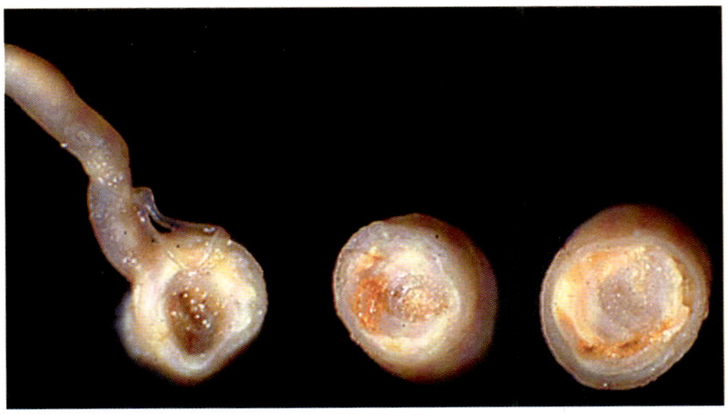

图 4-73 左侧椎动脉闭塞

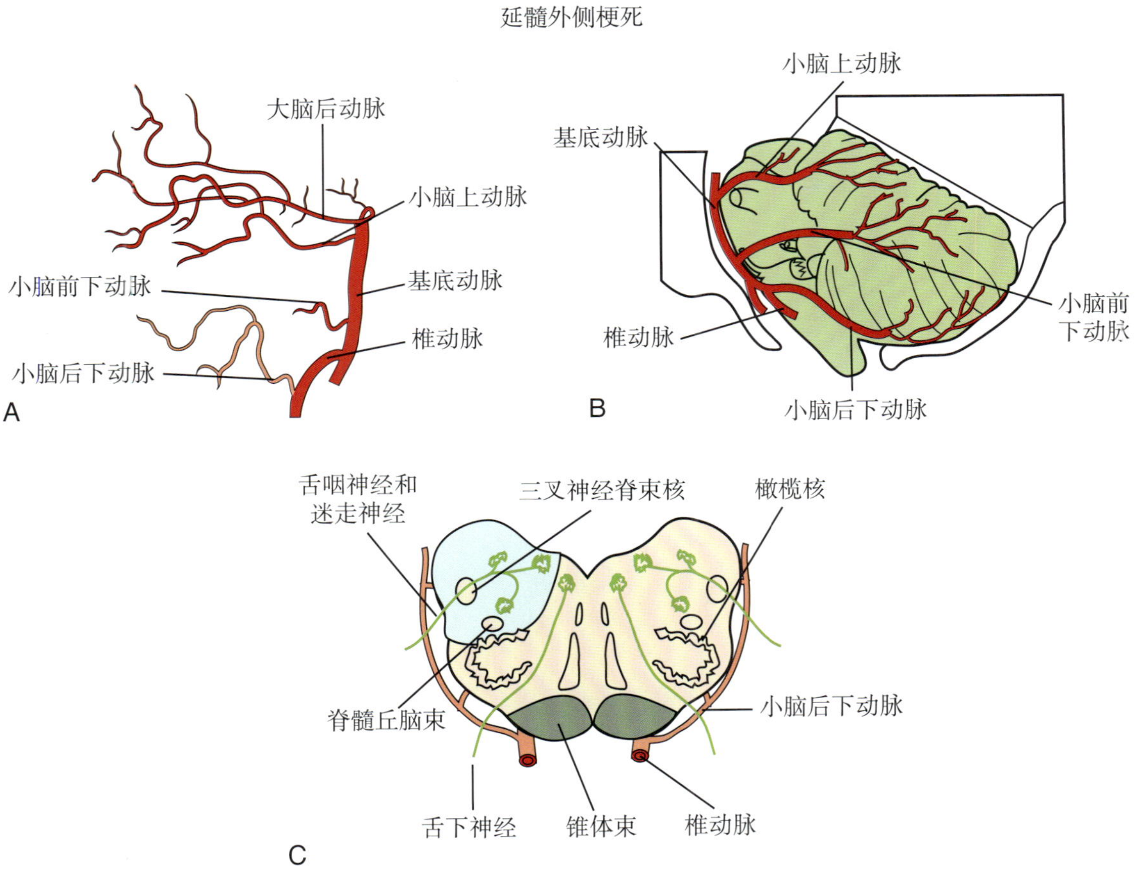

图 4-74 延髓外侧梗死的简要特点。**A**. 血管造影显示小脑后下动脉的位置。**B**. 小脑后下动脉的分布。**C**. 小脑后下动脉相应梗死灶的分布

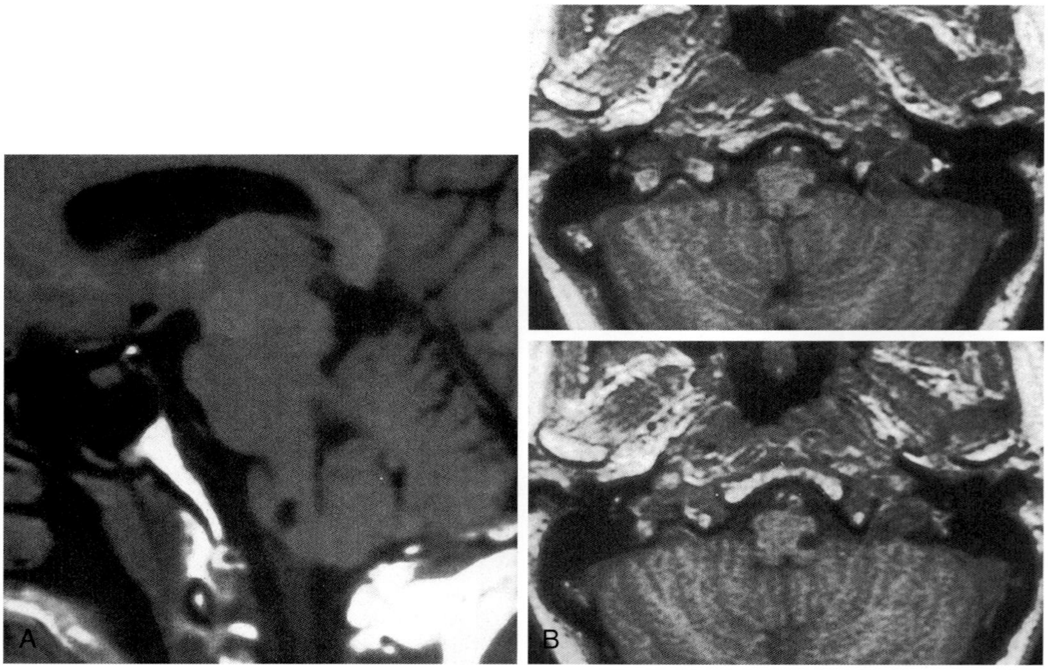

图 4-75 延髓外侧梗死。MRI 的 T1 加权像。**A**. 矢状位像。**B**. 轴位像

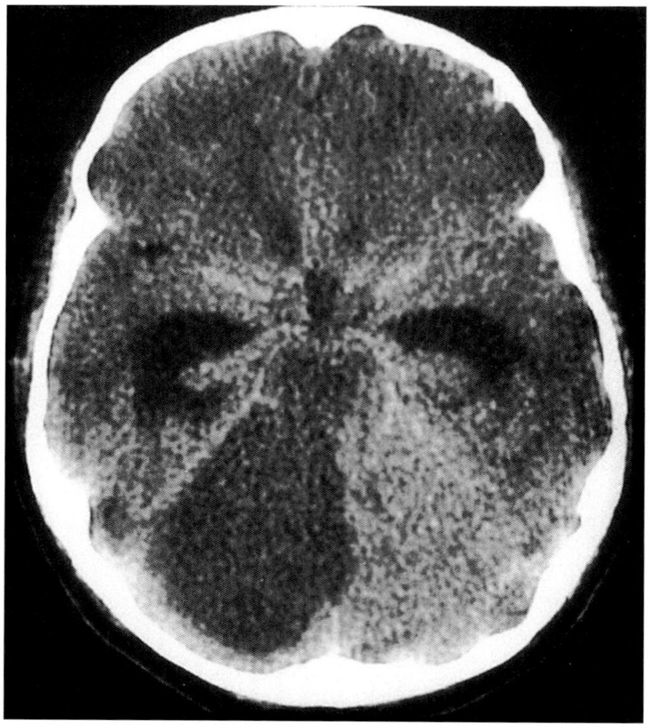

图 4-76 CT 显示小脑梗死伴继发性脑积水

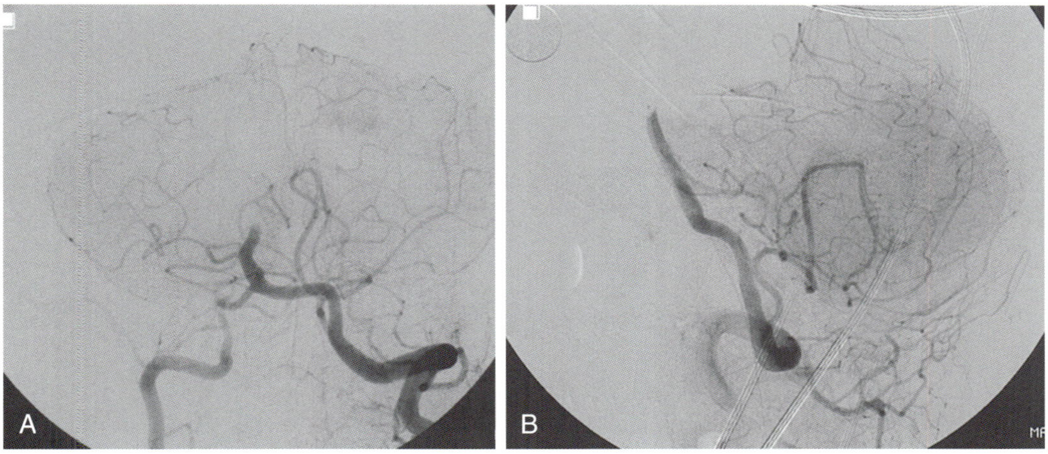

图 4-77　基底动脉中段闭塞的血管造影成像。A. 侧位。B. 前后位

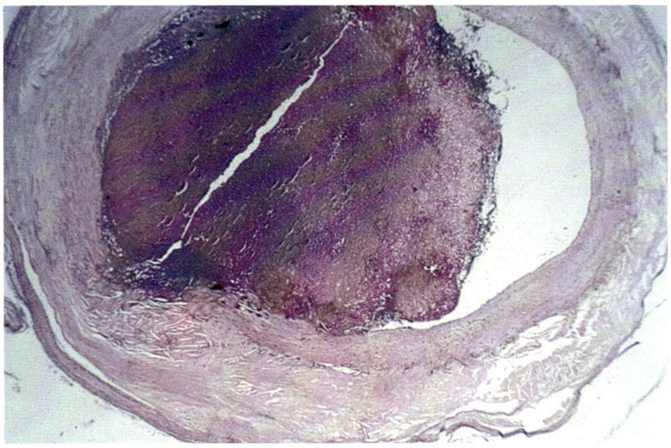

图 4-78　基底动脉闭塞。血栓形成的斑块破入管腔（Luxol fast blue, HE 染色 , x25）

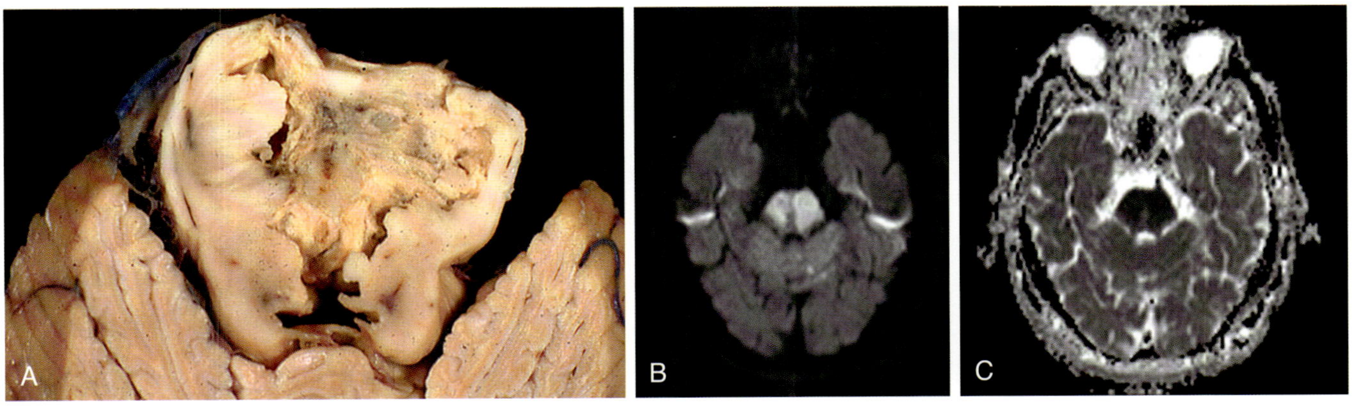

图 4-79　**A**. 脑干梗死伴脑桥内软化灶形成。患者出现完全性闭锁状态 6 周后死亡。**B**. 基底动脉闭塞引起脑干梗死的弥散像。**C**. 表观弥散系数成像

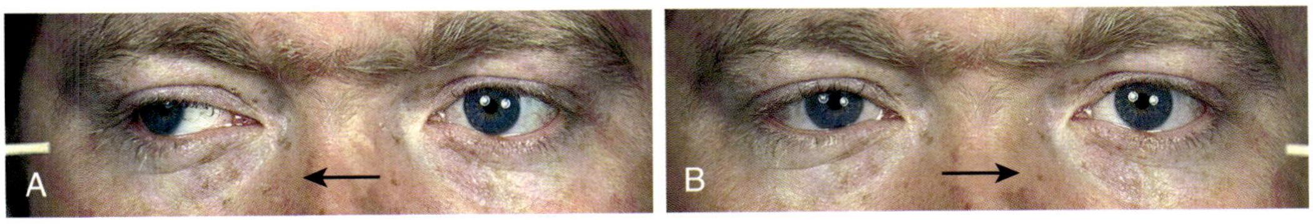

图 4-80　一个半综合征。表现为左侧核间性眼外肌麻痹（**A**），伴左侧凝视麻痹（**B**）

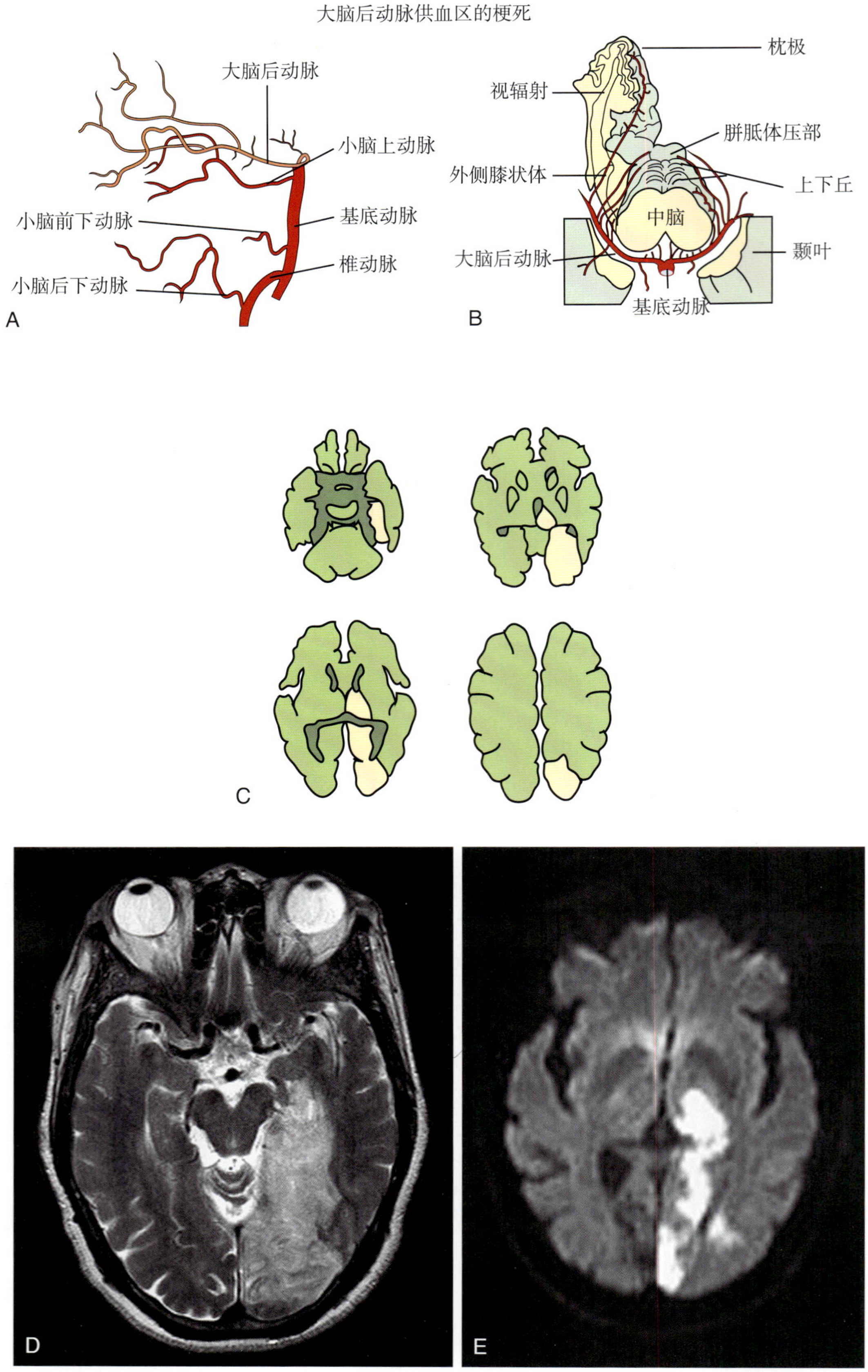

图 4-81 大脑后动脉闭塞的简要特点。**A**. 血管造影显示大脑后动脉的位置。**B**. 大脑后动脉的分布情况。**C**. 四个大脑层面上大脑后动脉相应梗死灶的分布情况。**D** 和 **E**. 大脑后动脉相应梗死在 MR（FLAIR 和 DWI 像）上的表现。注意丘脑和延至海马的颞叶内侧均受累

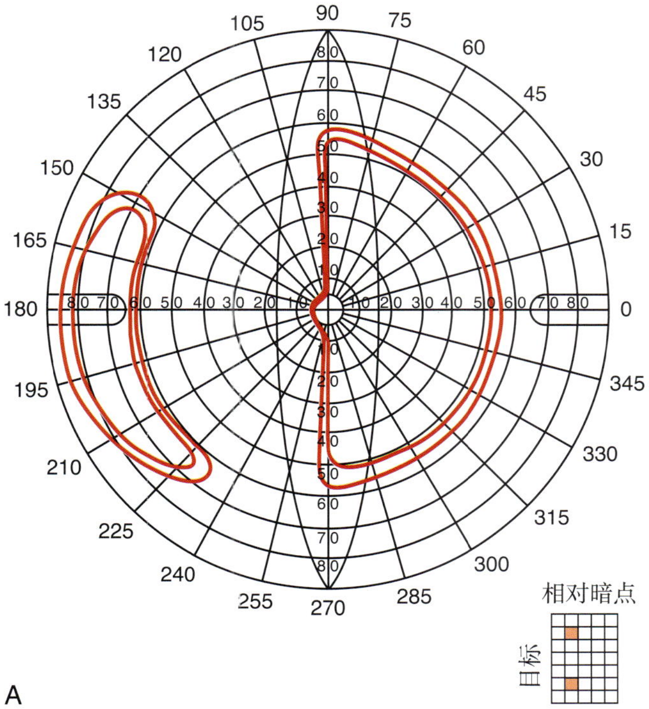

A

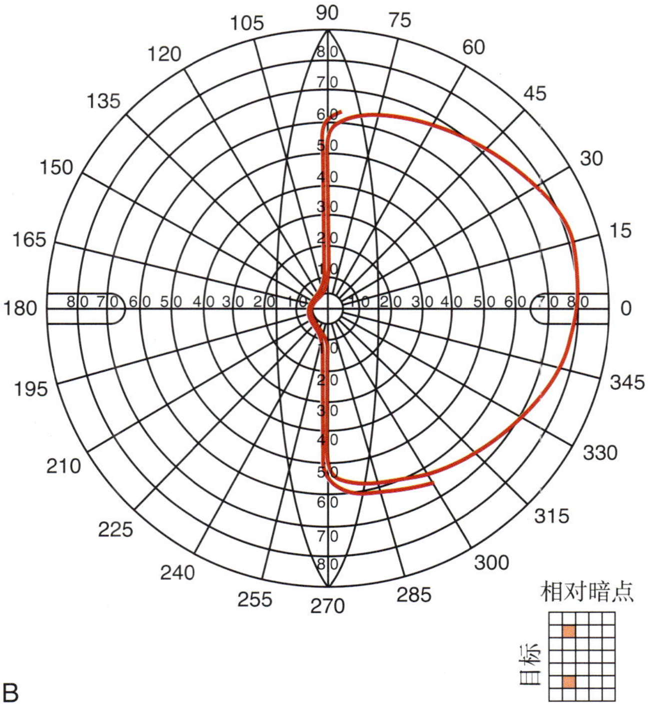

B

图 4-82　左侧同向性偏盲伴黄斑回避及左眼颞侧视野的外部也未受影响

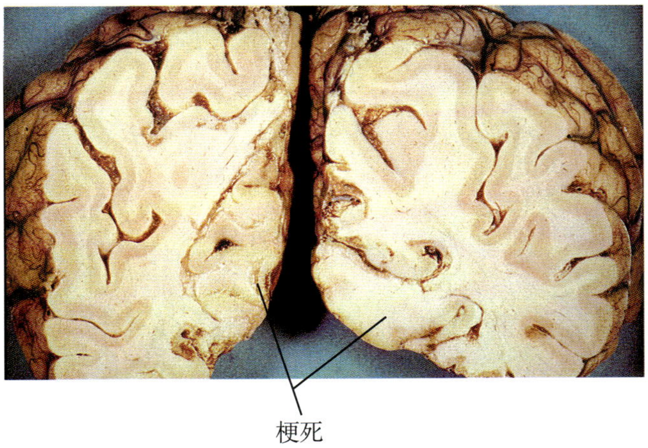

图 4-83　大脑后动脉供血区累及灰质和白质的双侧梗死

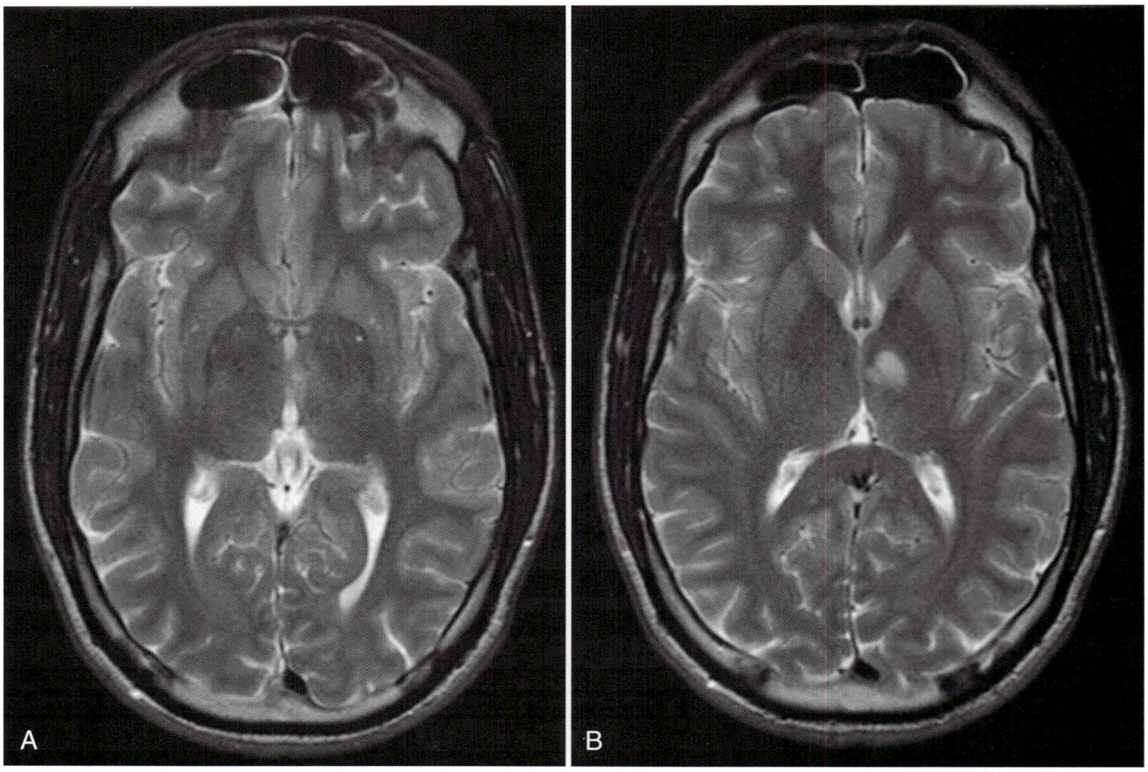

图 4-84 MR 显示急性梗死累及左侧乳头体丘脑束，导致形成新记忆的能力受损

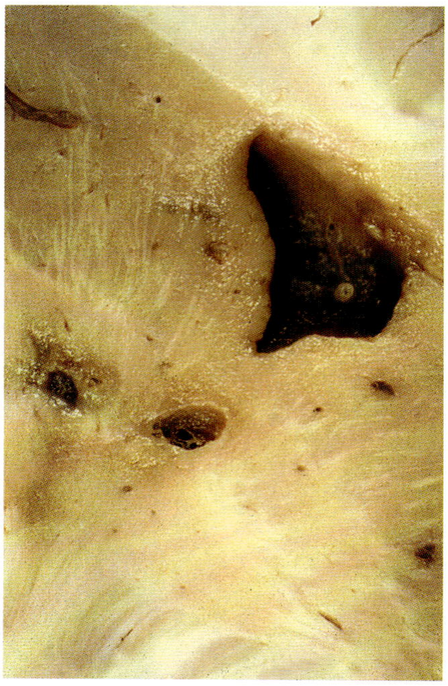

图 4-85 右侧壳核的多发腔隙性梗死

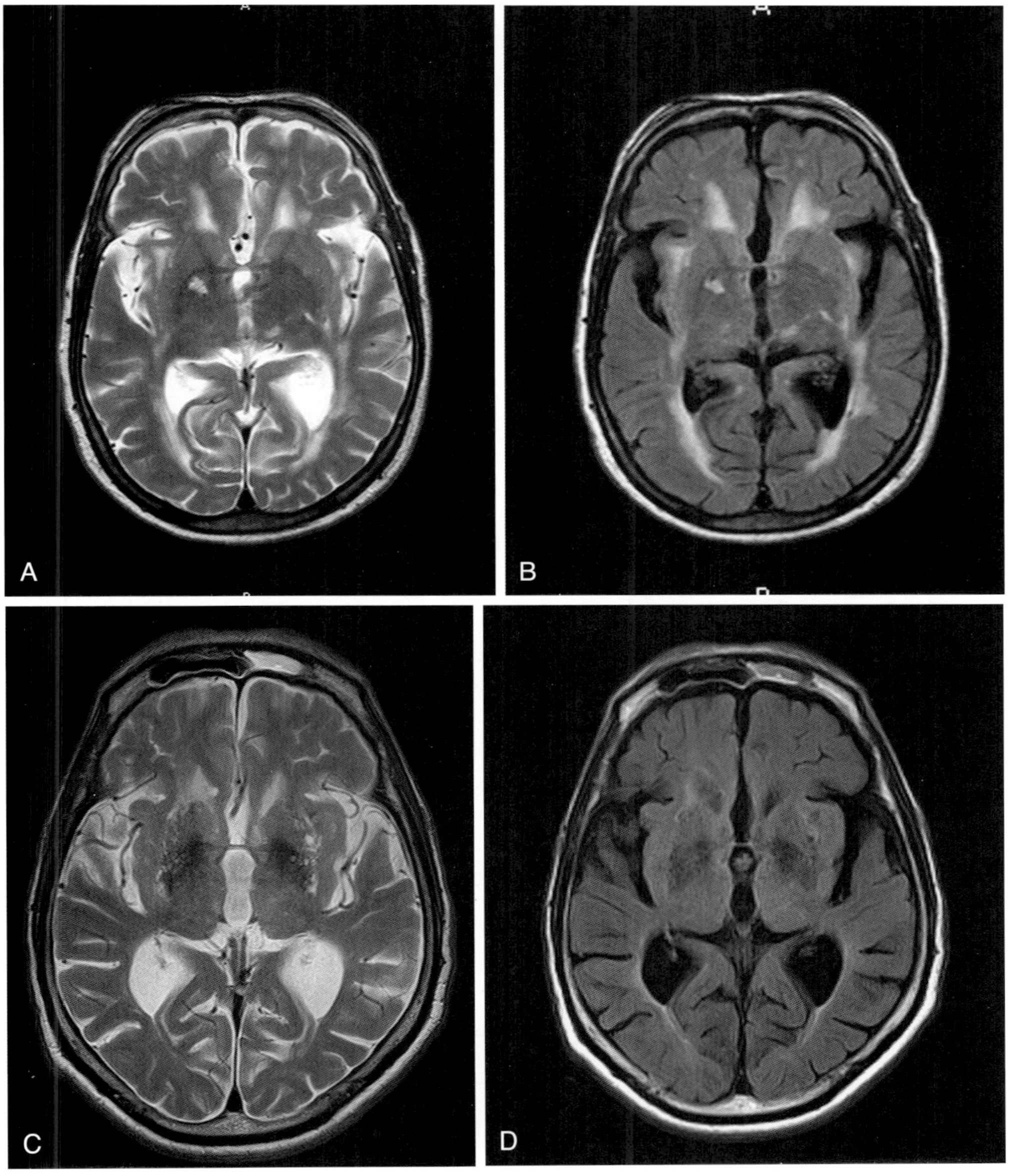

图 4-86　État criblé 空隙。**A** 和 **B**. 基底节腔梗灶（FLAIR 像呈高信号）。**C** 和 **D**. 扩张的 Virchow-Robin 腔隙

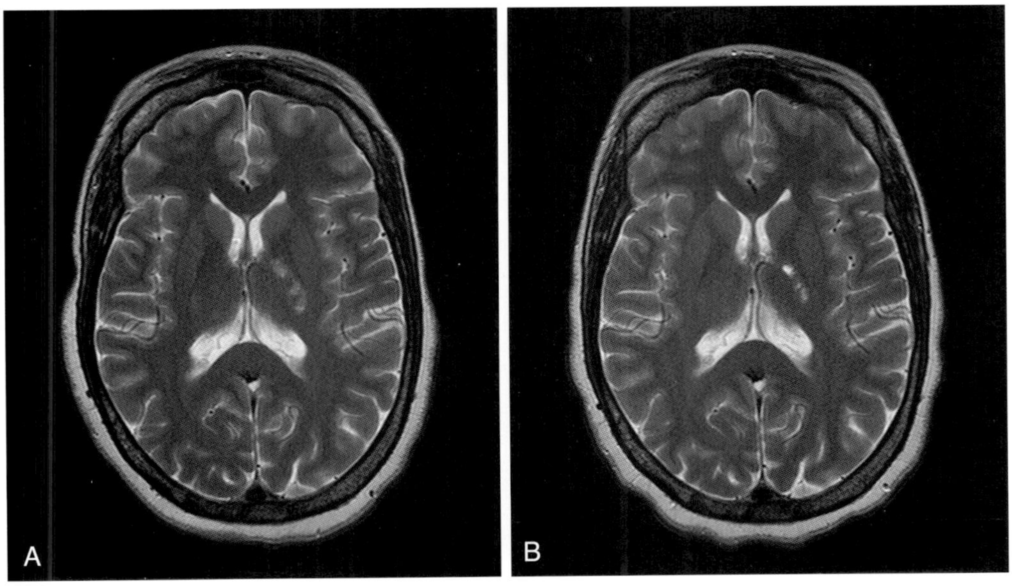

图 4-87　运动性偏瘫。内囊处腔梗。T2 加权像。**A**. 急性期。**B**. 陈旧性

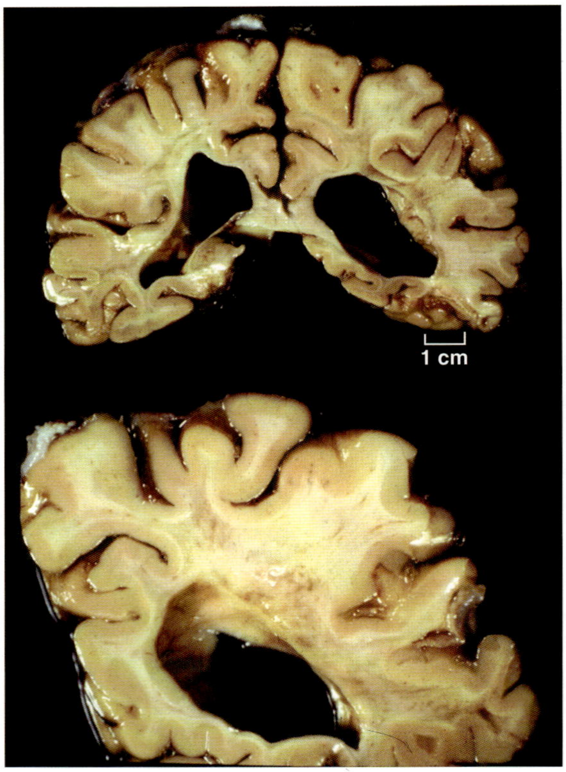

图 4-88 Binswanger 脑病。**A**. 大脑冠状位切片。白质可见脱色，尤其是覆盖在脑室顶上的白质。**B**. 经右侧顶枕区的大脑冠状切片。受累白质呈颗粒状改变；注意皮质下 U 形纤维保留

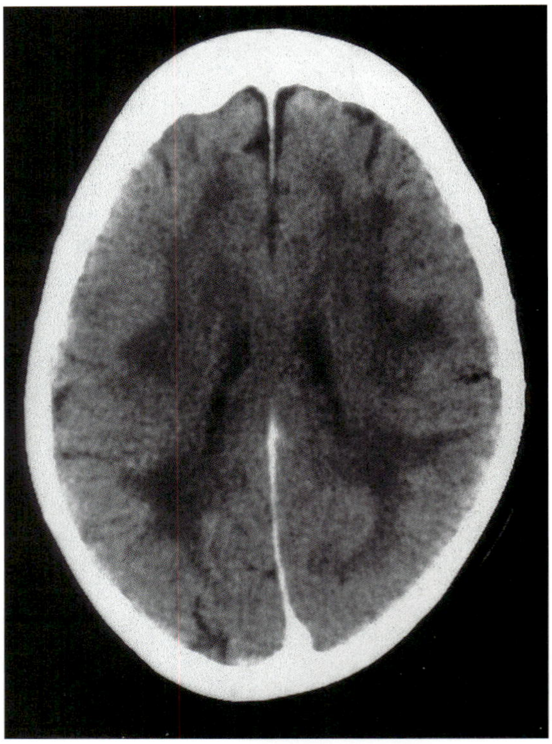

图 4-89 Binswanger 脑病。CT 显示双侧侧脑室周围的密度减低

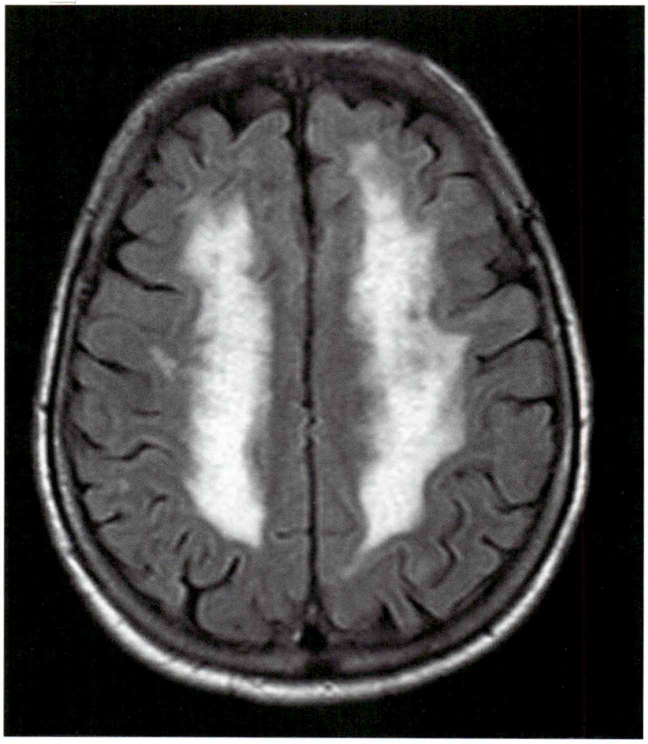

图 4-90 Binswanger 脑病。MRI 表现

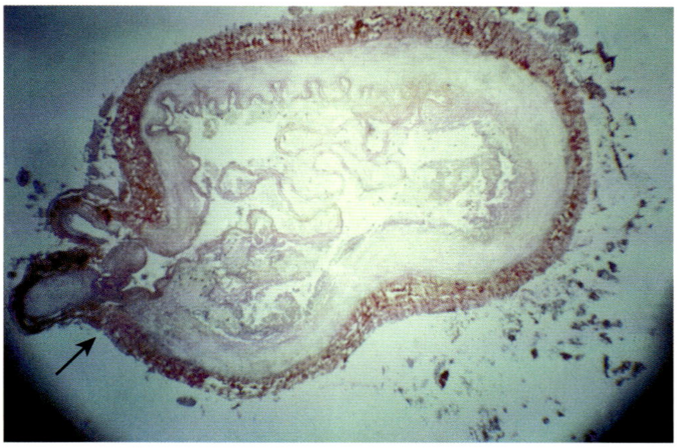

图 4-91 颈内动脉延伸至大脑中动脉处的血管切片。这个位置的切片上，血管内膜看似有一个翅膀（箭头处）

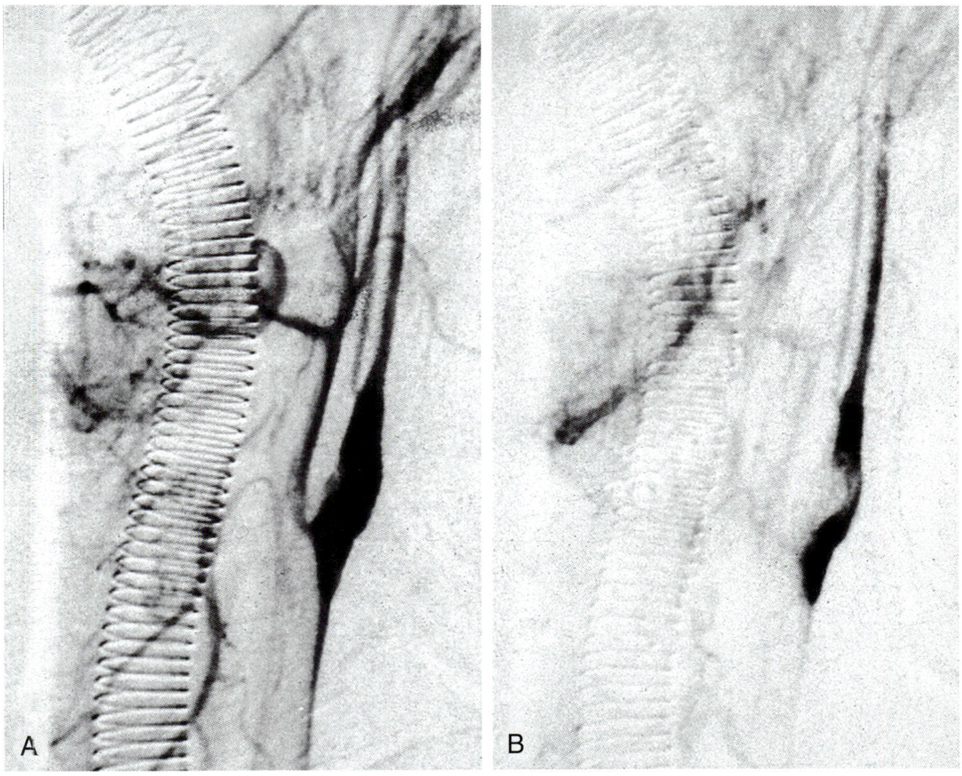

图 4-92 颈动脉纵切图像。**A**. 颈内动脉近端残留造影剂。**B**. 造影剂向远端逐渐减少

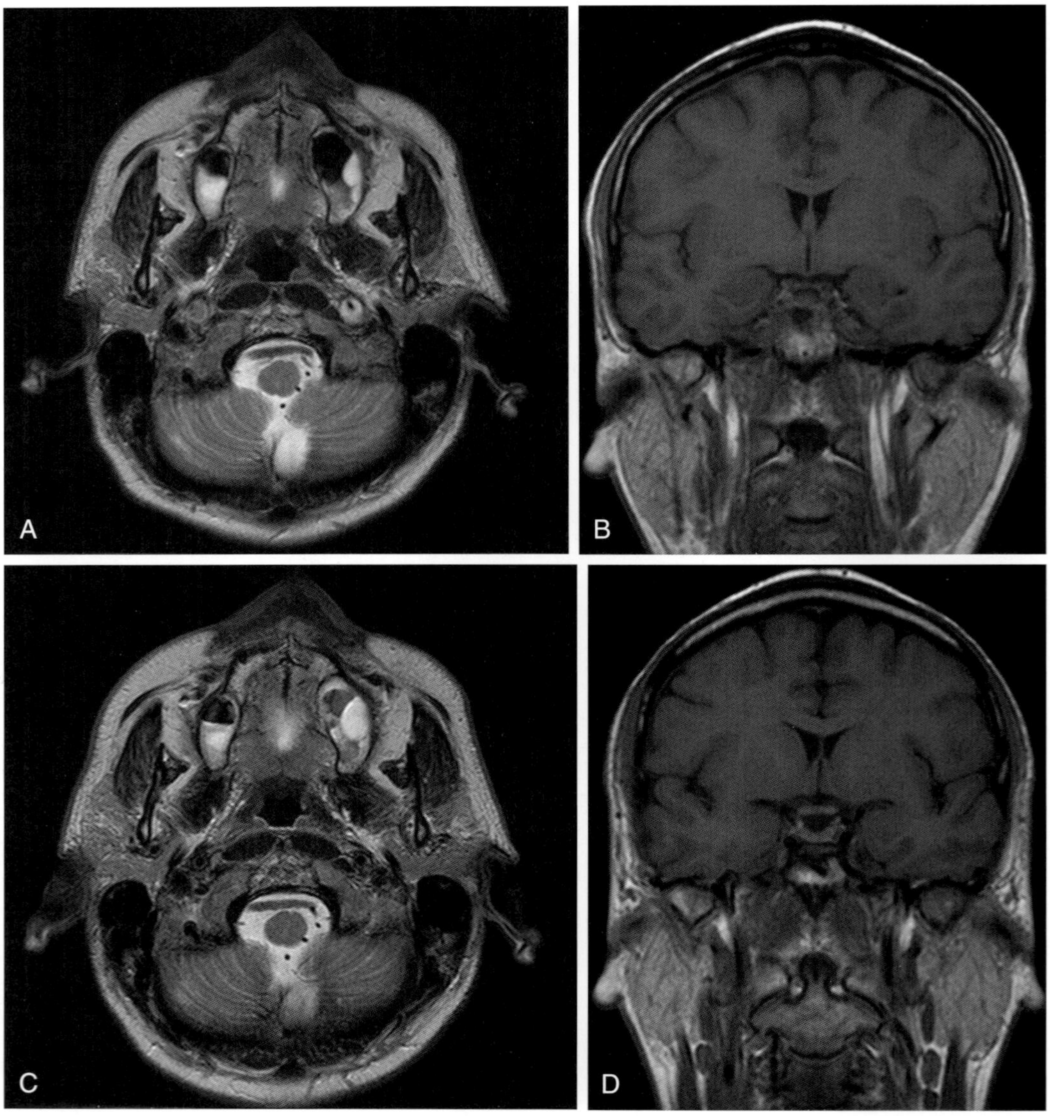

图 4-93　梗死初期和后期经双侧颈内动脉（ICA）的 MRI 切面。**A** 和 **C**. 轴位 T2 加权像。**B** 和 **D**. 冠状位 T1 加权像。梗死急性期成像可见双侧 ICA 周围均呈高信号，随后高信号消失，ICA 呈正常的流空影

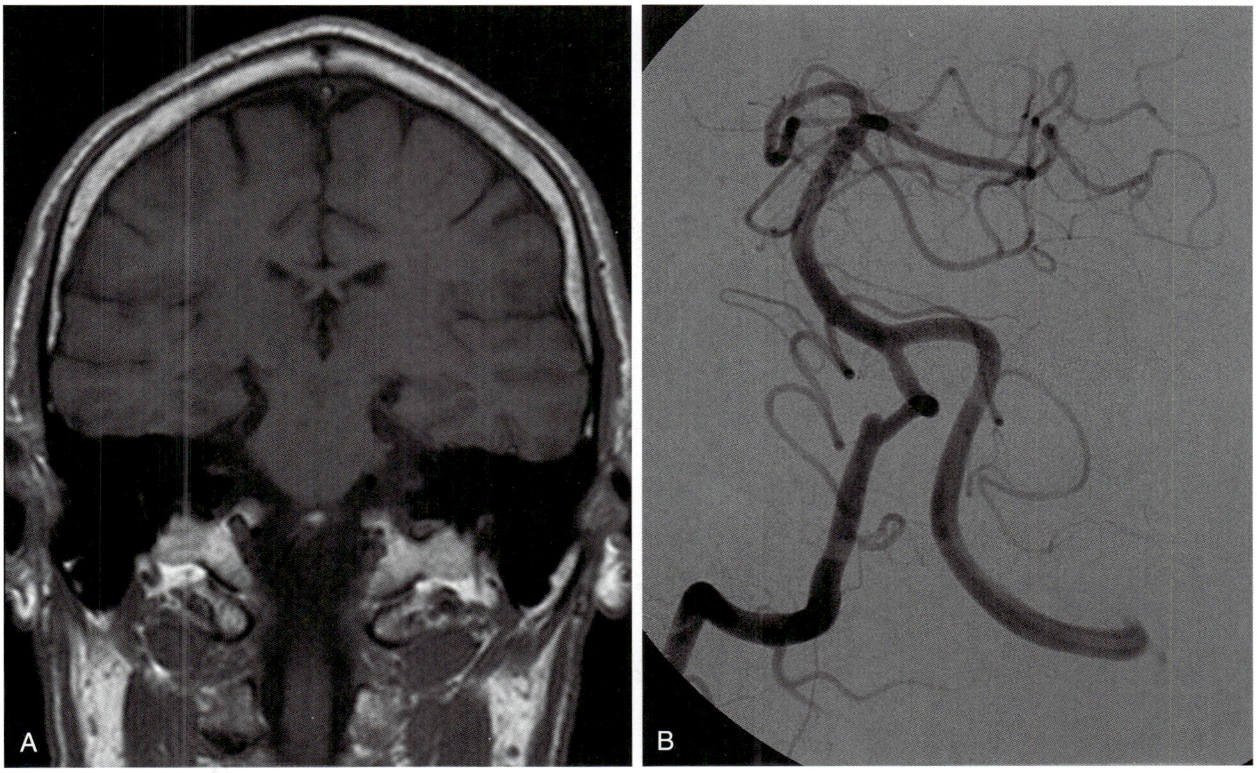

图 4-94 椎动脉切面观。梗死急性期 MRI 冠状位 T1 加权像。**A**. 脑桥前右侧椎动脉（VA）的局部（高强度信号区域）切面像。**B**. 随访的血管造影显示血管壁不规则性持续存在

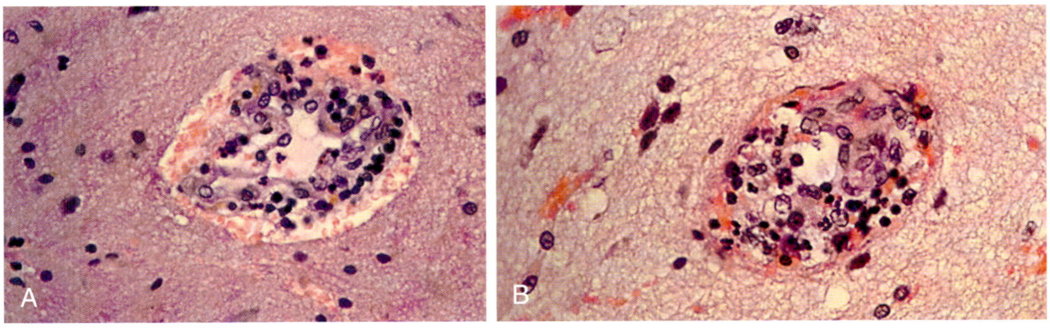

图 4-95 **A** 和 **B**. 急性孤立性脑血管炎。皮质内小血管的管壁主要被淋巴细胞和组织细胞浸润，有时伴多形核白细胞浸润。内皮细胞活化变大，细胞核也增大

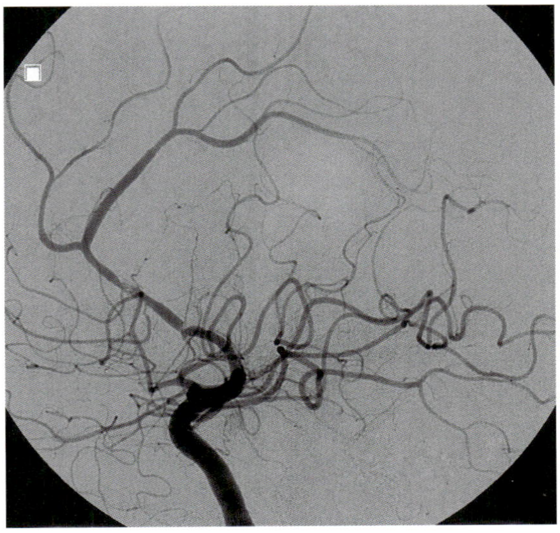

图 4-96 中枢神经系统血管炎的血管造影成像

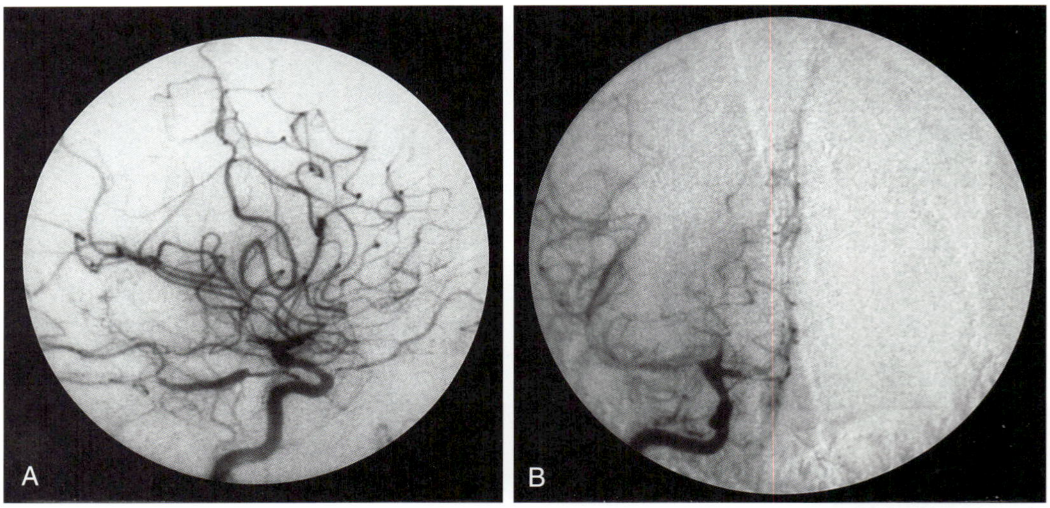

图 4-97 安非他命（苯丙胺）诱发的脑梗死。血管造影显示大脑前动脉和大脑中动脉均闭塞。**A**. 侧位像。**B**. 前后位像

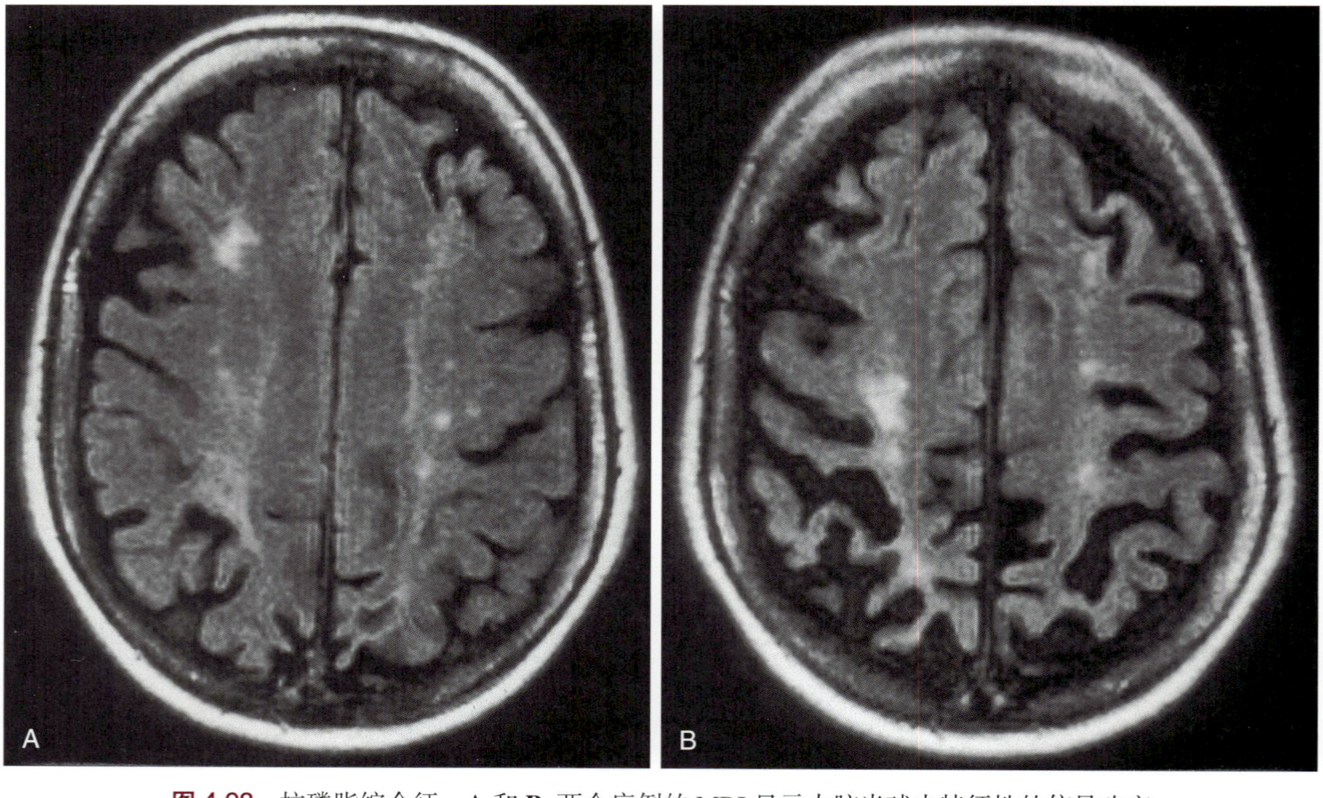

图 4-98 抗磷脂综合征。**A** 和 **B**. 两个病例的 MRI 显示大脑半球内特征性的信号改变

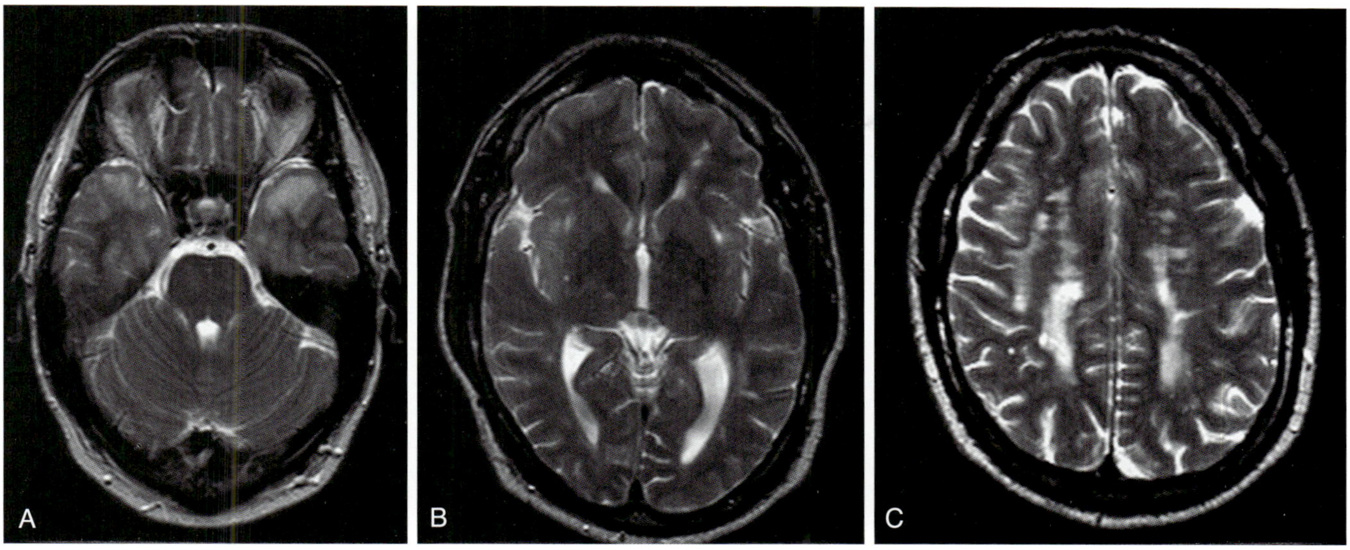

图 4-99　CADASIL（伴有皮质下梗死和白质脑病的常染色体显性遗传性脑动脉病）。MRI 成像。**A.** 该病典型的颞叶前部表现。**B.** 外囊受累。**C.** 脑白质广泛缺血性改变

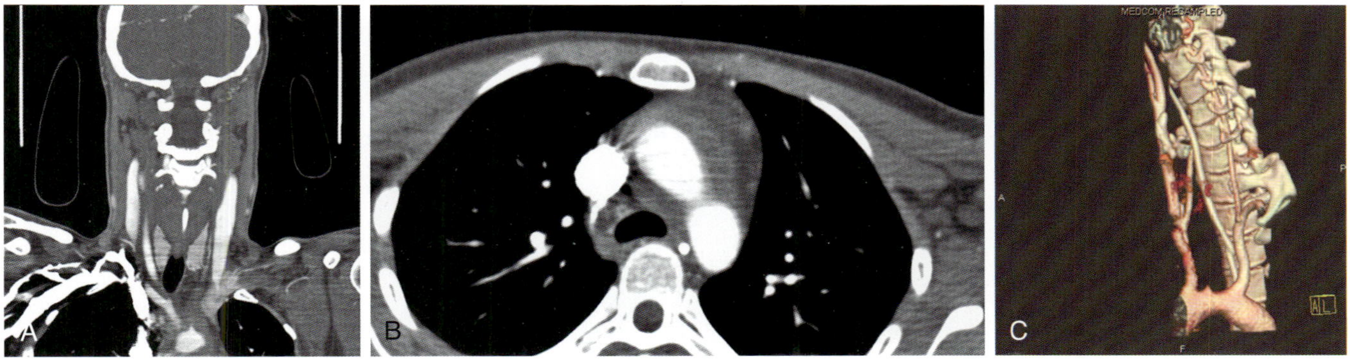

图 4-100　Takayasu 病。CT 血管造影。左侧颈总动脉（CCA）闭塞，主动脉弓和大血管起始处被软组织包绕导致血管内腔狭窄。**A.** 正中位 CT 血管造影，最大强度信号成像。**B.** 轴位 CT 血管造影。**C.** 血管三维重建成像

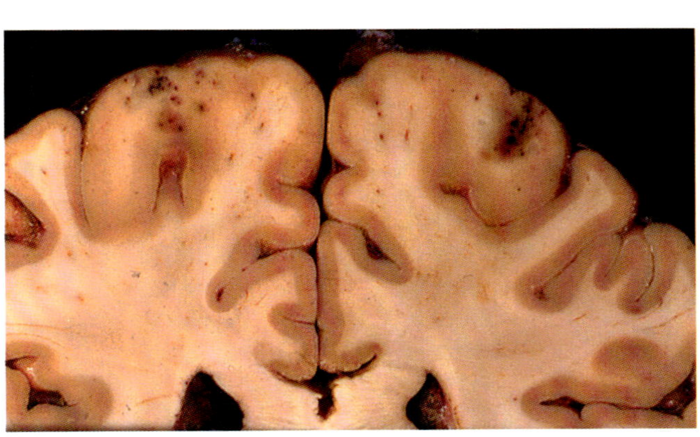

图 4-101　多发小梗死。血栓性血小板减少性紫癜

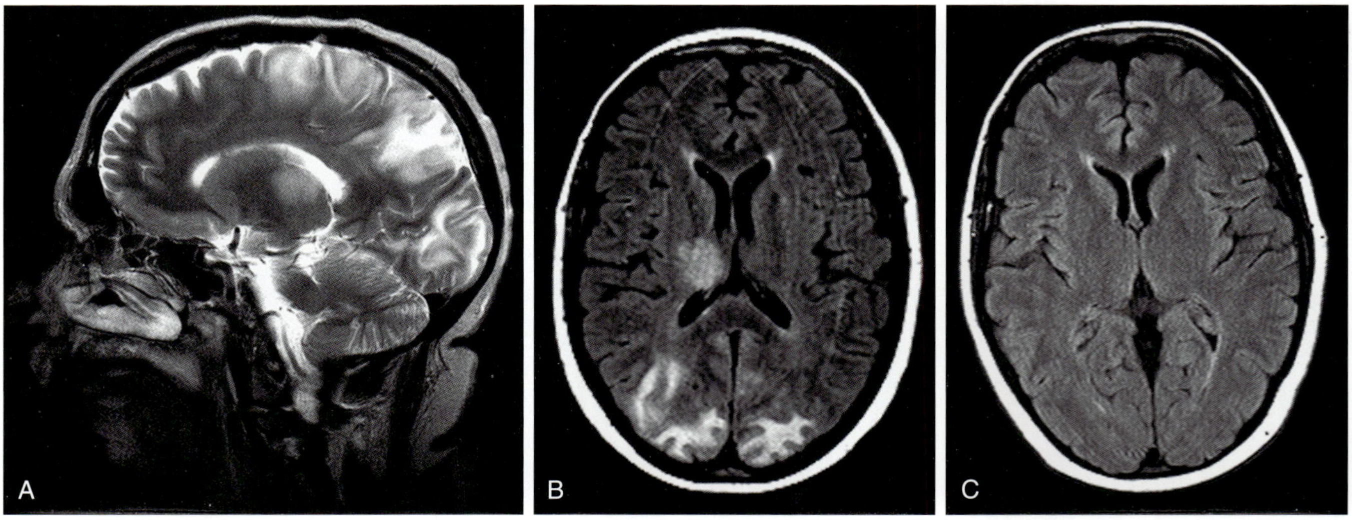

图 4-102 高血压性脑病（可逆性后部白质脑病综合征）。**A** 和 **B**. MR 早期成像显示主要为后部白质受累，基底节也可受累。**C**. 之后病灶消失

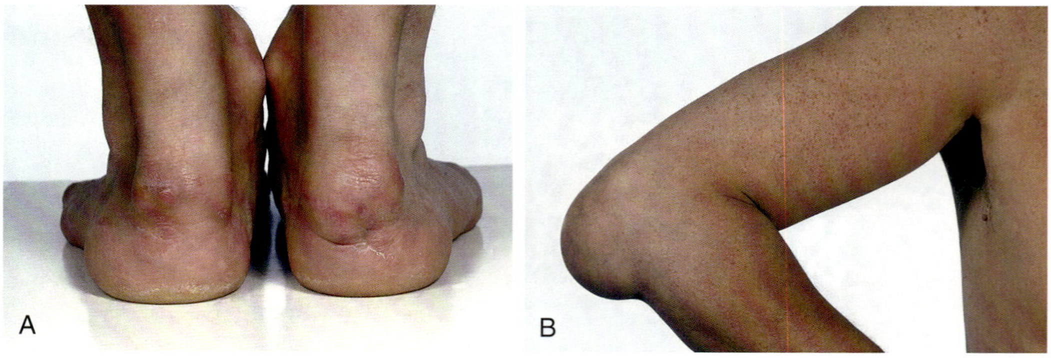

图 4-103 伴高脂血症和脑血管病的腱黄瘤患者

第五章
脑出血和其他脑血管疾病

王 磊 卢 燕 译

脑出血

脑出血约占脑卒中的10%，其发病率正在逐渐下降，可能与高血压的控制得到提高有关，因高血压与其发病密切相关。其他危险因素还包括脑梗死病史、冠状动脉疾病、糖尿病和致病机制不明的低胆固醇血症。

对高血压患者的大脑进行尸检发现脑实质内的小动脉和微动脉的管壁变厚，其主要成分为胶原蛋白（导致动脉硬化），而没有太多的脂质沉积（即不是动脉粥样硬化性的增厚）（图5-1）。位于基底节和丘脑的深穿支血管及白质内的血管比位于皮质的血管的管壁更易变厚。受累血管的管壁及血管周围间隙（Virchow-Robin 间隙）内常有含铁血黄素沉积（图5-2）。这些管壁增厚的血管还常发生扭曲，甚至自己盘旋成圈，之前在组织切片上被误认为是动脉瘤（Charcot-Bouchard 动脉瘤）。在管壁增厚更严重的病例中，血管壁被富含脂质的巨噬细胞分隔开（称为脂质透明样变性），管壁的内膜和中膜还可发生纤维素样坏死（图5-3）。传统观点认为高血压引起的脑出血与血管内纤维蛋白的沉积最相关，但个别病例脑内并不存在这种沉积，这是由于病变血管在出血量较大时已被破坏。

脑出血急性期进行影像检查或尸检均发现其属于一种占位性病变，很大程度上使脑组织移位而不是对其造成破坏，这也是与脑梗死的显著区别。脑出血也可导致一定数量的神经纤维束断裂，如内囊后肢本身出血或出血经过内囊后肢均可导致偏瘫。

脑出血吸收后，局部遗留一个被含铁血黄素包绕的裂隙，周围脑组织结构相对保留（图5-4），这种表现也与脑梗死不同。梗死的脑组织要么液化（留下一个大的空洞），要么形成一个“干酪样”的凝血块。

现在发现脑实质内也可以出现亚临床性出血。这种脑出血（微出血或点状出血）后也有含铁血黄素沉积，并可经磁共振梯度回波T2加权像检出（图5-5）。这种微出血最初见于有脑出血史的患者，现在发现也见于正常老年人，甚至可发生在血压正常的个体。但总体而言，脑内微出血与平均收缩压和舒张压的增高均有关，还与脑白质内腔隙性梗死和缺血灶的融合有关（图5-6）。

慢性高血压引起的脑出血往往发生在特定部位，

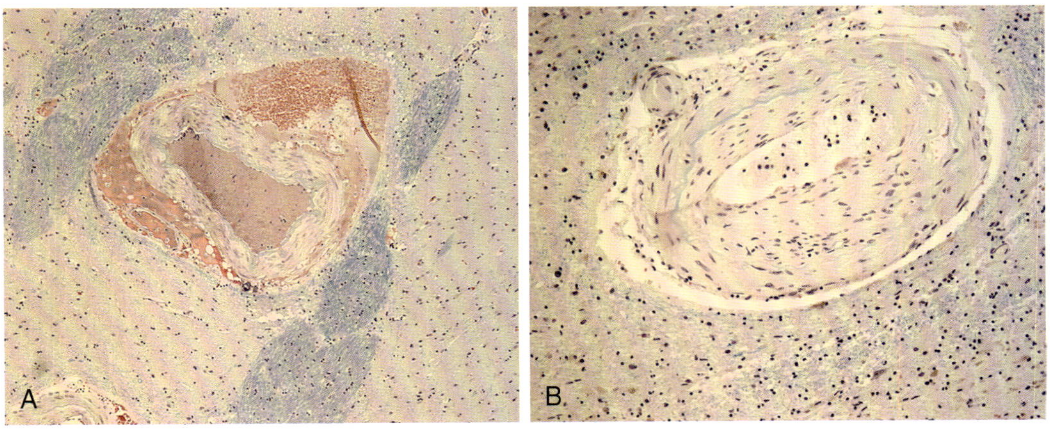

图5-1 脑深部血管的高血压改变。**A**. 壳核动脉内膜和中膜呈动脉硬化性增厚。**B**. 与A中相似血管的周围间隙内散在有含铁血黄素沉积（Luxol fast blue, HE 染色）

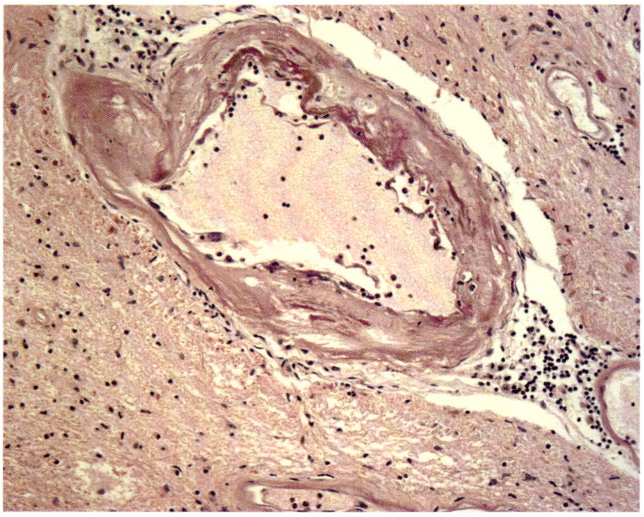

图 5-2 严重高血压时脑动脉的改变，包括（除图 5-1 中的描述）内膜内纤维蛋白样物质沉积和血管周围单核细胞轻度浸润

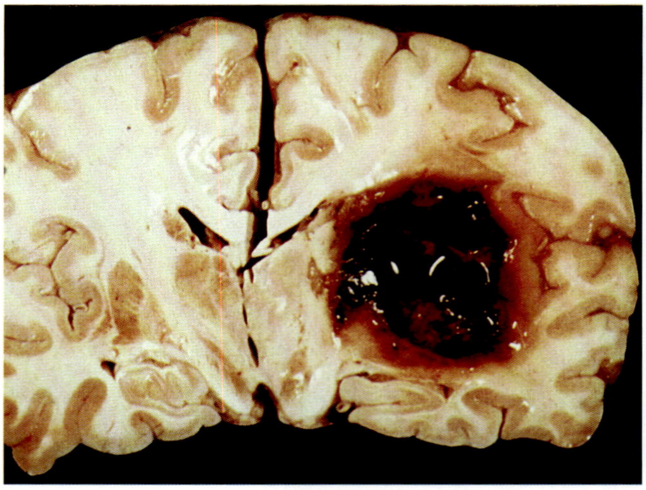

图 5-3 壳核新发出血压迫右侧侧脑室，并导致中线移位

尤其是灰质的深部，其发生概率由高到低的顺序依次为基底节（尤其是壳核）、丘脑、小脑、脑桥和深部脑白质。

表浅的脑叶出血更可能与颅内血管畸形、出血倾向或淀粉样血管病有关。

临床表现

某些临床特征特别是头痛、意识丧失、癫痫发作和呕吐，曾被认为是脑出血的特定表现，如果缺乏这些症状，不一定能确诊脑出血。但脑出血量小时患者常无头痛，有时脑梗死也可出现明显的头痛。脑卒中早期即出现意识不清常提示病因为脑出血，许多出血量小的患者意识可清楚。癫痫在脑出血和脑梗死时均可发生，但呕吐更提示颅内出血。某些特定部位出血即可确定为该区域的血管破裂，而不需要推测其病理改变。

壳核和内囊出血

壳核和内囊的出血最常起始于壳核，由某一外侧豆纹动脉群的血管破裂引起。血肿沿壳核表面（如向其外侧的岛叶）或深部（如穿经内囊最终进入尾状核或丘脑）扩展，有时破入脑室（图 5-7）。壳核和内囊出血的临床特点包括数分钟或数小时后即可出现对侧运动和感觉障碍，以及眼球向出血侧偏斜；也可出现语言或视空间障碍，这与优势半球还是非优势半球受累有关。

壳核和内囊出血的主要肢体症状包括对侧肢体感觉缺失和出现多种形式的不自主运动，包括肌张力障碍和舞蹈症。意识状态改变也常见。

丘脑出血

丘脑出血的很多初始症状类似于壳核出血，包括头痛、意识状态改变和对侧肢体力弱，尤其是出血由最初发生的丘脑向外侧延至壳核造成内囊后肢受损时。丘脑内侧出血可破入第三脑室，上部出血时可破入侧脑室（图 5-8）。丘脑出血还可引起多种眼球运动障碍，如果出血影响丘脑内侧，眼球会偏向健侧，体格检查常见眼球偏斜、会聚以及瞳孔缩小共存。辐辏痉挛与第 6 对脑神经麻痹的表现相似。

脑桥出血

脑桥大量出血常致迅速死亡，出血常位于脑桥中央，有时进入中脑和第四脑室（图 5-9）。患者常昏迷，伴四肢瘫、去大脑强直及玩偶头检查和冷热刺激时均出现眼球水平运动麻痹，还会出现针尖样瞳孔，但光反应存在。脑桥小量出血常单侧发生。脑桥基底部出血可致对侧肢体偏瘫，有时伴共济失调。出血累及脑桥被盖时可出现脑神经麻痹，被盖外侧出血还可致眼球运动障碍，包括核间性眼外肌麻痹、一个半综合征和凝视麻痹（图 5-10）。

小脑血肿

大多数小脑血肿发生在齿状核（图 5-11）。临床特点包括头痛、呕吐、同侧小脑体征和走路时易偏向

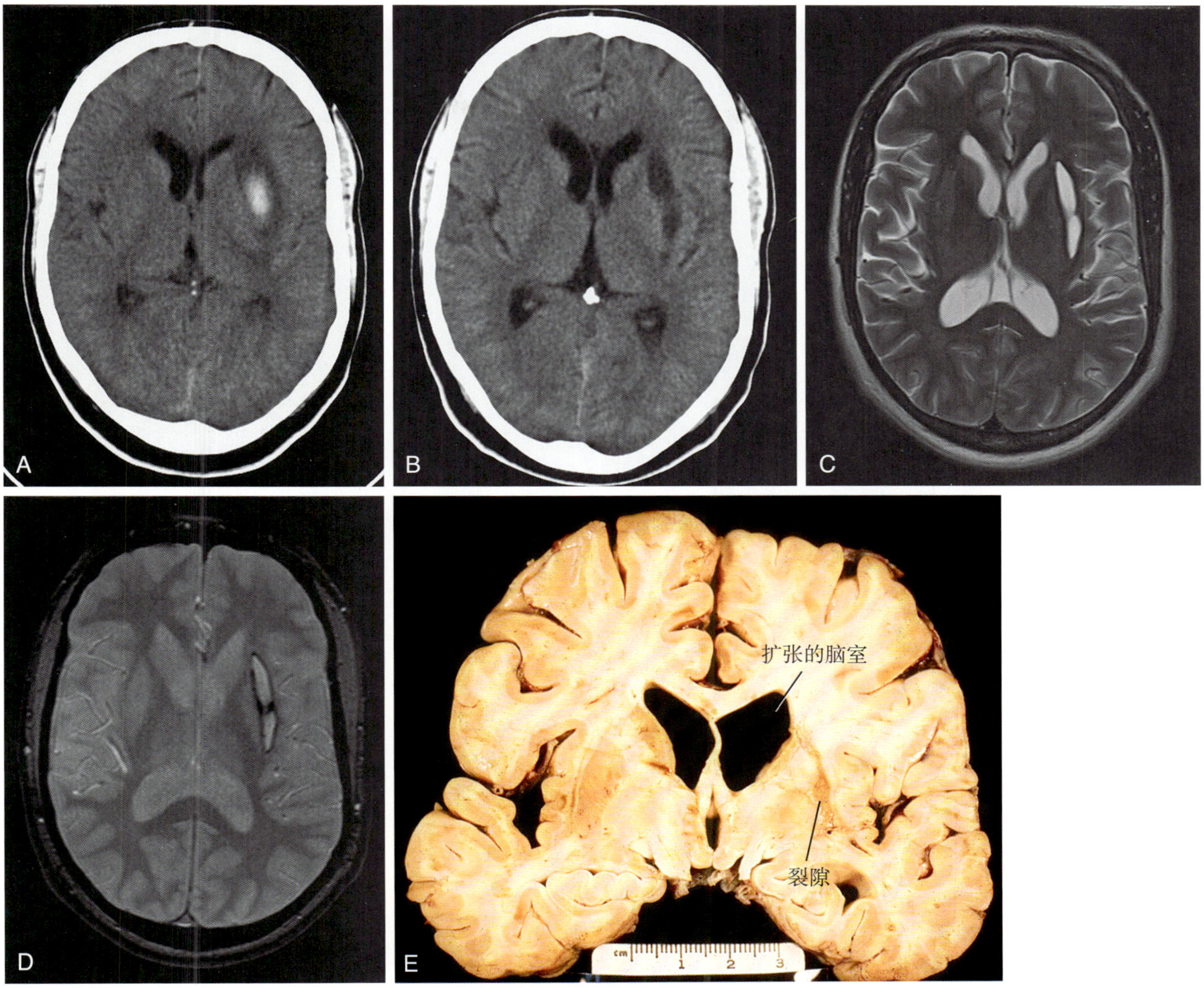

图 5-4　右侧壳核出血。**A**. 急性期 CT 成像。**B**. 晚期 CT 成像。陈旧性病灶 MR 的 T2 加权像（**C**）和梯度回波 T2 加权像（**D**）显示，裂隙周围有含铁血黄素沉积，在 **D** 和 **E**（冠状位）图中显示得更清楚。右侧壳核被有褪色含铁血黄素沉积的裂隙所取代，这个裂隙是陈旧性高血压性脑出血的遗留病灶

患侧。血肿扩大可压迫脑干。患者的嗜睡可进行性加重，并且出现同侧凝视麻痹、面瘫和足底伸肌跖反射等症状。

可疑血肿的辅助检查

CT 扫描

CT 扫描可识别所有的症状性血肿，但对邻近的血管显示欠佳。出血发生的最初几天内可见血肿周围水肿（图 5-12）。大脑半球的大量出血可破入侧脑室，小脑出血可破入第四脑室。部分血肿可被强化，常为环形强化（图 5-13）。有些病例的强化效应可消失，但有的病例会一直存在弱强化效应。

MRI 扫描

脑出血发生 30 分钟后即可通过相应的磁共振序列检出。出血在磁共振扫描上的表现与出血的分期密切相关。最初，血肿内含有完整的红细胞，胞内为氧合血红蛋白（超急性期血肿，T1 加权像为等信号，T2 加权像为高信号）。6~12 小时内，红细胞内形成去氧血红蛋白，T2 加权像上呈低信号（急性期血肿）。2~3 天后，细胞内的去氧血红蛋白转换为高铁血红蛋白，使 T1 像上信号增强，T2 像上信号减低，这种变化发生在亚急性期血肿的早期，并从血肿外周向中央

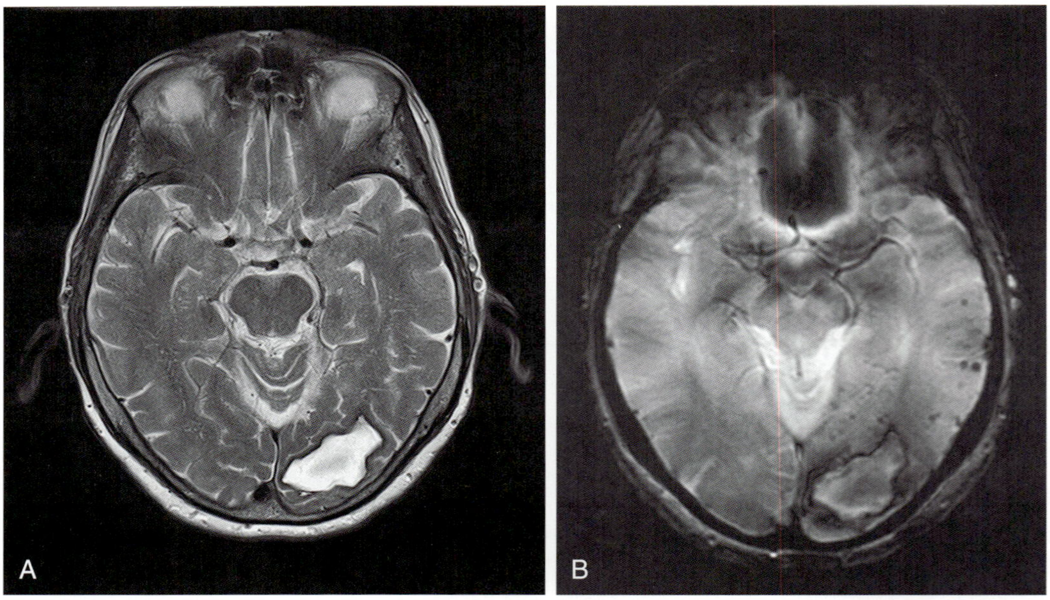

图 5-5 常规自旋回波 T2 加权像（**A**）和梯度回波 T2 加权像（**B**），仅在后者出现信号缺失区，提示枕叶亚急性血肿内有含铁血黄素沉积

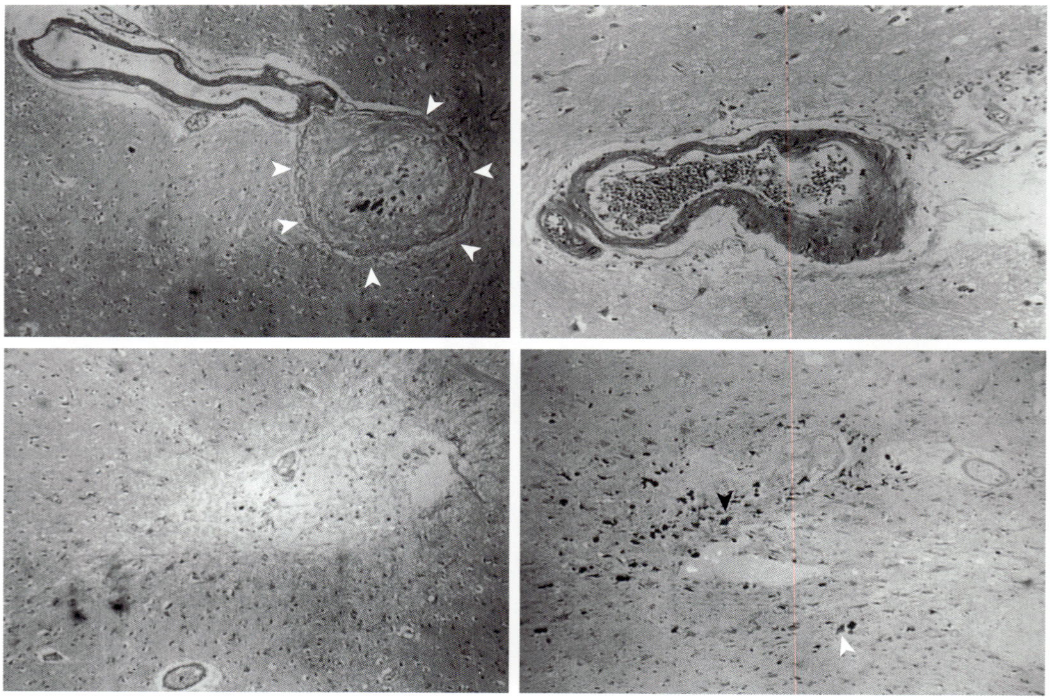

图 5-6 一例 50 岁男性高血压患者的尸检标本。一根动脉硬化的血管上连有一个粟粒状假性动脉瘤（上方左图）（HE 染色，×200）。另一根微血管（上方右图）上也发生明显的动脉硬化，并伴有纤维蛋白样改变（HE 染色，×200）。小梗死处有明显的巨噬细胞聚集，同时假性动脉瘤周围有囊性改变（下方左图）（HE 染色，×200）。动脉硬化的微血管周围有大量巨噬细胞，其内含有染色的含铁血黄素（下方右图）（Berlin blue 染色，×120）

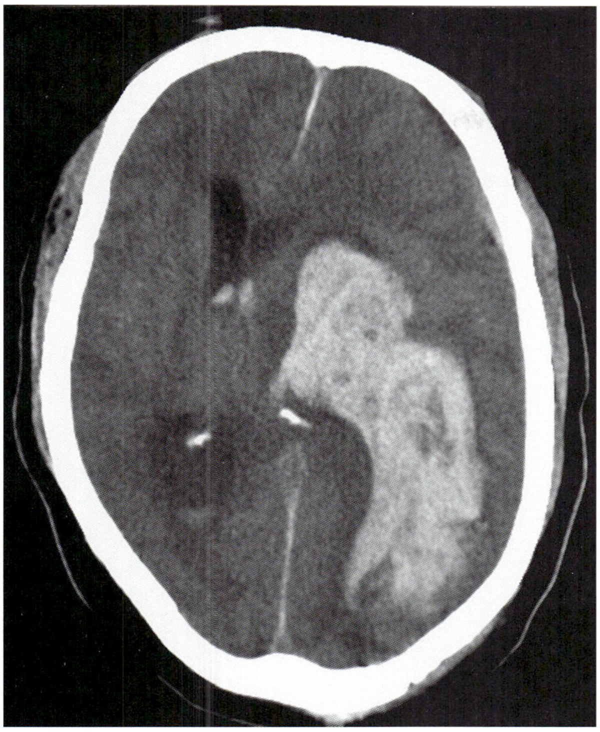

图 5-7 大脑半球深部的血肿破入脑室

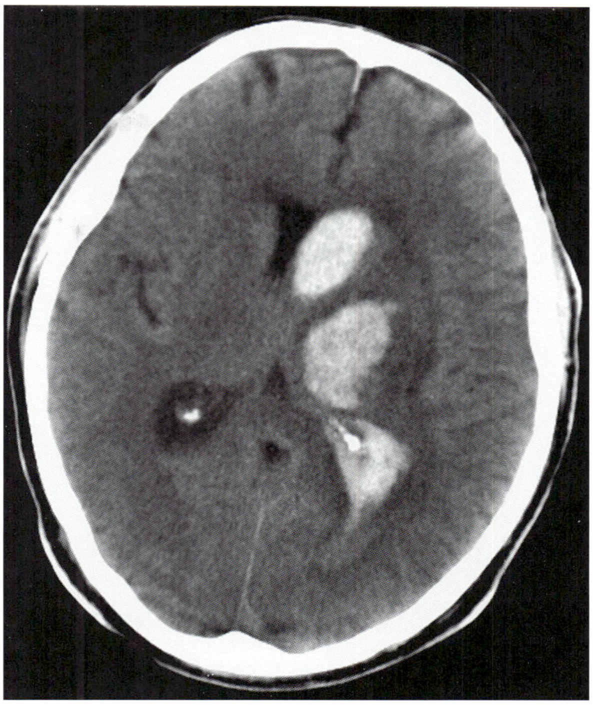

图 5-8 CT 显示丘脑血肿破入侧脑室

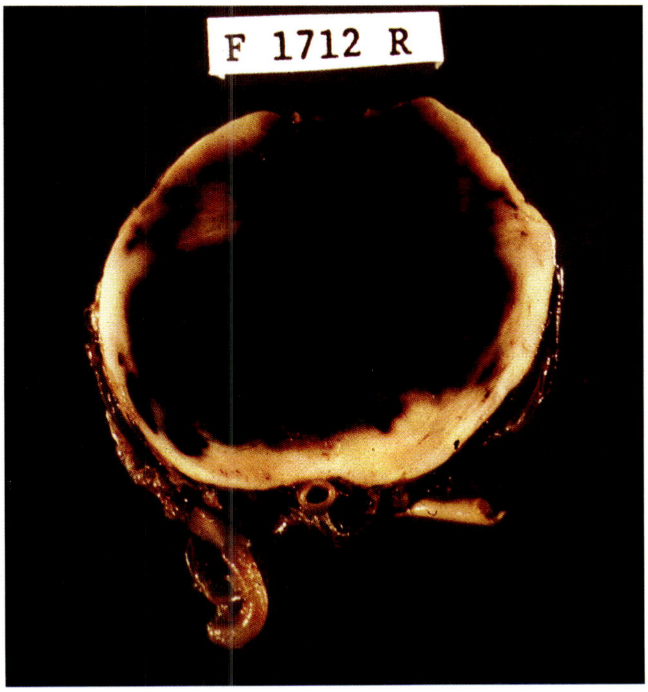

图 5-9 脑桥横位切片显示的高血压性脑出血

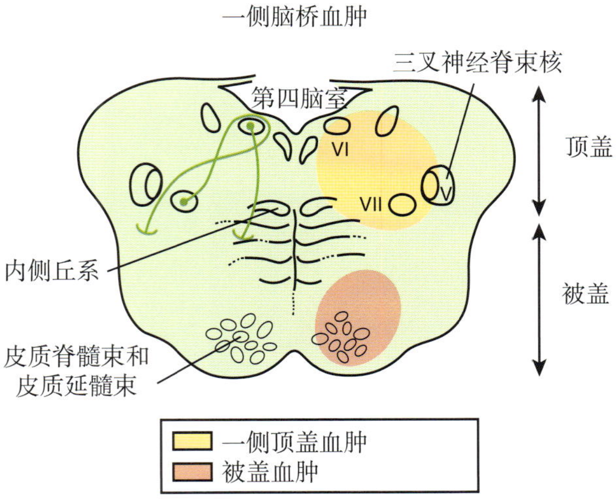

图 5-10 脑桥基底和被盖外侧血肿

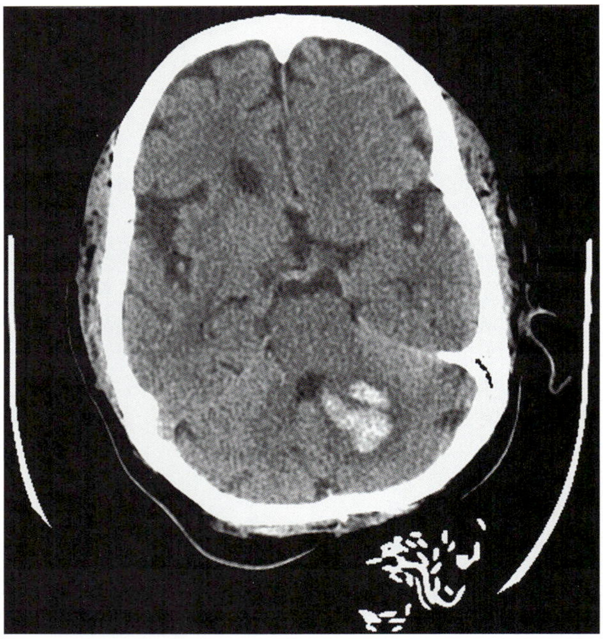

图 5-11 CT 扫描显示小脑的血肿

扩展（图 5-14 和图 5-15）。之后细胞外形成高铁血红蛋白，T2 和 T1 像均呈高信号（图 5-16），可以持续数月。最终，含铁血黄素在血肿边缘沉积，血肿边界在 T2 像上呈低信号，并持续存在（图 5-17）。超过 50% 的原发性脑出血患者，在 T2 梯度回波成像上可见脑内其他区域有局部低信号改变，提示该区域曾有微出血。

血管造影

虽然 MRA 可以显示血肿邻近血管的情况，并且该检查无创，但当血肿发生在高血压引起出血的常见部位时，通常不需要进行血管造影检查。

非高血压性脑出血

血管畸形

大脑的血管畸形根据涉及的血管类型进行分类。毛细血管扩张常见，但通常没有临床症状。静脉瘤［也称静脉发育异常（development venous anomaly, DVA）］内包含多个低压力的静脉，它们均与一根流向外周的静脉连接（图 5-18）。因此 DVA 更被认为是一种静脉引流通路异常而不是病理性改变。海绵状血管瘤含有薄壁的窦腔，最常见于皮质下，它没有扩张的供血动脉，也没有扩张的静脉，可多发或家族性发病，或两种情况均有。海绵状血管瘤可随时间推移而反复出血，大部分无明显临床症状。病灶位于皮质时常出现癫痫，同时由于反复出血，脑内可有不同时期的出血后产物，因此磁共振成像上呈特定表现。15% 的病例为多发性海绵状血管瘤，更易通过磁共振梯度回波而非自旋回波序列检出（图 5-19）。Sturge-

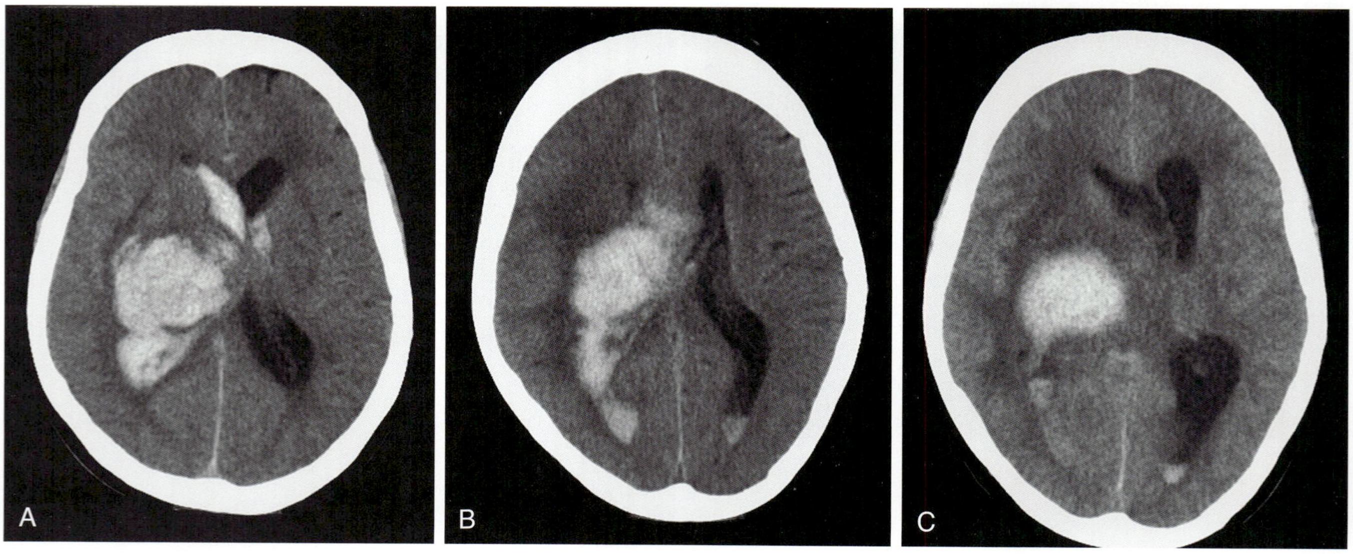

图 5-12 右侧大脑半球的血肿，并破入脑室。**A**. 0 天。**B**. 2 天。**C**. 5 天。注意在第 2 天时侧脑室后角内血液分层，第 5 天时血块凝缩，但因存在脑水肿和脑积水（脑沟消失），中线逐渐出现移位

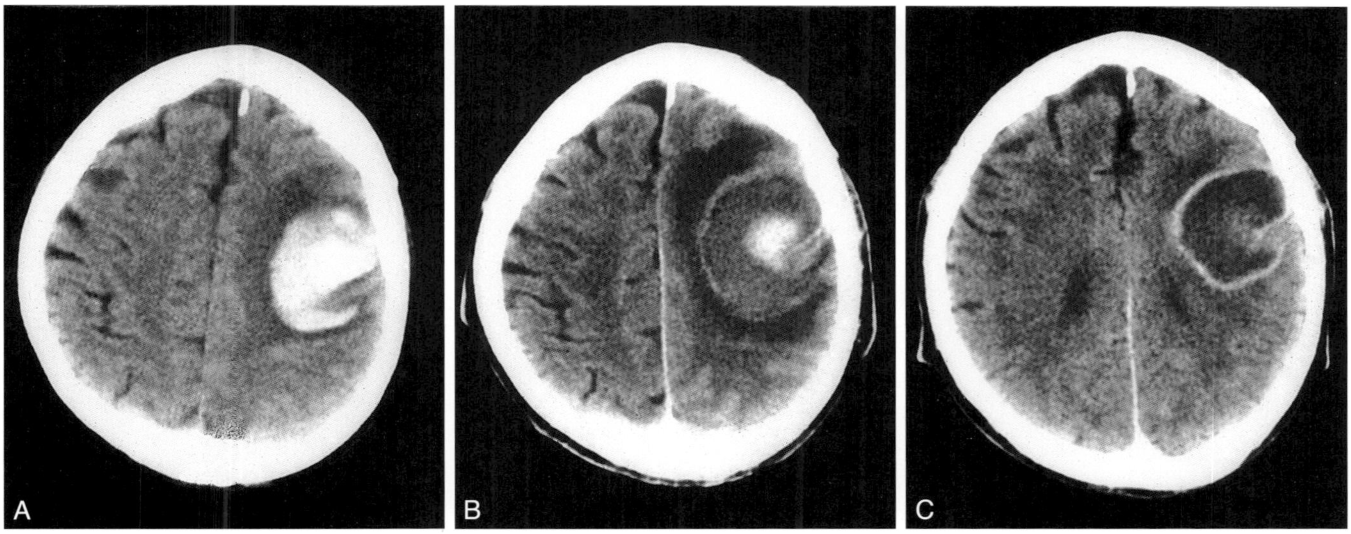

图 5-13　**A**. CT 扫描显示大脑半球出血。**B** 和 **C**. 伴环形强化的低密度区逐渐变化

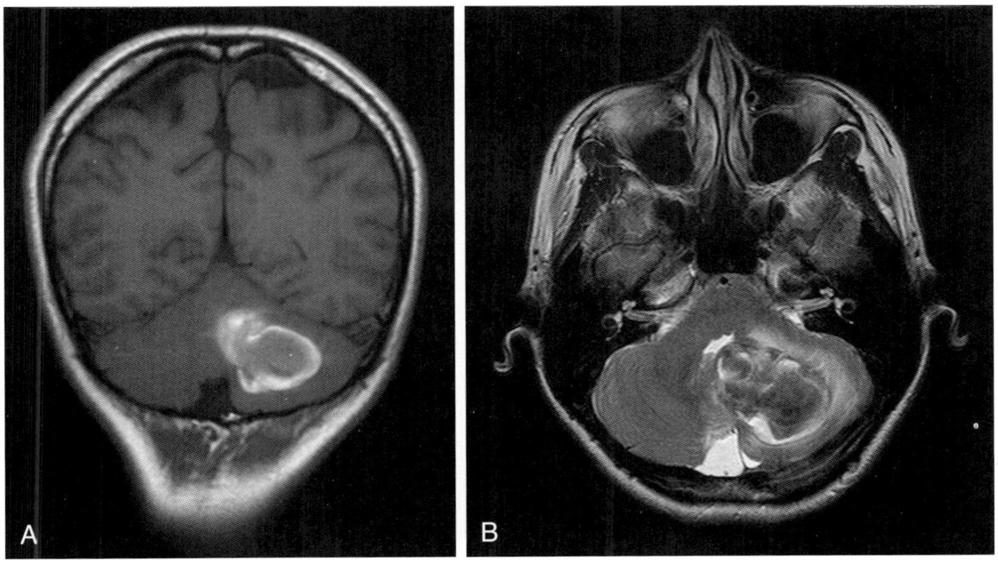

图 5-14　MR 成像显示小脑血肿。**A**. T1 加权像。**B**. T2 加权像。亚急性血肿早期（红细胞未被破坏，细胞内为脱氧血红蛋白）

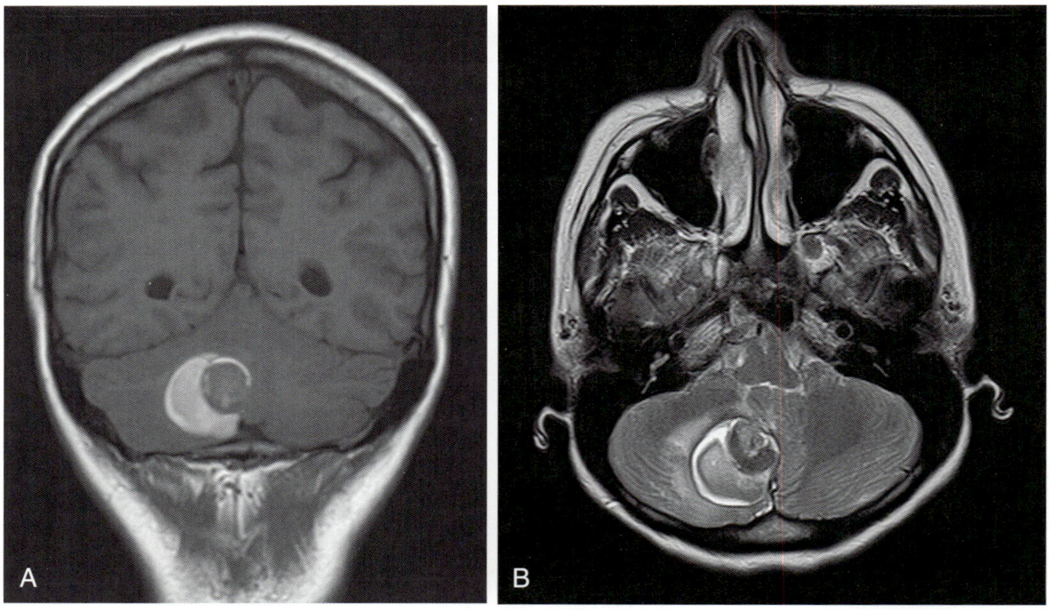

图 5-15　脑血肿的 MR 成像。**A**. T1 加权像。**B**. T2 加权像。混合期的血肿

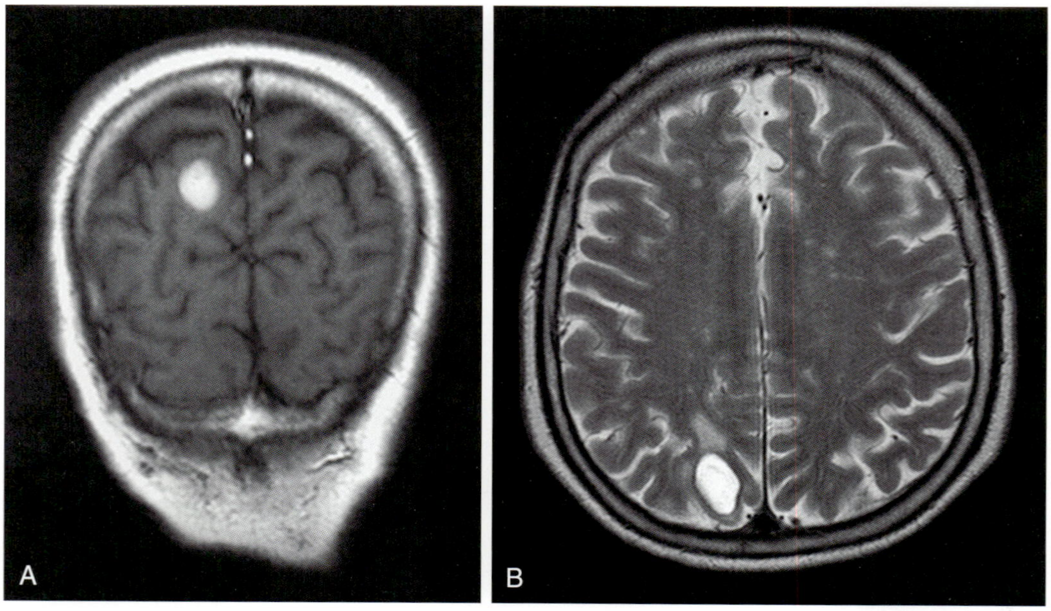

图 5-16　脑血肿的 MR 成像。**A**. T1 加权像。**B**. T2 加权像。混合期的血肿，即亚急性血肿的晚期

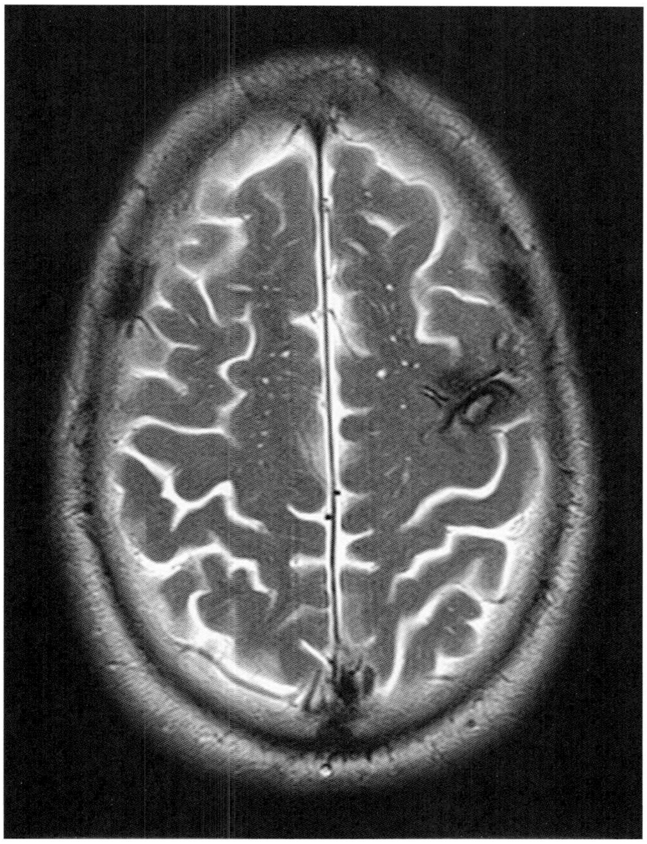

图 5-17　慢性脑血肿 T2 加权像。含铁血黄素沉积在陈旧性血肿软化灶周边和邻近的脑沟内（这是由于合并了局灶性蛛网膜下腔出血）

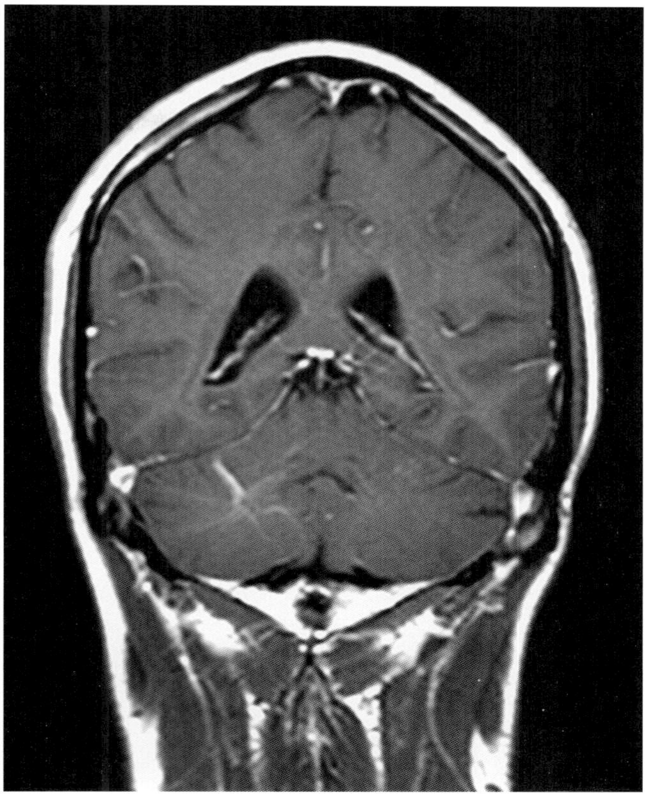

图 5-18　右侧小脑内静脉的血管瘤。增强 MR 的冠状位 T1 加权像

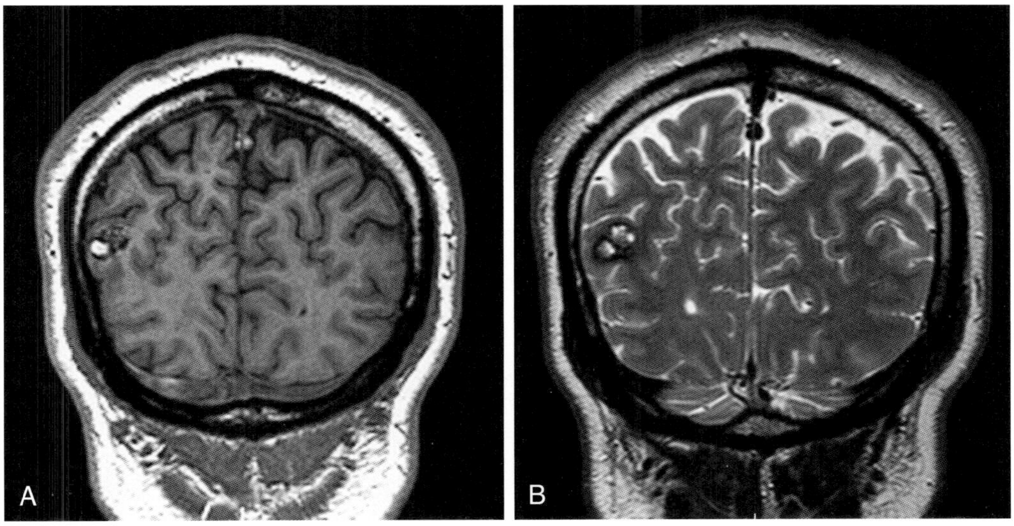

图 5-19　右侧顶叶的海绵状血管瘤，冠状位 MR 成像。**A**. T1 加权像。**B**. T2 加权像。内见急性和慢性出血的代谢产物相混合

Weber 综合征可见一种特殊的软脑膜静脉异常，能够导致局部大脑皮质的静脉压力升高，继发脑萎缩，皮质内还常出现钙化灶（图 5-20）。

动静脉畸形（arteriovenous malformation, AVM）包含动脉和扩张的静脉，两者之间没有毛细血管连接（图 5-21）。AVM 是原发性血管畸形，但最主要的畸形通常是扭曲的厚壁静脉。AVM 可通过累及更多的血管而不断扩大，这些血管变得更富肌肉弹性（动脉化改变），并在来源动脉的高压力和高血流影响下变得更加扭曲。部分 AVM 的发病机制可能是发育障碍。目前推测静脉或相关的动脉瘤或静脉瘤可能就是血管破裂出血的位置。在血流发生湍流处，血管可发生动脉粥样硬化改变，附着在内膜上的斑块具有一般动脉粥样硬化斑块的所有特点；这种情况甚至见于那些其他动脉没有粥样硬化改变的年轻人中。绝大多数的 AVM 常不引起临床症状，较大的 AVM 可能比小的 AVM 更不容易破裂。AVM 每年的出血风险在 2%~4% 之间，但在已经有过出血的患者中，这种年出血风险率会显著提高。除了 AVM 的体积，其他诱发出血的因素还包括仅有单根深部引流静脉、AVM 内压力高和有 AVM 相关的动脉瘤，这些见于大约 10% 的病例中。这些原因引起的出血通常不像囊性动脉瘤破裂所致的出血那样突发，相应的预后也更好。

AVM 很少发生在儿童，除了特殊的 Galen 静脉

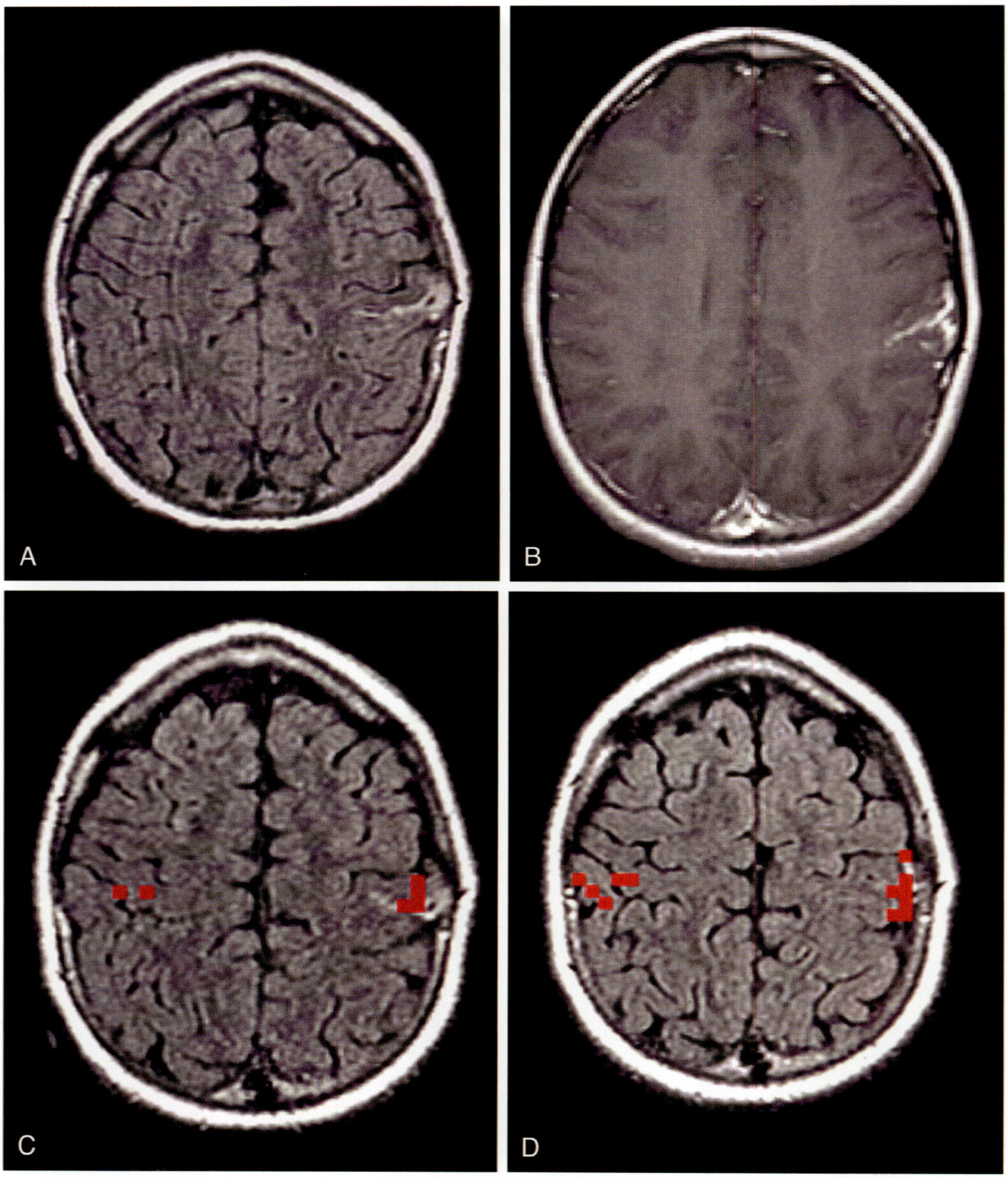

图 5-20 **A**. MRI 的结构像显示位于左侧前扣带回内的增强的 Sturge-Weber 型软脑膜血管瘤。**B~D**. 功能 MRI 显示与手部运动相关的功能活动位于软脑膜血管瘤正下方皮质区的支配手部活动的皮质功能区。侵入性刺激测绘证实了功能 MRI 对支配手部功能皮质区的定位

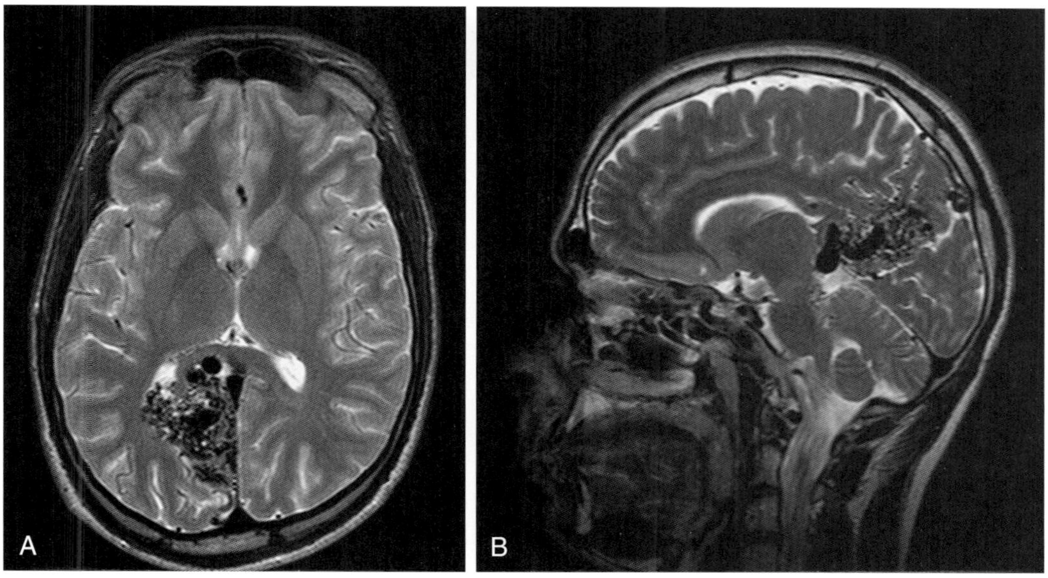

图 5-21 右侧枕叶的动静脉畸形。T2 加权像显示多根扩张的动脉和单根大的深部引流静脉。**A**. 轴位像。**B**. 矢状位像

畸形，它是一种动静脉瘘，直接将血液引流入大脑内静脉、Rosenthal 基底静脉或 Galen 静脉自身内。这些都是在母体子宫内即可被检出的先天畸形，但常在婴儿期的早期被发现。

大脑半球有 AVM 的患者发生癫痫相对常见，并且常为局灶性放电。对于 AVM 是否仅出现反复发作性头痛仍有争论。目前已发现一种窃血现象，即通过动静脉畸形从邻近的脑组织中窃取大量血液，结果导致认知功能改变。

硬脑膜动静脉瘘（dural arteriovenous fistula, dAVF）被认为是一种获得性病变，表现为动脉（通常是硬脑膜的一个分支）与脑内静脉窦（或其窦壁）之间有异常连接，使血液快速分流进入静脉窦，窦内压力升高。随着时间的推移，静脉窦包含了更多的血管，瘘管不断增大。偶尔，瘘管会自行闭塞。随着静脉窦内压力的增加，正常静脉引流受损，患者可出现癫痫（继发于皮质功能障碍），颅高压的症状、出血（如果静脉窦发生破裂）、耳鸣、或视觉障碍（见于发生颈动静脉瘘时，它是位于海绵窦壁上的 dAVF）（图 5-22）。

颅内血管畸形的辅助检查和治疗

动静脉畸形

虽然部分 AVM 在未强化的 CT 上不易被检出，但 CT 平扫常可显示混合密度病变（图 5-23），有时伴钙化（图 5-24）。增强 CT 可显示 AVM 的位置和扩张的引流静脉。对颅内出血患者，如果血肿不是位于常见的高血压易引起出血的部位，应考虑是否存在 AVM（图 5-25）。MRI 可见异常血管突出，特别是在 T2 像上出现多个匐行性低信号区域（即流空影）。

MRI 上的信号形式与既往是否发生过出血有关。在出血的急性期，图像上的异常信号主要来自血肿。随着血肿消退，MRI 上可见含铁血黄素沉积和血管流空效应，除非 AVM 破裂是碎裂性的。

正规的血管造影仍然是 AVM 的主要成像技术，尤其在要进行供血动脉和引流静脉的显影及给予合理化治疗时。这种情况下血管造影存在死亡率为 0.3%~0.8% 的风险，低于对短暂性脑缺血发作或脑卒中的患者进行血管造影的死亡率（3%~3.7%）。颈内动脉和颈外动脉可能都需要注射造影剂，后者用于检查硬脑膜的供血动脉是否存在畸形。典型的 AVM 存在多根供血动脉和多根引流静脉（图 5-26）。

动静脉畸形的处理

AVM 的三种主要治疗方法分别是手术切除、栓塞、立体定向放疗（为高度定位的放疗）。最常采取联合疗法，即先栓塞（图 5-27）以减少畸形的体积，然后进行手术切除或给予立体定向放射治疗（stereotactic radiosurgery，STRS）。立体定向放疗或照射（伽玛刀）旨在使畸形内的血管闭塞，从而破坏其自身的血液供应，血管闭塞能维持 2 年的比例

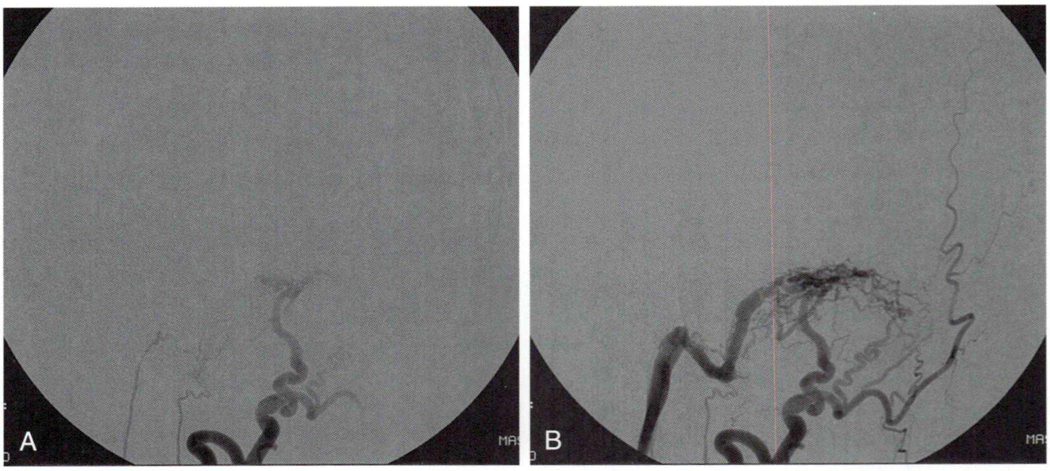

图 5-22 **A**. 血管造影侧位片显示由扩张的枕动脉发出多个分支供应横窦壁内的硬脑膜瘘。**B**. 颈静脉早期灌注像

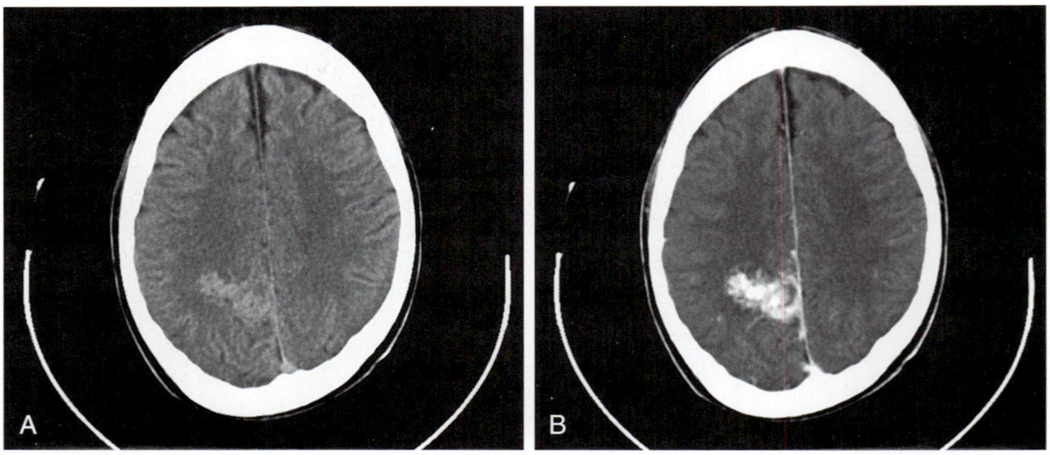

图 5-23 CT 扫描显示动静脉畸形。**A**. 增强扫描前，动静脉畸形处仅见轻度不规则的高密度影。**B**. 增强扫描后可见明显强化效应

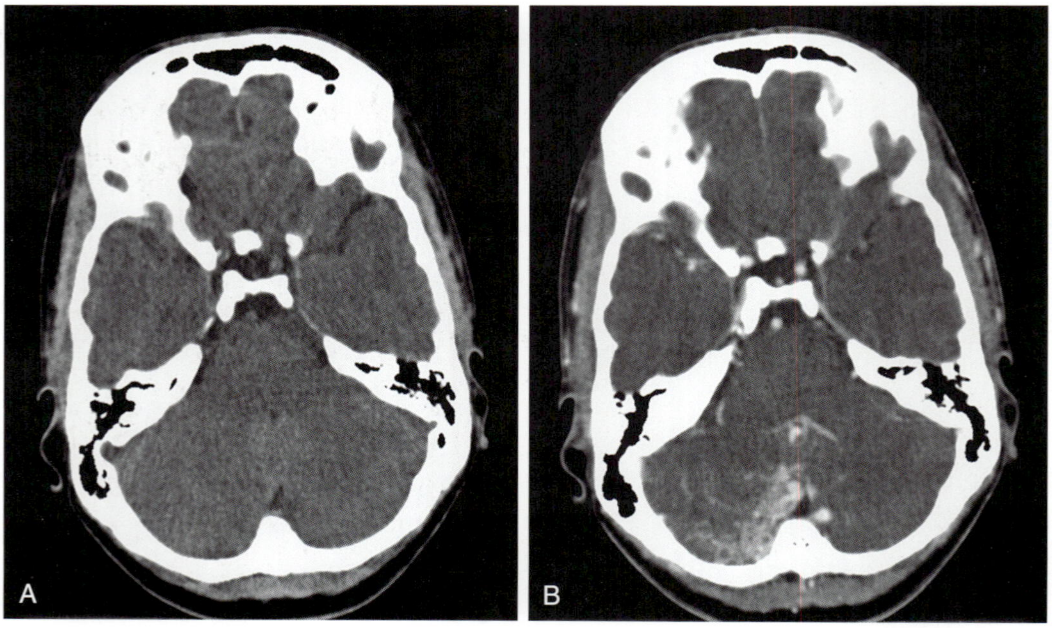

图 5-24 动静脉畸形的 CT 扫描。**A**. 增强前的扫描。**B**. 增强后的扫描

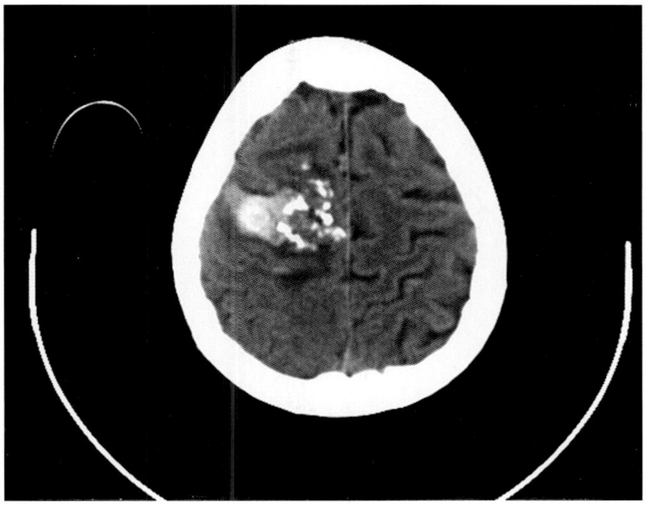

图 5-25　动静脉畸形内有钙化灶，相邻区域有急性出血

为 40%~80%。体积小、引流静脉较少、位于大脑半球以及年轻患者的 AVM 放疗的成功率更高。在照射后 6~18 个月内，AVM 体积减小提示预后较好（图 5-28）。放疗的副作用包括脑组织放射性坏死、颅内血管放射性狭窄和脑神经麻痹。只有病变得到控制时 AVM 才无出血风险。

AVM 治疗的目标是使病灶得到完全性闭塞，因为局部闭塞并不能减少出血风险（除非有明显的出血点，比如有动脉瘤的破裂）。

静脉发育异常和海绵状血管瘤

发育异常的静脉可经 CT 或 MRI 检出。当其体积很小时，可能需要增强扫描来识别，但更应将其看作是正常的静脉变异，不需要进一步检查。海绵状血管瘤在 CT 上呈略高密度影，没有明显侵及相邻结构（图 5-29），有些可经增强 CT 检出。MRI 显示海绵状血管瘤的中心在 T1 和 T2 加权像上均为高信号，外周在 T2 像上为高信号，表明外周有含铁血黄素沉积。病理学上，海绵状血管瘤由许多薄壁的血管紧连而成，其直径不同但都有扩张。海绵状血管瘤无供血动脉，有时有大的引流静脉。海绵状血管瘤内的扩张血管与毛细血管扩张症的特征性区别在于前者的血管间不存在脑实质（图 5-30）。

静脉发育异常和海绵状血管瘤的处理

静脉发育异常不需要治疗。海绵状血管瘤不能进行血管内治疗，因为它们在血管造影时并不显影。它们也对立体定向放疗无反应。手术切除是其唯一的治疗选择，通常仅适用于那些位于非关键部位皮质且引起难治性癫痫的海绵状血管瘤。

硬脑膜动静脉瘘

硬脑膜动静脉瘘的外观可能非常大，其供血动脉来自颈外动脉的分支，并引流至较大的静脉窦。有些硬脑膜动静脉瘘的出血会导致硬膜下出血；其他可导致颅内压升高，特别是较大的瘘出血时。有些病例的症状取决于畸形的解剖位置。

海绵窦畸形可通过一支或其他支眼静脉向前引流血液，或者通过岩静脉窦向后引流血液。这些向前的引流导致结膜血管扩张及轻度眼球突出，常伴有第 6 脑神经麻痹（图 5-31）。该病还可以发生静脉回流障碍性视网膜病变，有时可导致视网膜中央

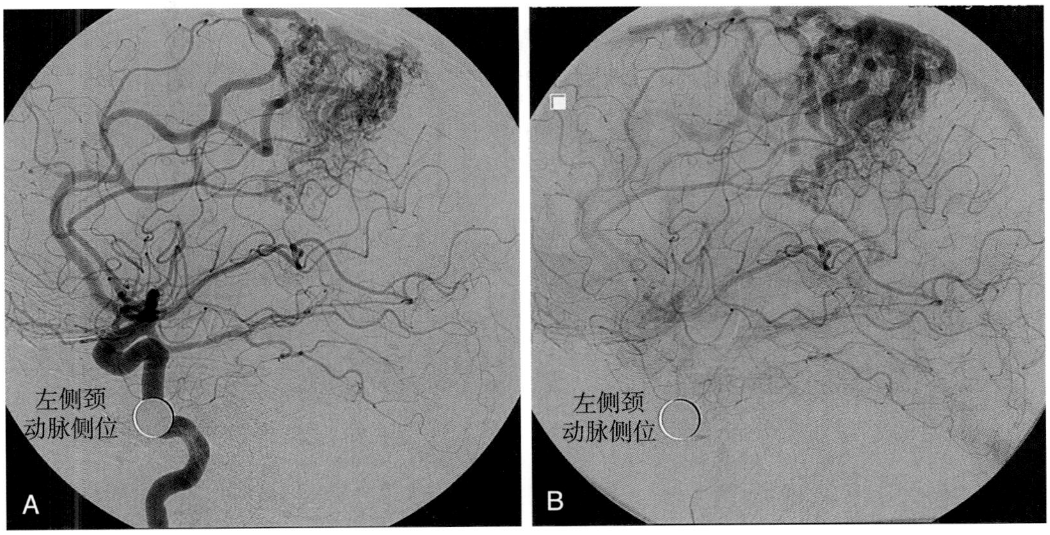

图 5-26　动静脉畸形的血管造影显示供血动脉扩张和上矢状窦早期充盈。**A**. 早期动脉相。**B**. 晚期动脉相

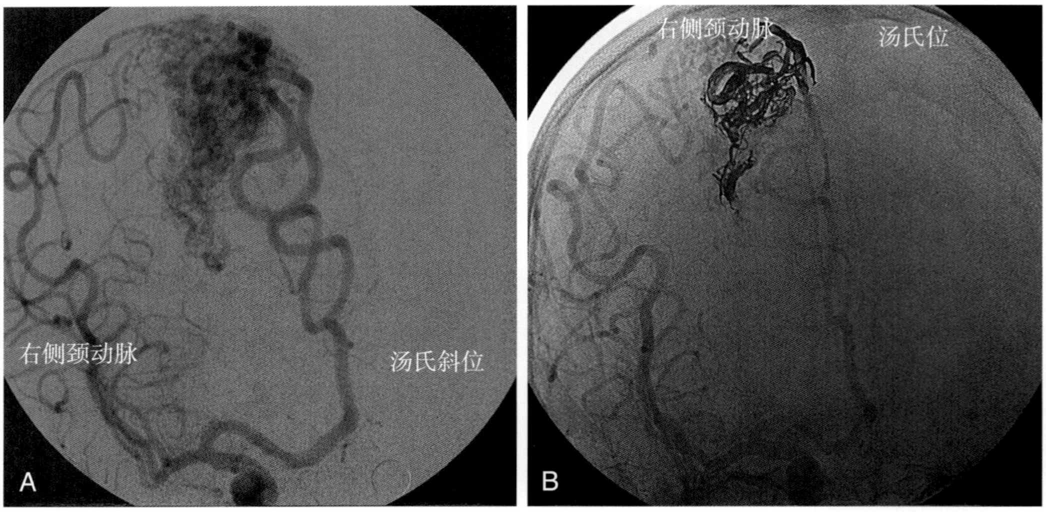

图 5-27　数字减影血管造影显示对动静脉畸形进行栓塞。**A**. 栓塞前。**B**. 栓塞后未进行减影的血管造影

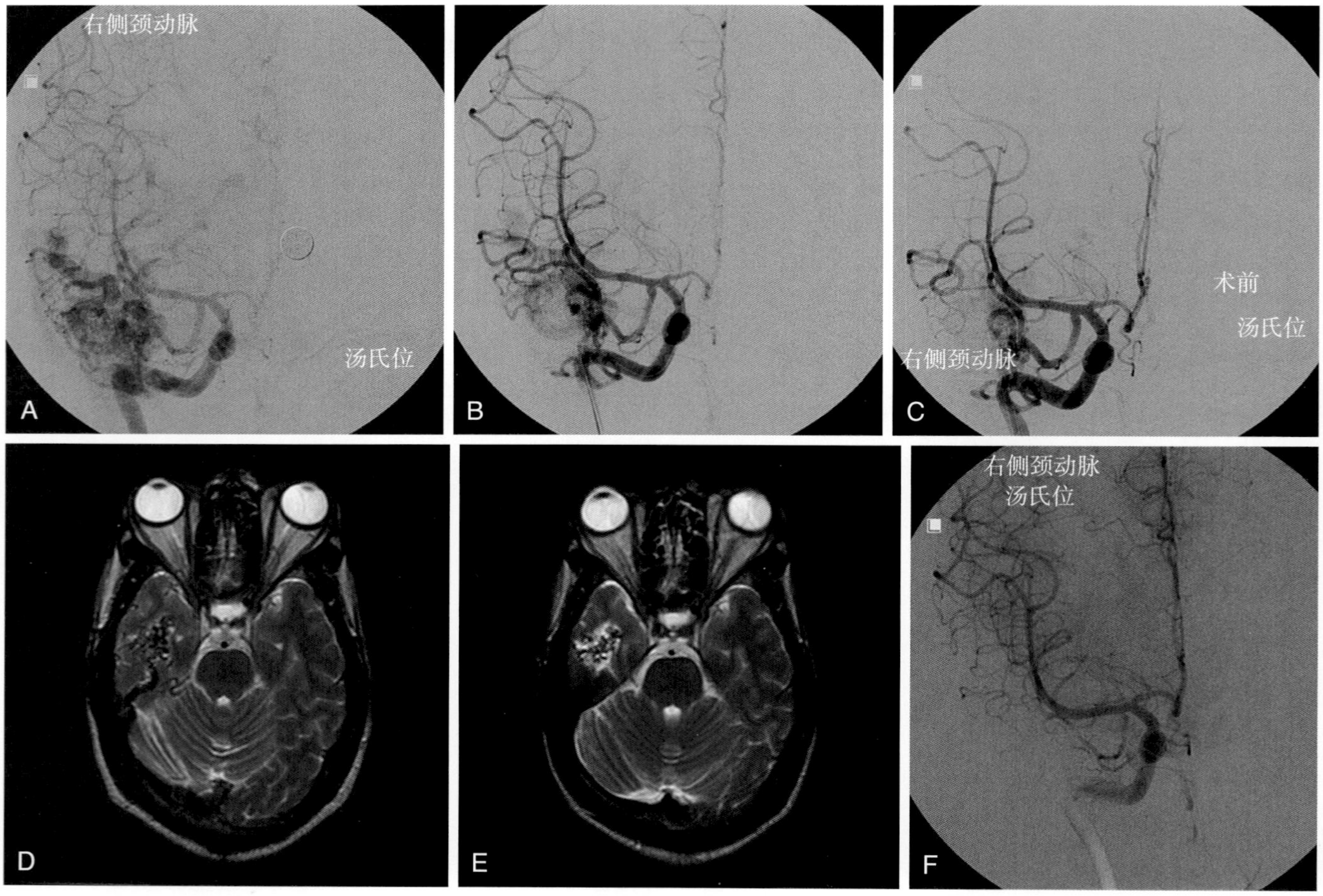

图 5-28　动静脉畸形的分期治疗。**A**. 最初的血管造影。**B**. 第 1 次栓塞治疗后的造影。**C**. 第 2 次栓塞治疗后的造影。**D**. 第 2 次栓塞后的 MR 成像。**E**. 立体定向放射外科手术(STRS)1 年后 MRI 显示畸形处周围有高信号改变。F.STRS2 年后血管造影显示动静脉畸形完全消失

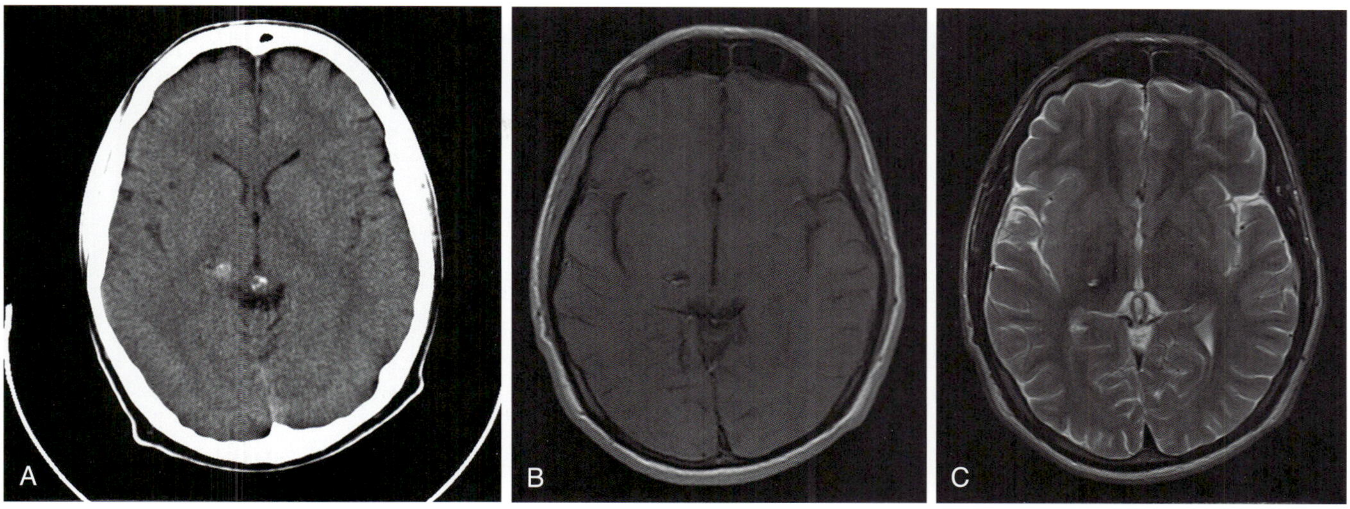

图 5-29　海绵状血管瘤。**A**. CT 扫描。**B**. MR 轴位 T1 加权像。**C**. MR 的 T2 加权像。注意 CT 上的高密度区。MR 的 T2 加权像上高信号的边界是含铁血黄素沉积所致，而中心区不同强度的信号是出血不同时期血液代谢产物不同所致

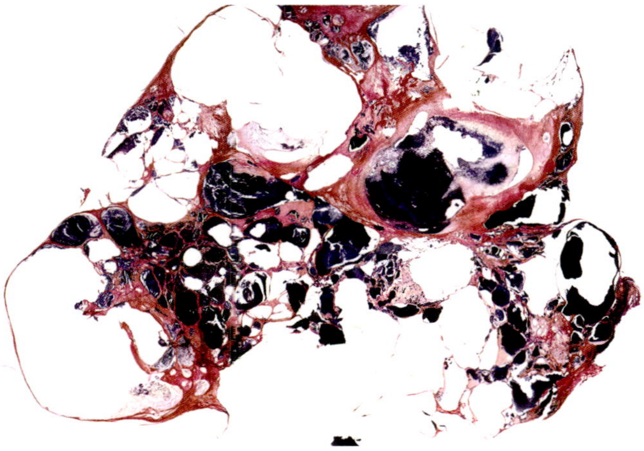

图 5-30　海绵状血管瘤。部分窦腔被栓子堵塞形成早期的栓塞（HE 染色）

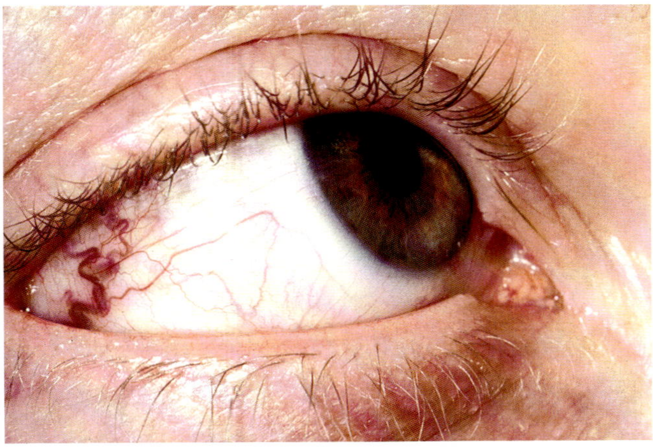

图 5-31　一位硬脑膜瘘的患者结膜血管扩张

静脉阻塞。如果瘘管接近颞骨，患者常诉有高调的噪音或杂音。类似的畸形也可见于小脑幕和后颅窝内。

由于眼上静脉扩张，CT 或 MR 成像可能发现颈动脉窦存在瘘管（图 5-32），通常这只能通过血管造影显示。如果要寻找幕上的动静脉瘘，必须对颈内动脉和颈外动脉均注射造影剂进行血管造影检查（图 5-33）。

硬脑膜动静脉瘘的处理

硬脑膜动静脉瘘可自行关闭或在血管造影后自行关闭；如果反复手压供血动脉可行，有些动静脉瘘也可关闭。硬脑膜动静脉瘘的治疗目的是减少颅内出血的风险或消除症状。因此，没有来自硬脑膜动静脉瘘颅内出血风险（出血的危险可以仅通过导管介导的血管造影来评估）的患者通常不予治疗，除非他们有顽固性症状（如影响睡眠的耳鸣）。外科手术和血管内治疗对硬脑膜动静脉瘘都可行（图 5-34），主要根据瘘的解剖学位置选择不同的治疗手段。立体定向放射治疗对该病没有治疗作用。动静脉瘘成功关闭后可使体征消退（图 5-35）。脊髓的硬脑膜动静脉瘘可出现在脊髓的任何部位。

脑淀粉样血管病

脑淀粉样血管病的特点是 Aβ 淀粉样蛋白沉积在脑皮质和软脑膜的血管内。家族性脑淀粉样血管病罕

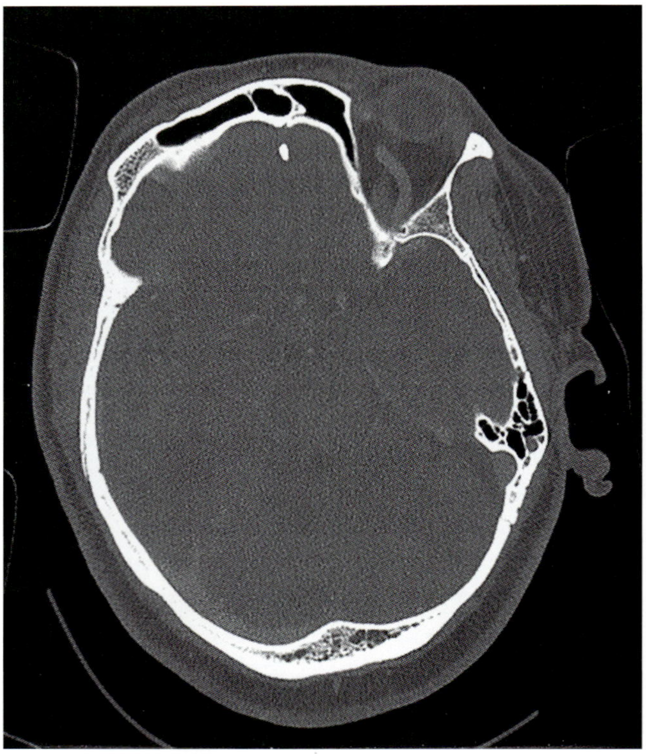

图 5-32 CT 扫描显示左侧眼眶内的眼上静脉引流硬脑膜瘘的血液并出现扩张

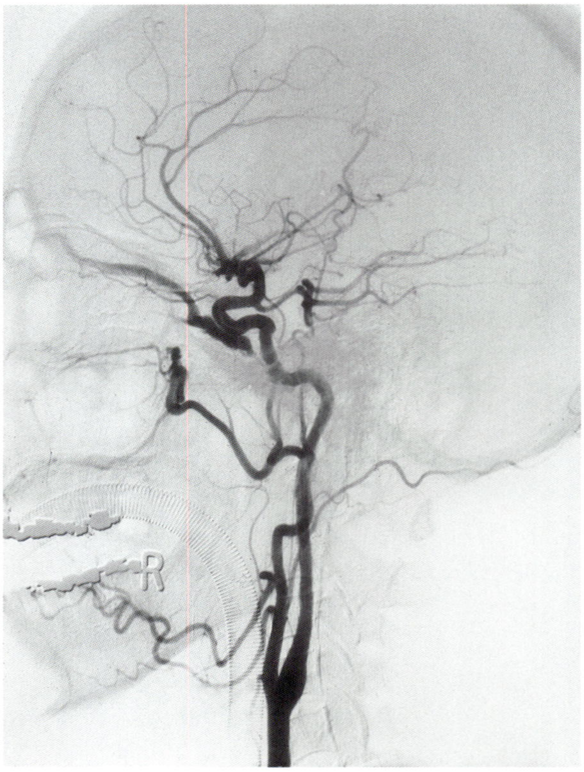

图 5-33 颈动脉造影显示颈动脉存在瘘。该瘘已被充满并向前流入眼眶

见，与多种淀粉样蛋白沉积有关，包括钙结合微丝蛋白和胱蛋白酶抑制剂 C，但最常见的沉积是 Aβ 淀粉样蛋白。散发性（非家族性）脑淀粉样血管病仅与 Aβ 淀粉样蛋白沉积有关。动脉壁的继发性变性会导致纤维素样坏死（图 5-36）。散发性脑淀粉样血管病与年龄有关，研究表明 80 岁以上老年人的发病率达到 50%，且常伴有与阿尔茨海默病患者脑内一样类型的淀粉样斑块（老年斑）。事实上，超过 90% 的病理学证实为阿尔茨海默病的患者合并脑淀粉样血管病。家族性脑淀粉样血管病患者一般在三十多岁或四十多岁时发生脑出血。

血清载脂蛋白 - ε 4 的存在与脑淀粉样血管病发病密切相关。此外，该病的发病还与血清载脂蛋白 - ε 2 有关。

在没有高血压或凝血功能障碍时，脑淀粉样血管病被认为是老年人脑出血的原因之一。该病导致脑叶出血（图 5-37），也可发生在大脑皮质或皮质下的白质。反复出血是其特征（图 5-38）。顶叶、颞叶和枕叶尤易出血。有载脂蛋白 - ε 4 或 ε 2 存在的患者更易反复发生脑叶出血。

凝血功能障碍

脑出血被认为是抗凝治疗的风险之一，且任何原因所致的血小板减少症患者均可发生脑出血。凝血因子 VIII 或 IX 缺陷的患者可发生自发性脑出血或轻微脑损伤即导致出血（图 5-39）。有凝血障碍的患者出现的血肿可因为血液凝固能力受限而略多见异质性。造成脑内出血的其他原因还包括颅内小动脉瘤破裂、药物滥用（特别是可卡因、苯丙胺类药和其他肾上腺素受体激动剂）和经血液转移至大脑的肿瘤（如转移性黑色素瘤、肺癌或卵巢癌）等，这些均应被考虑到。

动脉瘤

囊状（浆果样）动脉瘤位于颅底主要大脑动脉的分叉处。约 85% 出现在前循环，可位于大脑前动脉与前交通动脉的连接处、大脑中动脉的分叉处或者后交通动脉和颈内动脉的连接处（图 5-40）。另有 15% 见于后循环的不同位置。显微镜可观察到颅内动脉的

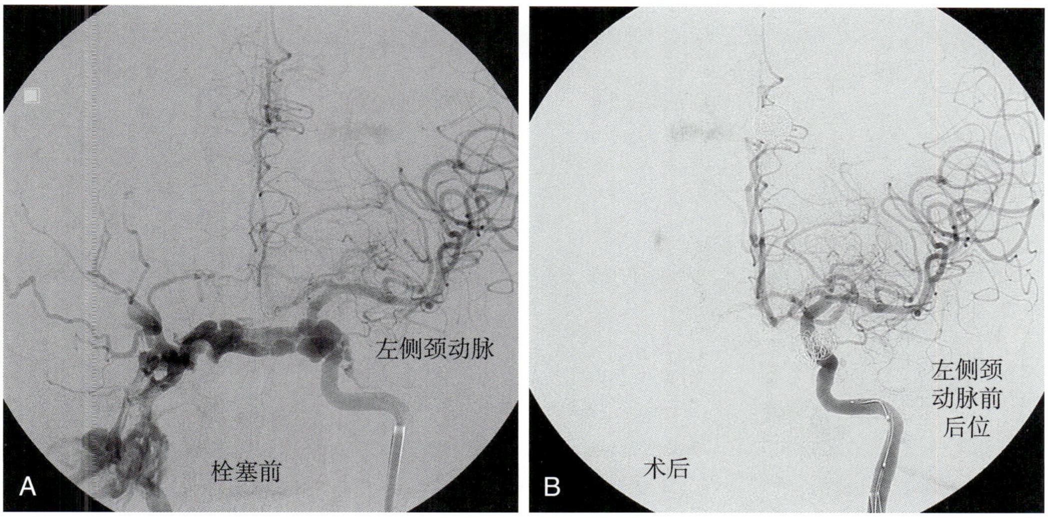

图 5-34 颈动脉海绵窦瘘的血管造影。**A**. 瘘栓塞前。**B**. 瘘栓塞后。注意栓塞前双侧海绵窦立刻被充满，瘘栓塞后这种现象消失

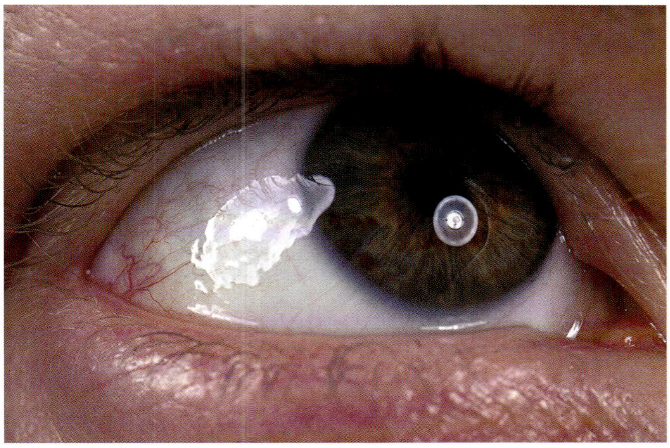

图 5-35 图 5-31 中患者的动静脉瘘被成功栓塞后其右眼的表现

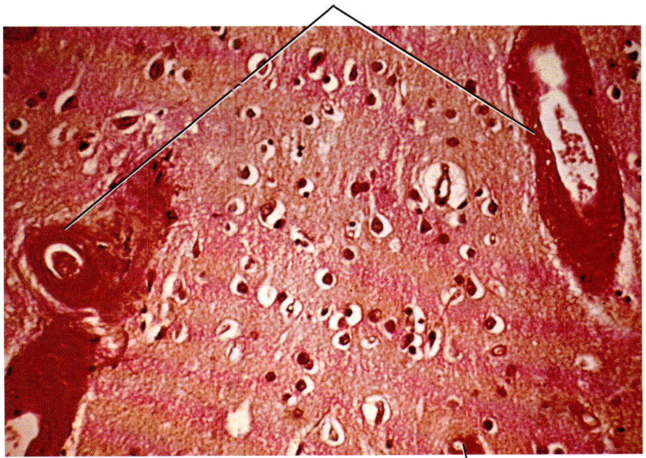

图 5-36 脑淀粉样血管病。厚壁大动脉、脑实质内的小动脉和毛细血管（刚果红染色，×25）

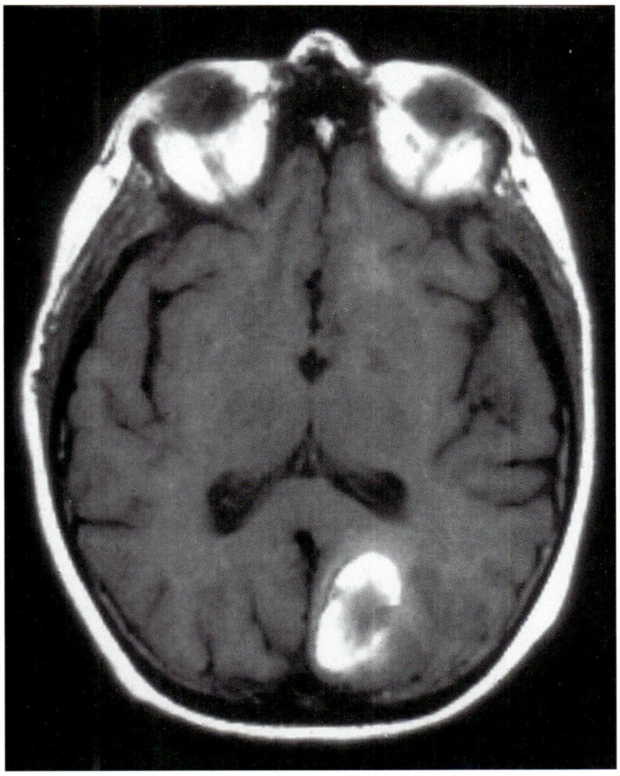

图 5-37 伴有枕叶上部出血 3 天的脑淀粉样血管病的 MR 的 T1 加权像。血肿中央暗区为脱氧血红蛋白，周围的亮区为高铁血红蛋白

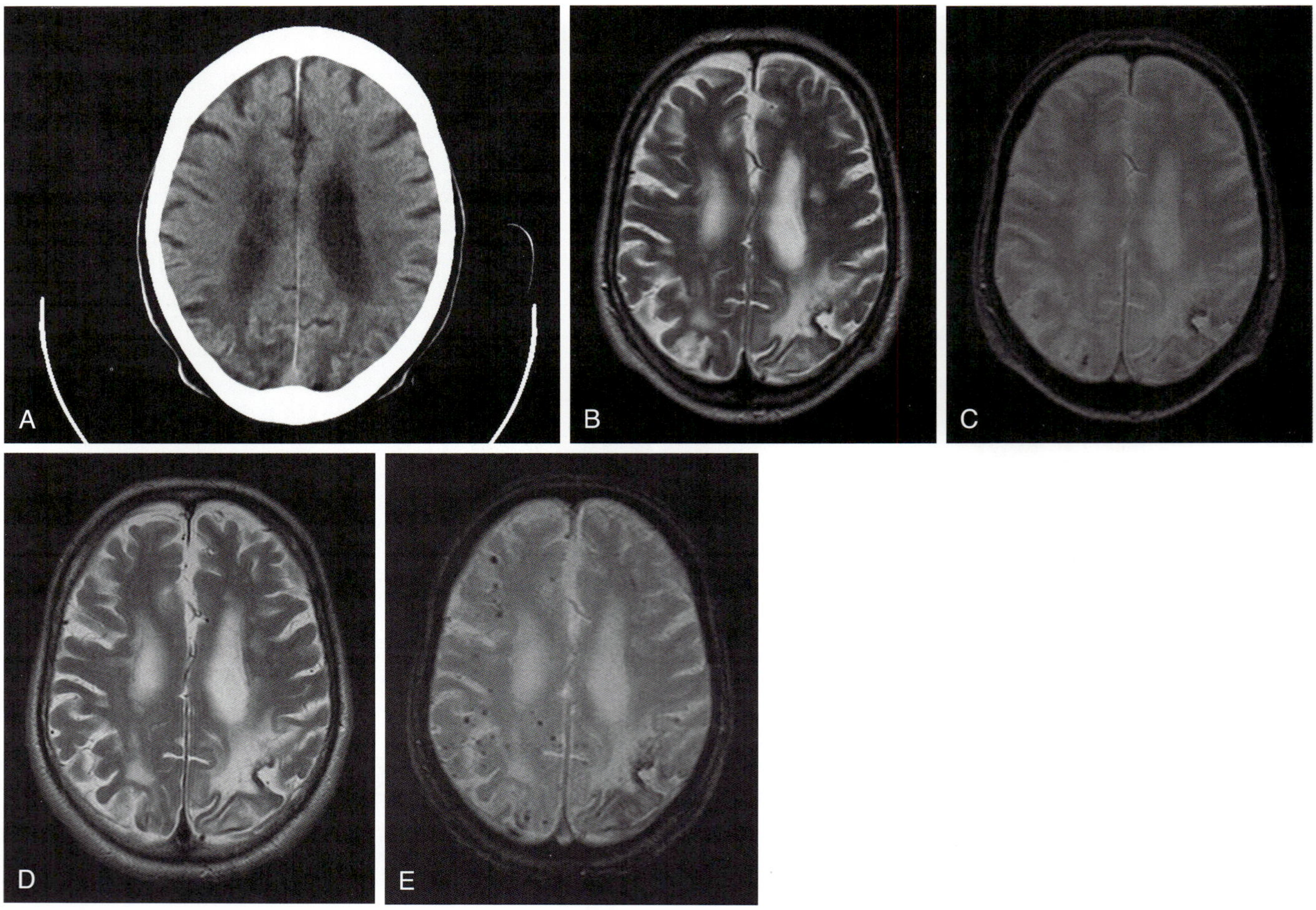

图 5-38 一位 80 岁男性患者的头部影像。**A**. CT 扫描。**B**. MR 的轴位 T2 加权像。**C**. MR 梯度回波 T2 加权像。2 年后复查的 MR 轴位像（**D**）和梯度回波 T2 加权像（**E**），注意影像显示双侧顶叶有陈旧性出血灶以及多发的微出血灶（仅在梯度回波序列上可见），这些微出血灶的数量较 2 年前明显增加

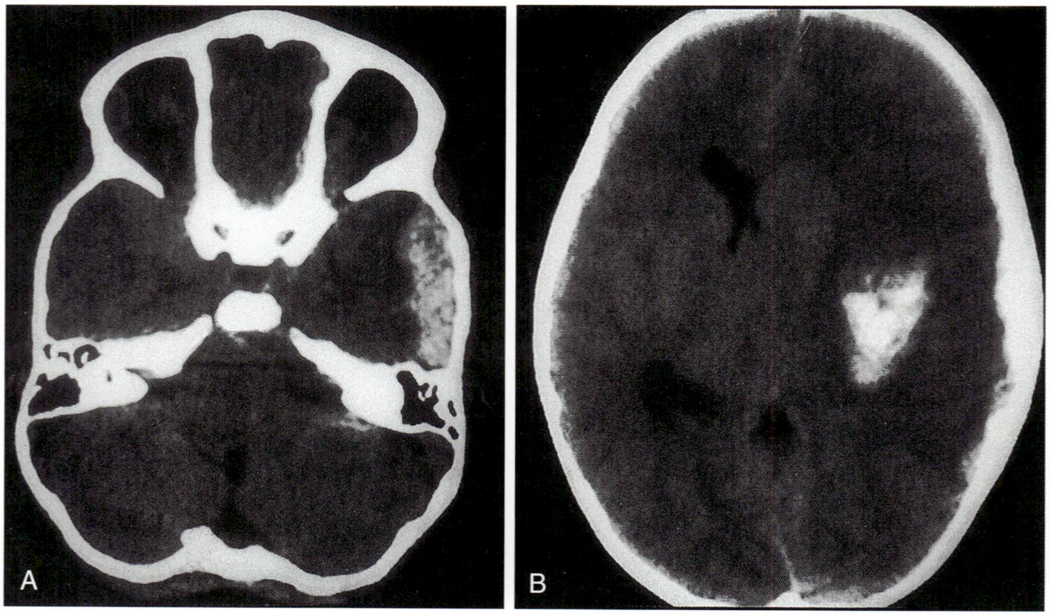

图 5-39 IX 因子缺乏患者的 CT 扫描。**A**. 硬膜下血肿。**B**. 脑内血肿

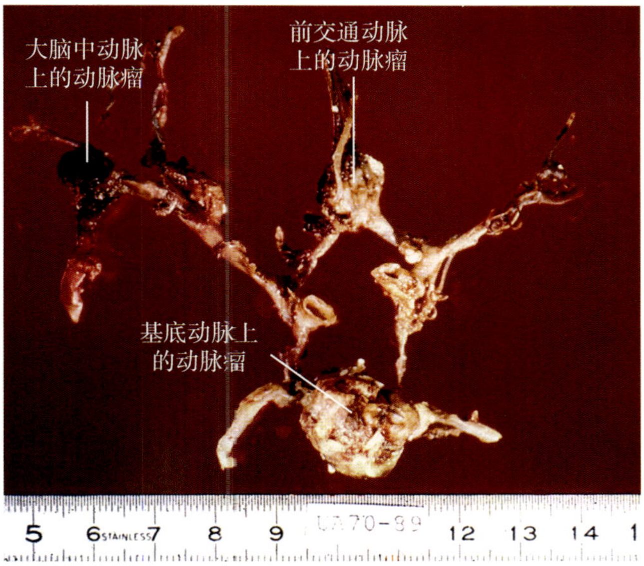

图 5-40　Willis 环。1 个动脉瘤位于基底动脉尖，2 个位于右侧大脑中动脉，1 个位于前交通动脉，第 5 个位于右侧大脑前动脉第 1 段

平滑肌层和弹力层在动脉瘤的颈部突然断裂，该处的血管壁由纤维组织构成（图 5-41）。尸检可偶然发现动脉瘤。20% 的动脉瘤为多发性。

有时动脉瘤的位置关键，使其即使没有破裂，也可因体积增大压迫相邻结构。后交通动脉瘤可以这种方式引起第 3 脑神经麻痹，即使其他症状均不出现，瞳孔也不可避免地受累（图 5-42）。对某些蛛网膜下腔出血（subarachnoid hemorrhage，SAH）的患者详细询问病史，可发现既往有过几次突发性头痛和颈部疼痛，这很可能是动脉瘤有小的血液漏出所致（这种出血称为哨兵性出血）。

较大量的蛛网膜下腔出血会导致 SAH 特有的临床症状。在出血发生后的前 3 个月内，该类住院患者的死亡率接近 50%；但如果出血量非常大，患者几乎都立即死亡（图 5-43）。事实上，出血后 24 小时内患者的死亡率即可高达 50%，这是由于许多患者或立即死亡，或在送至医院之前就已死亡。蛛网膜下腔出血的典型症状包括严重的头痛、颈部强直伴疼痛、呕吐和意识丧失。颅内压突然增高会导致出血进入视网膜前的空间（即玻璃体下出血）（图 5-44）。发病后不久，神经系统局灶症状就会出现，这些症状是由于出血扩展至脑实质引起，因此不能用动脉瘤自身的压迫效应解释。

辅助检查

蛛网膜下腔出血（SAH）发生后，血性脑脊液均会进展为黄变（图 5-45）。SAH 发生后，CSF 中红细胞平均存活时间为 9 天，在 4~19 天之间波动。大约 12 小时后，红细胞开始溶血。即便目测脑脊液颜色正常，分光光度法也可以检出脑脊液上清液内血红蛋白的降解产物（图 5-46）。

发生 SAH 时，脑脊液检查并不是没有风险。因此，对怀疑有 SAH 者首选 CT 检查，它可检出 90% 的患者，均应在起病 24 小内完成（图 5-47）。有些病例中，蛛网膜下腔内的出血分布广泛（图 5-48）；另一些病例中，出血位置提示了破裂动脉瘤的位置（图 5-49）。如果 CT 显示蛛网膜下腔内的血液呈厚凝块而不是薄片状，则更提示血管痉挛引起继发性局部缺血。有证据表明，在大脑中动脉主要分支周围的大脑外侧裂内形成的厚凝块提示血管痉挛引起了严重的症状性大脑半球梗死。

CT 对急性 SAH 的敏感度是 90%，但由于存在假阴性率，当怀疑 SAH 且 CT 正常时，必须进行腰

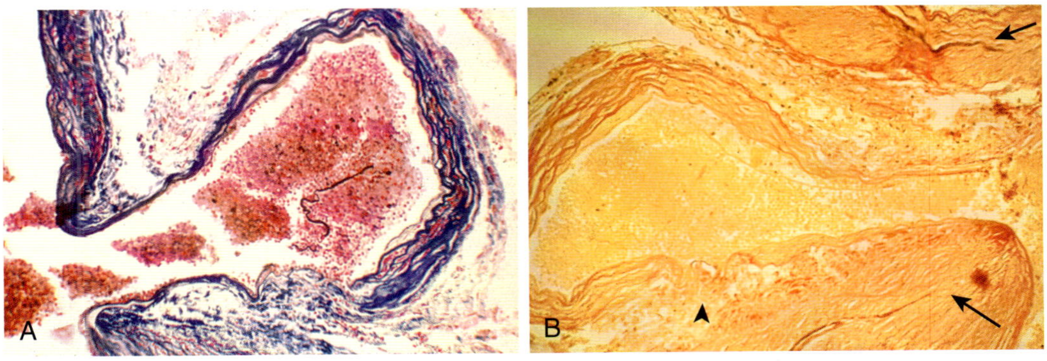

图 5-41　囊性（浆果样）动脉瘤。**A.** 胶原纤维呈蓝染，肌纤维呈红染，纤维蛋白为亮红色（azocarmine 染色，× 10）。**B.** 动脉瘤起源血管的管壁包含一弹力层（箭头处），在进入动脉瘤颈部时逐渐破裂（箭头头部指向处）并消失（elastic 染色，× 10）

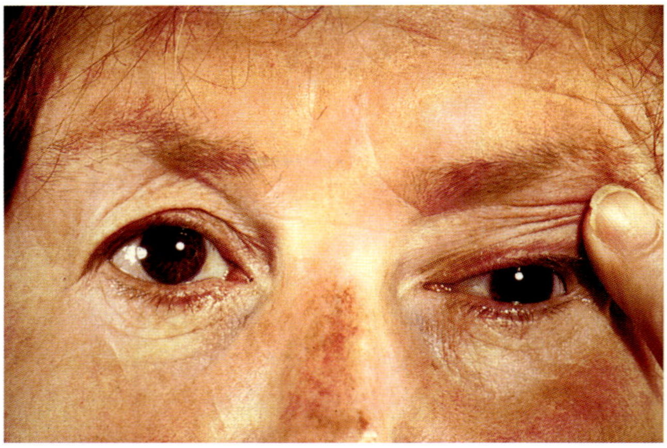

图 5-42　后交通动脉瘤致第 3 脑神经麻痹

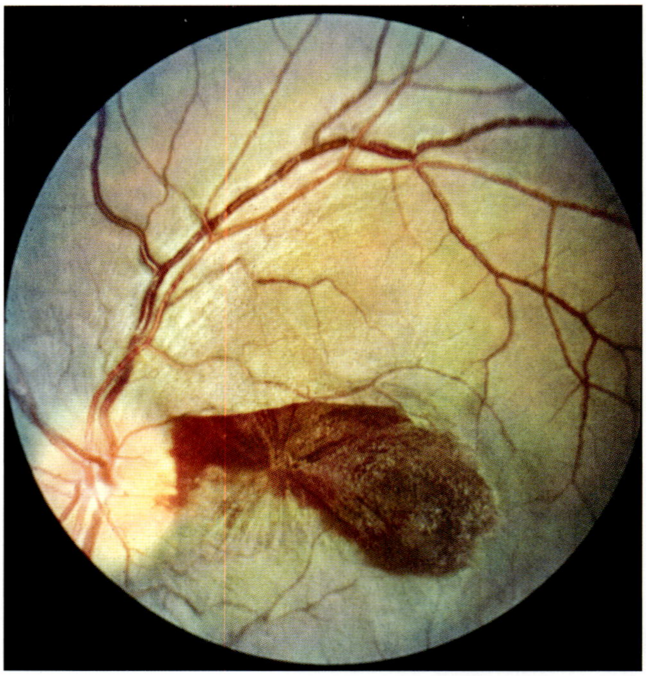

图 5-44　继发于蛛网膜下腔出血的玻璃体下出血

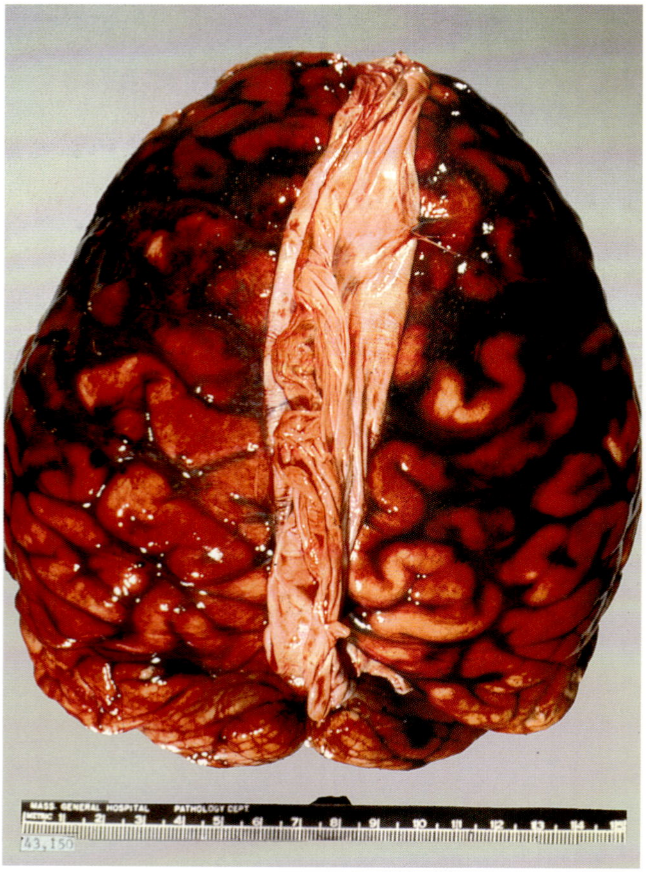

图 5-43　大量蛛网膜下腔出血

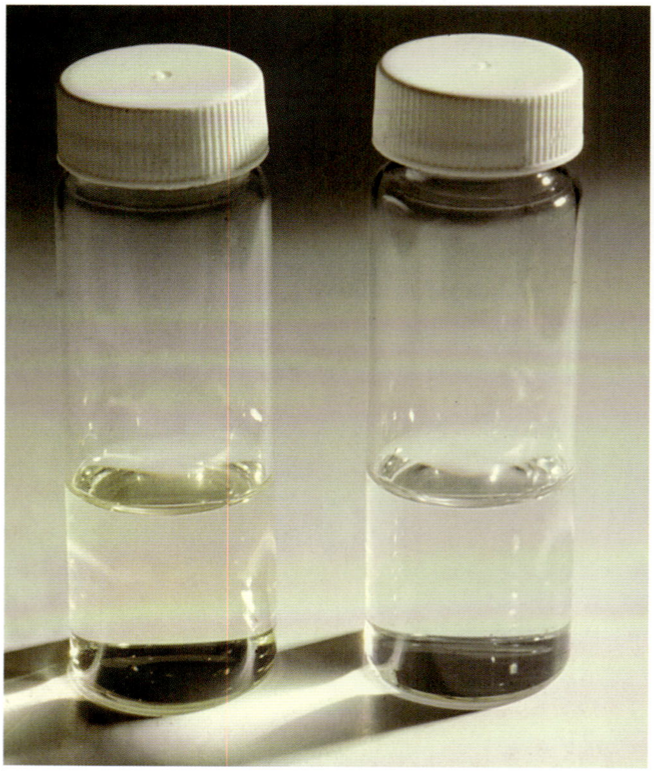

图 5-45　蛛网膜下腔出血的黄色脑脊液（左侧）与正常脑脊液（右侧）的对比

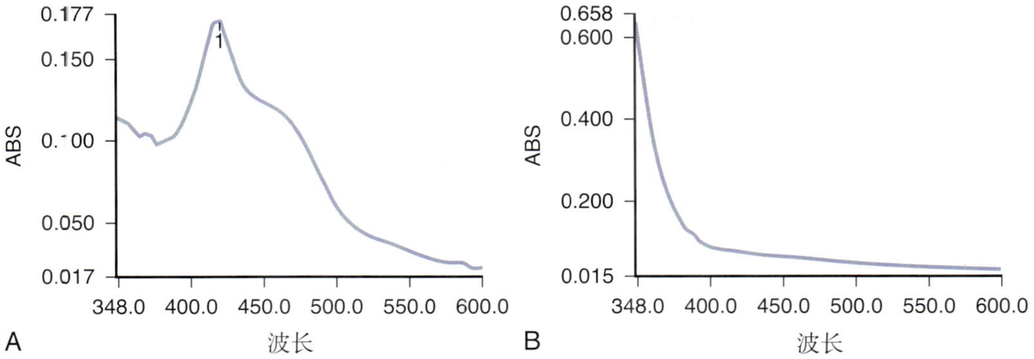

图 5-46　**A**. 蛛网膜下腔出血后用分光光度法测定脑脊液。**B**. 对照

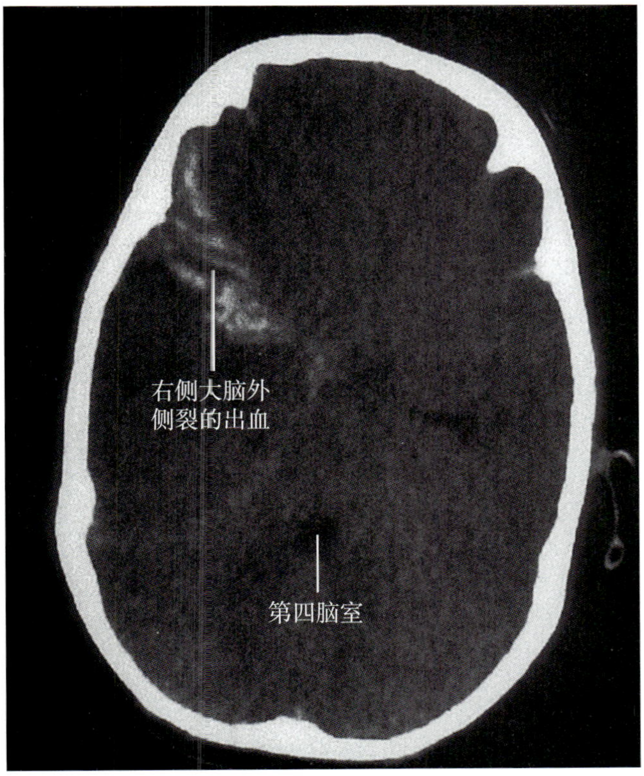

图 5-47　CT 显示大脑外侧裂内的蛛网膜下腔出血

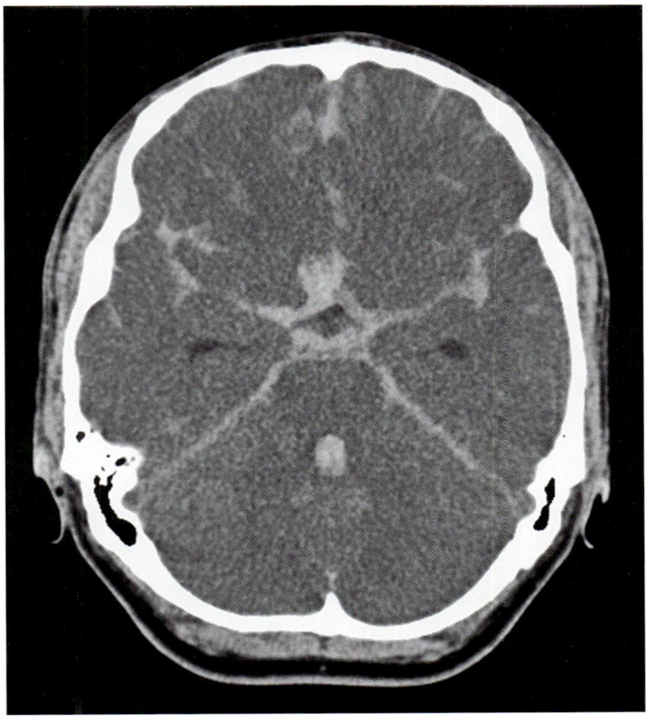

图 5-48　蛛网膜下腔出血。血液广泛分布于脚间池和第四脑室内。CT 图像

椎穿刺。CT 的血管造影（CTA）常与 CT 同时进行，能检出超过 90% 的直径为 2mm 的动脉瘤和 99% 的直径大于 3mm 的动脉瘤（图 5-50）。MR 扫描不是 SAH 患者的常规检查手段，因为它已被证明对 SAH 的敏感度较低。SAH 被证实存在（或临床高度怀疑），或 CTA 没有发现动脉瘤时，均应进行血管造影。血管造影结果阴性的原因包括动脉瘤在出血发生时已经碎裂和血管出现痉挛。此时如发现有局部血管痉挛，动脉瘤的鉴别变得容易。血管痉挛很少出现在 SAH 后的第一个 72 小时内（图 5-51）。

治疗

血管内治疗目前已用于大多数的动脉瘤患者，这种治疗常通过股动脉穿刺将导管插入动脉瘤，并在动脉瘤的囊内放置铂线圈以阻止血液流入动脉瘤（图 5-52）。这种操作可致血栓形成，在某些情况下，还可导致动脉瘤的颈部出现内皮化。血管内治疗存在很小的动脉瘤颈部处的复发率，而且似乎与再出血率不匹配。如果必要的话，对动脉瘤在颈部的复发可以再次进行血管内治疗。一些新型线圈有生物活性成分，

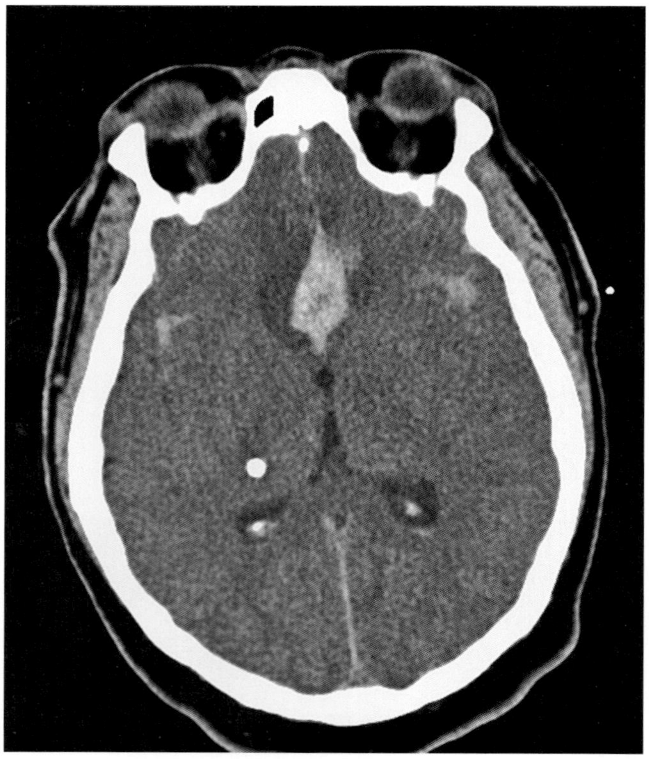

图 5-49 CT 扫描显示蛛网膜下腔内有出血及前交通动脉的动脉瘤破裂后形成的局部血肿

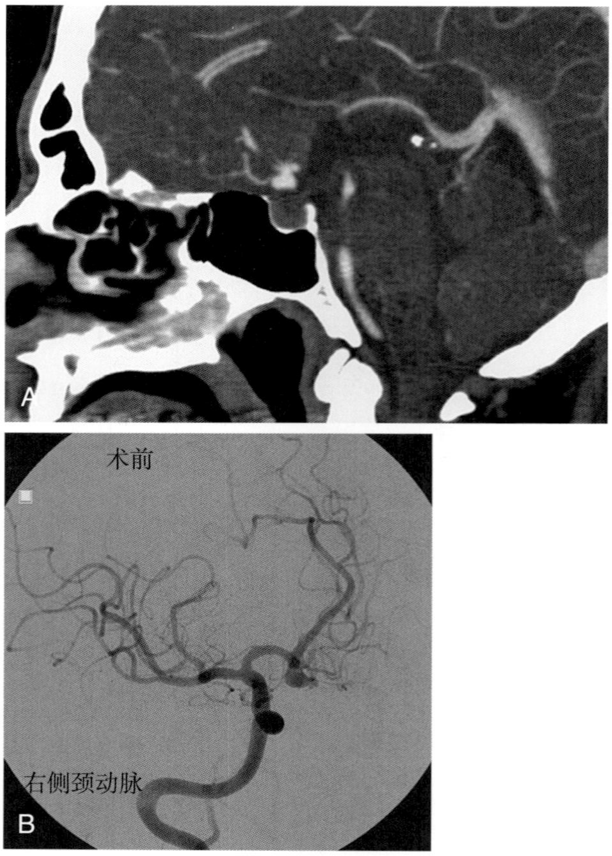

图 5-50 CT 血管造影（**A**）和导管介导的造影（**B**）显示前交通动脉有动脉瘤

能促使血凝块稳定，其目的是减少复发率。其他新型线圈有膨胀性涂层，可增加其在动脉瘤内的填塞体积，减少线圈的紧密度，降低动脉瘤的复发率。在颈部较宽的动脉瘤中可以通过球囊扩张辅助技术或加入辅助支架来实现线圈的卷曲盘绕。

手术夹闭动脉瘤越来越多地被用于那些因解剖学条件不佳而难以靠线圈填塞的患者。患者被给予尼莫地平以减少血管痉挛的风险，可能还需要体外侧脑室引流（或分流）或反复腰穿以治疗脑积水（图 5-53）。

CTA 和 MRA 可以显示直径为 2mm 的颅内动脉瘤。这些检查已取代了血管造影，用来筛查高危人群（有时，囊性动脉瘤呈家族性发病），并用来对血管内治疗的患者再次评估（这时使用 MRA，而不用 CTA），这是因为血管内治疗后动脉瘤的血液再通率已达 10%，因此治疗后的再次评估非常必要（图 5-54）。

动脉硬化性动脉瘤

由于高血压患者的血管发生动脉粥样硬化改变，颅内血管有时以梭形方式广泛扩张（图 5-55），基底动脉尤其易受累。这种改变可由 CT 或 MRI 检出。如果膨胀的血管足够大，它可以影响 CSF 回流或压

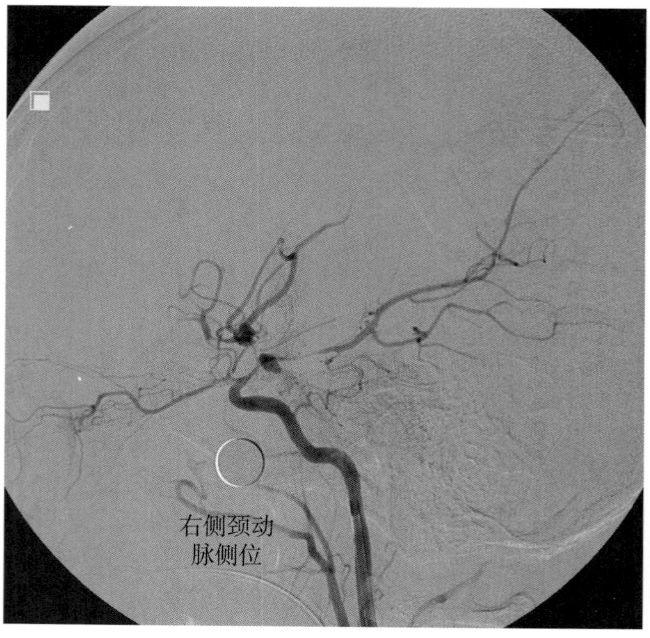

图 5-51 蛛网膜下腔出血。血管造影显示后交通动脉和颈内动脉（ICA）末端有动脉瘤，同时 ICA 床突上段、大脑中动脉和大脑前动脉有严重血管痉挛

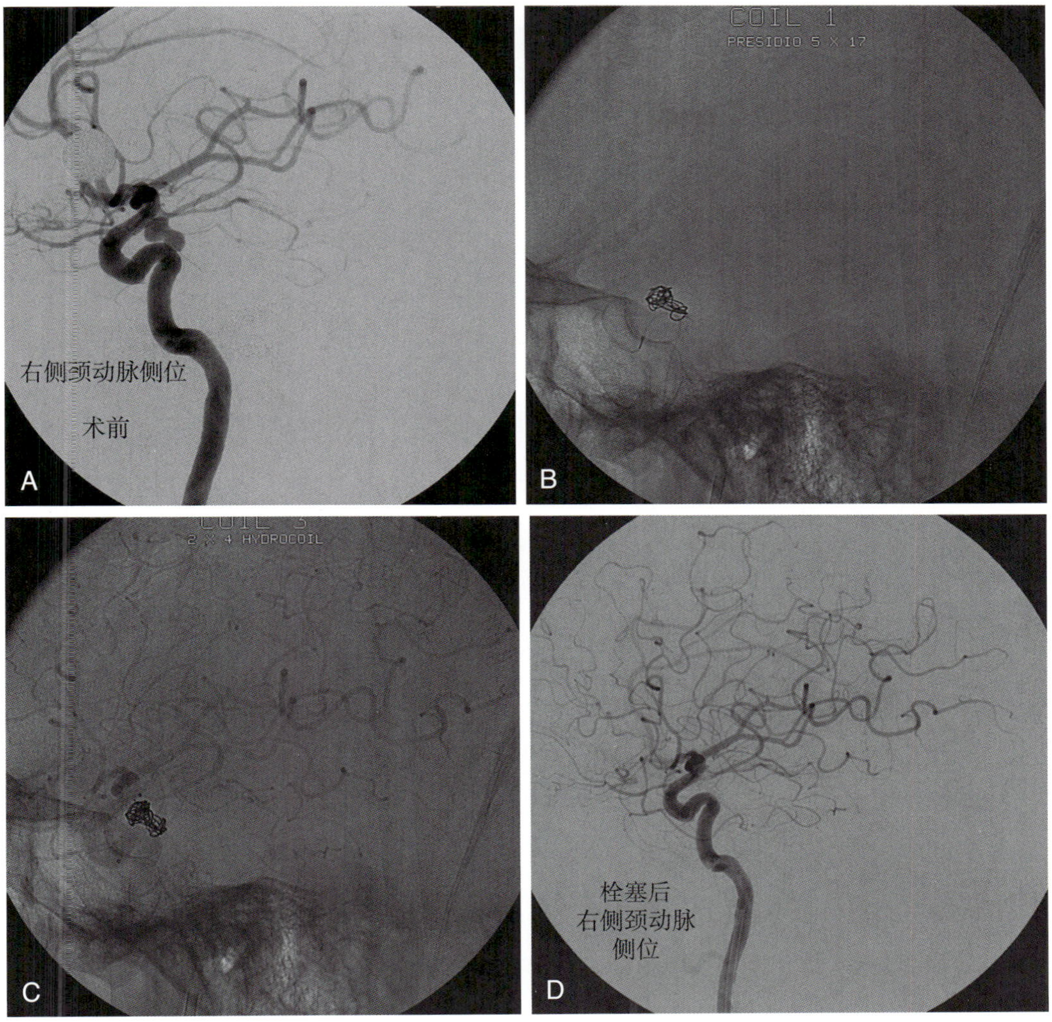

图 5-52　后交通动脉的双叶性动脉瘤。**A**. 未治疗时的图像。**B**. 放入第一个弹簧圈时的图像。**C** 和 **D** 放入最后一个弹簧圈后的未减影和减影的图像，显示动脉瘤完全填塞

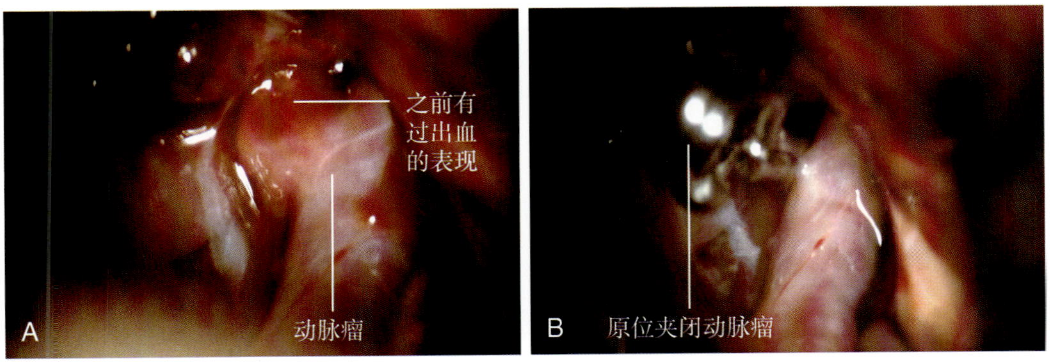

图 5-53　后交通动脉的动脉瘤。**A**. 夹闭前。**B**. 夹闭后

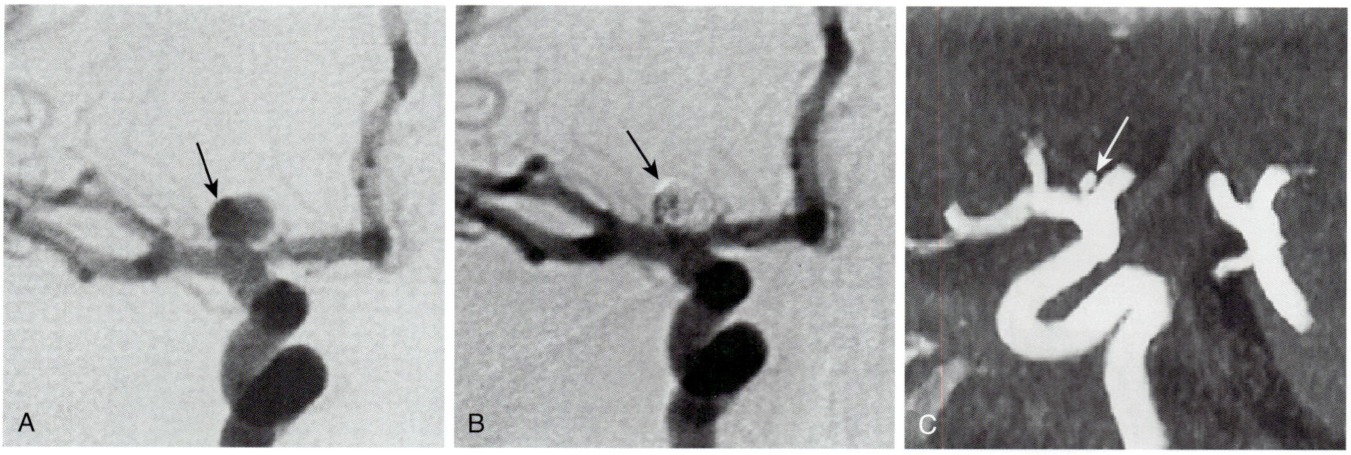

图 5-54 右侧颈动脉末端未破裂的动脉瘤。**A**. 栓塞前的动脉瘤（*箭头*）。数字减影血管造影图像，前后位观。**B**. 栓塞治疗后 4 个月时可见动脉瘤内有残余的腔（*箭头*）。**C**. MR 血管造影显示残余的腔（*箭头*）

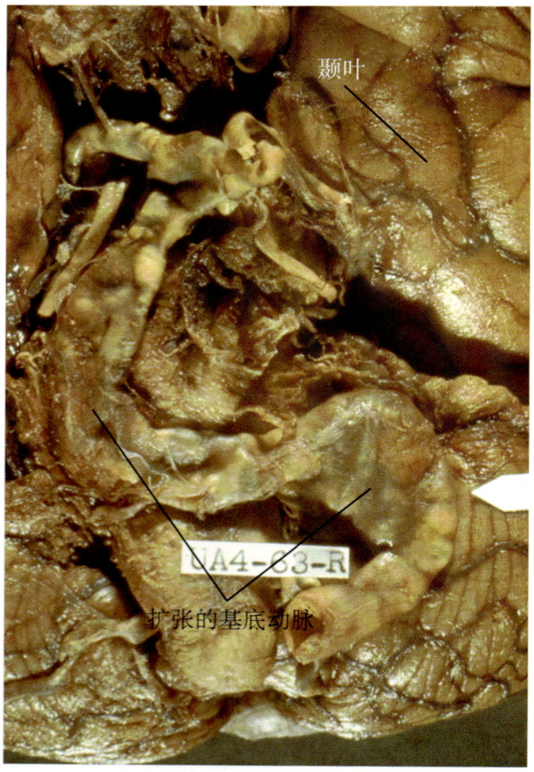

图 5-55 基底动脉扩张

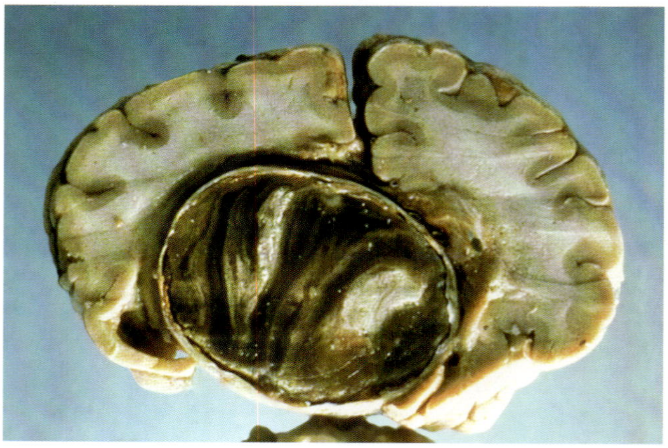

图 5-56 位于前交通动脉的直径为 6cm 的巨大动脉瘤压迫额叶，动脉瘤内中心区和周边区有广泛钙化

迫邻近的神经组织。

巨大动脉瘤

巨大动脉瘤直径常超过 25mm，约占所有颅内动脉瘤的 5%。他们很少破裂，更常表现为一种占位性病变，或自身管腔内血栓形成导致血管远端栓塞（图 5-56）。

巨大动脉瘤有些是囊状的，有些是梭形的，起自变性的基底动脉或颈内动脉。CT 平扫可见动脉瘤钙化。目前认为这类动脉瘤与浆果样动脉瘤不同，可能继发于动脉管壁的微分化过程，这种微分化伴有周期性修复和再出血。巨大动脉瘤的管壁可能较厚，瘤体外周常见层状血栓形成。注射造影剂后，由于有血栓存在，动脉瘤内可能仅有少量造影剂。MRI 可显示巨大动脉瘤的影像学特点（图 5-57）。基底动脉上的巨大动脉瘤可使脑干变形，导致继发性脑积水。海绵状动脉瘤易压迫走行在窦内的神经，包括第 3、4、6 对脑神经，三叉神经第一支和第二支，以及眼部的交感神经纤维。

颅内静脉血栓形成

皮质内单个静脉血栓形成罕见。大多数患者表现为许多支皮质静脉受累，且伴有一个或多个主要脑静脉窦发生闭塞（图 5-58）。这种情况可以是自发性的，

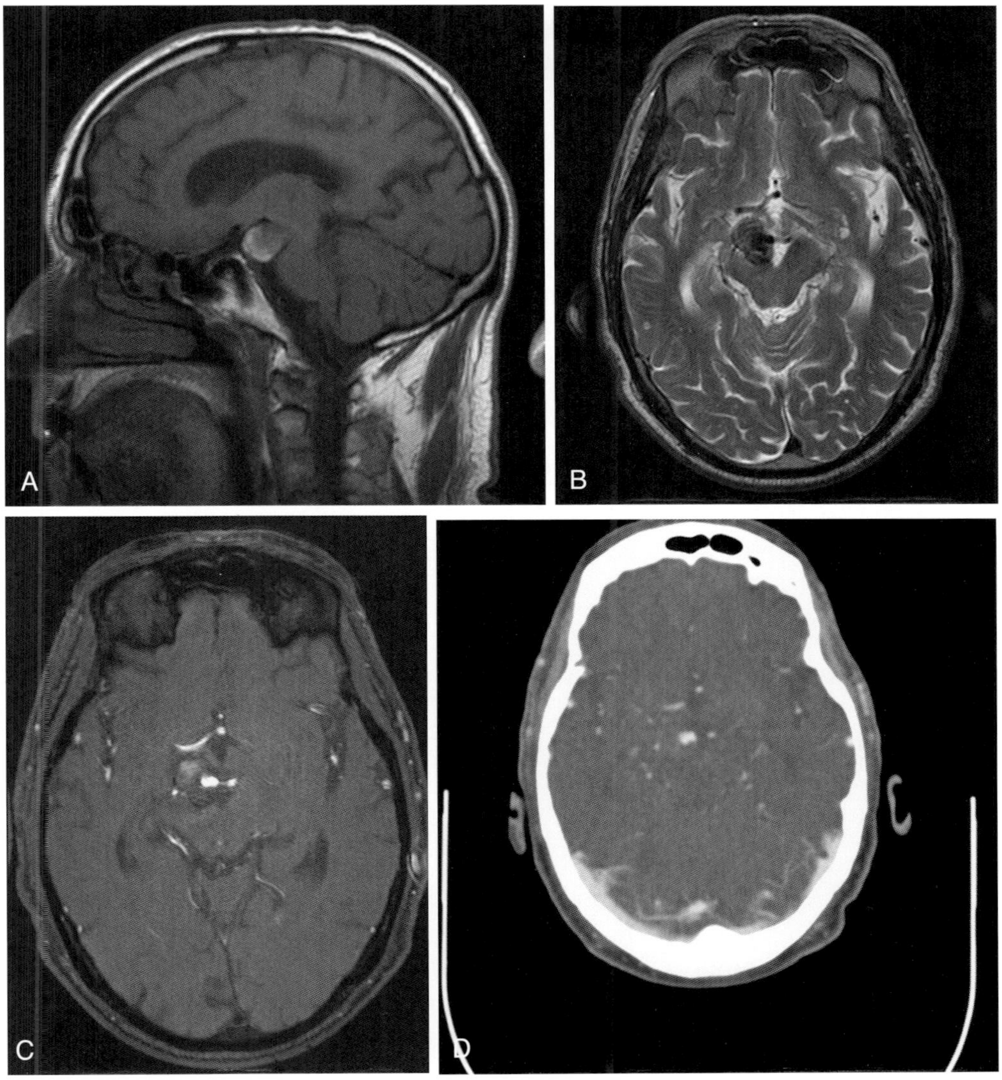

图 5-57　位于基底动脉尖处的巨大动脉瘤显示层状血栓（T2 加权像），亚急性血栓（T1 加权像），以及少许的腔内充填（CT 血管造影和 MR 血管造影像）。**A**. 冠状位 T1 加权像。**B**. 轴位 T2 加权像。**C**. MR 血管造影。**D**. CT 血管造影

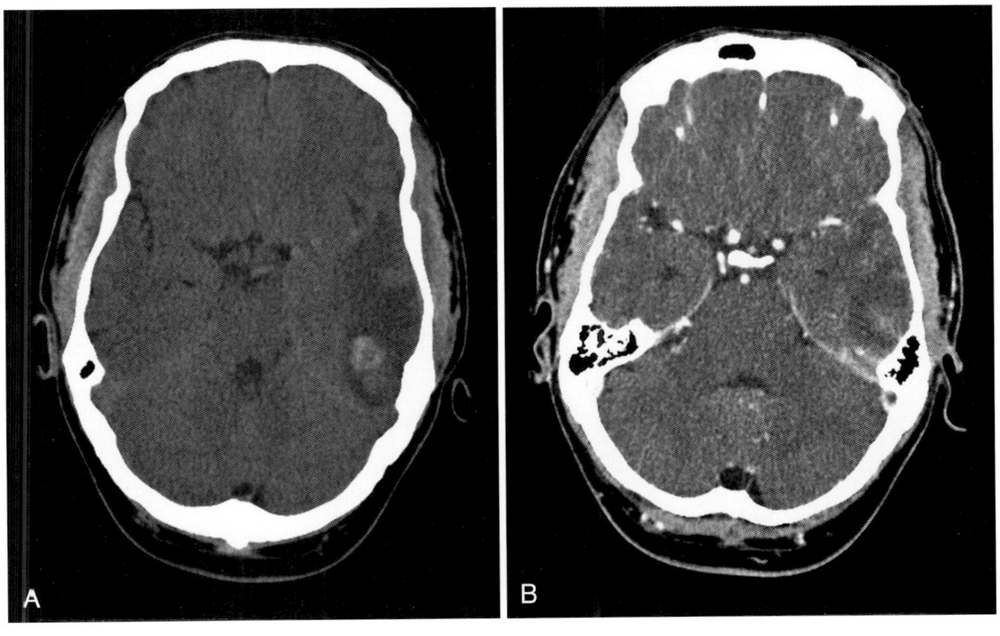

图 5-58　Labbé 闭塞的典型责任静脉分布区内见大面积脑水肿伴早期出血改变。横窦内见非闭塞性血栓（delta 征）

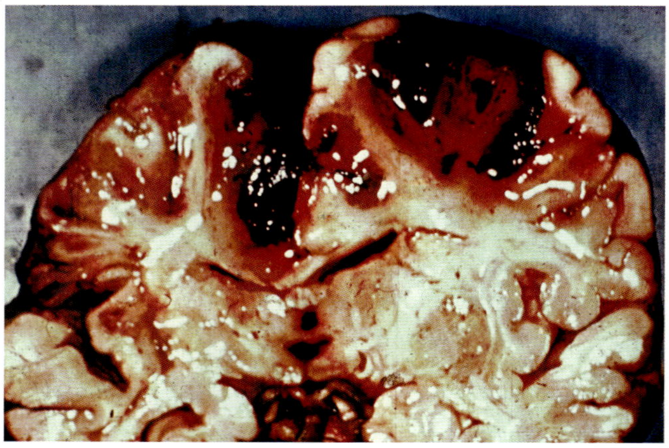

图 5-59 皮质的静脉血栓形成。皮质外侧部见明显水肿和出血

公认的危险因素包括可影响血管壁的疾病如白塞综合征、血液流变学改变、局部静脉窦的感染和怀孕或使用口服避孕药。一些有血栓形成倾向的病变(如抗凝血酶 III、蛋白 C、蛋白 S、肝素、肝素辅因子 2 的缺乏和 V 因子 Leiden 突变)均可导致颅内静脉血栓。

发生颅内静脉血栓时，大脑可有脑水肿、脑出血或出血性梗死等病理改变(图 5-59)。上矢状窦内血栓形成会引起头痛、颅内压增高和癫痫，这些特征也见于大脑深静脉血栓形成时(图 5-60)。部分患者，尤其是那些有上矢状窦血栓者，其临床症状与良性颅高压症相似。

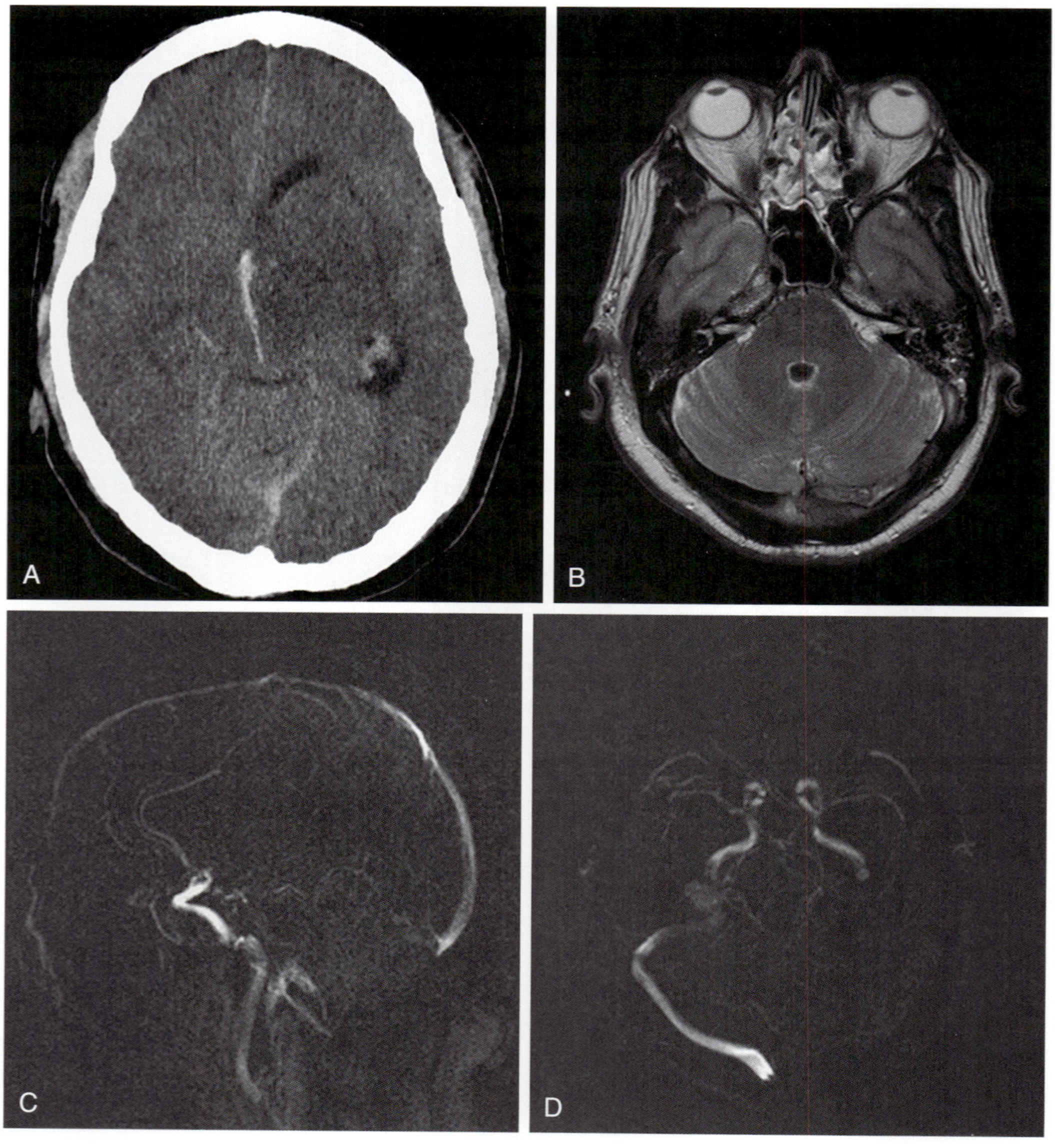

图 5-60 继发于直窦和左侧横窦血栓形成的脑深部显著水肿，同时合并出血。**A**. CT 像。**B**. MR 轴位 T2 加权像。**C** 和 **D**. MR 静脉造影

辅助检查

静脉引起的脑组织梗死在 CT 上呈低密度影，并且比动脉引起的梗死更快地出现梗死灶周围水肿效应，且梗死灶中央常有出血。

CT 平扫也可显示静脉窦内有血栓形成（图 5-61），强化后的 CT 则显示静脉窦有充盈缺损，上矢状窦后部出现三角形的充盈缺损（δ 征）是该病十分特征的表现。

MRI 和 MR 的静脉成像（MRV）是可供选择的影像检查技术，它们通常都能检出受累的静脉窦，还能显示所有脑实质的改变（图 5-62）。CT 静脉造影对显示非闭塞性的血栓也非常有用。正规的静脉造影临床现在很少采用。静脉血栓的影像学表现十分多变，经常需要同时根据 CT 和 MR 进行诊断，不应过分依赖 MRV。

大部分颅内静脉血栓形成的患者即使合并出血性梗死也还是应接受肝素化治疗，并继之使用华法林，但目前这种治疗方式仍存在争议。类固醇治疗对该病毫无价值。将溶栓药物直接注入有血栓的静脉窦以直接溶解血栓的疗效还不确定。癫痫发作在该病比较常见，一般给予对症治疗。

烟雾病

烟雾病主要见于亚洲女性。年龄较小的患者常表现为缺血性卒中，成年人则以脑出血或蛛网膜下腔出

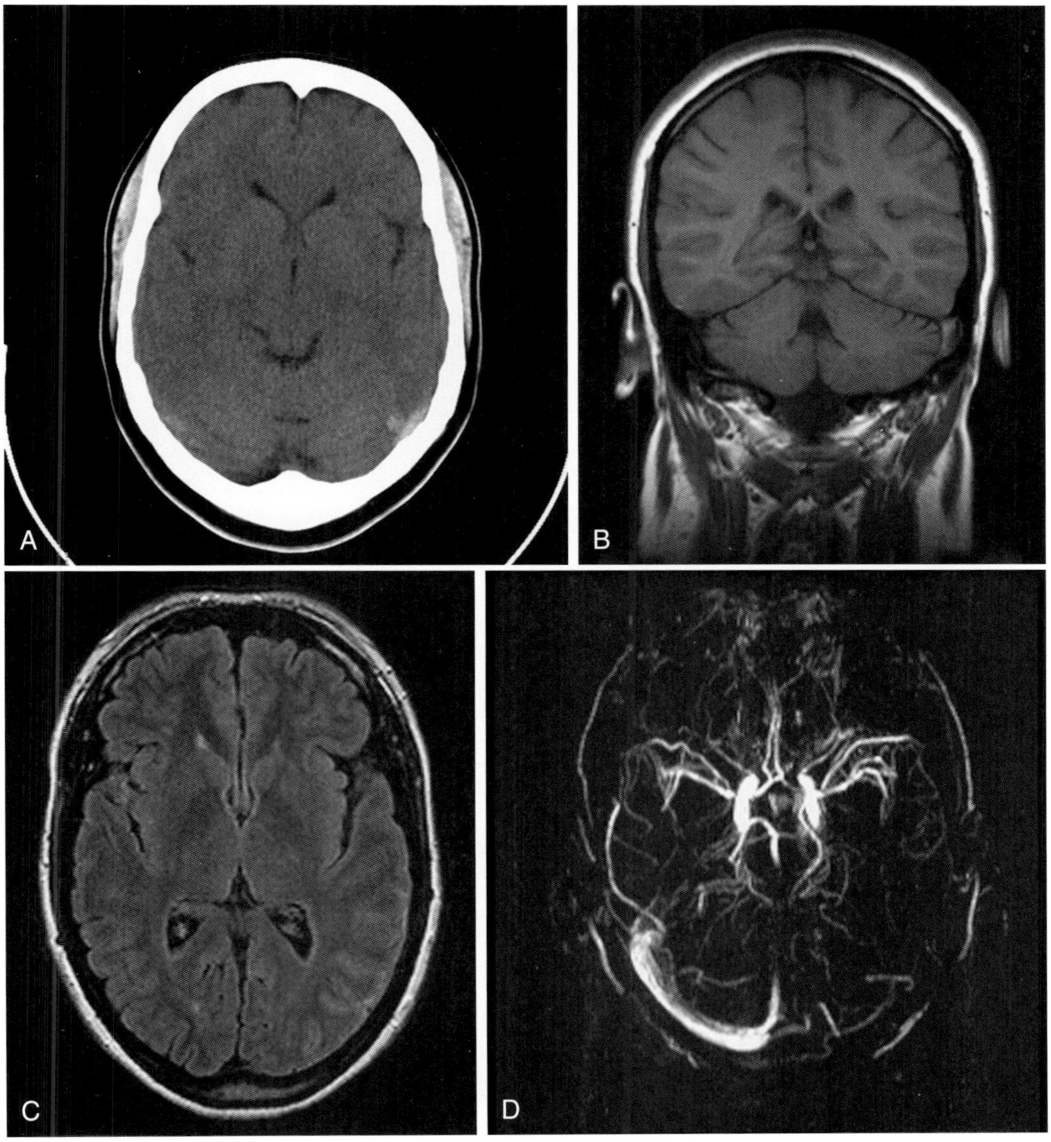

图 5-61 FLAIR 成像显示左侧横窦内高信号改变的急性血栓形成及微小的皮质肿胀和局部蛛网膜下腔出血。冠状位 T1 加权像显示伴急性血栓形成的增大的左侧横窦。MR 静脉造影显示左侧横窦内无血流通过。**A**. CT 像。**B**. MR 冠状位 T1 加权像。**C**. MR 轴位 FLAIR 成像。**D**. MR 静脉造影

血为主要表现。在颈内动脉及其主要分支的末端可发现血管狭窄、先天性发育不全或闭塞（图 5-63）。伴随这种闭塞的过程，在 Willis 环和软脑膜可出现多发的小吻合血管（图 5-64）。

MRI 通过流空影可以显示基底神经节内的侧支血管（图 5-65）。血管造影可以显示闭塞和异常吻合的血管。烟雾病的病因学尚不清楚，但在镰状细胞病的患儿中也发现有类似的血管改变。用于改善进行性脑缺血的手术治疗包括建立向一侧或双侧大脑中动脉供血的颅外和颅内引流术。手术治疗后行血管造影，可见吻合血管畅通，并且后续缺血性事件发生率明显降低，但尚没有充分的证据表明这种手术能降低后续脑出血发生的危险性。

血管内淋巴瘤

血管内淋巴瘤可使肿瘤的淋巴样细胞侵入脑动脉、静脉和毛细血管，而邻近的脑实质相对不受累（图 5-66）。典型临床表现为卒中样发作，可为受累血管处的出血性或缺血性发作。伴随表现包括神经病，脑神经病或周围神经病以及痴呆。影像学可表现为多种病理过程。该病与脑血管炎的区别可能仅在尸检时才可见。

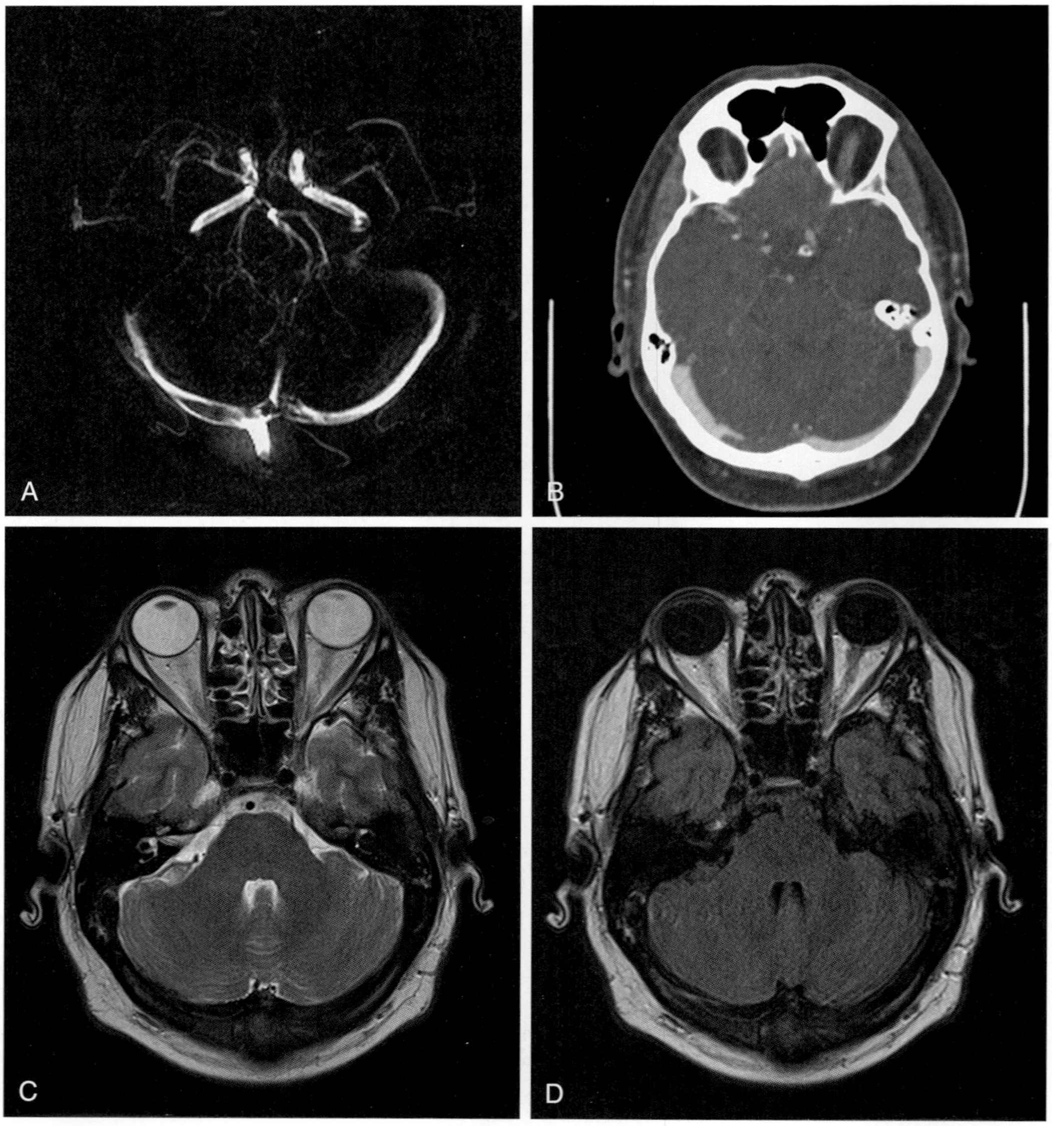

图 5-62 CT 静脉造影最适于显示血管内未造成完全闭塞的血栓。**A**. MR 静脉造影。**B**. CT 静脉造影。**C**. MR 的轴位 T2 加权像。**D**. MR 的轴位 FLAIR 成像

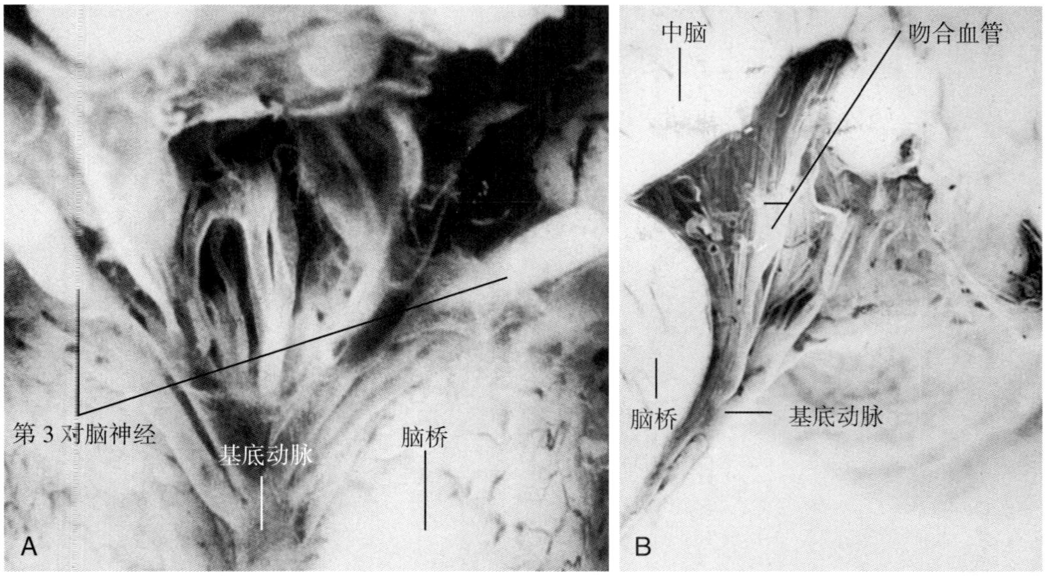

图 5-63　Moyamoya 病。基底动脉末端分为向中脑和丘脑延伸的粗大分支。**A**. 前面观。**B**. 侧面观

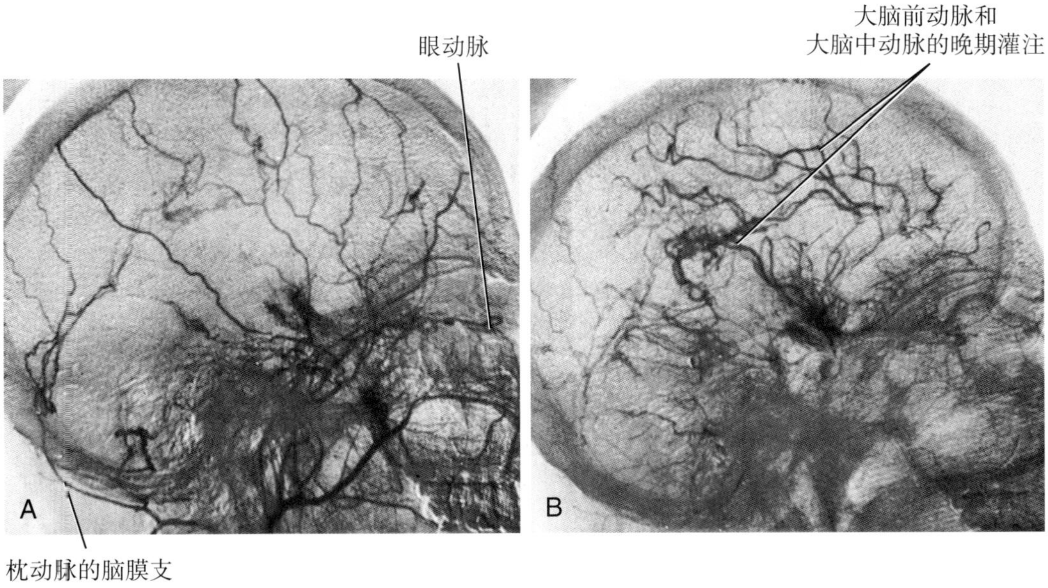

图 5-64　Moyamoya 病。疾病早期（**A**）和晚期（**B**）血管造影显示颈内动脉闭塞后颈外动脉通过扩张的脑膜支供应大脑皮质

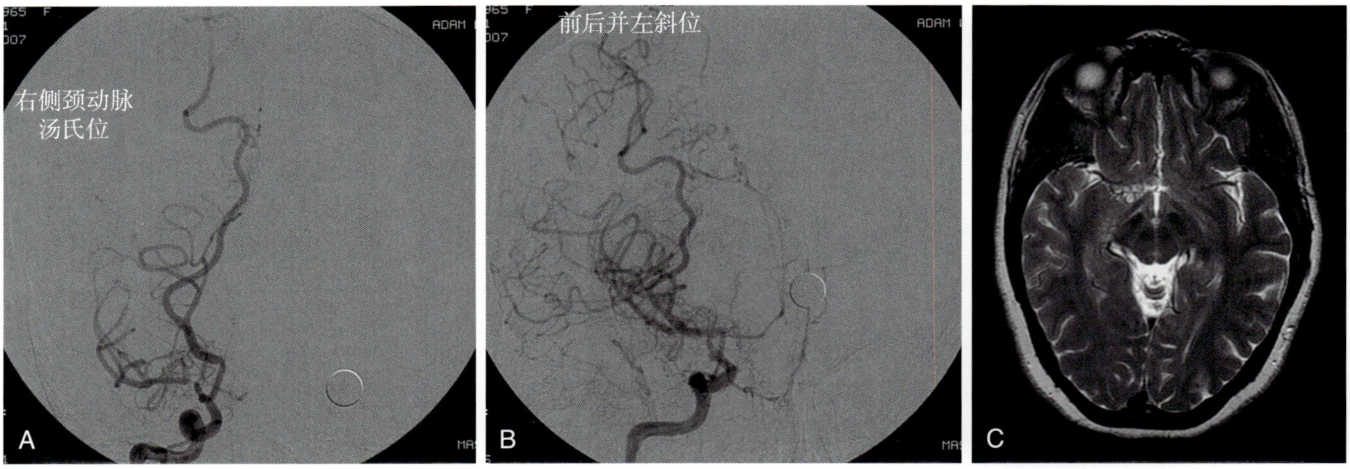

图 5-65 颈内动脉严重狭窄。**A**. 脑血管造影显示“烟雾状”改变。**B**. 斜位像显示扩张的豆状核纹状体血管。**C**. MRI 成像上显示的后循环流空效应

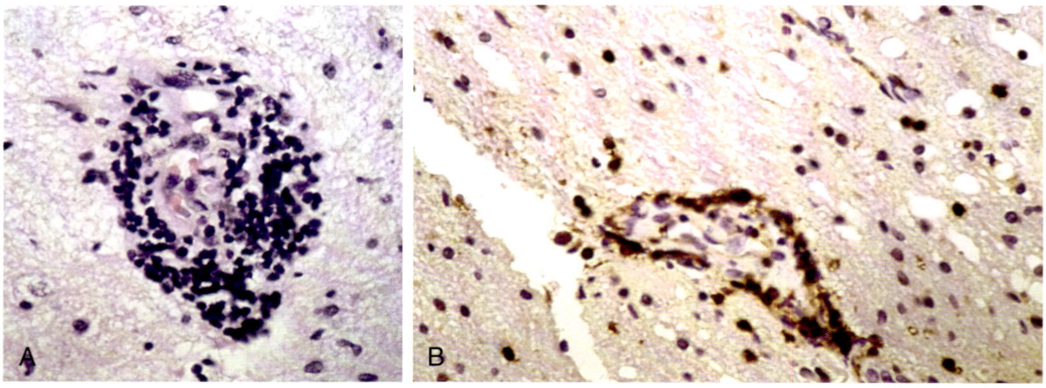

图 5-66 免疫染色显示异常血管周围有泛 -T 淋巴细胞标记物 CD3 免疫反应阳性的活性细胞，但是管腔内非典型性的大淋巴细胞的免疫反应为阴性。脑实质内散在的活性淋巴细胞亦为 CD3 免疫反应阳性 T 细胞（×400）

第六章 痴呆综合征

王 磊 冯娴慧 译

痴呆患者高级皮质功能进行性减退，出现记忆力、智力和人格障碍，最终导致日常生活不能自理。65 岁之前出现上述表现称为早发性痴呆，65 岁之后出现称为晚发性痴呆。

不论发病年龄，阿尔茨海默病约占所有痴呆病例的 60%。Lewy 痴呆越来越被认为是痴呆的常见病因，在住院痴呆病例中占比已接近 25%。多种类型的脑缺血性损害可表现为血管性痴呆，可能仅占痴呆的 10%，同时，造成痴呆的血管性损害常合并神经变性病，如阿尔茨海默病。痴呆的罕见病因包括匹克病（Pick 病）和克罗伊茨费尔特 - 雅各布病（Creutzfeldt-Jakob 病）。

可逆性痴呆指认知功能下降由明确的诱因引起。假性痴呆是针对精神异常患者而言，这些患者常因抑郁或精神分裂表现类似认知功能下降，但脑结构罕见病理改变。皮质下痴呆的患者接受新信息的能力减低。可逆性痴呆不存在高级皮质功能障碍，如失语、失认和失用。

阿尔茨海默病

阿尔茨海默病主要分五个亚型：

晚发散发性

晚发家族性

早发家族性

唐氏综合征相关性

其他神经退行性疾病相关性

上述五型中，第一种类型最常见。

早发性阿尔茨海默病已发现三种致病基因：早老素 -1，早老素 -2 和编码β- 淀粉样前体蛋白（β-amyloid precursor protein，β-APP）的基因。晚发家族性病例的主要致病基因是载脂蛋白 E（apoE）基因的 ε4 等位基因。

携带某种致病基因杂合子的个体进展为阿尔茨海默病的概率是非携带者的 3 倍，携带纯合子的个体是其 8 倍。所有致病基因均通过影响 β- 淀粉样蛋白起作用。尽管 ApoE ε4 等位基因与晚发家族性阿尔茨海默病有关，但仍有 42%~68% 的患者并未携带，这表明晚发性阿尔茨海默病为一种多基因病。

宏观表现

皮质及皮质下白质容积减少，同时脑沟变深、侧脑室扩大。额叶、顶叶、（尤其是）颞叶内侧萎缩明显。枕叶相对不受影响（图 6-1）。皮质变薄不明显（但形态测量提示皮质容积减少），神经元丢失和轴突脱髓鞘引起的白质萎缩均可导致脑回缩窄。

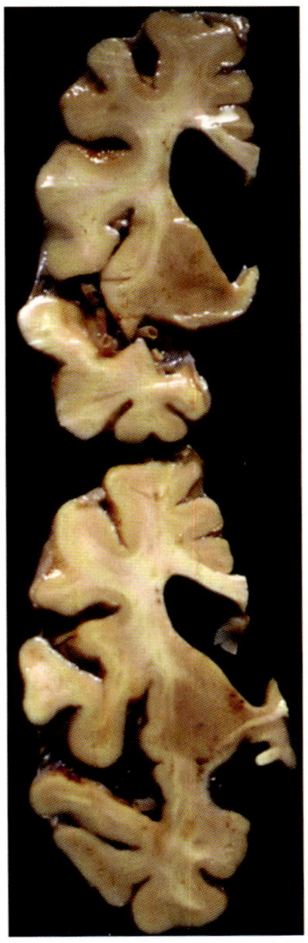

图 6-1 阿尔茨海默病。脑回中度到重度萎缩，伴脑回变窄，脑沟变宽，还有反映白质纤维丢失的脑室显著扩大

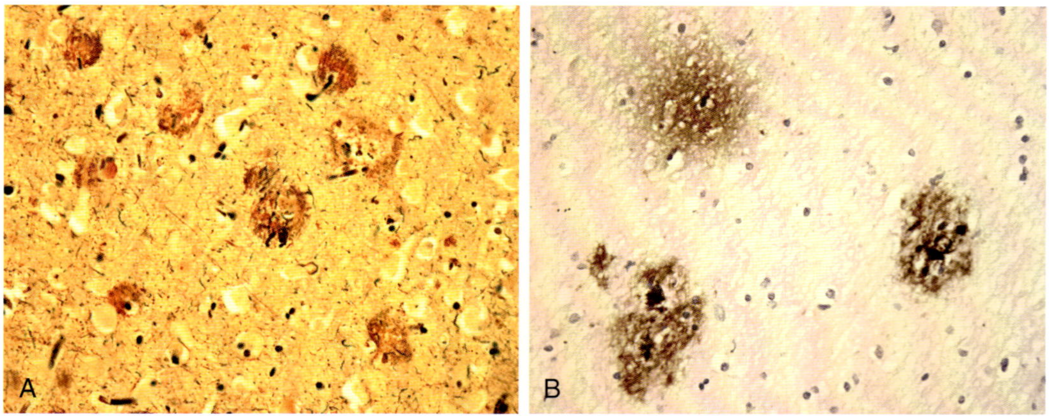

图 6-2 **A**. 显微镜下见几个老年斑，包括神经炎性斑（Bielschowsky 银染法）。**B**. β- 淀粉样蛋白免疫组化染色显示的老年斑

微观表现

皮质内神经元丢失，伴相应的弥漫性胶质细胞增生。球形包涵体主要见于星形胶质细胞内（即淀粉样小体），但不具特异性，它的出现反映存在慢性神经胶质增生。

老年斑广泛存在于阿尔茨海默病患者萎缩的大脑皮质中，也可少量存在于临床表现正常的老年人皮质内。老年斑最早出现在颞叶内侧，该处的数量也最多。老年斑内的淀粉样蛋白，主要由 β- 淀粉样前体蛋白降解产生的 AB 肽组成。老年斑可分为弥漫性、未分化性、典型性（即成熟性），或神经炎性和耗竭性（终末期），但与阿尔茨海默病最相关的是弥漫性或神经炎性老年斑。认知功能正常的老年人脑内可有大量的弥漫性老年斑，而痴呆与神经炎性老年斑密切相关（图 6-2）。绝大多数的神经炎性老年斑包含 tau 蛋白免疫反应阳性的营养不良的轴突。

神经元纤维缠结是神经元内的丝状包涵体，主要存在于大神经元内，特别是额叶、颞叶前部内侧、海马和杏仁核的神经元中。这种缠结由胞质内银染呈深色且为双股螺旋形的细丝组成（图 6-3）。细丝的主要成分是微管结合蛋白即 tau 蛋白。

异常轴突包括与老年斑形成相关的功能不良轴突和嗜中性粒细胞性轴突。两者均 tau 蛋白免疫反应阳性。阿尔茨海默病患者海马锥体神经元的颗粒空泡变性较年龄匹配的正常对照组更常见。淀粉样蛋白沉积见于大脑和小脑皮质的动脉和小动脉内，也见于大量病例的软脑膜中（刚果红血管病即脑淀粉样血管病）。

上述病理表现均伴有许多化学改变，如乙酰胆碱转移酶和乙酰胆碱酯酶的大量消耗，特别是在颞叶的皮质，还伴去甲肾上腺素能和 5- 羟色胺能神经元的活性改变。

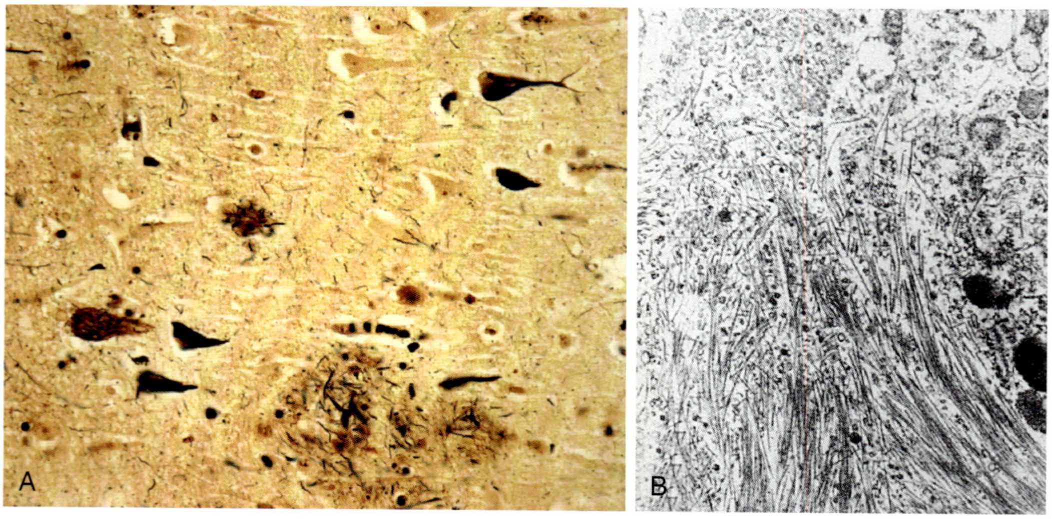

图 6-3 阿尔茨海默病。**A**. 神经原纤维缠结（Bielschowsky 染色）。**B**. 电镜照片显示的神经元纤维缠结的一部分（×3 000）

临床表现

阿尔茨海默病的临床特征包括记忆、语言障碍和视空间功能受损。轻度认知功能障碍被认为是阿尔茨海默病的前兆，但其具有异质性，还包含认知损伤与心理因素相关而不是与器质性因素相关的患者，而且很多轻度认知功能障碍的患者并不会进展为临床痴呆。

阿尔茨海默病患者的主要记忆缺失表现为严重的记忆存储障碍及快速遗忘已学过的知识。其他的临床表现包括焦虑、妄想、幻觉和多动。患者人格也可发生改变，表现为脱抑制和对已建立的情感关系反应迟钝。许多痴呆患者有抑郁表现，且抗抑郁治疗不能改善认知功能障碍。

辅助检查

CT 扫描常是首选检查，主要用于排除其他病理变化，而非用于明确存在可能与阿尔兹海默病相关的特征性影像改变。CT 仅在少数情况下能确定痴呆综合征的可逆性病因。某些影像学特征并不能用以确定痴呆的程度。皮质萎缩程度测定和心理测验评估之间的关联性也较差。尽管脑室扩张的最佳评定指数仍存在分歧，但脑室体积测定与痴呆程度的关联性较好。定期行头部 CT 扫描可以提供脑室进行性扩大的依据（图 6-4）。

磁共振较 CT 能够提供更多的具体信息。磁共振成像显示海马结构和海马旁回容积减少可以预测阿尔茨海默病的进展。颞叶内侧萎缩与阿尔茨海默病患者的神经心理表现有关（图 6-5）。胼胝体萎缩是阿尔茨海默病的显著特点，痴呆的严重程度主要与胼胝体吻侧和中间部分的萎缩相关。

使用单光子发射断层成像技术（SPECT）研究局部脑血流量对阿尔茨海默病的诊断价值有限。颞叶后部和顶叶内侧的血流量与痴呆的程度相关，随访发现这些部位的血流量进行性下降（图 6-6）。

正电子发射断层（PET）扫描表明在阿尔茨海默病早期，主要在顶叶和颞叶出现氧利用和葡萄糖主动摄取的双重减少，之后额叶也受累。用 ^{18}F 脱氧葡萄糖标记的 PET 检查测得的代谢减低可预测阿尔茨海默病的认知减退情况。

多种脑脊液标志物已被用以诊断阿尔茨海默病。与对照组相比，阿尔茨海默病患者的脑脊液中 tau 蛋白水平较高，而 β- 淀粉样蛋白水平较低。另外，阿尔茨海默病患者脑脊液的神经纤维蛋白水平趋于增高。

治疗

已证实胆碱酯酶抑制剂对阿尔茨海默病有一定的治疗作用，可使用的药物包括多奈哌齐、利斯的明和加兰他敏。经胆碱酯酶抑制剂治疗的患者在全脑功能和一些认知功能测试方面有明显提高，但其认知功能仍不可避免地进行性下降。

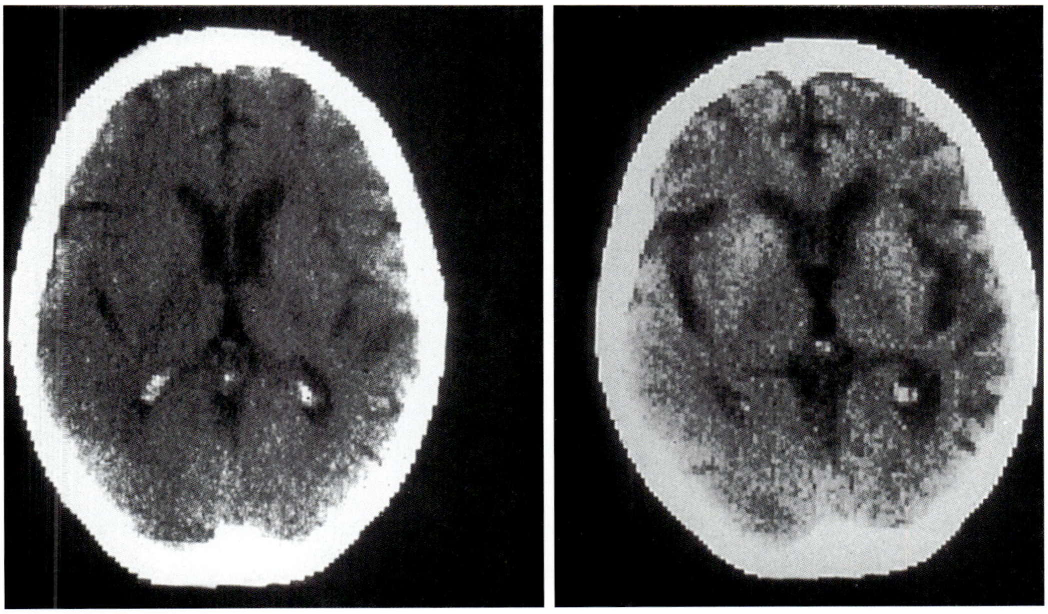

图 6-4 阿尔茨海默病。超过 2 年的定期 CT 扫描显示大脑皮质萎缩和脑室扩大均进行性加重

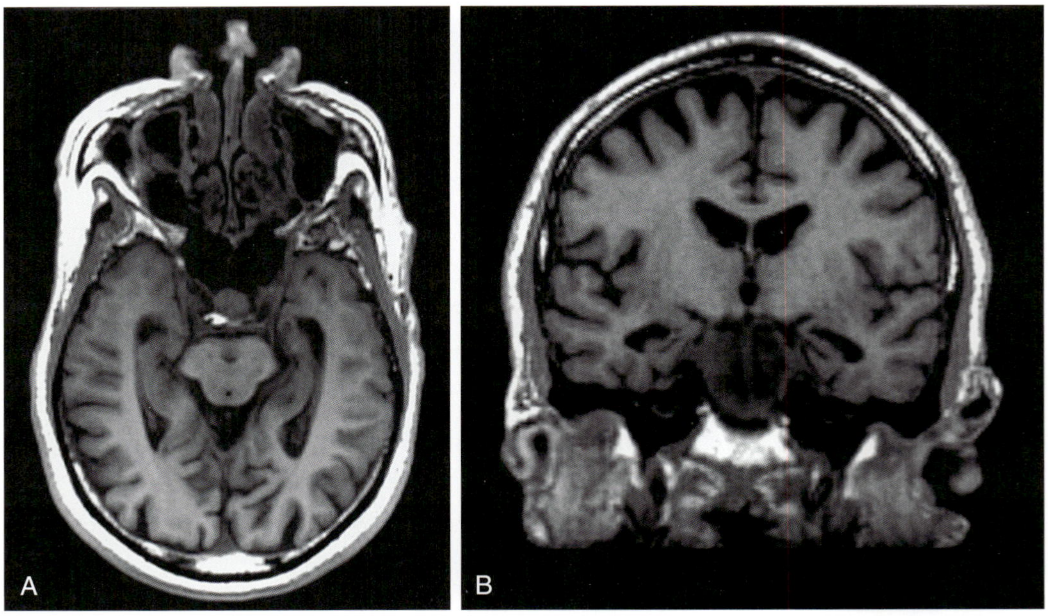

图 6-5 阿尔茨海默病。MRI 轴位（**A**）和冠状位（**B**）T1 加权像显示海马萎缩

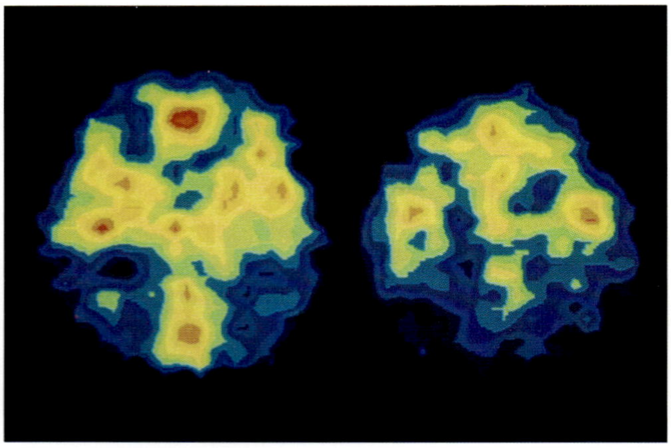

图 6-6 阿尔茨海默病。SPECT 扫描显示颞顶叶血流减少

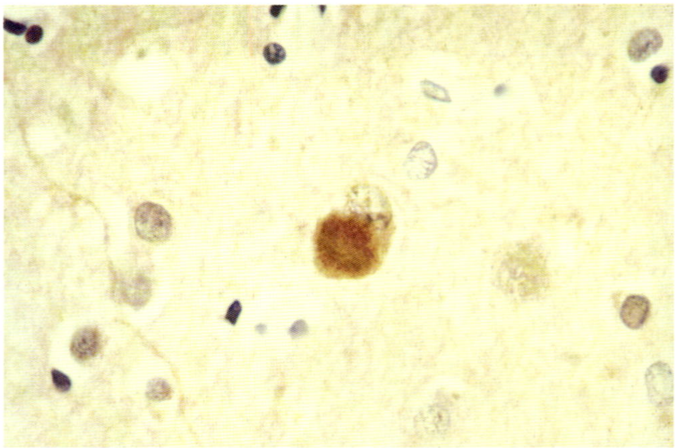

图 6-7 皮质路易体病。包含路易小体的皮质神经元（免疫过氧化物酶，泛素，苏木紫染色）

路易体痴呆

路易体（Lewy body）痴呆越来越被认为是痴呆的一大类原因，它包括两种类型，皮质路易体病和广泛性路易体病。许多路易体痴呆的病理改变包括见于阿尔茨海默病的那些改变，特别是老年斑（神经纤维缠结可能在路易体痴呆患者中不表现）。路易体痴呆除了有痴呆表现外，其认知损害还具有显著的波动性，并且有视幻觉。患者常频繁跌倒，还常对镇静药物过度敏感。路易体痴呆的临床诊断困难，许多患者经尸检才最终确诊。

该病脑干的病理改变类似帕金森病。路易小体主要存在于大脑皮质，特别是皮质深部的小神经元内（图 6-7）。

额颞叶痴呆与脑叶萎缩

额颞叶痴呆曾被认为是匹克病，但它其实是另一种疾病，临床特征与匹克病相似，而病理改变不同。额叶功能障碍明显，表现为社交行为和人格的改变及判断力和自知力受损。语言减少，最终可发展为缄默。可出现各种行为障碍，包括易激惹的抑郁状态和过度饮酒。可有锥体外系受损的体征及额叶功能脱抑制的表现。这类疾病包括：

病理可见 tau 蛋白的额颞叶变性（frontotemporal lobar degeneration, FTLD）

匹克病

家族性 tau 蛋白病

仅有泛素免疫反应性改变的 FTLD
合并运动神经元病的 FTLD
伴有神经丝包涵体的 FTLD

病理可见 tau 蛋白的额颞叶变性

这类疾病包括匹克病和伴帕金森综合征的家族性额颞叶痴呆（见第 7 章）。

匹克病

匹克病罕见，是散发性或常染色体遗传的家族性疾病，通常 60 多岁时起病。萎缩主要发生在额颞叶，典型者可见“刀缘”样脑回（图 6-8）。

主要的镜下改变是可见匹克小体，它是一种存在于神经细胞内的包涵体，可经银染法染出（图 6-9）。匹克小体见于锥体细胞和海马的锯齿状颗粒细胞及受累的皮质内，小体中可见 tau 蛋白，但这种 tau 蛋白与其他 tau 蛋白病中的不一样。受累区域的神经元大量丢失，同时星型胶质细胞增生，还可见肿胀的神经元，这种神经元也可经银染法染出。

该病的临床表现包括伴不恰当行为的情绪和人格改变。随后出现记忆、智力和视空间功能障碍。许多患者还会持续重复特定单词或短语。

影像检查可显示萎缩的分布（图 6-10）。SPECT 检查显示大脑半球前部血流减少（图 6-11）。

家族性 tau 蛋白病

与 17 号染色体病变相关的额颞叶变性和帕金森综合征将在第 7 章中讨论。

仅有泛素免疫反应性改变的额颞叶变性

仅有泛素免疫反应性改变的额颞叶变性患者具有额颞叶痴呆的临床特征。神经元严重缺失，代之以肿

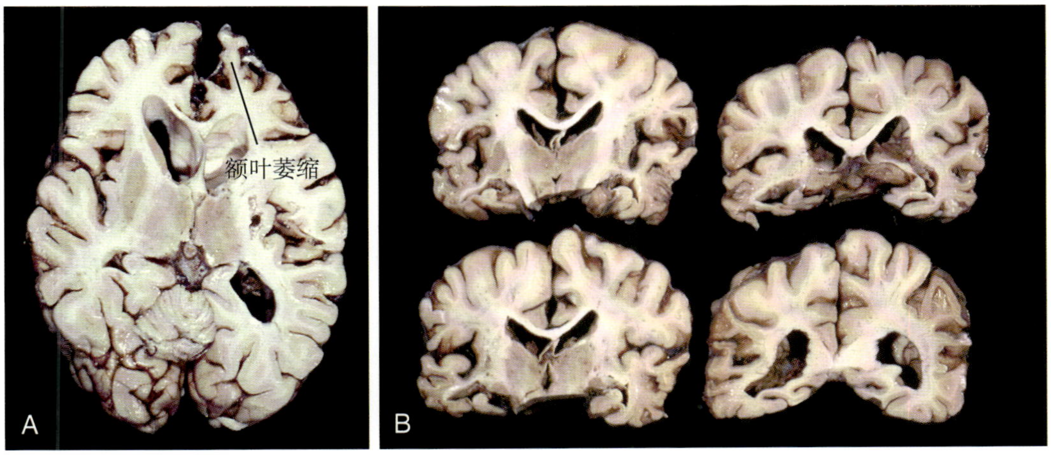

图 6-8　匹克病。**A**. 轴位切片，额叶脑回严重萎缩。**B**. 4 个冠状位切片，显示形成“刀缘”样脑回的颞叶萎缩

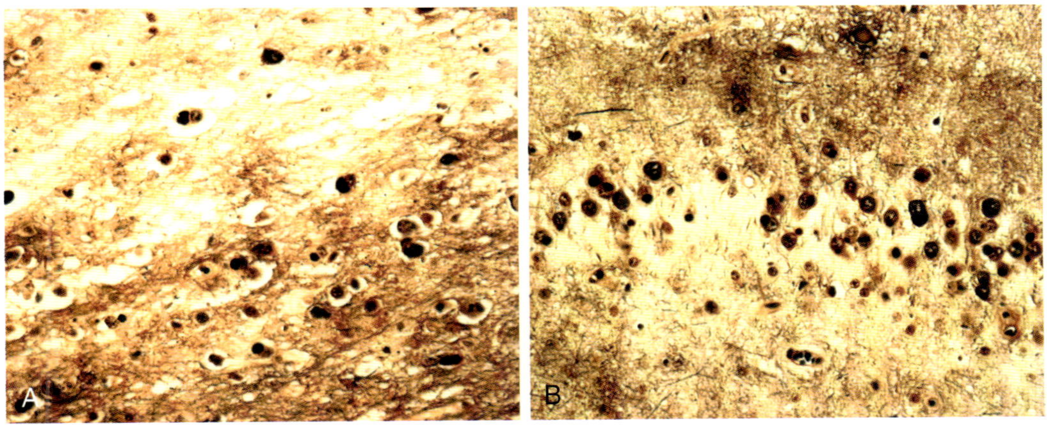

图 6-9　匹克病。皮质神经元和海马齿状回神经元内的匹克小体（Bielschowsky 染色）

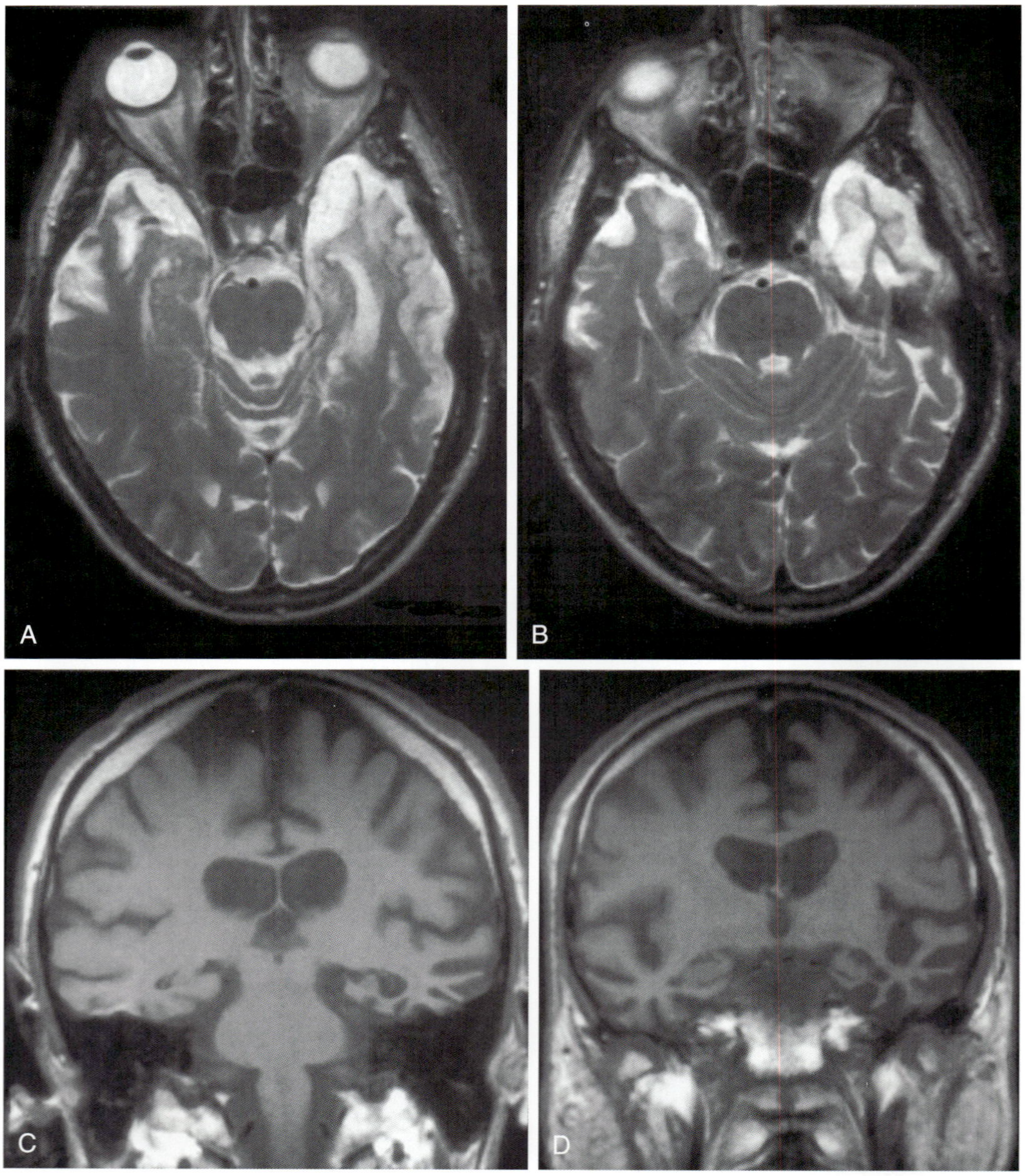

图 6-10 匹克病。轴位 T2 加权像（**A** 和 **B**）和冠状位 T1 加权像（**C** 和 **D**）

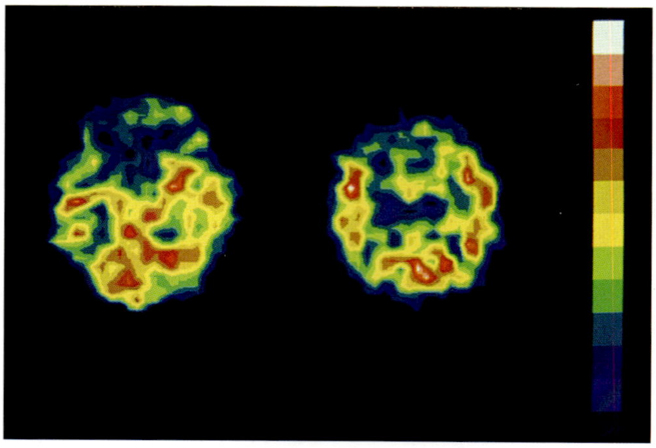

图 6-11 匹克病。SPECT 扫描显示大脑半球前部的血流减少

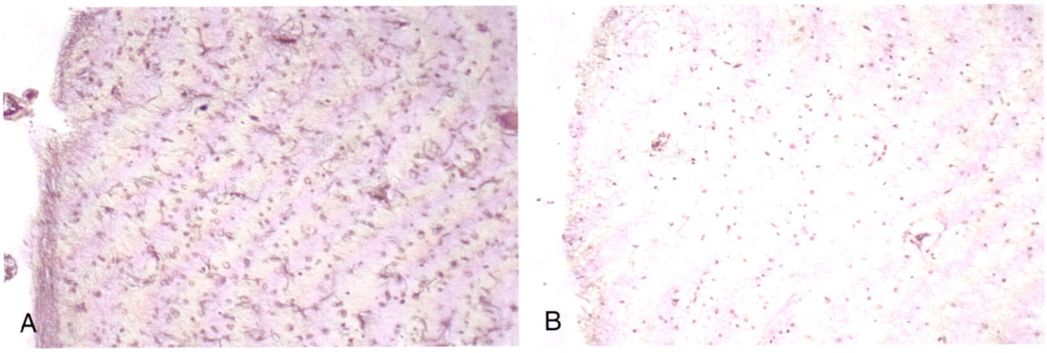

图 6-12 额颞叶痴呆。**A**. 皮质内胶质细胞轻至中度增生（HE 染色，×100）。**B**. 细胞水肿改变（磷钨酸苏木精，×100）

胀的神经元，严重病例的脑组织呈海绵状（图 6-12）。该病的神经元包涵体和与运动神经元病有关的额颞叶痴呆患者中的神经元包涵体相同，均泛素免疫反应阳性（图 6-13）。

其他额颞叶变性包括与运动神经元病相关的额颞叶变性和伴有神经微丝包涵体的额颞叶变性。

额颞叶痴呆分几种临床类型，已命名的有额叶变异型 FTD，还有语义性痴呆，表现为对单词记忆力的丧失、理解力受损、词义替换和以进展性非流利性失语为特征的原发性进行性失语。

动脉硬化性痴呆

动脉硬化性痴呆或血管性痴呆的诊断标准有一定的局限性。两者潜在的病理学基础并不一致。一些患者有广泛的小血管病，另一些患者有与大血管病相关的多发性梗死，还有一些患者是因全脑灌注不足导致痴呆。同时，大脑的血管改变可与其他病理改变共存，例如可合并阿尔茨海默病的病理变化。某些临床特征可能提示该病，但神经影像学检查对诊断至关重要。

该病的典型特点是患者多有卒中样事件的病史，认知功能突然加重或呈阶梯样恶化，还可伴有局灶性神经功能缺失的症状或体征，行走时常出现共济失调，尤以夜间为著。多种评分可帮助诊断（例如 Hachinski 缺血量表），但易导致误诊。血管性痴呆可能占全部痴呆病例的 10%。

一些小血管病（皮质下动脉硬化性脑病，Binswanger 病）的小动脉和微动脉发生玻璃样变性，导致深部白质疏松，尤其是额叶和颞叶白质，这些疾病还常合并腔隙性梗死，多见于基底节、丘脑和脑桥。此外，还有一些患者的大脑皮质呈颗粒性萎缩，由皮质内广泛性微小梗死所致。

较大的梗死即使多发，也很少引起全脑的认知功能减退。全脑灌注不足易导致分水岭脑梗死，常伴有海马的缺血性损害。

影像检查

CT 和 MRI 可显示多发性脑梗死或弥漫性白质病变（图 6-14）。SPECT 或 PET 可帮助区分多发脑梗死性痴呆与阿尔茨海默病。前者的大脑半球可见斑片状血流减少（图 6-15）。后者用 ^{18}F 脱氧葡萄糖标记进行扫描可评价脑内新陈代谢的程度，可见皮质和皮质下的新陈代谢活动不对称。

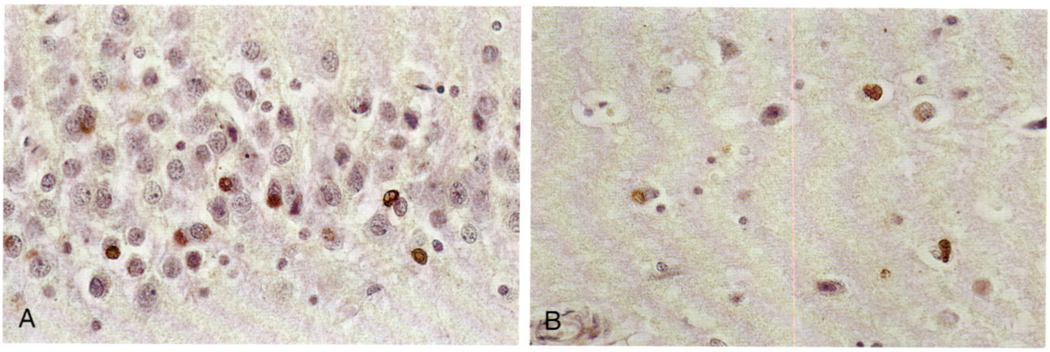

图 6-13 泛素免疫反应阳性的额颞叶痴呆。海马齿状回颗粒细胞中含有泛素化细胞质内包涵体

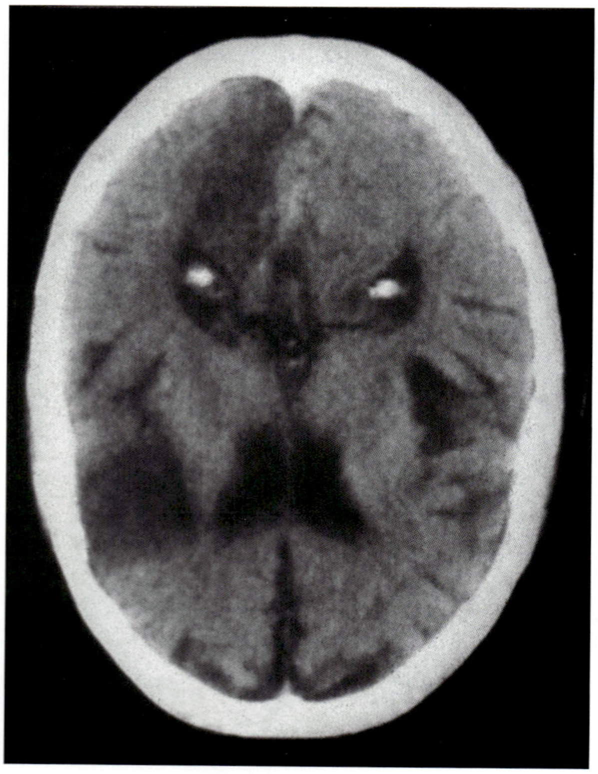

图 6-14 多发梗死性痴呆。CT 扫描

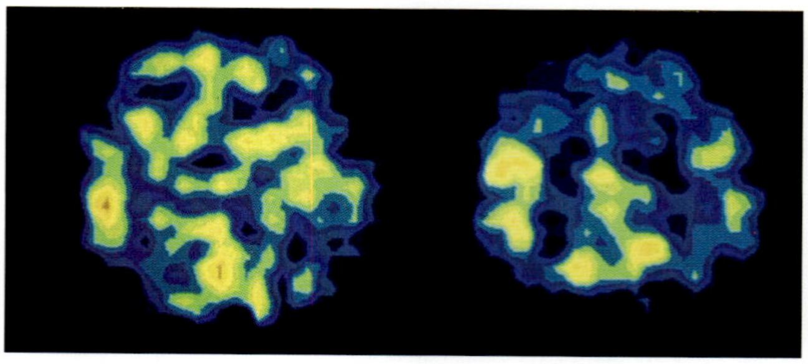

图 6-15 多发梗死性痴呆。SPECT 显示双侧大脑半球斑片状血流减少

第七章

锥体外系疾病

尹世敏　汪文静　译

帕金森病

Parkinson 病（帕金森病）的特点包括运动迟缓、静止性震颤、齿轮样肌强直及姿势反射障碍。即使使用上述诊断标准，还是有多达 20% 的患者仅在死后尸检时才发现一些其他与帕金森病相关的病理改变。如果采用更严格的诊断标准，包括不对称发病和缺乏非典型特征，预测帕金森病的准确度可提高至 90%，但仍有 1/3 的患者不能确诊，其最终经病理学证实为帕金森病（框 7-1）。

特发性帕金森病的特定病理改变集中在黑质、蓝斑和位于前脑背部的 Meynert 基底核（nbM）。尸检可见黑质内至少 50% 的黑色素神经细胞丢失，致密层中央部丢失最多（图 7-1 和图 7-2）。在蓝斑和 nbM 内也有类似神经细胞的丢失。在受累的脑干着色核团内，神经元的丢失将胞质内的神经黑素释放到神经毡内，其中一些由巨噬细胞吞噬，最终导致尸检时脑干核团严重脱色。伴随这些变化，不可避免地会出现一种特征性细胞质包涵体，即 Lewy 小体（路易小体）（图 7-3）。路易小体主要由神经元特异性蛋白即 α-突触核蛋白组成，可单独或多个存在于受累的黑质、蓝斑、迷走神经背运动核和 nbM 的神经元中。

框 7-1　帕金森综合征临床分类

- 特发性帕金森病
- 症状性帕金森综合征
  - 脑炎后
  - 药物引起
  - 毒物
  - 外伤
  - 动脉硬化
  - 正常颅压性脑积水
- 神经变性病的一部分
  - 多系统萎缩
  - 进行性核上性麻痹
  - 皮质基底节变性
  - 皮质路易体病

给予 1-甲基-4-苯基-1,2,3,6-四氢吡啶（MPTP），人体会产生与帕金森病十分相似的临床症状和病理表现。人们通过研究灵长类动物帕金森病模型，深入细致地分析了这种病理过程。与对照组相比，经 MPTP 处理的动物的黑质在低倍镜下显示致密层神经元弥漫性丢失（图 7-4）；在高倍镜下见细胞皱缩和胶质细胞增生明显（图 7-5）。致密部神经元细胞质丢失，尼氏染色阴性（图 7-6）。动物模型的这些病理变化和帕金森病差异明显。在帕金森病患者体内，可见细胞质颗粒肿胀，还可见路易小体，这是一种在接受 MPTP 注射的动物或人体内证实确实存在的包涵体。另一方面，PET 扫描已证实动物模型内的新陈代谢变化与特发性帕金森病患者体内的类似（图 7-7）。

5%～10% 的帕金森病患者其家族中有一位患此病的亲属。帕金森病可呈常染色体显性遗传，也可呈常染色体隐性遗传。α-突触核蛋白基因突变已被认为是常染色体显性遗传性帕金森病的病因。常染色体隐性遗传性帕金森病（AR-JP）的致病基因被命名为 *parkin* 基因。*parkin* 基因具有多种突变形式，其中一些可导致晚发性帕金森病（图 7-8）。AR-JP 的临床特征包括 40 岁前发病和显著的肌张力障碍。其他帕金森病的变异型包括以震颤为主的类型，可伴有与晚发性散发性帕金森病类似的特点。

临床表现

帕金森病的典型特点是运动迟缓、肌强直和震颤。通常，发病初期的症状不对称，面部症状的不对称与四肢受累的不对称类似（图 7-9）。患者言语少、眨眼少和淡漠等面部表现常提示患帕金森病（图 7-10）。患者可驼背（图 7-11）。眼部症状包括向上凝视和眼球会聚障碍、眼球随意运动不协调和交替凝视时易眨眼。患者常诉这些会给其日常生活造成困扰，如吃饭和穿衣。他们的字写得越来越小（写字过小

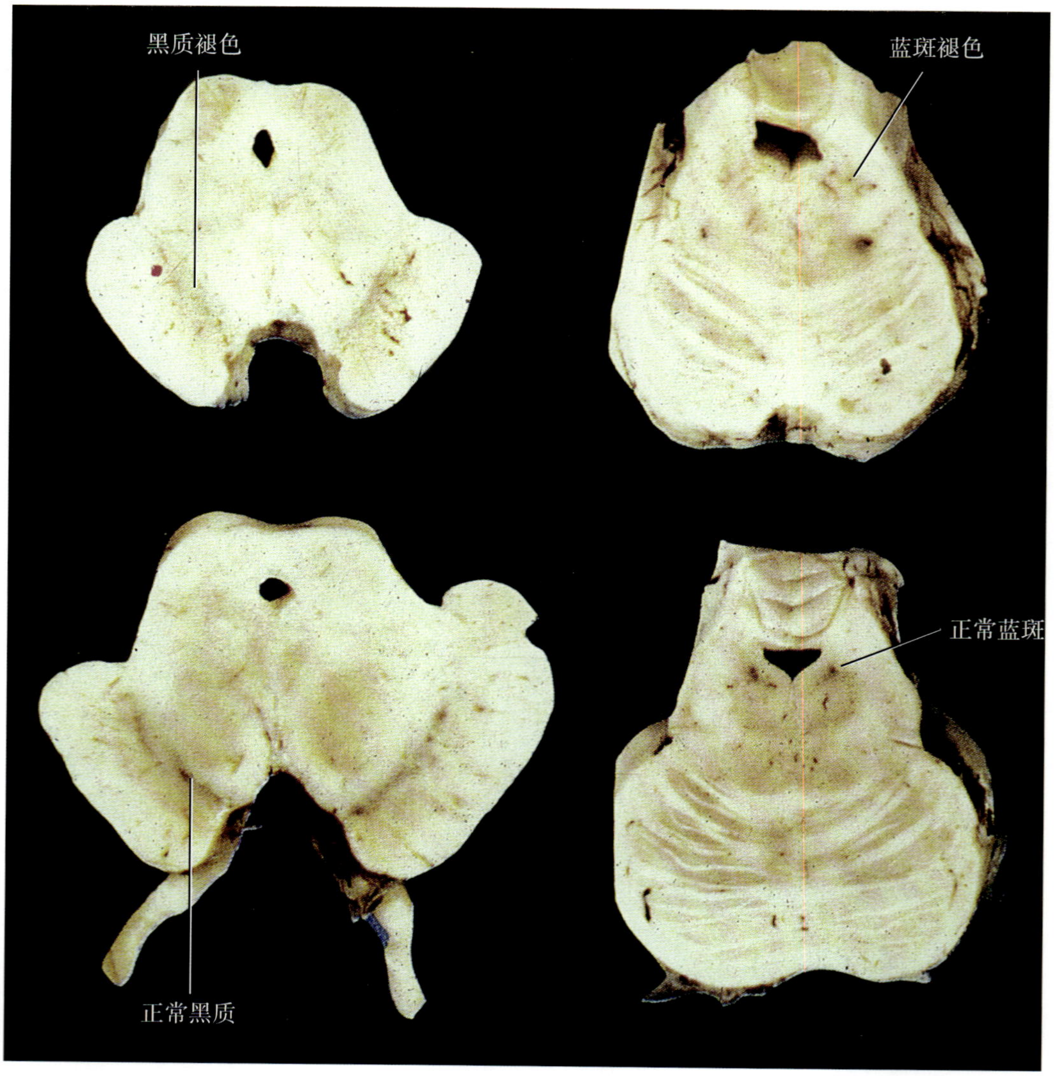

图 7-1 帕金森病。黑质褪色（左上）和蓝斑褪色（右上）。正常黑质和蓝斑（下）

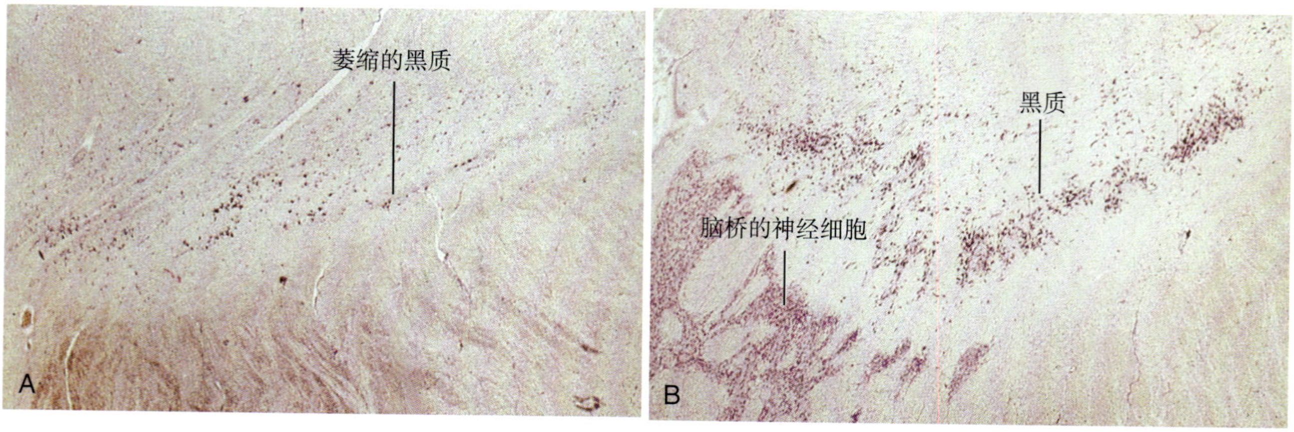

图 7-2 帕金森病。**A**. 萎缩的黑质；**B**. 正常的黑质（尼氏染色，×15）

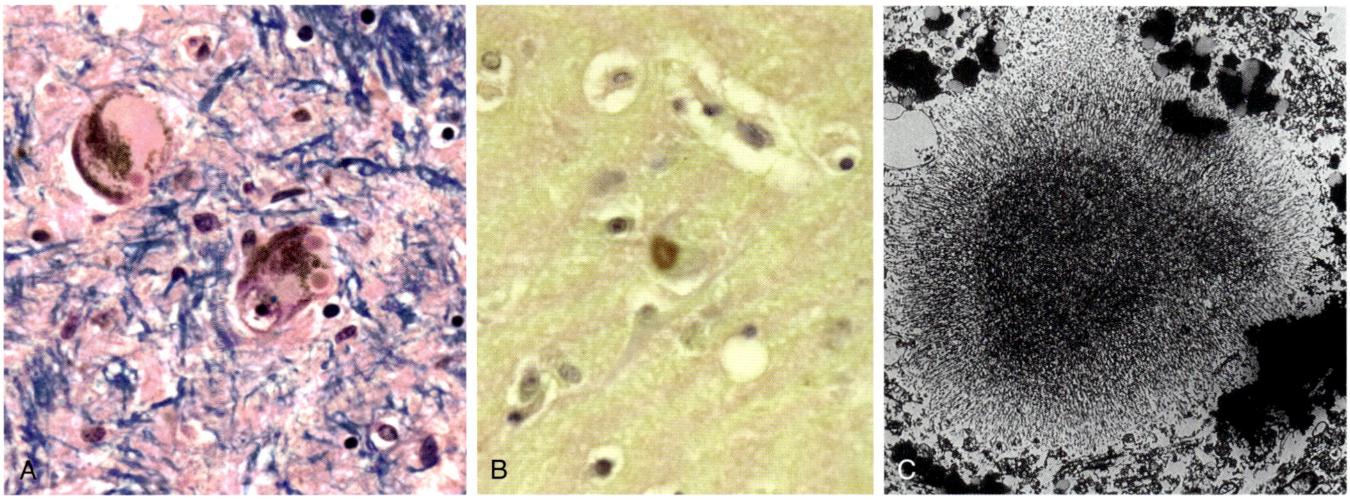

图 7-3　帕金森病。**A**. 内含路易小体的小黑质细胞（Luxol fast blue, HE 染色）。**B**. 含路易小体神经元的 α- 突触核蛋白免疫组化染色。**C**. 电镜显示的黑质内的路易小体

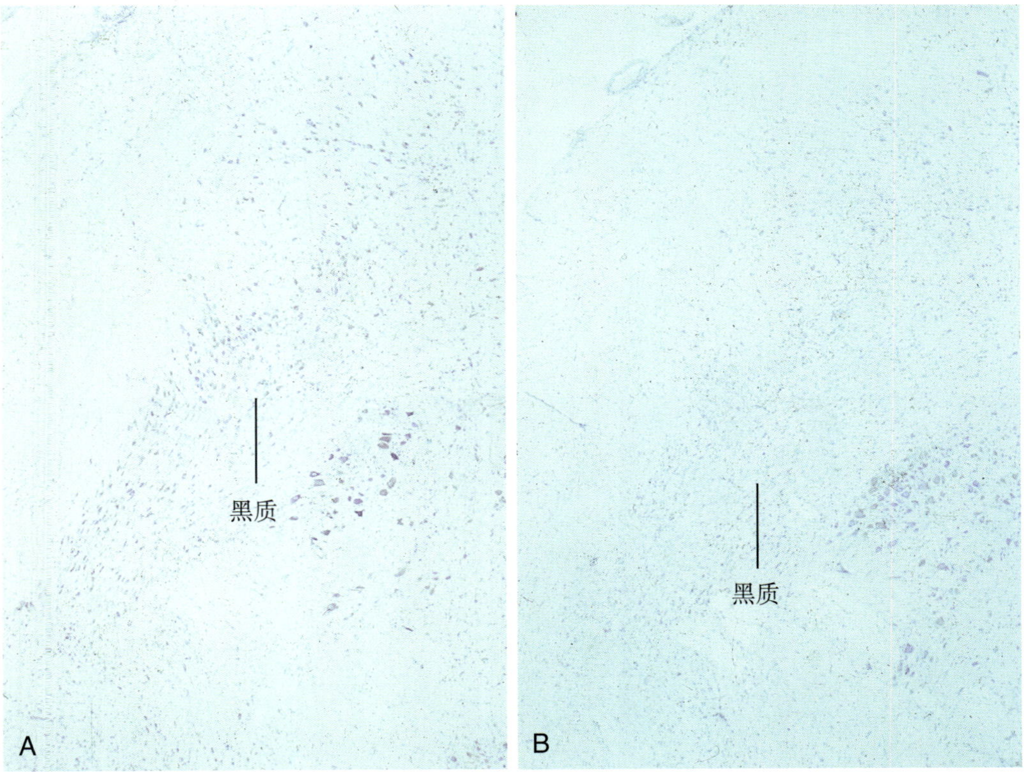

图 7-4　**A**. 对照动物经中脑的冠状切面显示的黑质。**B**. 1- 甲基 -4- 苯基 -1,2,3,6- 四氢吡啶（MPTP）处理后的动物可见黑质致密部受到破坏（尼氏染色，× 10）

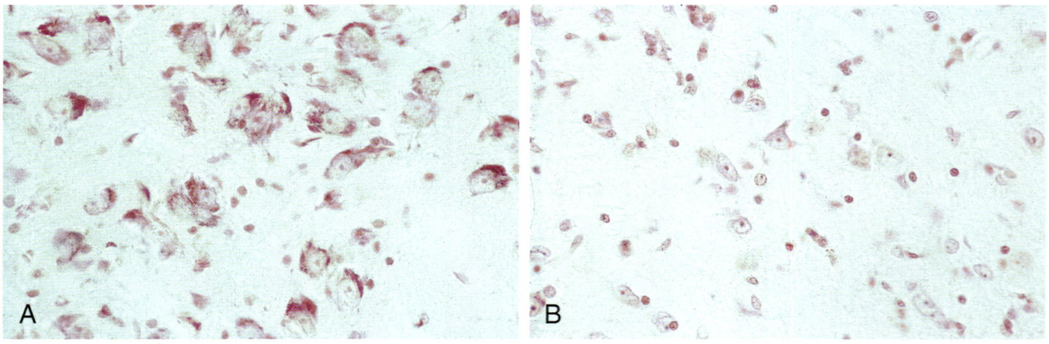

图 7-5 黑质致密部。**A**. 正常动物的切片。**B**. MPTP 处理后动物的切片。神经细胞数量显著减少，伴胶质细胞过度增生（Masson Fontana 染色，×128）

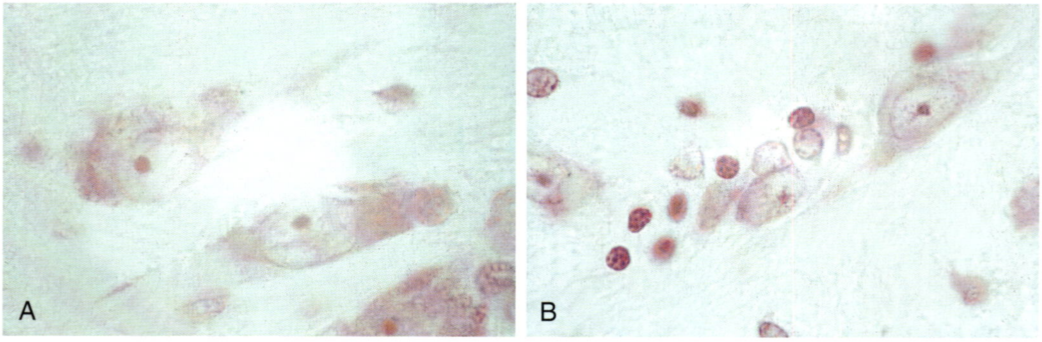

图 7-6 **A**. 正常猕猴黑质致密部的神经细胞。**B**. 经 MPTP 处理后的猕猴的黑质致密部可见神经细胞萎缩和胶质细胞增生（Masson Fontana 染色，×400）

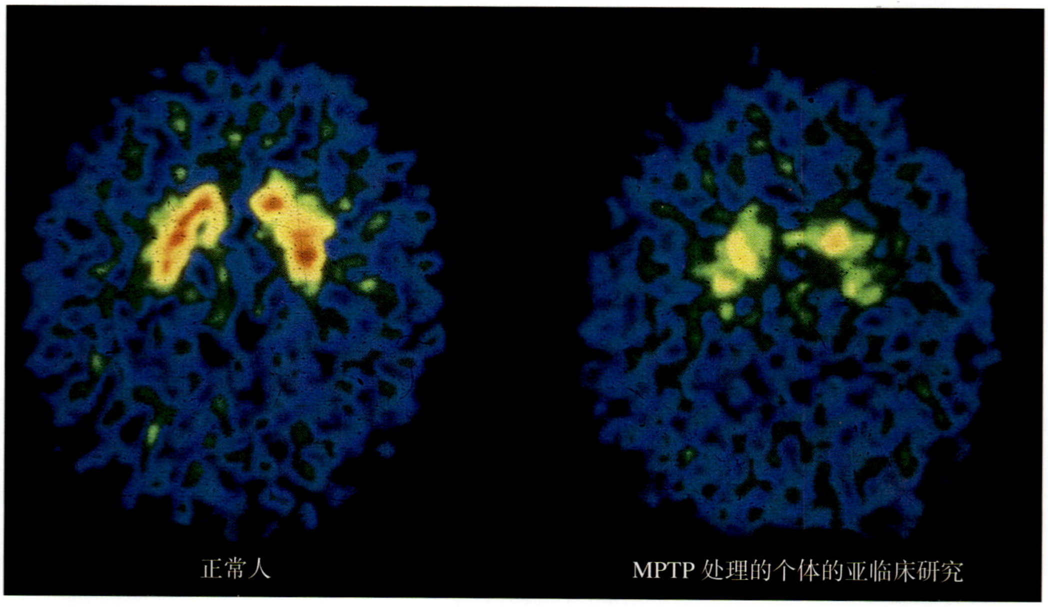

图 7-7 PET 扫描显示和正常人对比（左图），经 MPTP 处理个体的苍白球和壳核内氟化多巴的摄取减少（右图）

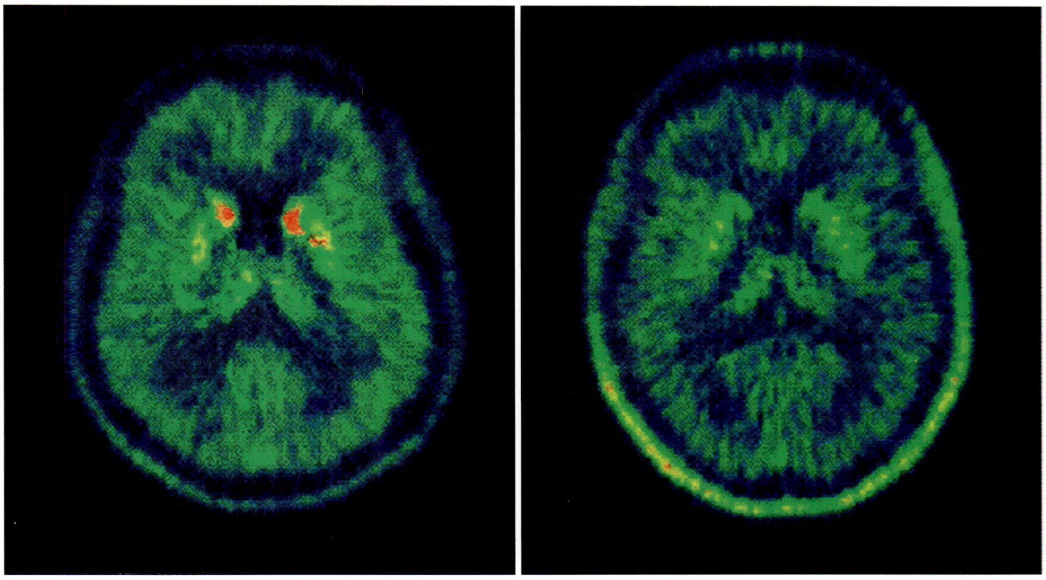

图 7-8　^{18}F- 多巴 PET 扫描 1 例 72 岁的特发性帕金森病患者（左图）和 1 例 39 岁的 *parkin* 基因突变患者（右图）。2 个患者的病情严重度和病程（分别为 12 年和 9 年）相似，有 *parkin* 基因突变的患者 ^{18}F- 多巴摄取减少更显著，且尾状核和壳核的减少程度相同

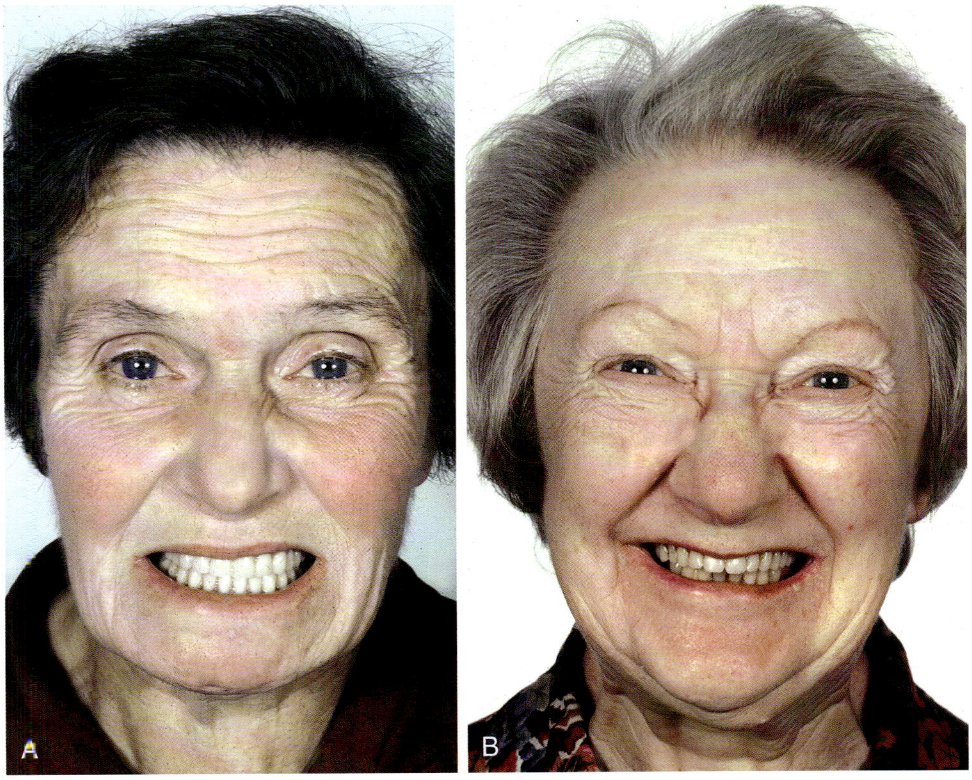

图 7-9　帕金森病患者。**A**. 主要为右侧受累的不对称面部症状。**B**. 主要为左侧受累的不对称面部症状

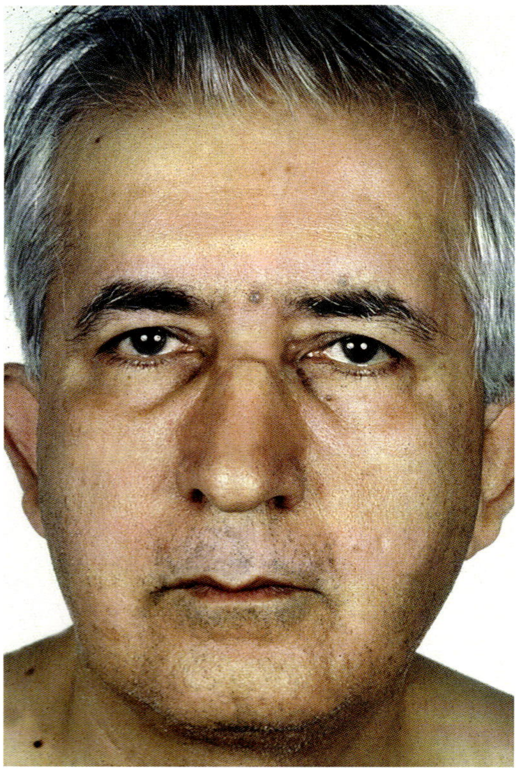

图 7-10 帕金森病患者的面部表现

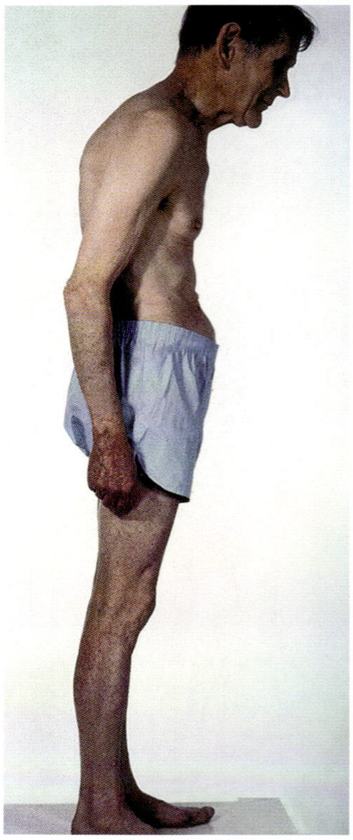

图 7-11 帕金森病的患者的驼背姿势

征）（图 7-12）。

震颤的频率为 4~6Hz，静止时出现，随意活动时短暂消失。上肢震颤更明显，并且会在心电图上造成假象（图 7-13）。帕金森病还可以出现频率更快的姿势性震颤。

痴呆并不常见于青年期发病型帕金森病患者，至少在发病初期的几年内不常见，而在迟发性病例中，15%~20% 可能会出现痴呆。

辅助检查

辅助检查对帕金森病诊断的作用非常有限。影像上可见脑室和脑沟扩大，较同龄对照组更常见，特别是在非典型的病例中。病变主要位于一侧时，在对侧基底节可发现局部脑血流量和氧代谢的增加。使用放射性氟化物 ^{18}F 标记的放射性 6- 氟化多巴进行 PET 扫描，显示同位素吸收减少，特别是在壳核，吸收减

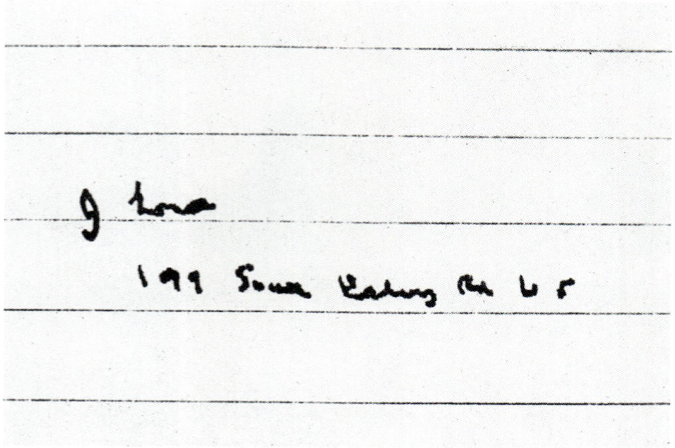

图 7-12 帕金森病患者的写字过小征

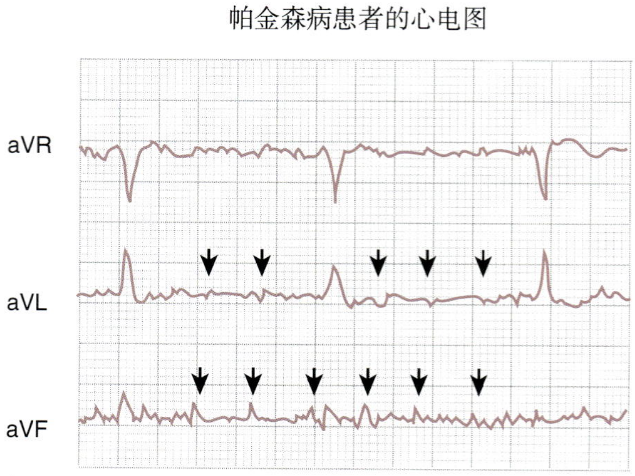

图 7-13 帕金森病。心电图伪迹（箭头处）由肢体震颤引起

少最多的是临床表现更明显侧的对侧壳核（图 7-14）。随疾病进展上述异常更加明显（图 7-15）。

治疗

虽然年轻的帕金森病患者更多使用多巴胺受体激动剂治疗，但新诊断病例的最佳治疗方法尚未确定。有人认为司来吉兰（选择性 MAO 抑制剂）可通过神经保护作用延迟患者对左旋多巴治疗的需求，但更可能的作用机制与其增强内源性多巴胺的传递有关。争议的焦点在于司来吉兰是否增加帕金森病患者的死亡率。多巴胺治疗对震颤相对无效，而胆碱能药物有时有效。胆碱能药物对老年患者需谨慎使用，因为很容易引起意识模糊和幻觉。对于使用多巴胺数年的患者，剂末效应成为一个日益严重的问题。有时，添加一种儿茶酚 -O- 甲基转移酶（catechol-o-methyltransferase，COMT）抑制剂，可增加多巴胺的作用。恩他卡朋与托卡朋在英国已获得使用许可。

在疾病后期，药物的作用更加难以预测，药物引

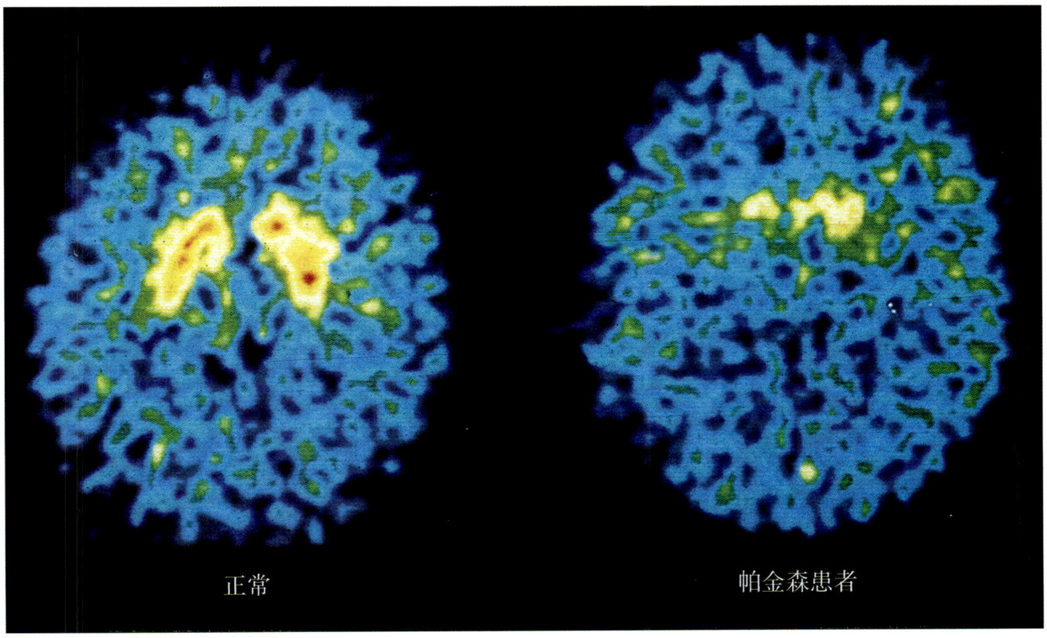

图 7-14 帕金森病。PET 扫描显示帕金森病患者的基底节（右图）摄取 ^{18}F 标记的多巴较正常人（左）减少

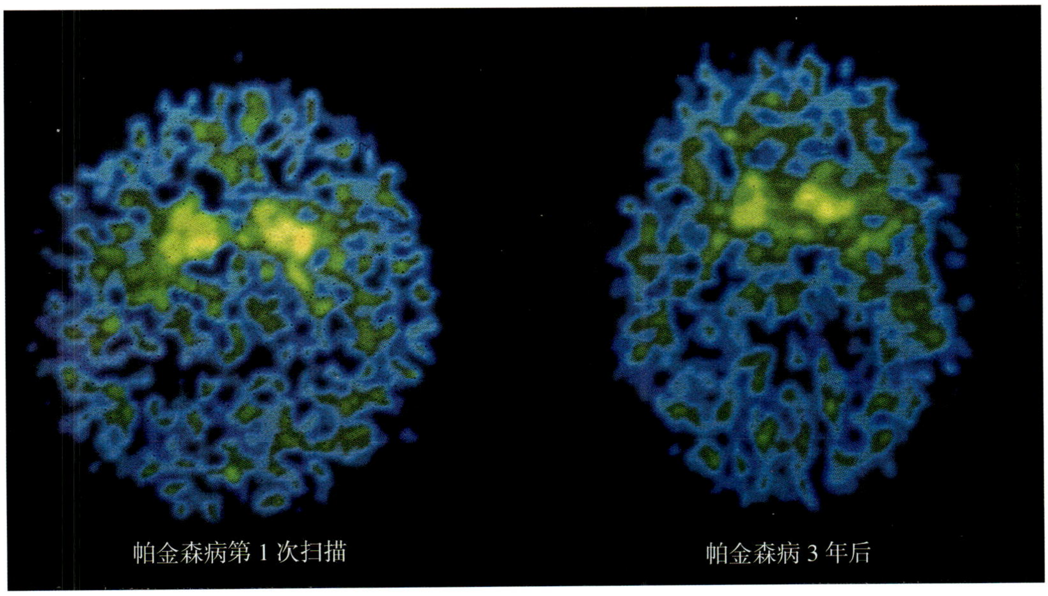

图 7-15 帕金森病。PET 扫描显示帕金森病患者 3 年后基底节摄取氟标记的多巴胺的量进行性减少

起的运动失调日趋严重（图 7-16）。最终出现开—关现象，表现为患者在适度活动和严重行动不能之间快速波动。严重时，关期症状可以通过间歇皮下注射阿朴吗啡来缓解。一般情况下，晚期患者的最佳治疗方法是增加低剂量 L 型左旋多巴的使用频次并联合多巴胺受体激动剂。金刚烷胺有时对运动障碍有效。

近年来，手术治疗帕金森病再次流行。脑深部电刺激对震颤的治疗作用已经得到证实。苍白球切开术对于药物引起的运动障碍有效，但是对疾病的一些潜在临床症状的作用轻微。对丘脑底核的损伤或刺激能够减少药物引起的运动障碍并且能够治疗疾病本身（图 7-17）。对于符合条件的患者，当药物治疗失败时，在丘脑底核放置刺激器已成为一种可行的治疗选择。

在改善关期时间和僵硬方面，移植胚胎的黑质能够产生明显的临床获益。移植黑质的多巴胺的活性，可以通过 PET 扫描证明（图 7-18）。这种移植的长期结果还不是很满意，且缺乏合适的供体细胞使其使用受限。

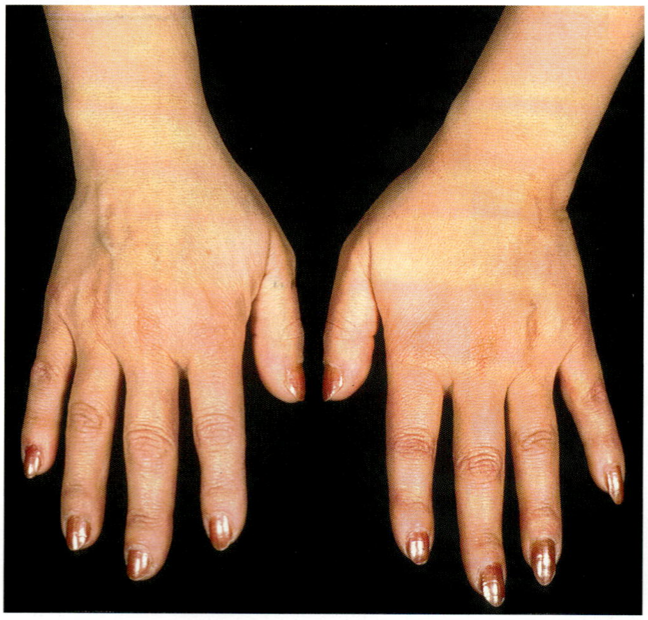

图 7-16 帕金森病。多巴治疗后左侧小手指的异常姿势

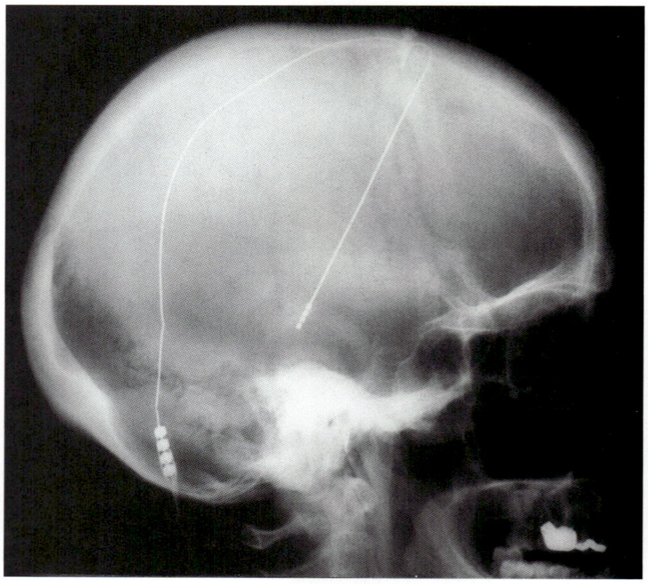

图 7-17 丘脑底核放置刺激器的头颅 X 线平片

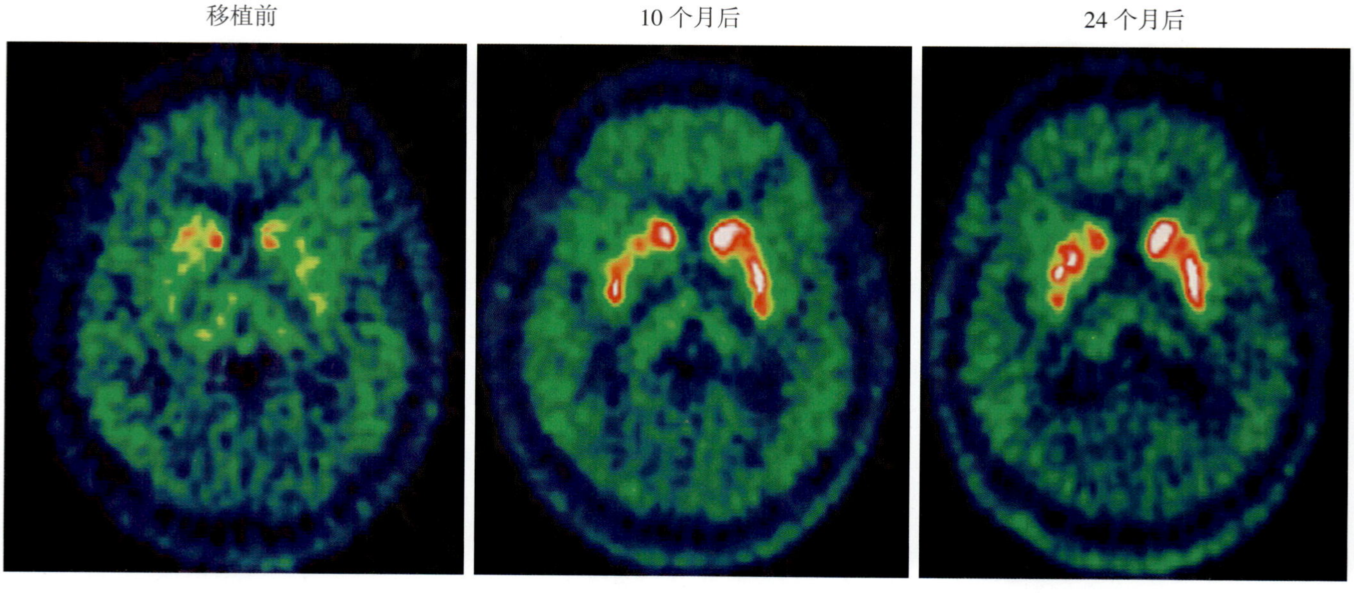

图 7-18 1 例帕金森病患者在将人类胎儿脑细胞移植到双侧尾状核和壳核之前、移植后 10 个月及 24 个月时分别进行 ^{18}F 标记的多巴 PET 扫描

脑炎后帕金森综合征

目前仍偶见脑炎后帕金森综合征。该病的特点是动眼危象，这也被认为是一种药物引起的现象（图7-19）。除帕金森综合征表现外，该病的特点还包括多种运动障碍、锥体束征和行为改变。尸检可见黑质内神经胶质增生和神经元严重缺失（图7-20）。部分病例中，致病病毒感染（具体种类尚不清楚）多年后才出现帕金森综合征，尸检可见黑质内有残留噬神经细胞的单核炎性细胞浸润，这种炎性表现可轻微或不存在。残存的黑质神经元包含由异常tau蛋白组成的神经纤维缠结，这种tau蛋白与阿尔茨海默病中的一致。有些神经纤维缠结呈球状。有些病例中，病毒感染会形成双核神经元，可能是由之前存在的细胞融合而成。

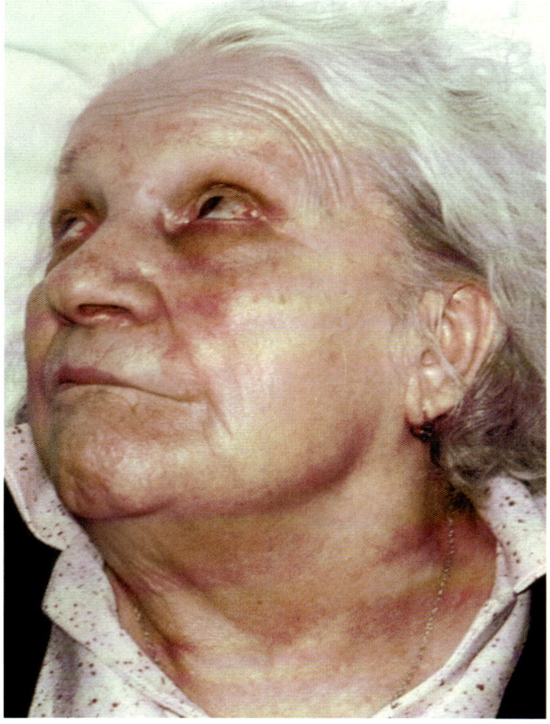

图 7-19 脑炎后帕金森综合征患者出现动眼危象

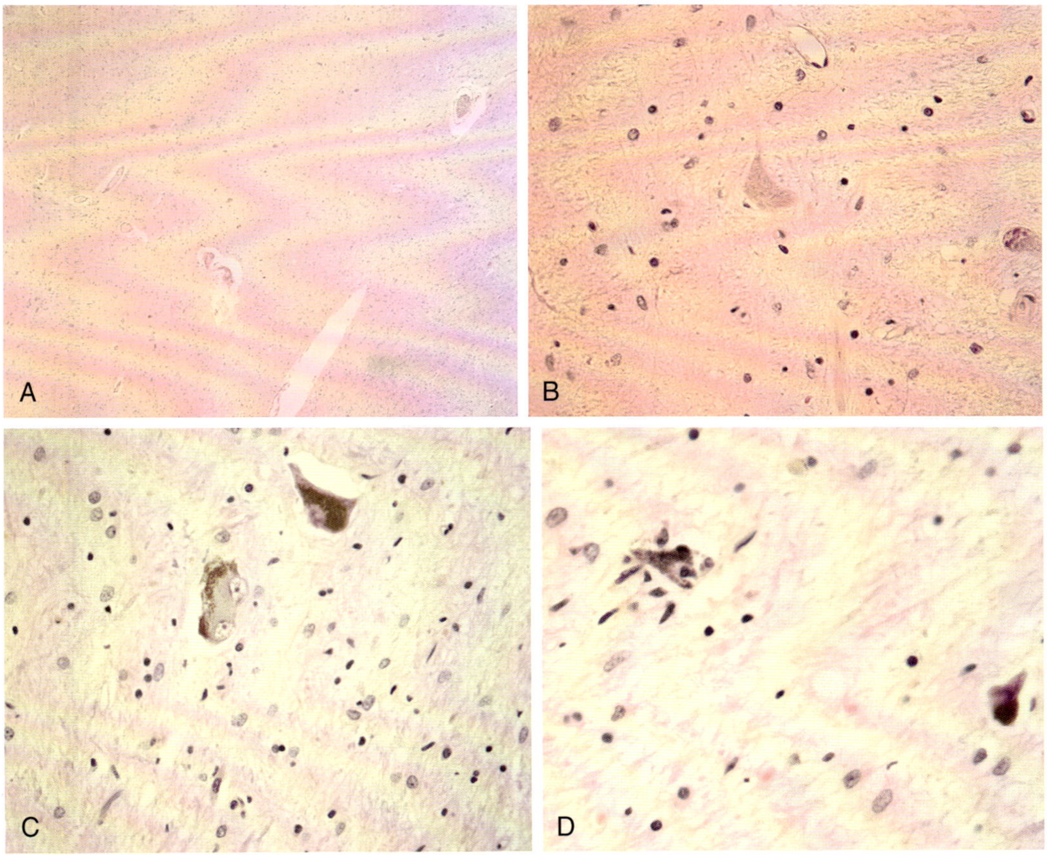

图 7-20 脑炎后帕金森综合征。**A**. 黑质内神经元丢失和胶质细胞增生（×10）。**B**. 伴神经细丝缠结的黑质神经元（×40）。**C**. 含双核的黑质神经元（×40）。**D**. 存在噬神经细胞现象的黑质神经元（×40）

非典型帕金森样病

非典型帕金森样病的特点是在神经元和神经胶质细胞中，存在异常的丝状包涵体。细丝由微管相关tau蛋白或α-突触蛋白组成。在某些伴帕金森综合征表现的家族性额颞叶痴呆患者中，发现位于17号染色体的编码tau蛋白的基因突变，而在某些家族性帕金森病患者中，发现编码α-突触蛋白的基因突变。

tau蛋白是磷酸化的微管相关蛋白，广泛存在于中枢神经系统。它们由17q21染色体中的单一基因编码。在人类大脑中，tau蛋白有6种变异型。由于进行性核上性麻痹、皮质基底节变性和FTDP-17的神经元和神经胶质细胞内包涵体的基本组成都是异常磷酸化的tau蛋白，因此上述疾病与阿尔茨海默病和Pick病统称为tau蛋白病。

进行性核上性麻痹

进行性核上性麻痹（progressive supranuclear palsy, PSP）与tau基因的HI单体型以及中枢神经系统中4倍重复型的tau蛋白蓄积密切相关。tau蛋白弥散分布或聚集成神经纤维缠结，其中一些可经银染法染出。

黑质和蓝斑中的色素丢失与中脑、脑桥被盖和苍白球的萎缩同时存在（图7-21）。

在微观层面，不同部位的神经元均含有球状神经纤维缠结及神经胶质增生（图7-22），并且均可见神经丝和tau免疫反应阳性的胶质细胞（图7-23）。黑质和蓝斑可见神经纤维缠结、神经元缺失和神经胶质增生，这些也累及丘脑底核和脑桥深部的灰质核团。

进行性核上性麻痹晚年发病，患者常出现伴跌倒的步态障碍、说话方式的改变和记忆力衰退。眼球运动障碍出现较晚。患者常出现轴性强直，肢体受累较轻，表现为步态不稳。随着颈项强直逐渐加重，头部后仰越来越明显（图7-24）。

面部表情减少常见（图7-25）。眼球随意运动最先受到影响的是向下凝视。随后，向上以及水平凝视也出现障碍。至少在疾病的最初阶段，眼球各方向的运动可通过头眼共同活动（类似玩偶头的运动）完成。眼球扫视功能丧失或受到影响可早于随意运动受累（图7-26）。在终末期，甚至眼球的反射运动也可能消失。该病几乎都会出现眼肌麻痹。

中脑萎缩可能很明显，但脑的影像检查无助于诊断。SPECT和PET扫描显示皮质代谢活动减少，尤其在额叶、脑桥、基底节和丘脑。

该病呈进行性。多巴胺仅对少数临床症状有效。

额颞叶痴呆和帕金森综合征

与17号染色体相关的伴有帕金森综合征的额颞叶痴呆其编码tau蛋白的基因有突变，并且具有家族性。该病被描述为很多名称，包括苍白球脑桥黑质变性。临床表现包括额颞叶痴呆、帕金森综合征、锥体束征、眼球运动障碍、构音障碍和吞咽困难。最常见的表现是痴呆，其次是运动障碍。

一些家族性病例使用多巴胺治疗短期有效。在一些家族性病例中发现了tau蛋白突变，而在散发病例中未见。额叶或颞叶可局部萎缩，有时伴脑室扩大。黑质、海马和皮质下神经元缺失。残余的神经元可呈气球样变，其内见磷酸化的tau蛋白组成的包涵体（图7-27）。各种胶质细胞出现异常，包括少突胶质细胞内形成磷酸化的（p-tau）包涵体和神经纤维束间有线样分布的胶质细胞。

PET研究显示，葡萄糖代谢下降的区域与额颞叶痴呆和尾状核突触前多巴胺功能紊乱相关，但纹状体D2受体未受损（图7-28）。

皮质基底节变性

与进行性核上性麻痹类似，皮质基底节变性与tau蛋白基因中的AO等位基因过度重复有关。该病出现局灶性大脑皮质萎缩，常累及额上回。萎缩常不对称，这在一定程度上反映了临床表现的不对称性（图7-29）。黑质和蓝斑的颜色苍白。受累的大脑皮质有神经元缺失、微空泡形成、神经元肿胀和星形胶质细胞增生等改变。特征性但非特异性的表现是存在无色的肿胀神经元（气球样细胞）（图7-30）。

该病与进行性核上性麻痹有一些共同的临床特点。常出现非对称性运动不能-强直综合征，伴核上性凝视麻痹、肌阵挛和失用症。在某些病例中，受累肢体失去功能。2年内，约50%的患者出现异己肢体现象。肌张力障碍导致的姿势异常非常严重（图7-31）。构音障碍常较突出，皮质病变引起的感觉缺失出现较早。

影像检查显示脑叶不对称性萎缩，特别是在中央沟附近（图7-32）。^{18}F-PET扫描显示黑质纹状体的多巴胺能神经元数量减少（图7-33）。

该病呈进展性，多巴胺疗效欠佳。平均存活时间约为8年。疾病晚期表现为吞咽困难及其他症状。根据临床表现诊断的病例进行尸检，多证实并非该病。

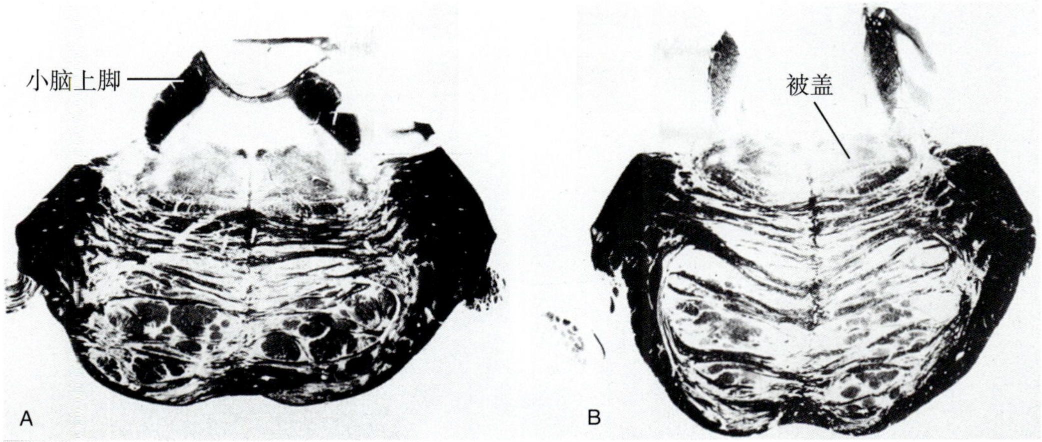

图 7-21 进行性核上性麻痹（PSP）。**A**. 正常脑桥。**B**. PSP 患者的类似位置切面显示小脑上脚苍白且脑桥被盖萎缩（Myelin 染色，×15）

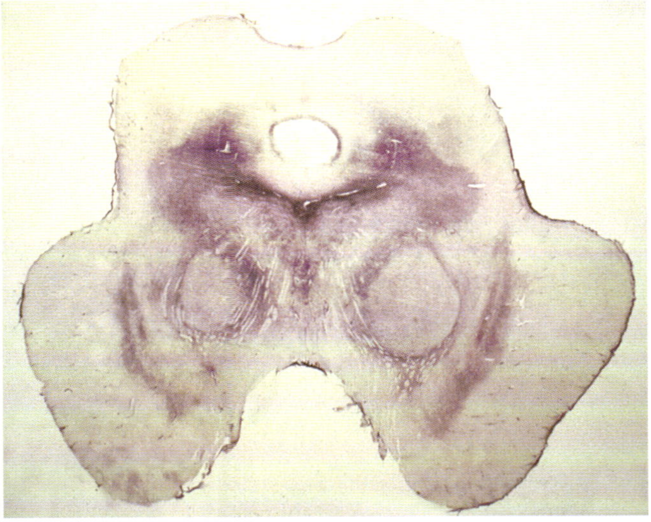

图 7-22 进行性核上性麻痹。中脑导水管周围区域和黑质内对称的神经胶质增生（Holzer 制备的标本，×5）

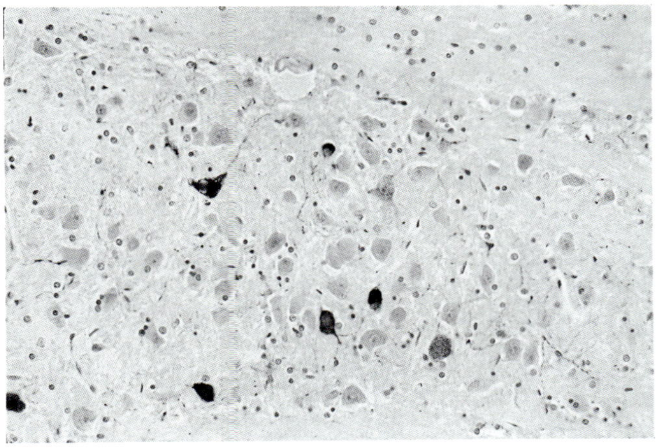

图 7-23 进行性核上性麻痹。脑桥内核团呈 Tau 蛋白免疫反应阳性

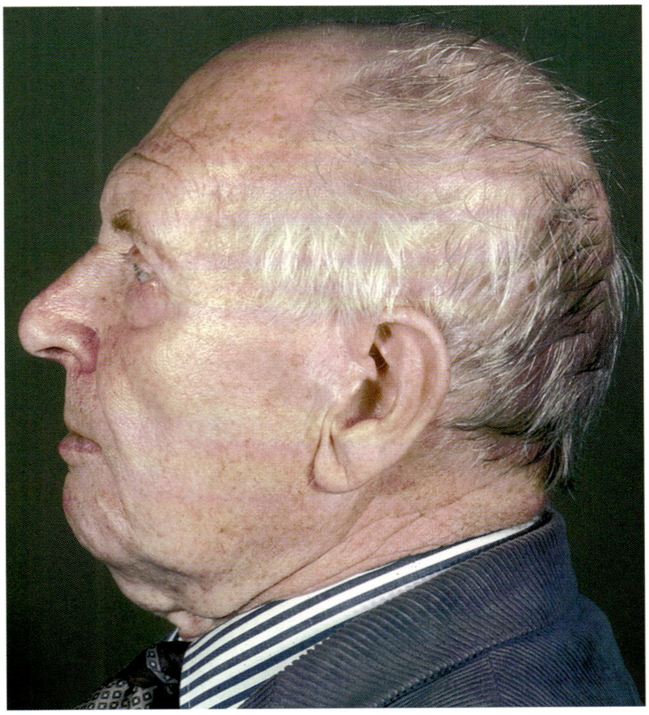

图 7-24 进行性核上性麻痹患者的颈部姿势

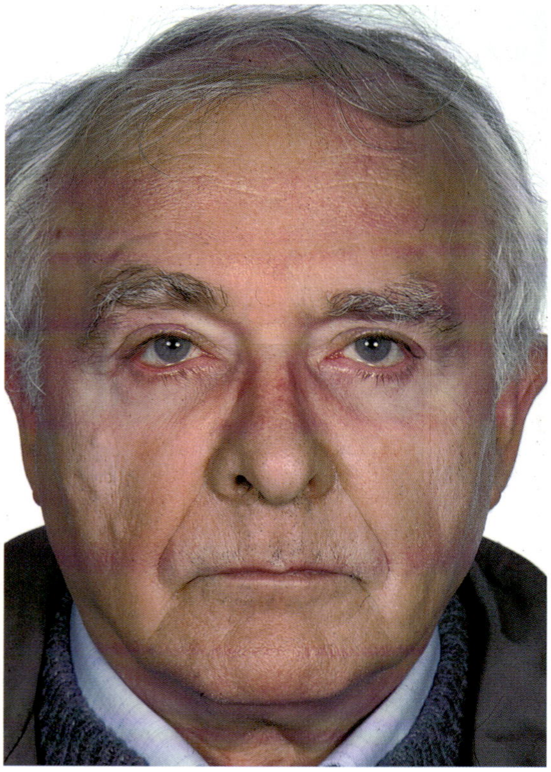

图 7-25 进行性核上性麻痹患者的面部表现

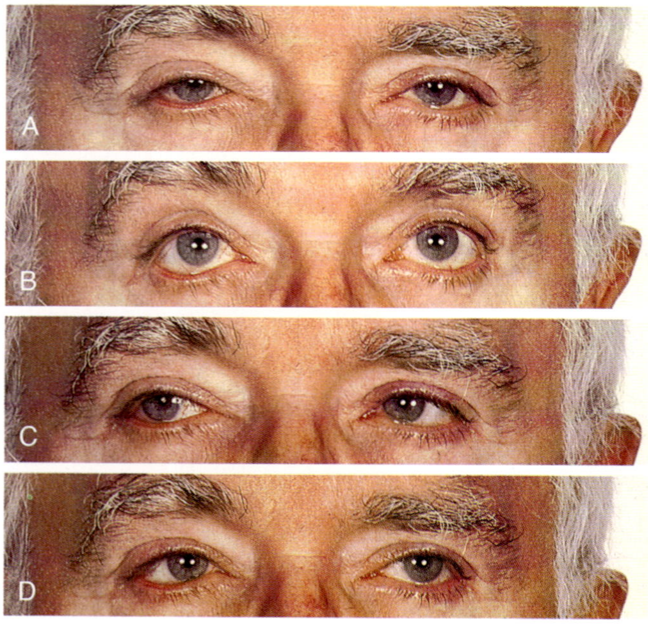

图 7-26 进行性核上性麻痹。**A**. 下视不能。**B**. 上视相对保留。**C** 和 **D**. 水平凝视相对保留

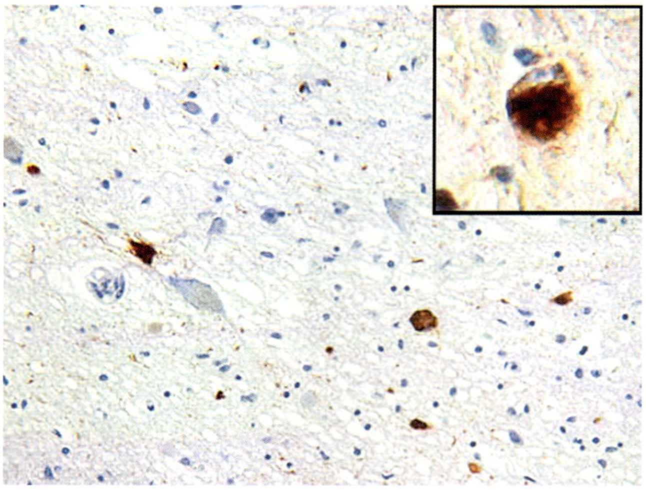

图 7-27 蓝斑内 tau 斑块的病理成分是营养不良性神经炎和球形缠结样包涵体。右上角的小图：神经元内包涵体的高倍放大图像（抗 tau 的单克隆抗体 AT8 染色）

多系统萎缩

完全受累的多系统萎缩（multisystem atrophy，MSA）表现为不同程度的橄榄体脑桥小脑变性、纹状体黑质变性和胸腰髓中间外侧柱变性的组合。

橄榄体脑桥小脑萎缩可单独发生，常散发，易被误诊。这是因为散发的迟发性小脑性共济失调及常染色体显性遗传性小脑性共济失调的病例占相当大的比例。患者表现为步态及肢体的共济失调，并有构音障碍和眼外肌麻痹。MSA 可有皮质脊髓束受累的症状。病理显示，脑干和小脑的神经元和神经胶质细胞缺失（图 7-34）。PET 研究显示小脑和脑干的代谢减低（图 7-35）。部分橄榄体脑桥小脑萎缩的患者进展出现 MSA 的表现。一项长达 14 年的研究发现，这部分患者占比为 1/3。进展为 MSA 对这些患者的生存相当不利。

纹状体黑质变性的特点显著，可与特发性帕金森病相区别。壳核的神经细胞丢失严重，尾状核和苍白球的神经细胞丢失较少，但后者伴有胶质增生。黑质和蓝斑都显示色素脱失和细胞缺失。与神经纤维缠结一样，路易小体常不存在（图 7-36）。仅表现为纹状体黑质变性的 MSA 很难与特发性帕金森病区分。然而，一些表现可以提示前者的诊断，包括没有震颤、不明原因的跌倒以及左旋多巴治疗无效。

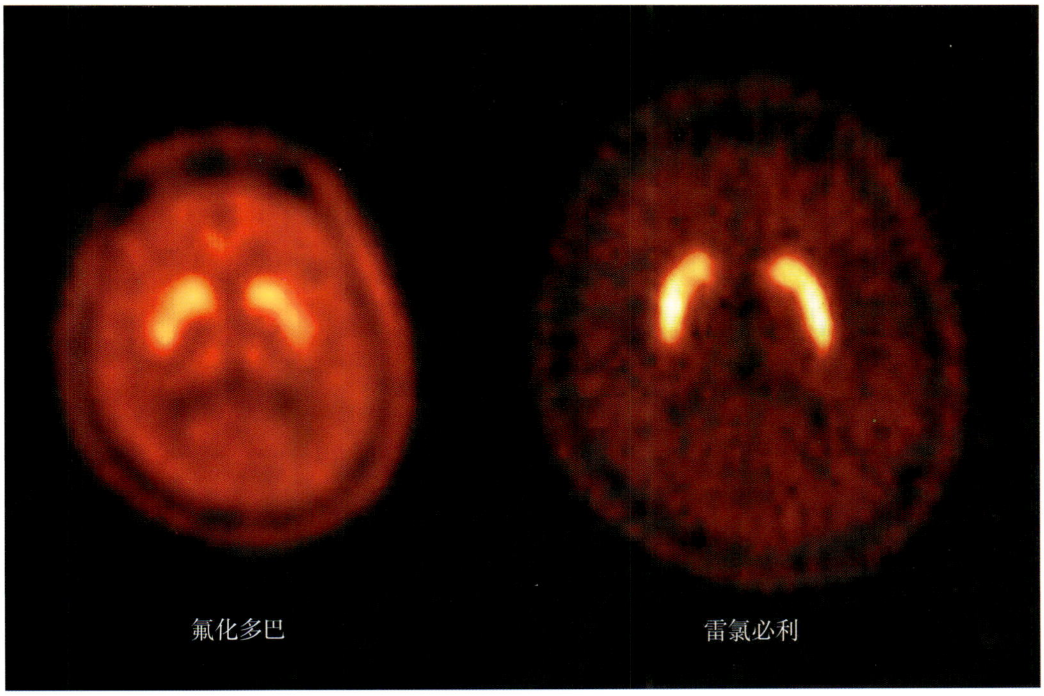

图 7-28　PET 扫描。额颞叶痴呆。纹状体内氟化多巴摄取减少，但对雷氯必利的结合增加

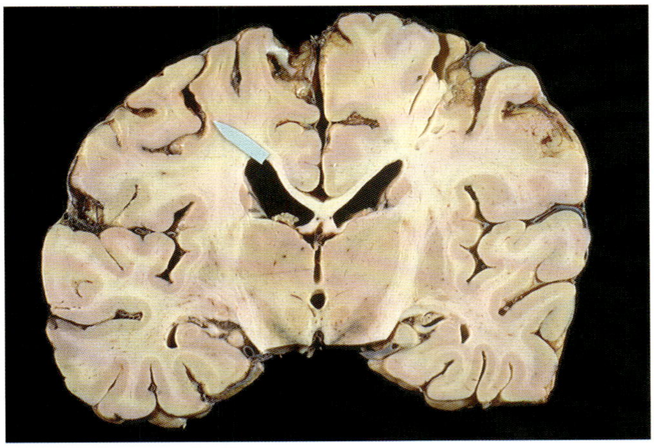

图 7-29　皮质基底节变性。经丘脑和红核的冠状切面显示大脑半球中央沟周围脑回萎缩（箭头处）

胸腰髓中间外侧柱神经元丢失与严重的自主神经功能紊乱有关，这种自主神经功能紊乱可单独出现（Shy-Drager 综合征）；当伴有黑质和其他部位退行性变引起的帕金森综合征时，被认为是特发性帕金森病或 MSA。自主神经功能紊乱的病理基础是胸腰段脊髓中间外侧索的神经元丢失（图 7-37）。目前已有多种方法检测自主神经功能紊乱。输注酪胺的加压反应可以显示交感神经末梢去甲肾上腺素的储存，输注去甲肾上腺素的加压反应可以测量 α- 肾上腺素受体的敏感性（图 7-38）。

对泌尿系统症状和膀胱功能的研究有助于区分帕金森病和 MSA。支配肛门外括约肌和尿道括约肌横纹肌的部分神经纤维来自骶髓的 Onuf 核。肌电图（EMG）检查可见，Onuf 核神经元缺失导致的肛门和尿道括约肌的去神经支配和神经支配恢复的迹象。90% 左右的 MSA 患者括约肌功能异常，而特发性帕金森病患者是正常的。使用间碘苄甲胍（MIBG）的 SPECT 研究证明，帕金森病患者的心脏交感神经去神经支配，而交感神经损伤的 MSA 患者有正常的心脏交感神经支配，这种胍的类似物与去甲肾上腺素有相同的神经元运输和存储机制。上述变化可能出现在帕金森病症状之前。

脑影像学检查可显示疾病特征。T2 加权像见纹状体异常，包括壳核萎缩和与苍白球相比的壳核亮度下降，以及壳核后外侧裂隙征。幕下变化包括脑桥和小脑中脚的萎缩和信号变化。“十字征”已被描述为脑桥的磁共振 T2 加权像特征（图 7-39）。

MSA 的细胞病理学特点是 α- 突触核蛋白的异常沉积。许多细胞质内的包涵体已被发现，包括胶质细胞、神经细胞、神经元和胶质细胞的细胞核以及神经毡内的包涵体（图 7-40）。

MSA 患者表现为自主神经功能障碍、帕金森综合征和小脑性共济失调的不同组合。MSA 通常在 60

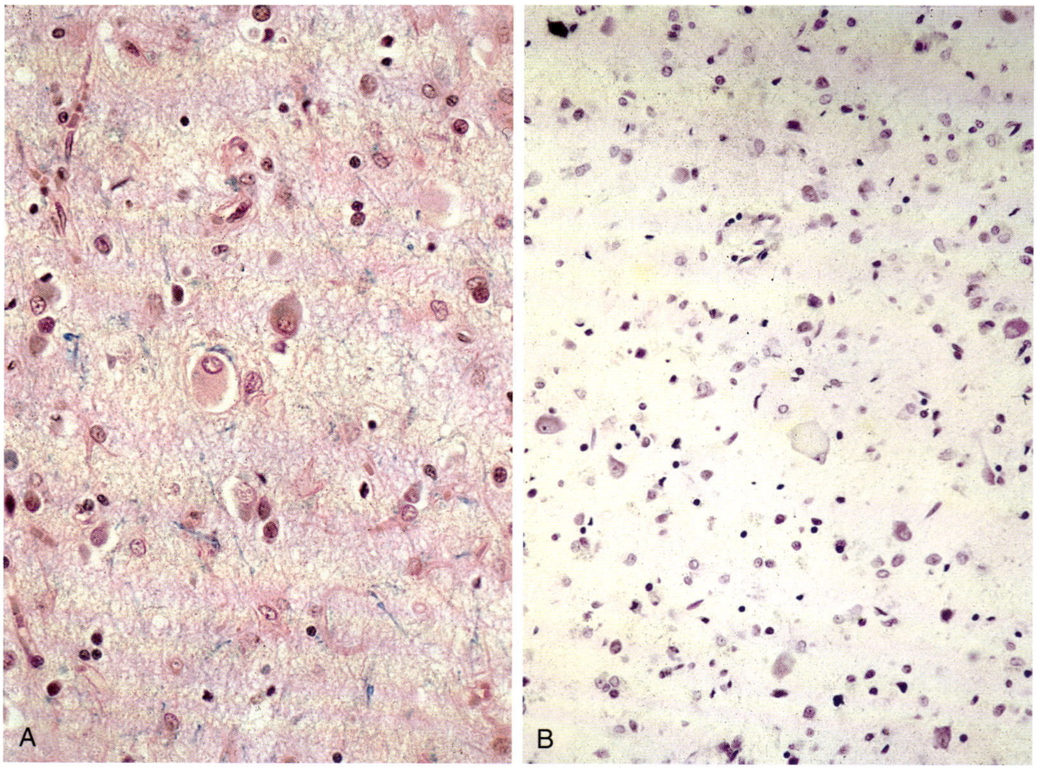

图 7-30 皮质基底节变性。大脑皮质内可见严重的神经胶质增生，并有浅染的神经元。**A**. Luxol fast blue 染色，HE 染色（×250）。**B**. 甲苯基紫染色（×250）

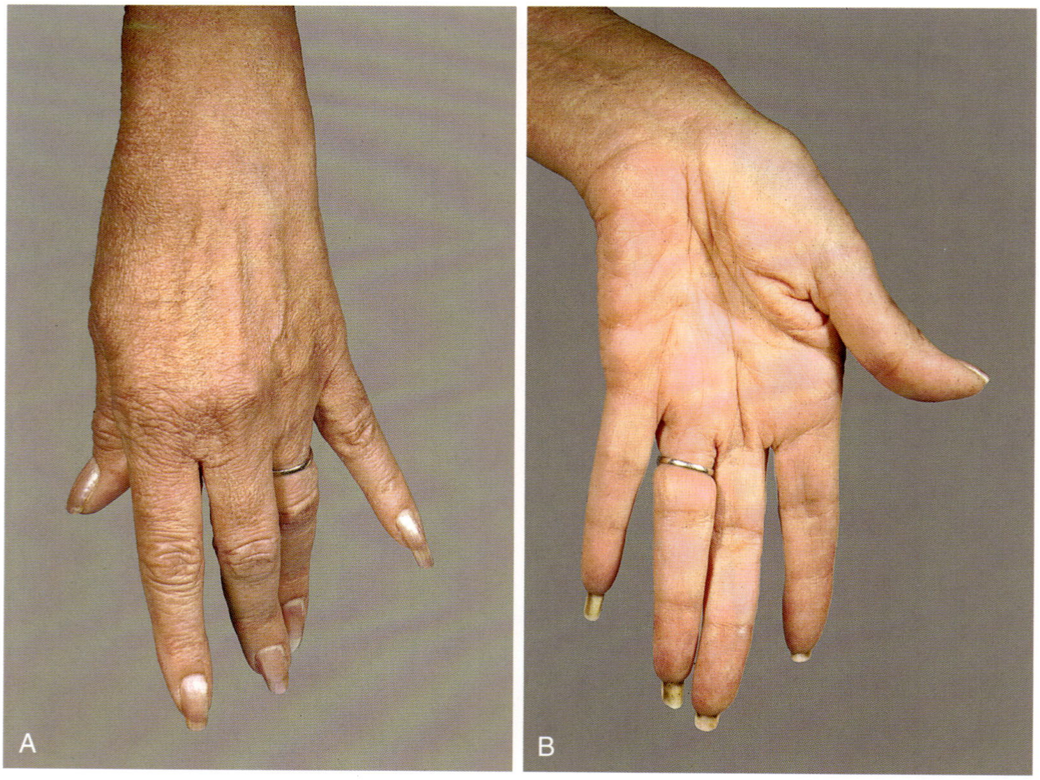

图 7-31 皮质基底节变性。左手出现肌张力障碍

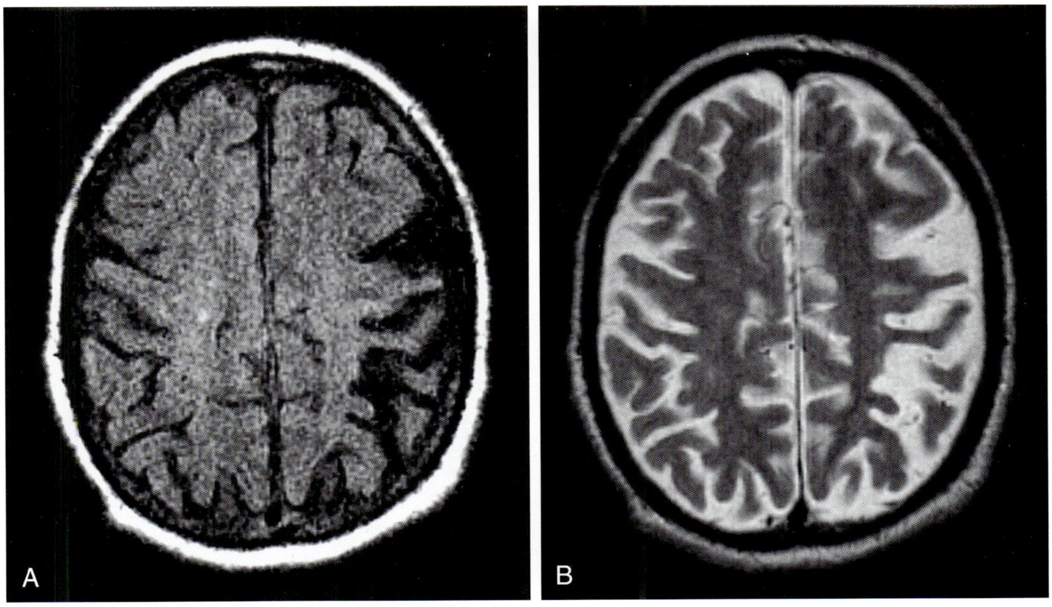

图 7-32　皮质基底节变性。MRI 的 FLAIR 像和 T2 加权像显示左侧大脑皮质明显萎缩

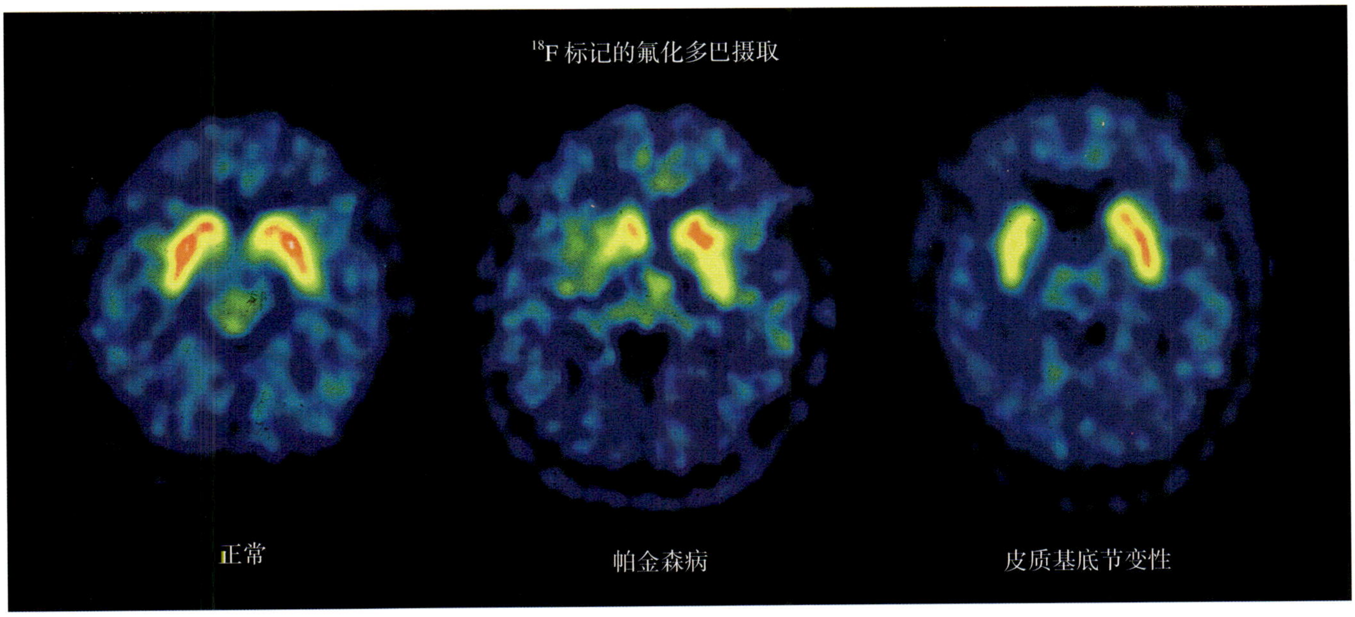

图 7-33　皮质基底节变性的患者进行 ^{18}F 标记的氟化多巴 PET 扫描

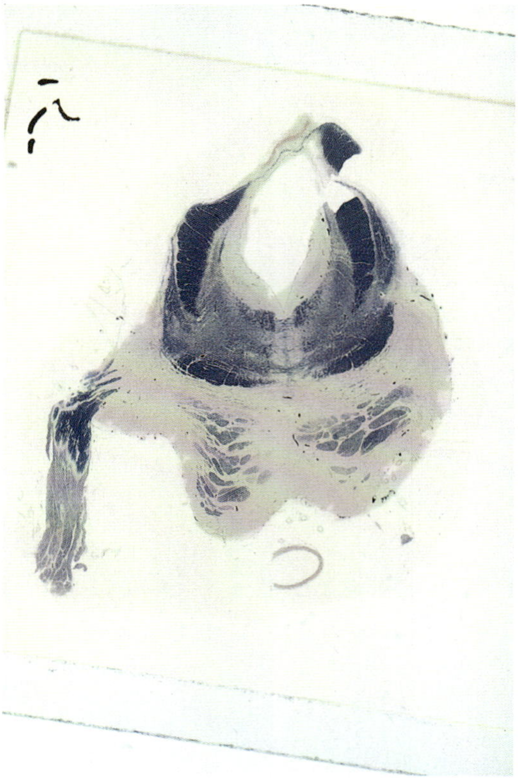

图 7-34 橄榄体脑桥小脑萎缩。脑桥基底明显萎缩，伴交叉纤维丢失。小脑上脚未受累

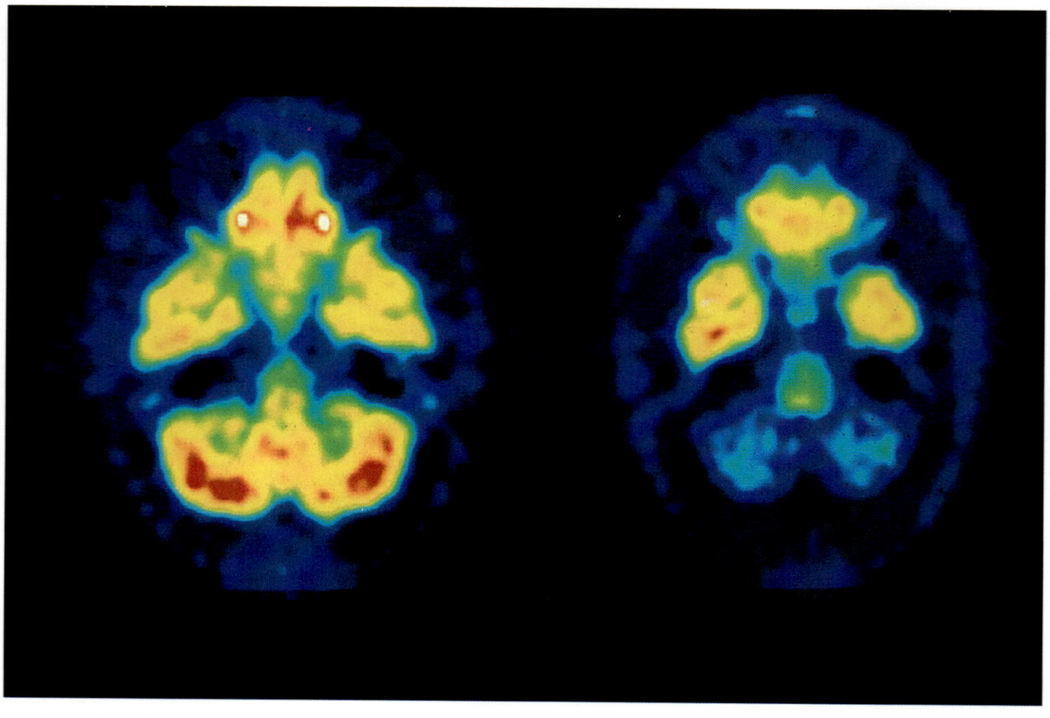

图 7-35 橄榄体脑桥小脑萎缩。PET 扫描显示相较于正常人（左图），患者脑干和小脑的代谢率减低（右图）

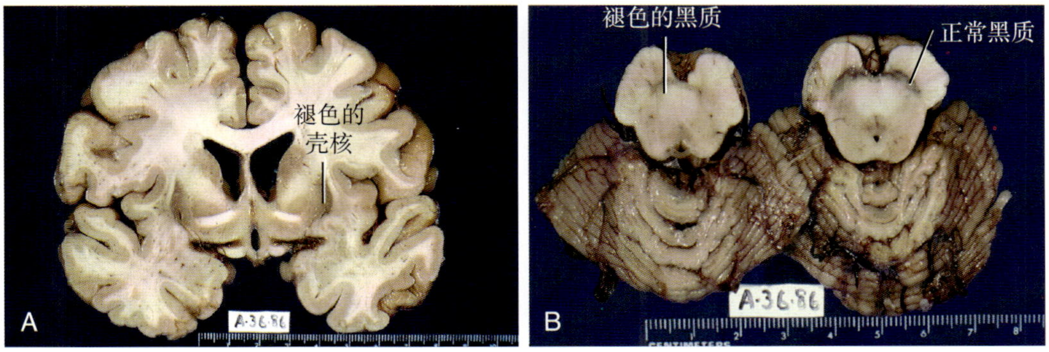

图 7-36　纹状体黑质变性。**A**. 双侧壳核对称性褪色和变性。**B**. 患者中脑横切面（左）显示与正常人（右）相比，两侧黑质均较苍白

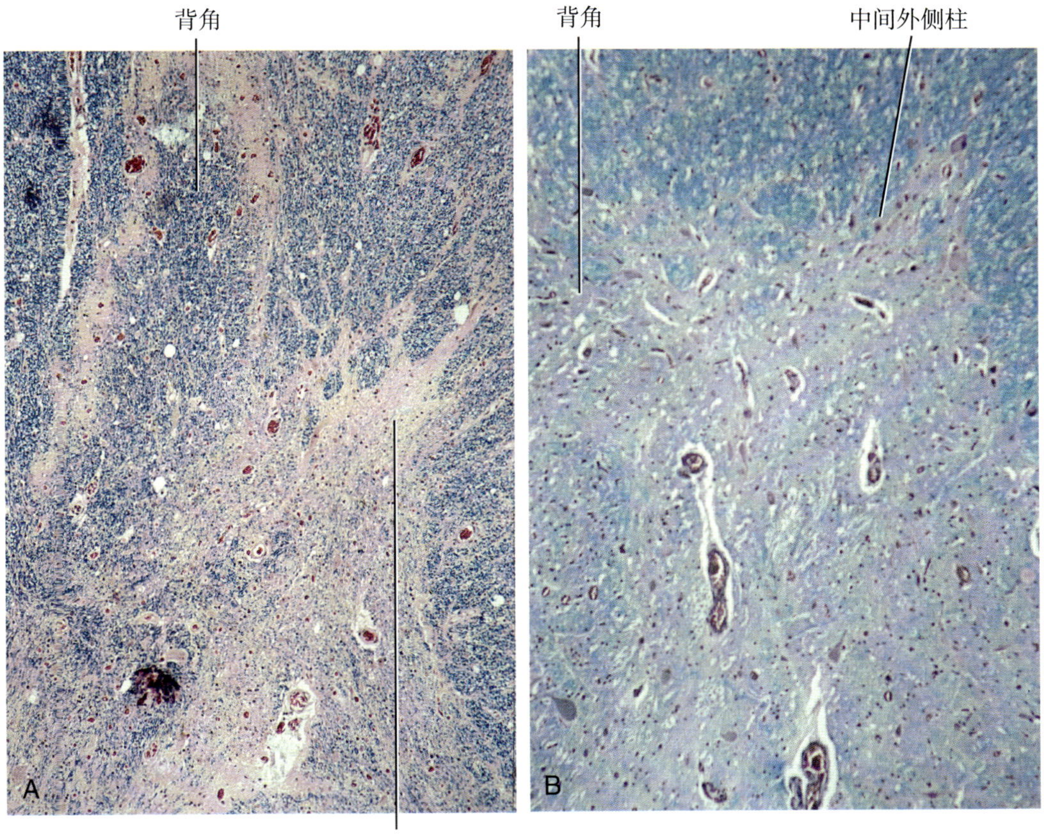

图 7-37 多系统萎缩。**A**. 胸髓的横切面上见中间外侧柱的神经元几乎完全消失。**B**. 正常人的切片（Luxol fast blue, HE 染色）

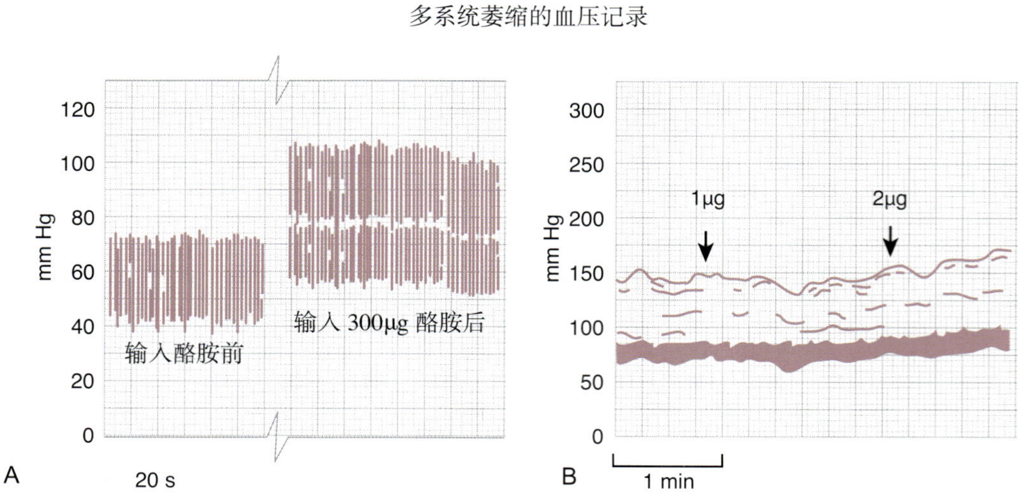

图 7-38 多系统萎缩。血压记录显示患者输入酪胺（**A**）和去甲肾上腺素（**B**）后血压明显升高

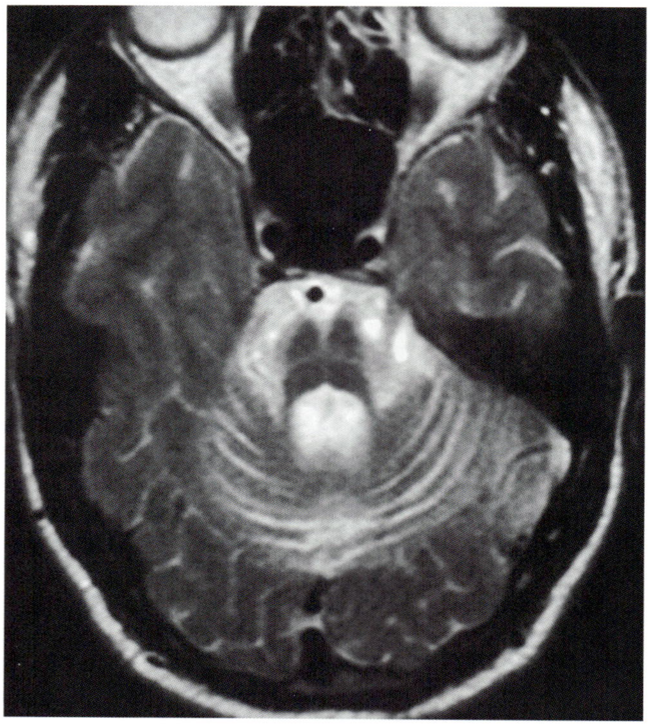

图 7-39 多系统萎缩。脑桥 MR 的 T2 加权像见“十字征”

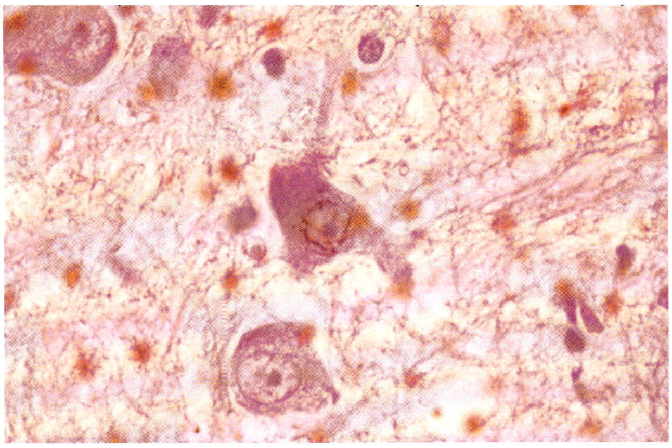

图 7-40 多系统萎缩。神经元细胞核内嗜银微丝交错成网状的包涵体（Gallyas 银染法）

岁左右发病，男性多于女性。其它临床特点包括严重构音障碍、喘鸣和肌张力障碍。一般多巴胺治疗 MSA 效果不佳，但至少在初始阶段，小部分患者有较好疗效，这部分患者最终可能发展为累及躯干肌的多巴胺诱发性运动障碍。

其他帕金森综合征

Hallervorden-spatz 病（苍白球黑质红核变性）现在被归为泛酸激酶相关神经变性病。该病常为隐性遗传，存在缺陷基因。通常于青少年早期发病，表现为肌张力障碍、震颤及强直，之后出现锥体束征和痴呆。晚发型常表现为伴有痴呆的锥体外系综合征。磁共振 T2 加权像显示苍白球中央高信号（虎眼征）（图 7-41）。苍白球可萎缩和变色，表明存在伴色素沉着的神经元缺失和胶质增生。沉着的色素是脂褐素、神经黑色素和铁的混合物（图 7-42）。

动脉硬化性帕金森综合征

动脉硬化性帕金森综合征的概念由 Critchyey 提出，现已被人们接受。血管病变常导致腔隙性脑梗死和动脉硬化性白质脑病（图 7-43）。强直和运动迟缓是主要的临床表现，下肢受累严重。静止性震颤罕见。该病的其他临床表现如锥体束征、假性延髓性麻痹和小脑受累症状可将其与原发性帕金森病区分开来。影像学检查可见多发腔隙性脑梗死，伴或不伴 Binswanger 样改变。多巴胺治疗通常无效。

肌张力障碍

肌张力障碍是一种肌肉持续收缩综合征，常出现扭曲动作和重复动作或姿势异常。其分类较复杂，通常根据发病年龄、病因和肌张力障碍的分布来分类。有时，遗传因素也会纳入分类方案（框 7-2）。早发性肌张力障碍往往开始于一个或多个肢体，最终蔓延至躯干。成年发病的肌张力障碍始于头颅、颈或臂丛神经支配的肌肉，且趋于局限。

原发性肌张力障碍

早发性原发性扭转性肌张力障碍最初被称为变形

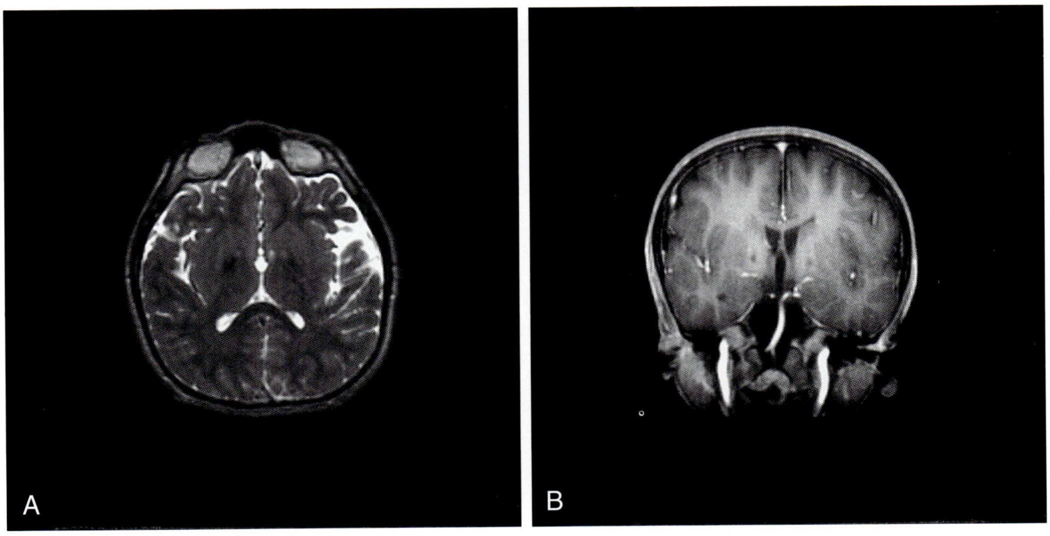

图 7-41 苍白球黑质红核变性。MRI 的轴位 T2 加权像和冠状位 T1 加权像上见虎眼征和苍白球内空洞形成

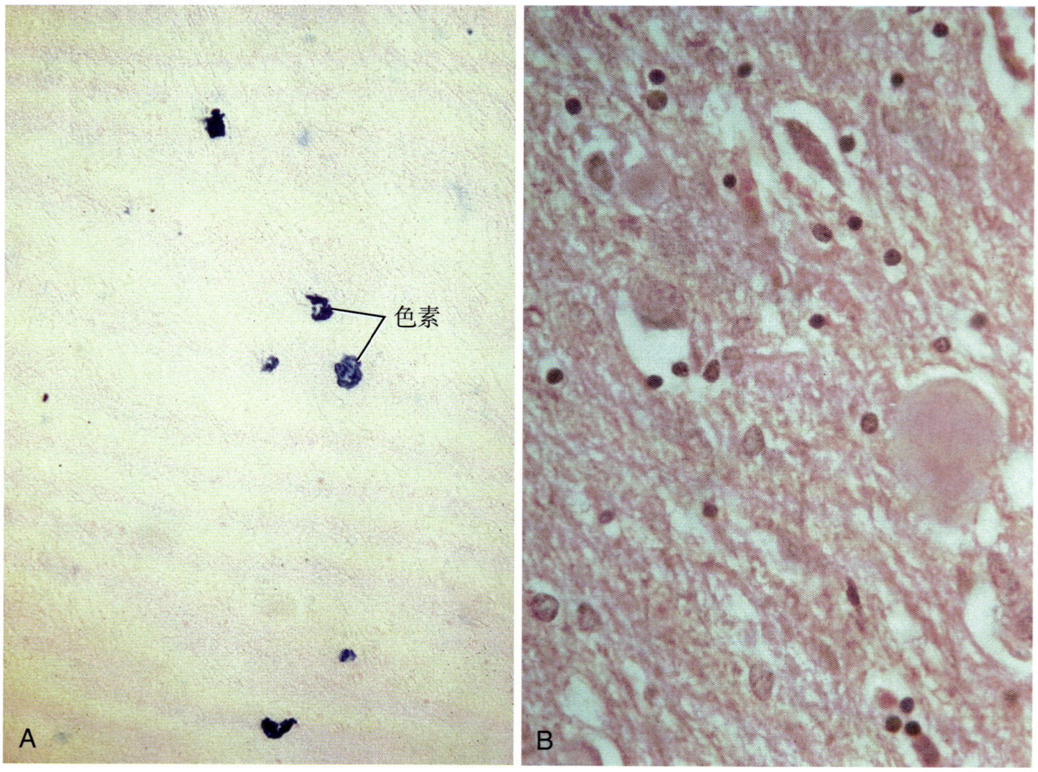

图 7-42 泛酸激酶相关神经退行性疾病。**A**. 苍白球内色素沉着（Perls Prussian blue 反应，× 62.5）。**B**. 轴突肿胀（HE 染色，× 250）

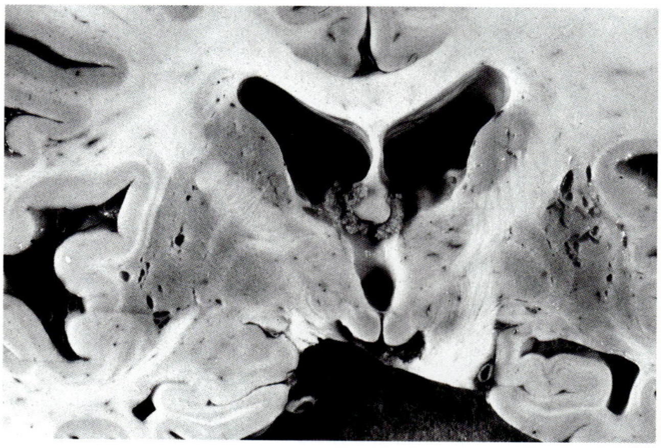

图 7-43 État criblé 空隙。脑冠状切片

框 7-2 肌张力障碍的分类

根据发病年龄分类
- 早发型 往往从单个肢体开始
- 晚发型 常始于头颅、颈或臂神经支配的肌肉，且局限不扩散

根据分布分类
- 局灶性（如斜颈、眼睑痉挛）
- 部分性 身体相邻的部位（如面部和下颚）
- 多灶性（如上肢和下肢）
- 广泛性 双下肢和至少一个其他身体部位

根据病因分类
- 原发性（特发性）
  - 儿童或青少年肢体发病型（显性遗传；外显率 30%，许多来自 DYT1 GAG 缺失）
  - 混合型，儿童或成人发病；可能开始于肢体、颈部或脑神经支配的肌肉（不完全外显的常染色体显性遗传，一些家系的致病基因位于 8 号染色体 [DYT6]）
  - 颈部、头颅或臂神经支配肌肉成年发病型（常染色体显性遗传，外显率非常低）
- 继发性
  - 基因决定（例如多巴反应性肌张力障碍、Wilson 病、高半胱氨酸血症、神经棘红细胞增多症）
  - 环境因素（如头部外伤、卒中、肿瘤、外周损伤）
  - 作为帕金森综合征一部分的肌张力障碍
  - 心因性肌张力障碍

性肌张力障碍。该病为常染色体显性遗传，许多患病家系无论是否为北欧犹太人，其致病基因均位于染色体 9q34。DYT 基因编码一种新型的 332 氨基酸蛋白，即 A 扭转型。表型变异可见于同一患病家系的成员中。局灶性或头颈部肌张力障碍是已经得到公认的表现形式。其他形式的全身型肌张力障碍与 8p 染色体和 1p 染色体有关。

原发性局灶性肌张力障碍

这是肌张力障碍最常见的起病形式。该病为常染色体显性遗传，也可散发。

痉挛性斜颈

在痉挛性斜颈病例中，颈部肌肉间歇性或持续收缩均可导致异常的头部姿势，最常见的是颈部扭转。有些患者可以短时间缓解，但随即复发（图 7-44）。痉挛性斜颈可伴颈部后倾。病程较长的患者可因颈椎退行性变继发疼痛。

过去曾使用选择性周围神经离断术来治疗痉挛性斜颈，现在，如肉毒毒素治疗无效，选择性周围神经离断术仍可有一定的疗效（图 7-45）。但患者有明显的颈椎退行性变时，其效果并不满意。

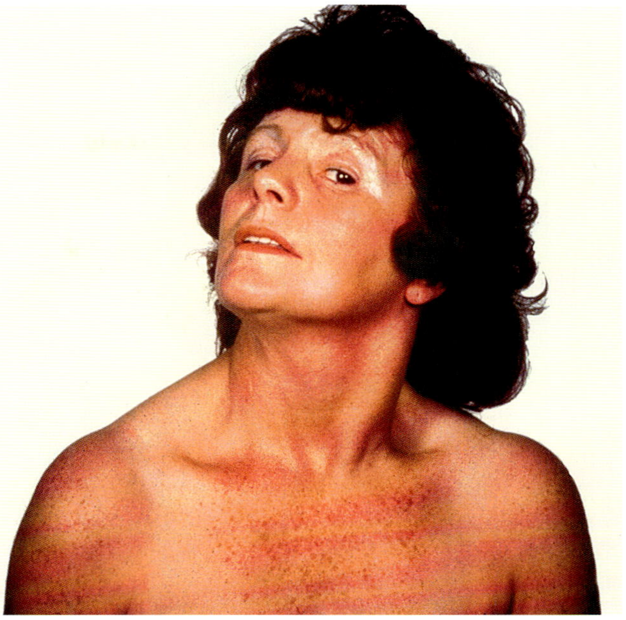

图 7-44 痉挛性斜颈。特征性头部姿势。左侧胸锁乳突肌收缩尤为显著

无论是 A 型还是 B 型肉毒杆菌毒素，均可在神经肌肉接头处抑制乙酰胆碱的释放。每 3~4 个月即需重复注射，疗效随时间延长逐渐减弱，可能是由于体内产生了抗体。

对于难治性肌张力障碍，目前已经设计了多种形式的脑深部电刺激，特别是针对苍白球腹后部的电刺激。脑深部电刺激适用于全身性和局灶性肌张力障碍，它对减轻疼痛也有帮助，但其远期效应并不确定。

眼睑痉挛

眼睑痉挛，开始是间歇性的，最终会发展为持续性，甚至导致失明。在疾病早期，表现为眼睑发作性阵挛性收缩，有时某种身体活动即可触发。一些患者的眼睑痉挛可通过触摸任一侧眼睑来缓解（图 7-46）。

口-下颌肌张力障碍

口颚部的局限性肌张力障碍可导致口舌的不自主运动，常于准备吃东西或说话时触发。吞咽障碍和构音障碍不可避免。舌外伤常见（图 7-47）。

痉挛性发音障碍

痉挛性发音障碍因喉肌受累，患者的声音显得紧

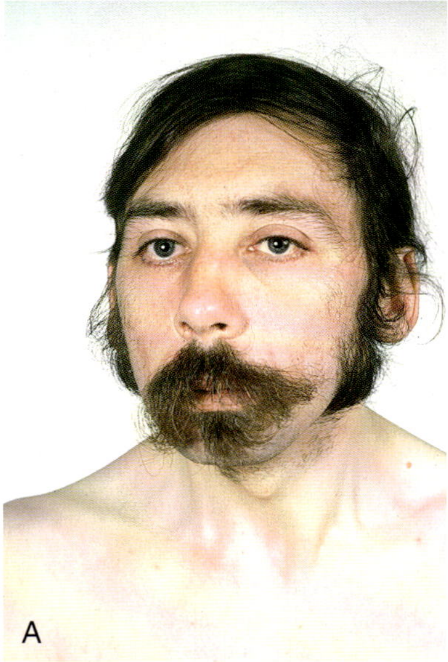

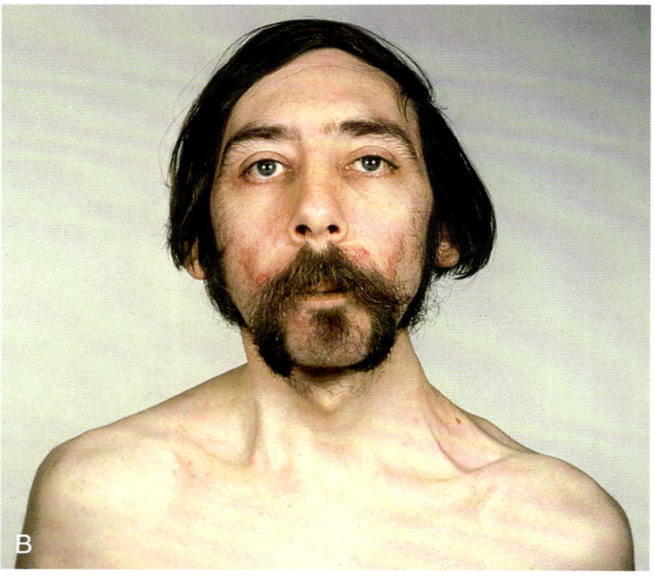

图 7-45 痉挛性斜颈。颈神经和副神经切断术前（**A**）与术后（**B**）的颈部姿势

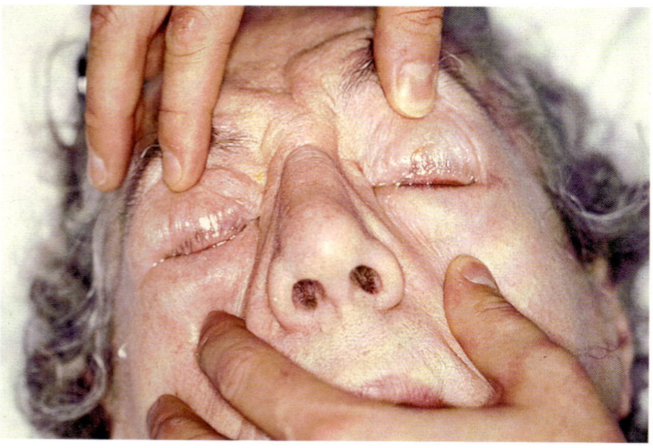

图 7-46 眼睑痉挛

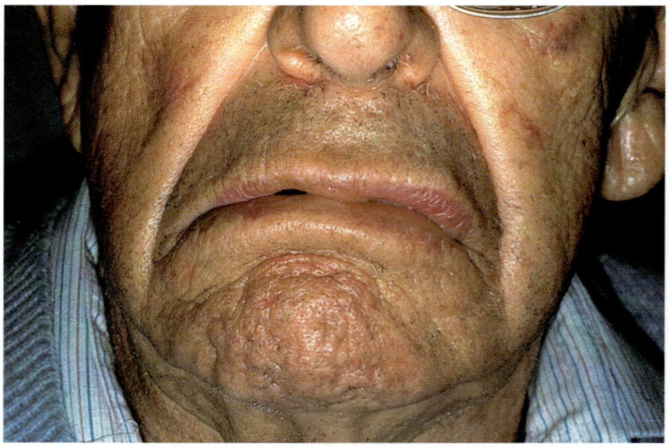

图 7-47 口腭肌肌张力障碍

张且令人窒息。

所有这些形式的头颅肌张力障碍均可单独存在，或伴有特发性震颤或肌张力障碍性肢体震颤。

书写痉挛

许多局灶性肌张力障碍主要影响上肢。最常见的是书写痉挛。患者表现为过度用力时手部出现不适。有典型的异常姿势（图 7-48）。字迹可变形（图 7-49）。有时，肢体近端肌肉受累也可出现异常姿势。大多数患者的静息运动不受影响。治疗常无效。尽管可能出现同样的问题，还是建议患者学习用另一只手书写。选择性注射肉毒杆菌毒素至受累肌肉可短期改善症状，但多次注射后疗效难以维持。其他职业性痉挛见于音乐家、键盘操作员和理发师。

继发性肌张力障碍

许多疾病均可引起继发性肌张力障碍。多巴反应性肌张力障碍累及四肢，在儿童期发病，症状随昼夜变化，常于白天结束时恶化。该病的其他表现包括反射亢进和帕金森综合征。低剂量多巴胺可显著改善症状，抗胆碱能药物有时也有效。致病基因定位于 14 号染色体，与编码 GTP 环化水解酶的基因突变有关。偏侧肌张力障碍与对侧丘脑、壳核或尾状核内的病变，特别是血管病变有关（图 7-50）。缺氧导致的肌张力障碍通常由出生前的损害引起，有时也见于成人麻醉不当时（图 7-51）。

Wilson 病

全球范围内，Wilson 病的患病率约为 1/30 000。它是一种常染色体隐性遗传病。铜代谢障碍导致铜在

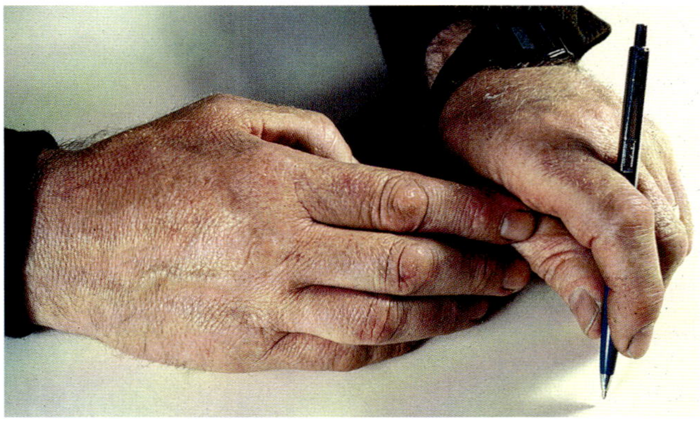

图 7-48　书写痉挛。异常的手部姿势

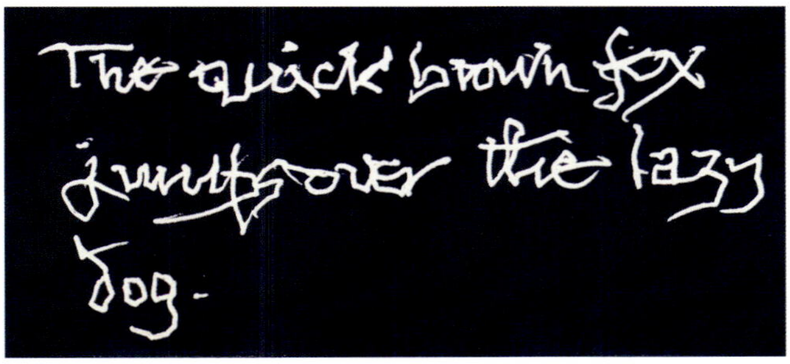

图 7-49　书写痉挛。患者的字迹

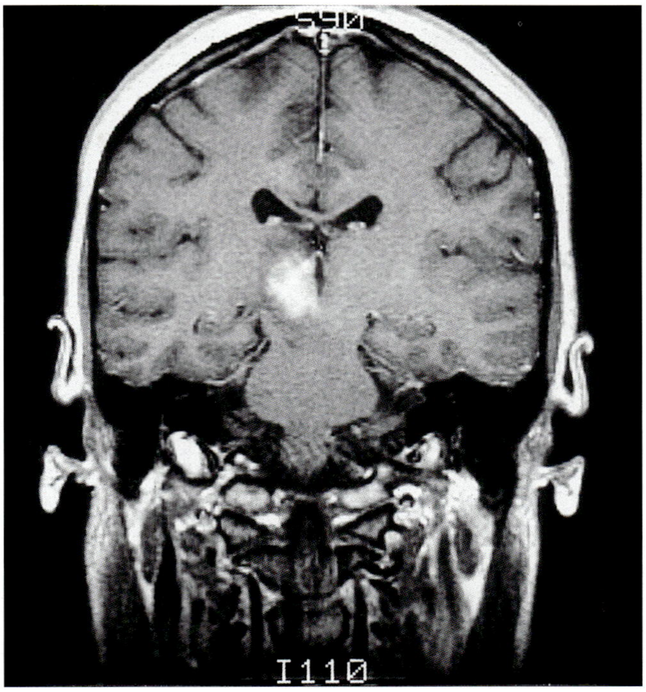

图 7-50　MRI 扫描显示丘脑肿瘤处有钆增强效应。该患者已有偏侧肌张力障碍

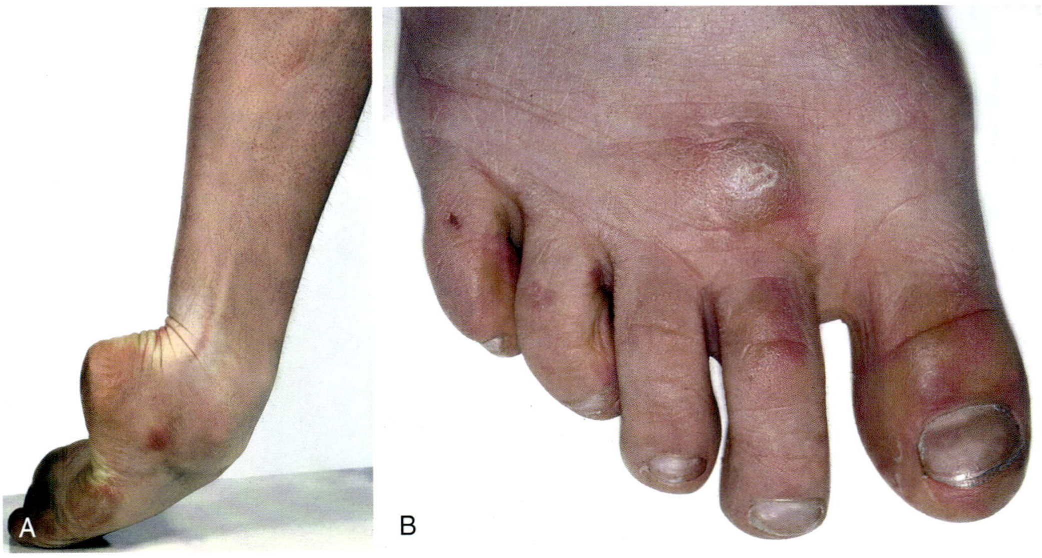

图 7-51　缺氧性肌张力障碍。**A**. 足部姿势。**B**. 继发性胼胝形成

各器官累积，特别是肝和脑。与之相关的基因位于13号染色体q14.3上。该基因编码铜转运蛋白的P型ATP酶，目前已经发现多种突变基因。

铜不断沉积在肝、脑、角膜后弹力膜和肾。病理变化包括肝硬化（图7-52）和壳核萎缩，可能会出现空泡（图7-53）。病理切片显示神经元缺失、星形胶质细胞纤维化、脂质和色素在巨噬细胞沉积。老年痴呆Ⅱ型星形胶质细胞也可见。尤其在苍白球附近，还发现有Opalski细胞、圆形细胞，胞内有一个小的中央细胞核及嗜酸性的细胞质（图7-54）。

血清铜蓝蛋白水平下降，但发病机制尚不清楚。该病的尿铜排泄增加。

约50%的Wilson病患者在出现神经系统症状前，已有肝受累表现，包括生长缓慢、黄疸、腹水及呕血。

神经系统的表现主要是各种运动障碍。震颤多为细小的动作性震颤而不是经典的扑翼样震颤，肌张力障碍和手足徐动症也会出现（图7-55）。构音障碍和吞咽困难往往比较严重，典型者伴流涎。

上唇回缩导致特殊的面部表情（痉笑）（图7-56）。精神症状包括行为和情绪的改变。铜沉积在角膜后弹力膜（Descemet膜）上产生Kayser-Fleischer环（角膜色素环），可经裂隙灯检测证实，几乎见于所有伴神经精神症状的Wilson病患者（图7-57）。

用于诊断的生化指标包括尿铜增加和血清铜总量与血浆铜蓝蛋白水平降低。

CT显示脑室扩张、皮质萎缩和基底节低密度影（图7-58）。MR更为敏感，T2加权像显示丘脑或基底节呈高信号（图7-59）。

迟发性Wilson病（临床表现出现在20~40岁）表现为明显的神经和精神症状。早期治疗可以阻止神经系统异常的进展，但如已出现神经精神症状，则只有20%完全缓解的可能。已经证明，肌张力障碍明显的患者的预后比震颤明显的患者差。

能够降低铜异常负荷的药物包括D-青霉胺、三乙烯羟化四甲胺、钼酸盐和二巯基丙醇。这些药物还可以减少铜在肠道的吸收。

当有严重肝病时，建议行肝移植，至少在某些情况下，肝移植能明显改善神经功能障碍。

舞蹈样和偏身投掷运动

Sydenham（风湿性）舞蹈病

风湿性舞蹈病在西方罕见，但在链球菌感染流行区的发病率却高达10%（如科威特）。风湿性舞蹈病

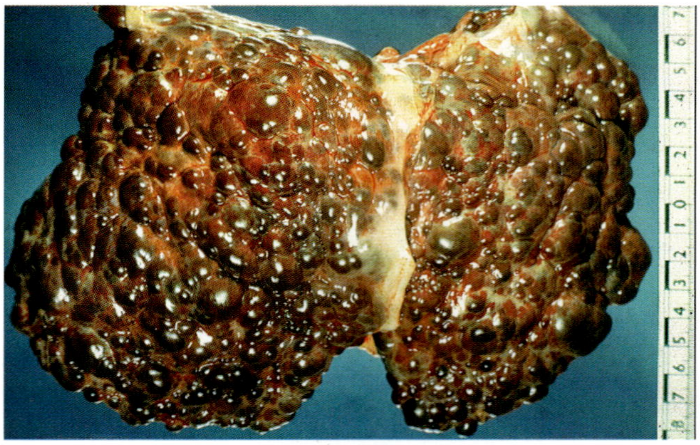

图7-52 Wilson病。坏死性肝硬化

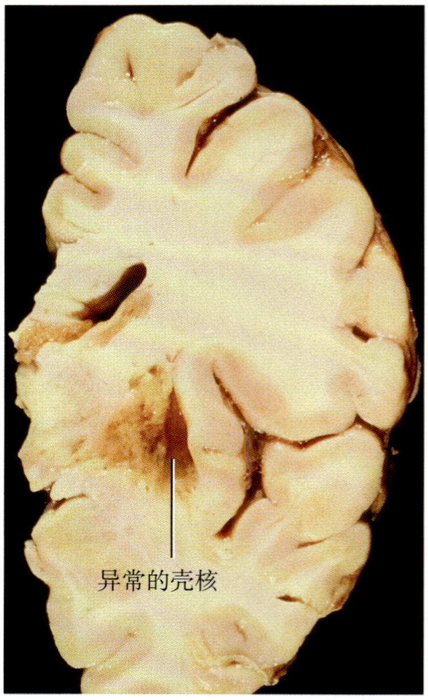

图7-53 Wilson病。脑冠状位切片显示壳核空洞形成和褪色，而尾状核和苍白球的这种改变较轻

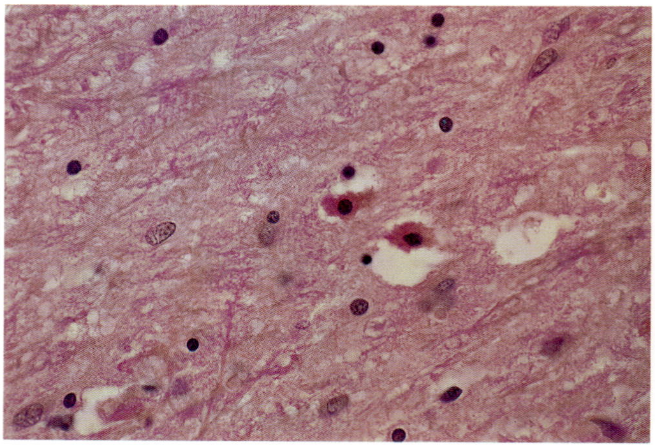

图7-54 Wilson病。Opalski细胞（箭头处）

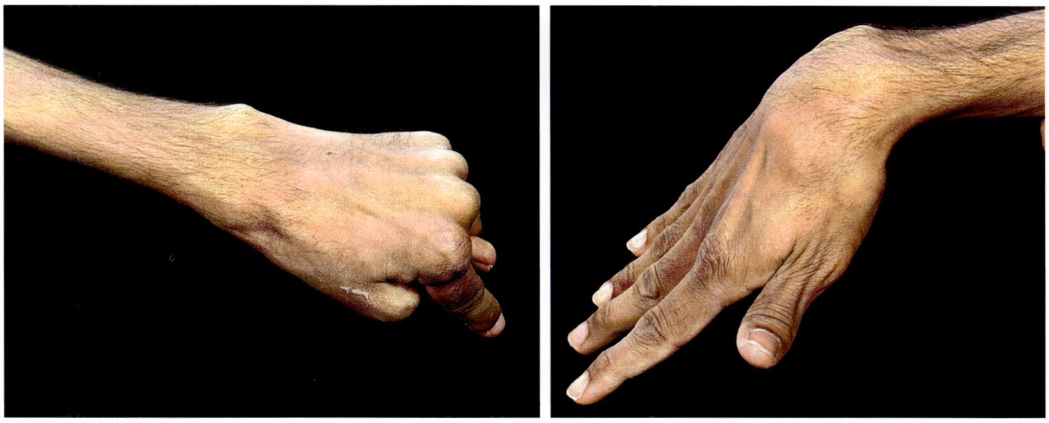

图 7-55　Wilson 病。手部姿势异常

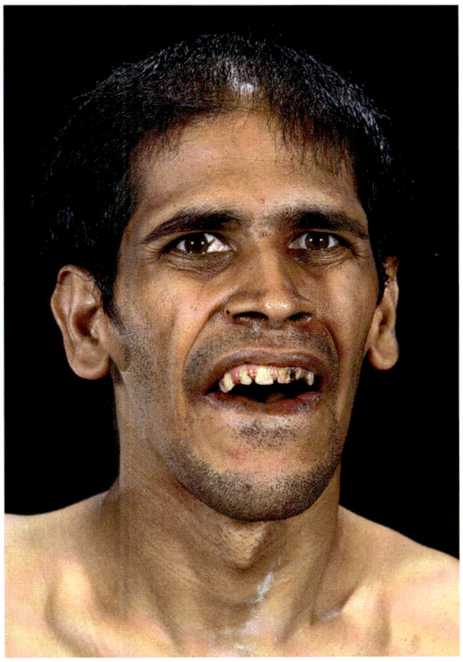

图 7-56　Wilson 病。痉笑面容

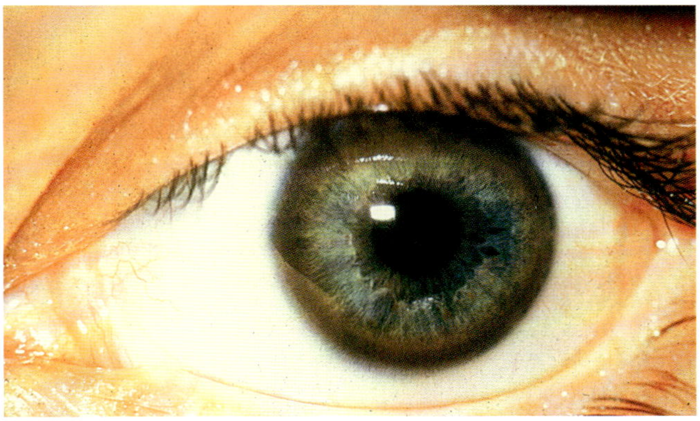

图 7-57　Wilson 病。Kayser-Fleischer 环

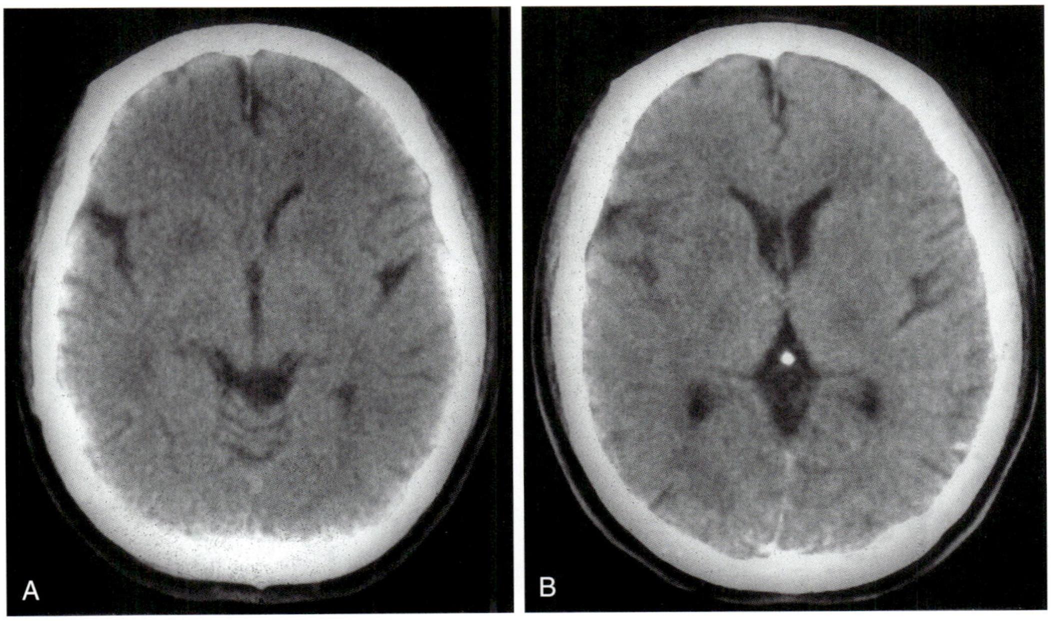

图 7-58　Wilson 病。CT 像。双侧基底节均有边界不清的低密度影

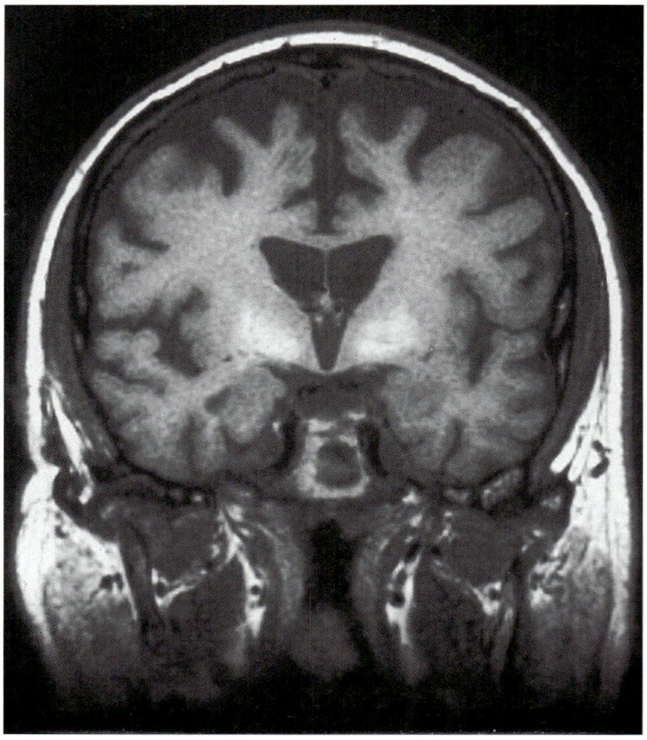

图 7-59 Wilson 病。在 MRI 的 T1 加权像上可见壳核信号异常

一般在患病前 1~6 个月有链球菌感染，高达 20%的病例可复发。该病主要患病年龄为 5~15 岁。病因多与抗体的交叉反应使尾状核受累有关。症状一般为双侧，有时为单侧。尽管症状都能恢复，但一般均出现持续存在的轻度舞蹈样动作、震颤或神经精神障碍表现。有 Sydenham 舞蹈病史的患者，更容易因药物诱发舞蹈病，如口服避孕药。

Huntington 病

Huntington（亨廷顿）病是一种常染色体显性遗传病。相关基因位于 4 号染色体短臂，编码一个胞浆蛋白，称为 Huntingtin 蛋白。病理变化主要是基底节内中等大小的 GABA 能投射神经元严重减少，同时伴胶质细胞增生。尾状核和壳核萎缩是其特征性改变（图 7-60）。泛素或 Huntingtin 蛋白的免疫组织化学染色显示在细胞核包涵体内或轴突内有 Huntingtin 蛋白累积（图 7-61）。

相关致病基因存在一个复制超过 39 次的三核苷酸重复序列，这个序列在正常人的复制次数为 5~36 次。定量聚合酶链反应可检测出扩增的基因片段。

任何种族均可发病，发病率为 2/100 000~

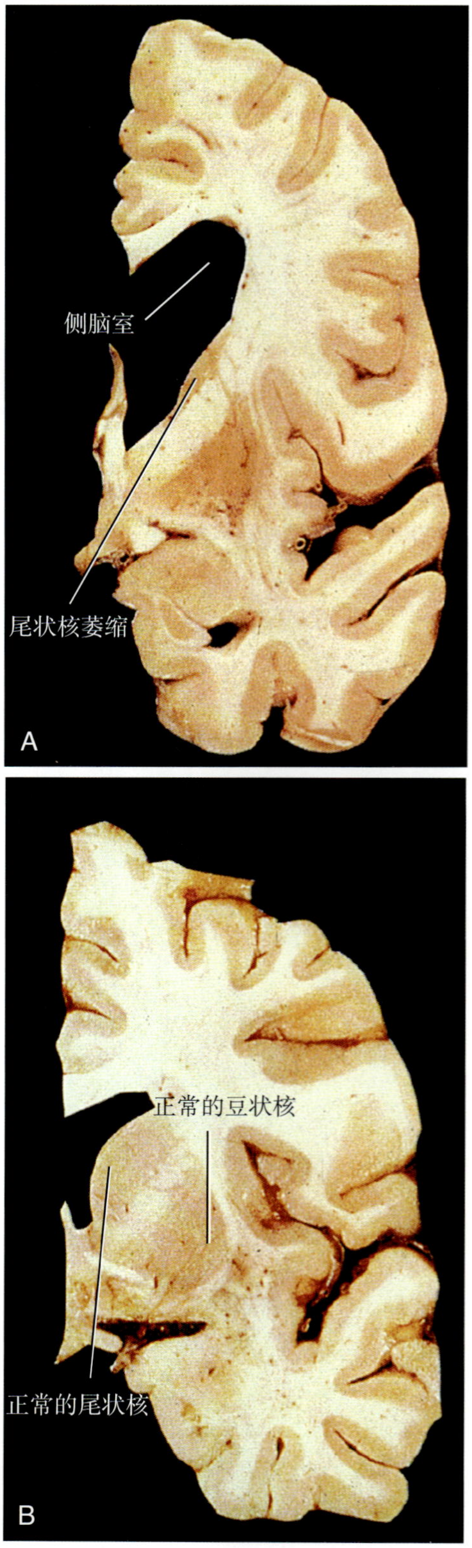

图 7-60 Huntington 病。**A**. 脑的冠状切片见侧脑室扩张及尾状核和豆状核萎缩。**B**. 正常的脑切片

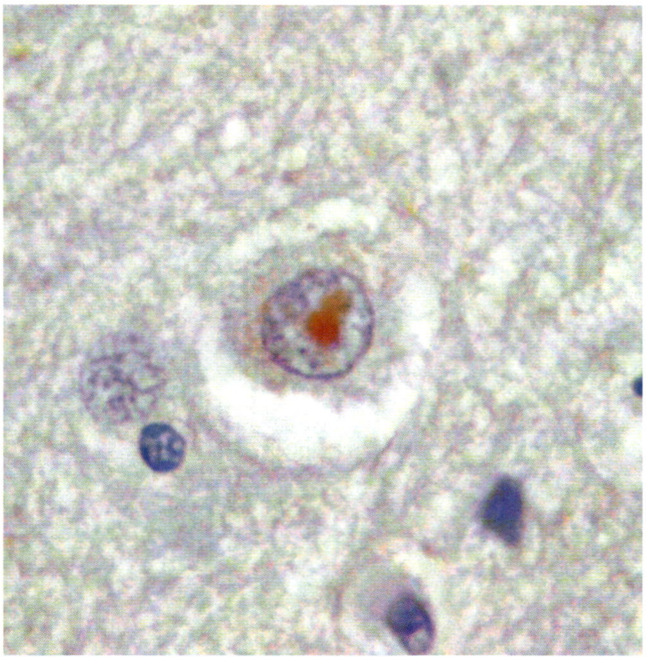

图 7-61 Huntington 病患者细胞核内的包涵体

7/100 000，但发病也具有区域性。所有携带这种基因的患者最终都会发病。多数情况下，发病年龄为三四十岁，约有 10% 的病例在 20 岁之前发病，10% 在 60 岁后发病。发病年龄与三核苷酸序列重复的长度呈反比。

可以预测，该病往往在后代中更早发病。青少年病例更多的是父系遗传。在这些病例中，（Westphal 型）舞蹈样动作可能并不明显，其主要症状是运动障碍和强直，有时伴肌张力障碍、肌阵挛、共济失调和癫痫（图 7-62）。

在更典型的病例中，运动障碍最初表现为轻度言语增多和手指、口或舌的多动。之后，肌张力障碍、肌强直和运动障碍逐渐明显。其他特点还包括广泛性动作笨拙、构音障碍和吞咽困难。

细微的人格改变，如偏执、焦虑症或反社会行为，可先于运动障碍许多年发生。随后，出现明显的认知功能下降，尤其表现为主动性、反应速度以及注意力、计划和学习效率的缺陷。

辅助检查虽然具有提示作用，但不能提供该病的确诊依据，目前已不推荐。脑电图往往没有特征性改变，可有低电压表现。采用尾状核内部与前角距离的比率测量尾状核的萎缩也不能完全将 Huntington 病与阿尔茨海默病区分开。

磁共振成像可以显示舞蹈病和肌强直的一些区别。前者存在尾状核萎缩，但尾状核或壳核很少见异常信号；后者尾状核萎缩同样显著，但 T2 加权像上尾状核和壳核可见信号强度增加（图 7-63）。

使用 ^{18}F 标记的放射性 2- 氟 -2- 脱氧 -D- 葡萄糖进行 SPECT 检查，可见病变区的局部血流量较对照组减少。PET 扫描显示患者纹状体的新陈代谢率降低（图 7-64）。

该病的治疗方法极其有限。对症药物治疗可能对一些精神症状和运动过多有效。胎儿纹状体移植一直在尝试，但是疗效甚微。

其他舞蹈病样疾病

舞蹈症被认为是系统性红斑狼疮的一种并发症，也可以是它的一种临床表现。主要在单侧发生的舞蹈症是口服避孕药的一种罕见并发症，可在孕期出现。导致舞蹈症的感染包括艾滋病毒感染和变异型 Creutzfeldt-Jakob 病。舞蹈症在真性红细胞增多症和甲亢中均可发生，还偶见于急性卒中。这种舞蹈症的病变常位于基底神经节和邻近白质，症状易于缓解。

偏侧投掷症

胡乱和猛烈的投掷运动被认为是舞蹈症另一种极

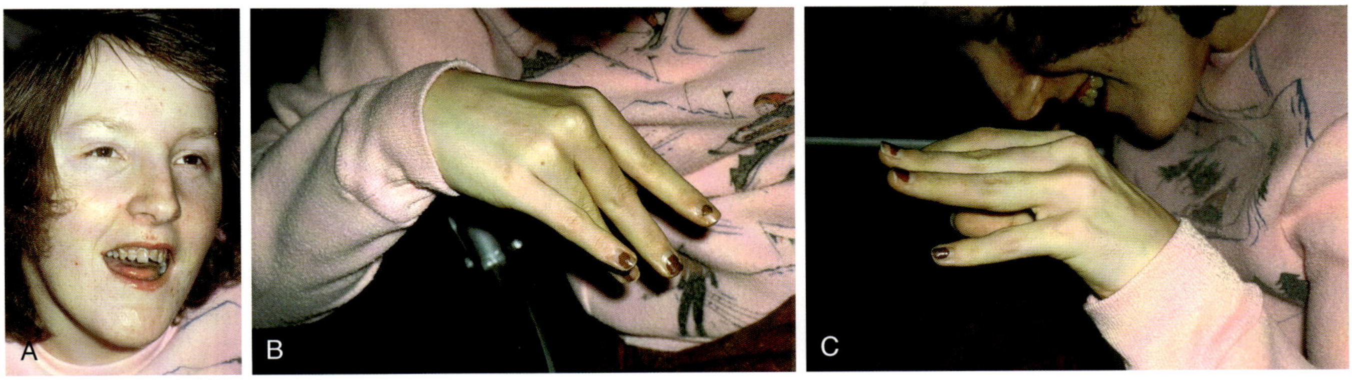

图 7-62 青少年 Huntington 病患者的面部表现（**A**）和肢体姿势（**B** 和 **C**）

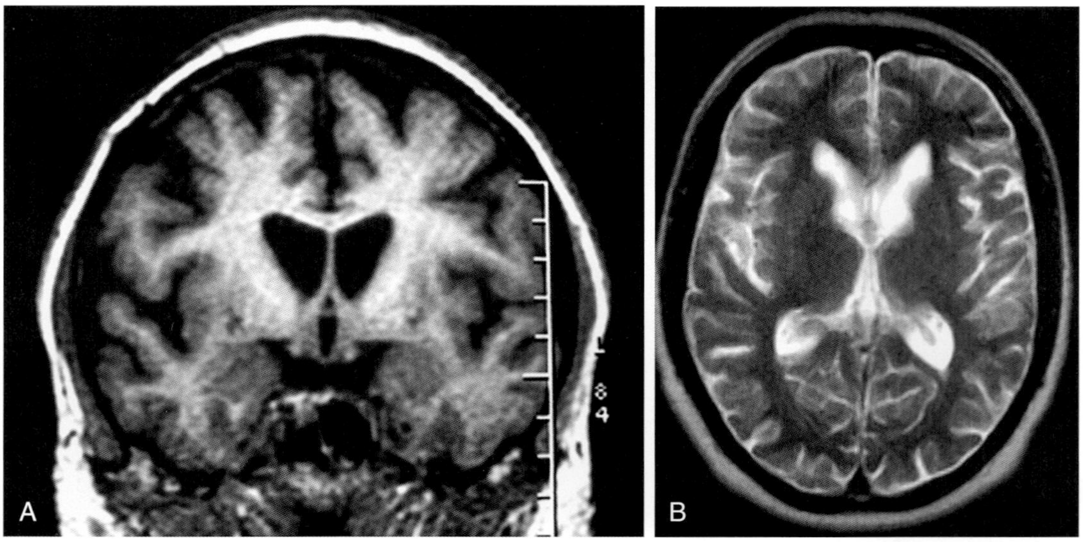

图 7-63　Huntington 病。MRI 的冠状位 T1 加权像（A）和轴位 T2 加权像（B）显示尾状核和皮质萎缩

端动作的一部分，这是由于投掷运动在消退期可能演变为一种典型的舞蹈样动作。大多数偏侧投掷症患者的对侧丘脑底核存在病变，常为血管性病变。该病常自发缓解，急性期最好的治疗药物为多巴胺能阻断剂。

震颤

关于震颤的分类已经制定也将会进一步修改。

增强的生理性震颤
经典的特发性震颤
原发性直立性震颤
任务和位置特异性震颤
肌张力障碍性震颤
帕金森病震颤
小脑性震颤
Holmes 震颤（红核或中脑性震颤）
腭肌震颤
药物性和毒物性震颤
周围神经性震颤
心因性震颤

虽然有许多散发病例，但特发性震颤属常染色体显性遗传。震颤主要影响上肢，但有时也累及头部或声音。常被误诊。据报道，其发病率为 0.4% ~3.9%。约 50% 的病例中，酒精可使震颤暂时消失。

原发性直立性震颤的频率为 14~18Hz，主要表现为站立时有不稳感，其他情况下也可发生这种震颤，如仰卧位主动变为俯卧位时。震颤的病因位于中枢，但尚不明确。治疗药物包括扑痫酮、丙戊酸、氯硝西泮和加巴喷丁。

一些心因性震颤的明显特征包括突然发病、病程波动、单个肢体震颤和精神错乱。

肌阵挛

肌阵挛包括电击样不自主运动，通常由肌肉短暂爆发性收缩所致。肌阵挛可由皮质、皮质下、脑干或脊髓的病变引起。

皮质引起的肌阵挛是感觉运动区异常放电并在皮质脊髓束内传播所致。癫痫患者的肌阵挛可局限于单一肌肉抽搐或局部重复抽搐（部分性癫痫持续状态），或是其他发作形式癫痫综合征的部分表现。

脑干引起的肌阵挛常为全身性抽搐而非部分性。腭肌阵挛或震颤，表现为有节律的腭运动。这种阵挛或震颤可以是原发性的，脑干局部无病理改变，腭帆张力的节律性收缩可致耳部弹响；或是症状性的，脑干内有病灶，常为红核、下橄榄核和齿状核之间的回路受到了影响，影像检查可发现对侧下橄榄核增大，这时腭肌阵挛由腭帆提肌收缩引起。

脊髓引起的肌阵挛可以是单节段性的或多节段性的。局灶性肌阵挛常是潜在的结构病变所致，但多水平脊髓引起的肌阵挛常为原发性。重复的轴向抽搐常从腹肌开始，然后向周围蔓延。肌电图可明确诊断。

心因性肌阵挛往往伴随异常的心理状态，且没有器质性原因引起的运动或感觉障碍。

抽搐

单纯性抽搐多见于儿童期，常在起病约一年内缓解。抽搐是个别肌肉、肌群或整个身体的短暂、快速的抽动。临床表现包括做鬼脸、腹部痉挛和肢体运动。复杂形式的抽搐会产生模式协调的运动。抽搐可

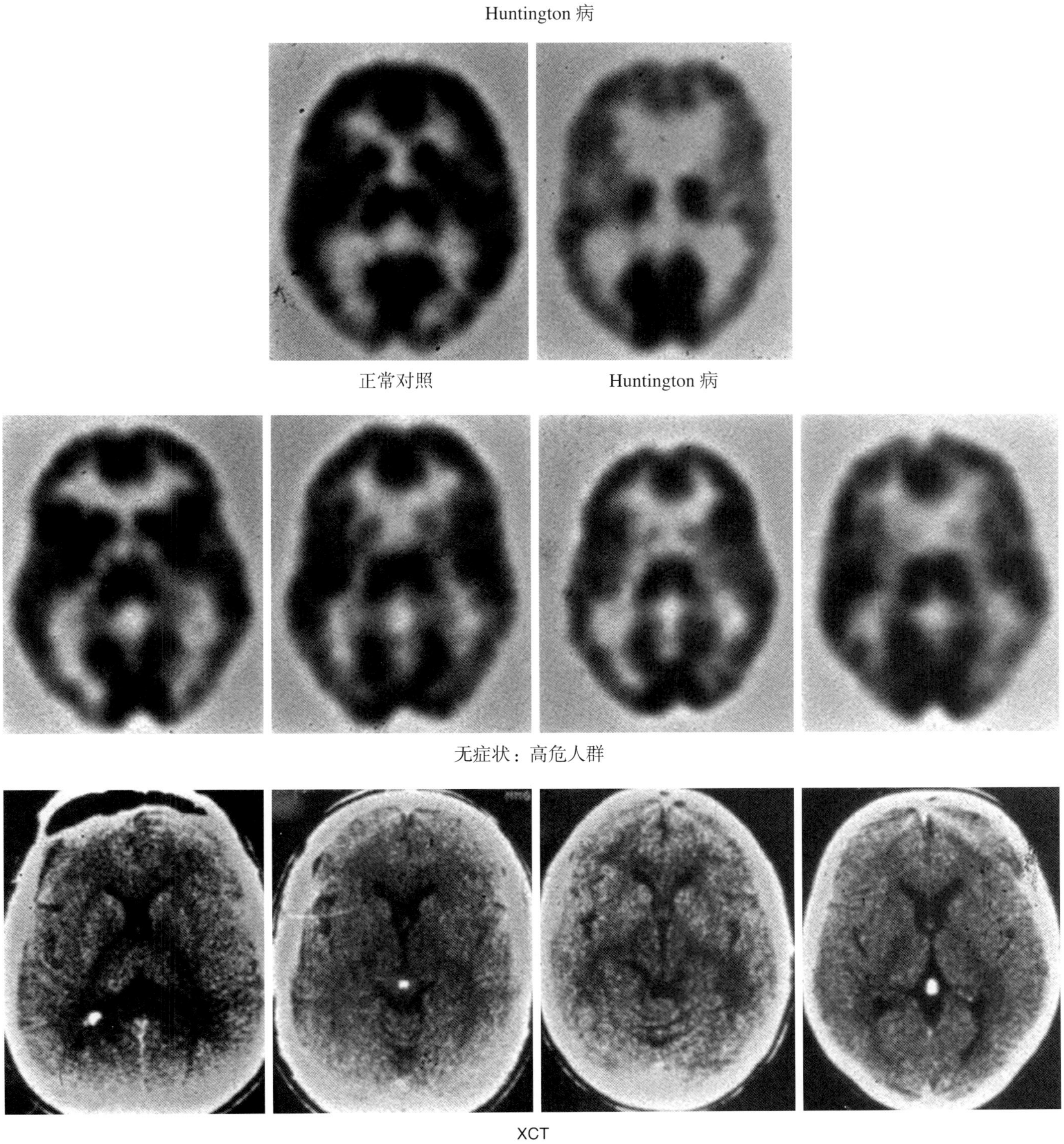

图 7-64　Huntington 病。PET 扫描。与正常组相比，Huntington 病患者的尾状核内血流量减少（上面 2 张图）。无症状高危人群 CT 和 PET 扫描图像的比较（下面 4 张图为 CT 图像）

在应激时诱发，能至少被暂时控制。

Tourette 综合征（抽动秽语综合征）的特点是存在多种肌肉抽搐和声音抽搐，常发生于 4~11 岁，既有简单也有复杂的表现形式。其他特点还包括模仿说话和秽语症，伴随的心理障碍包括强迫性障碍和注意多动缺陷障碍。发病率约为 5/10 000，男性与女性的比例为 4 ∶ 1。此病很可能是常染色体显性遗传，但不完全外显，学者们也已提出其他的遗传形式。针对结构的神经影像检查不能帮助诊断该病，且影像数据和多巴胺能系统相关的神经化学研究结果相矛盾，但多巴胺阻断剂，特别是氟哌啶醇，可治疗该病。

迟发性运动障碍

迟发性运动障碍包含一系列发生于抗精神病药物治疗过程中的不自主运动障碍（舞蹈样、手足徐动样或肌张力障碍样运动）。抗精神病药物使用至少 3 个月且停药超过 1 个月后仍持续的运动障碍才称为迟发性运动障碍。口面部和舌的运动障碍最常见（图 7-65）。其他运动障碍包括眼睑痉挛和肢体近端及躯干受累的运动障碍。肌张力障碍样的姿势有时是主要的临床特点，这种迟发性肌张力障碍被单独分类。其他运动障碍还包括静坐不能和各种呼吸运动障碍。

有报道精神病患者中迟发性肌张力障碍的患病率高达 20%，但那些使用非典型抗精神病药物的个体中迟发性肌张力障碍的发病率明显少于 20%，如利培酮治疗患者的患病率。老年人和女性更容易发病。

迟发性运动障碍的治疗复杂，与运动障碍的类型有关。早期识别和条件允许时，停用或减少抗精神病药是可行的。

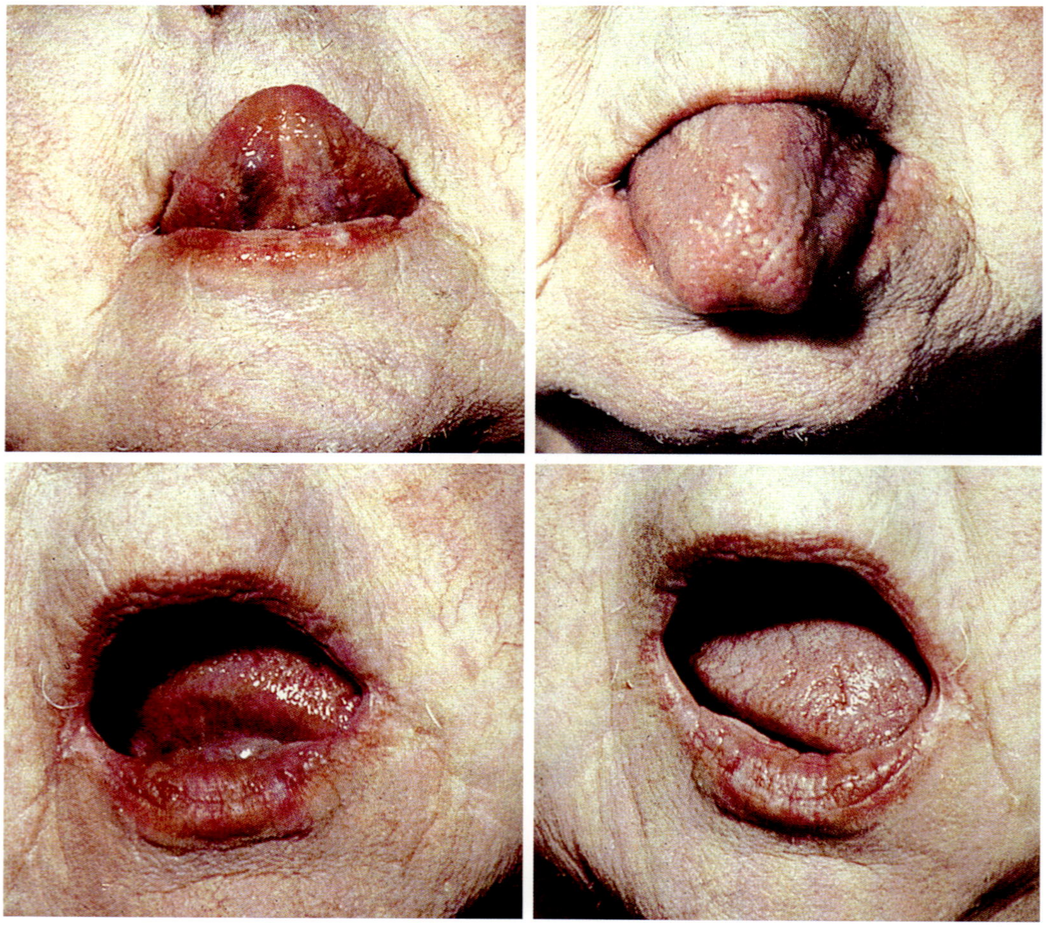

图 7-65 迟发性运动障碍。舌肌的各种不自主运动

第八章

颅内肿瘤

副肿瘤（非转移瘤）综合征

张 琛 武润松 译

颅内肿瘤可分为脑内或脑外肿瘤，前者多为恶性肿瘤，包括胶质瘤、胚胎性肿瘤、淋巴瘤、生殖细胞肿瘤和从身体的其他原发部位通过血行播散进入脑内的转移瘤。后者多为良性，包括脑膜瘤、神经鞘瘤（主要是 Schwann 细胞瘤）和颅骨肿瘤（主要是脊索瘤和软骨肉瘤）。某些转移瘤也有脑外的，但是相较于脑内肿瘤，这种情况并不常见。蝶鞍及邻近部位的常见肿瘤包括垂体腺瘤、生殖细胞肿瘤和颅咽管瘤。颅内肿瘤的以上概括性分类，包括下面要介绍的更细的分类主要是基于其组织病理学特点。近年来，现代分子遗传学及其他领域的分子生物学研究快速发展，对完善颅内肿瘤的分类起到越来越重要的作用，对肿瘤的起源、治疗反应和预后都有了更深刻的理解。

颅内肿瘤的临床表现

相较于其他一些具有占位效应的病变，如血肿或脓肿，颅内肿瘤生长缓慢。因此，在出现神经系统症状或体征前，几乎所有的颅内肿瘤都有相当长的“隐匿”生长期。当然，有时症状也会突然发作，出现癫痫或卒中样肿瘤内出血，但多数情况下起病隐袭，瘤体缓慢生长，形成占位效应，出现相应的临床症状，即所谓“局灶体征”，可反映肿瘤生长的部位。有时，占位病变引起脑疝，损害或压迫毗邻脑组织，也会出现相应的症状，容易被误认为是局灶体征。

非特异性症状和体征

头痛是最常见但又最缺乏特异性的症状。绝大多数颅内肿瘤最终都会出现头痛，一般情况下，其特点无特异性：10%～15%的患者有晨起显著头痛（醒来时头痛）。大脑半球或其表面的肿瘤（即小脑幕上肿瘤）引起的头痛 80% 发生在同侧，如果出现视盘水肿，可引起对侧头痛，但多发生在肿瘤晚期。

约 50% 的幕上肿瘤患者会出现恶心或呕吐，幕下肿瘤出现恶心或呕吐的比例更高，其中恶心较呕吐更为常见。由于这些症状缺乏特异性，容易产生误导，尤其是在儿童，患者往往长期反复进行各种胃肠检查，仍难以发现阳性改变，最终需通过适当的影像检查明确颅内病灶。

脑前部的肿瘤比后部肿瘤更常出现癫痫发作，后颅窝肿瘤非常罕见。超过 50%的额叶肿瘤患者术前出现癫痫发作。有些情况下，癫痫发作是一种特征性表现。目前普遍认为，如果出现新的癫痫发作，特别是成人或年龄较大的儿童，需要进行影像检查以排除颅内肿瘤。老年人出现癫痫持续状态，往往提示额叶肿瘤。癫痫发作的类型有时也能提示肿瘤的部位，复杂部分性癫痫患者中，颞叶肿瘤高发。

幕下肿瘤比幕上肿瘤更常见视盘水肿（图 8-1）。对于后者，出现视盘水肿表明，或者发生了脑疝压迫第三脑室和室间孔，或者肿瘤直接影响到室间孔引起脑脊液回流障碍，特别是第三脑室胶样囊肿。幕下肿瘤的视盘水肿可能是由枕骨大孔或中脑导水管梗阻引起脑脊液回流障碍所致。临床上，幕下肿瘤引起的视盘水肿可能出现较早，除了低位第四脑室内、中脑导水管内或临近中脑导水管的肿瘤，能够引起梗阻的肿瘤体积常较大，提示在出现症状和体征前，瘤体已经经历了相当长时间的生长。

尽管精神异常是额叶肿瘤的特征性表现，但颅内任何部位的肿瘤都可能出现一定程度的冷漠和迟钝。

局灶症状和体征

颅内肿瘤的局灶症状和体征反映其解剖定位。额叶肿瘤常出现情绪和行为改变，伴对侧运动功能缺损及锥体束征，大小便失禁较突出。随着瘤体的不断增大，特别是额叶内肿瘤穿过胼胝体生长时，常出现明显的虚弱感，还会出现原始反射，包括自发抓握反射和吸吮反射（图 8-2）。除了病情进展较快，其临床表

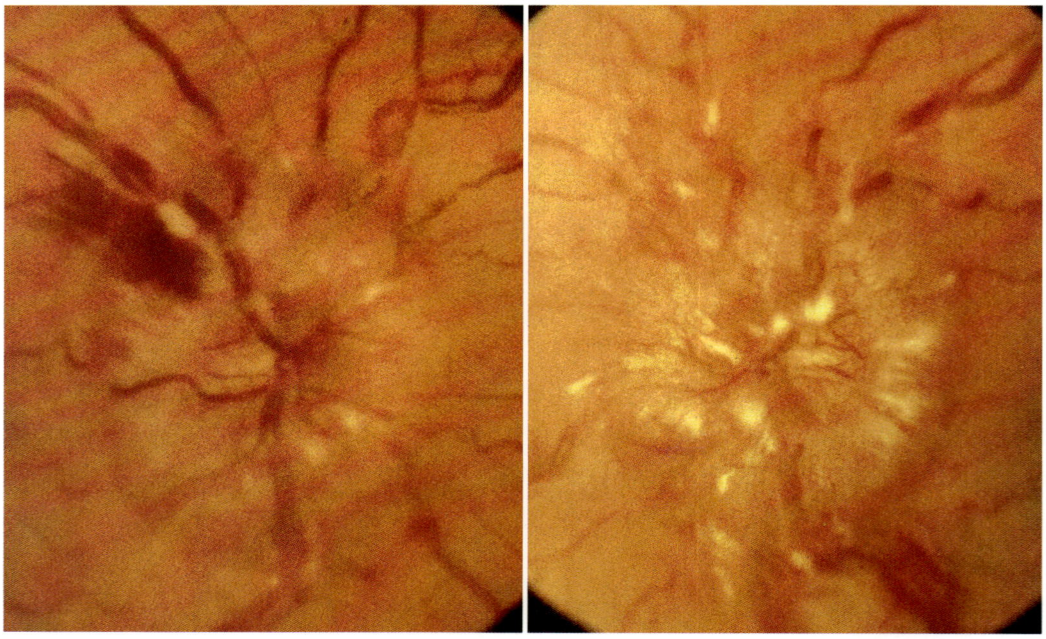

图 8-1 继发于脑部肿瘤的双侧视盘水肿

现非常类似老年痴呆晚期的表现。

顶叶肿瘤的感觉性症状体征比较明显，常伴对侧运动障碍或视野异常，如果肿瘤位于非优势半球，出现病灶对侧感觉或视觉忽略的可能性较大，且非优势半球的顶叶病灶常出现穿衣失用症（图 8-3）。

优势半球颞叶肿瘤常见语言功能障碍，表现为短暂性或持续性失语，有时可见上象限同侧偏盲和对侧锥体束征。如前所述，复杂部分性癫痫主要与颞叶病变有关，但额叶后部的肿瘤有时也会出现此类癫痫发作。视野异常是枕叶肿瘤最突出的表现，这种异常或者表现为固定的视野缺损，或者以癫痫发作前驱视觉症状的形式出现。

小脑半球肿瘤导致同侧小脑征象，主要累及小脑蚓部的病变常引起躯干性共济失调。脑干肿瘤特别是脑桥胶质瘤患者，可能出现脑神经受累体征（图 8-4）。

幕上肿瘤有时会出现一些神经症状，容易误导为局灶定位体征，包括Ⅲ、Ⅳ、Ⅴ或Ⅵ脑神经功能障碍，其中单侧或双侧展神经麻痹最常见（图 8-5）。大脑钩回疝可能导致对侧小脑幕下方大脑脚受压，引起病变同侧偏瘫（Kernohan 切迹疝）。如果疝压迫了单侧或双侧大脑后动脉，可导致枕叶梗死（图 8-6）。

颅内肿瘤辅助检查

目前，头颅平片和常规血管造影不再用于颅内肿瘤的诊断，但对于某些肿瘤手术方案的制订，血管造影仍然有一定参考价值。

虽然 MRI 已经取代甚至超越 CT，成为颅内肿瘤的主要检查方法，但 CT 平扫依然是一种革命性的检查手段。除部分病例外，一般来讲，CT 增强前后的变化与肿瘤的恶性程度有关，特别是颅内肿瘤。大多数低恶性程度肿瘤的 CT 扫描显示为低密度改变，但活检或手术切除发现仍有约一半的低密度肿瘤灶实际上是高度恶性的浸润性肿瘤。由于 CT 增强通常与血管增生有关，而血管增生又反映肿瘤的组织病理和生物学特征发生变化，恶性度提高，因此一旦低恶性程度的弥散性胶质瘤出现 CT 增强效应则表明肿瘤进展恶化。但这并不适用于某些特定类型的肿瘤，如毛细胞型星形细胞瘤，也不适合于低恶性程度的髓内弥漫性胶质瘤。

高恶性程度肿瘤，如多形性胶质母细胞瘤，CT 显示为混合密度病灶，反映病灶内肿瘤实体、囊肿、出血、坏死和水肿共存，病灶可见对比度增强，常见环形增强。此类恶性肿瘤大多都会产生一定的占位效应，深部肿瘤的占位效应通常比较明显，较小的浅表性肿瘤占位效应往往较小，临床上癫痫发作常见。CT 表现缺乏特异性，类似于脑脓肿、脑梗死的某些

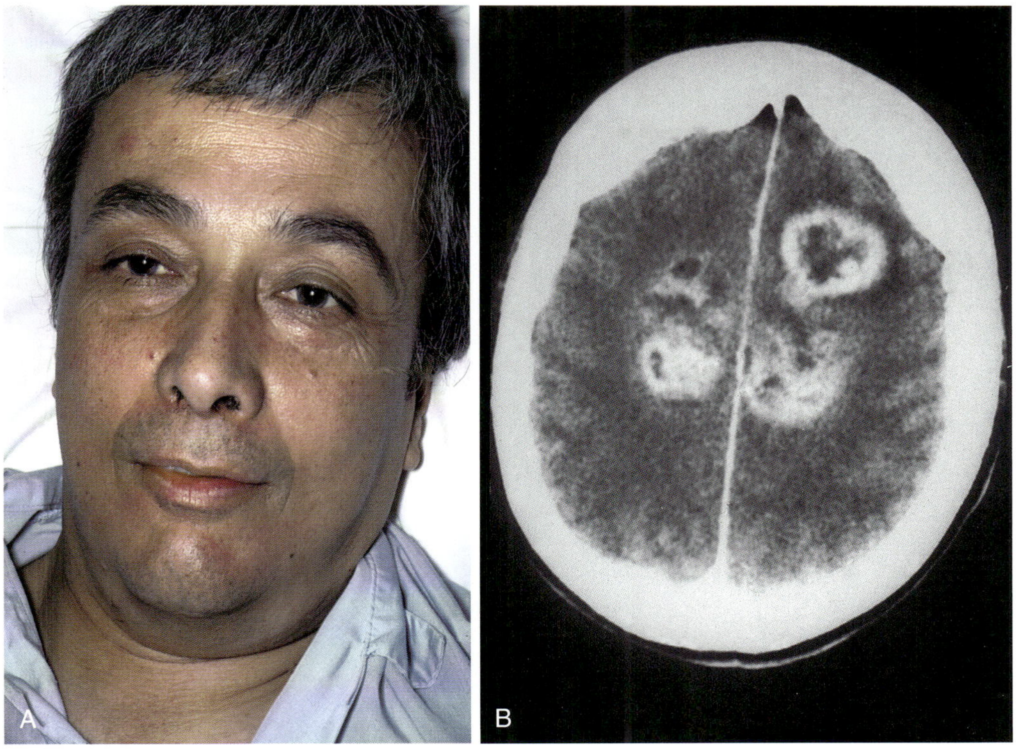

图 8-2 胼胝体胶质瘤患者。**A** 图示面部表情。**B** 图为头颅 CT 平扫

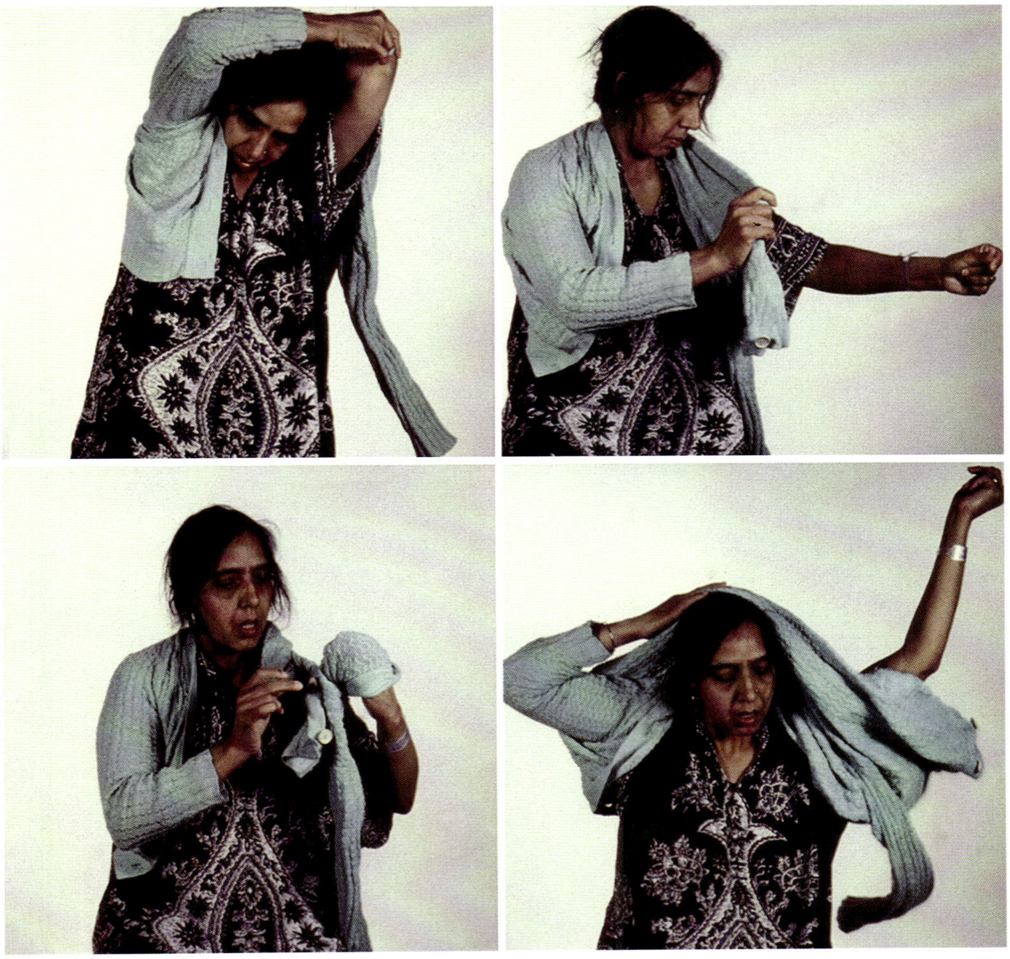

图 8-3 穿衣失用症

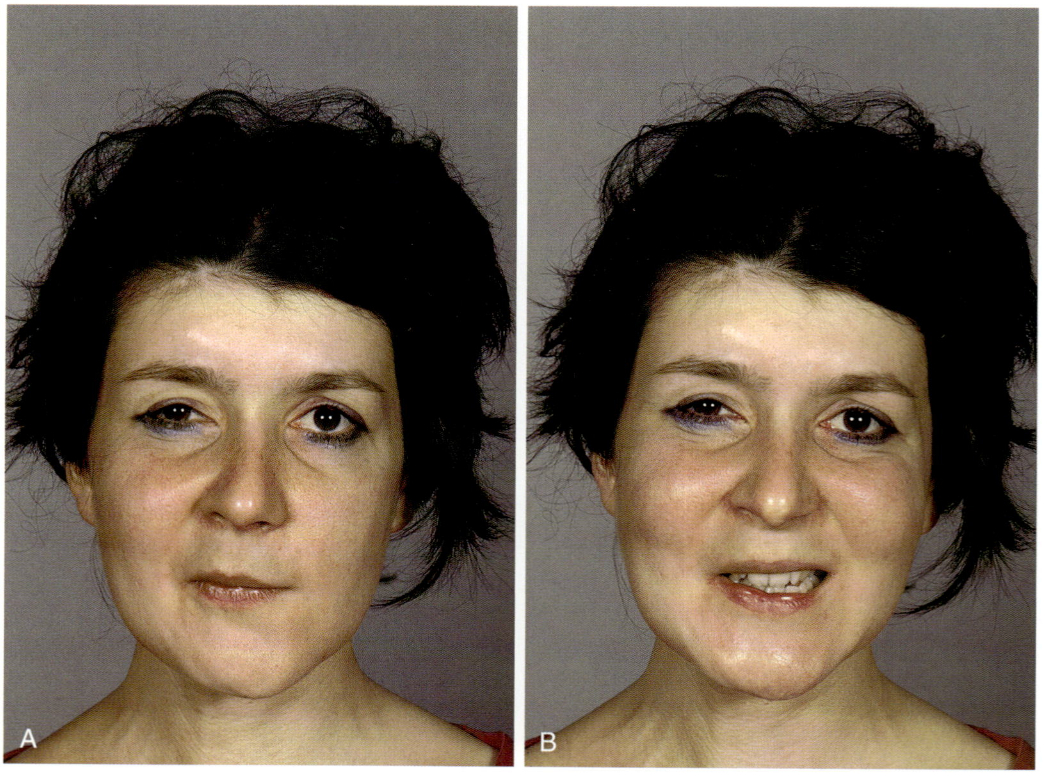

图 8-4 脑桥胶质瘤。**A**. 右侧面部肌纤维颤搐。**B**. 右侧面肌无力

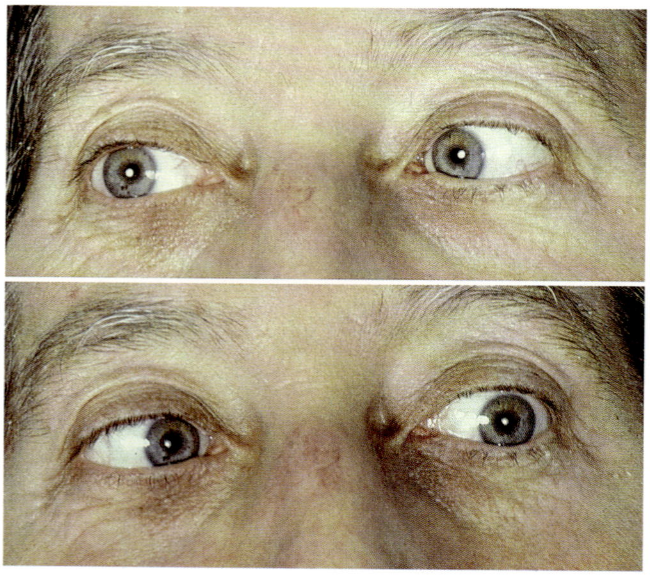

图 8-5 多形性胶质母细胞瘤双侧展神经麻痹

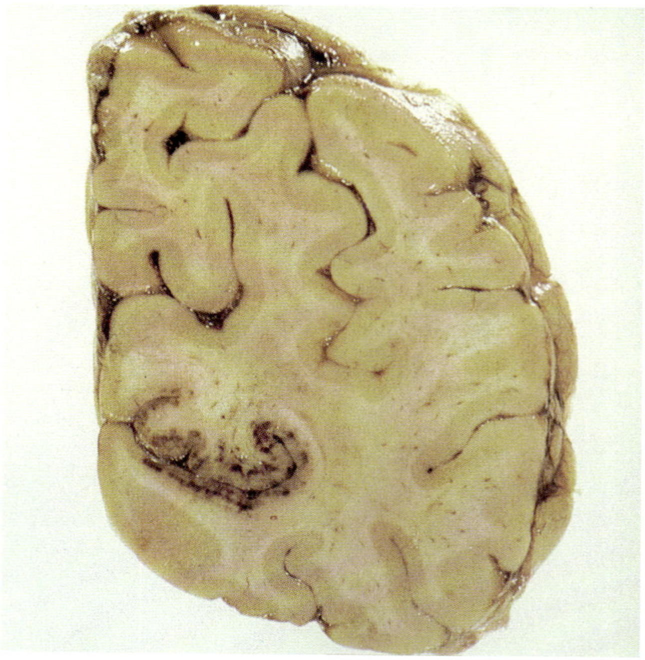

图 8-6 小脑幕切迹疝压迫大脑后动脉引起的出血性梗死

阶段和一些脱髓鞘疾病(如肿瘤样多发性硬化),病变的实际性质只能通过MRI、追踪临床演变或由病理组织学检查来证实,但在评价肿瘤骨质破坏(如斜坡脊索瘤,图8-7)和术前准备(图8-8)方面,CT仍然有一定价值。

MRI是脑肿瘤诊断和疗效评估的优先手段。与CT比较,MRI能够根据影像特征可靠区分胶质瘤的恶性程度,低恶性度的弥漫性胶质瘤影像通常无增强现象和明显水肿征象,灌注图像显示脑血流量(rCBV)相对较低(图8-9,T2加权像异常信号反映瘤细胞浸润的脑组织范围,而不是反应性水肿区),但是,成年患者无影像增强胶质瘤中有40%为3级胶质瘤,而不是2级。高等级胶质瘤MRIT2的加权像和FLAIR像呈高信号改变,T1加权像和常规增强则可见低信号改变(图8-10)。在弥散图像上,类似于水肿的T2高信号改变是胶质瘤的特征性变化,有些病例T1像显示肿瘤为多发病灶,但通过T1像图像融合或FLAIR像可见病变实际上是连在一起的,当然,胶质瘤的多灶性和转移现象也是存在的。弥散张量成像能够显示脑内的白质通路,协助判断白质是否受到肿瘤的明显浸润(图8-11)。

颅内肿瘤弥散加权成像(DWI)的影像改变在一定程度上与肿瘤的恶性程度有关。而且,DWI能够相当明确地区分胶质瘤坏死、梗死或脓肿的差别,在DWI图像上,脓肿或梗死的中央显示高信号改变,而胶质瘤的病灶中央则为低信号改变,但肿瘤内部出血或形成富含蛋白液的囊肿可能会引起磁化率变化,改变图像的信号特征,使成像复杂,导致区分困难(图8-12)。

灌注加权像也与胶质瘤的组织等级有很好的相关性,增殖活性强则灌注率高,生长迅速,临床进展快,同时灌注加权MRI也有助于肿瘤与包括脱髓鞘病在内的其他疾病鉴别,后者病变一般呈低灌注改变,这与肿瘤的高灌注特征明显不同。通常,高级别胶质瘤的rCBV比低级别的高,少突胶质细胞瘤rCBV比星形细胞瘤高。因此,随访rCBV增高可能是肿瘤由低等级向高等级转变的早期标志。

尽管与MRI灌注技术相比,磁共振波谱(MR spectroscopy,MRS)并未显示出优势,但该方法仍被认为是一种优化术前颅内肿瘤恶性分级的潜在技术。MRS也有助于区分胶质瘤和转移瘤。一般而言,肿瘤等级升高,其胆碱/N-乙酰天冬氨酸(NAA)比率也随之上升。对于低级别的胶质瘤,活动性脂质和作为坏死标记物的乳酸往往不出现(图8-13)。

功能磁共振成像可用于评估肿瘤周围皮质的功能状态,各向异性分数的缺失可能提示白质通路受累,而非移位。当然,通过数字化处理与扩散张量成像技术结合,能够使白质纤维可视化(图8-14)。

脑肿瘤活检或手术切除后往往要进行病理检查,用福尔马林固定样本组织,石蜡包埋切片,这种标准的病理组织学方法仍然是显示肿瘤病理特征的一个非常有价值的初始步骤,通常也是唯一必需的病理检查。然而,现代的病理诊断在很大的程度上还依赖于后续或多或少的种系特异性免疫组化标记物的显示,如星形胶质细胞瘤胶质纤维酸性蛋白(GFAP)中间丝的表达,或神经元肿瘤细胞突触素的表达。此外,免疫染色也常规用于记录肿瘤细胞的增殖活性,最常用的方法是使用细胞核细胞周期相关抗原Ki-67抗体(MIB-1抗体)标记G_1、G_2、S期所有细胞,或M相细胞,然后确定标记指数,即肿瘤样本组织中标记细胞核与所有肿瘤细胞核的比例。免疫染色也能用于记录某些基因的异常表达,如p53蛋白、表

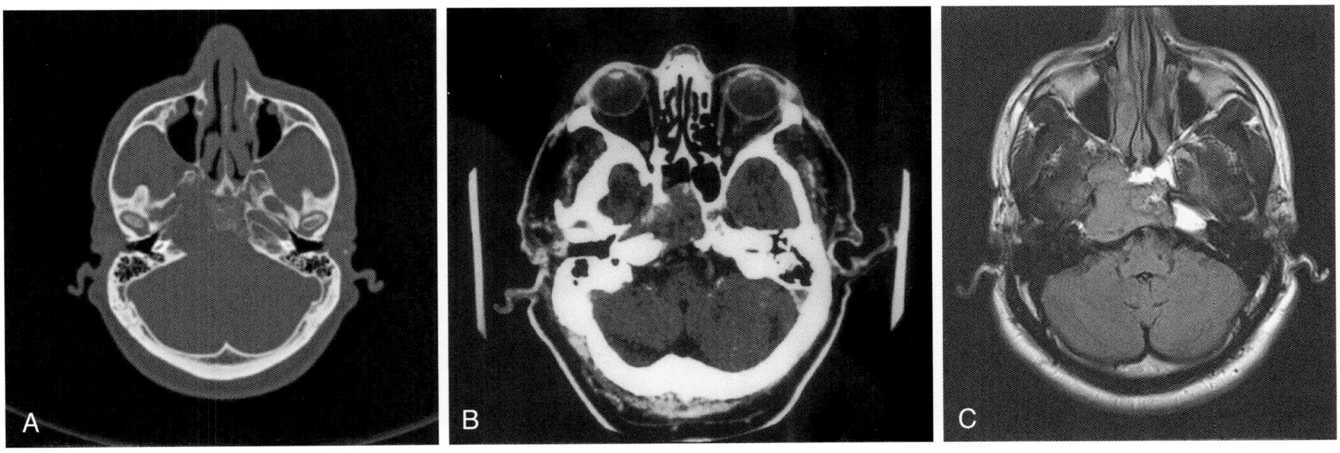

图8-7 斜坡脊索瘤骨质破坏。**A**图、**B**图为CT,**C**图为MRI

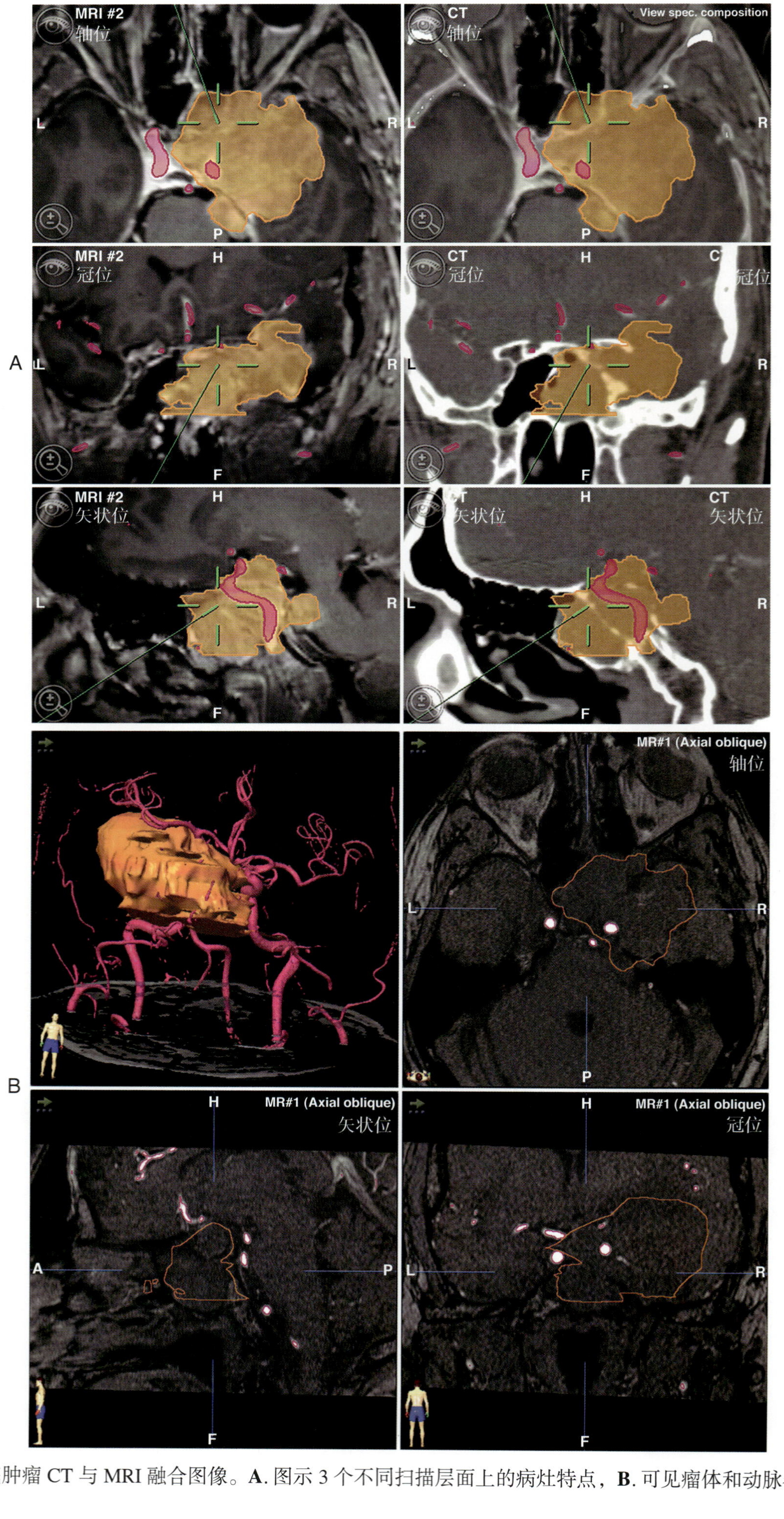

图 8-8 颅底肿瘤 CT 与 MRI 融合图像。**A**. 图示 3 个不同扫描层面上的病灶特点，**B**. 可见瘤体和动脉各自的变化

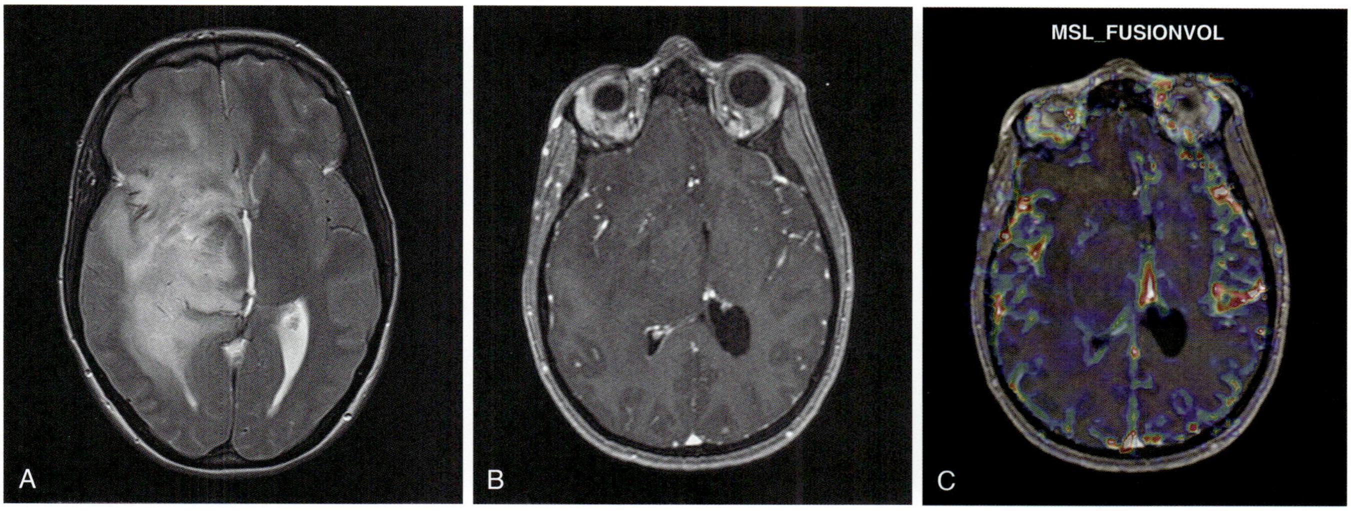

图 8-9 低恶性度胶质瘤。**A** 图示轴位 T2 加权像，**B** 图为轴位 T1 加权像钆增强扫描，**C** 图为 T1 和 rCBV 的融合图像

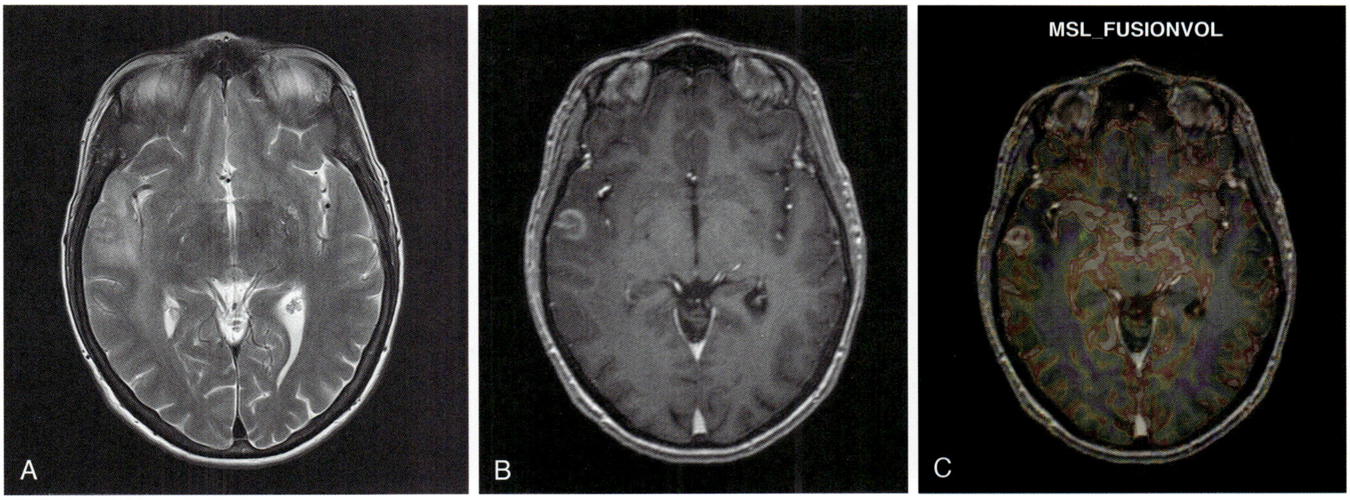

图 8-10 高恶性度胶质瘤。**A** 图为轴位 T2 加权像，**B** 图为轴位 T1 加权像钆增强扫描，**C** 图为 T1 和 rCBV 融合图像

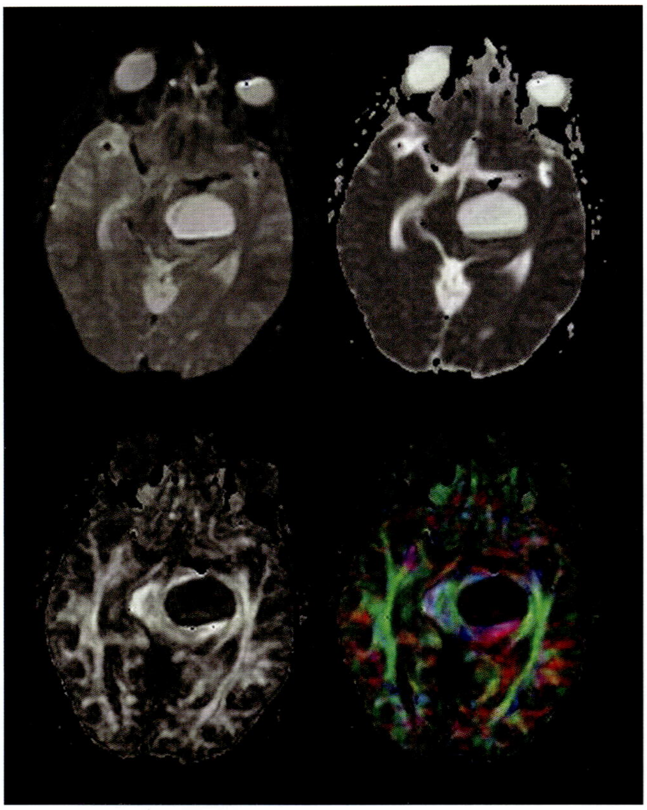

图 8-11 囊性神经节胶质瘤 MRI 弥散张量（diffusion tensor，DT）成像，用彩色标记的白质显示出白质通路的不同走向，绿色显示前后走向的纤维，蓝色显示上下走向的纤维，红色显示左右走向的纤维，后图示皮质脊髓束

皮生长因子受体和一些肿瘤标记物（如人绒毛膜促性腺激素 -HCG），或记录正常表达蛋白质的缺失，如 CDKN2/p16 蛋白或 INI1 基因产物。对于脑转移瘤，如果原发部位不清楚，或患者曾患有一种以上恶性肿瘤难以明确原发部位的，使用类似的技术取样检查能够帮助明确肿瘤可能的原发部位。

脑肿瘤治疗：一般治疗原则

脑肿瘤的治疗几乎总是始于神经外科手术。术前类固醇激素治疗常常能够缓解或至少减轻颅内压增高症状，但具体采用何种抗肿瘤治疗方法在很大程度上取决于肿瘤的组织病理学诊断。手术切除对大多数脑外肿瘤是有效的，如脑膜瘤、脑神经鞘瘤、某些垂体瘤；而脑内肿瘤很少能够手术治愈，当然也有一些例外，如大部分毛细胞型星形胶质细胞瘤，但也有越来越多的证据表明，较之于仅进行活检，在可行的情况下，如果能够避免引起肿瘤本身损伤以外的重要持续性神经损害，最大限度的进行手术切除则能够带来很大的临床获益。

中枢神经系统原发性恶性肿瘤（如胶质瘤）诊断后，常规的治疗方法包括外照射放射治疗或化疗，化疗目前多采用多种化疗药联合应用的方法，很少使用单一化疗药物，如替莫唑胺。临床上，大多数恶性脑胶质瘤的治疗采用放疗和化疗结合的方案。其他类型的治疗，如免疫治疗，除了用于治疗某些特定类型的肿瘤（如中枢神经系统原发性 B 细胞性非霍奇金淋巴瘤），仍处于实验研究阶段，对于 B 细胞性非霍奇金淋巴瘤，常在化疗的基础上辅以抗 B 细胞单克隆抗体进行治疗。

在某些情况下，立体定向手术可用于治疗一些较小的良性病变，如前庭神经鞘瘤或较小的脑膜瘤；或在 MRI 监测发现胶质瘤复发时用于治疗较小的恶性病变；或用于控制单发或多发病灶的转移。

特殊类型肿瘤

转移瘤

尸检显示，全身转移的恶性肿瘤患者 20% 有脑转移瘤，而不加选择的连续尸检提示高达 80% 的“脑肿瘤”存在原发灶。据报道，临床上脑肿瘤中转移瘤的比例达 40%，因此，至少有 60% 的脑肿瘤可能为原发性。脑转移瘤中约 2/3 为多发性（图 8-15），但发现明显的单一孤立病灶后进一步明确潜在的较小转移灶需要采用高剂量的 CT 对比增强或 MRI 钆增强扫描进行检查。

脑实质转移瘤最常来源于肺、乳腺、皮肤（黑色素瘤）和肾肿瘤，这反映了一般人群中肺癌和乳腺癌的高发性，但文献报道，黑色素瘤患者发生脑转移的比例高达 50%（图 8-16），尽管黑色素瘤的发病率近年来一直在持续增长，但它仍然是一种较为罕见的肿瘤。

脑转移瘤好发于皮质和白质交界处，在大脑中动脉分布区更为常见，病灶通常或多或少呈圆形，在 CT 或 MRI 影像上，甚至在病理切片上都比较容易与脑组织区分（图 8-17 和图 8-18），相当一部分脑转移瘤内可出现坏死或出血灶，特别是肺癌脑转移和黑色素瘤脑转移时。小脑转移瘤不常见，脑干或脊髓实质内转移瘤则更少。脑脊液扩散是肿瘤转移的另一个重要途径，可能产生脑膜炎样的临床表现，即所谓的脑膜癌病，甚至癌性脑膜炎。眼眶内转移瘤导致眼球突

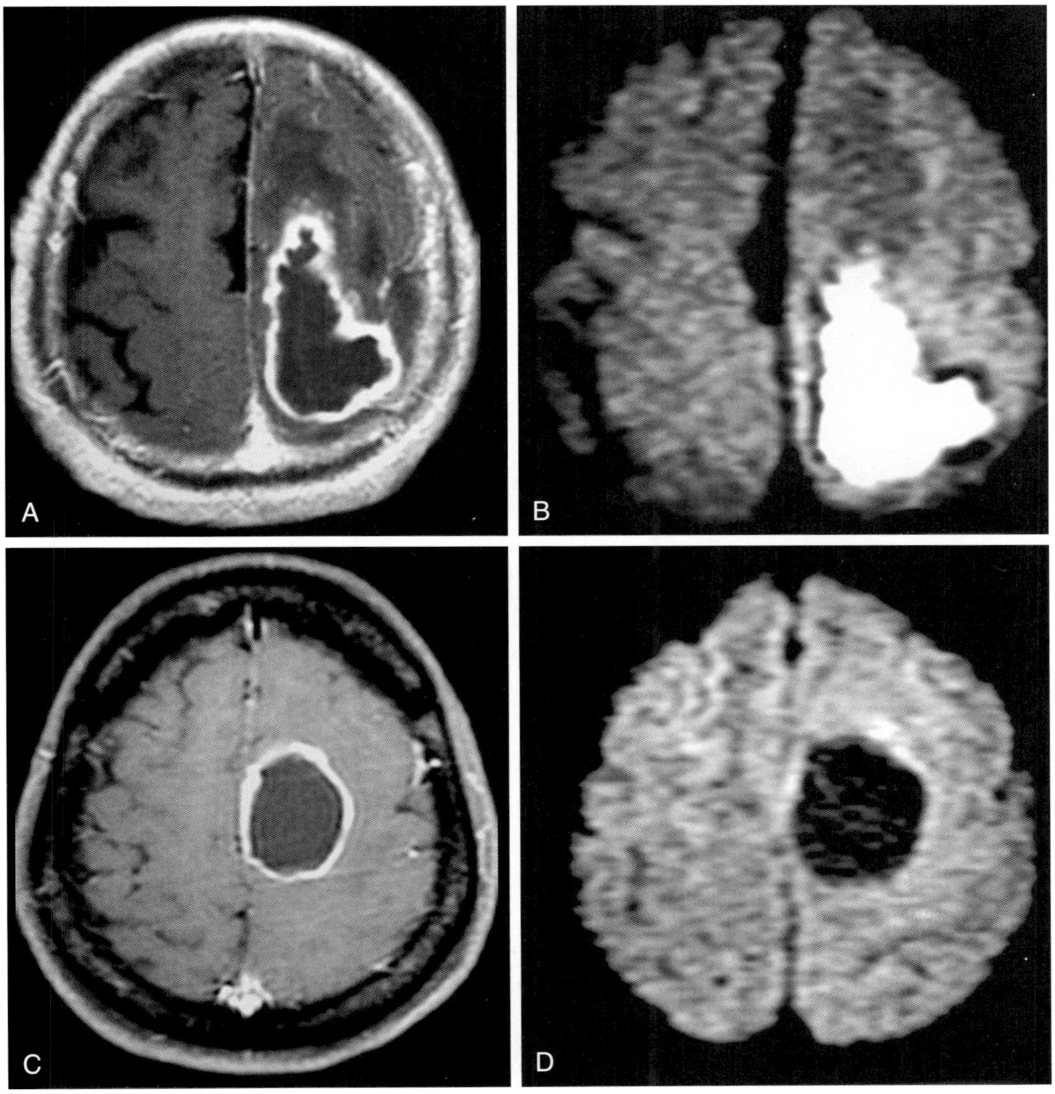

图 8-12　**A** 图显示顶叶脓肿 T1 对比增强影像，**B** 图为弥散像，可见脓肿腔内高信号改变，周围水肿带呈低信号，**C** 图示顶叶转移瘤的 T1 对比增强影像，**D** 图为弥散加权像，可见坏死区呈低信号改变

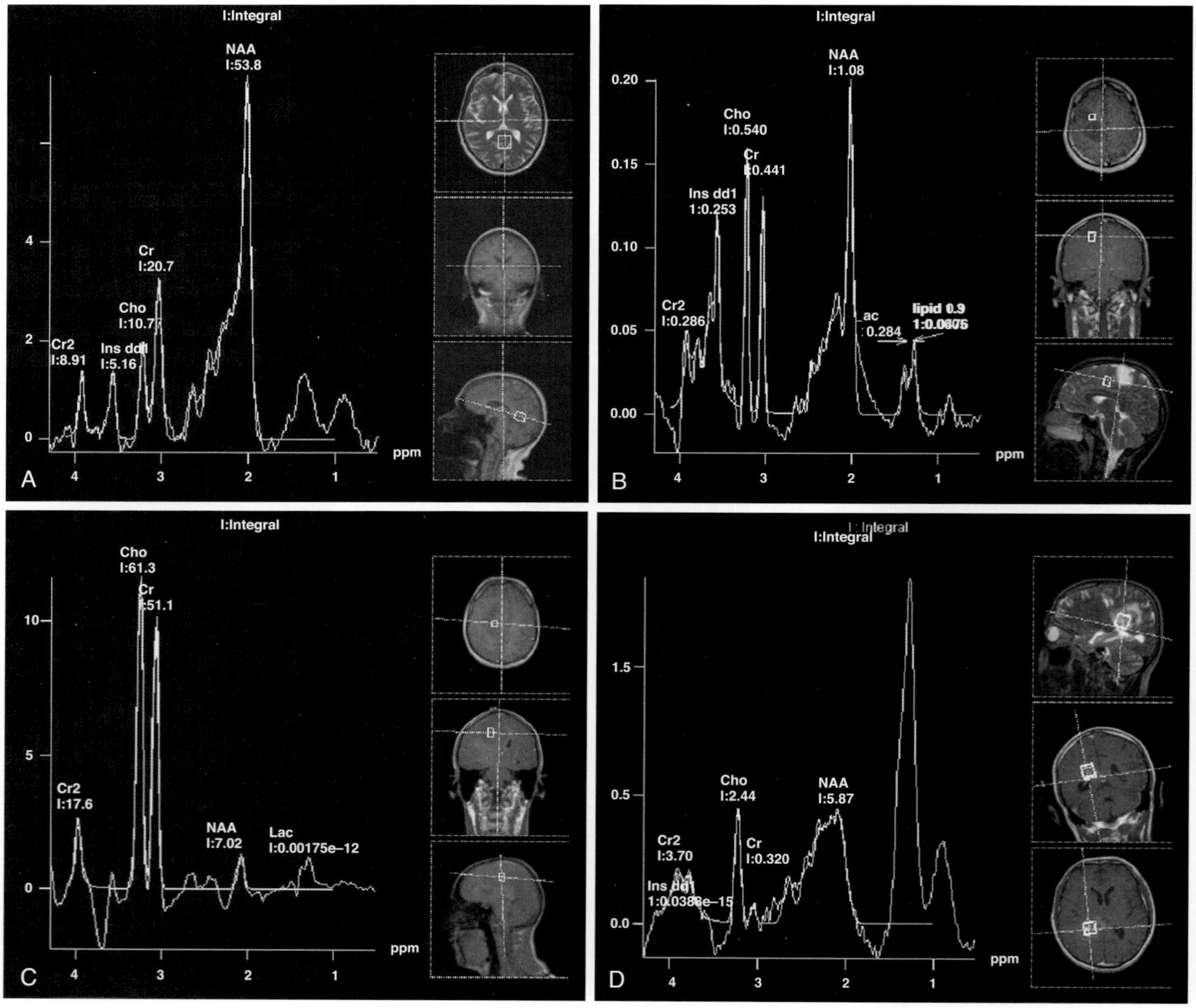

图 8-13 **A** 图显示正常脑的典型 MR 波谱特点，**B** 图为低级别胶质瘤的波谱变化，**C** 图示中等级别胶质瘤的波谱变化，**D** 图为高级别胶质瘤的波谱变化，可见随肿瘤等级的提升，脂类增加，胆碱 Cho/N- 乙酰天冬氨酸（NAA）比率逐渐增加

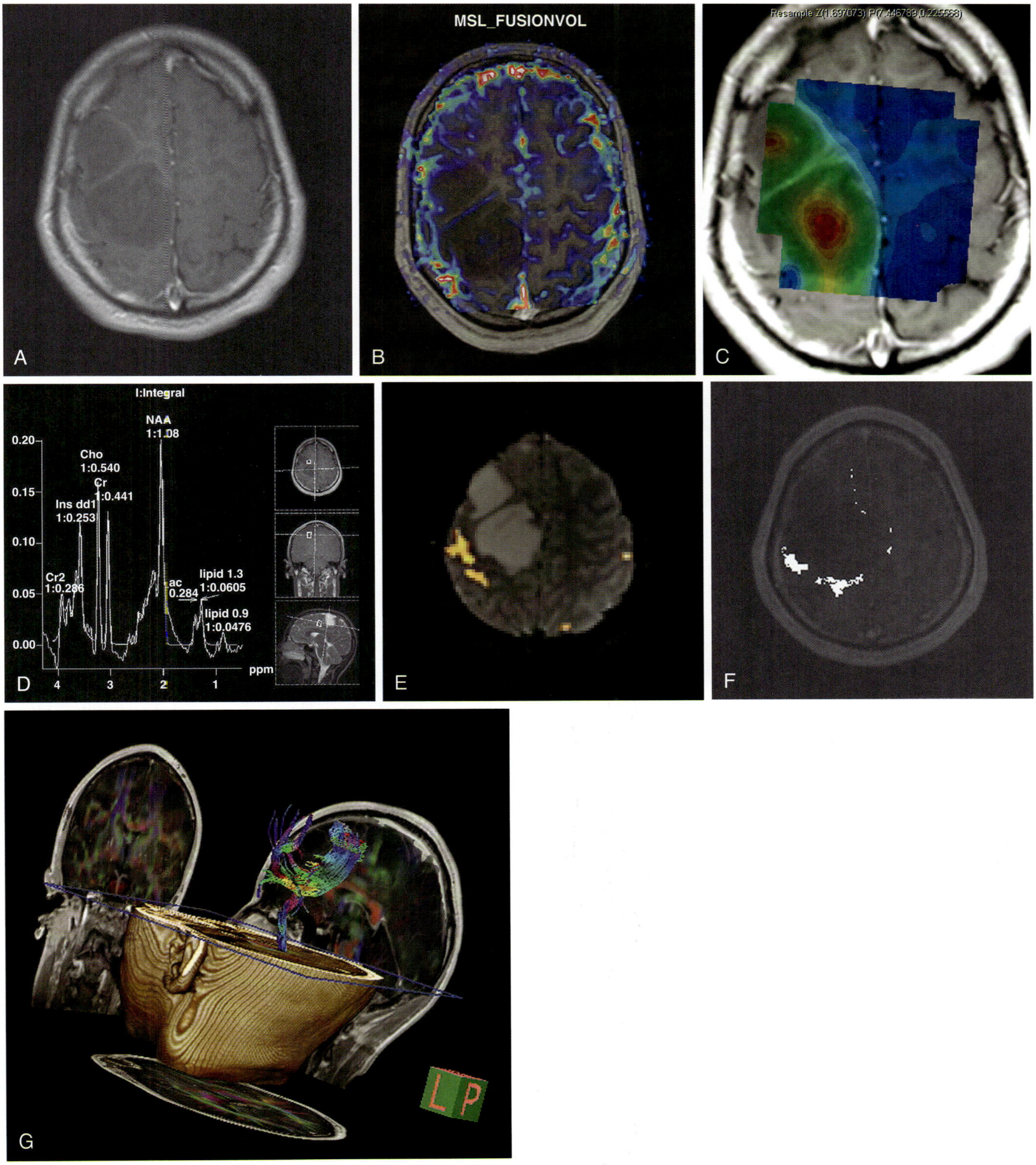

图 8-14 完整的肿瘤检查应当包括结构成像（A）、灌注成像（B）、波谱成像（C 和 D）、功能成像（E）和弥散张量成像（F 和 G）

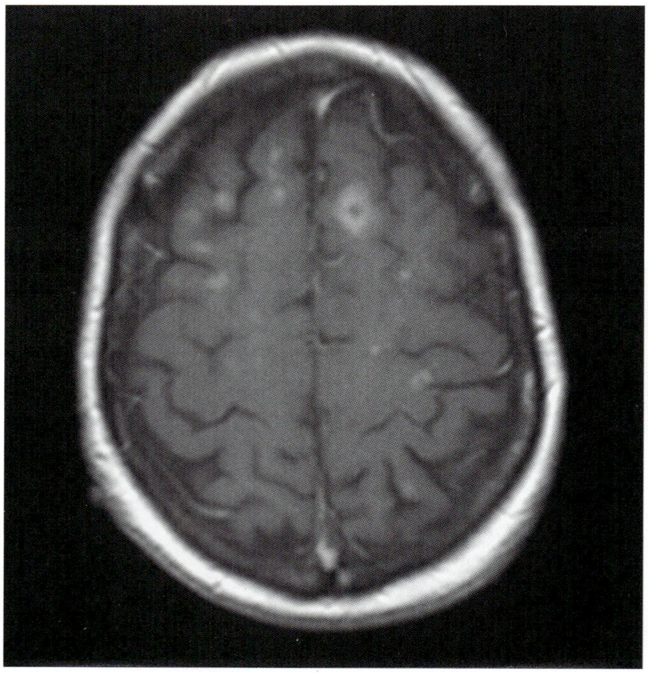

图 8-15 多发脑转移瘤。图示 MRI T1 加权像轴位钆增强扫描

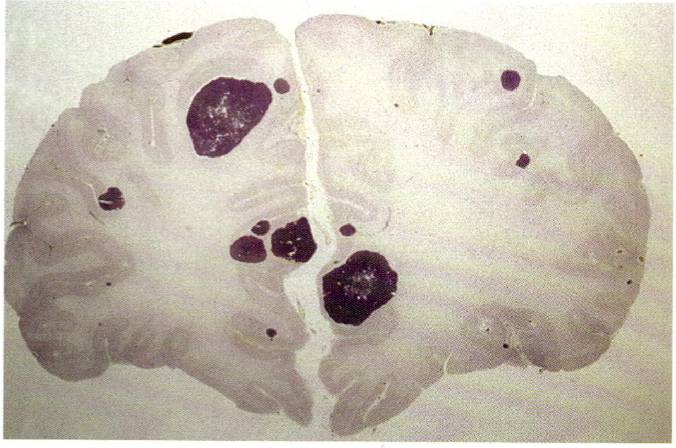

图 8-16 多发恶性黑色素瘤（尼氏染色）

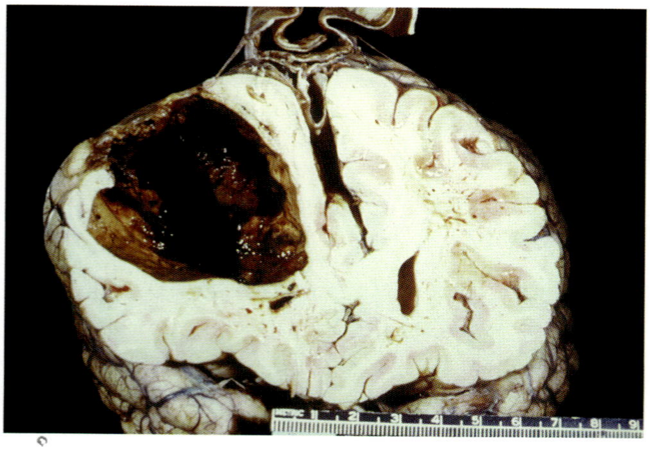

图 8-17 源于小细胞肺癌的囊性转移瘤

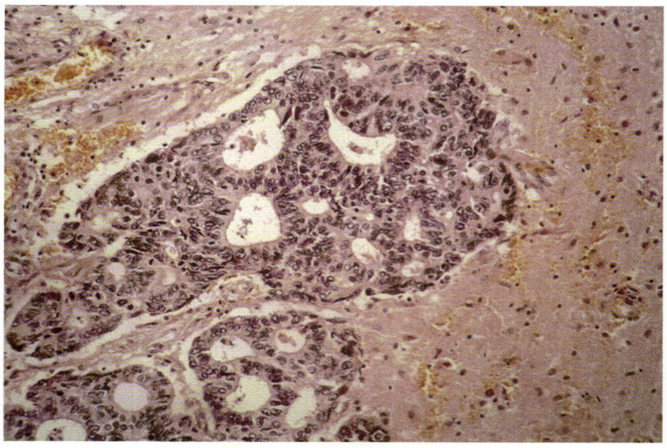

图 8-18 腺癌脑转移（HE 染色，×30）

出，眼外肌运动受限（图 8-19）。转移瘤有时来自于硬膜，类似于脑膜瘤。垂体转移瘤往往比较偶然，文献报告约 2% 的恶性肿瘤患者出现垂体转移，垂体受累可能导致视野缺损或眼外肌麻痹（图 8-20）。

辅助检查

MRI 是脑转移瘤常用的辅助检查。通常，转移瘤本身病灶较小，邻近的水肿带面积却很大，形成鲜明的对比，MRI 信号特点为低 T1 高 T2 信号（图 8-21），类似于急性或亚急性缺血性病变（图 8-22）。硬膜外转移瘤少见。脑内和脑外转移瘤在 MRI 的表现是一致的（图 8-23）。有些多发性病变患者中，不同病变周围水肿的程度变化很大。FLAIR 像或对比增强扫描可显示肿瘤在蛛网膜下腔播散。

治疗

单个病灶可能是转移瘤，也可能是新发胶质瘤，如果增强扫描未能发现其他病灶，则需要进行活检以明确诊断。对于单发转移瘤，在可行的情况下，行病灶全切术是治疗的第一步；对于多发转移瘤患者，为防止脑疝，有必要切除大的转移灶，但这种手术对于肿瘤治疗一般并不重要。

术后，大多数脑转移瘤患者需要放射治疗，但对于单个孤立转移灶的治疗，最佳治疗方案尚不清楚，全脑照射对肾细胞癌（肾小管癌）或黑色素瘤患者可能价值不大。

转移瘤的类型不同，化疗方案效果也有差异，尽管许多用于治疗身体其他部位肿瘤的化疗药物很难透过血脑屏障，但有些化疗方案对于控制肿瘤仍然具有重要的辅助价值。

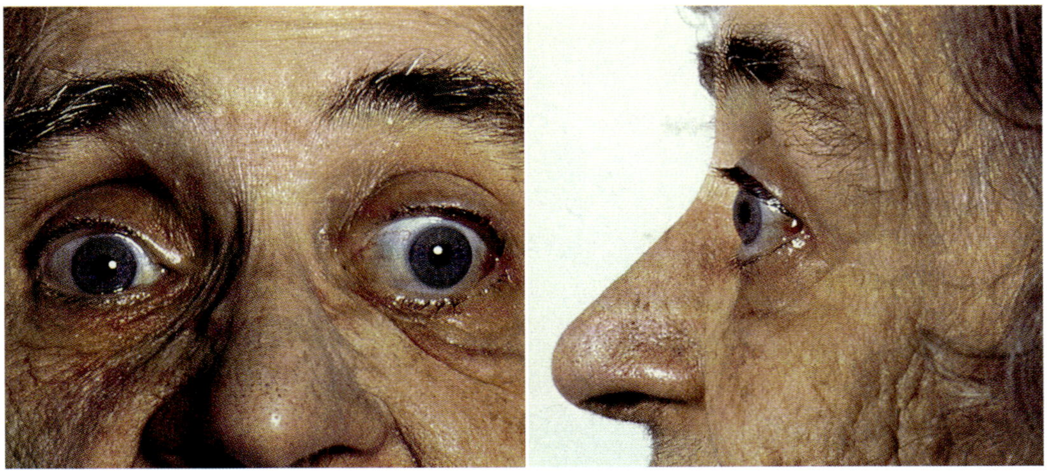

图 8-19　支气管癌眶内转移眼部体征

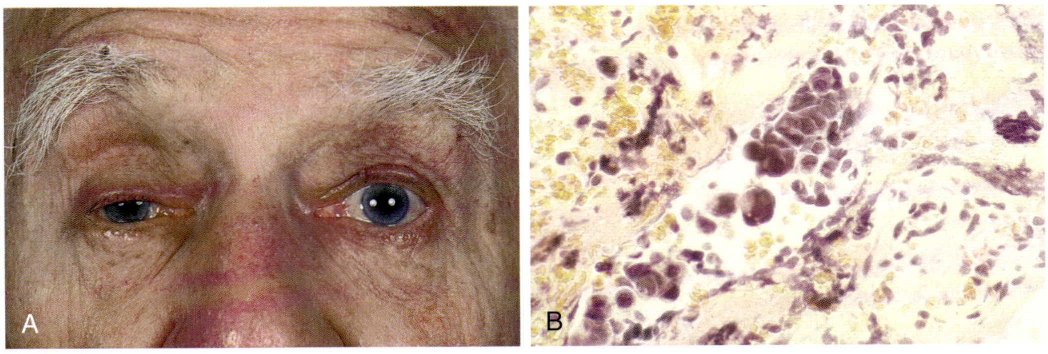

图 8-20　垂体转移瘤。**A** 图示右眼睑下垂伴完全性眼外肌麻痹，**B** 图示肿瘤镜下特点

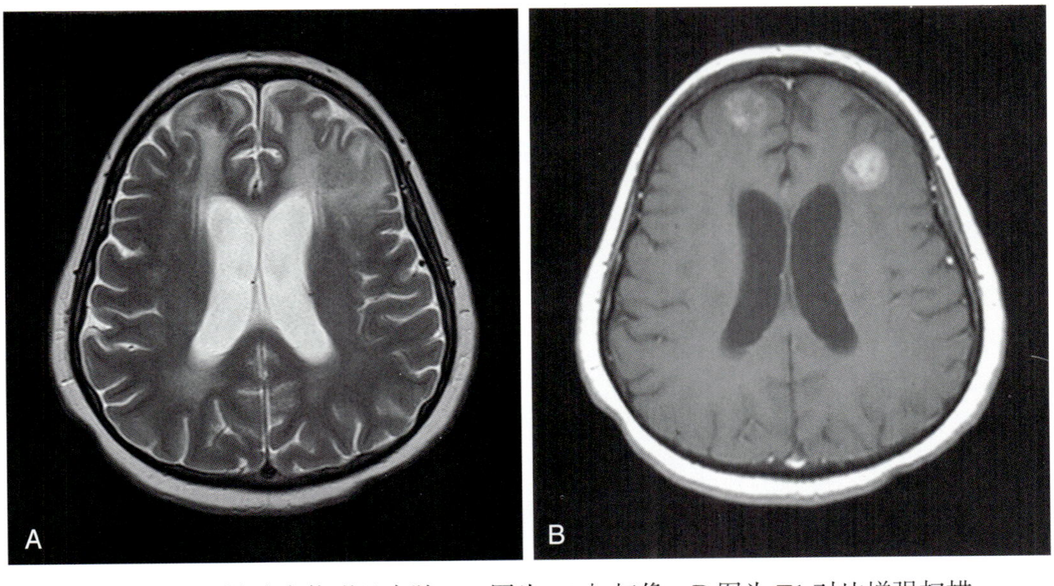

图 8-21　脑转移瘤伴明显水肿，**A** 图为 T2 加权像，**B** 图为 T1 对比增强扫描

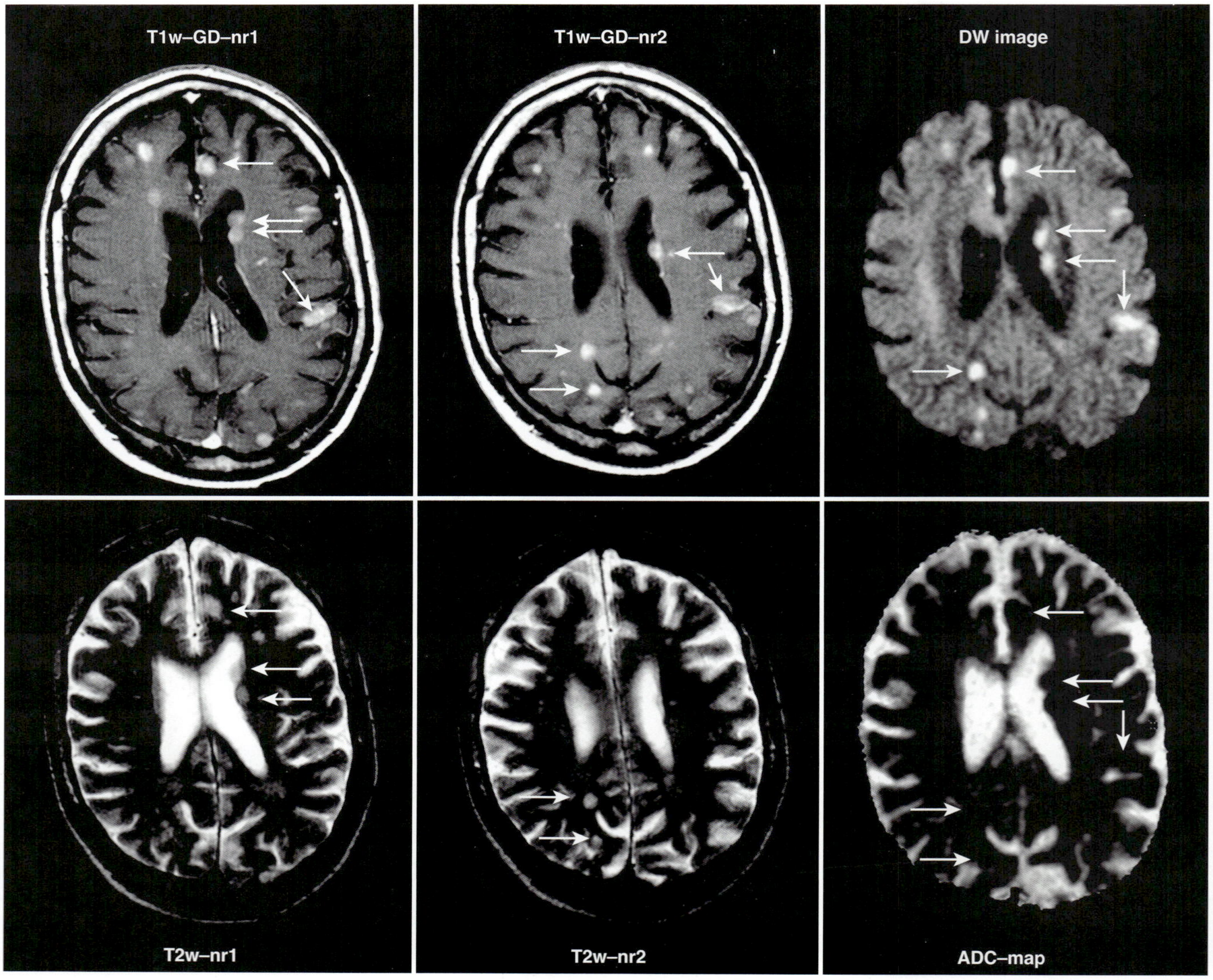

图 8-22 多发性小细胞肺癌脑转移，T2 加权像可见轻度信号增强影，表观弥散系数（apparent diffusion coefficient，ADC）图显示 ADC 降低，弥散加权像呈高信号改变，未见明显水肿

原发性脑内肿瘤

分类

尽管医学文献中有很多原发性中枢神经系统肿瘤的分类方案，但世界卫生组织（WHO）的分类方案被广泛认为是最佳的，其他大多数方案都已被摒弃。这在一定程度上反映了日益增加的需大型多中心协作研究的趋势，这些研究要求诊断标准尽可能一致，以确保开展的试验纳入相对同质性的人群。

WHO 方案将中枢神经系统肿瘤分为神经胶质瘤、胚胎性肿瘤或原始神经外胚层肿瘤、淋巴瘤、生殖细胞肿瘤和其他各种罕见肿瘤，包括原发性中枢神经系统肉瘤。胶质瘤是一个涵盖广泛的肿瘤类别，包括所有神经胶质细胞起源的肿瘤。尽管混有胶质和神经元成分的肿瘤也常被认为是胶质瘤，但是在日常使用中，胶质瘤这个词最常用来指星形细胞瘤和所谓的少突胶质细胞瘤，以及含有这两种细胞成分的混合性胶质瘤和室管膜瘤。

恶性胶质瘤的细胞遗传学分析显示，约 80% 的病例 7 号染色体有部分增益，10 号染色体 60% 出现部分损失，1/3 的病例 9 号染色体短臂有部分损失，多达 50% 的病例出现双微体，10 号染色体最常见的损失部位是长臂远端，其次是短臂。当然，具体的染色体缺损往往与肿瘤的类型有关，例如约 1/3 弥漫性星形胶质细胞瘤存在 17 号染色体短臂缺损（这种缺损常与 p53 基因突变有关）；大多数典型的少突胶质细胞瘤 1 号染色体短臂和 19 号染色体长臂出现缺损。

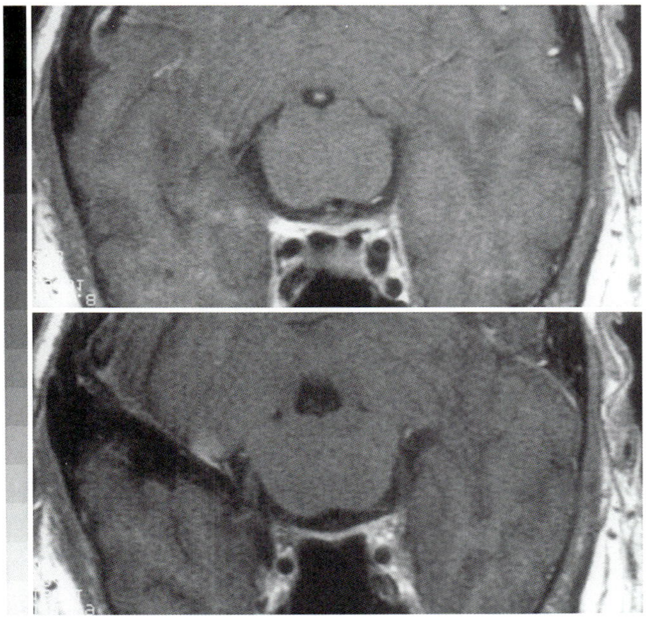

图 8-23　脑干转移瘤 MRI 钆增强扫描（两个层面），右侧桥小脑角可见转移性腺癌增强结节

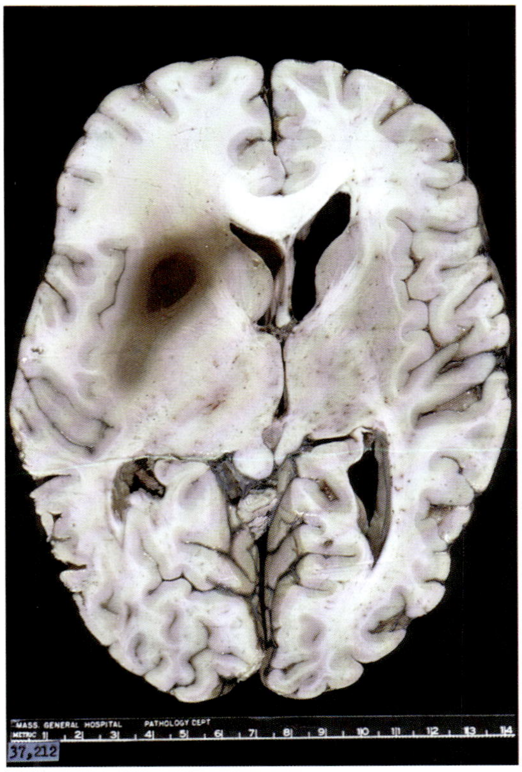

图 8-24　星形细胞瘤内的继发性出血

到目前为止，所有神经胶质瘤中胶质母细胞瘤最常见，等级最高，约占胶质瘤的 50%，它与其他类型的弥漫性胶质瘤（如弥漫性星形细胞瘤、少突胶质细胞瘤、混合胶质瘤和胶质神经元性肿瘤）的影像学都有特征性区别，多出现典型的单个浸润性病灶，集中于深部白质或大脑半球灰质深部，高等级的肿瘤如胶质母细胞瘤病灶内通常可见坏死和出血（图 8-24）。这些肿瘤都沿着白质通路浸润扩散，但也能够穿越胼胝体到达对侧大脑半球（图 8-25 和图 8-26），也可能沿室管膜表面扩散，一旦侵犯突破脑室界限，通过脑脊液通路进行远距离播散的可能性大大增加（图 8-27），但颅外血行转移罕见。

胶质瘤

星形细胞瘤分类：

弥漫性（纤维性）星形细胞瘤（含不同等级）

（青少年）毛细胞型星形细胞瘤

多形性黄色瘤型星形细胞瘤

室管膜下巨细胞型星形细胞瘤

星形细胞瘤中弥漫性星形细胞瘤最常见，称之为普通星形细胞瘤。肿瘤根据恶性程度分为不同等级，根据 WHO 分类方案，分为三个等级，即星形细胞瘤（Ⅱ级）、间变性星形细胞瘤（Ⅲ级）和胶质母细胞瘤（Ⅳ级）。

其中，星形细胞瘤（Ⅱ级）分化最充分（图

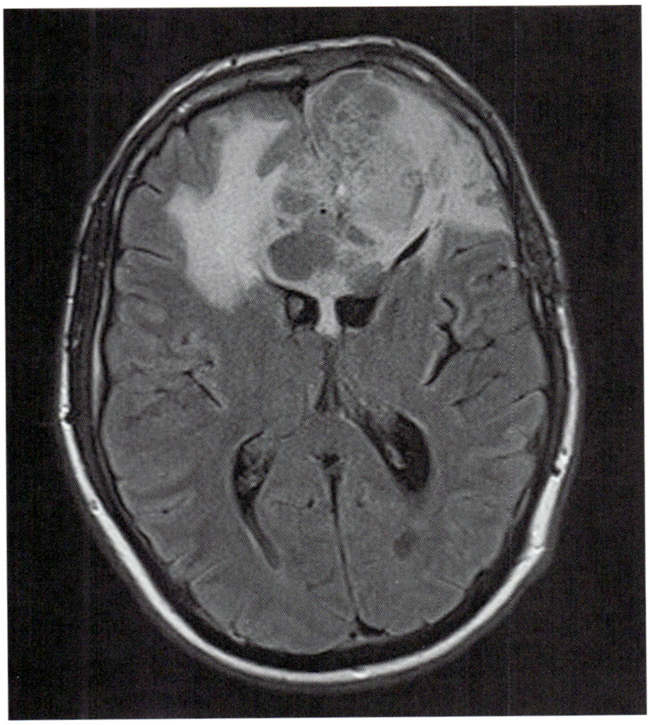

图 8-25　多形性胶质母细胞瘤。MRI 显示肿瘤从额叶经胼胝体到达对侧

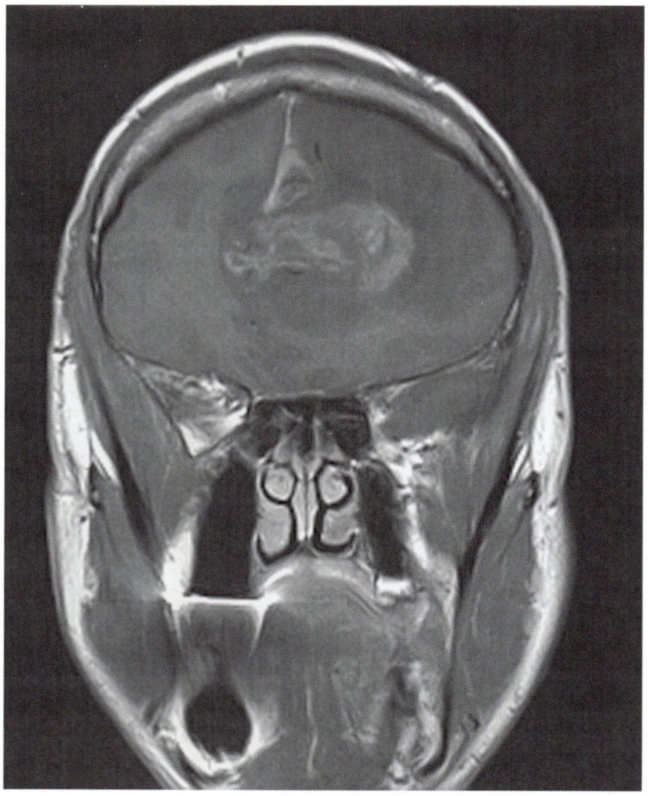

图 8-26 多形性胶质母细胞瘤。MRI 显示室管膜下播散

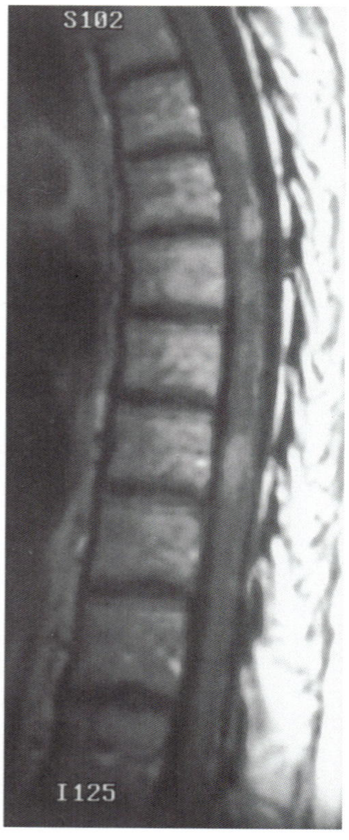

图 8-27 胶质母细胞瘤。T1 加权像钆增强扫描可见脊髓内播散

8-28），细胞密度低，多伴有血管增生，影像上缺乏对比增强（特别是在小脑）。肿瘤的增殖能力低，采用专门的技术进行处理，如溴脱氧尿嘧啶核苷标记或抗 Ki-67 抗体 MIB-1 免疫组化染色，可见有丝分裂数和增殖指数均处较低水平。此类肿瘤患者生存周期相对较长，平均不少于 7 年，但是手术切除和放疗后容易原位复发，复发者中约一半组织特征保持不变，而另一半则可能进展为间变性星形细胞瘤或胶质母细胞瘤。星形细胞瘤（Ⅱ级）通常存在 p53 基因突变，表皮生长因子受体基因（EGFr）维持正常的拷贝数，表达正常。

间变性星形细胞瘤是一种更富于侵袭力的肿瘤。从组织病理学上看，其细胞密度高，增殖力强，有丝分裂特征明显，Ki-67/MIB-1 标志的增殖指数高，成分细胞细胞核的多形性和细胞深染现象更加突出，常出现形态改变，细胞肥大，细胞体积增大，呈球状改变，胞核被推至一侧（图 8-29）。部分间变性星形细胞瘤出现血管增生，MRI 钆增强扫描或 CT 对比增强可见增强改变，但是临床上 40% MRI 无增强的肿瘤往往不是 2 级，而是 3 级胶质瘤。目前，间变性星形细胞瘤诊断后无论手术切除，还是放疗或化疗，生存周期均为平均 2.5~3 年。

胶质母细胞瘤是纤维性星形细胞瘤的最高等级，WHO 分级Ⅳ级。通常，肿瘤中心细胞密度高，周围浸润性生长的边界细胞密度却比较低，这一点容易造成诊断困惑。瘤体内至少都存在局灶性坏死，血管常常过度增生，CT 或 MRI 可见相应的增强，病灶增殖指数高；坏死灶周围包绕密集的小细胞带，即所谓的假栅栏样病变（图 8-30），这种现象是胶质母细胞瘤最典型的病理改变，但其他高等级的胶质瘤也能见到这种改变，甚至其他类型的肿瘤偶尔也会出现，如原始神经外胚层肿瘤（primitive neuroectodermal tumor，PNET）。胶质母细胞瘤非常顽固，各种治疗对它都无效，大部分患者平均生存不到 1 年，5 年生存率为零。

基因分析显示，尽管胶质母细胞瘤或多或少具有较为一致的病理学特征，但事实上它是由各种不同的肿瘤构成的肿瘤族，其中约有 1/3 由低等级胶质瘤演变而来，即所谓的继发性胶质母细胞瘤，多有 p53 基因突变，17 号染色体短臂缺失，EGFr 基因拷贝数和表达均处正常状态；另外 1/3 或更多为原发性胶质母细胞瘤，p53 基因正常，17 号染色体无缺失，但 EGFr 基因拷贝放大，表达过度，多数存在 10 号染色体长臂缺失；而其他的胶质母细胞瘤 p53 和 EGFr 基因正常，出现各种基因遗传和细胞遗传异常。

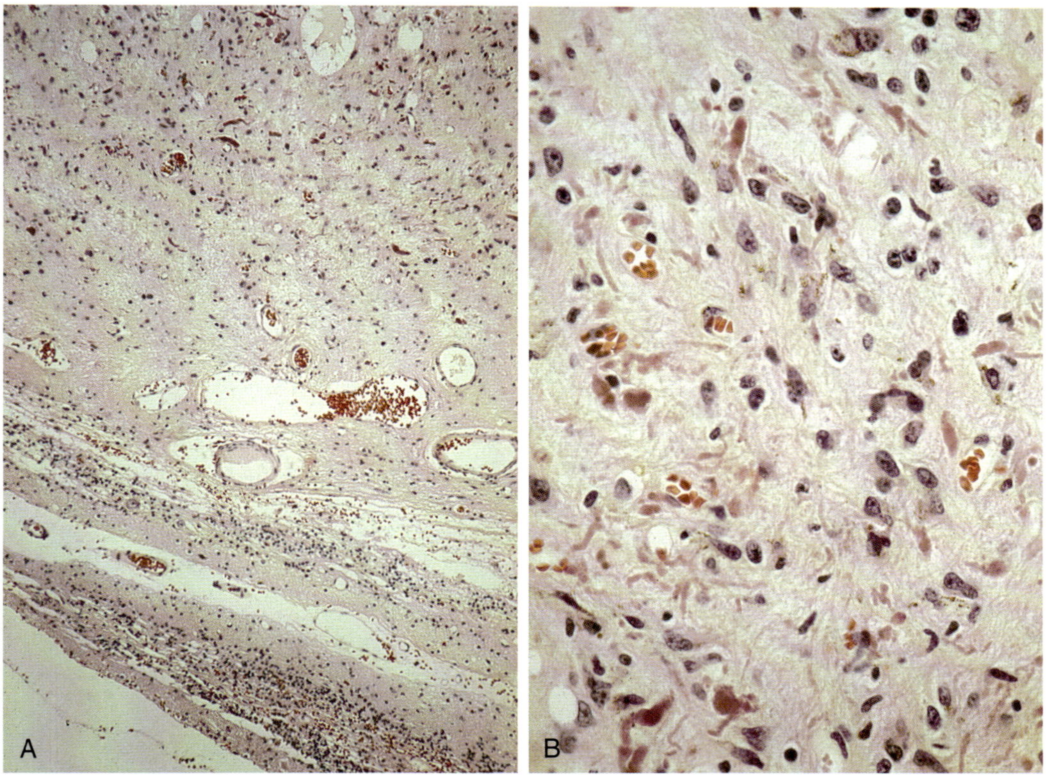

图 8-28 低级别的小脑星形细胞瘤。**A** 图示肿瘤边界小脑叶组织受压（HE 染色，×80），**B** 图示肿瘤细胞细胞核呈卵圆形，胞浆透亮呈嗜酸性，周围包绕不规则的杆状嗜酸性结构，即 Rosenthal 纤维（HE 染色，×320）

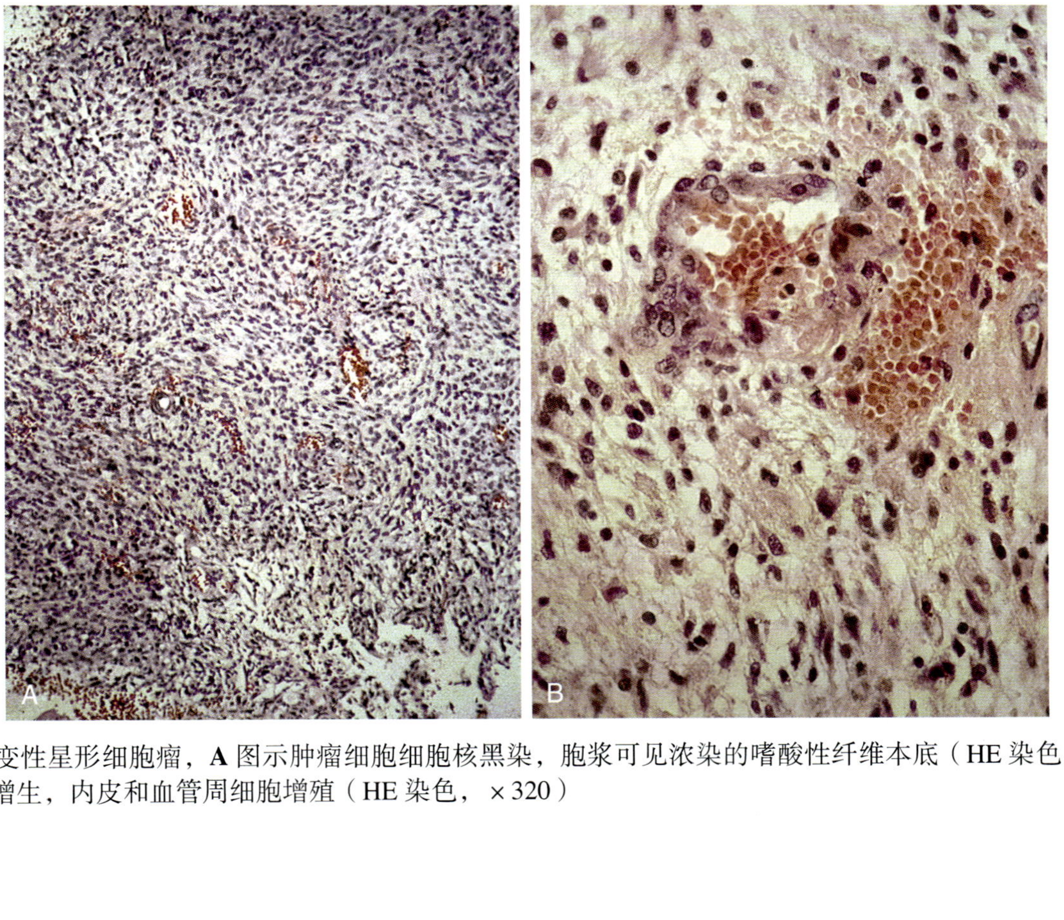

图 8-29 间变性星形细胞瘤，**A** 图示肿瘤细胞细胞核黑染，胞浆可见浓染的嗜酸性纤维本底（HE 染色，×80），**B** 图可见血管增生，内皮和血管周细胞增殖（HE 染色，×320）

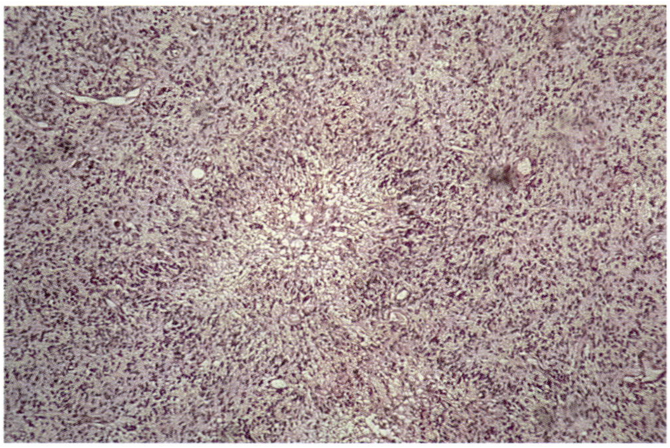

图 8-30 多形性胶质母细胞瘤，可见病灶中央细胞坏死，周围包绕肿瘤细胞假栅栏（HE 染色，×80）

儿童胶质母细胞瘤少见，常存在 p53 基因变异，17 号染色体缺失，但 EGFr 基因正常。成人巨细胞型胶质母细胞瘤与儿童类似，实际上是原发性胶质母细胞瘤，但 p53 基因变异常见，EGFr 基因表达正常。

胶质母细胞瘤的标准治疗尚存争议，常规是在手术切除或活检后，对原发灶和瘤体周围 2cm 范围内未受累的脑组织进行放射治疗，照射的总剂量为 5400cGy，分段照射，每天 1 次，同时采用适形调强技术限制未受累脑组织的照射剂量。

放疗后，需要长期给予规范的亚硝基脲类药物（如 BCNU 或 CCNU）化疗，但是在Ⅲ期临床试验中，这两种药物均未显示有多大的治疗效果。其他类型药物，包括铂类药物，在部分患者中有效果，而对其他的患者则均无效果，尽管人们期待根据遗传特征或相关的检查选择匹配的化疗方案，但仍然事与愿违，难以实现。近年来，由于毒性低，作用稳定（但并不明显），替莫唑胺已投入使用。而免疫治疗的抗肿瘤活性仍在研究中，如作为血管生成抑制剂的抗 EGFr 靶向抗体治疗技术。

胶质肉瘤是一种已经发生肉瘤样分化的胶质母细胞瘤。病灶呈特征性改变，不仅可见单一的成束纺锤体样细胞，而且可见瘤细胞周围胶原和各种基质蛋白聚集，网状纤维沉积，但缺乏纯胶质成分。MR 扫描呈低信号改变，常累及相邻的硬脑膜，可见弥散的对比度增强效应。

青少年毛细胞型星形细胞瘤 一般预后良好，这与胶质母细胞瘤形成了鲜明的对比。儿童常见，成人偶发，最常见于小脑，也常见于鞍上区，涉及或原发于视交叉或下丘脑。脑深部灰质区域（如丘脑或脑干）少见，但却是顶盖区最常见的胶质瘤和最常见的脑桥背侧外生性肿瘤，也是最常见的髓质肿瘤。该类肿瘤在脊髓内的发病率目前尚不清楚。

通常，这种肿瘤（特别是小脑毛细胞型星形细胞瘤）是一种单发囊性肿块，囊壁增强形成结节。肿瘤恶性度高，呈侵袭性生长，周围有时出现水肿。手术切除组织病检可见双相生长模式，致密区由双极星形胶质细胞构成，疏松区由多极细胞构成，细胞外可见海绵状结构穿越（图 8-31），被瘤细胞包绕，富含蛋白性液体的微小囊结构常见，大的肿瘤性囊肿可能由这些微小囊融合而成。病灶内细胞密度一般比较低，无细胞增殖，很少有坏死，但另一方面，血管增生常见，特别是较大囊肿的囊壁内。MRI 检查可见囊性肿块，囊壁内有结节，钆增强扫描可见增强效应（图 8-32）。

大多数此类肿瘤治疗采用手术切除，包括几乎所有小脑和大部分的视交叉或下丘脑病例，单次全切往往容易复发。部分肿瘤术前化疗可缩小病灶，研究已经证明长春花碱和卡铂治疗有效。除非有特殊需要，此类患者的治疗应当尽量避免放疗。

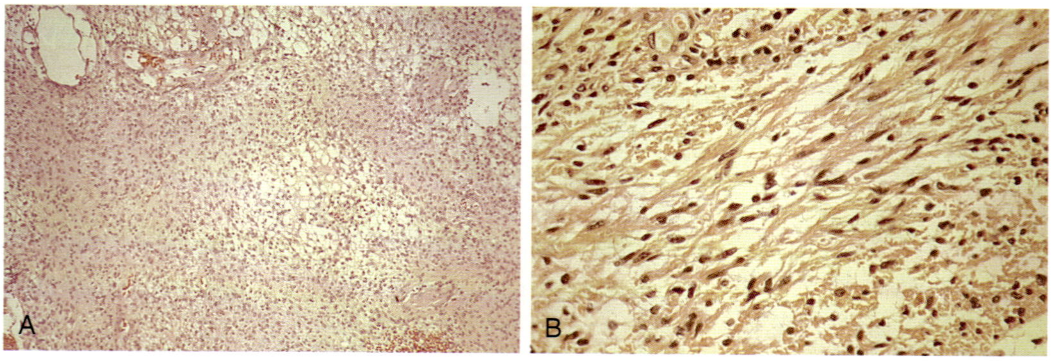

图 8-31 青少年毛细胞型星形细胞瘤，**A** 图可见细胞结构少，胞核规则，结构松散的海绵样组织与致密区交替（HE 染色，×80），**B** 图可见双极细胞，胞浆呈嗜酸性，平行生长（HE 染色，×320）

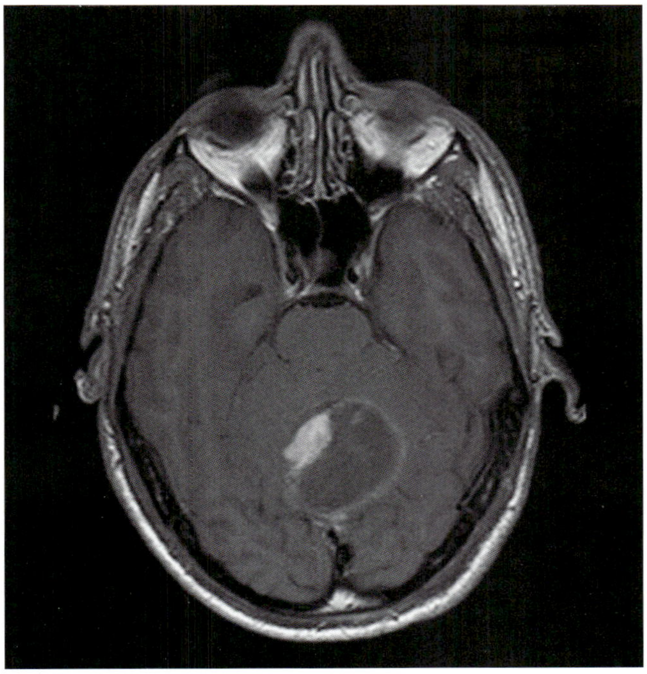

图 8-32 青少年毛细胞型星形细胞瘤，MRI T1 加权像钆增强扫描轴位切面

脑干胶质瘤

脑干最常见的胶质瘤是弥漫型脑桥星形细胞瘤，约占儿童脑干肿瘤的 80%，成人罕见脑干肿瘤。临床发病常在 10 岁之前，发病后持续快速进展，出现多发脑神经障碍，共济失调，最终长纤维束受累。放疗后平均生存期 1 年。颅脑影像特异性高，MRI 检查可见全脑干受累伴轻度增强，常蔓延到小脑脚，具有诊断价值，病理检查并不是很必要（图 8-33）。

与此相反，仅限于中脑（特别是顶盖区）或延髓的脑干肿瘤，通常侵袭性很低，往往边界清晰，不扩散，不浸润，而且很多都是毛细胞型星形细胞瘤。对于这些肿瘤可行手术切除，预后良好。一些局限性脑桥背侧外生性肿瘤也是级别较低的星形细胞瘤或毛细胞型星形细胞瘤，适合手术切除，临床效果明显。

多形性黄色瘤型星形细胞瘤和室管膜下巨细胞型星形细胞瘤

多形性黄色瘤型星形细胞瘤的特征表现为一般见于大脑半球表面，主要是颞叶，累及软脑膜、皮质和皮质下白质，界限相对清楚，无包膜。影像诊断可靠，组织学特征明显，主要由高度多形性细胞组成，许多细胞很大，胞内可见大的、非典型性、甚至奇异细胞核。此类肿瘤进展缓慢，多数病例单纯外科手术能够治愈。由于部分细胞富含脂滴，病灶呈黄色瘤样外观。

与多形性黄色瘤型星形细胞瘤类似，室管膜下巨细胞型星形细胞瘤也是大的多形性细胞组成，看起来比实际更具威胁性，病灶内钙化常见。常与结节性硬化症有关，但散发病例尚未出现结节硬化的证据。肿瘤总是出现在邻近或室间孔内的侧脑室壁上。病灶内

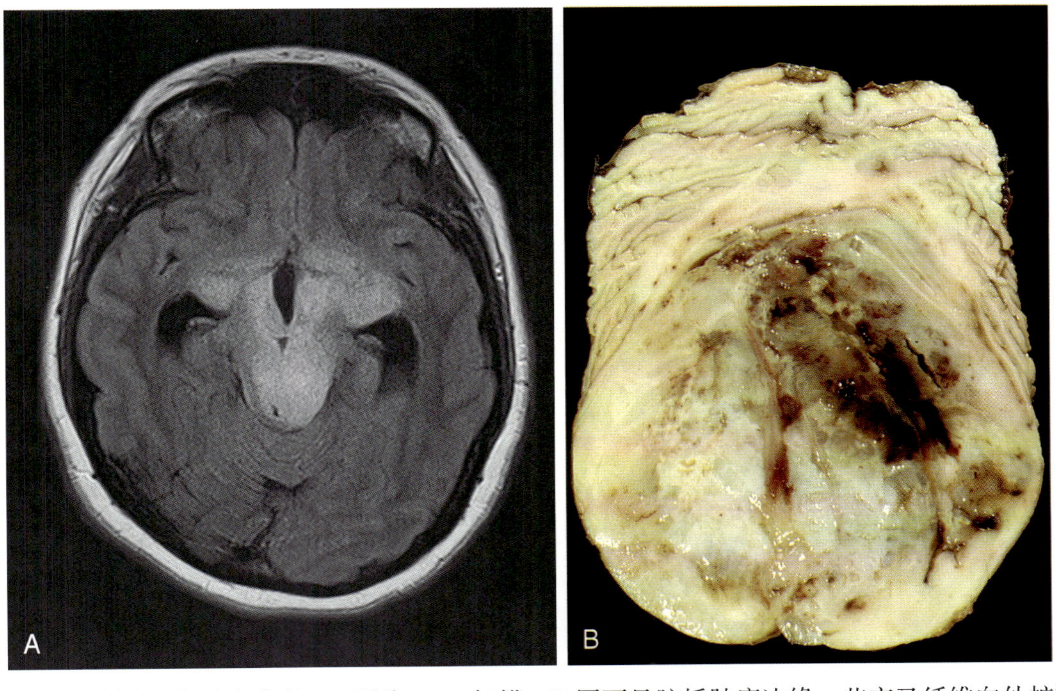

图 8-33 弥漫型脑干胶质瘤。**A** 图为 MRI 扫描，**B** 图可见脑桥肿瘤边缘一些交叉纤维向外扩散

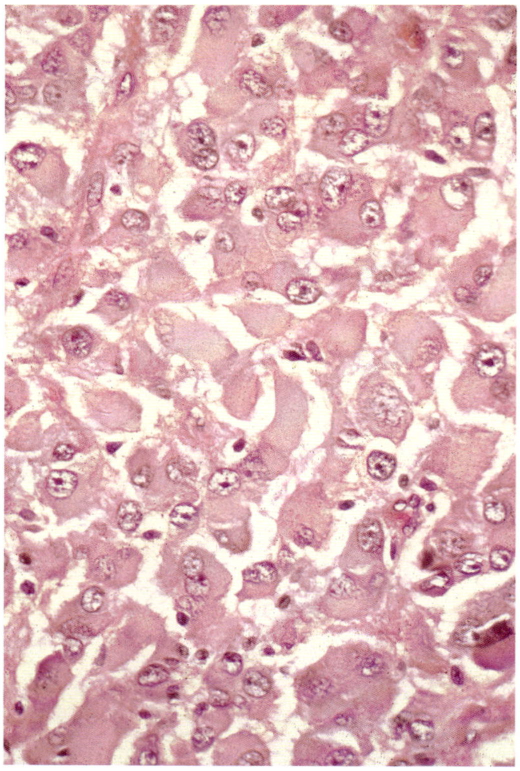

图 8-34 室管膜下巨细胞星形细胞瘤，可见瘤细胞胞浆嗜酸性，类似于原浆性星形胶质细胞，核大，苍白，核仁明显（HE 染色，×320）。

的大细胞 S100 和 GFAP 免疫阳性，也常表达一些神经元抗原，细胞核大，呈圆形或卵圆形，染色质多，核仁大，体现大神经元的所有特征（图 8-34）。

少突胶质细胞瘤

少突胶质细胞瘤起源或组织发生学不确定，但具有特征性的病理变化。过去认为少突胶质细胞瘤约占所有中枢神经系统肿瘤的 5%，但最近文献引用的数字越来越高。许多少突胶质细胞瘤混有不同比例的星形细胞成分，遗传特征更为复杂，分子遗传学研究表明，一些混合性胶质瘤出现 1 号染色体短臂和 19 号染色体长臂缺失，表现出经典纯少突胶质细胞的特征性改变，而其他一些混合型胶质瘤则出现 p53 基因突变和 17 号染色体短臂缺失，更像是低级别星形细胞瘤。

组织学上，少突胶质细胞瘤细胞成分丰富，但同其他弥漫型胶质瘤类似，病灶浸润性边界细胞密度也是下降的。细胞呈圆形，组织染色也可见少数多角形细胞，胞核圆形，居细胞中央，形成“煎鸡蛋”样改变，胞核代表煎鸡蛋蛋黄，胞浆代表蛋清，通常采用 HE 染色或其他常规染色，胞浆显示清晰，“煎鸡蛋”样改变明显，如果肿瘤病灶中心充满这样的细胞，切片上则可见蜂窝样改变。细胞间富含毛细血管网，多数情况下，血管分支近似直角分出，因此血管网类似于栅栏样（图 8-35）。瘤组织或血管壁常见微钙化，在未被肿瘤明确侵袭的邻近皮质组织，微钙化也比较常见。影像学上，主要显示 2 级胶质瘤的特点，MR 扫描可见肿瘤边界清楚，多位于脑表面，有时侵袭邻近颅骨，岛叶和岛叶下区域也可能出现肿瘤。低等级的少突胶质细胞瘤通常缺乏 MRI 增强效应，难以显示微钙化，在弥散加权像上可见边界轻度弥散降低，CT 钙化显示清晰（图 8-36），有时 MRI 也能检测到部分钙化（图 8-37）。如果肿瘤浸润明显，更富于间变性，影像上可能观察到对比增强效应，病灶的界限也会变得不完整。基因分析表明，少突胶质细胞瘤瘤细胞 GFAP 表达通常是阴性的，而 S100 表达则可能是阳性的，同时也常表达一些其他的非特异性神经上皮抗原，如 Leu7/HNK1。

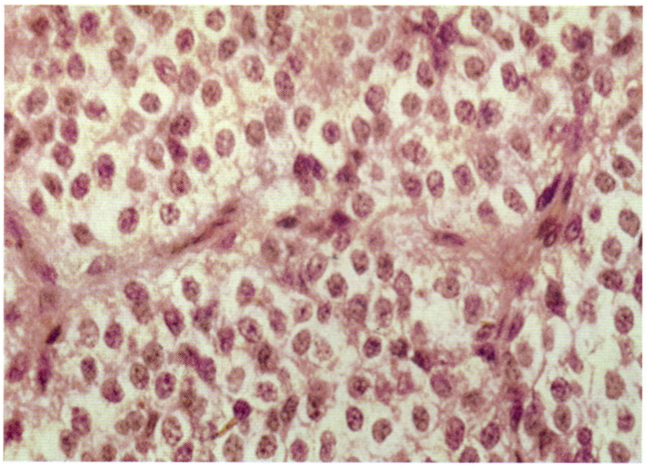

图 8-35 少突胶质细胞瘤。显示血管周围包绕形态一致的蜂窝状细胞（HE 染色，×300）

如果采用与单纯少突胶质细胞瘤同样的分类标准，那么混有少突胶质细胞瘤和星形细胞瘤成分的混合性胶质瘤细胞可能是低等级的，也可能是间变性的。

脑室内或毗邻脑室系统的肿瘤

室管膜瘤

室管膜瘤可发生在所有年龄组，儿童最为常见，多见于后颅窝第四脑室内，也有一部分出现在侧脑室、第三脑室内或邻近区，偶尔也可见于远离脑室的区域，硬脑膜罕见。脊髓室管膜瘤也时有发生，成人多于儿童。

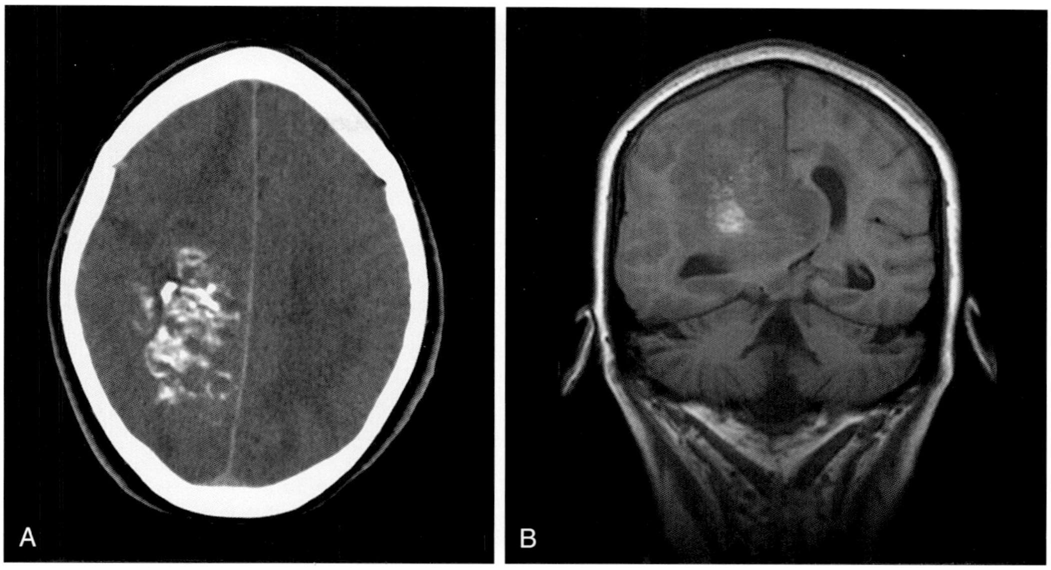

图 8-36　少突胶质细胞瘤。**A** 图可见普通 CT 显示的钙化，**B** 图为冠状位 MRI T1 加权像

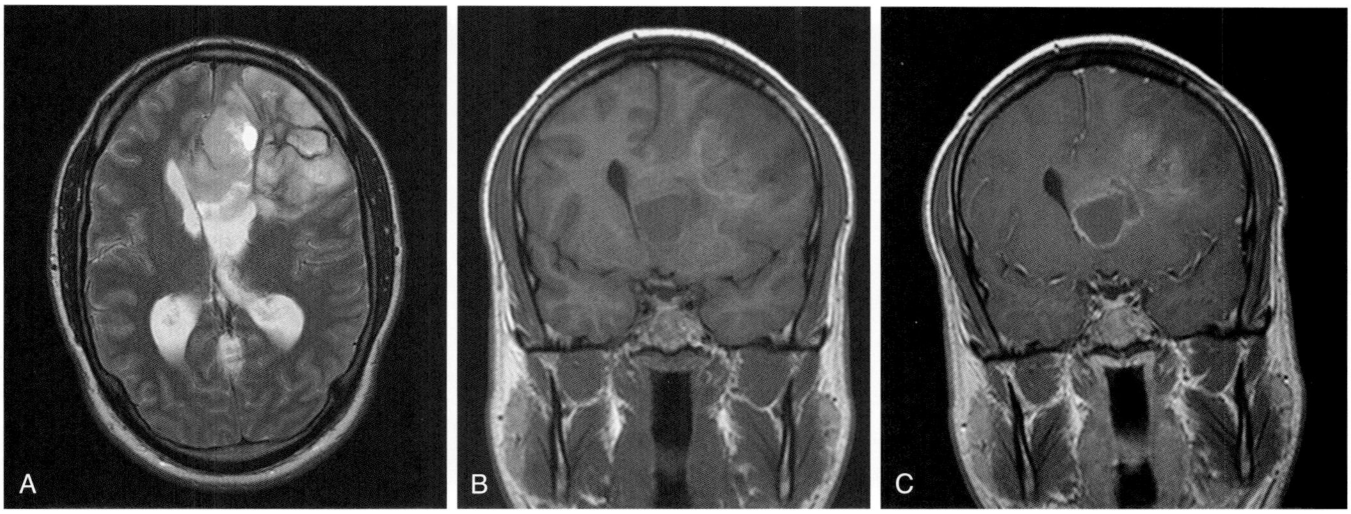

图 8-37　少突胶质细胞瘤。**A** 图为轴位 T2 加权像，**B** 图为增强前冠状位 T1 加权像，**C** 图为增强后冠状位 T1 加权像

第四脑室室管膜瘤的危害包括脑脊液循环障碍，脑积水，以及肿瘤的脑脊液播散（尽管这种播散不像曾经认为的那么常见）。室管膜瘤可突入蛛网膜下腔，特别是在后颅窝，在那里它们通过正中孔向小脑桥脑角延伸，出现这种现象强烈支持室管膜瘤的诊断，而不考虑髓母细胞瘤。蛛网膜下腔扩展可能是向下沿延髓向枕骨大孔蔓延，或横向进入小脑桥脑角。

组织病理学上，肿瘤往往高度细胞化，但细胞成分规则单一，形态缺乏变化，瘤体包膜完整（少数病例类似于弥漫型胶质瘤，边界呈侵袭性），可见明显的界限，周围胶质反应强烈。几乎所有病例都可见肿瘤细胞围绕血管呈放射状排列，伴血管周围环形纤维增生带，形成血管周围的伪玫瑰花结（图 8-38）；有些病例形成独特的中心腔玫瑰花结或大但不规则的通道样腔隙，腔隙内衬有上皮性肿瘤细胞，这些变化不经常出现，但具有明确的诊断价值。MRI 囊性变和坏死明显（图 8-39），增强扫描至关重要，可协助明确是否存在肿瘤播散。

室管膜瘤最好的治疗方法是尽可能行肿瘤手术全切，尽管已经证实对于大脑半球室管膜瘤单纯手术全切治疗可能已经足够，但放疗仍是标准的辅助治疗。

脉络丛乳头状瘤

脉络丛乳头状瘤是一种罕见的良性肿瘤，起源于侧脑室、第三脑室或第四脑室的脉络丛上皮细胞。儿童主要发生在侧脑室，成人在第三脑室常见。宏观表

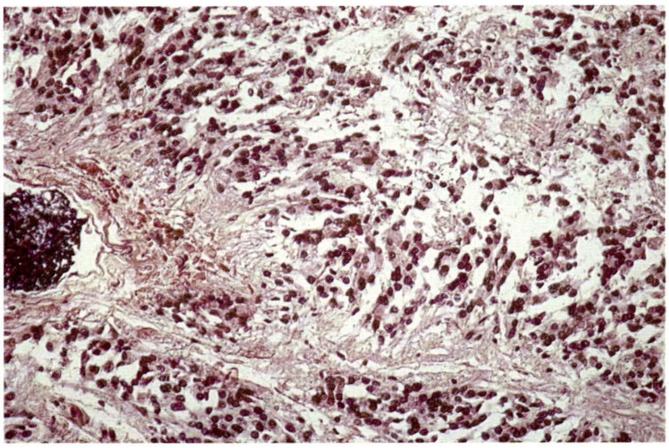

图 8-38　室管膜瘤，瘤细胞索沿血管壁放射状排列，胞内可见椭圆形的泡状核（磷钨酸苏木精染色，×350）

现为颗粒状息肉样生长，镜下可见立方形细胞排列而成的乳头状结构（图 8-40），CT 或 MRI 可见明显增强效应（图 8-41）。瘤细胞可分泌脑脊液或阻碍脑脊液循环，引起脑积水。治疗主要是手术切除。

胶质神经元肿瘤

人们很早就认识到，一些“胶质瘤”既包含胶质成分，也含有神经元成分，最常见的是神经节神经胶质瘤。大多数神经节神经胶质瘤是低等级胶质瘤，类似于纤维性星形细胞瘤或毛细胞型星形细胞瘤，但除了星形细胞瘤细胞外，神经免疫组化染色可见瘤体内还含有大量的神经节细胞，突触素染色更明显。治疗以单纯手术切除为主，虽然有时会局部复发，但整体反应良好。其他胶质神经元肿瘤包括脑室内（中央区域）神经细胞瘤，最常见于侧脑室，瘤体附着于透明隔，组织学上非常类似于少突胶质细胞瘤。影像检查

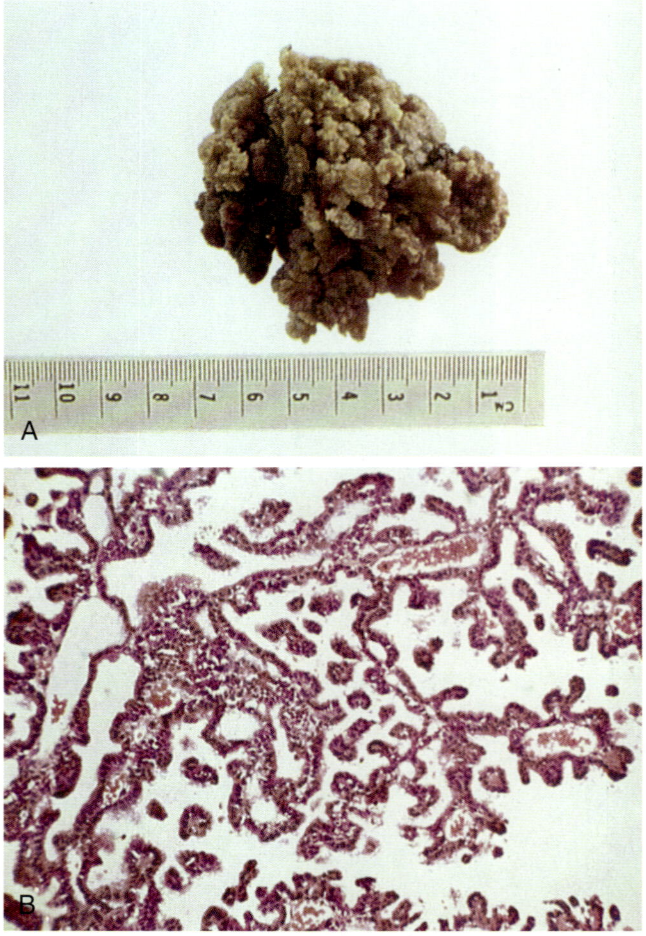

图 8-40　脉络丛乳头状瘤。**A** 图示大体特点，**B** 图镜下可见立方形细胞排列而成的乳头状结构。（HE 染色，×60）

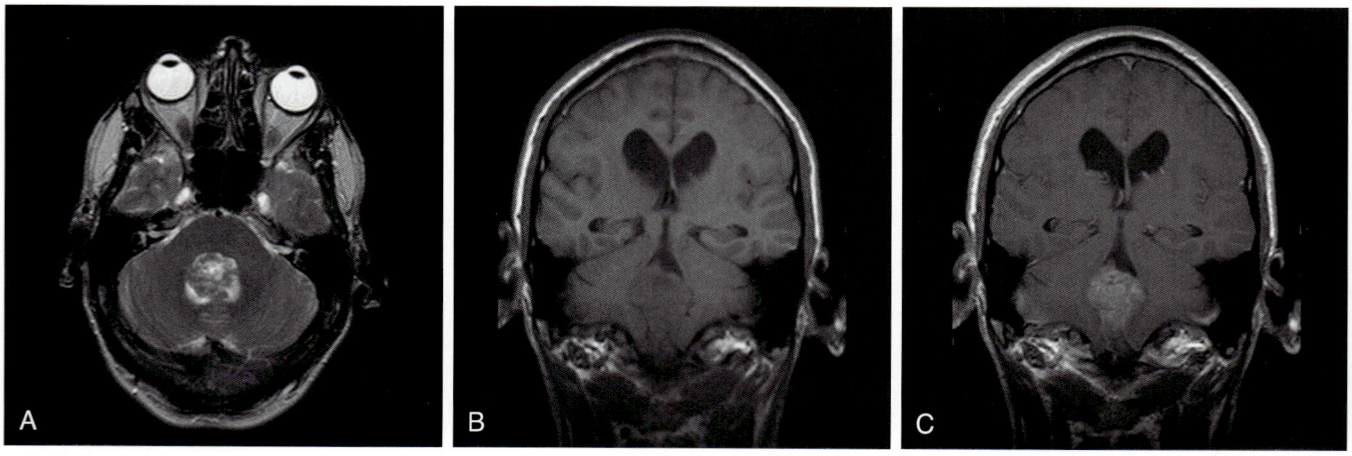

图 8-39　第四脑室室管膜瘤，可见不完全囊性变和占位效应，**A** 图为 T2 加权像，**B** 图为 T1 加权像，**C** 图为 T1 加权像钆增强扫描

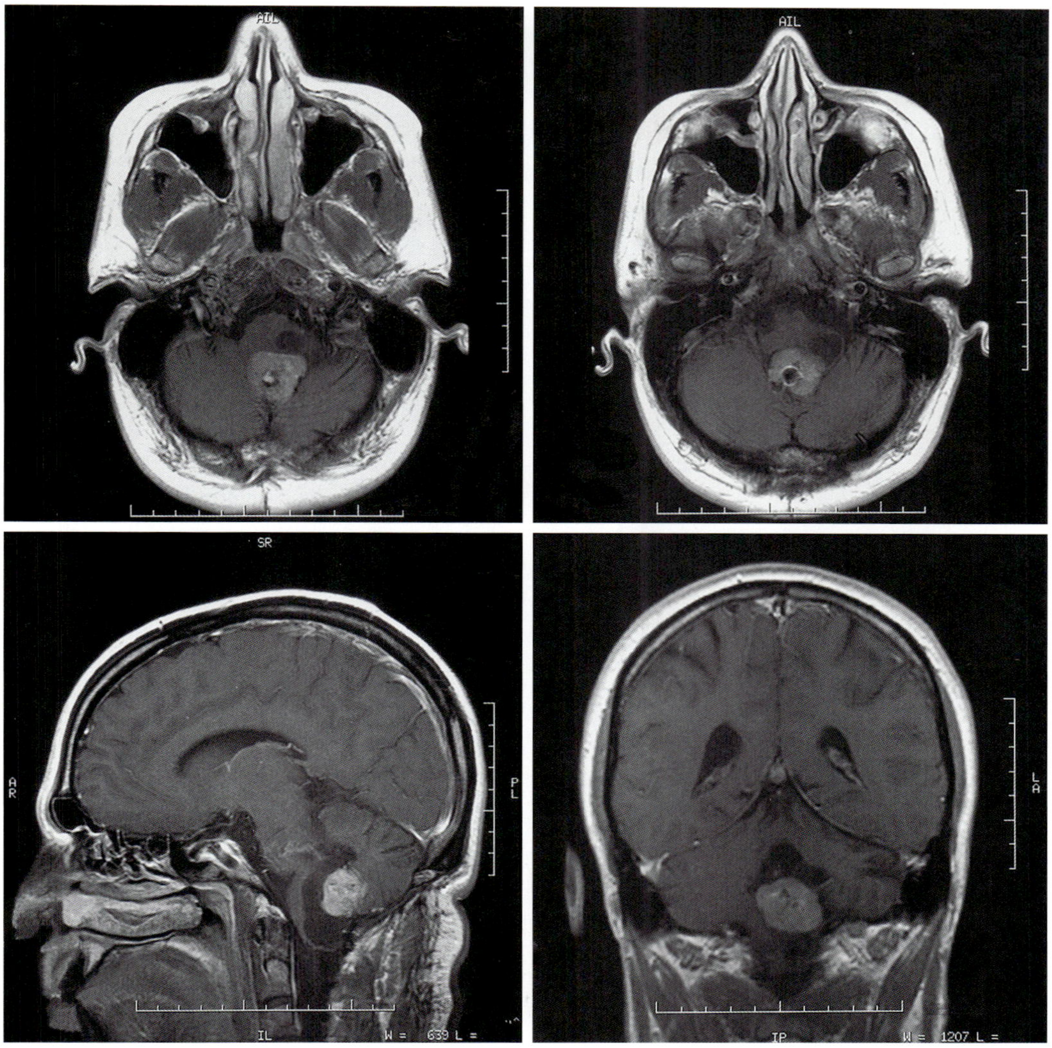

图 8-41 脉络丛乳头状瘤 MRI

可见神经节细胞胶质瘤边界清晰，可能呈囊样改变，有时出现增强效应，主要位于幕上区域，尤其是颞叶。

中枢神经系统胚胎瘤

中枢神经系统胚胎性肿瘤起源于干细胞或祖细胞，这些细胞未分化，但分化能力保留，可向胶质细胞系（星形胶质细胞、室管膜、少突胶质等）分化，也能分化为神经元，有时还会向其他方向分化，形成骨骼肌或平滑肌。关于这类肿瘤的分类，尽管其组织学特点或多或少相同，但传统的分类方案主要还是依据肿瘤的来源，如髓母细胞瘤在小脑，松果体细胞瘤在松果体，神经母细胞瘤在大脑半球，这些不同部位肿瘤的组织病理相似性使得有些分类方案将其统一称为原始神经外胚层瘤（PNET）。最近的遗传数据显示，传统靠部位分类的方法至少在一定程度上反映了肿瘤在细胞起源和分化潜能方面的真实差异，特别是小脑的髓母细胞瘤。此外，近年来出现的一些其他类型的肿瘤，如非典型畸胎样 / 横纹肌样瘤（atypical teratoid/rhabdoid tumor, ATRT），也已公认明确了其组织病理、免疫组化和遗传学差异。

在幕上，胚胎性肿瘤多见于外侧裂附近的组织，可能出现囊性变，影像检查可见增强效应。

髓母细胞瘤

髓母细胞瘤是最常见的胚胎性肿瘤或 PNET。虽然各年龄段均可发病，甚至 90 岁老人也可，但一半以上的病例发生在 10 岁以下儿童。较年轻的患者，肿瘤主要见于小脑蚓部（图 8-42）。PNET 最常见的组织学特征是肿瘤高度细胞化，病灶内充满小的未分化细胞，免疫染色可见少量神经元和胶质标记物表达（图 8-43）。细胞或呈不规则排列；或类似于肾

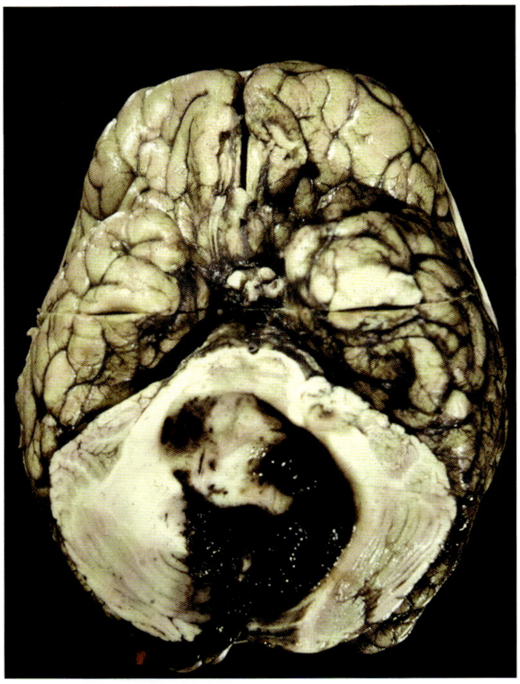

图 8-42 小脑 PNET（髓母细胞瘤），可见模糊的棕色肿块已经充满第四脑室

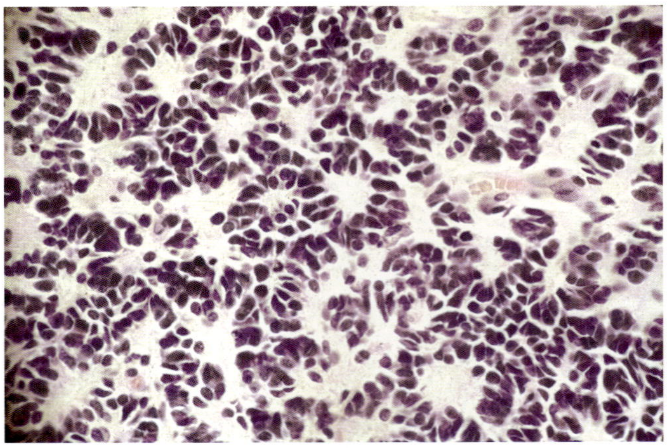

图 8-44 PNET。图示可见纤维中心性玫瑰花结（Homer Wright 花结），较小的核黑染细胞围绕中心纤维结构呈放射状排列（HE 染色，×320）

上腺和交感神经母细胞瘤形成明显的神经母细胞围绕纤维中心排列的玫瑰花结（Homer Wright 花结）（图 8-44）；或形成线性排列（“一路纵队”）；或细胞聚集，显示出明显的局部分化特征。后者包括室管膜玫瑰花结、伪玫瑰花结（上文已述它对室管膜母细胞瘤具有诊断价值）和明显的囊泡或结节，囊泡或结节内含有大量成熟的神经细胞瘤样细胞，而分化不良的细胞少见（如促结缔组织增生性髓母细胞瘤）（图 8-45）。

髓母细胞瘤侵袭性强，是一种高度恶性的肿瘤，可通过脑脊液广泛播散，有的甚至发生在诊断性手术前（图 8-46），少数情况下也可血行播散到骨骼、肝和肺（图 8-47）。CT 或 MRI 显示肿瘤病灶呈混合密度或信号改变，伴随第四脑室闭塞或侧向延伸，由于肿瘤细胞密集，核浆比高，CT 扫描病灶密度高，MR 扫描可见弥散受限（图 8-48）。手术全切或次全切后辅以放疗和系统的联合化疗，5 年生存率可达 80%。

其他原始神经外胚层瘤

其他原始神经外胚层瘤（PNET）有松果体 PNET、大脑幕上 PNET、脑干 PNET，其生存状况并不比髓母细胞瘤好。这在一定程度上反映了这类肿瘤行全切术的机会更少，手术效果有限，但同时也反映了肿瘤高恶性度的生物学特征。其中松果体实质肿瘤（ATRT）呈高度浸润性，常发生在 18 个月以下儿童。

松果体实质瘤

松果体 PNET（如松果体母细胞瘤）病理上与其他类型的 PNET 缺乏明显的差别，在遗传学上也难

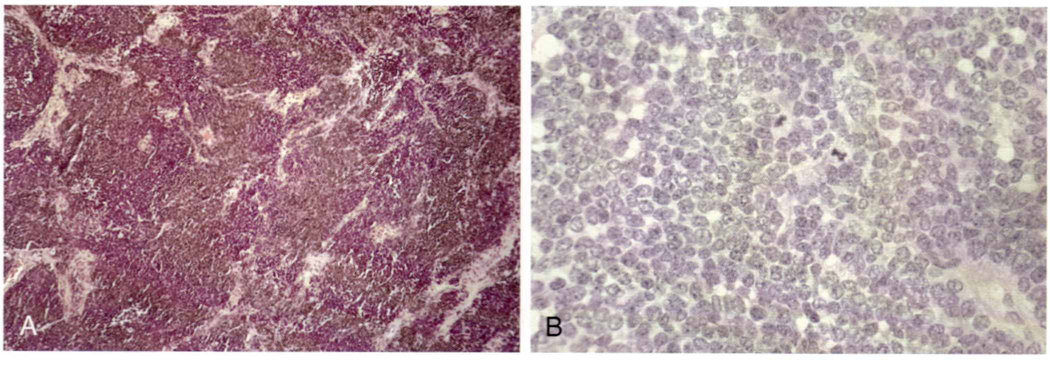

图 8-43 小脑 PNET。**A** 图示病灶的高细胞密度现象（HE 染色，×80），**B** 图示有丝分裂像（×320）

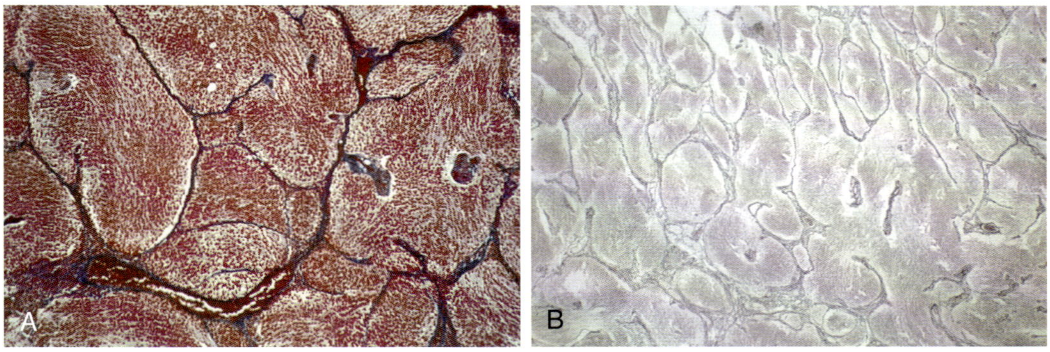

图 8-45　促结缔组织增生性 PNET。**A** 图示细胞岛（红染）周围可见胶质和结缔组织（蓝染）边界（偶氮卡红染色，×80），**B** 图网状纤维染色法显示网状纤维局限于囊泡周围（×20）

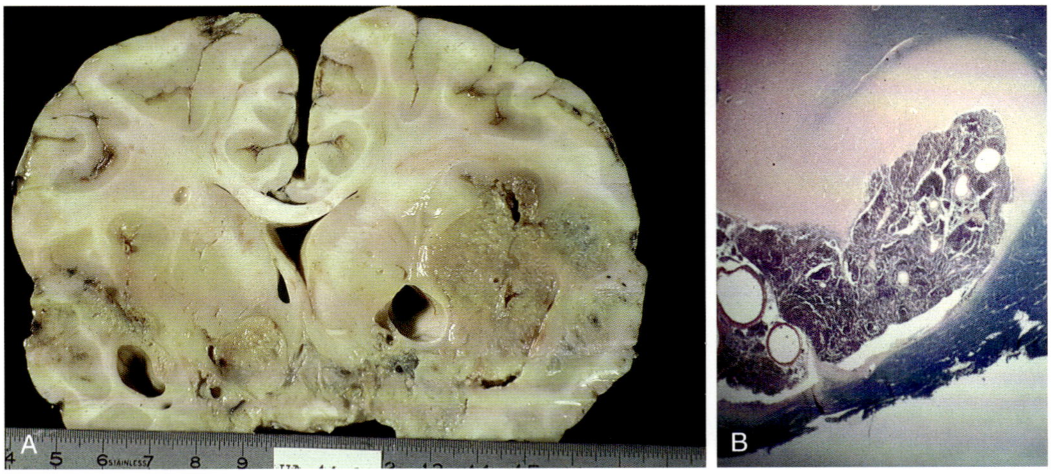

图 8-46　**A** 图示 PNET 伴脑膜播散，冠状切面可见外侧裂和基底结构被肿瘤填充，明显膨胀肿大，**B** 图可见肿瘤组织黑染，细胞致密，播散至胼胝体（蓝染）和扣带回（粉染）上方的蛛网膜下腔内（Luxol fast blue, HE 染色，×10）

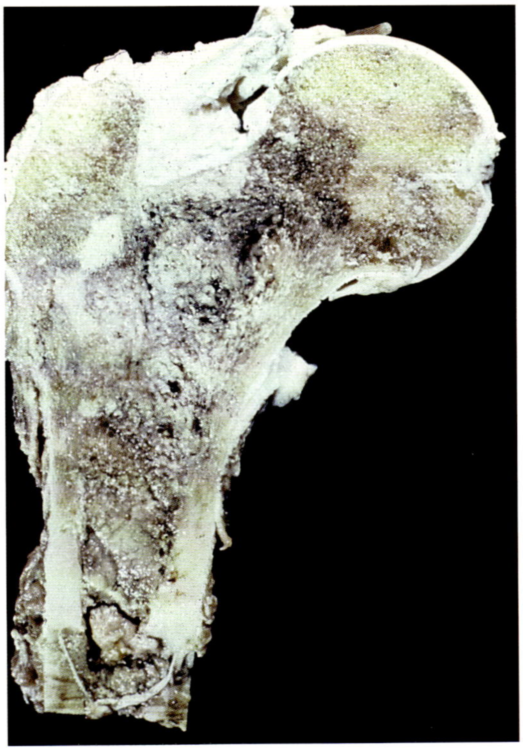

图 8-47　髓母细胞瘤股骨头转移

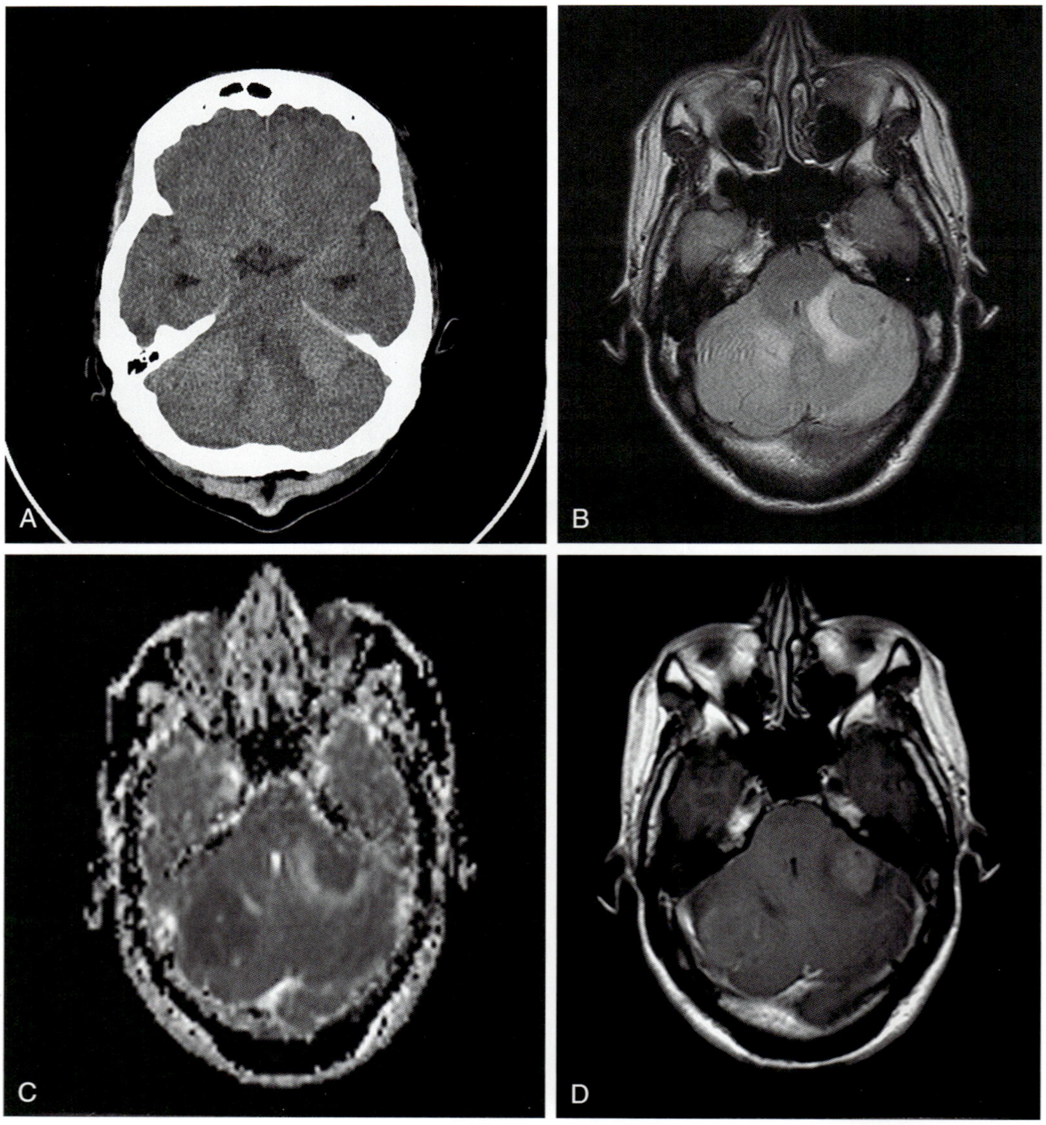

图 8-48 髓母细胞瘤。**A** 图为 CT 平扫，**B** 图为 MRI FLAIR 像，**C** 图表观弥散系数像，**D** 图为增强 T1 加权像

以与其他幕上 PNET 区分，但其临床特征往往比较特异。松果体 PNET 和其他类型的松果体肿瘤由于中脑导水管受压，容易出现脑积水，也可能表现出典型的视觉症状，如 Parinaud 综合征，后者由四叠体肿瘤压迫引起，表现为双眼向上凝视受损，向上凝视时出现会聚退缩性眼震，瞳孔光 - 近反射分离。

除了 PNET，星形细胞瘤或松果体细胞瘤也见于松果体区域，而星形细胞瘤可能是松果体第二常见的肿瘤。这些肿瘤属于神经细胞瘤，肿瘤细胞类似于中枢神经细胞瘤，细胞核呈规则的圆形，居于细胞中央，胞体小或呈中等程度大小。

影像学检查，除脑积水外，可见第三脑室后 1/3 变形和四叠体池受压，有些类型肿瘤可见钙化，如松果体细胞瘤和畸胎瘤，多数松果体实质肿瘤 CT 可见增强效应，MRI 无特殊改变（图 8-49）。

非神经上皮起源的中枢神经系统脑内肿瘤

淋巴瘤

累及中枢神经系统的淋巴瘤几乎都是非霍奇金淋巴瘤（non-Hodgkin's lymphoma, NHL），由于大多数 NHL 是 B 细胞肿瘤，累及中枢神经系统的 NHL 多数也是 B 细胞 NHL，最常见的转移方式是蛛网膜下腔和软脑膜播散，或形成淋巴瘤性脑膜炎。相反，原发性中枢神经系统 NHL（90% 以上为 B 细胞淋巴瘤）主要表现为脑实质内的单发或多发性病灶，病灶呈浸润性，常位于脑室附近，也可见于胼胝体、丘脑或基底节区（图 8-50）。20 世纪 80 年代以来，原发性中枢神经系统 NHL 的发病率逐渐升高，目前至少占新诊断原发性中枢神经系统肿瘤的 3%，多见于免疫

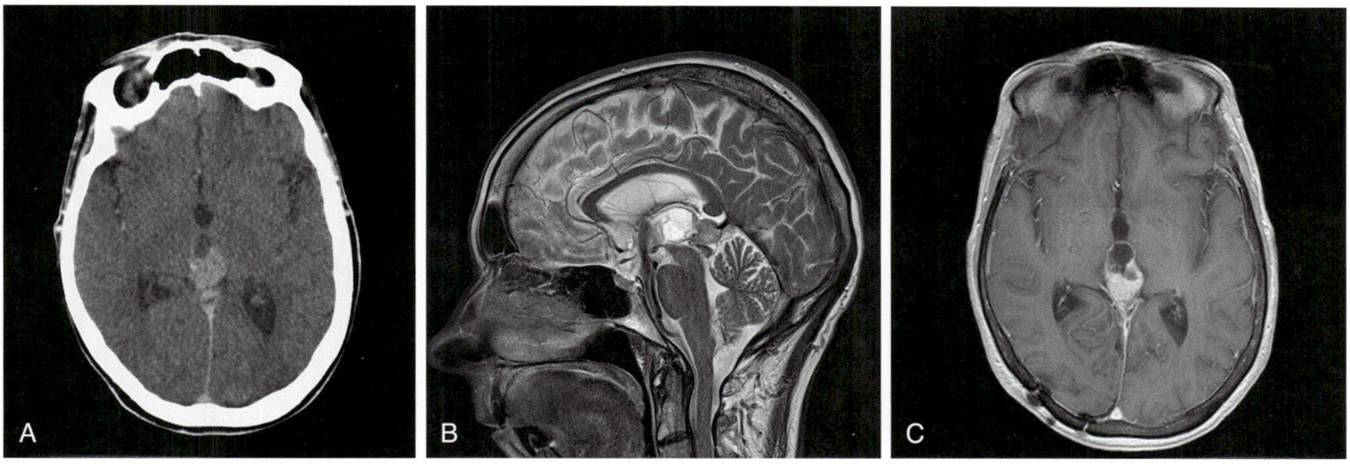

图 8-49　松果体瘤。**A** 图示为 CT 平扫，**B** 图和 **C** 图为 MRI

功能正常的患者，但近年来免疫缺陷患者该病的发病率已升高，包括艾滋病、接受免疫抑制治疗和某些先天性免疫缺陷综合征患者。

原发性中枢神经系统淋巴瘤主要局限于脑实质和脑脊液内，很少扩散到其他器官，眼部受累被认为是中枢神经系统受累的一部分。几乎一半免疫功能正常的患者病灶为多发性，免疫抑制患者也如此。由于肿瘤易压迫脑室，或累及脑室腔和蛛网膜下腔，引起脑脊液回流障碍，常见脑水肿。

CT 或 MRI 通常可见单个或多发病变，包膜完整，MRI 增强效应多见，T2 像呈低信号改变（图 8-52 和图 8-53），MR 波谱分析可见胆碱升高，NAA 降低，出现乳酸，具有一定的诊断价值。当然，确切的诊断需要依靠免疫组化或流式细胞技术在脑脊液中找到 B 细胞非霍奇金淋巴瘤细胞，但实际上仅有约 20% 的中枢神经系统非霍奇金淋巴瘤患者脑脊液细胞学检查是阳性的。

类固醇治疗对中枢神经系统淋巴瘤的影响比较复杂，包括 MRI 可见的病灶急剧收缩，基于这种原因，活检前应尽量避免类固醇治疗，因为治疗后活检可能只显示胶质增生和非特异性慢性炎症。更为不幸的是，肿瘤对类固醇治疗的反应是短暂性的。化疗常使用高剂量的甲氨蝶呤并辅以甲酰四氢叶酸，单用化疗药甲氨蝶呤化疗，患者的生存期可达 4~5 年，但同时联合其他化疗药物并没有增加获益，生存期变化不大。放疗通常可使瘤体很快变小，但肿瘤复发也同样迅速。最近，对于甲氨蝶呤治疗失败的患者加用抗 B 细胞抗体（抗 -CD20）显示了较好的效果，有一定应

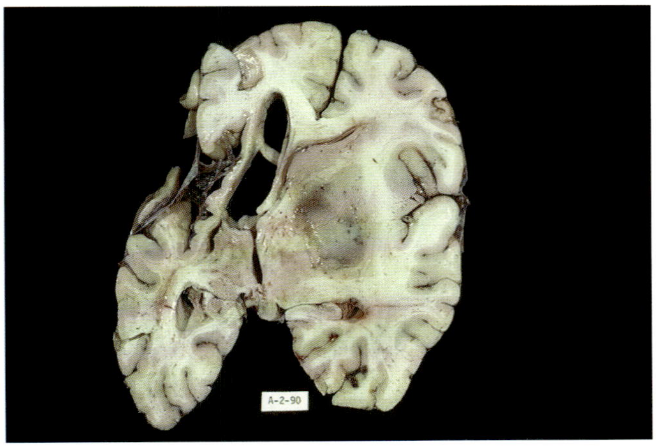

图 8-50　原发性中枢神经系统淋巴瘤。可见右侧大脑半球较大肿瘤灶，占位效应明显，左侧基底节陈旧性脑梗死

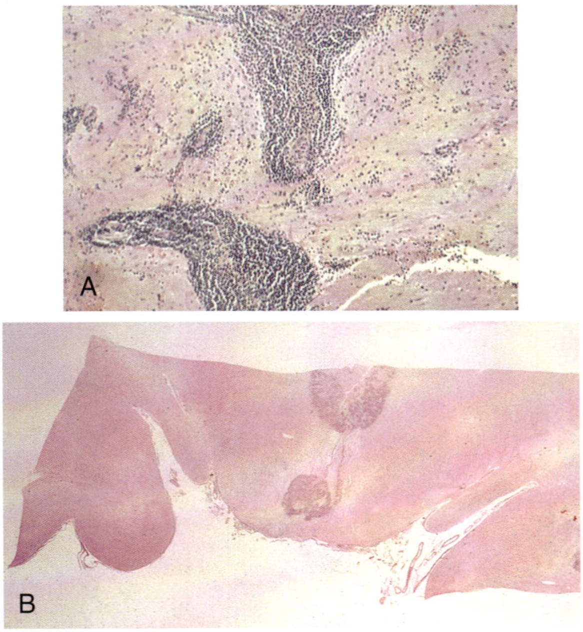

图 8-51　原发性中枢神经系统淋巴瘤。**A** 图示较小的黑染瘤细胞沿血管聚集，周围可见胶质增生（HE 染色，×80），**B** 图冠状切面显示肿瘤细胞小，围绕第三脑室生长（HE 染色，×1）

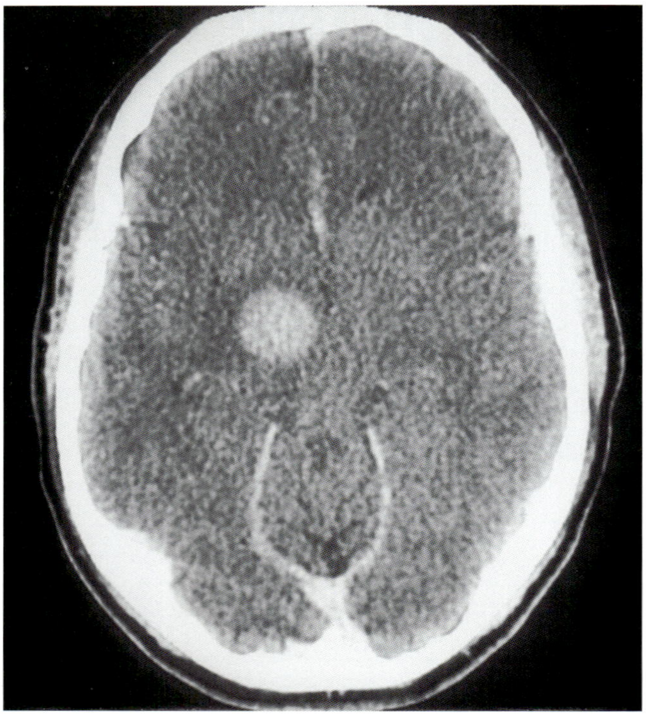

图 8-52 原发性中枢神经系统淋巴瘤。可见 CT 呈明显的对比增强

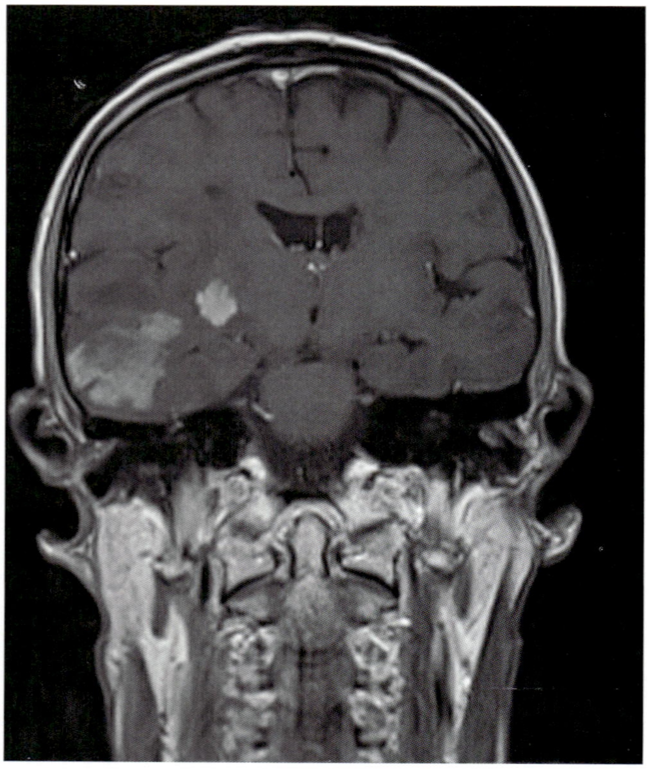

图 8-53 原发性中枢神经系统淋巴瘤。相较于胶质瘤，MRI 可见瘤体增强显得更“实”，病灶往往也是多发的

用前景。

生殖细胞瘤

具有性腺和纵隔生殖细胞瘤病理和免疫组化特征的肿瘤也可作为原发性肿瘤出现在中枢神经系统，最常见于松果体及鞍上区（图 8-54），最常见是生殖细胞瘤，其他的在传统上称为非生殖性生殖细胞瘤，包括卵黄囊瘤（内胚窦瘤）、胚胎癌、绒毛膜上皮癌和成熟或未成熟畸胎瘤。

生殖细胞瘤的诊断依靠活检，肿瘤标记物诊断尚待研究。由于可能会危及视神经、视交叉、垂体柄和下丘脑，如果肿瘤对放化疗或联合放化疗有明显反应，大范围的手术切除并不必要，特别是鞍上肿瘤。另一方面，非生殖性生殖细胞瘤（包括除畸胎瘤外所有其他类型肿瘤）是一种侵袭性肿瘤，对放化疗均很

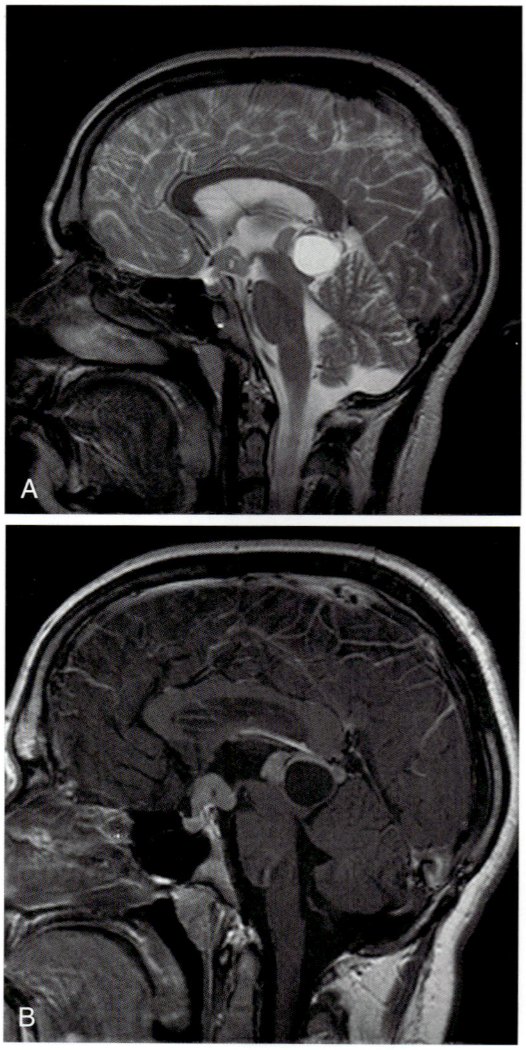

图 8-54 累及鞍上区和松果体的生殖细胞瘤。**A** 图为 MRI 矢状位 T2 加权像，**B** 图为 T1 加权像钆增强扫描

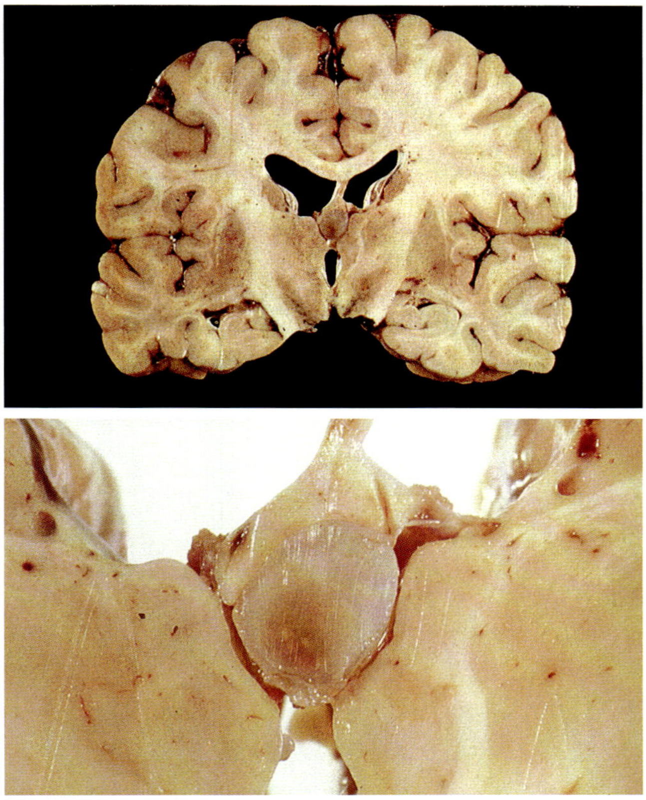

图 8-55　胶样囊肿。冠状切片可见第三脑室前部胶样囊肿，已引起室间孔堵塞

少见敏感，且极容易出现脑脊液播散。

第三脑室胶样囊肿

胶样囊肿囊壁分为两层，外层为纤维性囊壁，内衬单层立方形或柱状上皮细胞，常见于胼胝体下，在穹窿柱间附着于透明隔，向下可进入室间孔（图 8-55）。瘤体进一步增大，可嵌顿在室间孔，造成室间孔堵塞，很快引起脑积水，当然这种现象可能取决于人体的姿势，患者直立时，肿瘤可能从室间孔游离出来，一旦归于卧位，它又可能再次回到引起阻塞的位置，这在一定程度上解释了胶样囊肿患者典型晨起头痛症状的原因。其他临床表现包括痴呆、急性脑积水和非典型跌倒发作现象。

影像检查 CT 呈高密度改变，主要是囊内含有高蛋白含量的胶样分泌物（图 8-56）。尽管由于囊内的高蛋白成分，病灶 T2 加权像呈低信号改变，但 MRI 并无其他的特殊变化（图 8-57），当然，有时也可能会出现环状增强现象。治疗首选完整的切除肿瘤，立体定向穿刺抽吸囊液能够迅速缓解症状，但是如果没有完全剥脱囊肿内层上皮，抽吸后囊肿会很快复发，症状反复。

原发性脑外肿瘤

脑膜瘤

脑膜瘤起源于软脑膜的蛛网膜层，有时称为蛛网膜上皮细胞层。这些肿瘤 90% 以上是良性的，多见于从青春期到更年期的女性，青春期前和更年期后性别分布大致相同，儿童少见，但也有发生，特别是颅脑放射治疗后。最常见的类型是内皮型、移行型和成纤维细胞型，在内皮型脑膜瘤分叶状肿块中，细胞排列规则，具有上皮样特征，核卷曲，可见较多的伪包涵体（图 8-58），有时可见细胞排列成螺旋状，当然，这种现象在正常蛛网膜颗粒中也能见到。在移行型脑膜瘤中细胞螺旋更常见（图 8-59），常与条索状棱形细胞共存，螺旋钙化往往导致砂粒体形成（图 8-60）。脑膜瘤在硬膜下腔生长，可附着于瘤体外边界的颅骨下硬膜，向内推挤蛛网膜和脑组织，常被这些正常组织包绕（图 8-61）。黏附细胞的突起部分通过蛛网膜和软脑膜向皮质甚至皮质下白质浸润，提示肿瘤更具有侵袭性，并且局部复发倾向较大，即使是在外科全切术后；WHO 将这类肿瘤归为非典型脑膜瘤（图 8-62）。恶性脑膜瘤十分少见，瘤组织有丝分裂率高或具有特殊的病理表现，包括乳头状脑膜瘤、横纹肌样脑膜瘤、透明细胞脑膜瘤，以及那些具有肉瘤样特征的脑膜瘤（图 8-63）。恶性脑膜瘤能够通过脑脊液循环和血行播散远距离转移。多发性脑膜瘤少见，通常发生于 2 型神经纤维瘤病患者（NF2）（见后述神经鞘瘤）。

脑膜瘤最常见于大脑凸面的硬膜，也见于大脑镰和小脑幕上，或出现在颅底蝶骨翼、鞍旁或鞍上区及嗅沟，极少数情况下也见于第三或第四脑室，可能起源于脉络丛（图 8-64）。其临床特点与肿瘤部位对应，蝶骨翼脑膜瘤通常会出现眼肌麻痹伴轻度突眼，累及三叉神经第一支（图 8-65）；嗅沟脑膜瘤可导致嗅觉丧失、人格改变和视神经受压引起的视野缺损；大脑凸面的脑膜瘤可能引起局灶性癫痫发作；矢状窦旁的肿瘤不仅可引起癫痫发作，而且还可能引起局灶性神经功能缺损，导致下肢功能受影响。

脑膜瘤的 CT 典型表现是紧邻大脑镰、小脑幕或颅骨的单发性边界清楚的高密度肿块，在少数情况下，肿瘤呈低密度（其中部分可能是微囊或脂肪瘤变体），对比增强可见较强的弥漫性增强，邻近组织的脑水肿可能并不明显（图 8-66 和图 8-67）。脑膜瘤生长常穿过硬脑膜，侵犯硬膜下颅骨，进入骨髓腔和哈弗斯系统，引起骨质增生（有时，肿瘤不直接侵犯颅骨也可能会出现骨质增生），当然，这种现象既不代

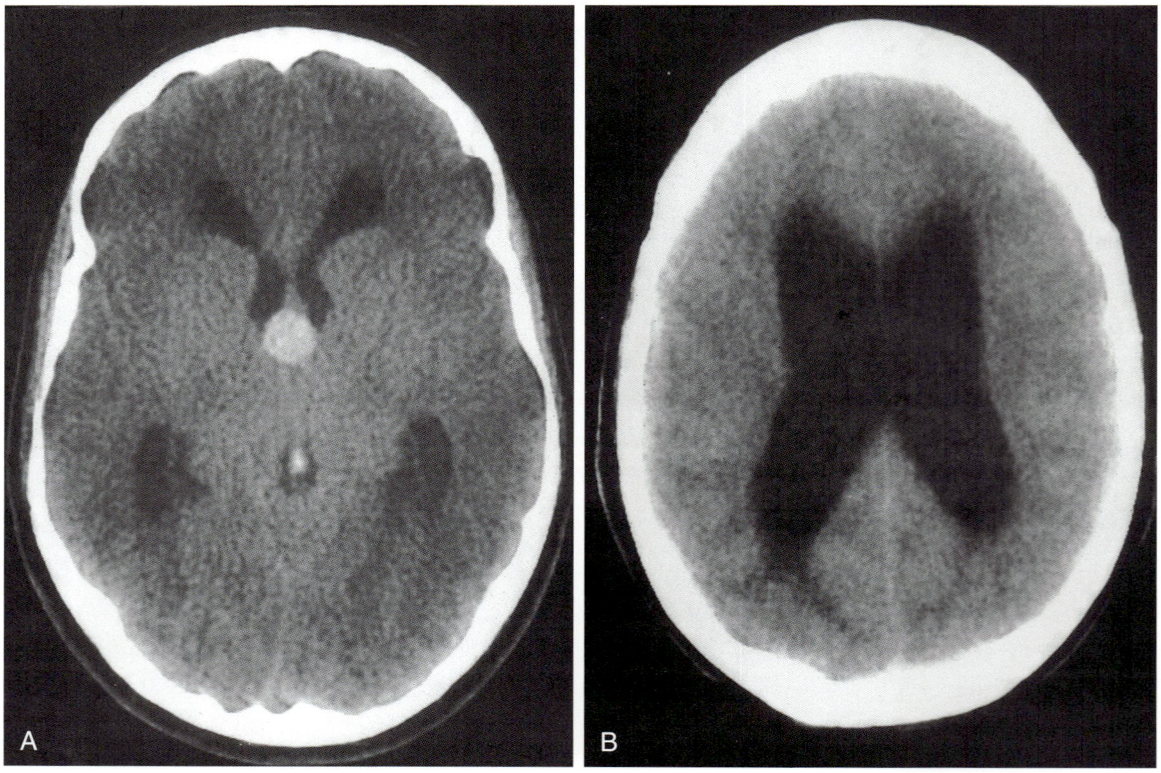

图 8-56 胶样囊肿 CT 平扫。**A** 图可见囊肿占据了第三脑室，**B** 图显示脑积水

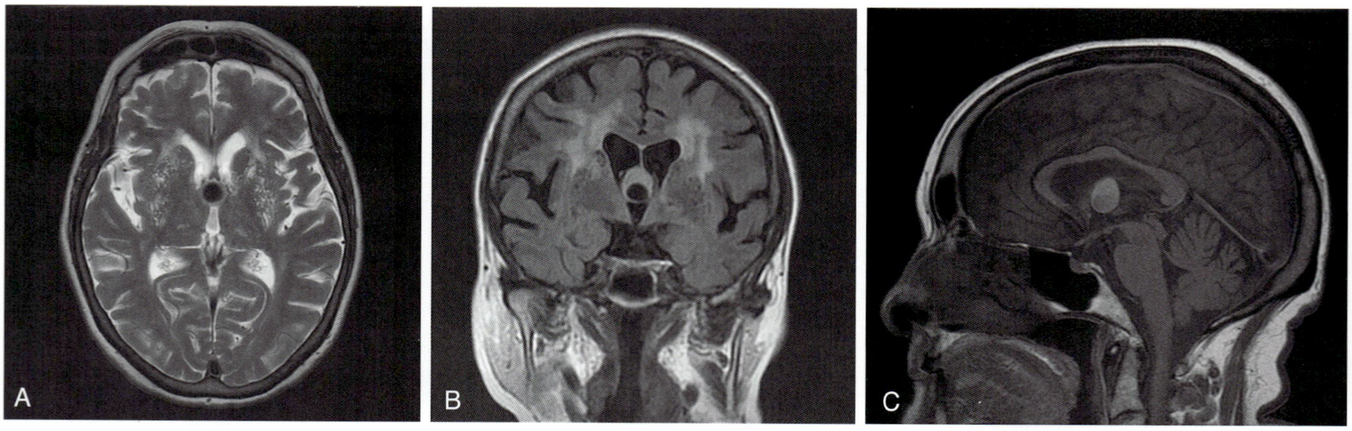

图 8-57 胶样囊肿。**A** 图为 MRI 轴位 T2 加权像，**B** 图为冠状位 FLAIR 像，**C** 图为矢状位 T1 加权像

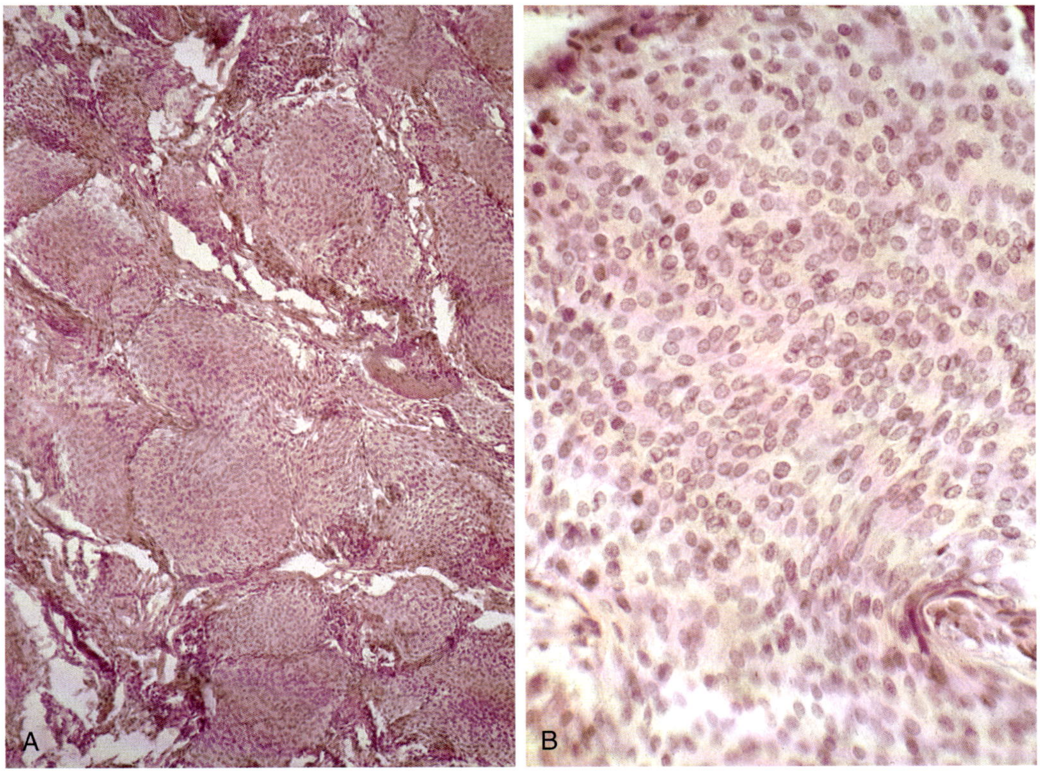

图 8-58　内皮型脑膜瘤。**A** 图可见明显的小叶结构（HE 染色，×80），**B** 图示内皮小叶内细胞核淡染，细胞排列规则（HE 染色，×320）

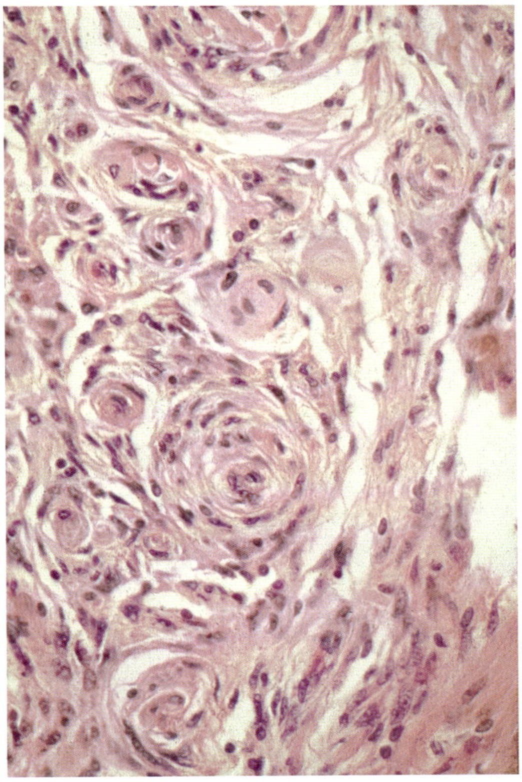

图 8-59　移行性脑膜瘤。细长的成纤维细胞形成的螺旋（HE 染色，×320）

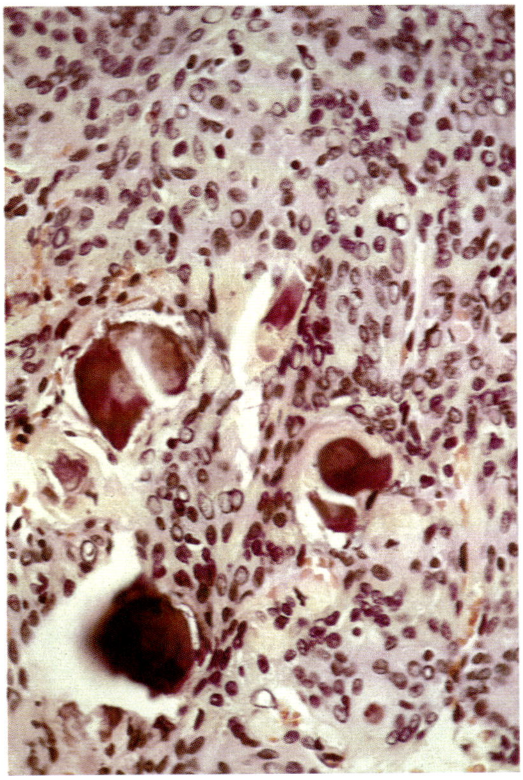

图 8-60　移行性脑膜瘤。部分细胞螺旋出现钙化，可见砂粒体（HE 染色，×320）

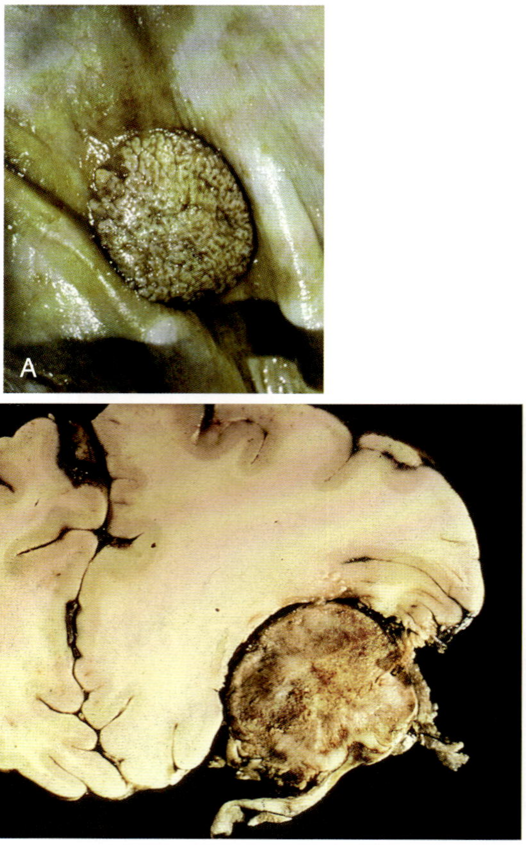

图 8-61 尸检偶然发现的脑膜瘤，**A** 图可见患者黄疸，脑组织黄染；**B** 图显示脑膜瘤较大，占位效应明显

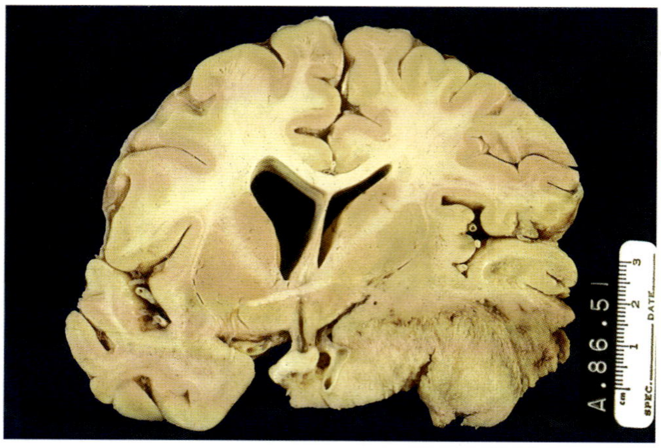

图 8-62 恶性脑膜瘤。可见额叶下肿瘤包围了颈内动脉和大脑中动脉，肿瘤和脑组织界线模糊

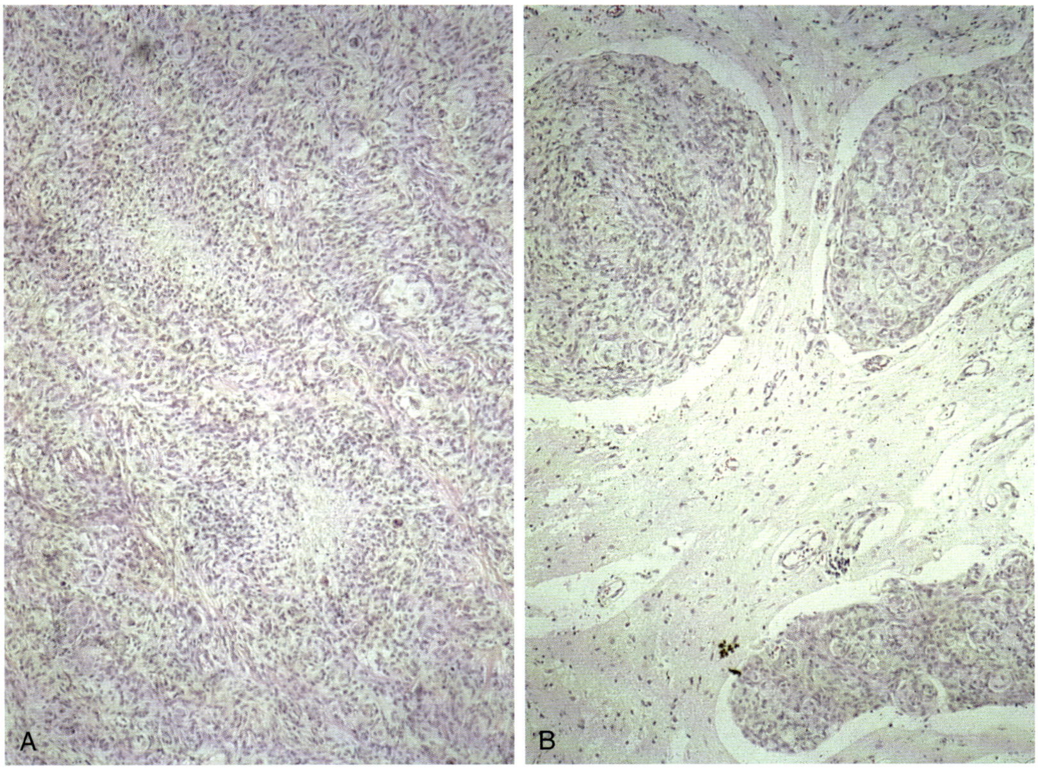

图 8-63　恶性脑膜瘤。**A** 图可见两处坏 死，**B** 图示瘤组织伸出指状突起中度细胞密度，侵及白质（HE 染色，×80）

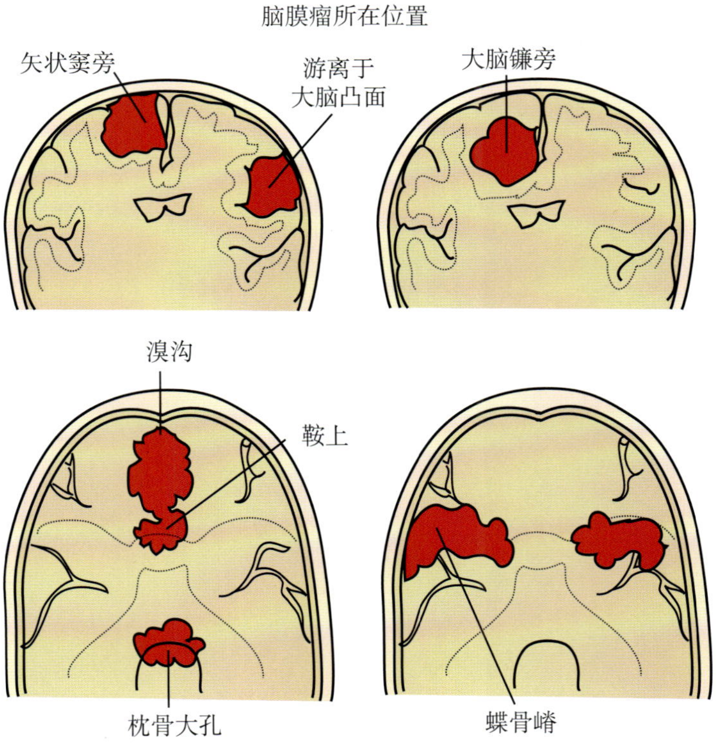

图 8-64　脑膜瘤的分布特点

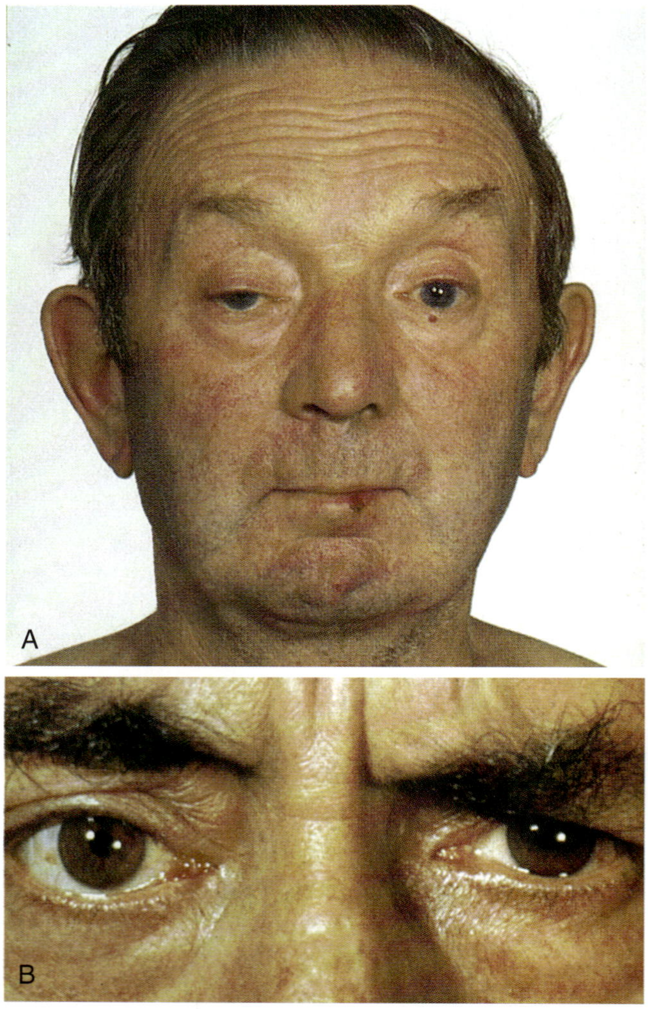

图 8-65 **A** 图为蝶骨翼脑膜瘤右侧上睑下垂，**B** 图示眶内脑膜瘤右侧突眼症

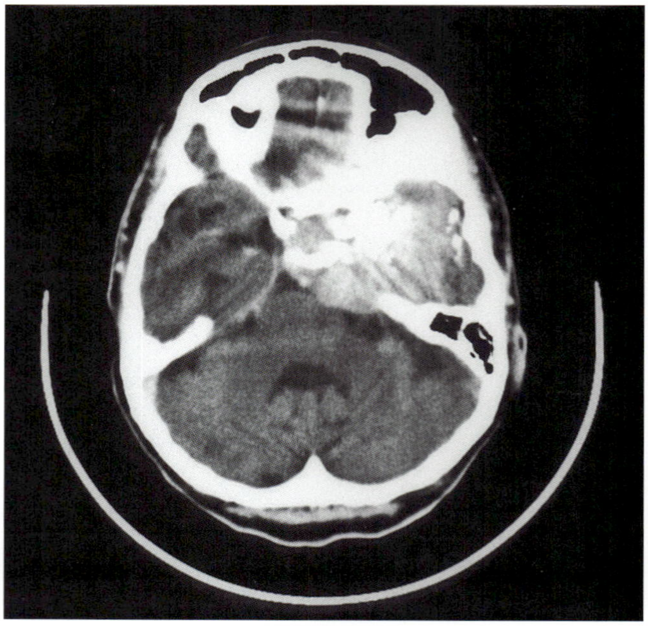

图 8-66 蝶骨翼脑膜瘤 CT 对比增强

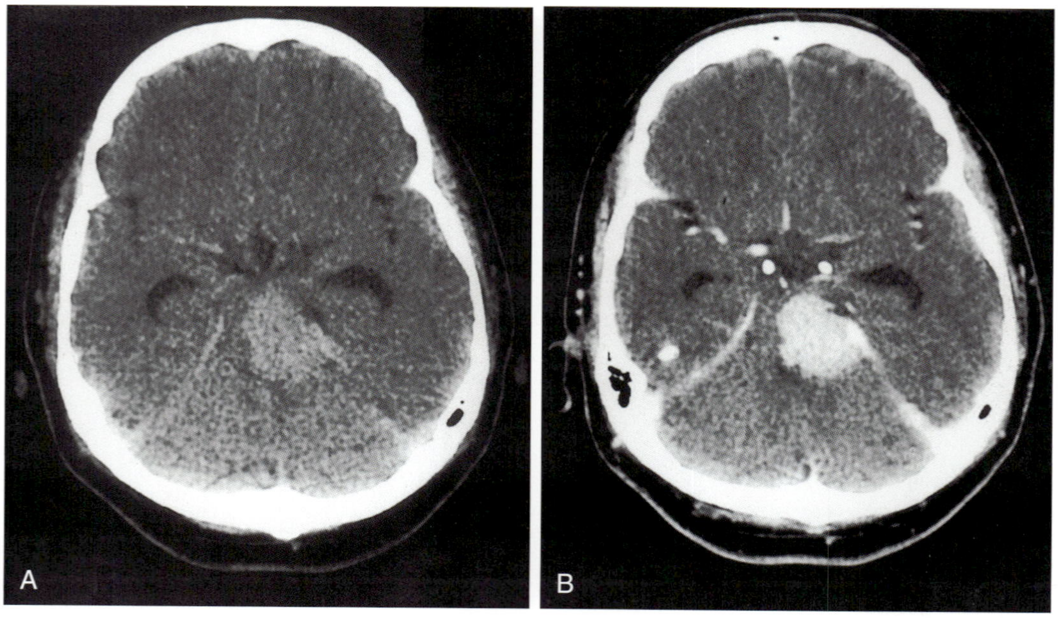

图 8-67 小脑幕脑膜瘤。**A** 图为对比增强前 CT，**B** 图为增强后

表肿瘤的良恶性，甚至也不能说明肿瘤是典型还是不典型。CT 很容易证实颅骨的变化，特殊情况下，颅骨会出现非常明显的畸形（图 8-68 和图 8-69）。MRI 显示，与正常脑组织比较，T1 加权像脑膜瘤几乎呈等信号或轻微高信号，T2 加权像瘤组织通常发暗，钆增强后恢复常态（图 8-70）。出现增强的区域可能是浓密的血管团（图 8-71），硬膜也常出现增强。由于 3% 的病例只有骨质受累，颅骨检查对于评价肿瘤状态具有很重要的意义。MRS 可见丙氨酸升高，渗透性研究可见随着时间推移其渗透性快速上升，但并未渗透到大脑。

良性脑膜瘤的治疗主要是手术切除，少数手术不能治愈的，存在肿瘤残留的患者可能需要放疗或放射外科治疗。非典型脑膜瘤手术切除后是否需要照射尚不确定，恶性脑膜瘤的放疗价值也是不确定的。

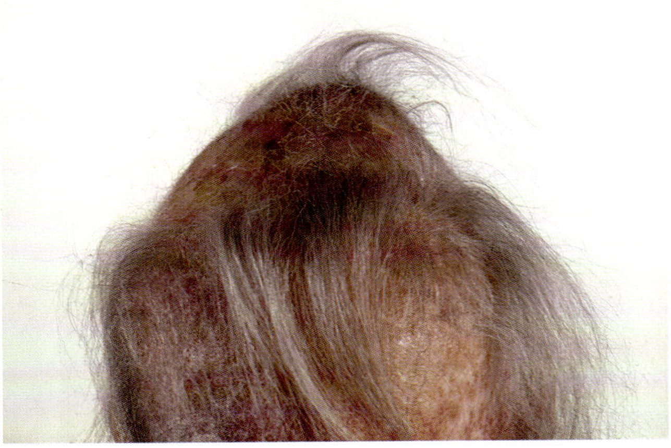

图 8-68　矢状窦旁脑膜瘤伴颅骨隆起

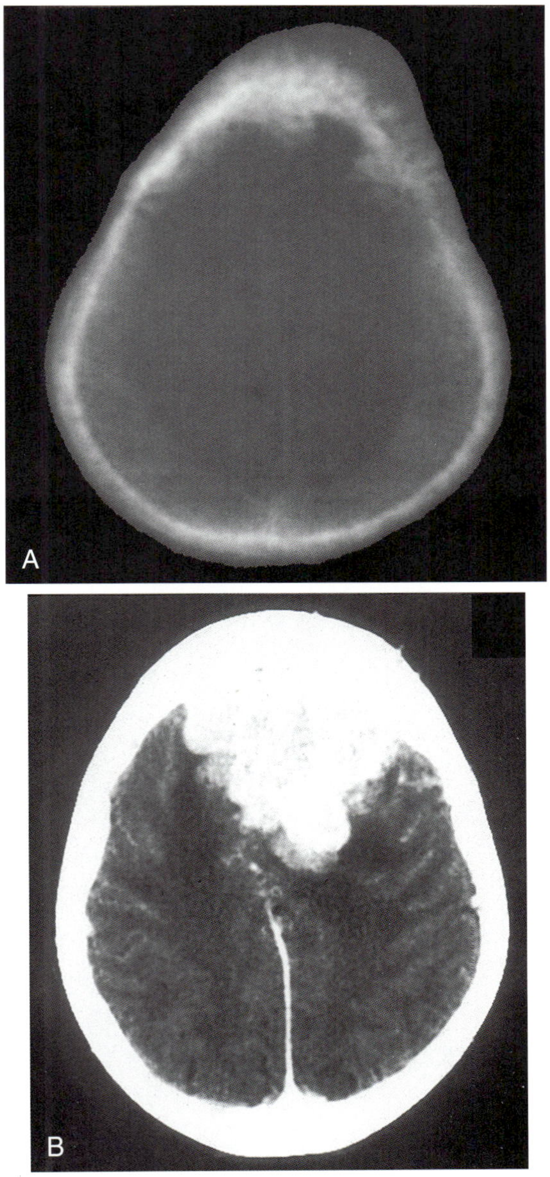

图 8-69　矢状窦旁脑膜瘤。**A** 图 CT 平扫显示颅骨变形，**B** 图为对比增强后变化

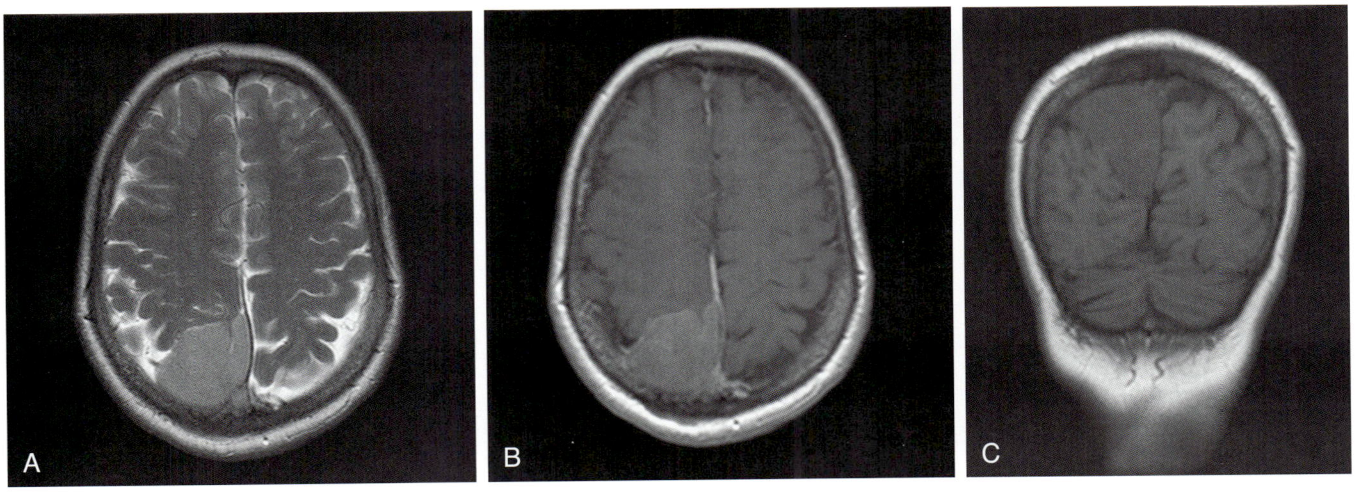

图 8-70　脑膜瘤。**A** 图为轴位 T2 加权像，**B** 图为轴位增强 T1 加权像，**C** 图为冠状位 T1 加权像

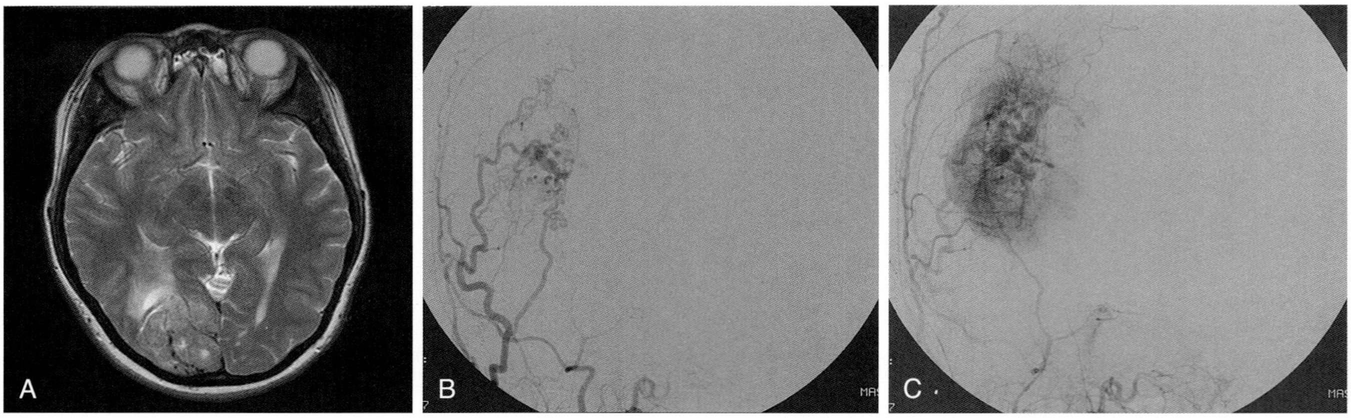

图 8-71 脑膜瘤。**A** 图 T2 加权像可见血管影，**B** 图和 **C** 图为血管造影

神经鞘瘤（神经鞘膜瘤）

神经鞘瘤是一组周围神经肿瘤，全身各处均可见，但脑神经或脊神经根鞘瘤最受关注。第八对脑神经是神经鞘瘤颅内最常见发病部位，特别是前庭支，但是用“听神经瘤”称谓这种肿瘤是一种双重的用词不当，因为这种肿瘤既不是来自于第八对脑神经的听觉支，也不是神经瘤。第八对脑神经鞘瘤患者症状表现为不同程度的听力丧失，肿瘤增大可能会引起面神经麻痹，其他症状包括眩晕和耳鸣，如果肿瘤非常大，有时也会出现脑积水。随着 MRI 的广泛应用，大多数这类肿瘤病灶较小的时候就能够发现，最常起源于外周神经和中枢结合部，邻近内听道口的位置，瘤体增大，内听道扩张，病灶突入小脑脑桥角（图 8-72）。从组织学上看，神经鞘瘤常有包膜，附着在神经表面，对神经无浸润、无牵伸，但是，较大的病灶会牵伸所附着的神经，使神经变细。瘤组织主要由梭形细胞组成，一般生长模式可见细胞排列紧密，形成较短的细胞条索，有时甚至可见细胞核一行一行地排列（即核栅栏）。此外，还存在第二种生长模式，可见在疏松的纤维组织背景下，细胞排列松散，细胞更小更圆，细胞外空间充分（图 8-73），前一种模式组织致密，称为 Antoni A 模式，后一种模式组织松散，称为 Antoni B 模式。瘤组织内通常可见薄壁血管，血管壁周围含铁血黄素沉积（图 8-74），核分裂象极其罕见，Ki-67/MIB-1 标记指数低，通常小于 3%。

尽管散发神经鞘瘤一般是单侧性的，但是 NF2（2 型神经纤维瘤病）患者往往双侧第八神经受累。对于这类患者，其他脑神经（特别是三叉神经）、脊神经根远端通常也会受累；脑膜瘤病的风险也会增加，且往往是多发性的；不仅如此，脊髓髓内室管膜瘤的发病率也是增加的。22 号染色体基因图谱分析显示，散发神经鞘瘤、脑膜瘤和许多室管膜瘤瘤细胞携带 NF2 基因的区域缺失，与 NF1（1 型神经纤维瘤病）形成鲜明的对比，后者包括外周神经神经纤维瘤（颅内少见，可见于脊神经根）、毛细胞型星形细胞瘤和其他低等级的星形细胞瘤，如视神经、视交叉、下丘脑和脑内弥漫型星形细胞瘤，这些类型的肿瘤可能携带其他类型的染色体异常，但都不存在 22 号染色体 NF2 基因的区域缺失现象。

第八对脑神经鞘瘤的辅助检查包括听力测试（异常率约为 95%）和镫骨肌反射等（异常率约 85%），脑干听觉诱发电位也具有一定的临床价值，如果在第一个动作电位（NI）和其后成分之间（特别是 NII）出现延迟，则能够特别提示病变的存在。从影像检查看，如果肿瘤足够大，CT 扫描可见内听道扩张，尤其使用骨窗时（图 8-75），对于前庭神经鞘瘤，钆增强 MRI 扫描是一种理想的成像方式，能够发现较小的肿瘤，甚至内听道内（听小管）只有几个毫米大小的肿瘤（图 8-76）。较大肿瘤对周围组织影响明显，影像可见脑干和小脑变形，并出现继发性脑水肿。

关于治疗，较小的肿瘤可采用手术切除和立体定向放射外科的方法，如果诊断时听力完整，对于非常小的前庭神经鞘瘤神经外科手术有时能够保存听力。较大的肿瘤必须手术切除，在现有的技术条件下面神经功能一般也能够保存，除非肿瘤非常大。根治手术后，很少复发，但是如果瘤组织有丝分裂明显，MIB-1 标记指数高，复发的可能性则会增高。

表皮样囊肿和皮样囊肿

表皮样囊肿呈囊样生长，源于发育或创伤过程中移位的鳞状上皮细胞。上皮层沿着纤维囊壁内层生

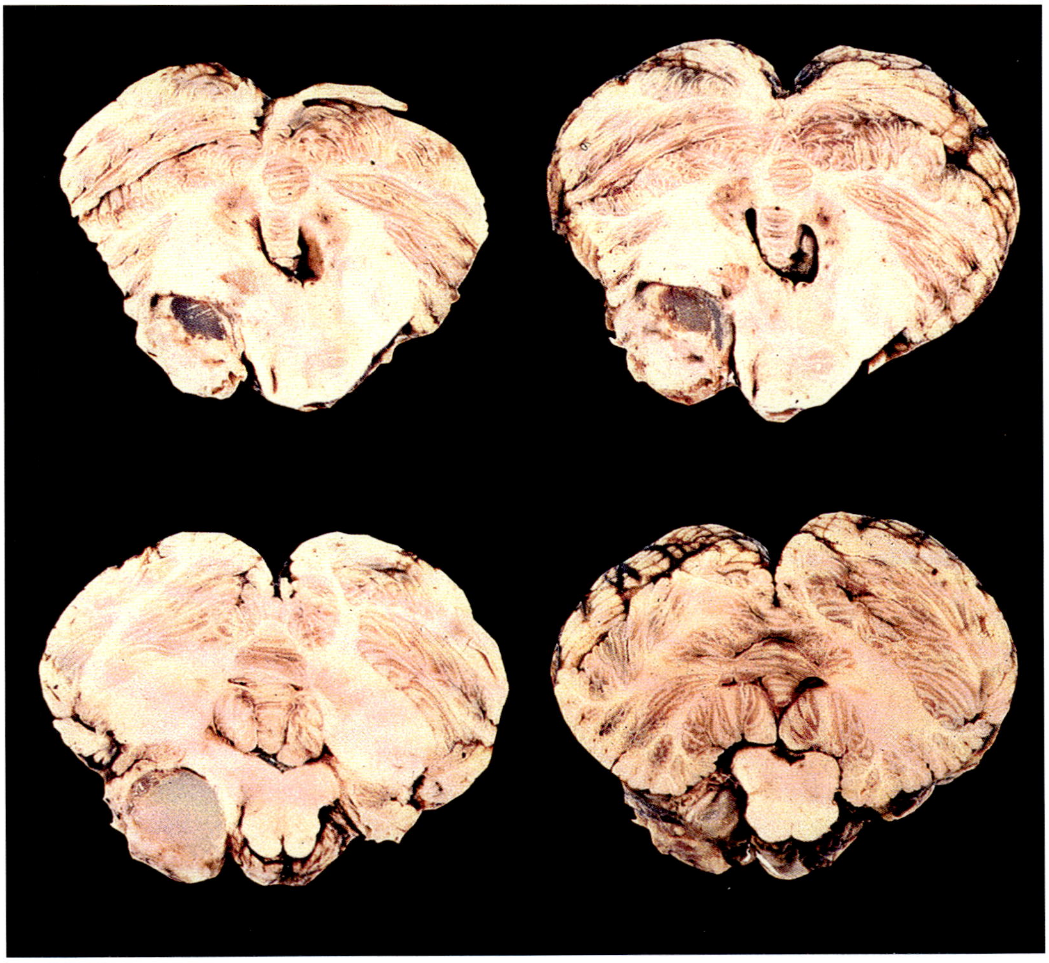

图 8-72　前庭神经鞘瘤。图示延髓到中脑四个层面的切片，可见部分囊变

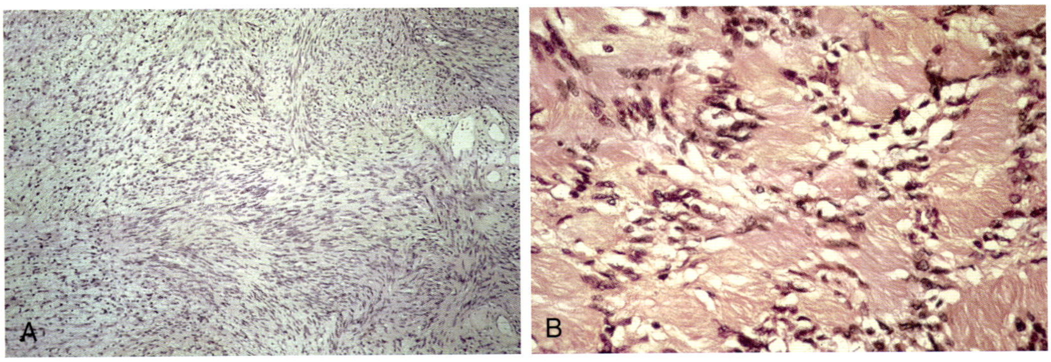

图 8-73　神经鞘瘤。**A** 图示 Antoni A 组织，可见细胞延长或呈双极状，排列成条索（HE 染色，×80）。**B** 图显示细胞核延长，平行排列

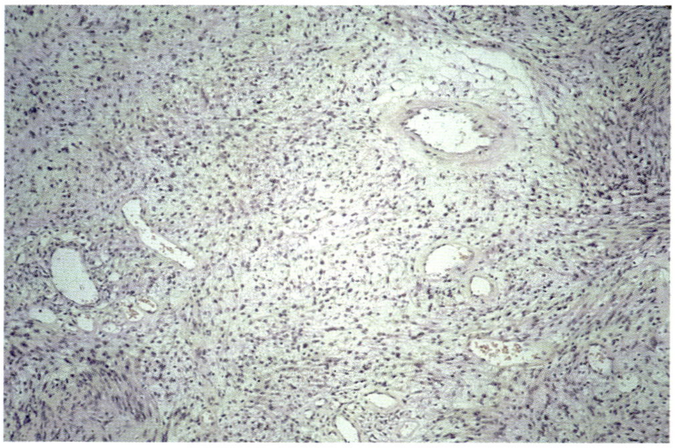

图 8-74 神经鞘瘤。Antoni B 区位于病灶中央，瘤细胞胞核呈不规则圆形，背景组织呈海绵状

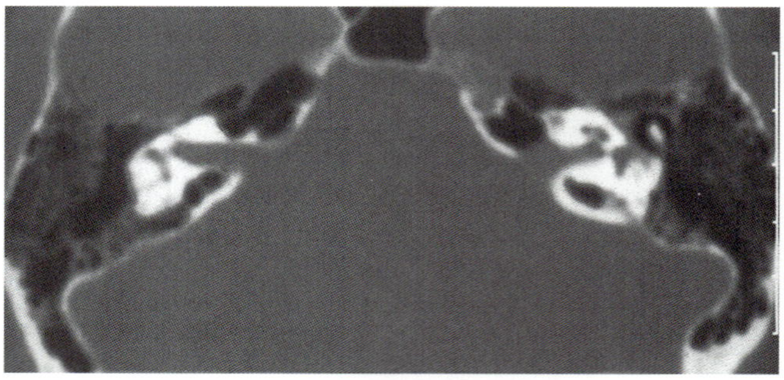

图 8-75 前庭神经鞘瘤左听小管扩张。图示 CT 平扫

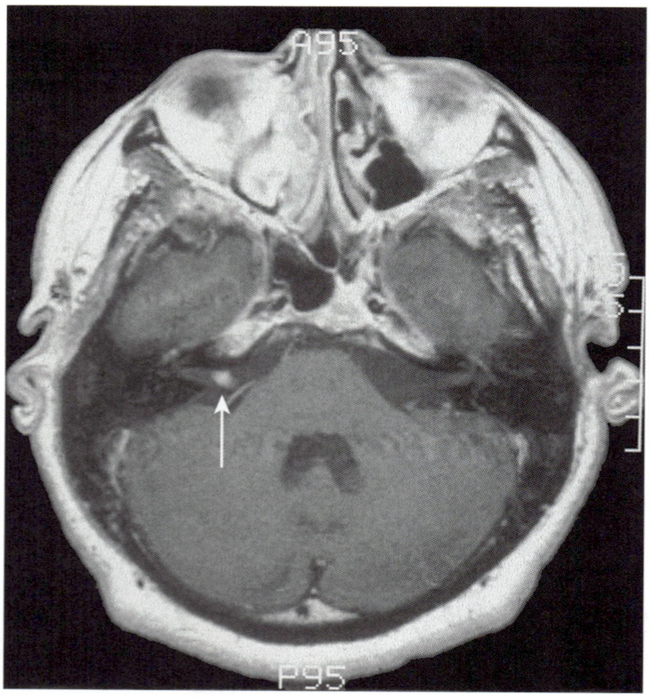

图 8-76 听小管内前庭神经鞘瘤。T1 加权增强扫描可见瘤组织信号增强（箭头示）

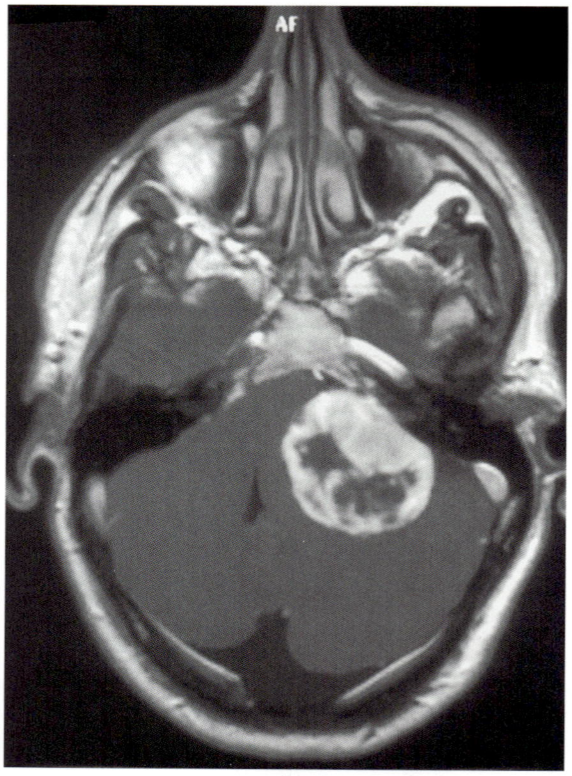

图 8-77 前庭神经鞘瘤。T1 加权像钆增强扫描可见第四脑室明显变形

长，由多层角化的鳞状上皮组成，聚积形成角质层。皮样囊肿与此类似，但更为复杂，因为它们代表成熟的囊性畸胎瘤，含有成熟皮肤的各种成分，如表皮、真皮、各种皮肤附属器（包括毛囊、皮脂腺和汗腺）和竖毛肌，有时也会出现其他的组织，最常见的是软骨。

中枢神经系统表皮样囊肿和皮样囊肿最常见于软脑膜，表皮样囊肿也好发于小脑脑桥角，囊肿缓慢生长，逐渐扩大，但一旦破裂，溢出的角质蛋白（皮样囊肿溢出物含有头发成分）容易激发化学性脑膜炎。

辅助检查和治疗　CT 扫描可见低密度灶，周边往往钙化（图 8-78），T1 加权像表皮样囊肿呈低信号改变，T2 加权像为高信号（图 8-79），类似于蛛网膜囊肿，MRI 弥散受限。治疗是通过手术切除。

脊索瘤和软骨瘤

脊索瘤是源于脊索残余组织的肿瘤，主要见于颅底（特别是斜坡）和骶骨，有时累及两侧岩床区域，

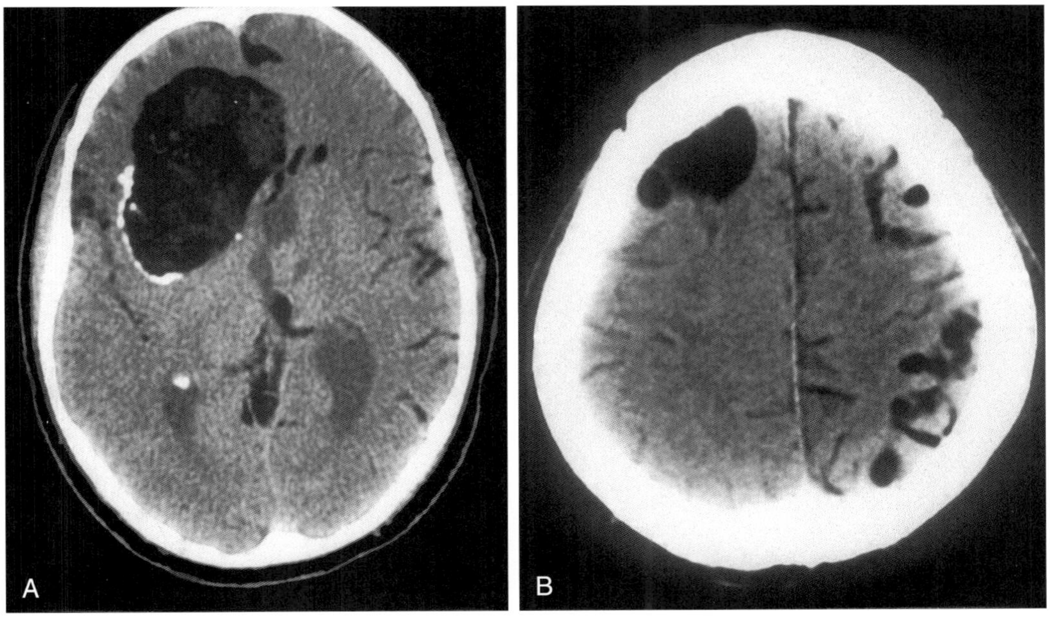

图 8-78　右额叶表皮样囊肿。CT 平扫 **A** 图可见低密度病灶，囊壁周围局部钙化，**B** 图示囊壁破裂，内容物播散到对侧大脑半球表面

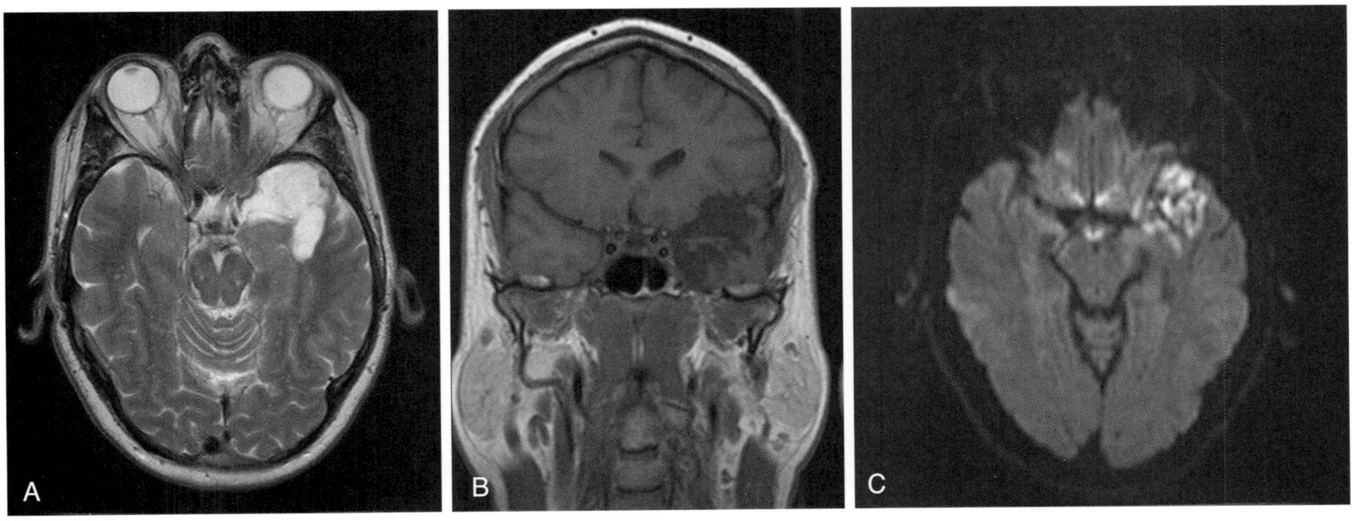

图 8-79　表皮样囊肿。**A** 图为轴位 T2 加权像，**B** 图为冠状位 T1 加权像，**C** 图为弥散加权像

脊椎除骶骨外其他部位受累少见。多见于男性，成年多于儿童。肿瘤呈分叶状，受累区域骨质破坏明显。组织学上，主要由小梁样排列的细胞条索组成，基质丰富，为黏液性，细胞呈空泡样，充满待分泌的黏液性基质颗粒（图 8-80）。大多数肿瘤生长缓慢，有丝分裂率低（有丝分裂率越高，肿瘤的侵袭性越明显）。

斜坡病变的临床表现反映了肿瘤对脑干、脑干发出的神经、下丘脑或视交叉区域的压迫。鉴别诊断包括垂体前区腺瘤等。CT 是显示骨质破坏的最佳手段，脊索瘤患者头颅 CT 可见明显的骨质破坏。由于瘤组织进入骨髓，取代了骨髓脂肪，MRI T1 加权像呈低信号改变，T2 加权像则通常表现为高信号（图 8-81），50% 的病例可见钙化，对比增强常见。诊断主要依靠手术或局部切除活检。由于肿瘤侵袭、破坏骨质，完整清理肿瘤边界几乎不可能，肿瘤的根治性手术摘除临床应用有限，多行姑息性手术。术后多数复发，尽管其生长与原发瘤一样较为缓慢，但呈进行性。该肿瘤对放疗相对缺乏敏感，但可能对加速器衍生质子的高剂量聚焦照射敏感，这种质子放射治疗根据皮肤厚度差异有不同的剂量要求，照射后可产生明显的变化（图 8-82）。

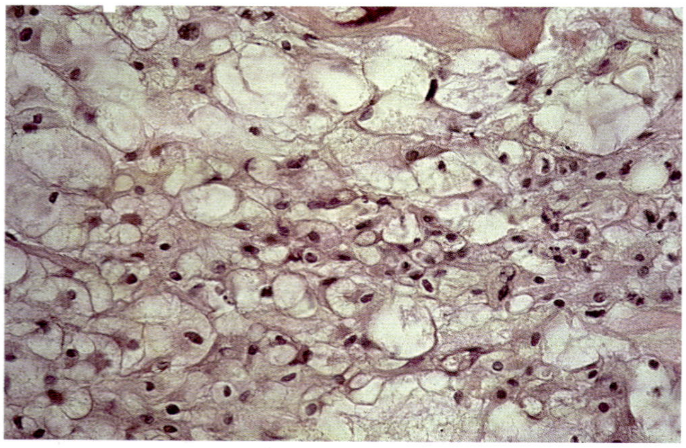

图 8-80 脊索瘤。可见空泡细胞（HE 染色，×320）

颅底软骨肉瘤与脊索瘤有类似的临床表现、影像特征和转归过程，面临相似的治疗难题，但往往比脊索瘤更具侵袭性。

血管网状细胞瘤

血管网状细胞瘤是一种血管性肿瘤，细胞起源尚不清楚，最常见于小脑蚓部或大脑半球，但也可见于整个神经轴的软膜，特别是软脊膜。常染色体显性遗传希佩尔·林道病（VHL）患者，中枢神经系统和视网膜通常有多发血管网状细胞瘤，伴肾、胰腺和附睾囊肿，部分病例出现肾细胞癌，主要是肾小管癌。

血管网状细胞瘤是一种囊性病变，可见突入囊内的小的囊壁结节。病理组织学显示，病灶内可见大量巨噬细胞样基质细胞，胞浆内充满脂质，浅染，胞核大，常呈多形性，伴大量细小毛细血管增生（图 8-83）。毛细血管增生与基质细胞分泌血管内皮生长因子（vascular endothelial groweh foctor，VEGF）刺激有关，VEGF 分泌一般由 VHL 基因控制，VHL 基因突变常常导致肿瘤的多发性，如希佩尔·林道病。在散发血管网状细胞瘤病例中，毛细血管增殖也是通过这种机制驱动的，因为其体细胞突变或肿瘤基质细胞 VHL 基因缺失。

症状表现为脑积水或小脑综合征，少数情况下，由于肿瘤分泌大量的促红细胞生成素，出现红细胞增多症。CT 扫描可见实体或囊性病变，后者更常见，囊壁可见结节（图 8-84）。MRI 增强扫描前后比较可

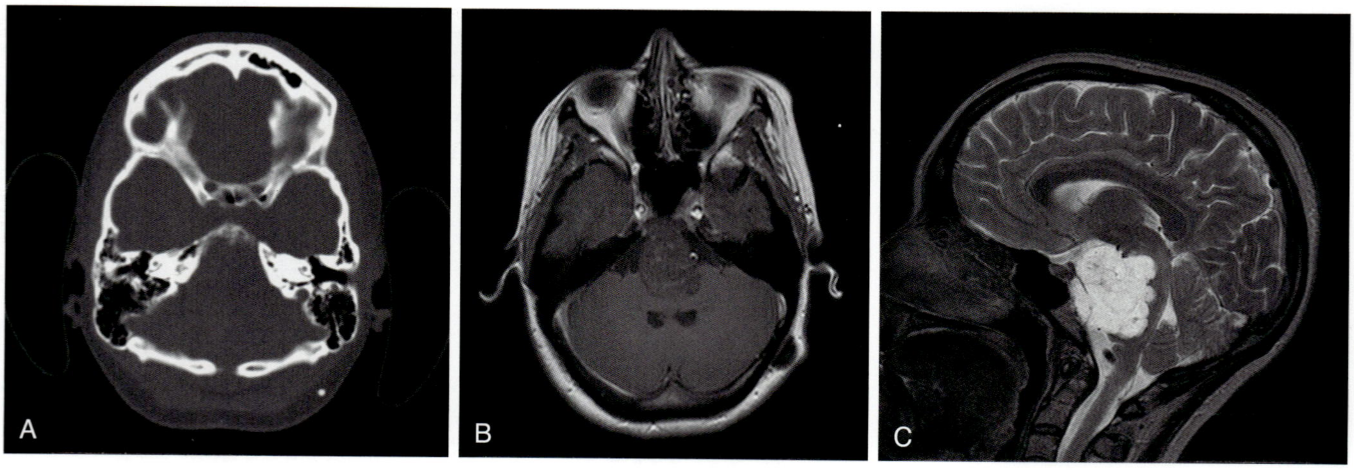

图 8-81 脊索瘤。**A.** CT 扫描。**B.** 轴位 T1 加权像。**C.** 矢状位 T2 加权像。

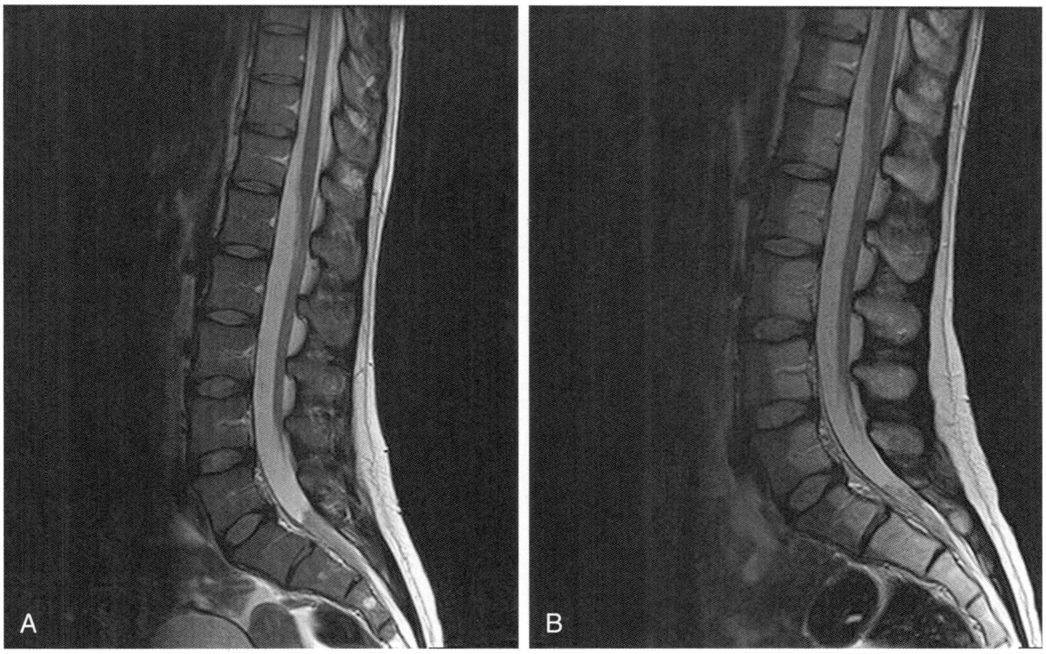

图 8-82　脊索瘤。**A**. 矢状位 T2 加权像。**B**. 质子放疗后，显示背侧椎体一半脂肪替代

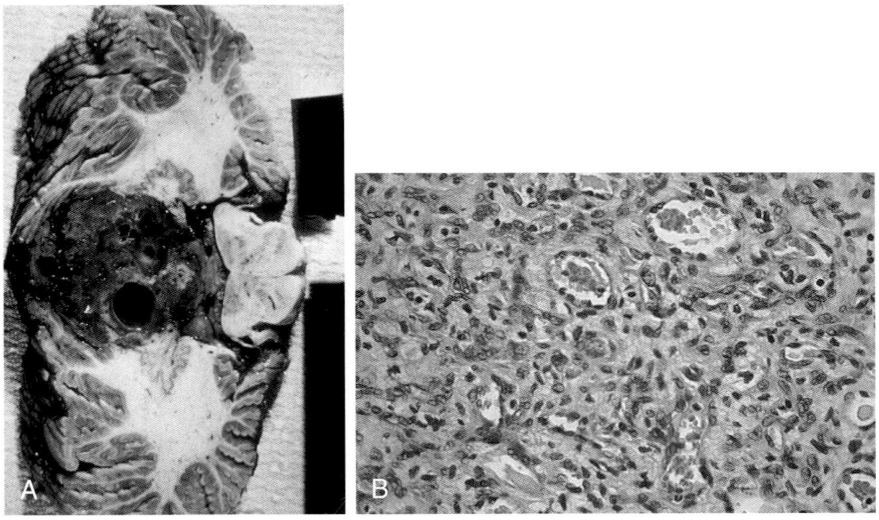

图 8-83　毛细血管型血管网状细胞瘤。**A** 图为大体观，**B** 图切片镜下可见大量毛细血管增生（HE 染色，×320）

见结节增强效应明显（图 8-85）。为排除脊髓播散，有必要行脊髓 MRI 检查，血管造影可发现较小的病灶，也是有必要进行的一项检查。

治疗主要是手术切除，有时术前也采用神经介入的方法，用聚乙烯醇串珠或类似的颗粒对肿瘤进行栓塞治疗，较小病变可通过立体定向术进行治疗。

垂体瘤

垂体瘤约占颅内肿瘤 10%~20%，女性常见，20~60 岁为发病高峰，分为垂体微腺瘤和垂体腺瘤，两者的区别只是大小不同，前者直径小于 10mm。微腺瘤一般不容易发觉，如果肿瘤产生内分泌活性物质，引起内分泌紊乱，就会引起关注，大的腺瘤一般无内分泌活性，常因为导致占位效应被发现。

催乳素瘤分泌催乳素（PRL），在垂体功能性（有分泌性）肿瘤中发生率居于首位，约占垂体瘤手术病例的 20%~30%。有些垂体瘤不是很常见，包括促肾上腺皮质激素（ACTH）型垂体瘤、促卵泡激素（FSH）或促黄体激素（LH）型垂体瘤（每型占 10%~15%）和生长激素腺瘤（5%）。无内分泌活性的腺

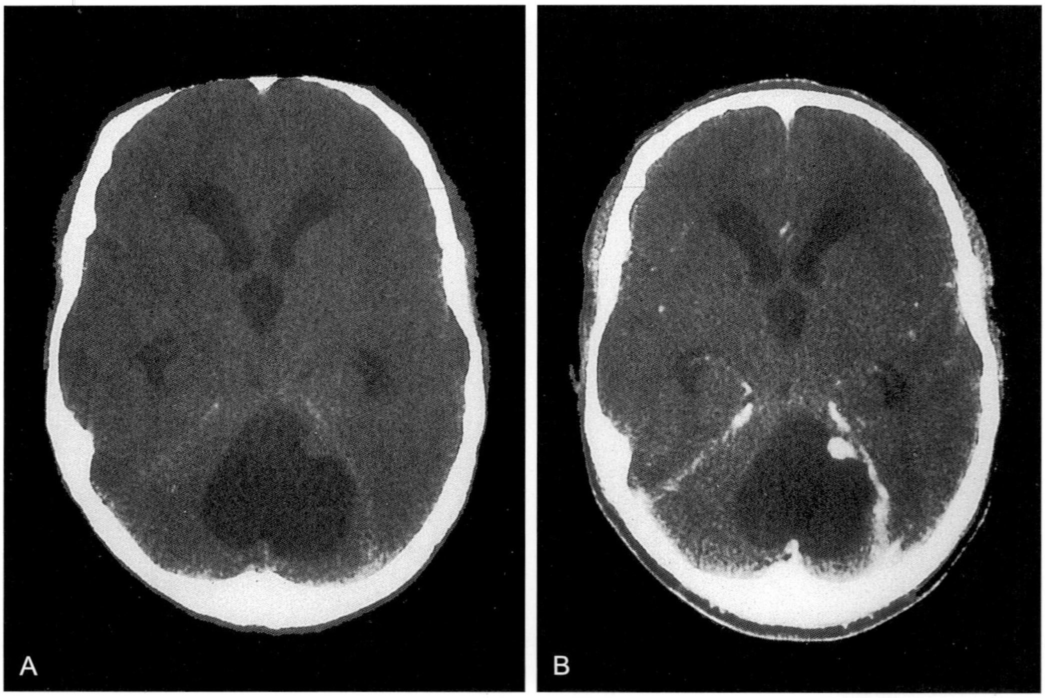

图 8-84 血管网状细胞瘤。**A** 图为 CT 对比增强前，**B** 图为对比增强后

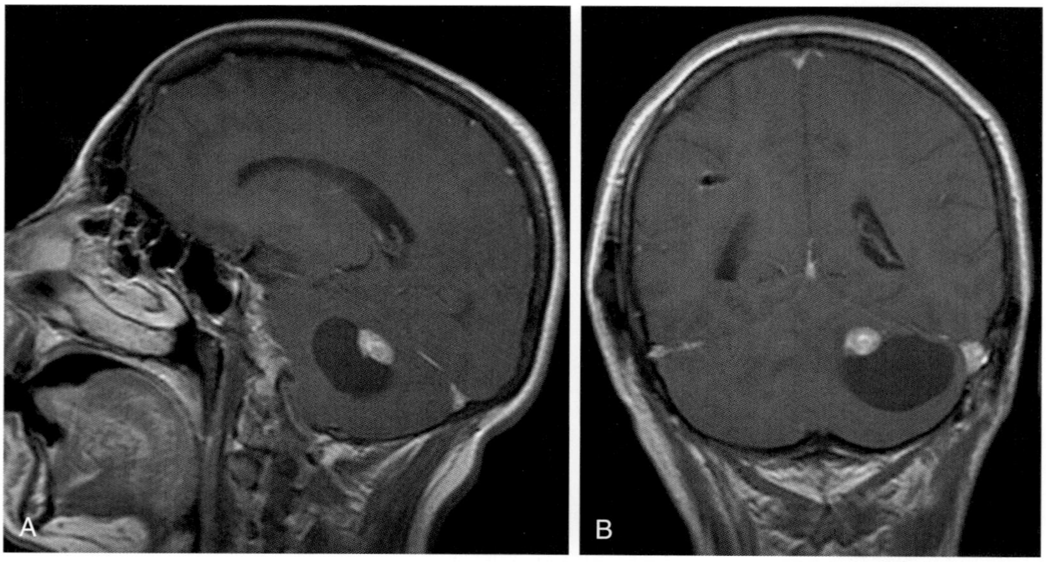

图 8-85 血管网状细胞瘤。MRI 对比增强可见囊壁结节明显增强，**A** 图为矢状位，**B** 图为冠状位

瘤占 20%。

随着病灶不断扩大，肿瘤向上蔓延，进入鞍上池，更具侵袭性的类型则可能向下蔓延，累及蝶骨，或横向进入单侧或双侧海绵窦。显微镜下可见，瘤细胞形态一致，瘤细胞巢间隔有丰富的毛细血管网（图 8-86）。免疫组织化学技术能够根据激素成分的不同区分肿瘤的各个亚型，并根据其分泌状态进行分类。

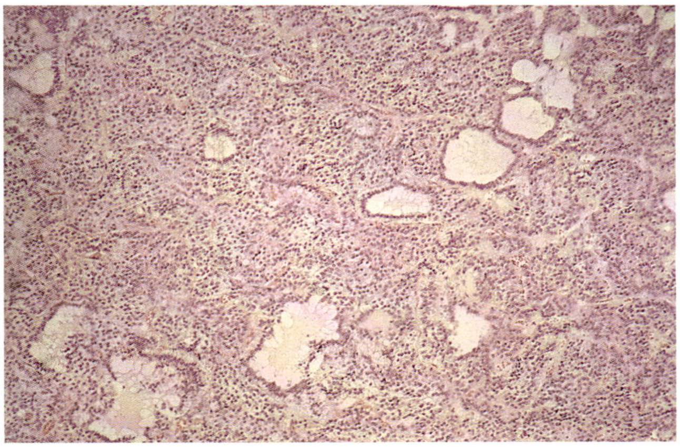

图 8-86 垂体瘤。图示细胞巢被毛细血管分隔成小叶，并可见小叶导管形成（HE 染色，×80）

肿瘤的临床表现取决于其功能状态，并在一定程度上与病灶向邻近组织扩展的范围有关。肿瘤不断扩展，随后可能引起邻近组织受压，如视野缺损，不同视野缺陷的产生依赖于垂体与视交叉的相对关系（图 8-87），最常见的是，垂体瘤从下方压迫视交叉，产生双眼颞侧上象限视野缺损，呈典型的非对称性（图 8-88）；如果蔓延进入单侧或双侧海绵窦，可能引起眼肌麻痹（图 8-89）。女性催乳素瘤引起闭经和溢乳，在男性则引起阳痿和性冷淡。生长激素腺瘤可导致巨人症或肢端肥大症，具体取决于肿瘤发生在骨骺闭合前还是闭合后（图 8-90）。ACTH 过度分泌导致 Cushing 病，如果这类患者切除肾上腺（往往容易错误地认为肾上腺是患者临床症状的主要原因），垂体腺瘤就会进一步快速生长扩张，引起毗邻组织受压和明显的色素沉着，出现 Nelson 综合征。

TSH 或 FSH/LH 型垂体瘤很少产生具体的内分泌效应。内分泌惰性肿瘤的压迫，或垂体卒中引起急性梗死或出血，可能导致垂体功能低下。典型患者会出现严重的头痛、眼肌麻痹，如果垂体出血，则可见蛛网膜下腔出血征象。

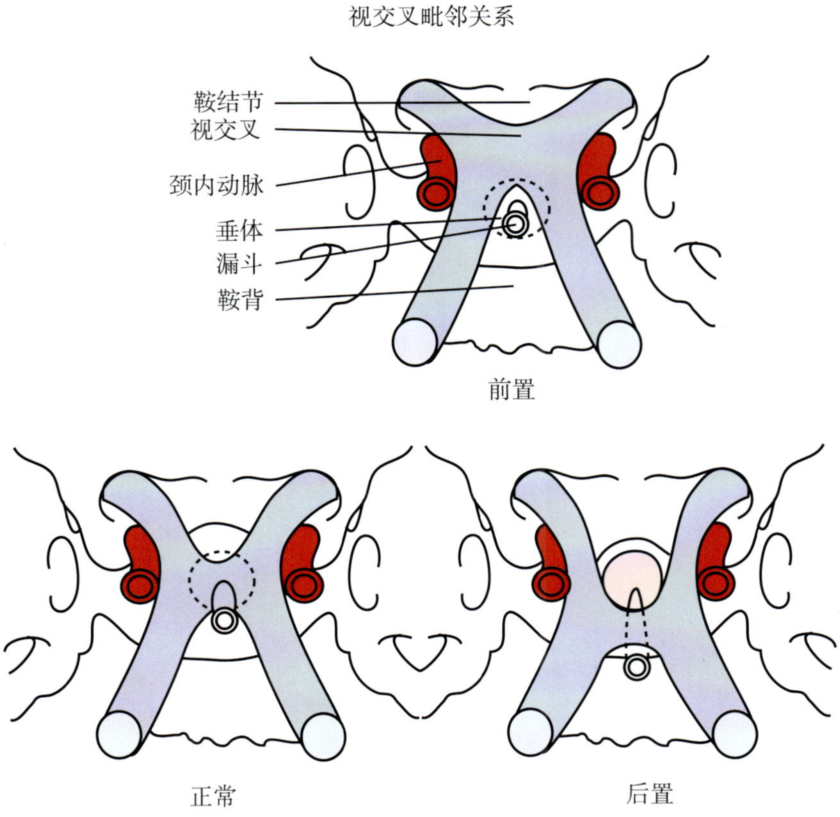

图 8-87 视交叉和垂体窝的解剖关系

视交叉区域受损

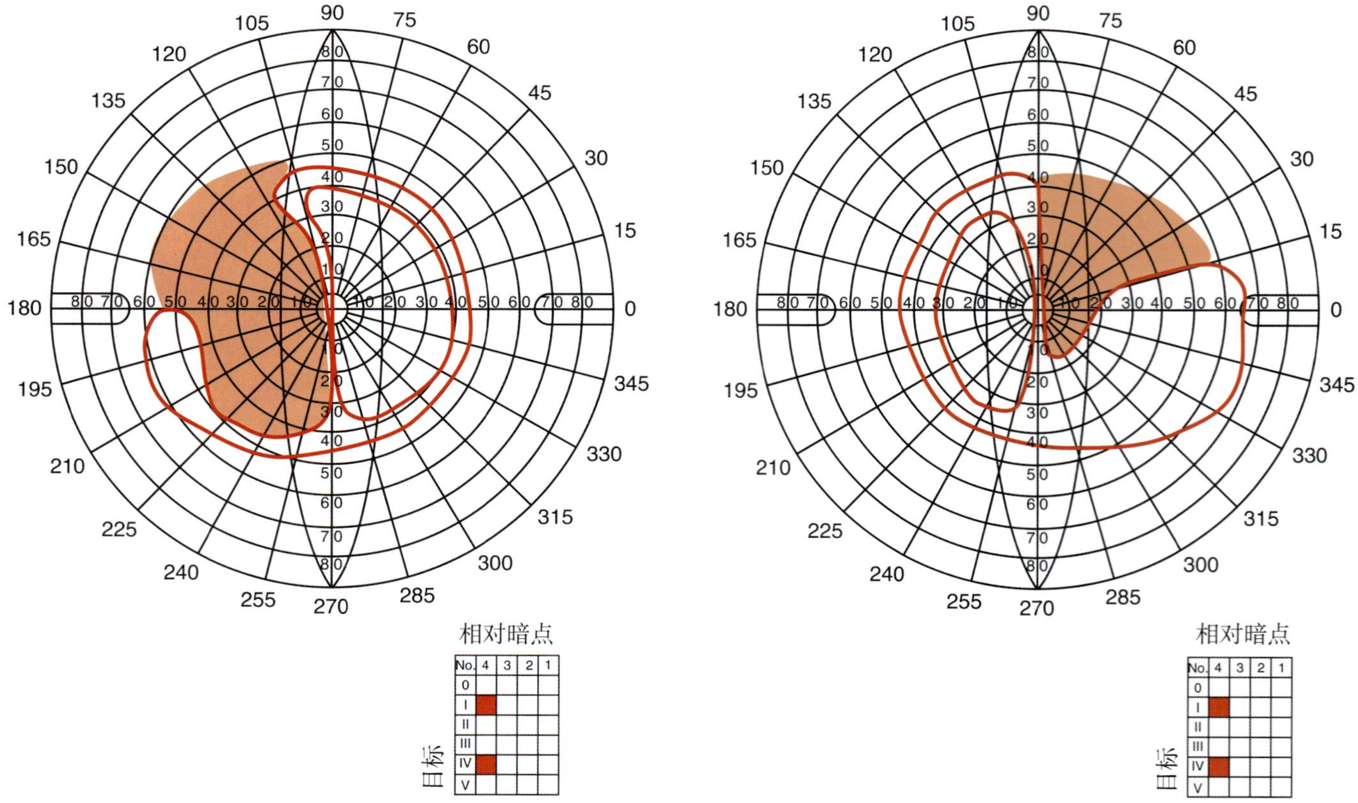

图 8-88　垂体瘤引起的双眼颞侧上象限视野缺损

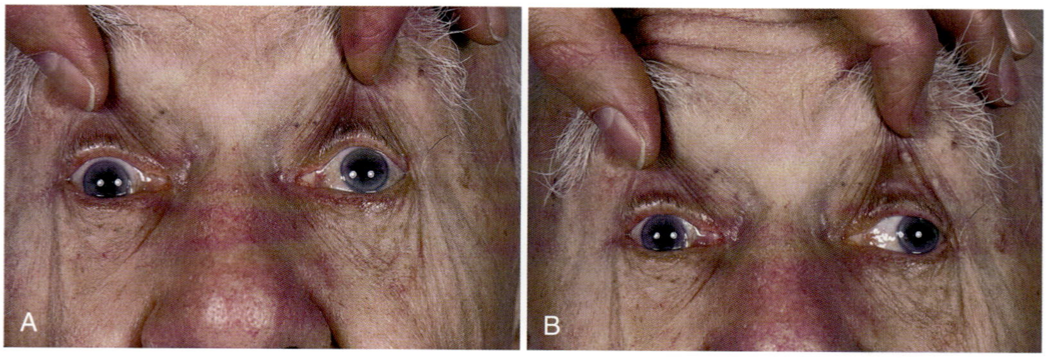

图 8-89　垂体瘤转移。**A** 图可见右眼向上凝视障碍，**B** 图示右眼内收不能

辅助检查

CT 扫描，较大的垂体腺瘤通常为等密度或略高密度，可见钙化（约 1/5）和增强，约 3/4 的病例组织比较均一（图 8-91 和图 8-92），有时，肿瘤内可见囊性变或出血（图 8-93）。垂体微腺瘤往往难以发现，与垂体前叶其余部分比较，MRI T1 加权像，呈低信号改变，边界清晰，多位于和垂体一侧，形成局灶性低信号灶，有时甚至向对侧生长，取代了垂体柄，与正常垂体组织比较，增强扫描可见延迟增强现象（图 8-94）。

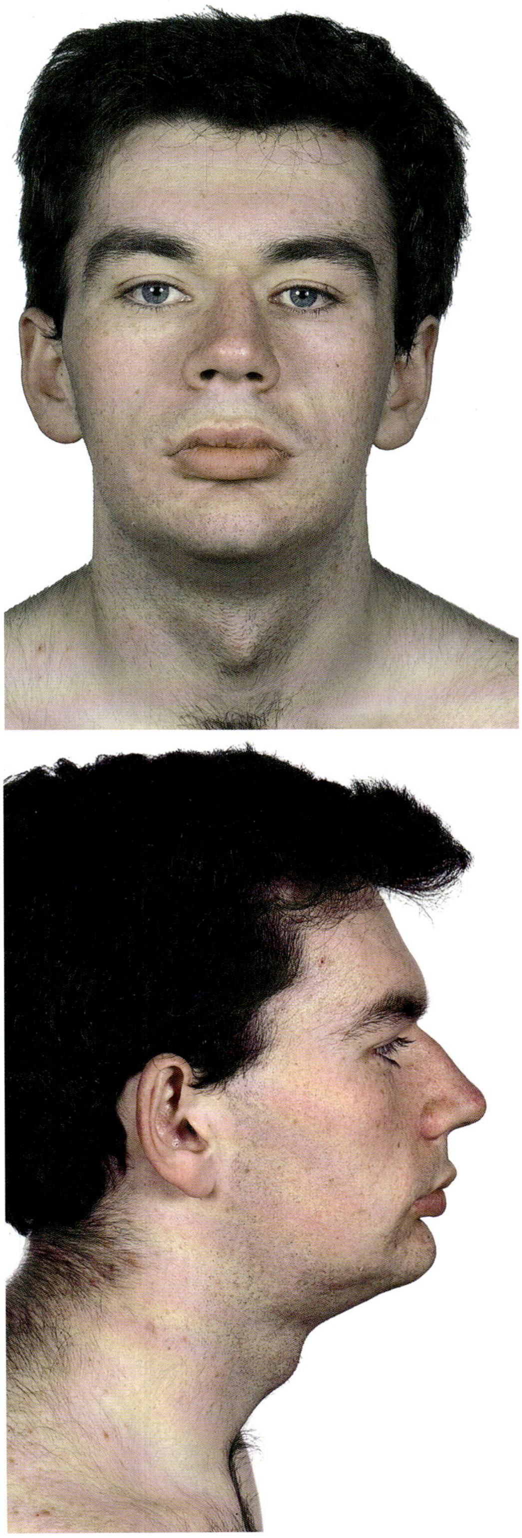

图 8-90　肢端肥大症

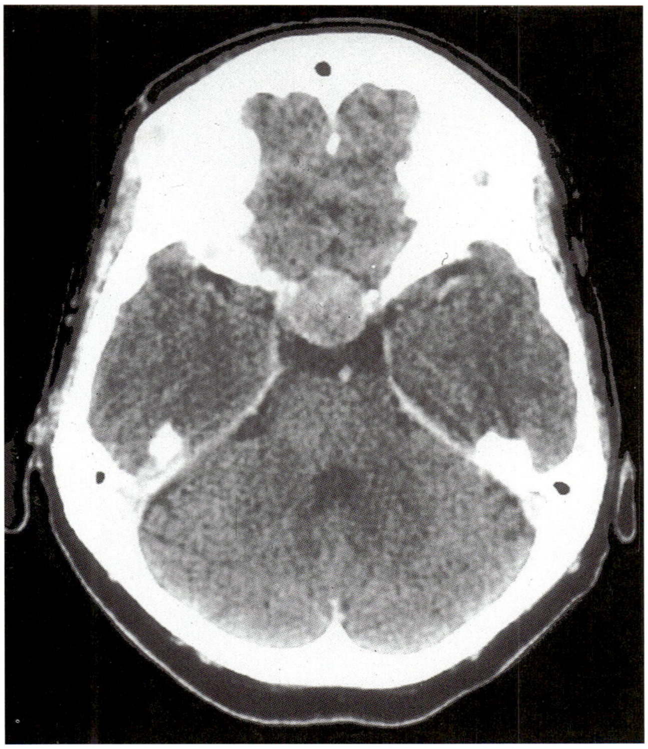

图 8-91　垂体瘤 CT 对比增强前

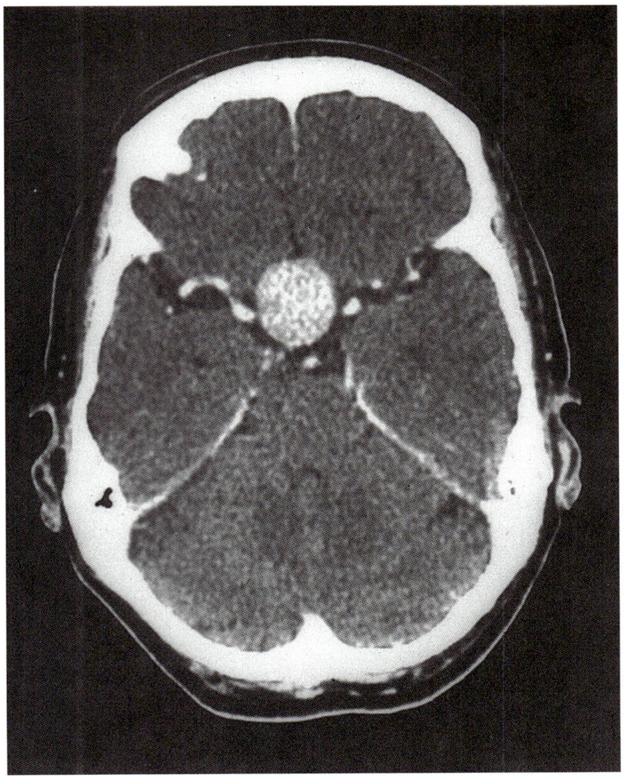

图 8-92　垂体瘤 CT 对比增强后

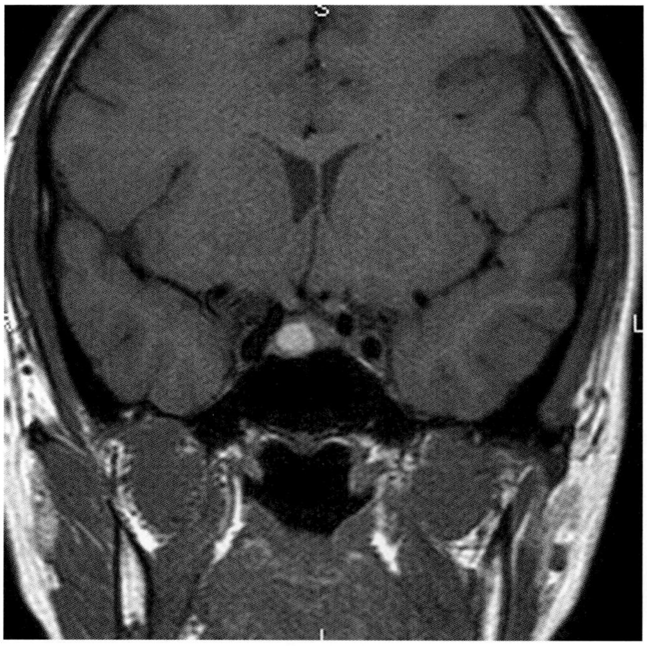

图 8-93 垂体微腺瘤伴出血

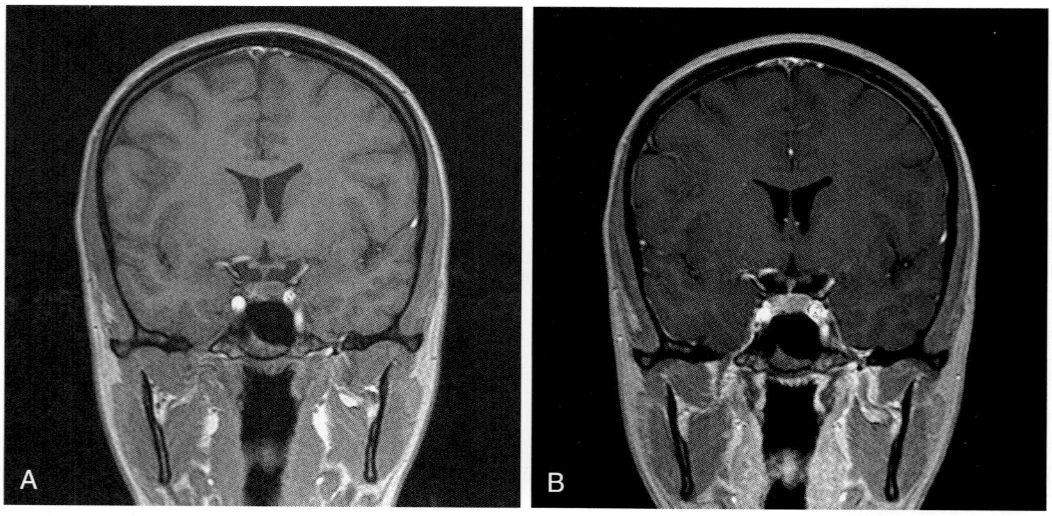

图 8-94 垂体微腺瘤 T1 加权像冠状位切面。**A** 图为增强前，**B** 图为增强后

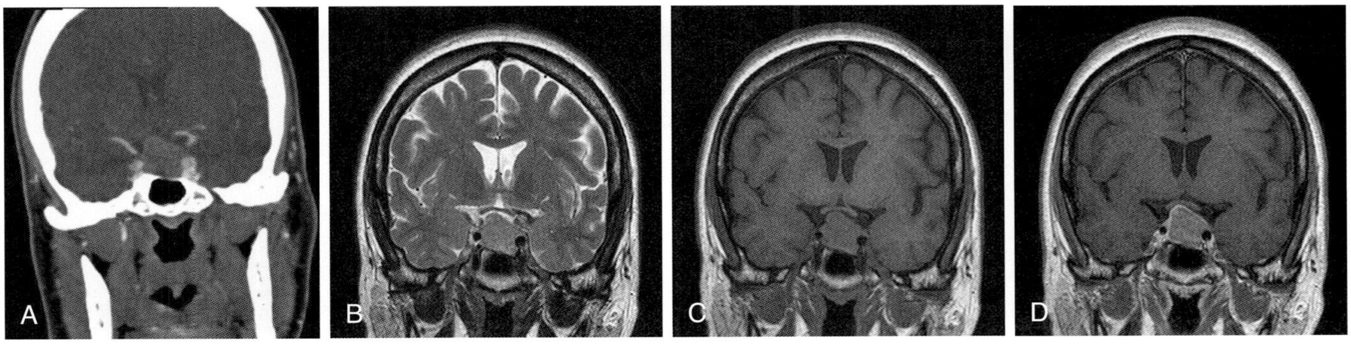

图 8-95　垂体大的腺瘤。**A** 图为 CT 平扫，**B** 图为 MRI 冠状位 T2 加权像，**C** 图为 T1 加权像增强前，**D** 图为增强后

大的腺瘤比较容易发现，当然最好也是在 T1 加权成像条件下。一般情况下，腺瘤和正常腺组织间的界限并不清楚（图 8-95），肿瘤不断增大，瘤体内常可见出血、坏死或囊性变。MRI 钆增强扫描可见增强效应，但往往呈斑片状增强（图 8-96）。此外，动态观察瘤组织腺体活性对诊断也是有帮助的。

治疗

垂体瘤的治疗主要依靠手术，如果肿瘤较大，并向鞍上扩展，可采用经鼻中隔黏膜下入路或经额入路进行手术切除，术后可行放射治疗，有助于降低复发风险。较小的肿瘤可采取经鼻蝶窦入路切除。

对于催乳素瘤，多巴胺能激动剂可能减少肿瘤的大小。对于病情恶化，视野迅速缩小的患者，或者仍然希望将来怀孕的女性患者，需要暂缓手术治疗，对于她们而言，目前认为溴隐亭治疗是基本的方法，不同领域的一系列研究也已充分证明了其疗效（图 8-97）。此外，生长激素分泌型腺瘤的药物治疗也正越来越多地取代了手术治疗。

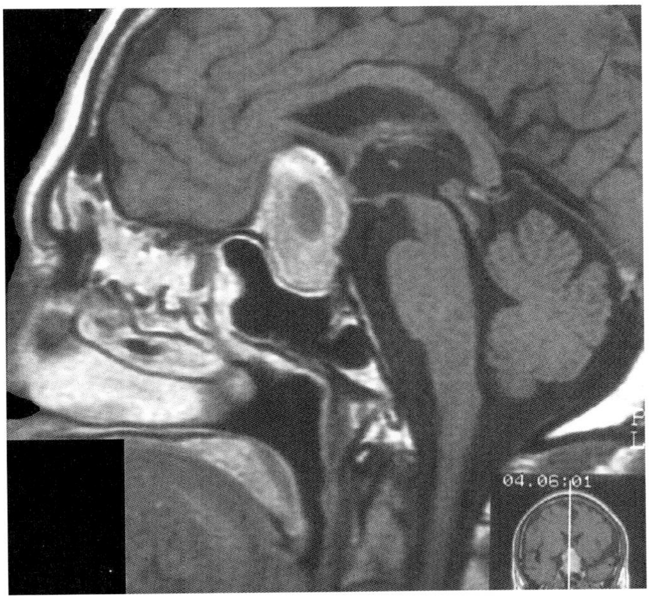

图 8-96　垂体大的腺瘤。图示 MRI 增强后

颅咽管瘤

颅咽管瘤占颅内肿瘤的 3% 左右，通常 20 岁前发病，年龄较大的患者也不鲜见。几乎所有的病例都发生在蝶鞍附近。瘤实质内常出现囊性结构，囊内充满富含胆固醇的油脂（图 8-98），组织学检查可见囊壁肿瘤上皮细胞呈特征性排列（图 8-99），基底为数层上皮细胞，胞体较小，向内移行为纤维层或胶质层，内层星形细胞增生，形成一个多细胞层，向囊腔内生长，囊肿表面可出现角质层破裂，角质溢出，堆积成大的板块状，形成所谓湿角质，乳头状上皮结构少见，最常见于成年患者。从临床上看，儿童患者可见颅内压升高和下丘脑功能紊乱征象，成人初期可能表现为视觉障碍，部分病例甚至出现明显的视神经萎缩（图 8-100）。

儿童约 90% 的肿瘤出现钙化，但成人要少见得多，乳头状颅咽管瘤则很少钙化。CT 既能显示实质性肿瘤，也能显示囊性结构，其密度变化取决于囊内成分的特性，也可能形成钙化囊肿，增强可以是均一的，也可以局限于囊肿边缘。肿瘤的 MRI 表现富于变化，取决于瘤组织和囊内成分的信号特征（图 8-101）。

关于这类肿瘤的治疗，手术切除可治愈，但常出现大量的局部复发，如果行次全切手术，复发几乎不可避免。其他的治疗包括采用立体定向术囊肿放射性凝胶灌注，进行局部适形放射治疗，较小的病变可采用立体定向外科治疗。

视野

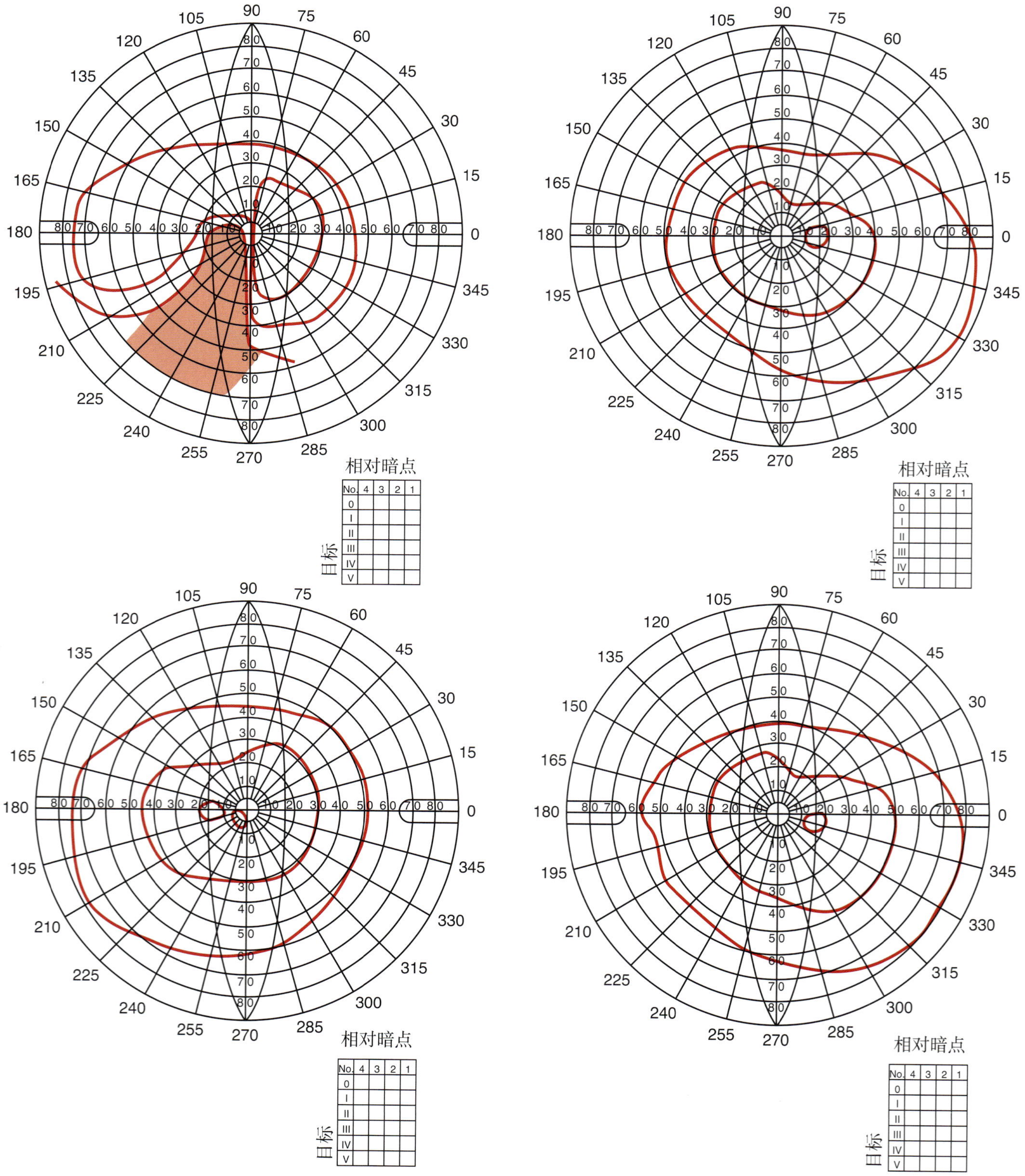

图 8-97 催乳素瘤。上图示诊断时的视野，下图示溴隐亭治疗 1 个月后的视野

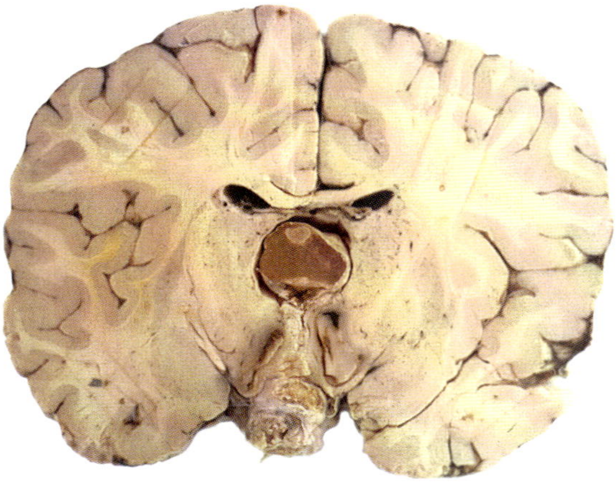

图 8-98　颅咽管瘤。冠状切片显示囊肿扩张进入第三脑室

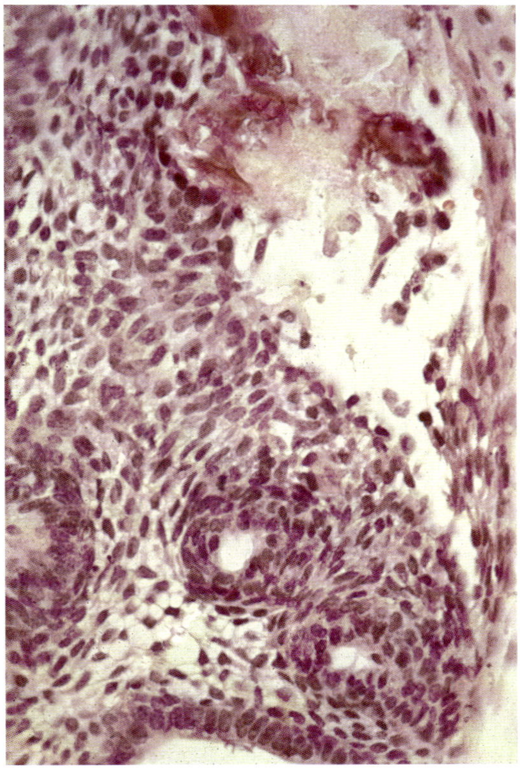

图 8-99　颅咽管瘤。切片可见多层上皮细胞下衬基底小细胞层，囊肿内鳞状上皮钙化（HE 染色，×80）

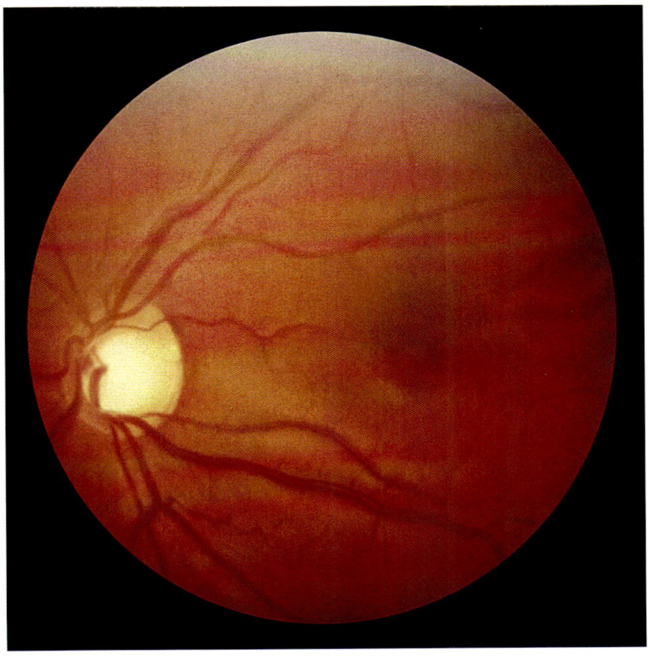

图 8-100　颅咽管瘤。眼底成像显示视神经萎缩

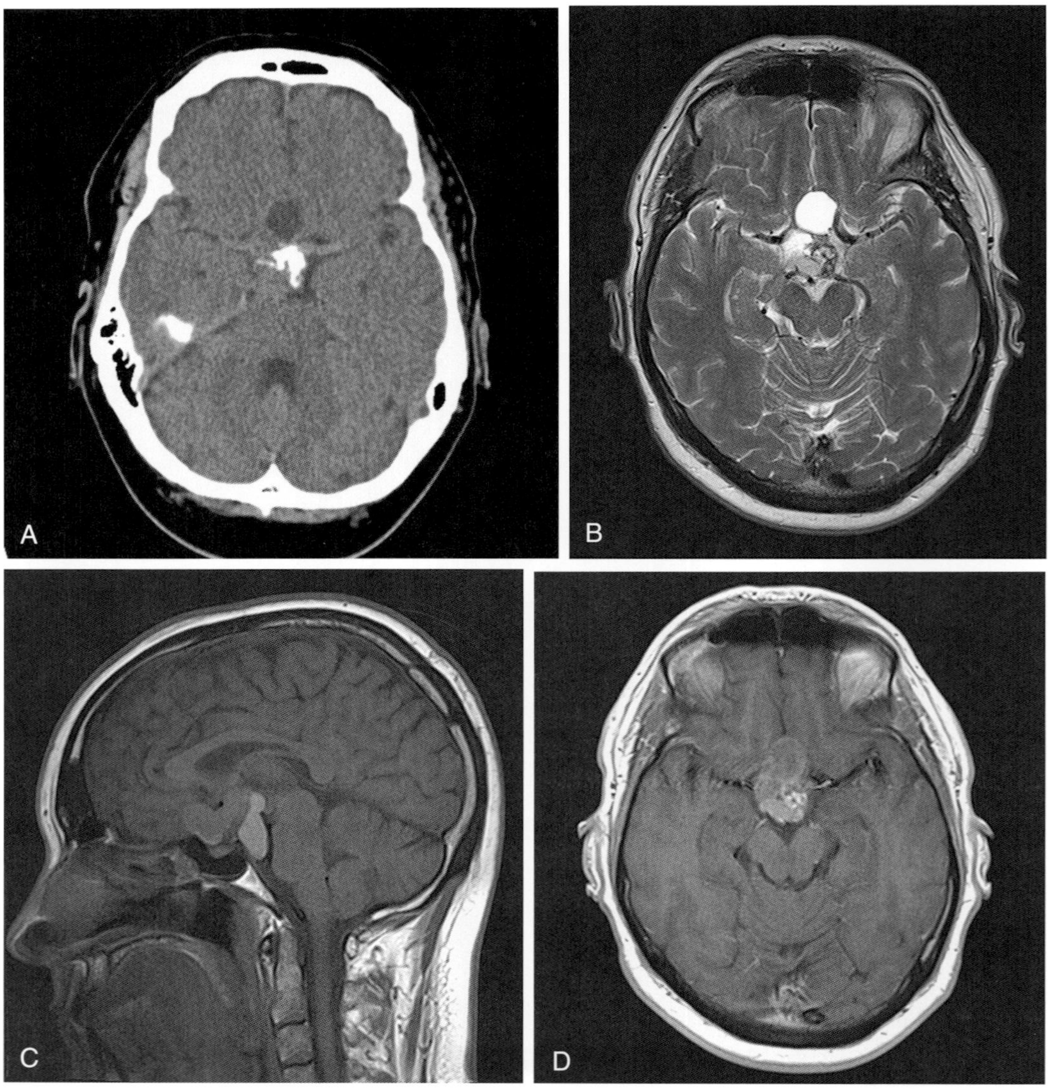

图 8-101 颅咽管瘤。**A** 图为 CT 平扫，**B** 图为轴位 T2 加权像，**C** 图为矢状位 T1 加权像，**D** 图为 T1 加权 MRI 增强像

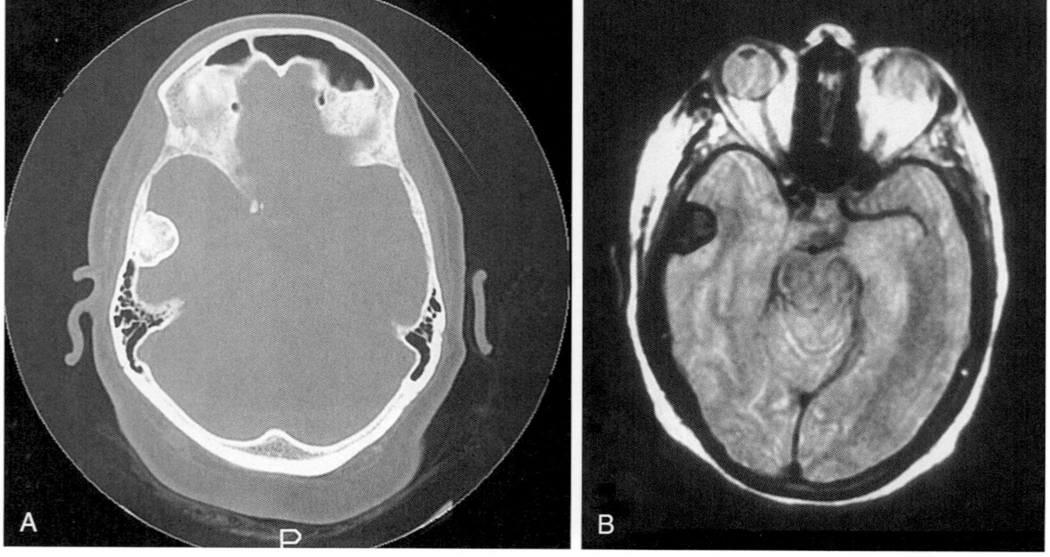

图 8-102 骨瘤。**A** 图为 CT 骨窗，**B** 图为 T2 加权像

骨瘤

颅骨骨瘤可引起神经系统损伤，导致相关的局灶或全面性癫痫发作（图 8-102）。

非转移性（副肿瘤性）大脑和小脑综合征

非转移性（副肿瘤性）大脑和小脑综合征涉及全身性癌症出现中枢神经功能障碍，但尚未发生中枢神经系统转移的患者，其中很多是免疫介导的。

边缘叶脑炎，是一种亚急性起病的记忆障碍性疾病，有时呈发作性，伴定向力障碍和躁动不安。其他伴随症状变化不定，包括癫痫发作、睡眠障碍和幻觉。主要受累部位是颞叶内侧、下丘脑、杏仁核、海马和扣带回（图 8-103），可伴有脊髓、背根神经节和脑干病变。

病理变化包括神经元缺失，血管周围淋巴细胞袖套形成（图 8-104）和小胶质细胞浸润（图 8-105），特别是在海马和颞叶内侧。MRI 成像常见颞叶内侧或海马信号异常（图 8-106）。此综合征的特异性自身抗体包括肺癌抗 -Hu 抗体、睾丸瘤抗 -MA2 抗体和胸腺瘤患者抗 -CRMP5/CV2 抗体。此外，有一种形式的边缘叶脑炎与肿瘤无关，而与电压门控钾通道抗体有关，这种抗体既能够与海马锥体神经元结合，也可以与其他神经元结合，包括作为小脑浦肯野细胞储备的颗粒神经元细胞（图 8-107）。显然，自身抗体在边缘叶脑炎发病过程中扮演重要的角色，有时，免疫治疗既消除抗体，又能改善临床症状。

除小脑综合征外，边缘叶脑炎患者亦可单纯出现非炎性小脑症状，特别是肺癌和卵巢癌。症状表现为肢体和步态共济失调、构音障碍和不同形式的眼球运动障碍。病理显示，小脑的浦肯野细胞明显缺失（图 8-108），CT 动态观察可见进行性小脑萎缩（图 8-109）。

副肿瘤综合征可能先于恶性肿瘤 3 年发生，或在肿瘤诊断 2 年之久后出现。乳腺癌和卵巢癌患者抗 -Yo 抗体通常是阳性，小细胞肺癌伴小脑综合征患者可检测到分子量 280kD 的浦肯野细胞胞质抗原靶向抗体抗 -PCA-2，霍奇金病伴小脑综合征患者代谢型谷氨酸受体抗体阳性。

许多肿瘤引起副肿瘤综合征时尚处隐匿状态，传统的影像检查始终是阴性的，在这种情况下，行 [^{18}F] 氟 -2- 脱氧葡萄糖（FDG）PET 扫描可能发现高代谢病灶，提示存在恶性肿瘤（图 8-110）。

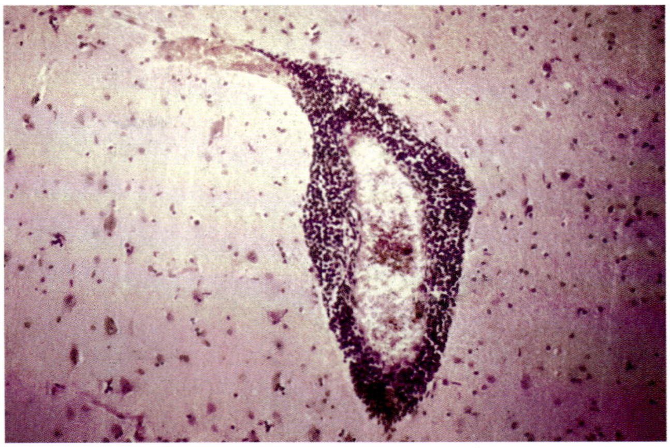

图 8-104　脑灰质炎。右侧颞叶灰白质交界处可见血管周围淋巴细胞袖套形成（HE 染色，×150）

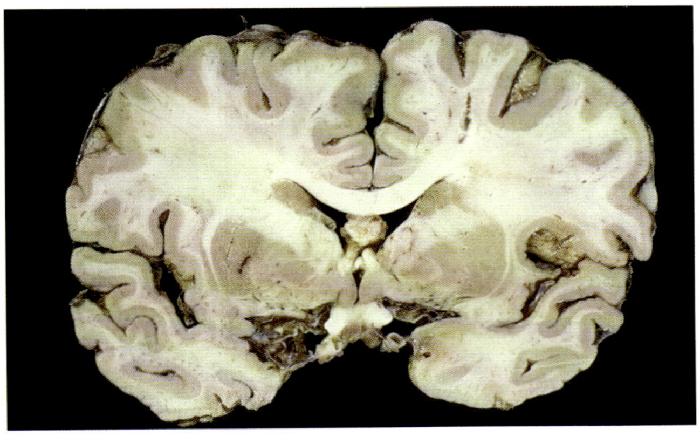

图 8-103　边缘叶脑炎大体观

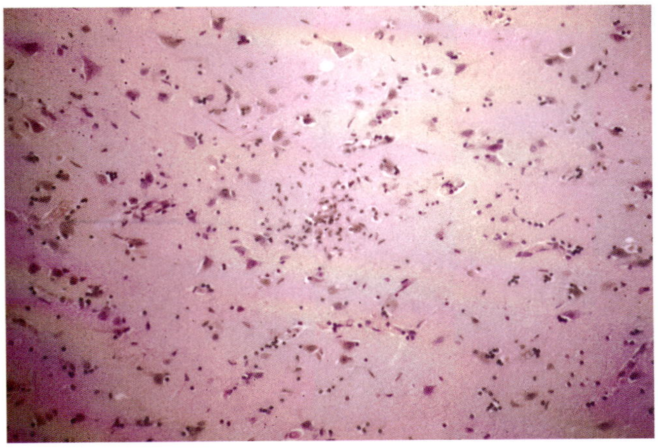

图 8-105　脑灰质炎。左侧颞叶皮质可见小胶质细胞结节（HE 染色 ×130）

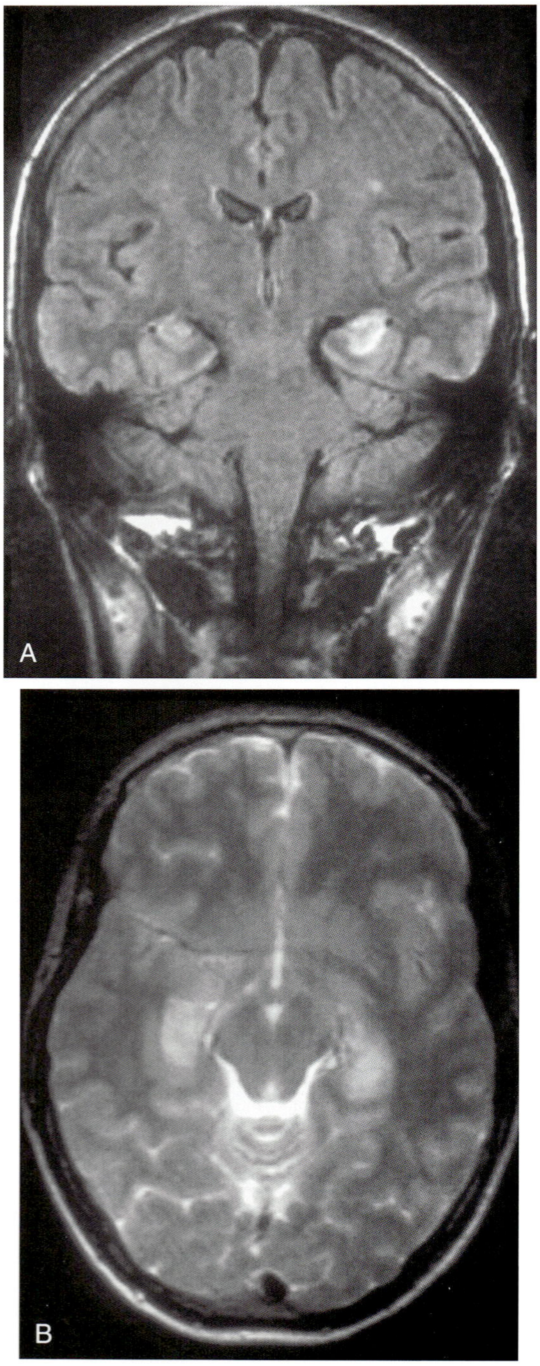

图 8-106 边缘叶脑炎。**A** 图为 MRI 冠状位切面，**B** 图为轴位

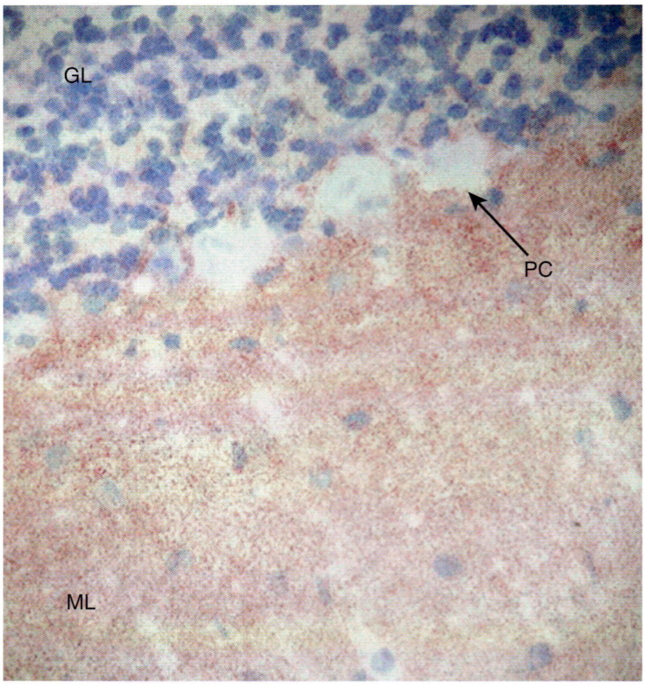

图 8-107 间接免疫组化技术检测电压门控钾通道抗体（×400）

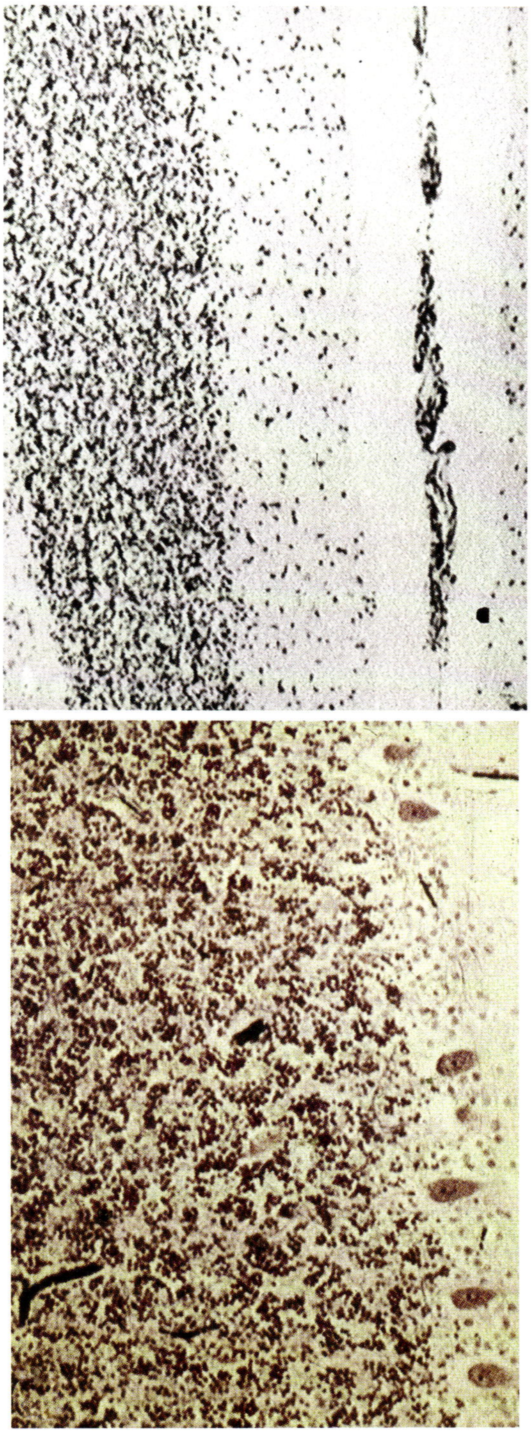

图 8-108　亚急性小脑变性。**A** 图示小脑半球浦肯野细胞几乎完全缺失（甲酚紫，×80），**B** 图为正常对照（Luxol fast blue 及甲酚紫复染，×70）

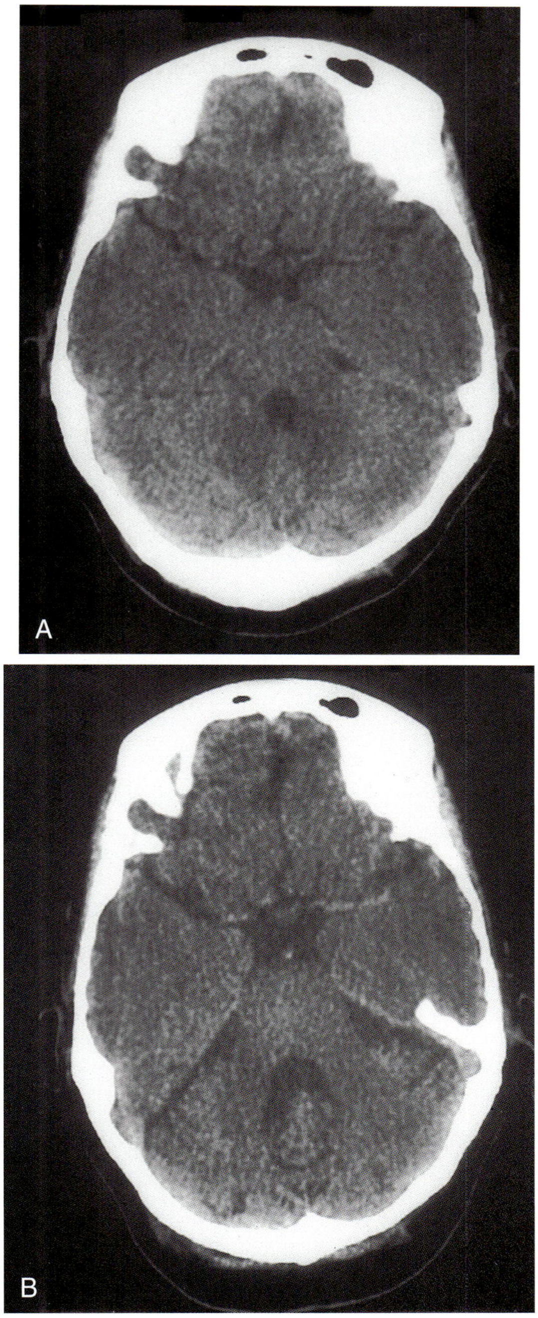

图 8-109　副肿瘤性小脑综合征患者动态 CT 检查可见进展性小脑萎缩（先 **A** 后 **B**）

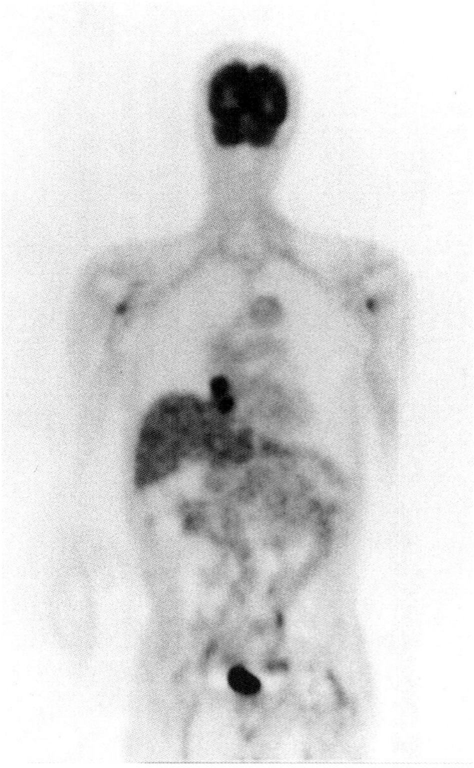

图 8-110 1 例副肿瘤综合征患者 ^{18}F 标记的氟 -2- 脱氧葡萄糖（FDG）全身 PET 扫描，可见肺部病灶

第九章
脊髓肿瘤与副肿瘤性疾病

张　琛　汪文静　译

脊髓肿瘤主要来源于脊膜、脊神经根、硬膜外隙或者脊髓本身。在成人，多数脊髓肿瘤为星形细胞瘤、室管膜瘤或转移瘤；在儿童，星形细胞瘤主要为神经节神经胶质瘤，是最常见的髓内肿瘤。星形细胞瘤最常见播散性分布，其次为稍局限性的分布——纤维状细胞星形细胞瘤。

室管膜瘤约占成人原发性脊髓肿瘤的60%，多见于终丝。最常见的脊膜肿瘤是脊膜瘤，约占成年人所有椎管内肿瘤的1/4（图9-1）。其次是脂肪瘤、血管外皮细胞瘤、转移性肿瘤或淋巴瘤。神经鞘瘤常见于背侧神经根，大多为孤立发生，而不是作为神经纤维瘤病Ⅰ型（NF1）或神经纤维瘤病Ⅱ型（NF2）的一部分（详见第十章），较脑膜瘤或髓内肿瘤更为常见。脊神经根神经纤维瘤并不常见，并且总是与NF1相关。渗透到硬膜外隙的癌多为侵犯扩张至脊柱的转移癌，在脊髓胸段尤其常见。其他发生于硬膜外隙的肿瘤包括淋巴瘤、白血病占位性病变和脂肪瘤。

许多骨肿瘤均易转移至椎管并且产生局灶性神经损伤，包括脊索瘤、多发性骨髓瘤和脊椎血管瘤。

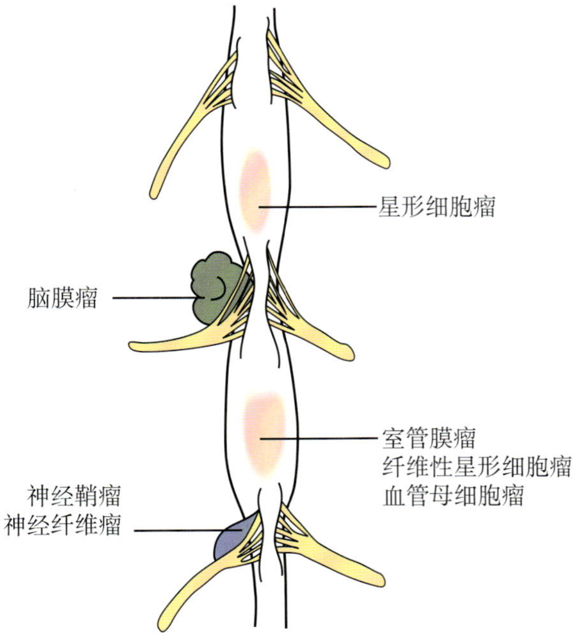

图9-1　脊髓肿瘤的分型

脊髓肿瘤的临床特征

脊髓肿瘤的临床特征与其所处节段、在髓内还是髓外密切相关，此外还与它的生长速度有关。

枕骨大孔病变

引起疼痛的枕骨大孔区肿瘤通常是神经鞘瘤或脑膜瘤。这类疼痛很容易波及颈部和枕部。面部疼痛也可以并存，是三叉神经脊束受损所致。四肢瘫痪往往不对称，有时伴有手部肌肉萎缩。与髓外肿瘤相比，Horner综合征更常见于髓内肿瘤。其他体征还包括第Ⅺ和第Ⅻ脑神经功能障碍和下视时的眼球震颤。

颈段病变

该部位肿瘤会出现下运动神经元体征，包括肌肉萎缩、无力和震颤。如果C5、C6段受累可导致肱二头肌和肱桡肌反射减弱，而颈7神经根受累时肱三头肌反射减弱。如果脊髓受压，会出现下肢无力和痉挛，以及括约肌功能的改变。髓外肿瘤可能产生神经根型感觉缺失，髓内肿瘤产生长束性感觉功能障碍，包括痛温觉或关节位置觉障碍。脊髓丘脑束损伤后若骶髓功能保留提示可能存在髓内肿瘤，但髓外肿瘤有时也会出现同样的症状。

胸段病变

胸段病变会产生痉挛性瘫痪，躯干痛温觉障碍平面往往略低于病变的水平。根性症状可见于脑膜瘤或神经鞘瘤，这两种肿瘤的感觉运动障碍常较轻微，但根性疼痛较突出。病变节段内或节段以下腹壁反射消失。

脊髓圆锥和马尾神经病变

圆锥和马尾水平的病变引起下肢出现上、下运动神经元混合体征，或马尾受累，出现单纯下运动神经元综合征，在这种情况下，弛缓性瘫痪多伴有反射消失和节段性感觉缺失，并严重影响性功能和括约肌功能。当圆锥病变扩展到脊髓圆锥尖，则可出现上下运动神经元的混合体征，并伴有病变位置对应的反射异常。

脊髓损伤临床综合征

脊髓压迫的临床表现有以下三种类型。首先，脊髓横贯性病变破坏该平面以下的所有脊髓功能，颈髓或是胸髓受压，可伴随特定的感觉障碍平面，及上下肢或单独下肢的运动障碍。其次，脊髓半切（Brown-Séquard）综合征在脊髓外压迫中经常出现，但也可以在髓内肿瘤中出现。通常情况下，受压部位的同侧出现锥体束损伤表现，并伴随后索损伤的体征，同时出现对侧脊髓丘脑束的功能缺失。最后，髓内肿瘤可导致中央脊髓综合征，表现为单纯的脊髓丘脑束节段性损伤，并伴随病变平面以下锥体束征。如果颈髓受累，脊髓前角细胞的破坏将产生病变水平局灶性下运动神经元体征。在髓内肿瘤中，终丝以上的室管膜瘤往往发生于脊髓中央，在任一脊髓节段上向脊髓各个方向均匀膨胀性生长，且同时累及多个相邻的脊髓节段。患有该类肿瘤的患者一般以感觉异常为主，病情进展可出现肌力减弱。与此相反，星形细胞瘤症状多不对称分布，且感觉和运动症状多同时存在。

脊髓肿瘤的辅助检查

X 线平片检查

在疑似脊髓肿瘤病例中，较少用到脊椎 X 线平片。脑膜瘤的 X 线检查通常正常，除非肿瘤钙化或椎间孔受侵蚀。某些侵蚀破坏是神经鞘瘤的独有特点，可以通过 X 线平片或 CT 辨认（图 9-2）。当椎管内肿瘤向外生长，X 线平片常检测到椎旁肿块（图 9-3）。X 线检查对硬膜外转移瘤比较有诊断价值。溶骨性转移瘤（例如来自乳腺或者前列腺的肿瘤）可导致椎体塌陷；骨硬化性病变（通常来自前列腺的肿瘤）在 X 线中表现为高密度影（图 9-4）。

CT 平扫

就显示骨质侵蚀或破坏而言，CT 平扫优于 X 线检查（图 9-5）。图 9-6 和图 9-7 分别是血管外皮细胞瘤和神经纤维瘤的典型影像学改变。

CT 脊髓造影

目前，CT 脊髓造影已经在很大程度上被磁共振技术所取代，但当遇到磁共振检查的禁忌证时，依然是必要的检查方法。CT 脊髓造影可显示脊髓的膨胀或畸形（图 9-8）。至于髓内肿瘤，如果伴发脊髓空洞症，24 小时后再次扫描将显示出髓内对比度的不同

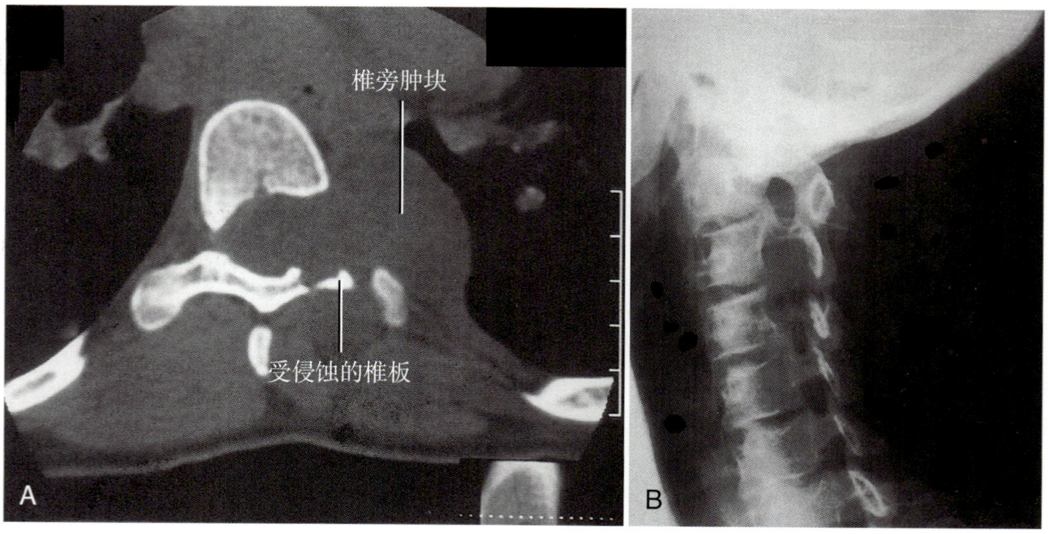

图 9-2 神经鞘瘤。**A**. CT 可见椎旁占位，侵及椎间孔、后路椎体、椎板。**B**. 颈椎 X 光片显示 C3-C4 椎间孔明显扩大

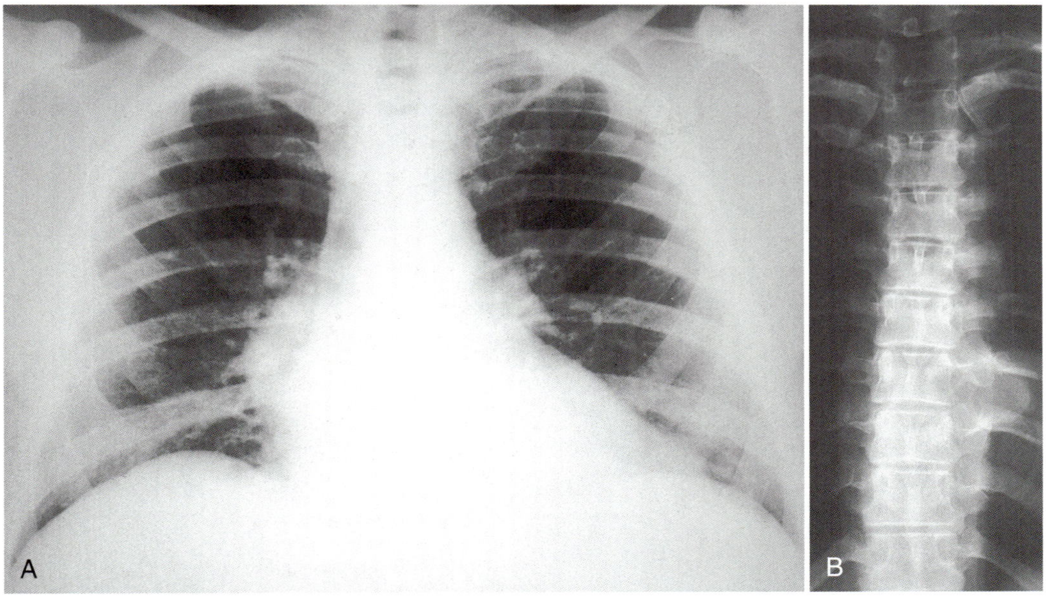

图 9-3　神经鞘瘤。**A**. 胸片显示肿块位于右心界边缘。**B**. 可见球形肿块位于 T7

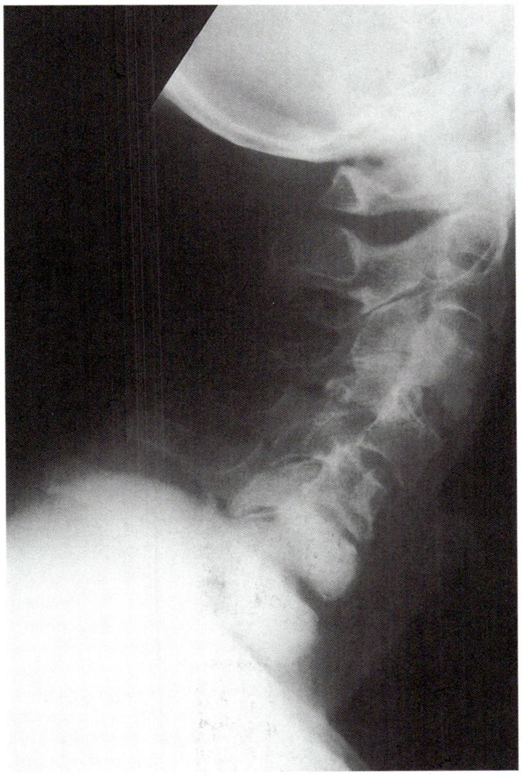

图 9-4　颈椎 X 线平片。C6 和 C7 椎体转移，出现骨硬化

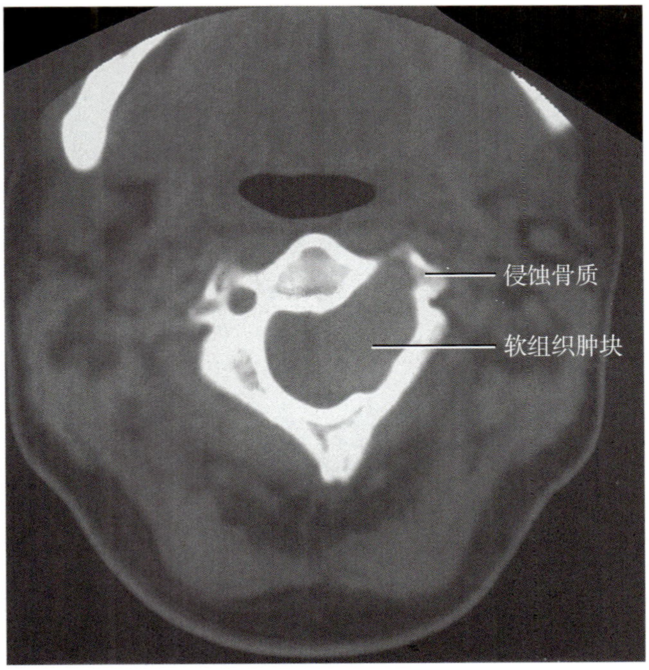

图 9-5　颈椎 CT 示脑膜瘤横向浸润，腐蚀骨质

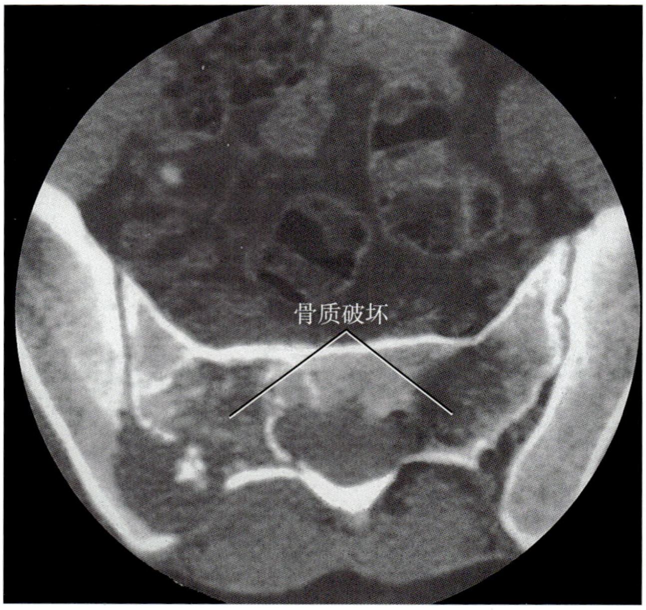

图 9-6 CT 检查。骶管内的血管外皮细胞瘤，受累椎体为 S1、S2、S3

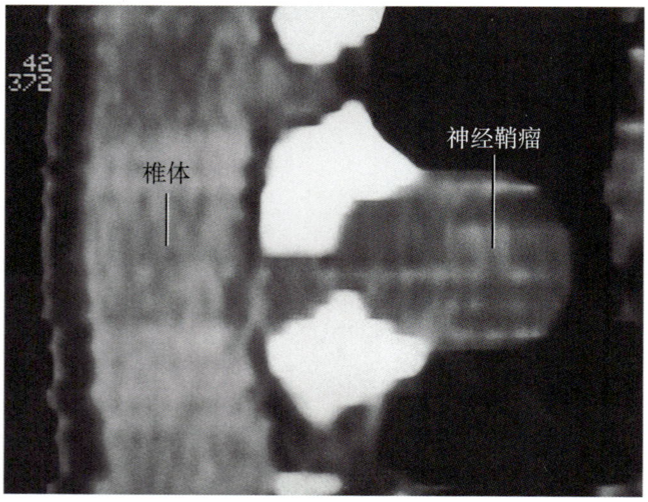

图 9-7 CT 检查。神经鞘瘤延伸到椎旁间隙

（图 9-9）。通常，脑膜瘤和神经纤维瘤都可通过 CT 脊髓造影定位（图 9-10 和图 9-11）。

MRI

磁共振成像在疑似脊髓肿瘤的检查中必不可少。对于髓内肿瘤，MRI 可以明确肿瘤的范围，囊性成分及任何相关脊髓空洞症的存在。通过 T1 加权像，比较容易确定星形细胞瘤，钆增强后脊髓内往往可见更清晰的肿瘤影（图 9-12）。但值得注意的是，与诊断某些脑肿瘤相比，通过增强 MRI 扫描诊断星形细胞瘤并不可靠。脊膜瘤在磁共振图像上与相邻脊髓可能难以区分，但钆增强图像上尤为清晰（图 9-13）。神经鞘瘤表现为 T1 加权像呈等或略高信号，T2 加权像呈明显高信号（图 9-14）。

MRI 在硬膜外转移瘤的诊断上具有特殊价值，能检测出多发性病变，识别脊髓受压或多点受压的情况。椎体内的转移灶在 T1 加权像与邻近骨髓相比显示低信号改变。增强现象常见（图 9-15）。对于多发性骨髓瘤，MRI 是更佳的检查选择。与相邻正常骨髓相比，肿瘤在 T1 加权像呈低信号改变。

骨扫描

骨扫描很少用于检查脊髓肿瘤，但是在确定硬膜外转移瘤方面，它比常规 X 线片更有意义（图 9-16）。

脑脊液检查

对于前述的大多数肿瘤，脑脊液检查不能提供特异的诊断信息。肿瘤性脑膜炎患者脑脊液几乎总是存在不同程度的异常，因此，尽管多次检查必不可少，但可显示一些特征性变化。通常，蛋白质浓度升高、淋巴细胞或白细胞异常增多。约 75% 的病例可见血糖浓度下降。如多次检查，过滤或离心分离脑脊液，大多数患者的脑脊液中可检测到肿瘤细胞（图 9-17）。在癌性和淋巴瘤脑膜炎（相对较少）中 β- 葡糖醛酸糖苷酶水平升高，但缺乏特异性。白血病或淋巴瘤浸润脑膜的诊断往往有赖于淋巴细胞克隆的免疫组织化学证据，如果脑脊液中的 β_2- 微球蛋白与血清浓度比率超过 1，则支持诊断可能。

特殊类型肿瘤

髓内肿瘤

星形细胞瘤

星形细胞瘤在中枢神经系统某一特定部位的发生频率与该部位的相对容量大小有关。鉴于此，脊髓星形细胞瘤的发生比脑星形细胞瘤少 40 倍。脊髓星形细胞瘤主要发生在脊髓颈段和胸段，生长缓慢，恶性度低，部分肿瘤边界明显，可行手术切除。许多肿瘤包含囊性结构，少部分与脊髓空洞症有关（图 9-18）。颈髓星形细胞瘤，可见上肢力弱、萎缩和反射减低（图 9-19）。星形细胞瘤在 MRI T1 加权像上呈等至低信号，而在 T2 加权像上呈高信号，可以有增强效应，但与室管膜细胞瘤相比增强不明显（图 9-20）。治疗

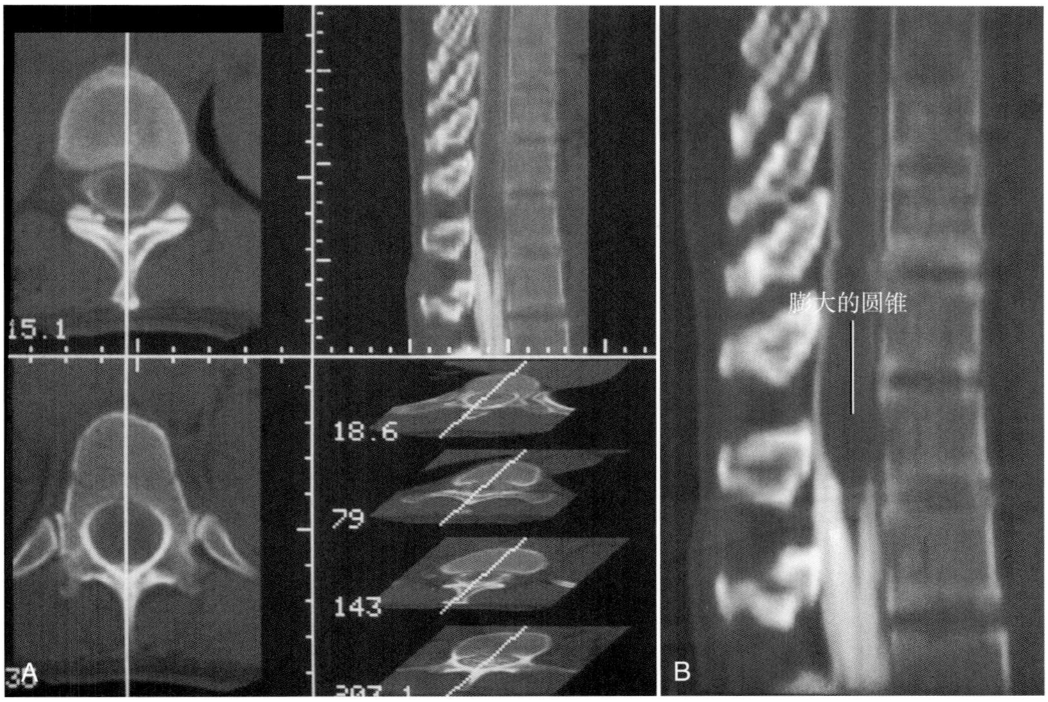

图 9-8　脊髓造影 CT。脊髓室管膜瘤一例

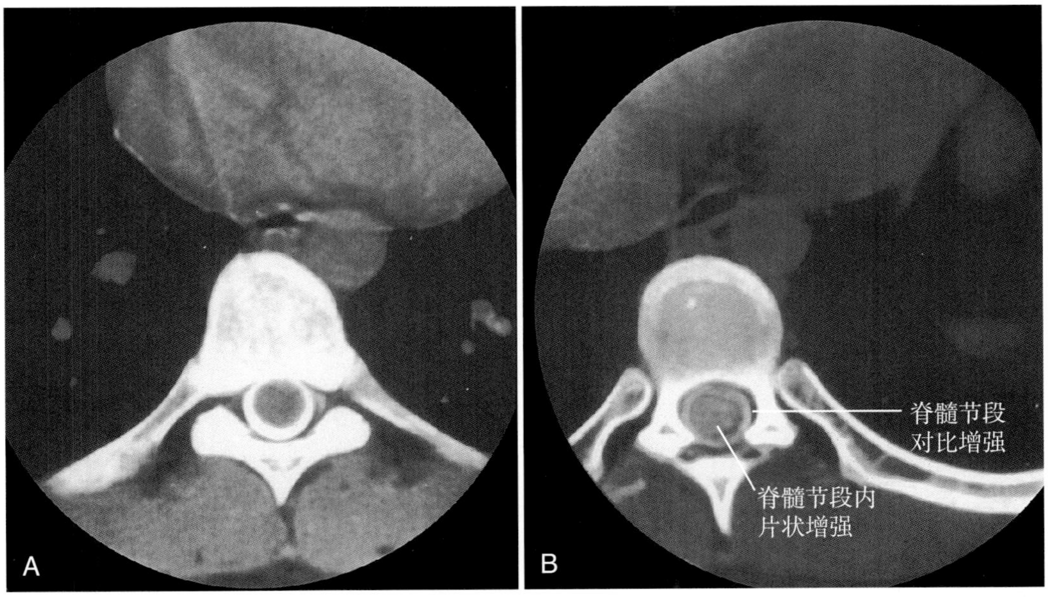

图 9-9　CT 造影，星形细胞瘤。**A**. 增强扫描显示膨胀的脊髓节段。**B**. 24 小时后，髓内可见片状增强

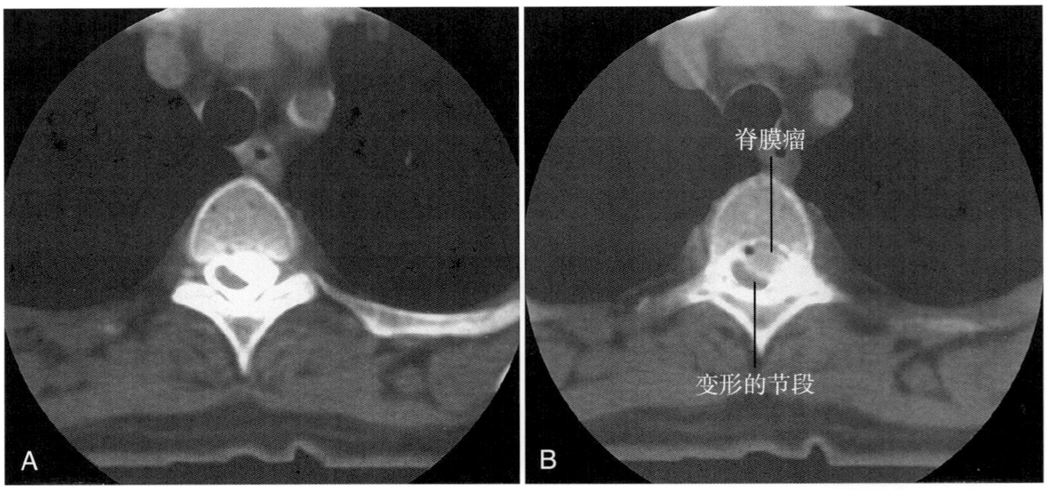

图 9-10 胸脊膜瘤。图示两个层面的 CT 脊髓造影。**A**. 脊膜瘤。**B**. 肿瘤占位，脊髓变形

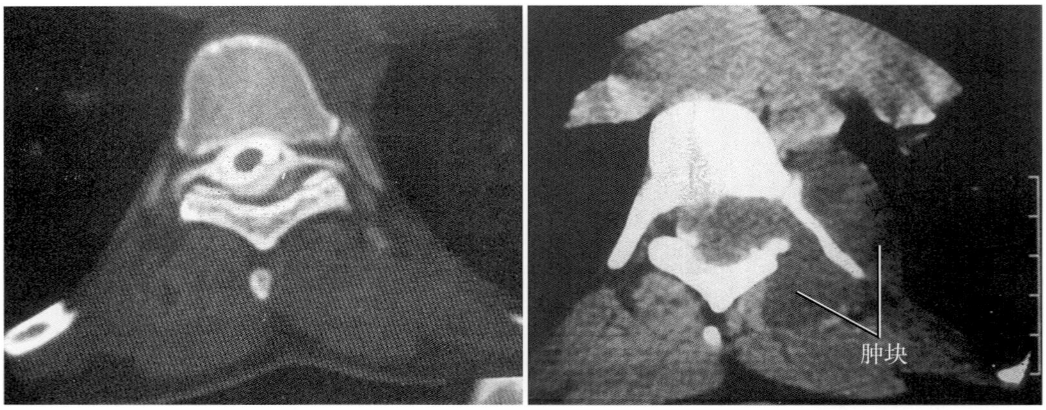

图 9-11 胸神经鞘瘤。CT 脊髓造影显示硬膜外肿物已蔓延至椎间孔，并进入椎旁间隙

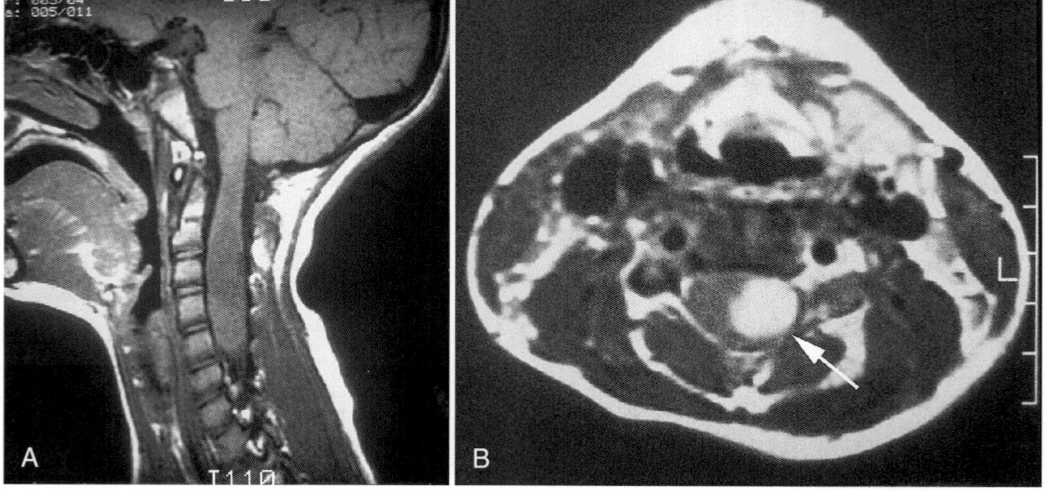

图 9-12 磁共振成像。颈髓星形细胞瘤。**A**. 增强前。**B**. 增强后轴位影像可见明显增强

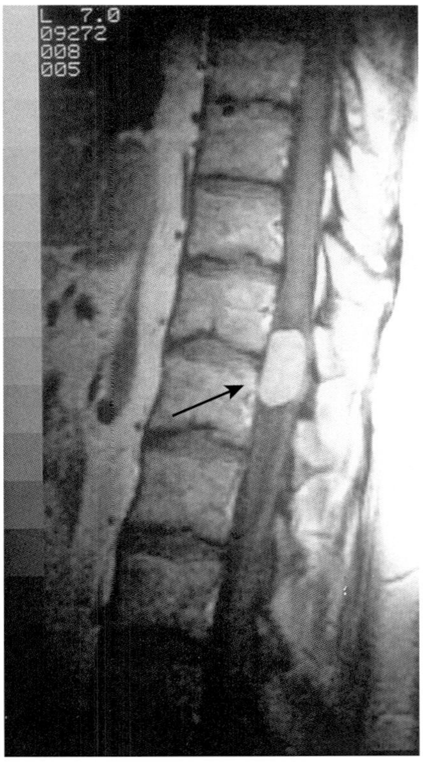

图 9-13　脊膜瘤。钆增强后 T1 加权像矢状位 MR 图像，可见肿块（箭头）压缩胸段脊髓

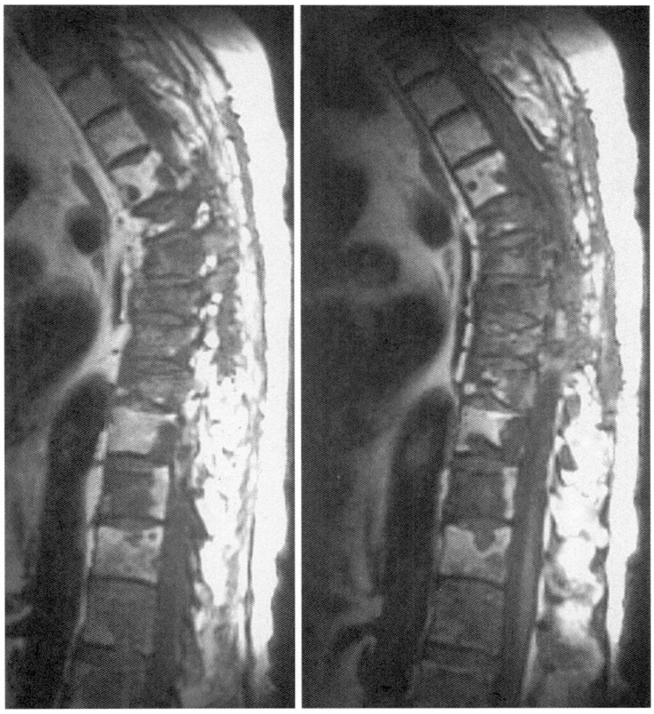

图 9-15　磁共振成像。可见多个椎体转移

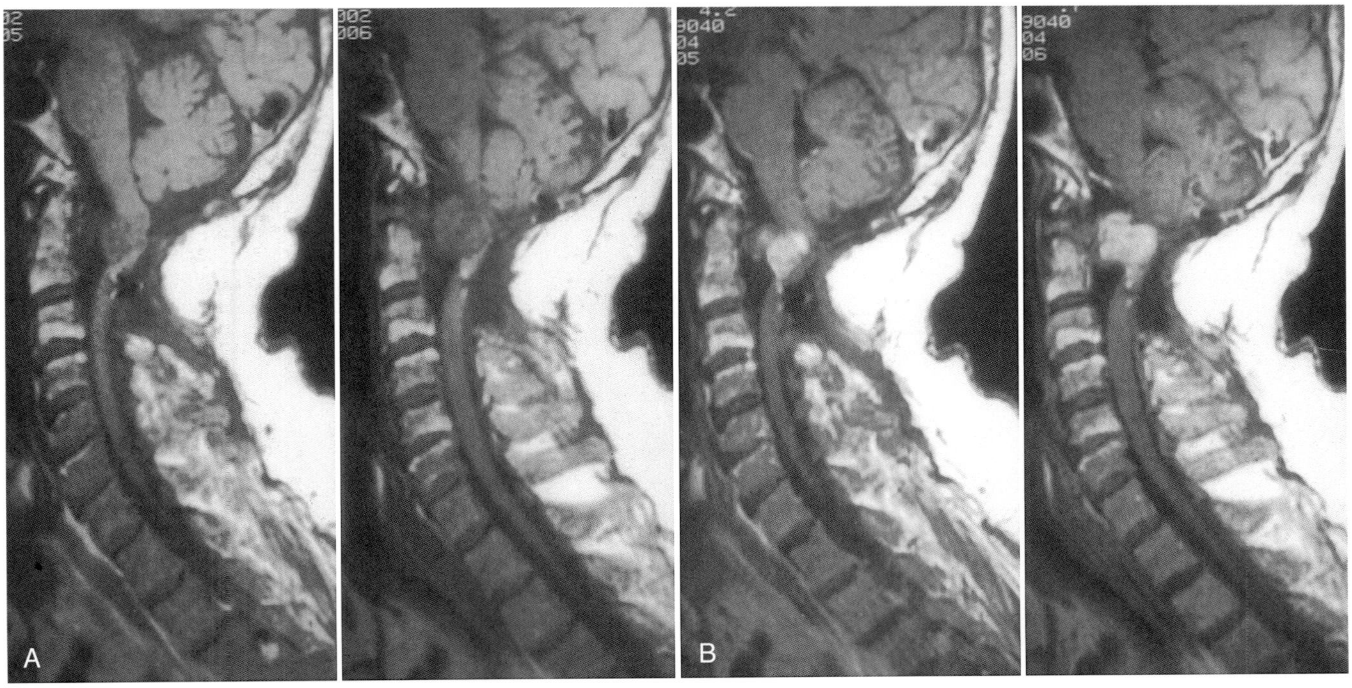

图 9-14　C2 神经鞘瘤。T1 加权像，**A**. 对比增强前。**B**. 钆对比增强后

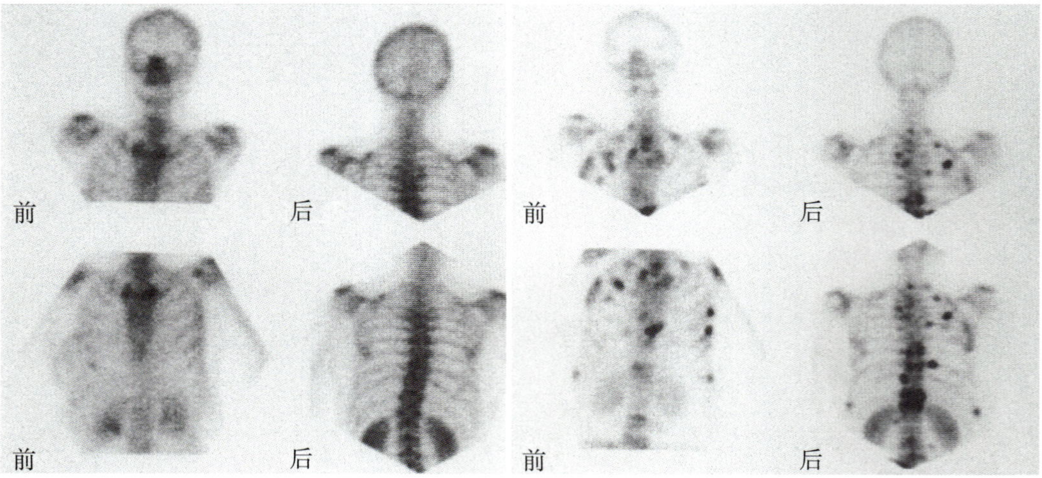

图 9-16 骨扫描。可见多发骨转移

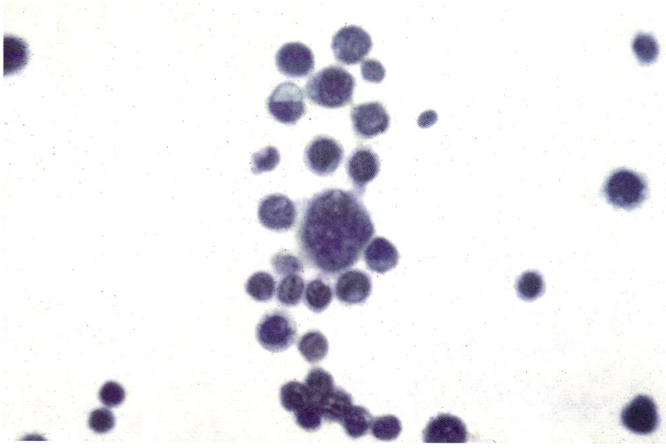

图 9-17 癌性脑膜炎。乳腺癌脑脊液检查可见恶性细胞

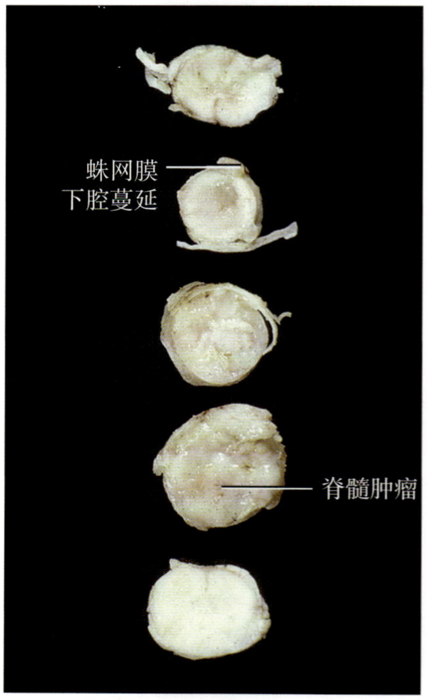

图 9-18 脊髓星形细胞瘤大体观。横切面可见瘤组织，已蔓延到蛛网膜下腔

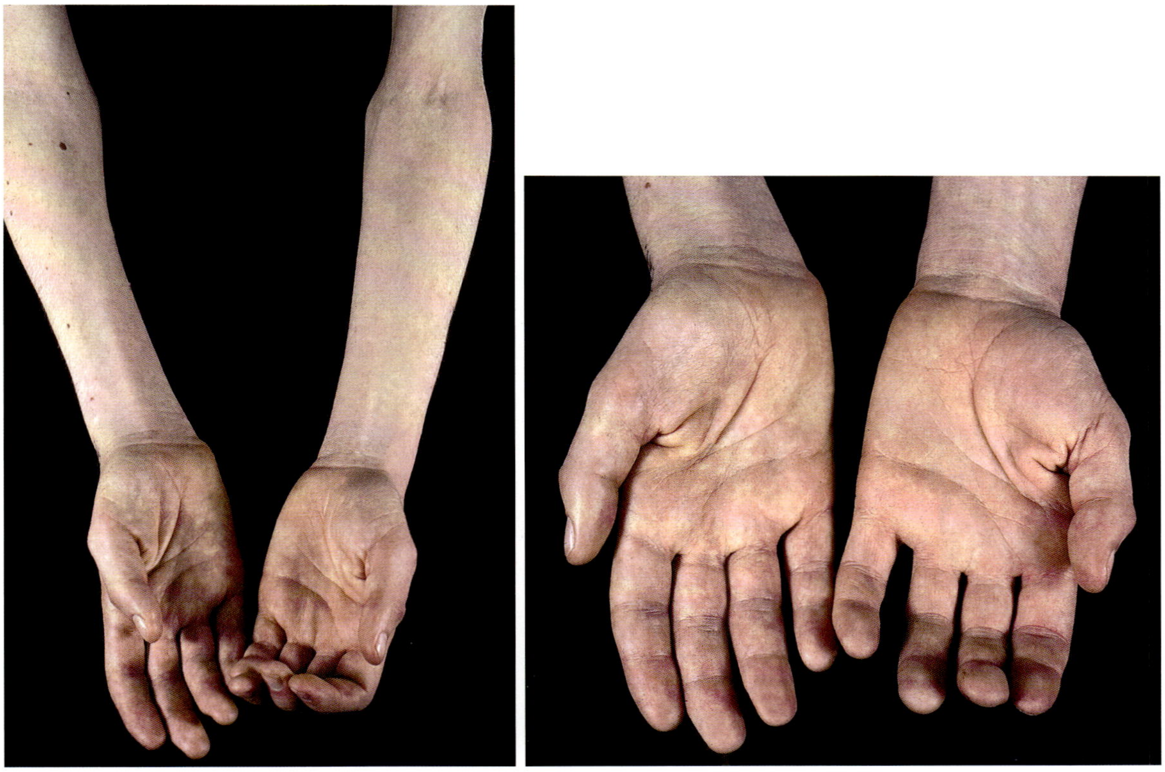

图 9-19　星形细胞瘤。可见右侧上肢远端明显萎缩

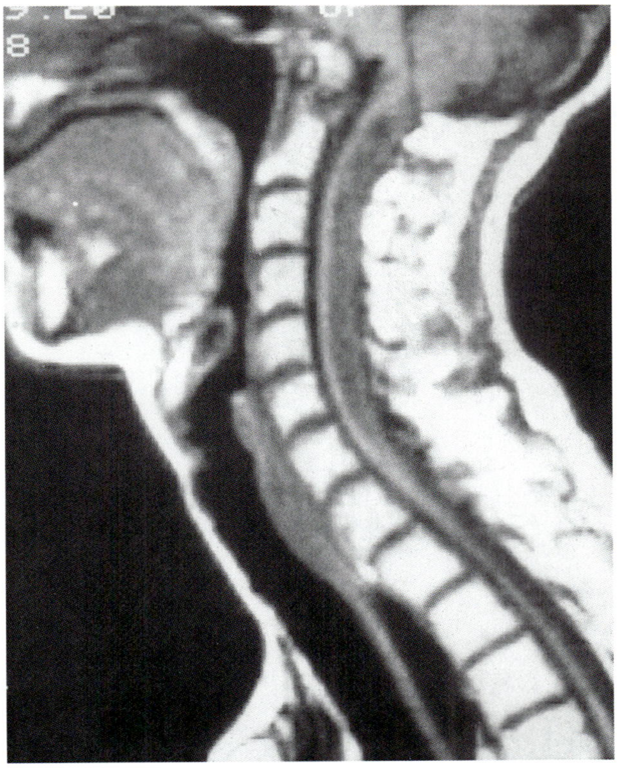

图 9-20　脊髓星形细胞瘤。T1 加权像

上，浸润性纤维星形细胞瘤不可能完全切除，大多数患者需要接受术后放疗，化疗与否需要根据肿瘤分级来确定。对于毛细胞型星形细胞瘤，一般认为切除术后无须进行附加治疗，但复发后则需要。

室管膜瘤

室管膜瘤主要发生在终丝，常见于中年人。肿瘤通常边界清晰，易与周围脊髓分界（图 9-21）。组织学特征表现为黏液性乳头状室管膜瘤，充满黏液的囊腔中含有许多血管（图 9-22），从终丝蔓延到圆锥或马尾，偶可见肿瘤起源于硬膜外。其他类型的室管膜瘤多为实质性肿瘤，有典型的脑内细胞室管膜瘤组织学特点；除圆锥和终丝以外，这类肿瘤还可广泛分布于其他部位。

大部分室管膜瘤 T1 加权像呈低信号改变，常见囊肿形成及瘤内出血，增强可不均匀或者仅限于肿瘤边缘（图 9-23）。治疗上，细胞室管膜瘤切除后通常不会复发或播散，但乳头状室管膜瘤有向脑脊液扩散的风险，因此，尽管不同的医学中心的治疗有所不同，但术后通常给予放疗，特别是肿瘤切除不完全时。

髓内转移

髓内转移在约 2% 的癌症患者尸检中可见，通常

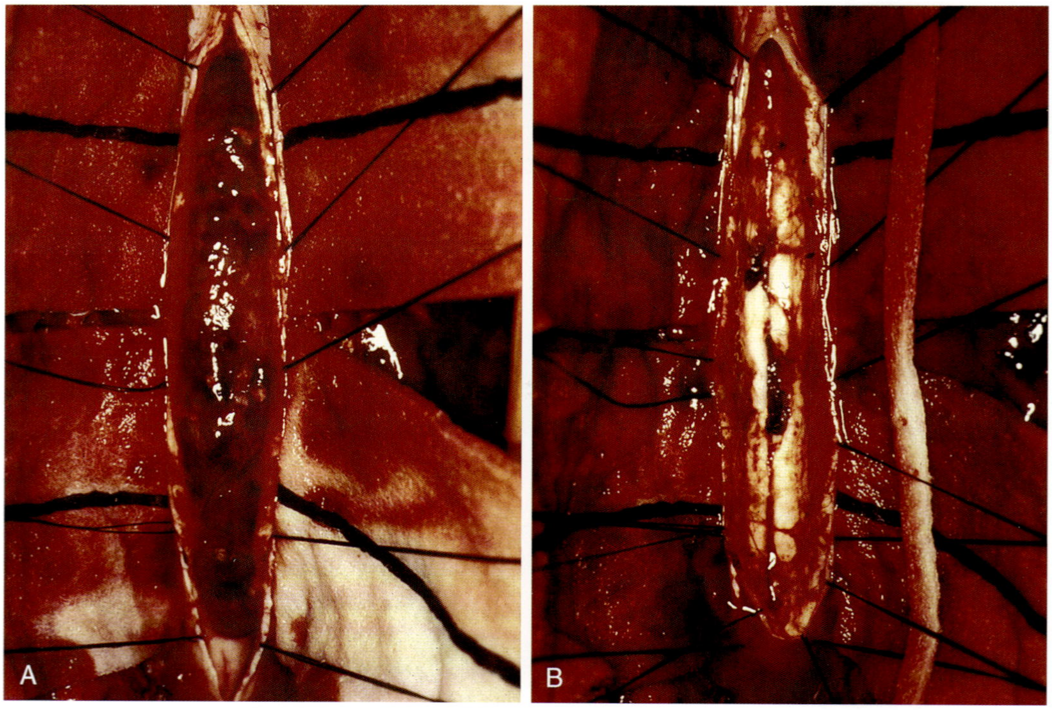

图 9-21 室管膜瘤。**A**. 切除前可见黑色蕈状肿块。**B**. 切除后

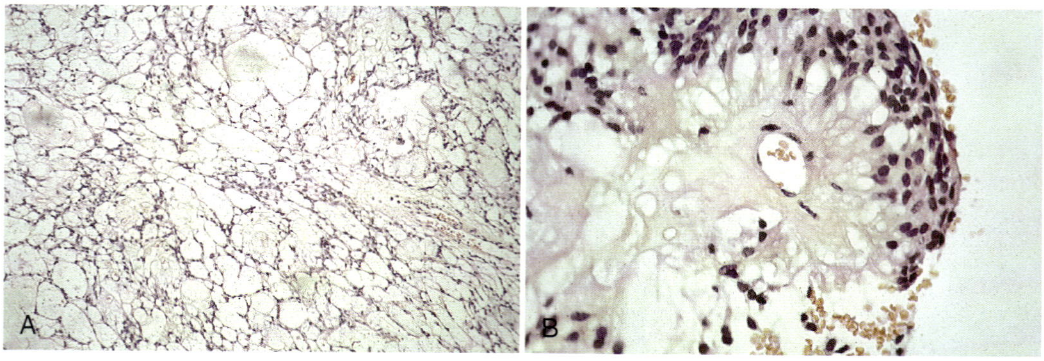

图 9-22 室管膜瘤。**A**. 淡染的黏液背景物质内可见肿瘤细胞（HE 染色，×80）。**B**. 可见围绕中央血管排列的肿瘤细胞，形成特征性乳头状结构（HE 染色，×320）

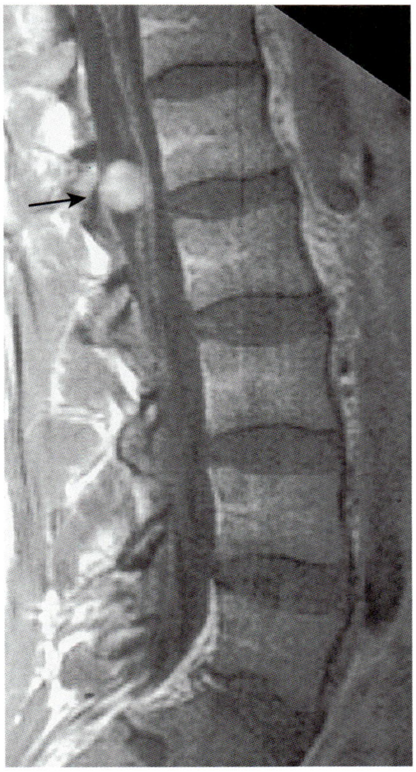

图 9-23　马尾室管膜瘤 MRI 增强扫描

起源于支气管癌。在许多病例中，常合并脑转移。在一些病例中，转移通常从软脑膜进入脊髓，但更常见的转移途径是血行播散，转移灶自身内常可见中央坏死区，且易通过脊髓背角进入蛛网膜下腔（图 9-24）。

临床上，患者可出现亚急性脊髓炎，在 4 周内大部分病例出现完全性麻痹。多数病例在几个月内死亡。脑脊液检查通常无明显改变。

多数转移灶在 MRI T2 加权像呈高信号改变，多见增强效应（图 9-25）。

血管网状细胞瘤

脊髓血管网状细胞瘤既可孤立发生，也可表现为一种眼和脑部出现血管瘤的家族性疾病（希佩尔·林道病）。肿瘤仅位于软脊膜表面，界限分明。囊性成分常见。肿瘤的结节性成分在 T1 加权像上呈低或等信号，在 T2 上呈等或高信号，并且可显示明显的增强效应（图 9-26）。三维磁共振血管成像可用来证实 MRI 上与正常大小或扩张的血管内血流有关的流空信号，并且可显示肿瘤的部分血管分布。

脊膜肿瘤

脊膜瘤

大部分脊膜瘤产生于脊髓胸段，女性多发。脊膜瘤起源于脊膜上皮细胞，形成坚固、球形的肿块（图 9-27）。偶见细长的附于脊膜表面（斑块状肿瘤），多生长于硬膜内，很少突破神经根鞘膜进入椎间孔。脊膜瘤除了砂粒体型更常见外，其形态学特点与颅内的脑膜瘤一致。偶尔，肿瘤的砂粒小体重组进入板层骨内，使肿瘤转换为压迫脊髓的骨性硬膜内袖套。通常情况下症状呈进展性，病程数月到数年。MRI 是影像检查的首选方法，肿瘤通常呈等信号，但其增强效应明显（图 9-28）。

转移癌和淋巴瘤

癌性或淋巴瘤性脑（脊）膜炎易于累及脊膜和脑

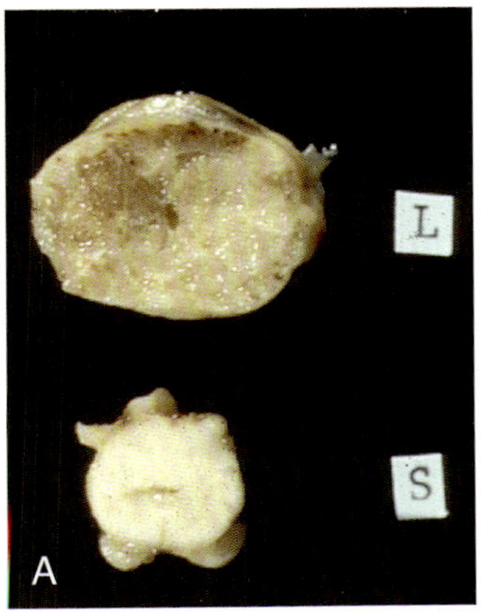

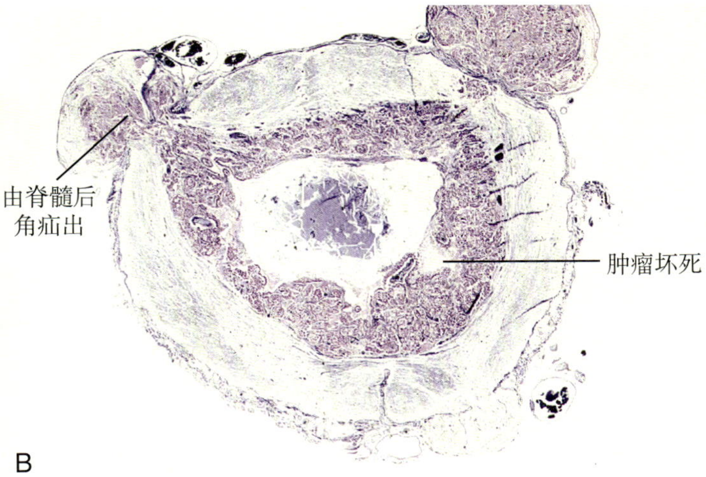

图 9-24　髓内转移。**A.** 腰髓（L）在很大程度上被肿瘤取代，可见骶髓（S）缺失。**B.** 坏死肿瘤组织破坏脊髓结构（甲酚紫染色，×2.5）

膜，尽管有时病变集中在其中的一处或者另外一处。癌性脑膜炎的来源包括支气管、胸部、胃和恶性黑色素瘤，少数情况下也可见于中枢神经系统原始外胚层肿瘤和原发性中枢神经系统生殖细胞瘤。组织学上，脑膜肉眼观模糊不清，呈高侵袭性，黑色素瘤可见色素沉着，镜下可见瘤细胞侵袭血管周围间隙（图 9-29）和下面的脊髓实质，在脊神经根，浸润呈结节状或弥漫性（图 9-30）。

早期，症状不典型，包括头痛、脊柱或肢体疼痛、体重减轻，可伴有轻微的脑膜刺激征，随病情发展，出现特有的脑神经和脊神经根功能障碍，意识状态变得混沌不清，脑神经浸润症状以视觉障碍和眼肌麻痹最为常见（图 9-31）。

结合使用常规脑脊液检查（包括查找肿瘤细胞）以及黑色素瘤细胞、淋巴细胞、角蛋白的特异性单克隆抗体检查，脑脊液检查对诊断有相当大的价值。脊神经根受累的病例电生理检查通常有异常，表现为运动传导速度减慢及 F 波延长或消失。脑 MRI 有时可见基底池和脑沟消失并强化，许多病例伴有实质转移（图 9-32）。

治疗通常是放疗和鞘内化疗相结合。肺癌性脑膜炎患者的中位生存期为 2~4 个月。

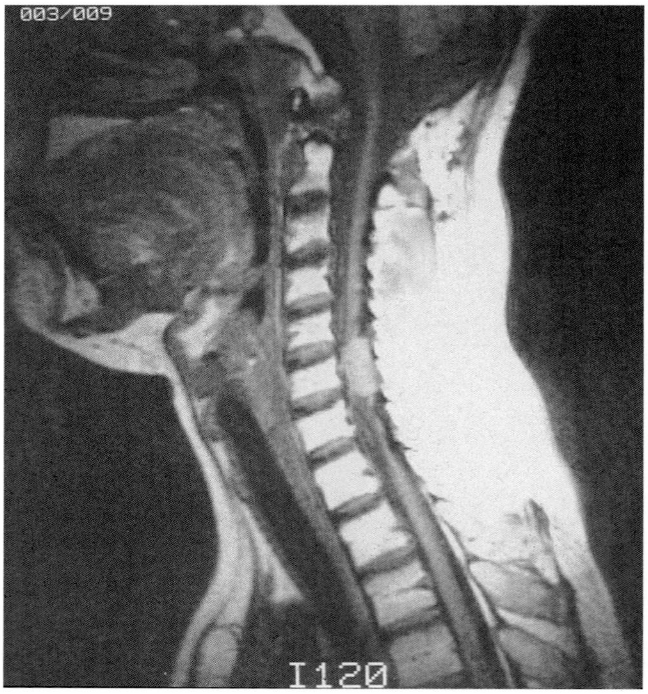

图 9-25 磁共振成像。原始神经外胚层肿瘤髓内转移

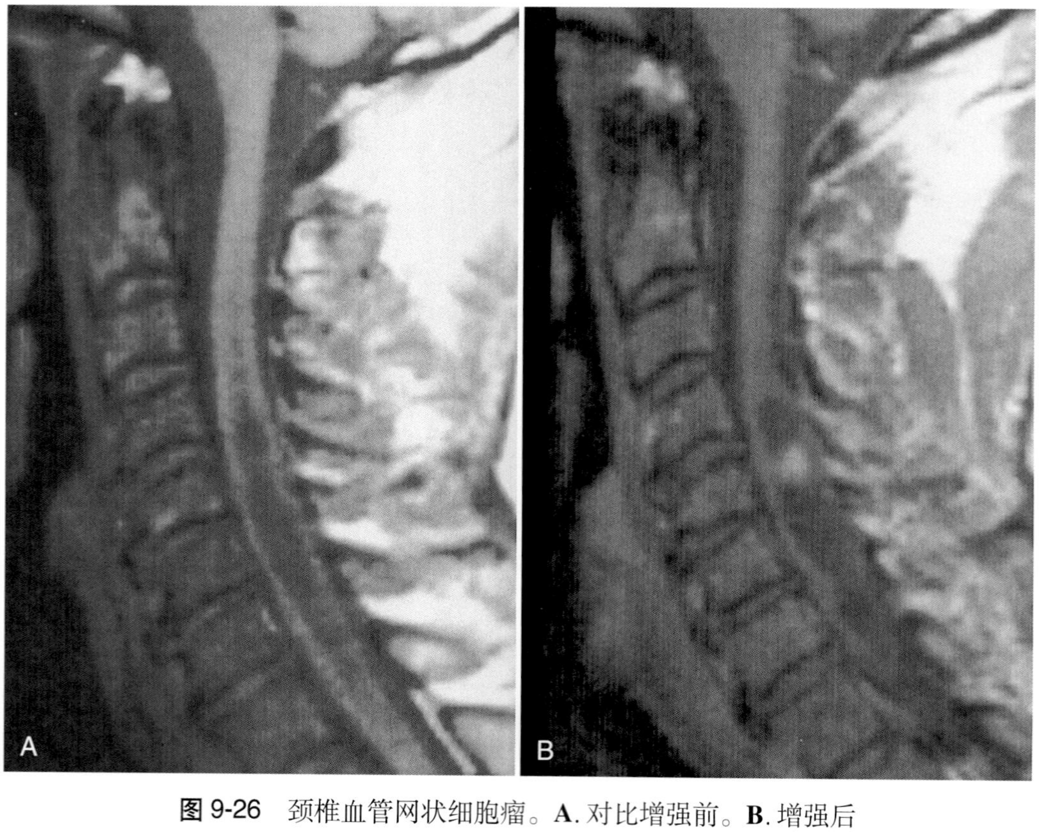

图 9-26 颈椎血管网状细胞瘤。**A**. 对比增强前。**B**. 增强后

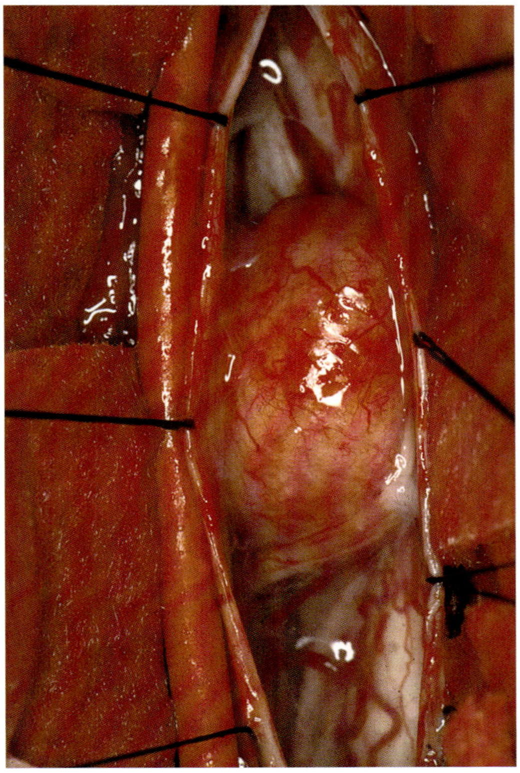

图 9-27　硬膜内脊膜瘤压迫脊髓

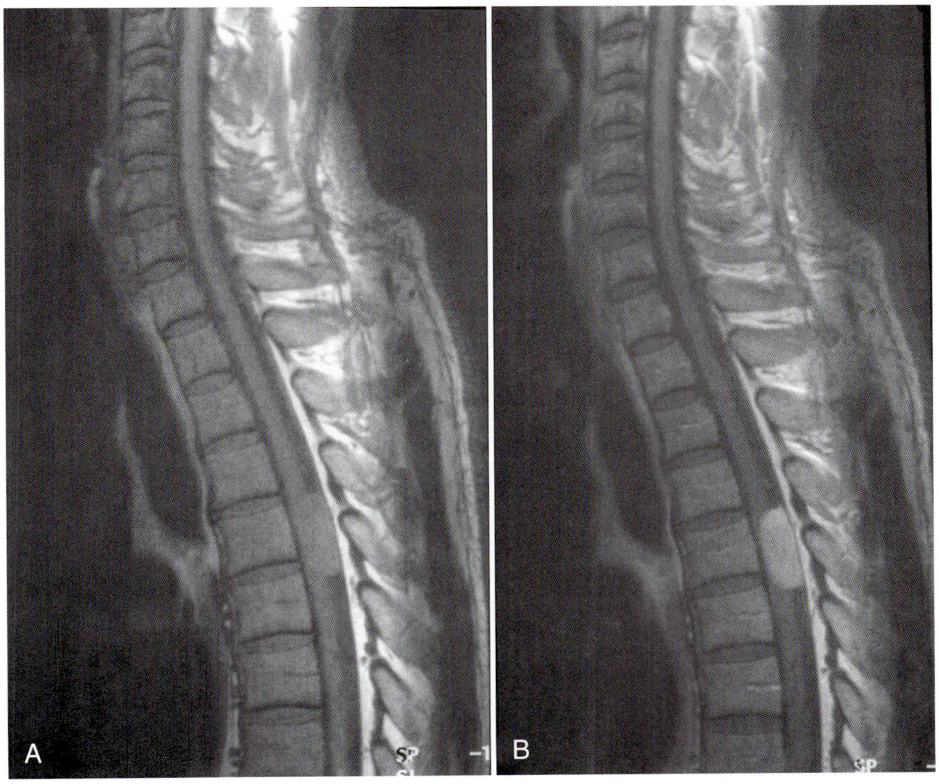

图 9-28　脊膜瘤磁共振成像。**A**. 对比增强前。**B**. 对比增强后

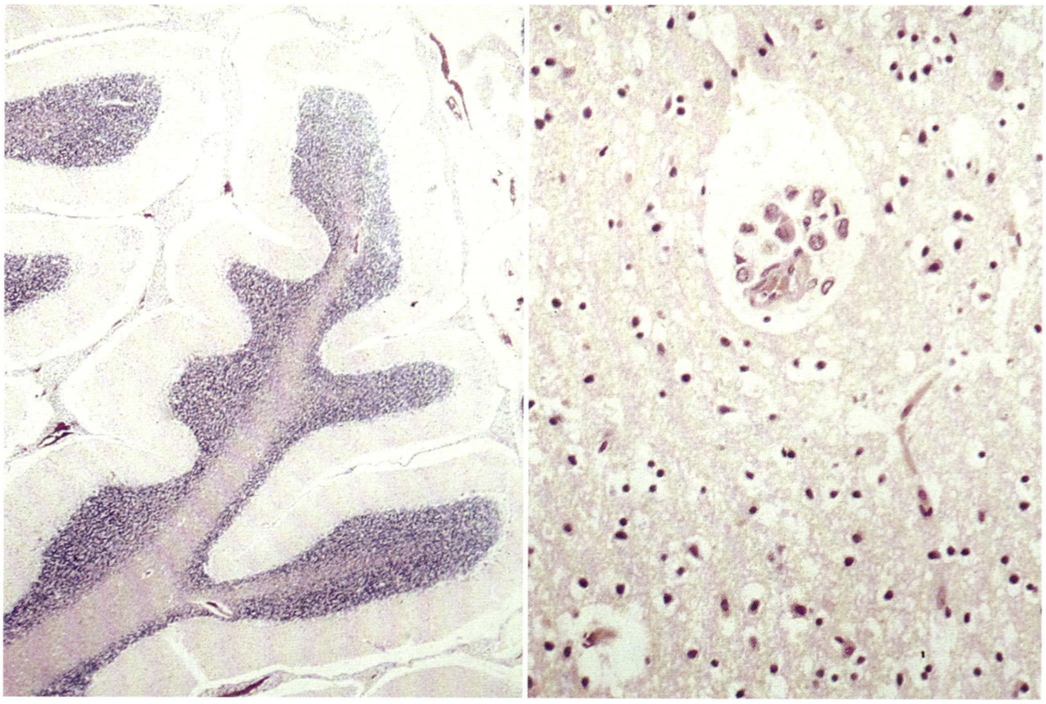

图 9-29 癌性脑膜炎。软脑膜癌播散 [HE 染色，×10（左）和 ×250（右）]

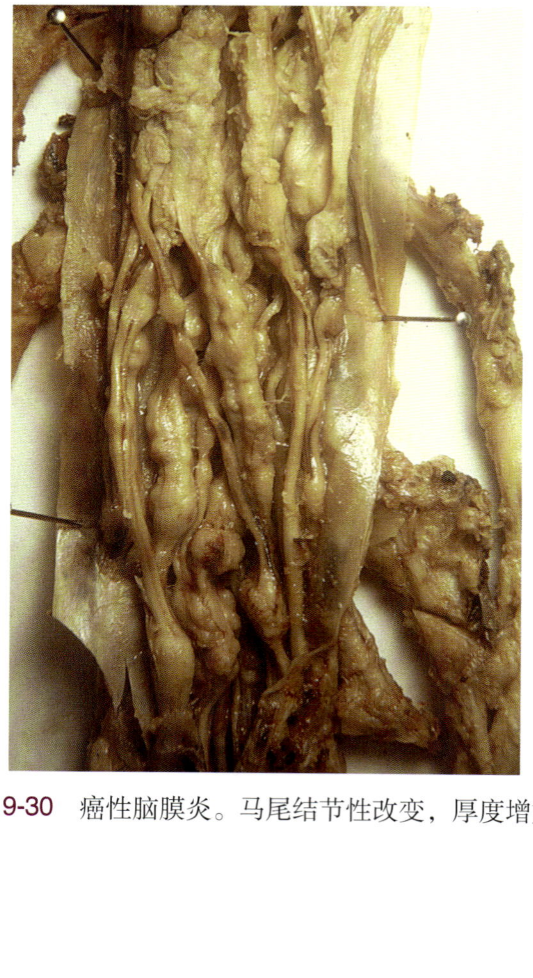

图 9-30 癌性脑膜炎。马尾结节性改变，厚度增加

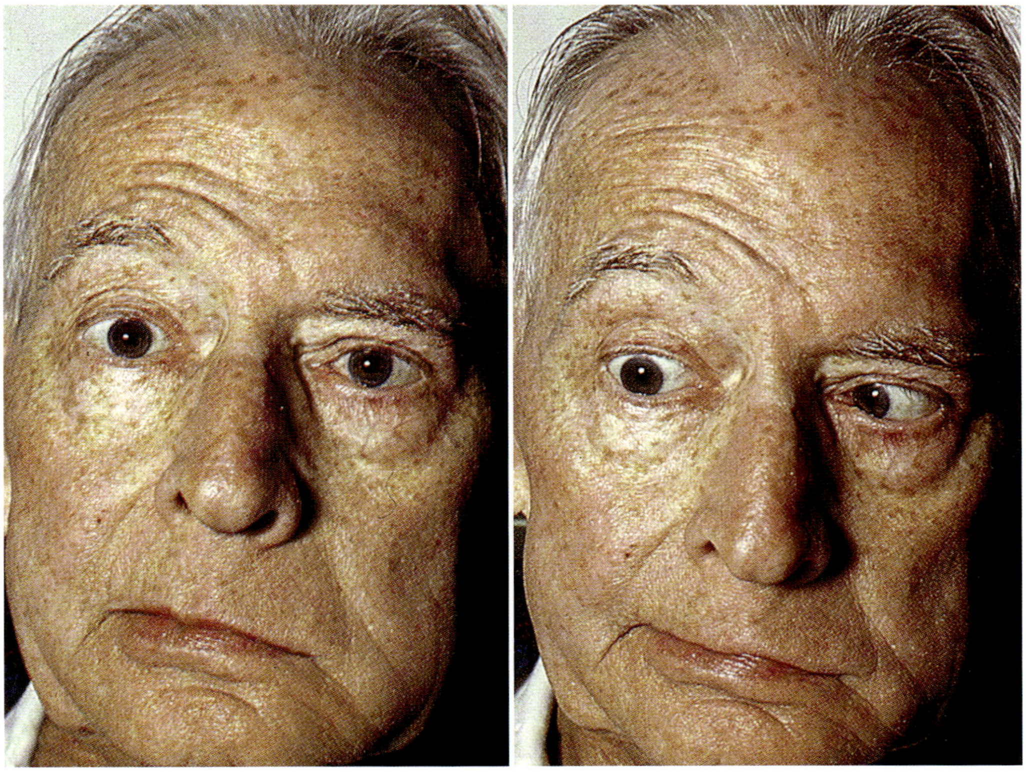

图 9-31　癌性脑膜炎。**A**. 左下运动神经元面瘫。**B**. 第 6 脑神经麻痹导致右眼外展受限

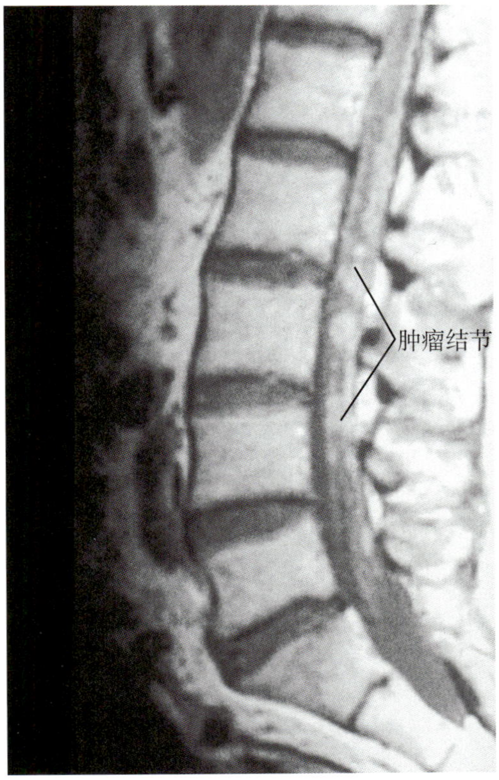

图 9-32　肺源性脑膜癌多发强化结节，图示腰椎 T1 加权像

血管外皮细胞瘤

血管外皮细胞瘤是一种罕见的肿瘤，常起源于发生脑膜瘤的脑膜处。偶尔起源于脊髓，表现为附着于硬脊膜的分叶状肿块。血管外皮细胞瘤是高变血管化肉瘤，经常全切后局部复发，也容易发生转移。影像学特点和脑膜瘤相似，但生长速度快得多。

神经鞘瘤

大多数神经鞘瘤起源于任何脊髓节段的背根，多为孤立病灶。多发性肿瘤通常为神经纤维瘤病 2 型或神经鞘瘤病，后者临床罕见。散发性神经鞘瘤的发病高峰在 31~50 岁，大多数局限在硬膜内，但可通过椎间孔形成一个哑铃形肿块。丛状神经纤维瘤其特征在于可见弥漫性增粗的神经根，而神经鞘瘤与此不同，附着于神经根表面（图 9-33）。

无论是普通的 X 线片或 CT 平扫，骨侵蚀都是神经鞘瘤的特征（图 9-34）。腰骶神经纤维瘤出现根性综合征，类似于腰椎间盘突出的影像学表现。肿瘤的 MRI 特征性异常是 T2 加权像上呈高信号改变。

虽然神经鞘瘤具有潜在恶变的可能，但绝大多数为良性。全切手术是可行的，但通常相关联的神经根也需要被切除。神经根性神经纤维瘤罕见，通常是 NF1（神经纤维瘤病）的一部分，为良性肿瘤，但比神经鞘瘤更容易发生恶变。

脂肪瘤

硬脑膜内的脂肪瘤主要发生在脊髓部吻侧部分，终丝部分的脂肪瘤多与先天性脊柱畸形有关，往往不是真正的肿瘤，MRI 的 T1 加权像上呈高信号（图 9-35）。

硬膜外腔和脊柱肿瘤

转移癌

最常见的硬膜外转移瘤为乳腺癌、支气管癌、前列腺癌和肾癌。在尸检中发现，全身性癌症患者中，5% 出现硬膜外转移，约 2/3 见于胸段。临床上，常主诉出现局限于脊椎的疼痛或根性疼痛，提醒临床医师需要对患者进行影像学检查。大多数初诊患者有运动和感觉症状，至少一半患者有括约肌功能障碍。通常，椎体的溶骨性病变可继之侵入硬膜外腔。磁共振成像为首选的影像检查，特别是用于确定有无多发性转移。其特点包括在 T1 加权像上呈低信号和 T2 加权像呈高信号改变，并出现椎体破坏和向椎旁蔓延的迹象，增强常见。当难以确定诊断时，对于大多数患者，CT 引导下穿刺活检是最好的获取组织进行检查的方法。

关于治疗，一旦确诊，应立即给予糖皮质激素治疗，但最佳剂量仍没有定论。放射治疗仍然是对射线敏感肿瘤的首选。现已基本不采用椎板减压治疗，但其与放疗联合的治疗作用正在被重新评估。

淋巴瘤和白血病

淋巴瘤比白血病更易压迫脊髓。需要再次指出的是，脊髓胸段同样是易受累部位。淋巴瘤通常从腹膜后脊椎旁通过椎间孔侵入硬膜外腔，这一过程常相对保守（图 9-36）。放疗是首选的治疗方法，相对于转移癌，效果更好。硬膜外腔的白血病浸润情况类似。

脂肪瘤

脊柱脂肪瘤通常见于胸段脊髓的硬膜外腔，其组

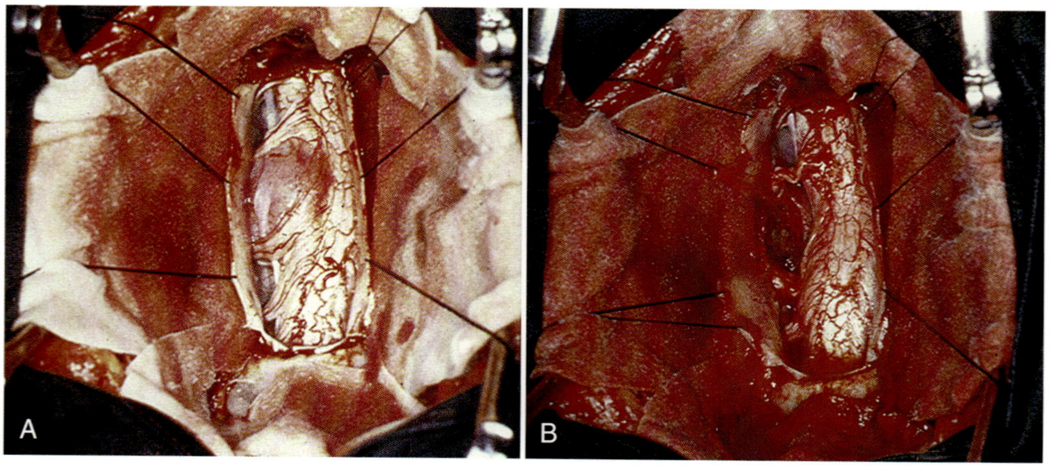

图 9-33 脊髓神经鞘瘤术中。**A**. 切除前。**B**. 切除后

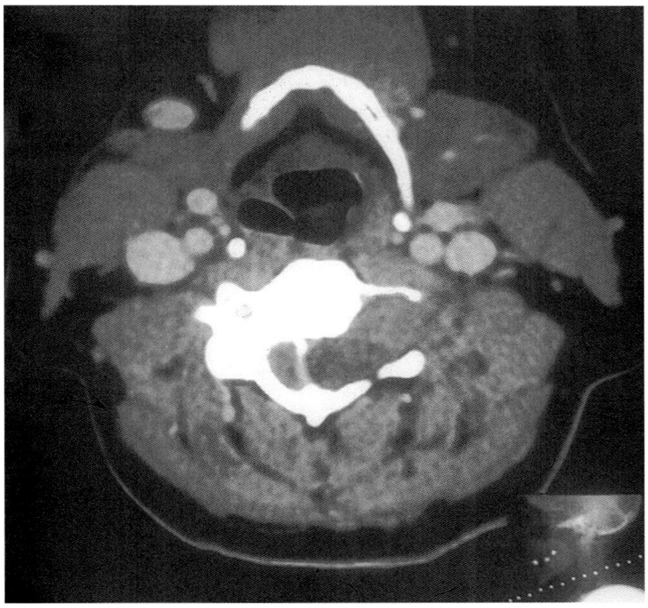

图 9-34　神经鞘瘤。CT 显示骨侵蚀

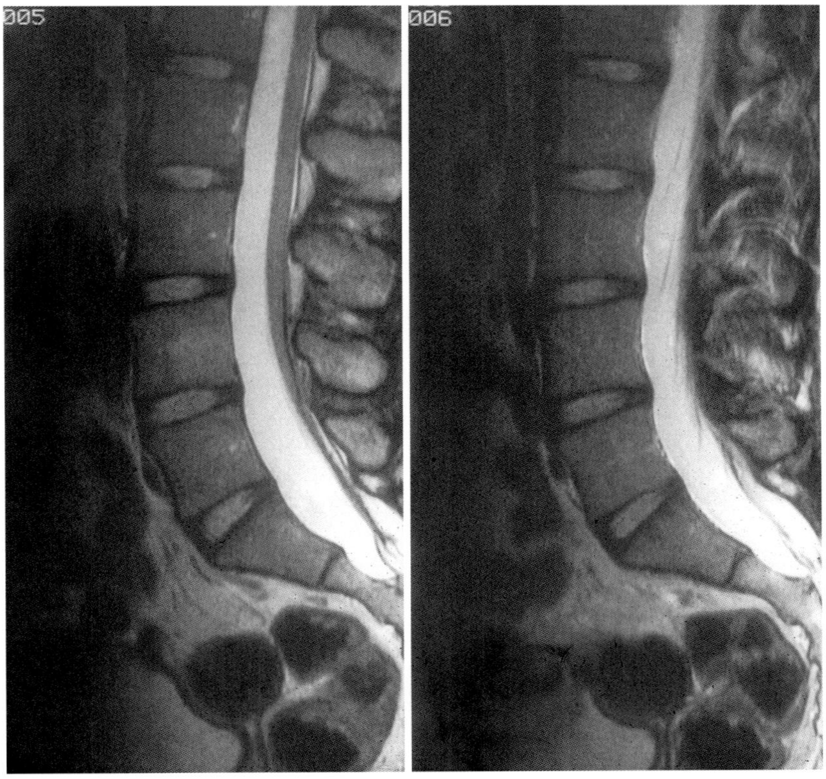

图 9-35　脊髓栓系与终丝脂肪瘤相关。图示磁共振 T2 加权像

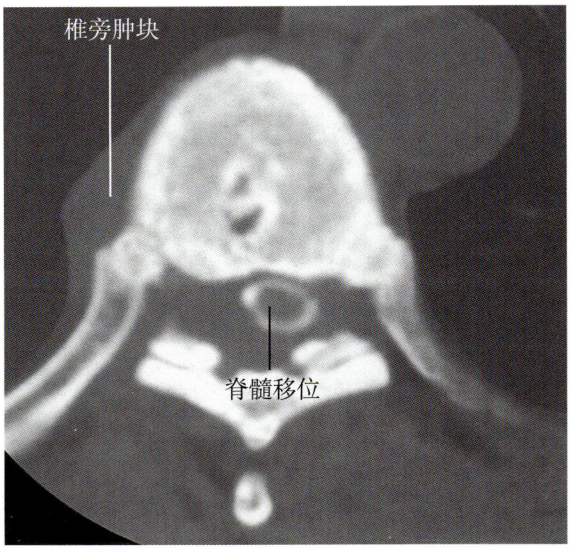

图 9-36 淋巴瘤。CT 脊髓造影显示中线移位，椎旁可见占位肿块

织学特点和 MRI 信号特征与硬膜内脂肪瘤相似。

多发性骨髓瘤和浆细胞瘤

孤立性浆细胞瘤和多发性骨髓瘤的病理特征相似（图 9-37）。在某些病例中，诊断明确的孤立性浆细胞瘤，多年后通过血清电泳可证实为多发性骨髓瘤。脊髓受压类似于硬膜外转移瘤的情况（图 9-38）。骨扫描往往阴性，影像检查中磁共振成像是首选，表现为 T1 加权像上，与相邻正常骨髓组织相比信号低的区域。

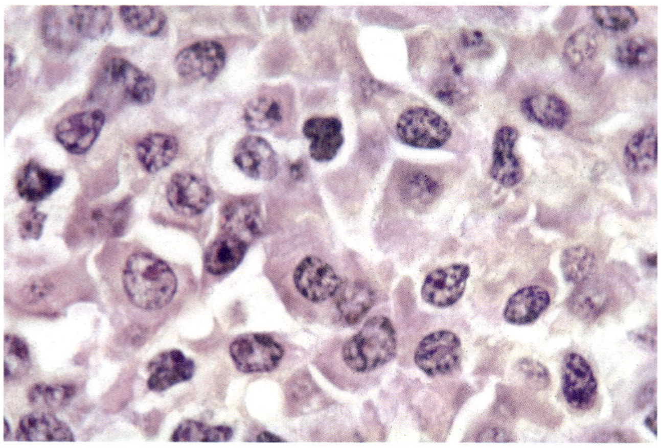

图 9-37 浆细胞瘤（HE 染色，×400）

血管瘤

虽然在尸检时血管瘤并不少见，但临床上患者很少出现症状。其症状包括骨痛、神经根痛或脊髓受压。如果普通 X 线检查出现垂直条纹样异常透亮区，通常可明确诊断，T1 加权像常出现高信号区（图 9-39）。

脊索瘤

脊索瘤被认为是源于脊索的残余组织。除了斜坡脊索瘤（占脊索瘤总数的 40% 左右），脊柱病例最常发生在骶骨（图 9-40）。镜下特征与斜坡脊索瘤相同，表现为成群、条索状或单个的肿瘤细胞被黏液性或黏液样结缔组织基质包围，部分细胞空泡化（图 9-41），骨质破坏显著，邻近的转移扩散常常累及后组脑神经和骶神经根。CT 扫描可显示占位肿块，有时部分钙化，伴有骨质破坏的证据（图 9-42），MRI T2 像可见混合信号改变。

骶尾部畸胎瘤

骶尾部畸胎瘤是一种罕见的肿瘤，通常出现在新生儿或儿童。它向后扩散可侵入臀部或出现皮下肿块，向前扩散可累及骨盆。组织学见典型的外胚层、中胚层和内胚层组织交织。尽管常常播散广泛，囊腔也可能附着在神经组织上，但肿瘤是良性的，多能完全切除。值得注意的是，手术时溢出的畸胎瘤内容物可能会导致蛛网膜炎，术中需要谨慎。

副肿瘤性脊髓综合征

亚急性坏死性脊髓病是一种罕见的副肿瘤性疾病，尤其与支气管癌相关。镜下可见轴突和髓鞘变性，常出现轻微的炎症细胞反应，内含出血灶（图 9-43）。

脊髓病变是脑脊髓神经根炎的一部分，病理过程包括神经元坏死、小胶质细胞结节形成、血管周围单核细胞浸润和反应性星形胶质细胞增生。

运动神经元的变化特征有时类似原发性进行性硬化症（这种现象已在癌症患者中证实），有时伴有抗 -Hu 抗体，而副肿瘤性运动神经元疾病与抗浦肯野细胞抗体的相关性也已得到公认。

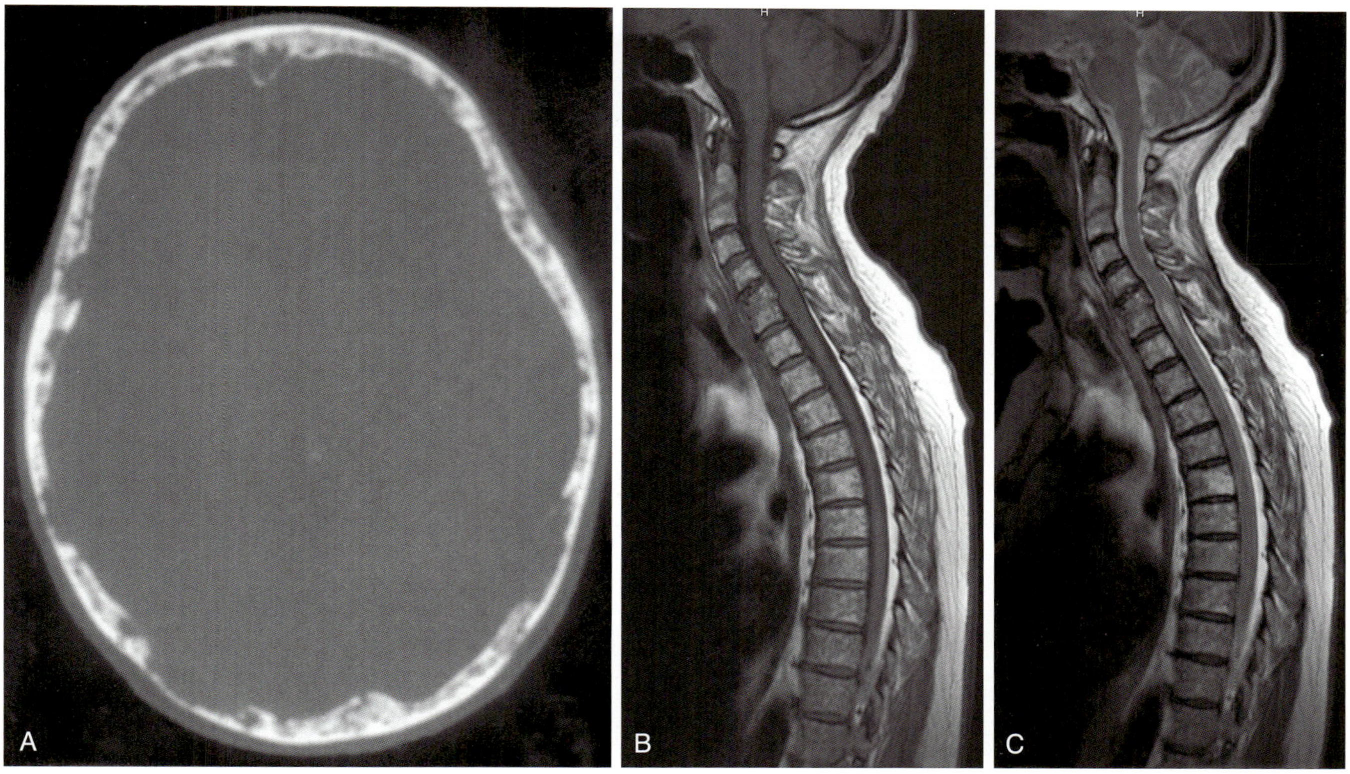

图 9-38　多发性骨髓瘤。**A**. 颅骨的 CT 表现。**B** 和 **C**. 颈椎 MRI 检查（T1 加权和 T2 加权像），可见脊髓受压，信号异常

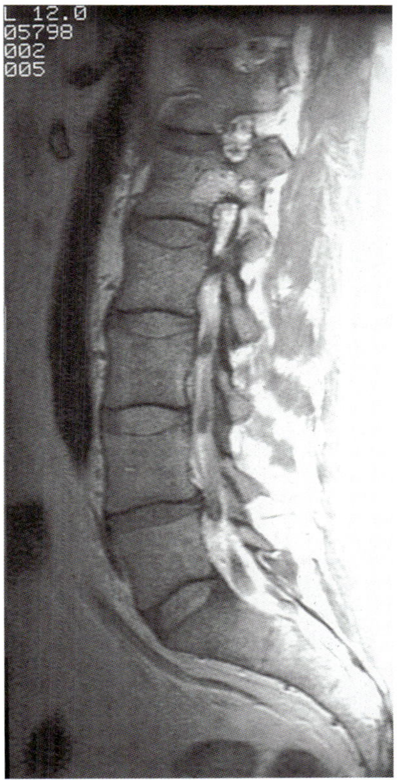

图 9-39　磁共振成像。椎体血管瘤，T2 加权像信号增强

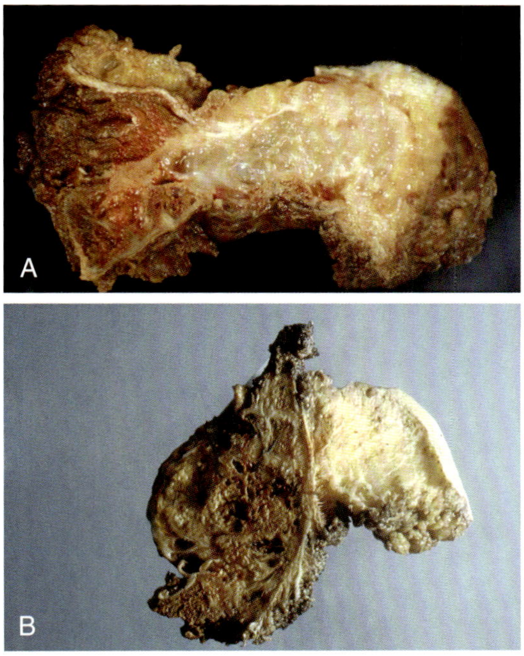

图 9-40　骶骨脊索瘤。**A**. 切面可见典型的分叶状结构及黏液。**B**. 脊索瘤从骨盆后壁腹膜（左）延伸到皮下组织和皮肤（右）

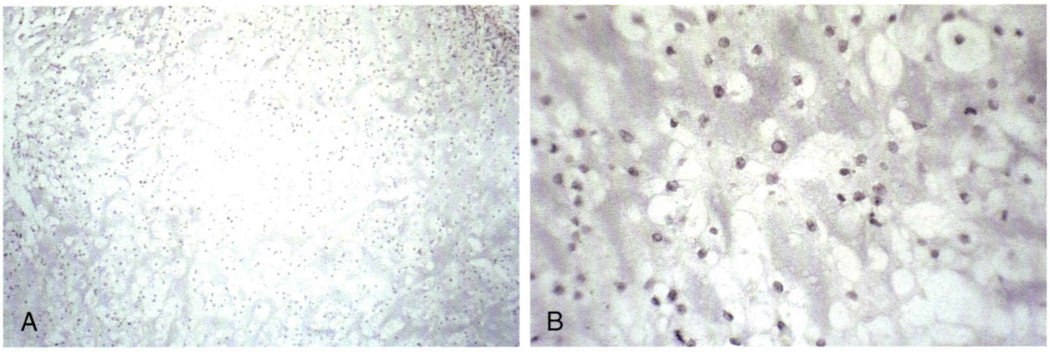

图 9-41 脊索瘤。**A**. 黏液基质中呈矩阵排列的网状细胞（HE 染色，×25）。**B**. 典型的“泡沫”细胞（HE 染色，×100）

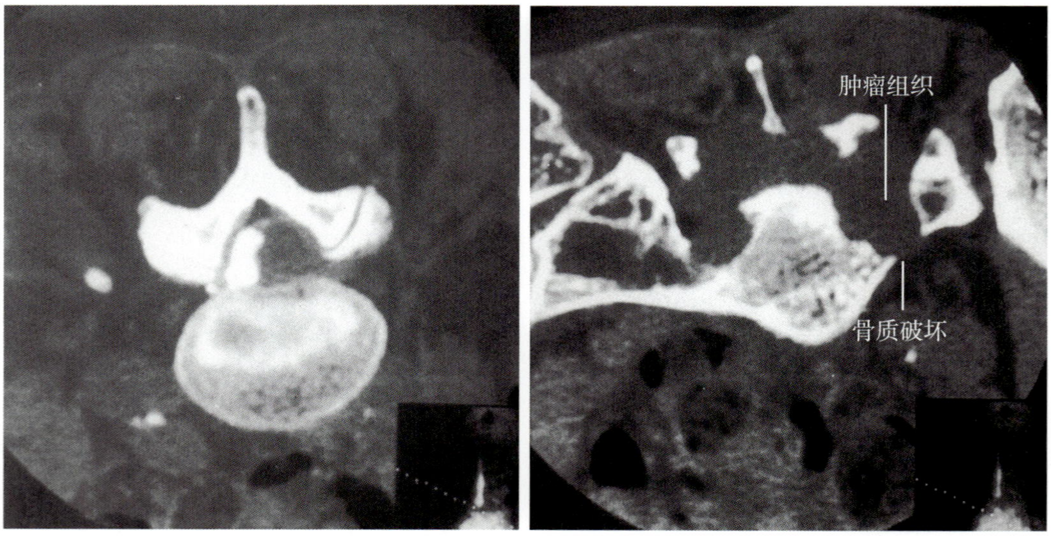

图 9-42 脊索瘤。CT 脊髓造影。**A**. 硬膜位移，**B**. 骶骨严重破坏

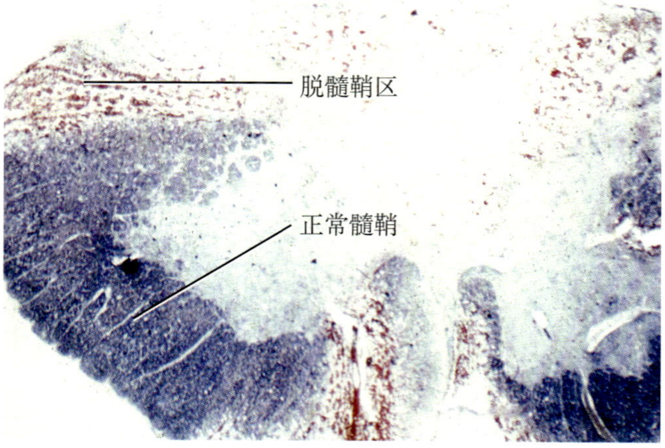

图 9-43 亚急性坏死性脊髓病。图示见大片状脱髓鞘和脂肪组织填充。（油红 O 染色，Luxol fast blue，×4）

第十章

发育障碍及遗传性疾病

李险峰　张　琛　译

中枢神经系统的发育异常分为原发异常（见框10-1）与继发异常，后者是由于先前正常发育的大脑受损引起。大多数成人原发性大脑发育畸形由胚胎时神经管部分未闭或有突起引起。少部分严重发育畸形常反映源自脑室周围生发基质的细胞向皮质或其他灰质区的移行出现异常，这导致了脑回和脑沟发育异常或灰质异位。小头畸形指颅骨小，通常大脑容积小（即脑过小）。大头畸形指异常大的颅骨，由巨脑引起，有时仅一侧大脑半球受累（即单侧巨脑）。引起继发性脑形态异常的原因包括缺血性损害（也可引起脑穿通畸形），有时脑组织的缺失被大片液化灶取代（积水型无脑畸形）。

神经管缺陷

脑神经管关闭不全会导致脑组织外露，脑组织完全暴露或由伴发的颅骨缺损处挤出颅外。脑神经管关闭不全时，胎儿几乎都会流产，即使幸存，出生时脑组织也主要由已变为海绵状组织的后脑组成，称为无脑畸形（图10-1）。大约1 000个活婴中有1例无脑儿。无脑畸形的颅骨发育障碍由大脑异常发育所致，与脊髓神经管广泛闭合不全（即脊柱裂）相关的无脑畸形罕见。

颅裂包括颅骨缺损，缺损处可有几种组织突出。缺损多在枕部正中或在额骨与鼻骨之间。单独的蛛网膜疝出会导致脑膜膨出，而脑组织与蛛网膜都膨出会导致脑膜脑膨出（有时被认为是脑疝）。

一些脑疝含有部分重复脑结构，通常是枕叶，其他脑疝可伴有正常脑组织的异常移位。根据脑疝的大小，颅内容物体积可能比正常者明显变小，导致小头畸形。由于疝出的脑组织相对颅内脑组织而言缺乏保护，所以在胎儿分娩时或出生后常会受到损害，容易发生感染并导致脑膜炎。

神经管尾端的发育异常和脊椎椎弓重叠畸形可导致不同形式的脊柱裂（图10-2），这种发育异常是后神经孔未闭所致。

隐性脊柱裂

隐性脊柱裂指椎弓的左右两半部分未能融合，常见受累部位为腰、骶椎交界处。无症状的隐性脊柱裂有时因为皮肤表面有浅凹陷或成簇的毛发而被发现。

囊性脊柱裂

含有脑脊液的脊膜经脊椎缺陷处膨出称为脊膜膨出。如果脊髓的神经根或脊髓也一起膨出则称为脊髓

框 10-1　脑与脊髓发育异常疾病的分类

神经管缺陷
- 脑膨出
- 无脑畸形
- 脑膜脑膨出
- 隐性脊柱裂
- 囊肿性脊柱裂
- Chiari 畸形
- Dandy-Walker 综合征
- 胼胝体发育不全

神经管分化障碍
- 前脑无裂畸形
- 透明隔 - 视神经发育不良

神经元移行障碍或脑沟形成障碍
- 灰质异位
- 无脑回
- 局灶性脑回异常

小头畸形

巨脑

积水型无脑畸形

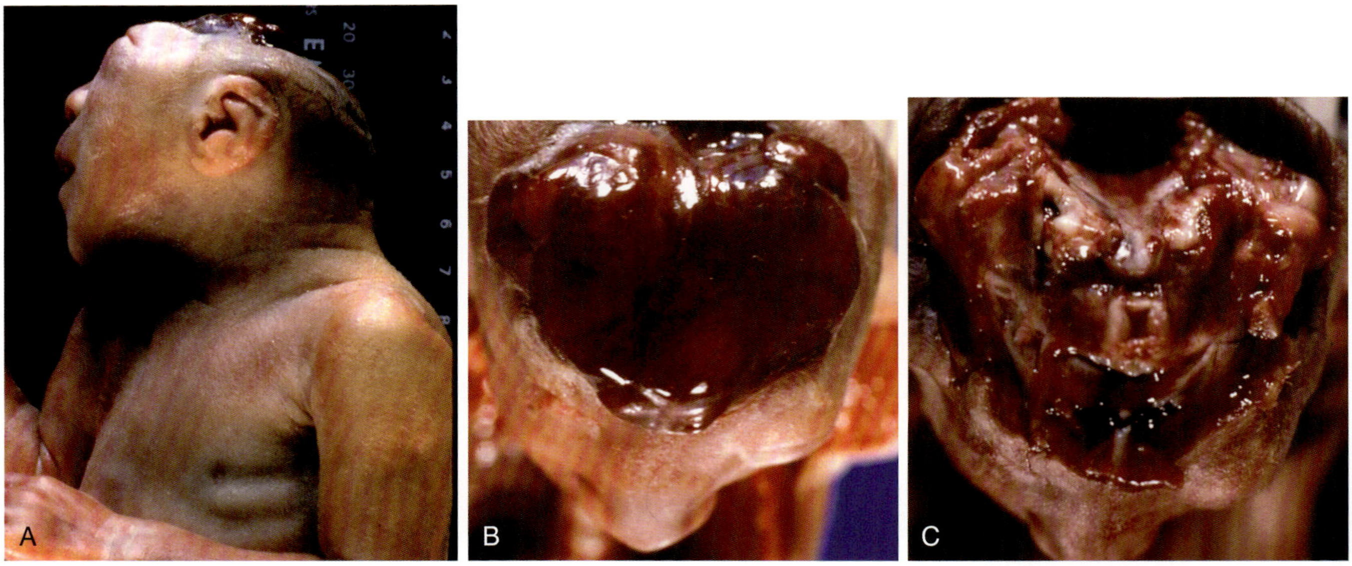

图 10-1 无脑儿。**A**. 头颈的侧面图，可见颅盖骨缺失、颅内容物暴露及体积小的头部。**B**. 头颈的上视图，可见封闭于有出血的脑膜内的残余脑组织。**C**. 去除残存脑组织后的颅底，可见颅前窝和颅中窝体积小，而蝶鞍和颅后窝体积相对正常

脊膜膨出。这些发育异常最常见于腰椎，婴儿中的发病率约为 1/1000。脊髓裂时，脊髓未能融合，导致裂开的脊髓暴露于外界。

脊髓纵裂少见，可使脊柱裂复杂化。脊髓纵裂发生时，脊髓被骨性结构或纤维束分成两部分，每一部分均被硬脊膜包裹（图 10-3）。

脊膜膨出和脊髓脊膜膨出在婴儿期容易发现（图 10-4）。尽管两者都可以手术修补，但后者常会导致明显的下肢残疾，表现为运动、感觉及括约肌障碍。伴有足部畸形的下肢萎缩改变常较明显（图 10-5）。尽早手术治疗（常在出生第 1 周内）可控制残疾进展，降低脑膜炎发生的概率。一些中线未能融合的病变可能直至成年才会有症状，这些异常有时与腰骶椎的痣或脂肪瘤同时被检查出（图 10-6），X 线平片上的骨骼异常明显（图 10-7）。与融合障碍有关的病变包括脊髓或马尾的栓系、脂肪瘤和畸胎瘤。硬膜内的脂肪瘤容易与周围结构粘连，包括硬脑膜、脊髓或脊神经根，因而导致脊髓栓系。儿童期去除脂肪瘤和皮样囊

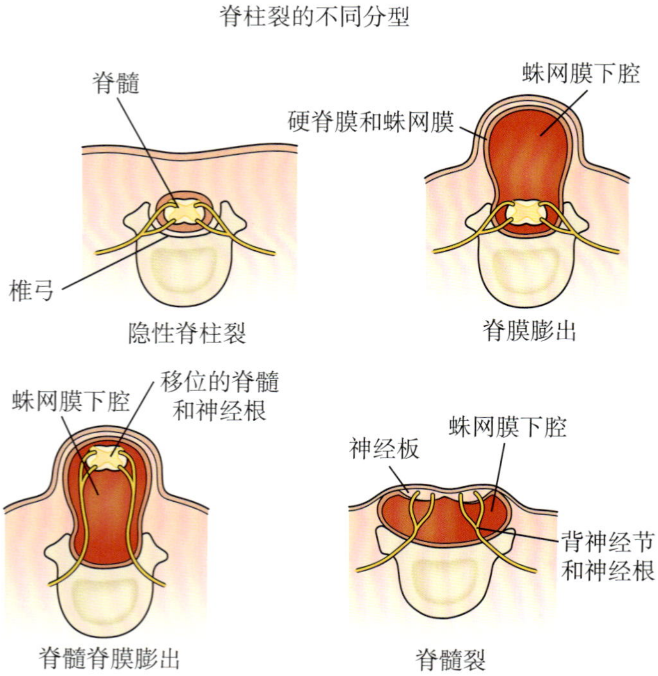

图 10-2 脊柱裂的不同分型

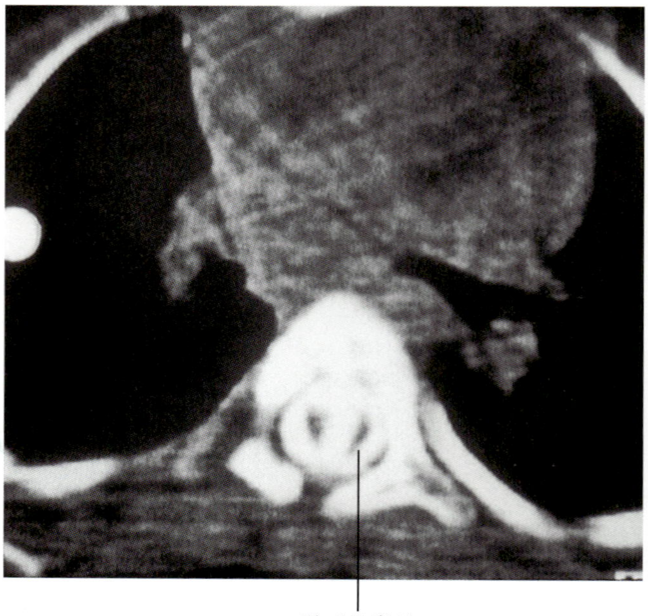

图 10-3 脊髓纵裂。脊髓造影的 CT 片可见裂开的脊髓

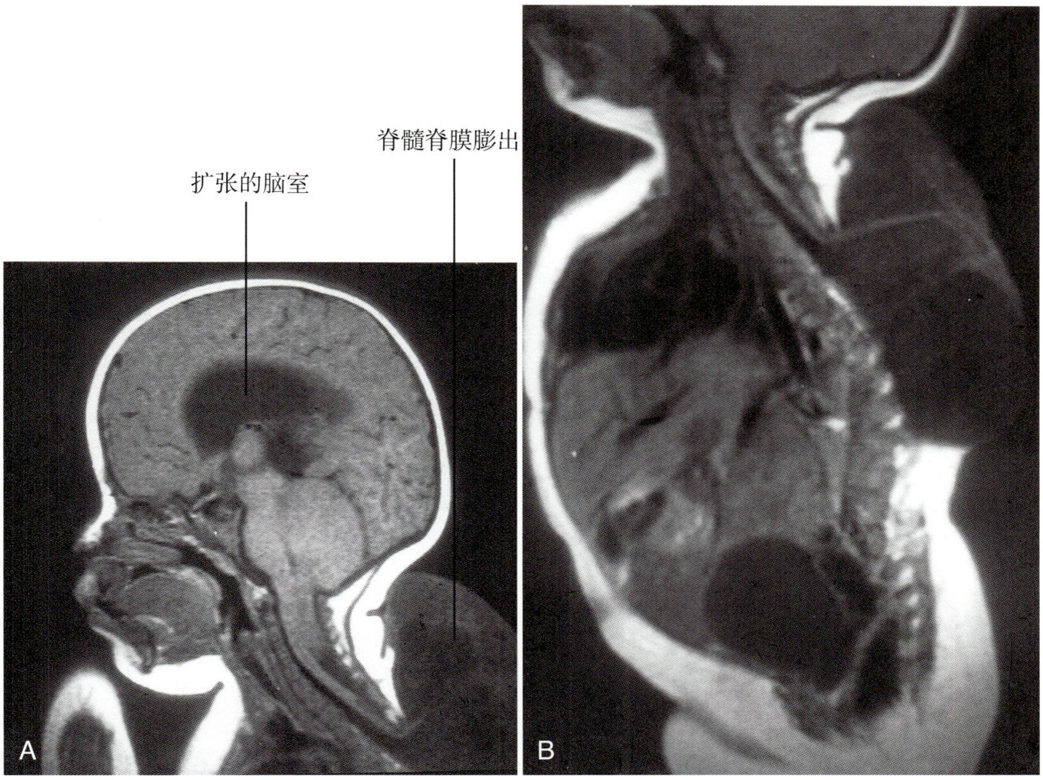

图 10-4　脊髓脊膜膨出症 MRI 影像

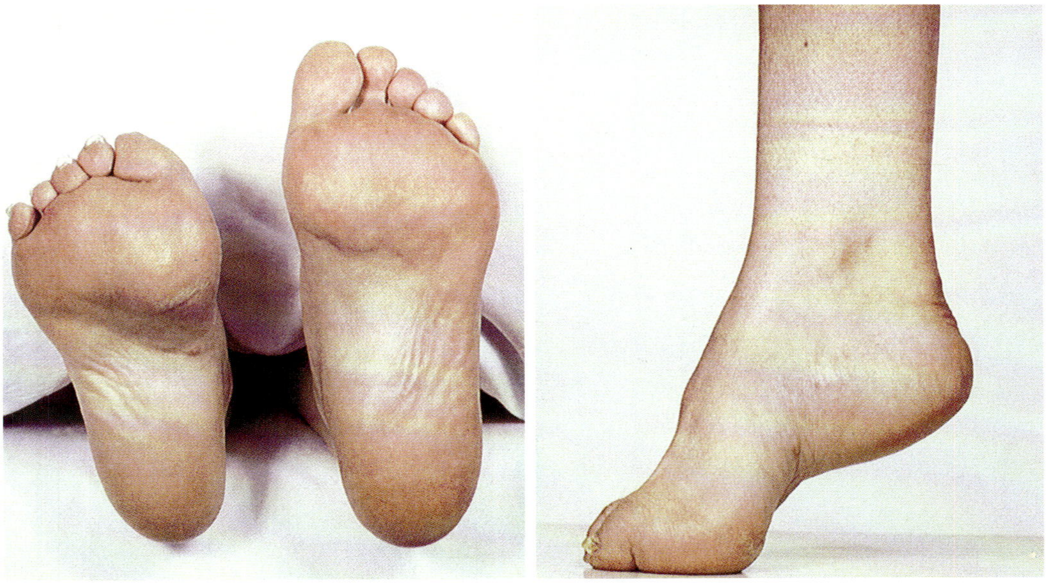

图 10-5　椎管闭合不全。右足因弓形足而缩短

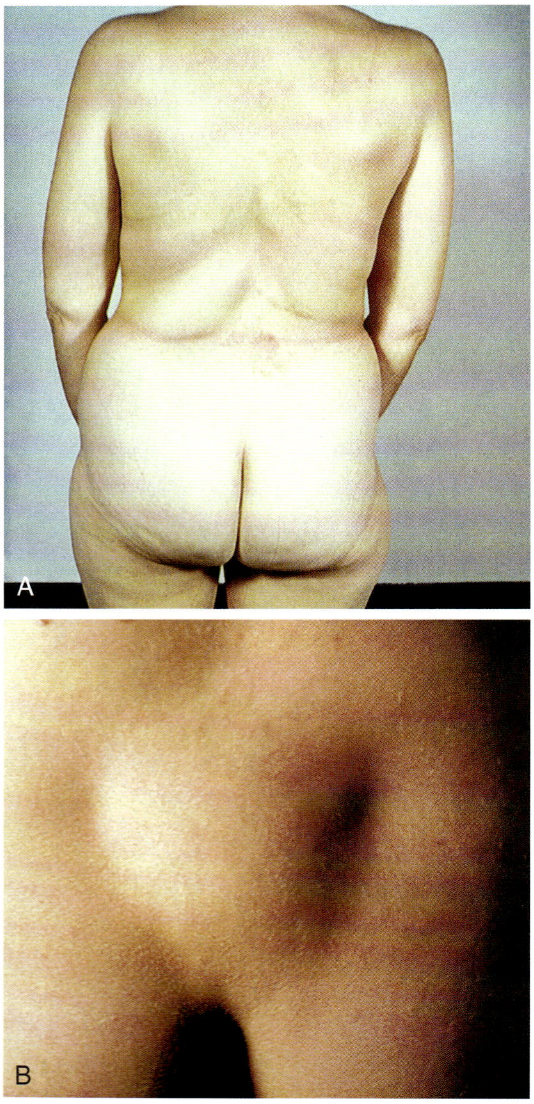

图 10-6　椎管闭合不全。**A**. 腰椎区的痣。**B**. 腰椎骶椎交界处的脂肪瘤

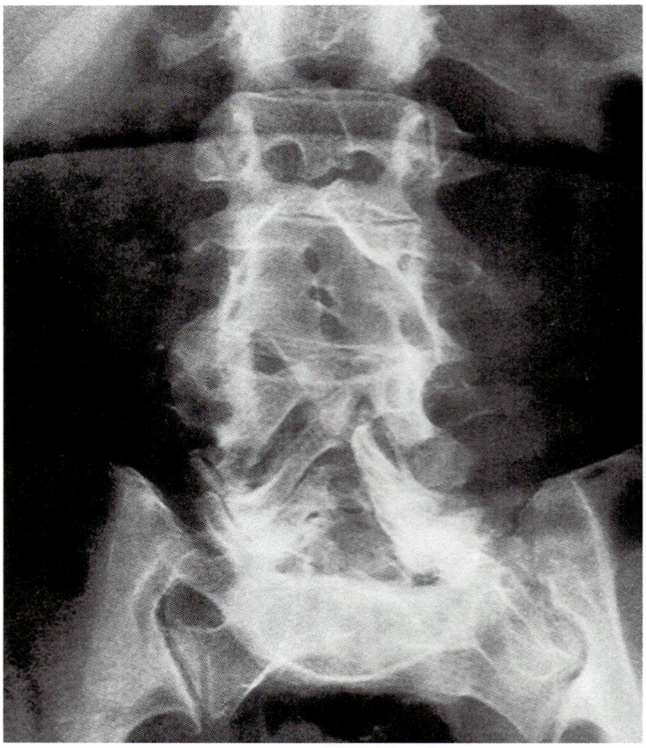

图 10-7　椎管闭合不全。腰椎平片显示的脊柱广泛性闭合不全

肿可减轻栓系程度，从而使脊髓和脊神经根可以正常延伸。在成人，皮样囊肿更容易被去除（图 10-8），但脂肪瘤常只能部分去除。产妇血清和羊水中 α-甲胎蛋白升高通常能发现胎儿有神经管缺损。对胎儿进行超声检查可定位缺损处。育龄妇女补充叶酸可以预防绝大多数的神经管畸形。由于神经管缺损在胚胎早期出现，因此，已证实怀孕后再补充叶酸不能预防神经管畸形。

Chiari 畸形

Chiari 畸形分为 3 种类型。Ⅰ型为小脑扁桃体经枕骨大孔疝出，常伴有脊髓空洞症，但不伴脑积水（图 10-9）。该病有多种临床表现，但也可以没有症状。典型患者表现为小脑、锥体束及后组脑神经均受累。

Ⅰ型 Chiari 畸形也可表现为特殊类型的头痛（即菱脑疝头痛），这种头痛是枕部的严重搏动性疼痛，持续时间为 1 分钟左右，常在咳嗽、情绪紧张、打喷嚏或大笑后的几秒内被诱发。许多患者在向下及向外侧凝视时可见明显的下视性眼球震颤。

一些Ⅰ型 Chiari 畸形患者同时伴有颈椎的先天异常（图 10-10）。小脑扁桃体的移位可通过脊髓 CT 增强扫描发现，但更可靠的检查是 MRI。小脑扁桃体的位置及任何伴发的脊髓空洞均可被检出（图 10-11）。枕骨大孔处手术治疗可减轻小脑扁桃体及其下方脑干的受压程度（图 10-12）。

Ⅱ型 Chiari 畸形是小脑扁桃体及小脑蚓部均下移进入椎管内。小脑的这种移位造成上颈部延髓和脊髓的 S 形或 Z 形变形。Ⅱ型 Chiari 畸形常伴有脑积水，并伴有许多颅内结构异常（图 10-14）。Ⅱ型 Chiari 畸形通常伴有腰骶部的脊髓脊膜膨出和囊性脊柱裂（也称 Arnold-Chiari 畸形）。

Ⅲ型 Chiari 畸形罕见，小脑经过枕骨颈椎交界或高颈椎缺损处疝出。这些缺损易于发现且可触及（图 10-15）。X 线平片可发现颅骨或颈椎的缺损（图 10-16），MRI 可见疝出的脑组织（图 10-17）。

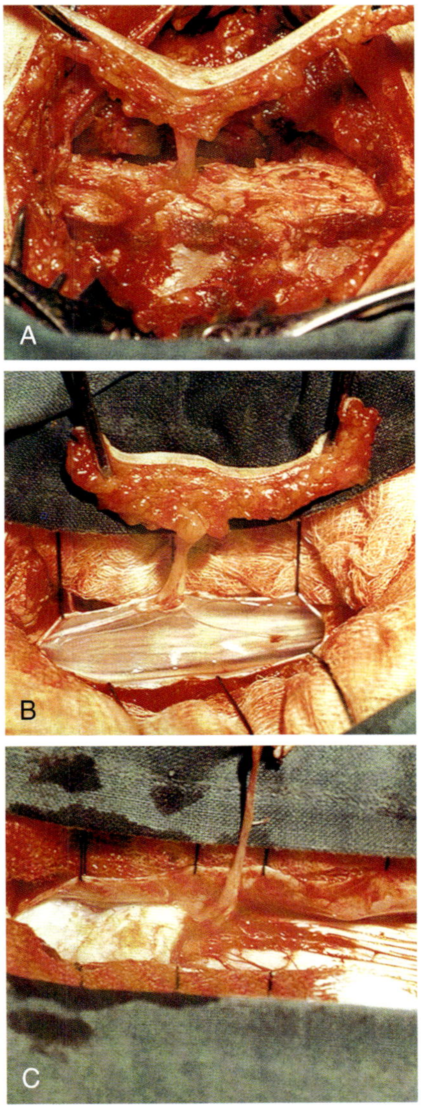

图 10-8　从皮肤至圆锥的皮样瘤条索

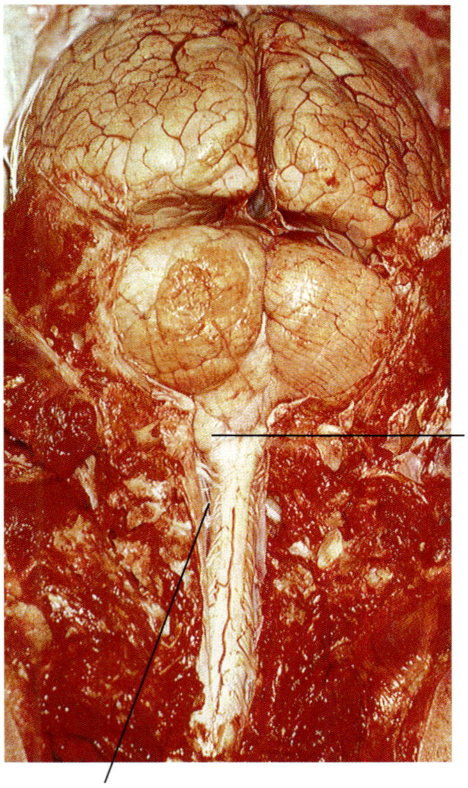

图 10-9　Ⅰ型 Chiari 畸形。小脑扁桃体异位引起上颈髓发出的神经根走行异常

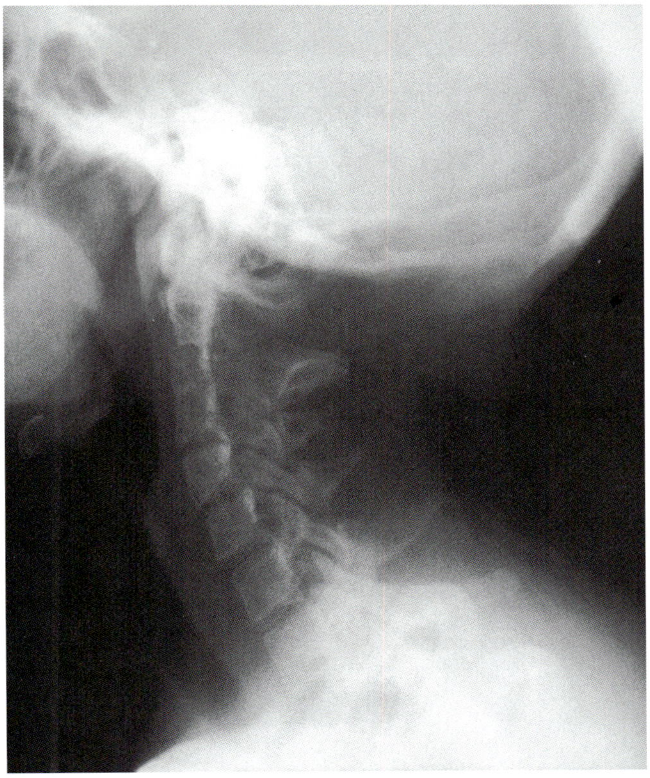

图 10-10　颈椎 Klippel-Feil 综合征：短颈畸形或颈椎融合

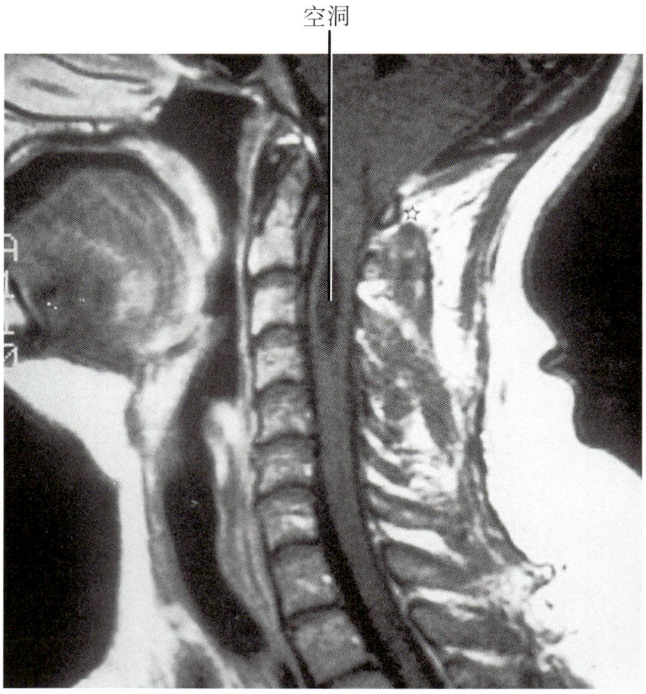

图 10-11 Ⅰ型 Chiari 畸形。MRI 显示小脑外疝及伴发的颈髓内空洞（星号）

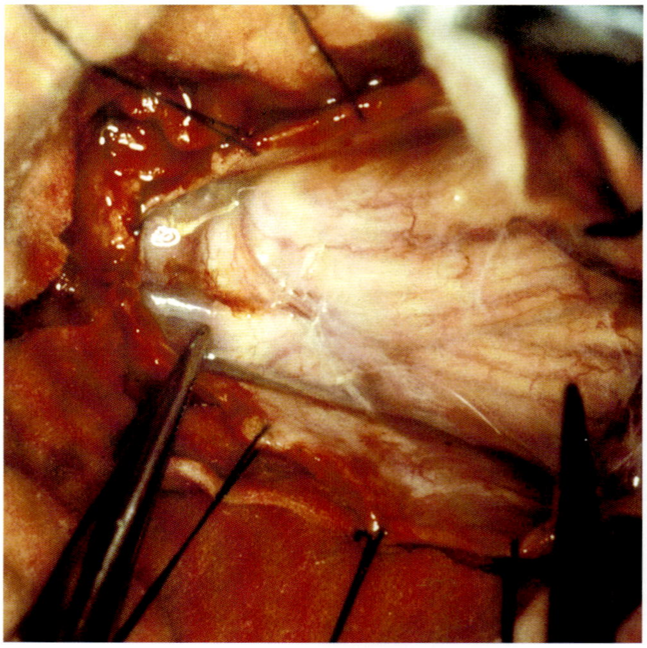

图 10-12 Ⅰ型 Chiari 畸形。术中照相可见扁桃体移位

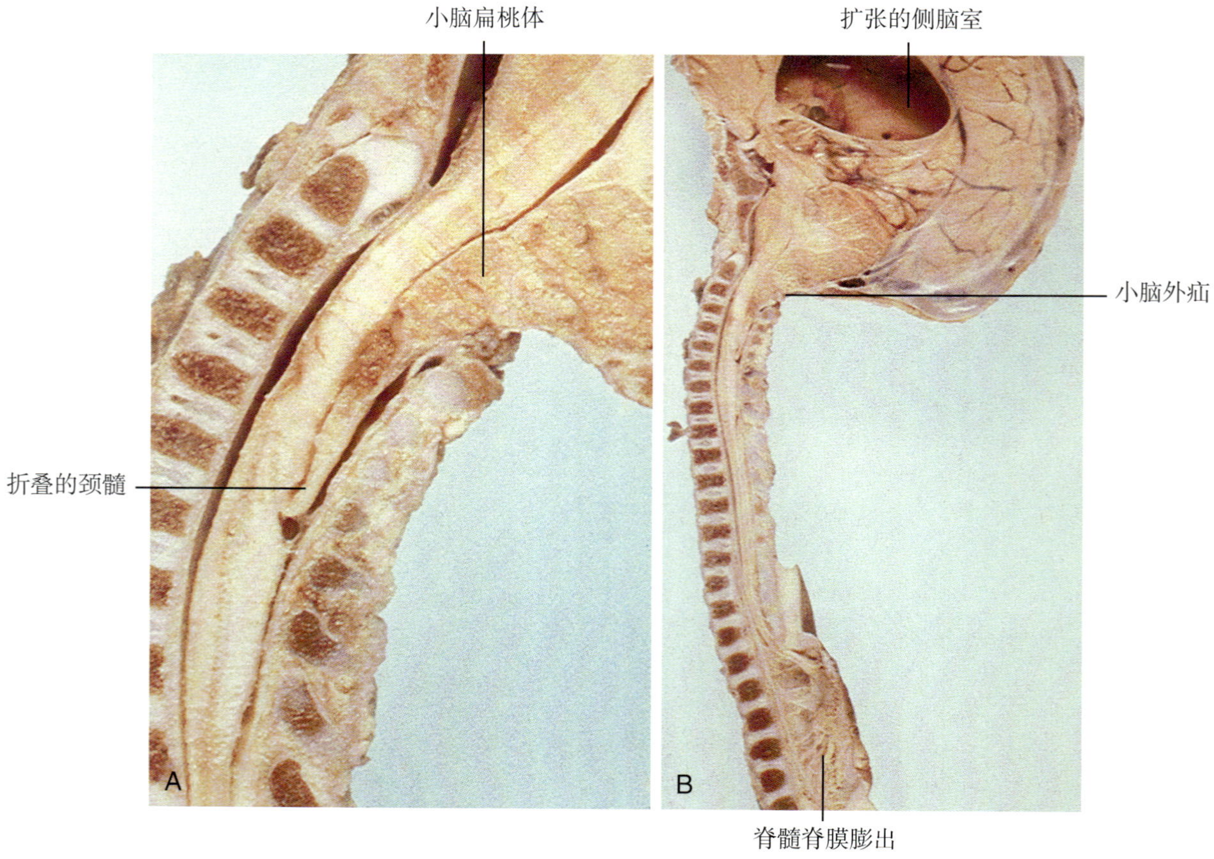

图 10-13 Ⅱ型 Chiari 畸形。**A**. 大脑与脊柱的矢状切面显示小脑扁桃体和小脑蚓部疝出。**B**. 伴随的脊髓脊膜膨出

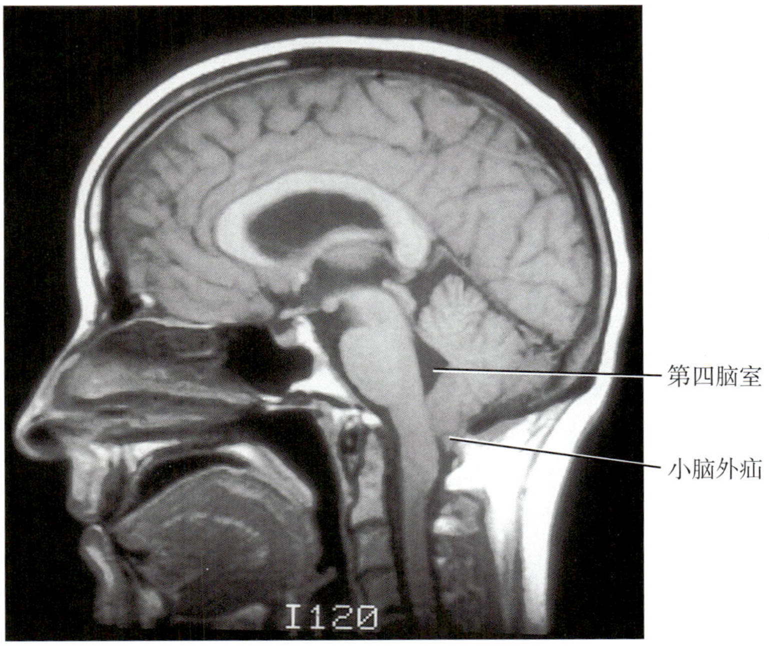

图 10-14　Ⅱ型 Chiari 畸形 MRI 影像

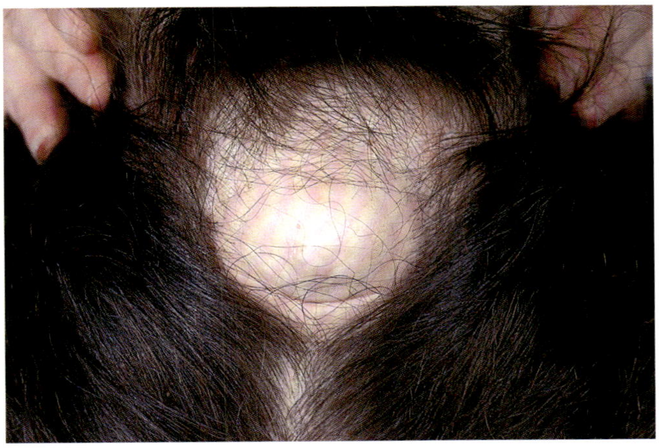

图 10-15　Ⅲ型 Chiari 畸形局部临床特征

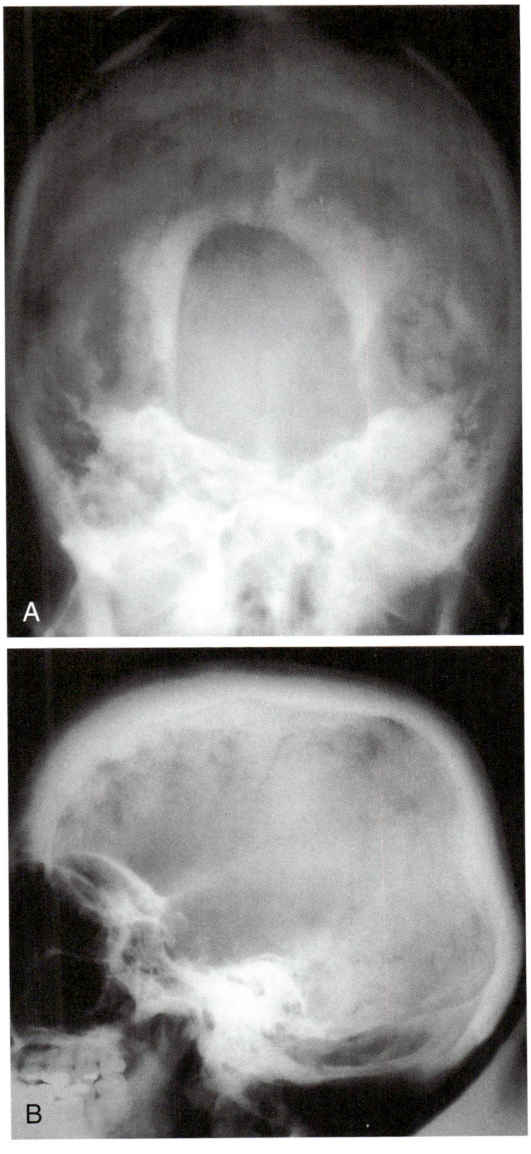

图 10-16　Ⅲ型 Chiari 畸形的颅骨缺损

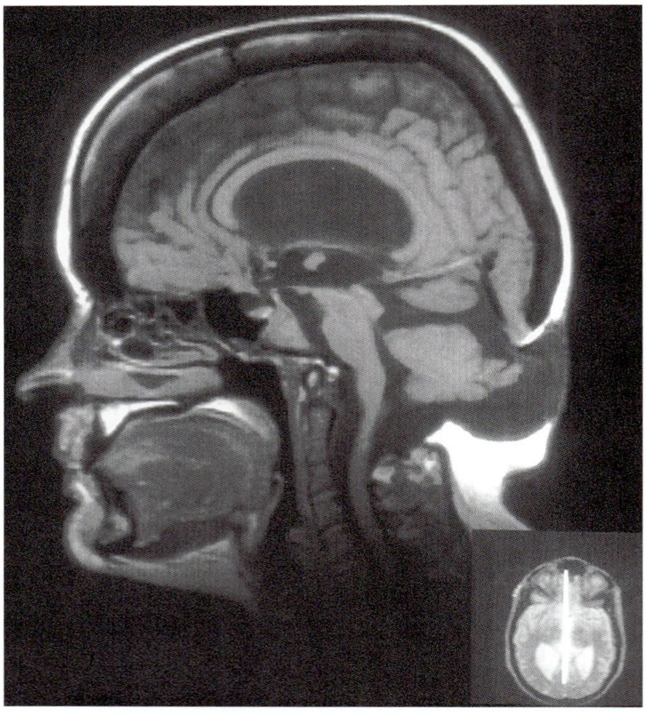

图 10-17 Ⅲ型 Chiari 畸形 MRI 影像

Dandy-Walker 综合征

Dandy-Walker 综合征的患者存在小脑蚓部发育不良或完全缺如、小脑发育不良或形态扁平及第四脑室扩大。Dandy-Walker 综合征可伴发脑积水（图 10-18），有时伴胼胝体体部部分缺失。该综合征患者的头颅形态异常，横窦和窦汇向上移位。

Dandy-Walker 综合征的病因尚不明确，可能是菱脑在孕期前 3 个月停止发育造成。临床可无异常表现，也可伴有发育停滞，或之后以后颅窝占位的形式被发现。

MRI 检查可见异常的第四脑室及其他特征（图 10-19）。如囊内压力升高，建议行脑脊液引流术。

Lhermitte-Duclos 综合征

Lhermitte-Duclos 综合征是一种小脑发育不良的神经节细胞瘤，最常被认为是一种错构瘤。组织学研究可见增大的神经元取代了瘤体内部的颗粒细胞，小脑内组织结构紊乱（图 10-20）。肿瘤会引起脑室内脑脊液回流障碍并继发脑积水。该病可在人群中散发，也可表现为一种遗传性疾病。*PTEN/MMAC1* 基因的胚系突变是一种常染色体显性遗传，可见于 Cowden 病。Cowden 病患者可有皮肤畸形、结肠错构瘤性息肉、口腔黏膜纤维瘤和甲状腺肿瘤。

胼胝体发育不全

胼胝体发育不全可表现为胼胝体部分或完全缺如，可伴或不伴其他发育畸形。完全缺如者侧脑室位置靠外侧，第三脑室位置上移（图 10-21）。胼胝体发育不全时可伴胼胝体部脂肪瘤和包括透明隔缺如在内的多种形式发育异常（图 10-22）。许多患者缺乏相应症状，但有一些患者听力、视力或感觉信息向大脑传递时出现轻度异常。癫痫常见，但许多患者还同时有其他中枢神经系统病理改变，比如伴随灰质异位的神经元移行障碍。

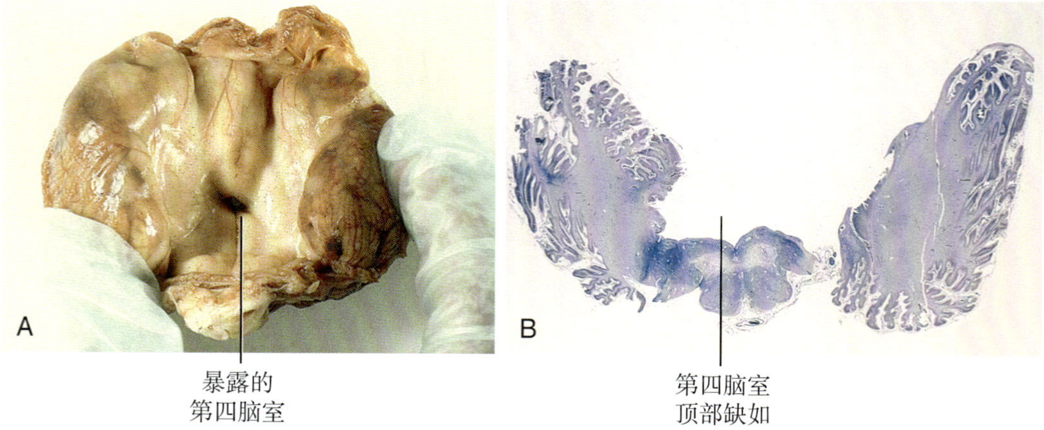

图 10-18 Dandy-Walker 综合征。**A**. 脑干、小脑与中脑上部背面观。小脑蚓部及第四脑室顶部缺如。**B**. 延髓的横切面。两侧小脑半球结构正常，小脑蚓部和第四脑室顶部缺如（Luxol fast blue，HE 染色）

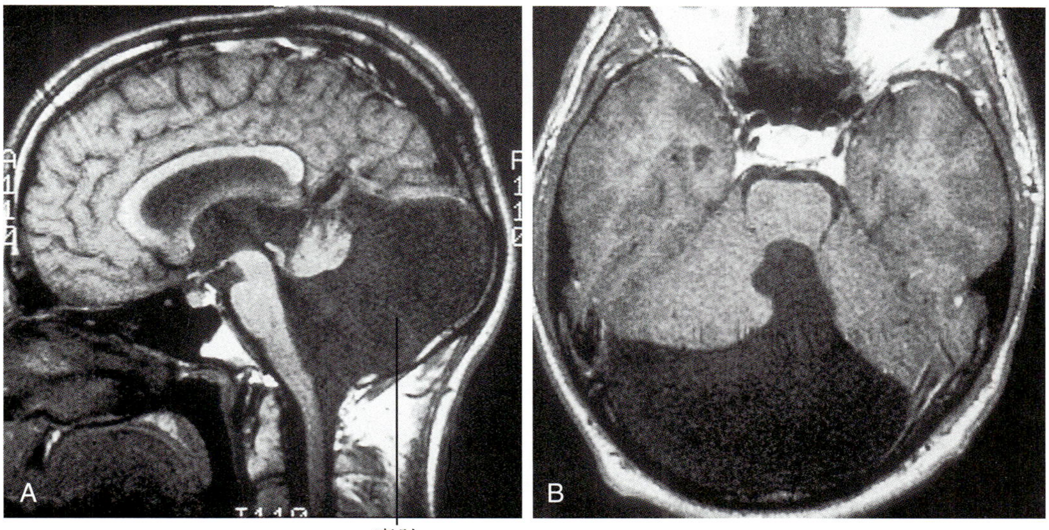

图 10-19　Dandy-Walker。**A**. 矢状位 T1 成像 MRI 扫描显示扩大的颅后窝，与第四脑室交通的包含有脑脊液的巨大囊肿，还可见小脑蚓部下部缺失。**B**. MRI 的轴位可见第四脑室与颅后窝交通

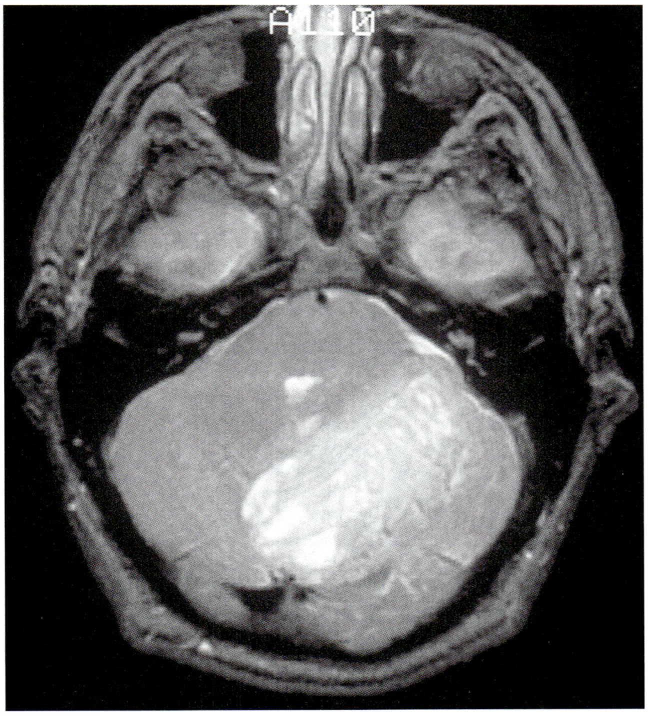

图 10-20　Lhermitte-Duclos 综合征。MRI 的 T2 加权像可见小脑叶增厚及第四脑室移位

透明隔异常

透明隔-视神经发育不良包括两侧视神经和视交叉发育不良、透明隔缺如或发育差及胼胝体和穹隆畸形。还可伴下丘脑 - 垂体轴和小脑中线结构的异常。MRI 检查可发现这些异常。

透明隔空洞和第六脑室是头侧和尾侧的空腔，上方与胼胝体临界，侧面为透明隔。MRI 可见伴或不伴第六脑室的透明隔空洞，这种 MRI 偶然发现的透明隔异常并不少见（图 10-23）。

神经元移行障碍

无脑回与巨脑回表现为脑回和脑沟消失或数量的减少，同时伴有大脑皮质增厚，前者仅能在婴儿期内存活（图 10-24）。

在多小脑回患者中，可见被细小的脑沟分割的异常小脑回。这种异常可能是局部的，也可延展至大脑皮质表面的大部分。罕见的亚型中，大脑皮质结构简化为四层，第三层绝大部分由有髓神经纤维组成，第四层由神经细胞和纤维组成（图 10-25）。无脑回或巨脑回和多小脑回均由神经元前体细胞在发育期由细胞生发基质向原始皮质移行时出现异常导致。

神经管分化障碍

无脑叶型前脑无裂畸形

无脑叶型前脑无裂畸形的大脑由单个正中脑室组成，内有大脑皮质越过中线。此种畸形还表现为基底节和丘脑相融合，第三脑室缺如或发育不全，以及胼胝体发育不全。值得注意的是它可伴随唇裂、腭裂和

小头畸形的头面部及骨骼异常。

半脑叶型前脑无裂畸形

半脑叶型前脑无裂畸形的部分大脑半球后部有侧裂形成，有相对正常的枕叶，但额叶和顶叶广泛融合。

脑叶型前脑无裂畸形

脑叶型前脑无裂畸形是前脑无裂畸形中最轻的类型。大脑半球除额叶相连其余均已分开，可有部分胼胝体形成（图 10-26）。

所有类型的前脑无裂畸形都伴有其他形式的中枢神经系统先天发育异常，包括嗅觉的发育异常，因此这些畸形被划分属于无嗅脑畸形。大部分患者因为脑叶异常融合所致的各种面部畸形，在出生时即被诊断为前脑无裂畸形。少数存活过新生儿期的患儿也必定会出现精神发育迟滞、生长发育延迟和癫痫发作。MRI 冠状位 T1 成像是确诊的最佳影像学检查手段（图 10-27）。

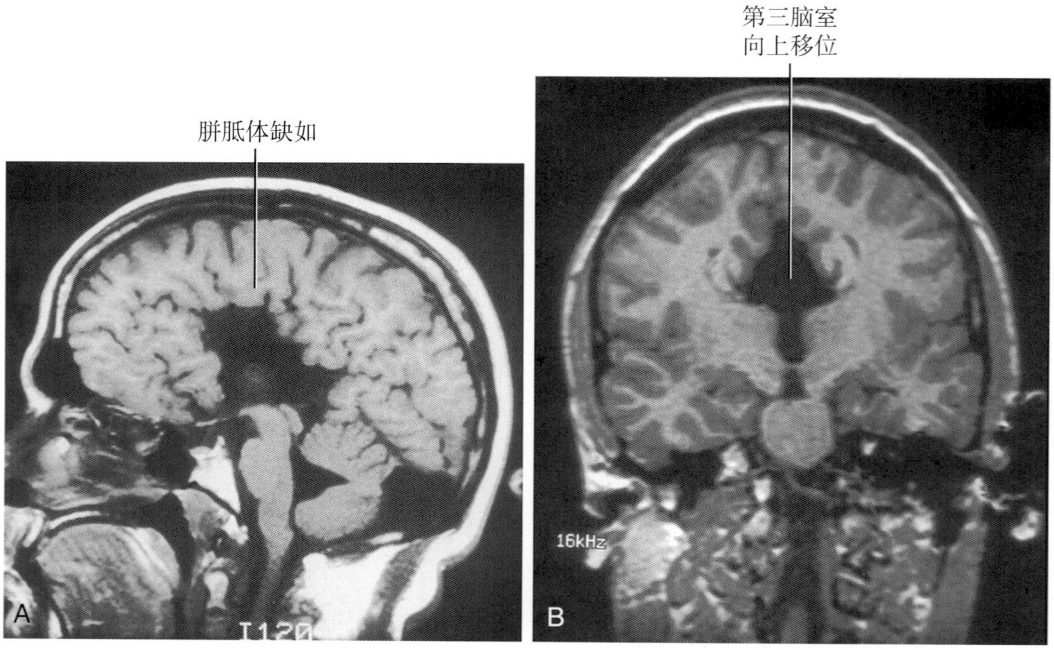

图 10-21 胼胝体发育不全。MRI 的矢状位和冠状位 T1 加权像

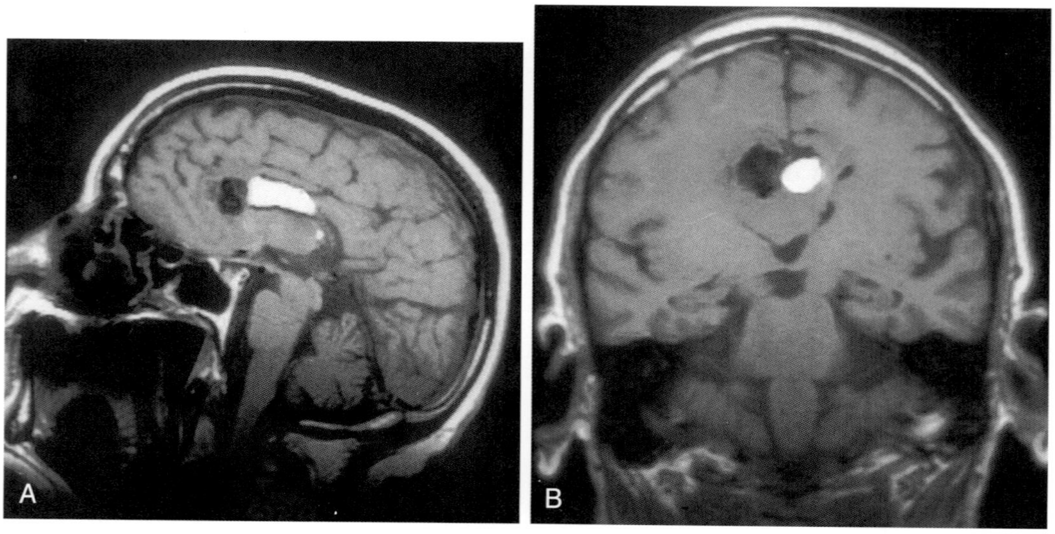

图 10-22 胼胝体脂肪瘤 MRI

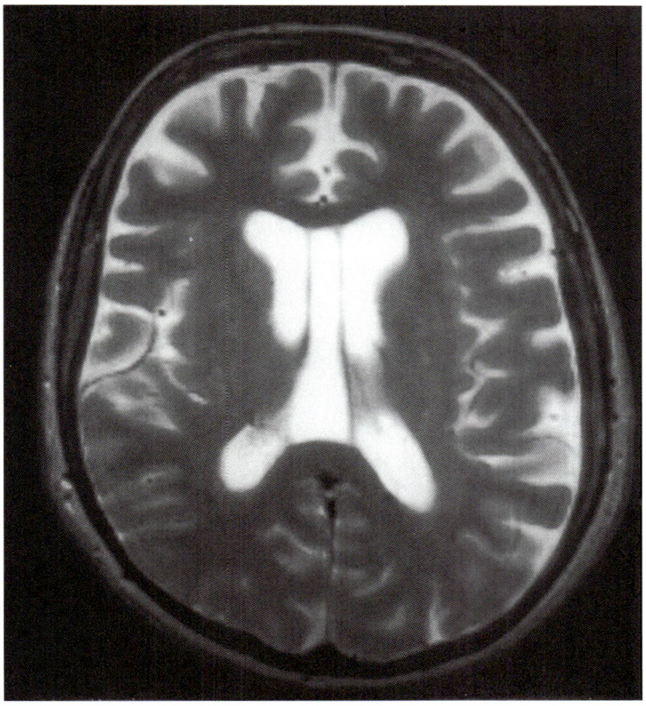

图 10-23　第六脑室 MRI

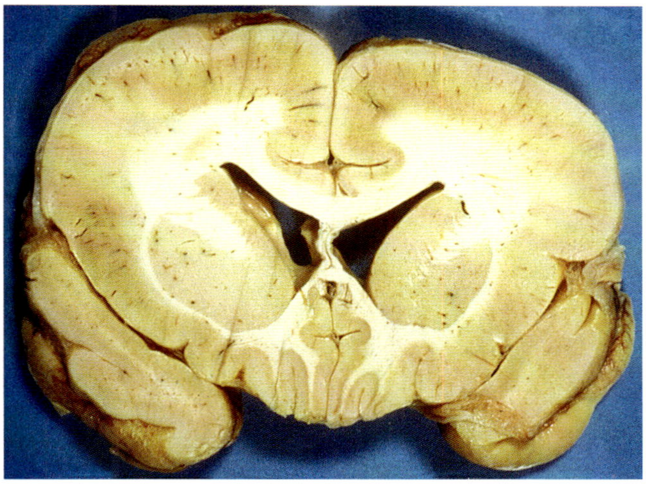

图 10-24　无脑回畸形 / 巨脑回。大脑半球的冠状切片可见两侧额叶隆突面的脑回与脑沟缺失，而额叶底部和颞叶前部脑回结构正常

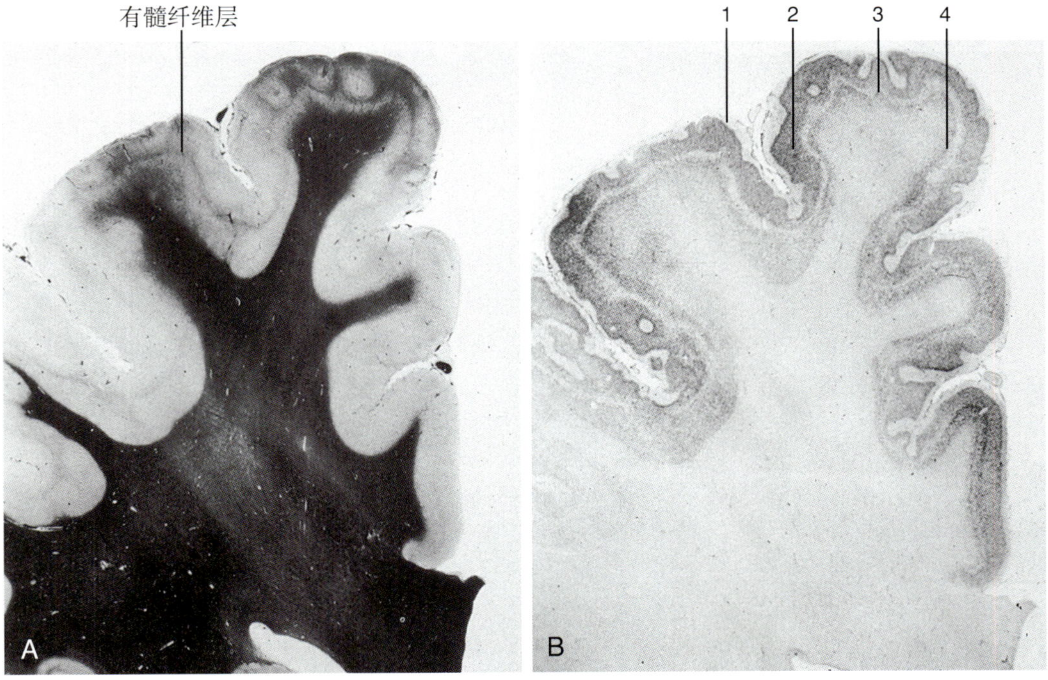

图 10-25　多小脑回。**A**. 右侧大脑半球的冠状切面可见皮质结构改变（Loyez 髓磷脂染色，×2.5）。**B**. 切片可见皮质神经细胞分四层（硫素染色，×2.5）

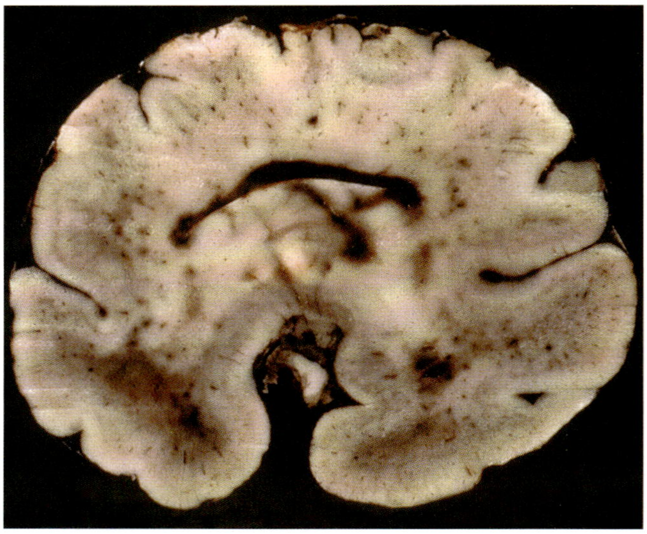

图 10-26 前脑无裂畸形。脑回厚，形态简单，缺少胼胝体，侧脑室单个存在

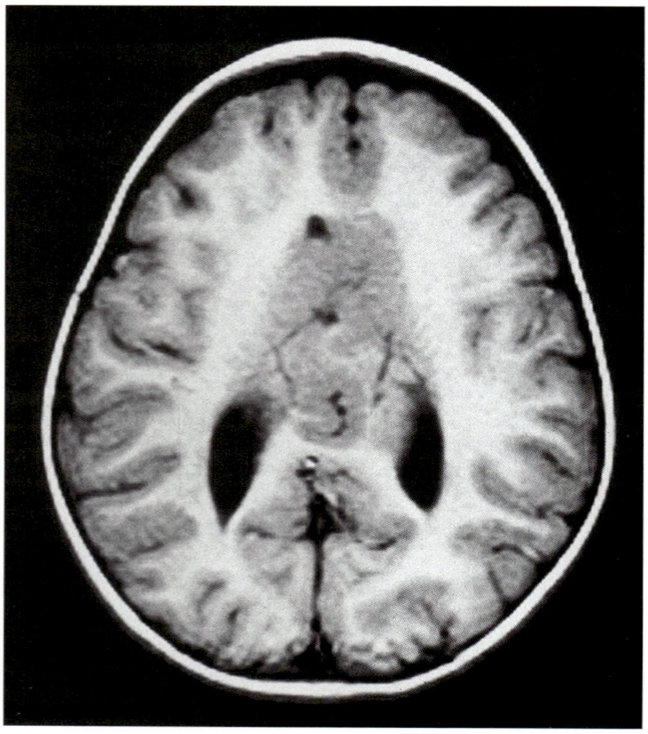

图 10-27 前脑无裂畸形 MRI

脑白质神经元异位

大脑白质内的神经元异位可散在分布、呈结节状或成团分布。这种异常对明确某些特定类型癫痫的病因有重要意义（见第十七章）。

蛛网膜囊肿

蛛网膜囊肿较少出现临床症状，起源于蛛网膜裂口，绝大多数囊肿位于大脑外侧裂周围或小脑周围。囊肿可与蛛网膜下腔相通，如果在囊肿的开口处形成阀门样结构，囊肿可以变大并出现临床症状（图 10-28）。有时软脑膜病会出现类似囊肿，其室管膜内皮的基底为神经胶质而不是蛛网膜囊肿中的结缔组织，这些囊肿被称为神经胶质 - 室管膜囊肿。

脑穿通畸形

脑穿通畸形在后天获得性疾病中比先天发育异常中更常见。位于一侧或两侧大脑半球内的囊腔以室管膜与周围组织分界，侧脑室（图 10-29）到蛛网膜下腔有交通。囊肿常位于双侧大脑半球。后天形成的脑穿通畸形是脑形成软化灶的结果，这种脑软化继发于早期脑缺血损伤，出现在反应性胶质增生之前。CT 或 MRI 检查可明确这种病变（图 10-30）。

脑积水

脑积水时脑室系统扩张，常伴脑室内压力升高。交通性脑积水的脑室和蛛网膜下腔之间相通，非交通性脑积水则是脑室和蛛网膜下腔之间流通受阻所致，以此区分脑积水是否为交通性的。根据梗阻存在于脑室内还是脑室外，可将脑积水描述为脑室内梗阻性脑积水或脑室外梗阻性脑积水。正压性脑积水是由缺血性或萎缩性疾病引起大脑半球萎缩继发脑室扩大所导致。

病因学

脉络丛乳头状瘤造成脑脊液过度产生，这种原因造成的脑积水非常少见。几乎所有的脑积水都是脑脊液吸收障碍或流通受阻所致。较小的儿童中发生的脑积水通常是脑先天发育异常或中脑导水管狭窄所致。较大的儿童中脑积水大部分是后颅窝肿瘤引起（表 10-1），成人脑积水常为偶发。如果颅内压升高应进行脑脊液引流术。如果脑积水无临床症状，定期影像检查是最佳处理措施。

中脑导水管狭窄

中脑导水管狭窄可散发或表现为遗传性疾病。在

表 10-1　脑积水病因

侧脑室闭塞	脑室内肿瘤或出血
室间孔闭塞	蝶鞍占位 结节性硬化症
第三脑室闭塞	胶样囊肿 蝶鞍占位 视交叉处的神经胶质瘤
中脑导水管闭塞	中脑导水管硬化 松果体瘤 动静脉畸形
第四脑室或流出孔闭塞	小脑肿瘤 Dandy-Walker 综合征 脑脊膜炎
蛛网膜下腔闭塞	脑脊膜炎 蛛网膜下腔出血 Chiari 畸形

家族性聚集性病例中，该病的遗传方式是 X- 连锁或常染色体隐性遗传。其特点为中脑导水管腔退化，被室管膜包围而无神经胶质增生（图 10-31）。中脑导水管闭锁时，原本正常的管腔被多个没有神经胶质增生的小管道取代；而中脑导水管神经胶质增生时管腔存在且仍可辨认，其轮廓由不连续的室管膜细胞环和边界稠密的原纤维性神经胶质增生组成。所有病例的最终结局都是脑积水（图 10-32）。

临床特征

婴幼儿脑积水可导致颅骨异常增大，在成人，脑积水的临床表现包括癫痫、痴呆或脑脊液鼻漏（图 10-33）。脑室内压力迅速升高导致的头痛伴意识障碍在成人较少发生。

辅助检查

头部超声可以快速、准确评估婴儿的脑室大小，并适合反复评估。还能在出生以前诊断胎儿是否存在脑积水。

CT 可测量脑室系统的大小，通过评估第四脑室的大小可以协助判断梗阻是在第四脑室的近端还是远端（图 10-34）。

MRI 可看到更多解剖结构的细节，提供一些有关脑脊液容量的信息，以及脑脊液在导水管内的流动是否是连续不断的（图 10-35）。脑室周围的水肿集中在脑室的额角和枕角周围，易于发现，当脑积水进展快时水肿会很明显。

正常压力性脑积水

虽然正常压力性脑积水（normal pressure nydrocephalus，NPH）患者随机行腰穿测脑脊液压力多正常，但颅内压监测提示在对脑脊液分流有反应的患者中，至少 5% 的患者全天都可见到异常脑脊液压力波形（即 β 波形），这种波形以高达每分钟 2 次的频率反复出现。

虽然一些正常压力性脑积水病例可继发于蛛网膜下腔出血、脑膜炎或头部外伤，但 NPH 多数都是原发性的。原发性患者可表现非特异性的脑膜反应，部分患者伴有蛛网膜颗粒的形态变化。已证实，正常压力性脑积水没有特异性病理变化，部分患者尸检可见脑血管病或阿尔茨海默病。

临床表现

临床表现可总结为典型的三联征，即步态障碍、痴呆和排尿控制障碍，头痛并不常见。治疗方面，只有主诉为单纯步态障碍时脑脊液引流术才可能有效。

步态障碍常是该病最明显的异常表现，也常是最早出现的症状。一些患者表现为固定于原地，起步困难；而有的患者表现为帕金森病样步态特点——身体前倾和小碎步。多发梗死性痴呆和那些 Binswanger 脑病的患者的行走特点非常相似。

患者最初的精神状态变化是非特异性的，思维迟钝，伴有动力退化或缺乏。至少在发病之初，其痴呆更多的表现皮质下痴呆的特点而非皮质性痴呆。同样，Binswanger 脑病这方面的变化与正常压力性脑积水患者也比较相似。

患者早期会有尿急和尿频，继之出现尿失禁，但可能对患者的困扰较小。

辅助检查

脑脊液引流 25~50ml 会使一些患者的步态得到有效但短暂地改善，即使患者步态当时没有变化，脑脊液引流术后一段时间也可能有变化。多种脑脊液灌注试验已被用来评估液体以某种标准速度灌入腰椎管内导致脑脊液压力的异常增加。由于这种操作对患者并不是无害的，因而未被广泛使用。腰椎管或脑池内注入的放射性同位素有时可明显聚集在侧脑室内，但这一结果并不能解释脑脊液引流术的作用。

CT 扫描可见脑室扩张但脑沟相对正常的典型表现。大脑外侧裂的大小对评估脑脊液引流术的效果并不重要。CT 可见脑室周围低密度改变，但对于 Binswanger 脑病，脑室周围的低密度改变不一定清晰可辨（图 10-36）。

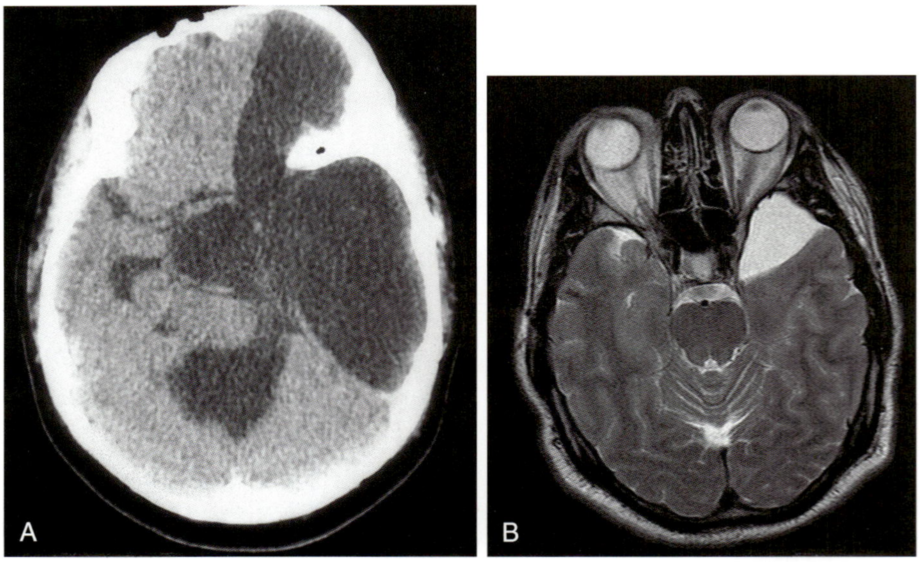

图 10-28 蛛网膜囊肿。**A** 图为 CT 平扫，**B** 图为 MRI 轴位 T2 加权像

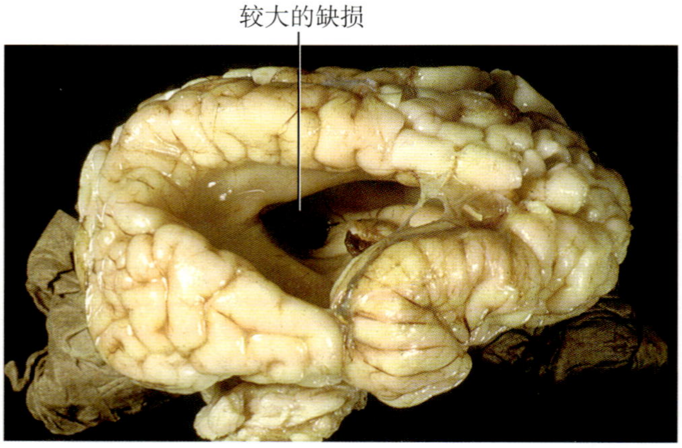

图 10-29 脑穿通畸形。一侧半球外侧至同侧侧脑室和对侧脑室及半球的大型脑结构异常

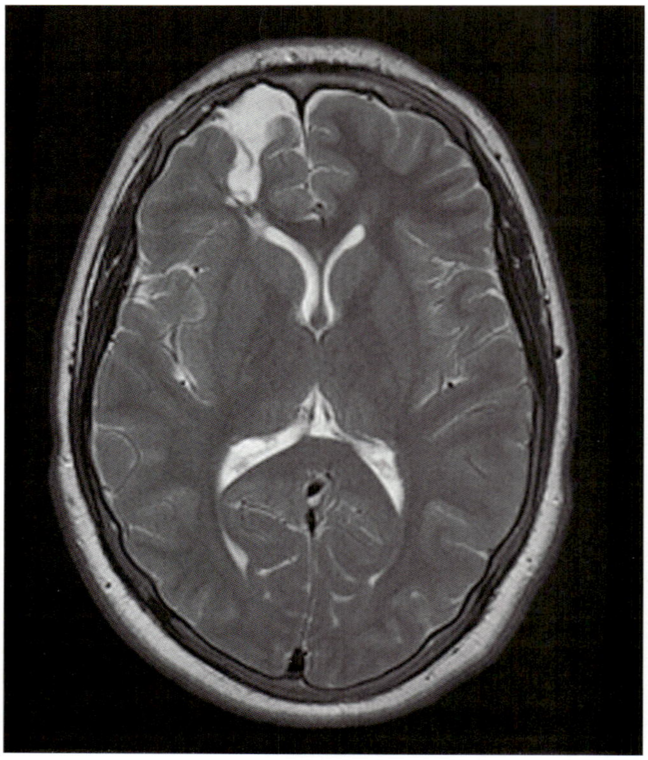

图 10-30 脑穿通畸形。MRI 的轴位 T2 加权像可见位于右侧额叶的脑穿通畸形

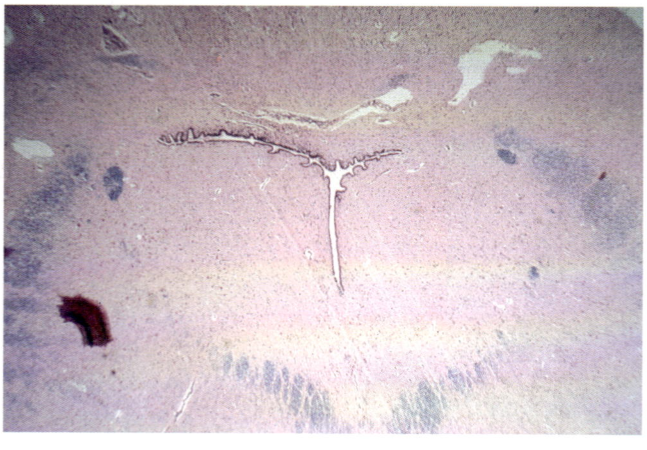

图 10-31 先天性中脑导水管狭窄。经导水管的切片（Luxol fast blue，HE 染色，×6）

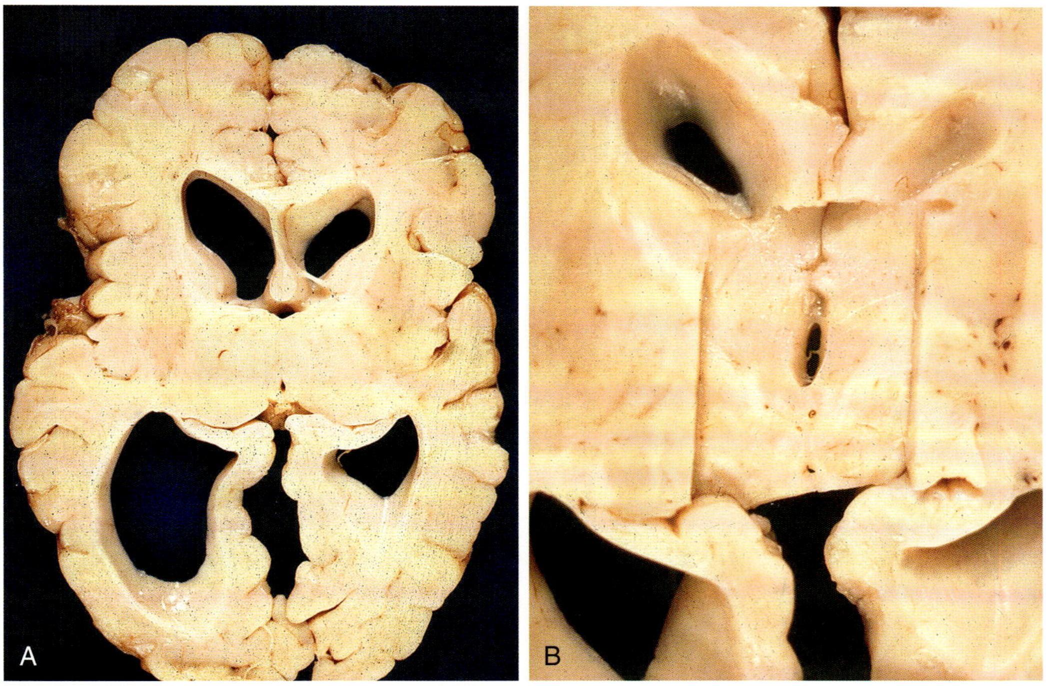

图 10-32　先天性中脑导水管狭窄。**A.** 轴位切片显示脑积水和偏小的第三脑室底。**B.** 显示第三脑室前部，同时可见导水管狭窄

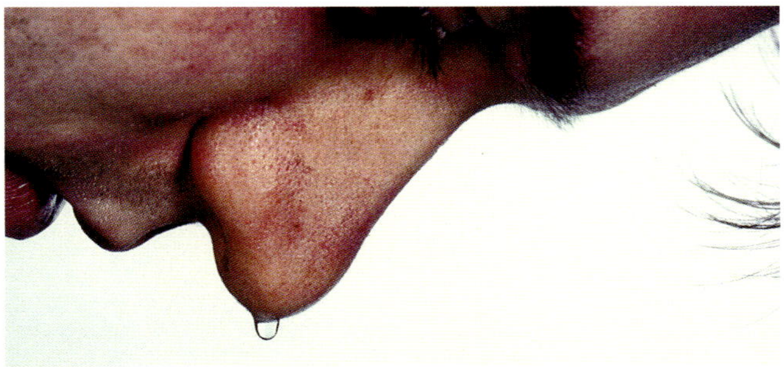

图 10-33　继发于中脑导水管狭窄的脑脊液鼻漏

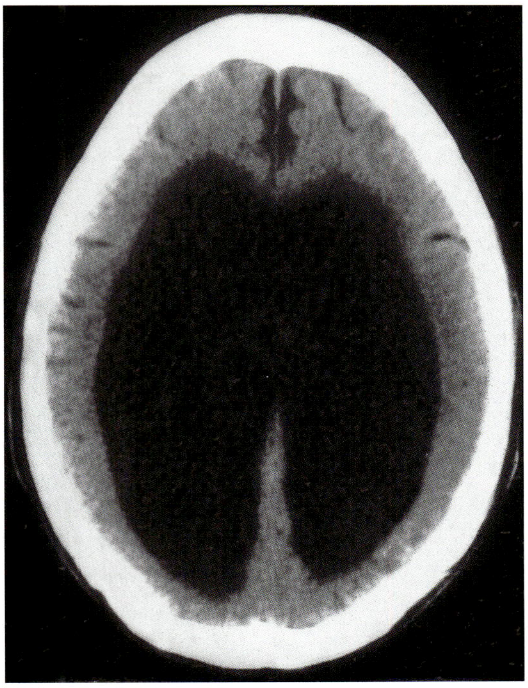

图 10-34　中脑导水管狭窄 CT 平扫

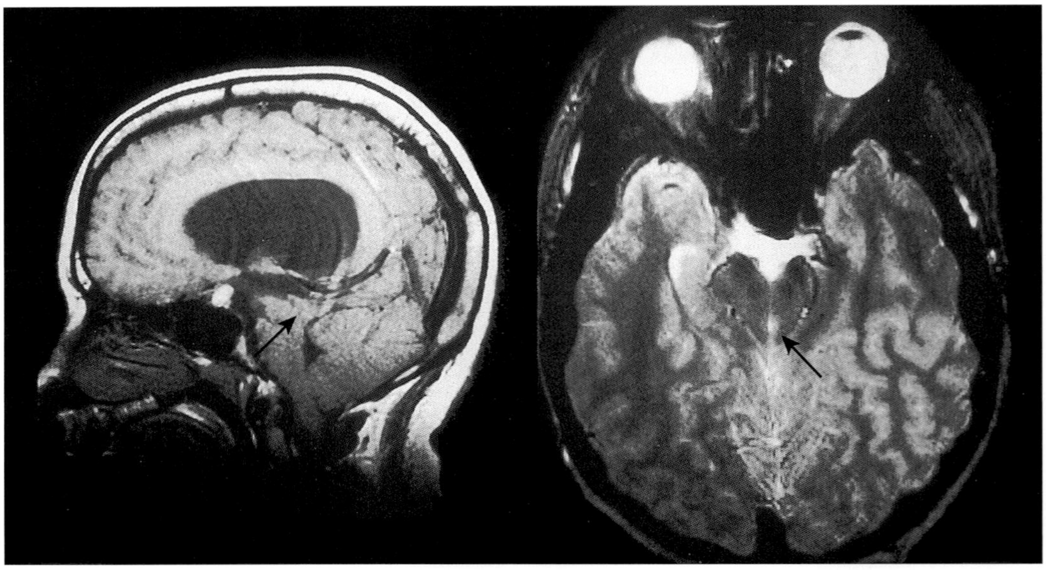

图 10-35 中脑导水管狭窄 MRI。箭头指向为中脑导水管

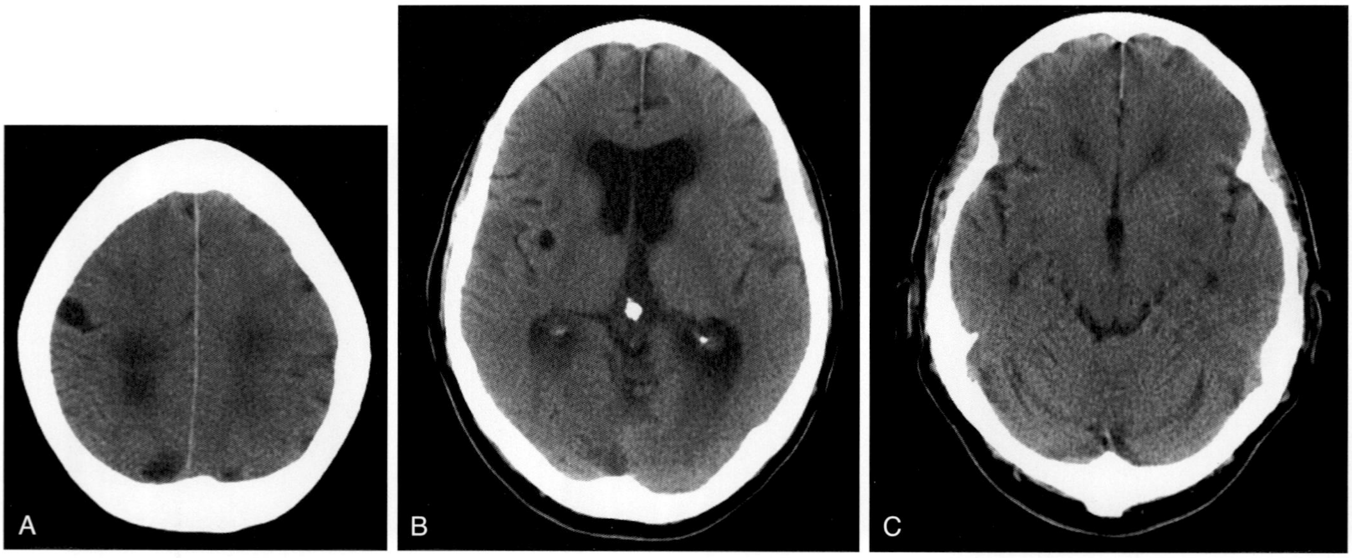

图 10-36 正常压力性脑积水 CT 平扫，可见脑室扩张的同时脑沟与大脑外侧裂正常

MRI 是该病的首选检查手段。T2 成像上可见脑室周围的异常信号，有些病例还可看到脑脊液流经导水管的形式（图 10-37）。

此外，正常压力性脑积水的其他检查手段包括 SPECT、PET 和 MR 波谱分析的诊断价值尚待研究确立。

治疗

三联征全部出现且已找到病因的正常压力性脑积水患者，有大约 2/3 对脑脊液引流术有效，其中约半数是完全有效。在原发性患者中，少于 1/3 的患者对脑脊液分流治疗有效。如果三联征部分出现，则提示脑脊液引流术效果不佳。一般说来，尿失禁或步态障碍的改善较痴呆的改善更为显著。引流术后脑室体积减小的程度与任何疗效之间的关系很不明显。脑脊液引流术的并发症包括感染、癫痫和硬膜下血肿（图 10-38）。

结节性硬化症（Bourneville 病）

结节性硬化症是常染色体显性遗传疾病，在新生儿至 5 岁的儿童中发病率是 1/10 000。其致病基因（TS1 和 TS2）已被发现位于染色体 9q34 和 16p13.3 上，此两种基因的产物分别是马铃薯球蛋白和错构瘤蛋白。两个基因中任何一个发生突变都会致病。

临床特征

除中枢神经系统有受累，心脏、肾、皮肤和视网膜也都可能受累，其他器官少见受累。皮肤病变最常见，但有时可以不出现。几乎所有患者会出现无色素斑，常伴有头发、睫毛或眉毛局部聚集的色素缺失。特定在面颊和鼻唇沟出现的皮脂腺腺瘤是错构瘤的一种（图 10-39）。甲床处纤维瘤仅见于这种疾病，但仅有约 1/4 的患者会出现这种改变。趾甲的纤维瘤比指甲处更常见，可位于甲床下方，也可位于甲床和皮肤交界处（图 10-40）。鲨革斑主要见于背部，这些部位粗糙不平，颜色与周围正常皮肤轻微不同。

肾可见囊肿和血管平滑肌脂肪瘤，均可导致慢性肾衰。心脏会出现横纹肌瘤，但属于良性肿瘤，只有在影响心脏传导收缩时患者才会有症状（图 10-41）。

一半患者可见视网膜瘤（错构瘤）。除非肿瘤钙化，一般不易发现，通常不引起症状。

中枢神经系统的病理学改变包括大脑皮质结节、脑室室管膜下结节和脑室室管膜下巨细胞星形细胞瘤。皮质结节表现为脑表面轻度发白区域（图 10-42A），该区域的切片可见皮质板状结构因巨细胞和星形细胞浸润而被破坏（图 10-42B）。可见原纤维性神经胶质增生，其内可能有钙化。这些错构瘤改变可穿过皮质到达白质或在皮质下方进入白质。错构瘤组织成分绝大部分由兼具星形细胞和神经元特点的大细胞组成，通常由大神经元组成核团而不是嗜伊红染色的活化星形细胞组成。见于侧脑室或第三脑室内的脑室室管膜下结节由兼具神经元和星形细胞特点的类似细胞形成，同时室管膜下巨细胞星形细胞瘤也含有星形细胞或神经元衍生的大细胞（图 10-43）。

辅助检查

CT 扫描可检出钙化的室管膜下结节（图 10-44）。MRI 更易检出大脑皮质的结节和任何伴发的白质改变（图 10-45）。

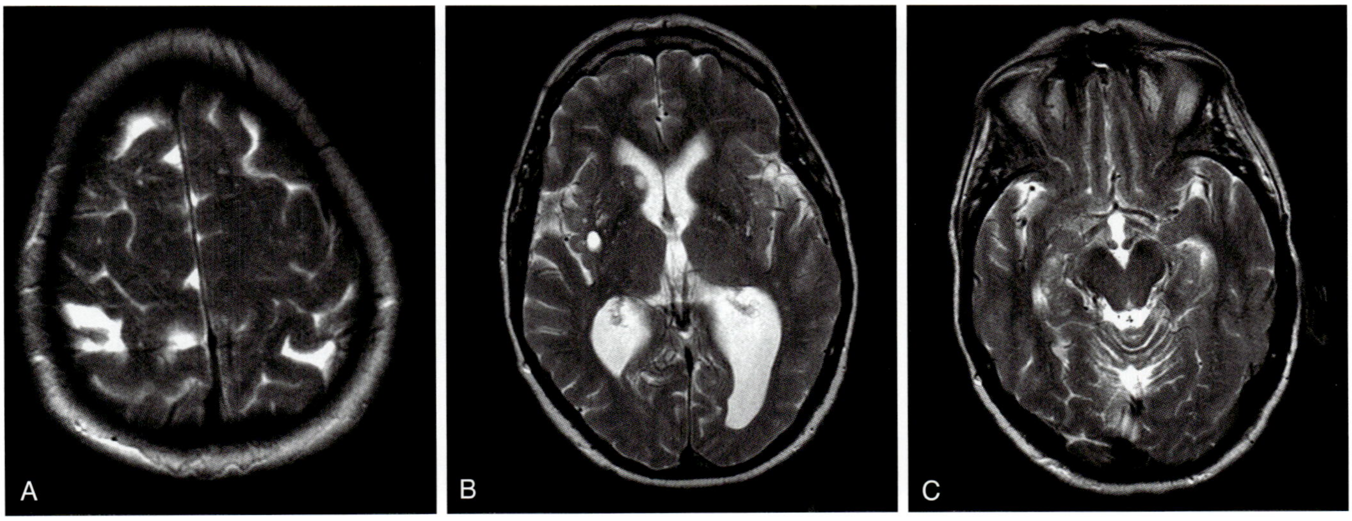

图 10-37 正常压力性脑积水。3 个层面的 MRI 呈现相同的疾病特征

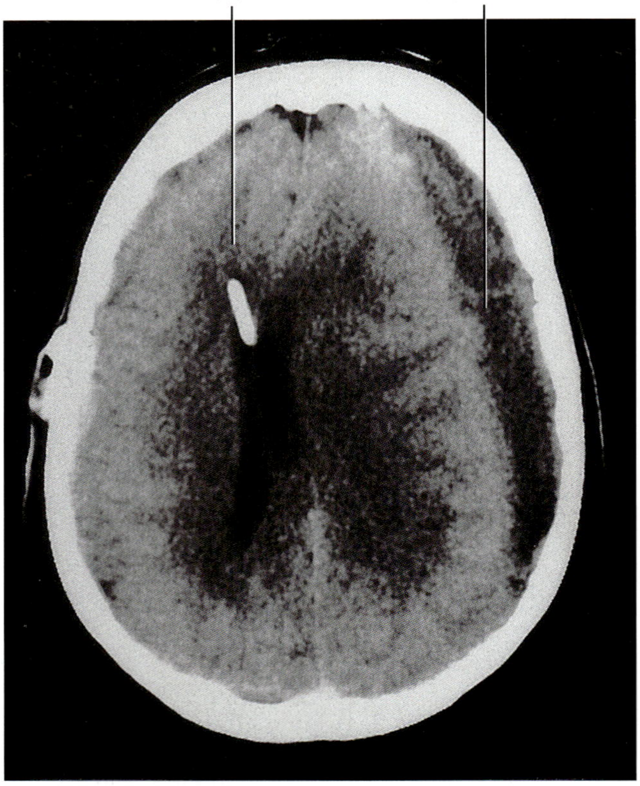

图 10-38 正常压力性脑积水。可见硬膜下血肿(已引流)

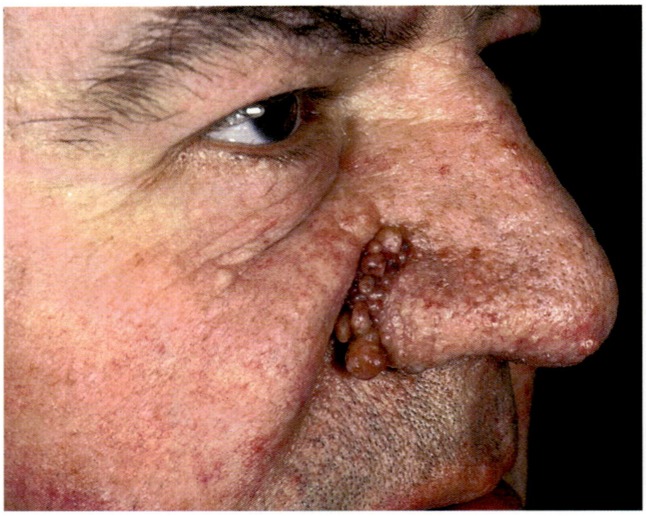

图 10-39 结节性硬化症皮脂腺腺瘤

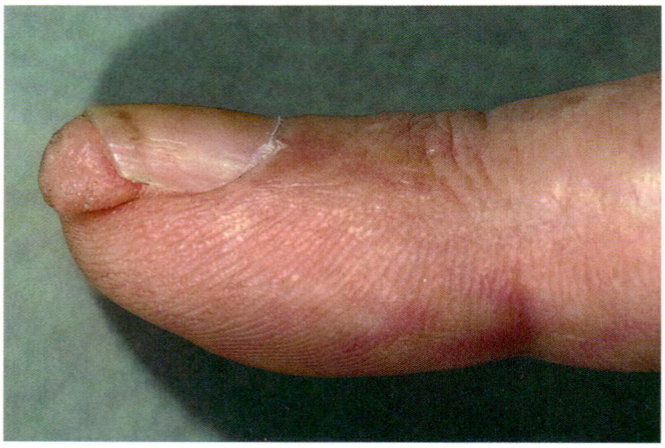

图 10-40 结节性硬化症甲下纤维瘤

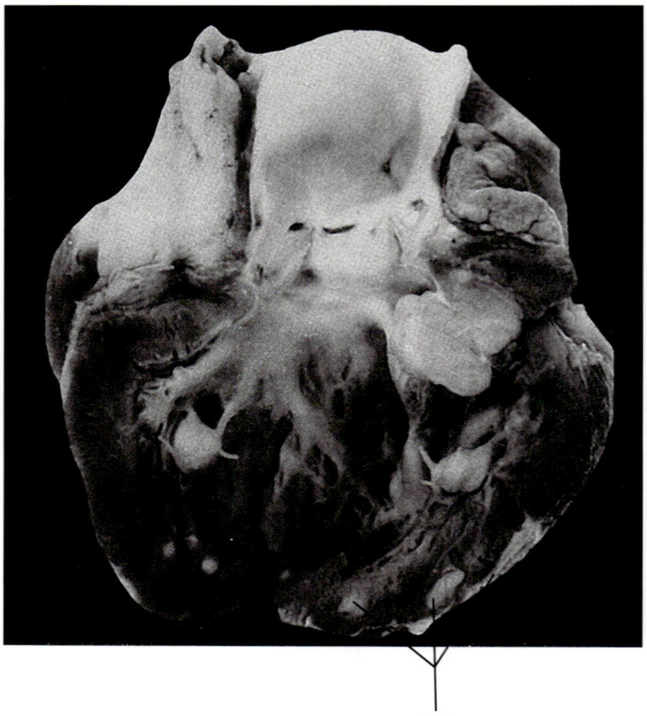

图 10-41 结节性硬化症心脏的损害

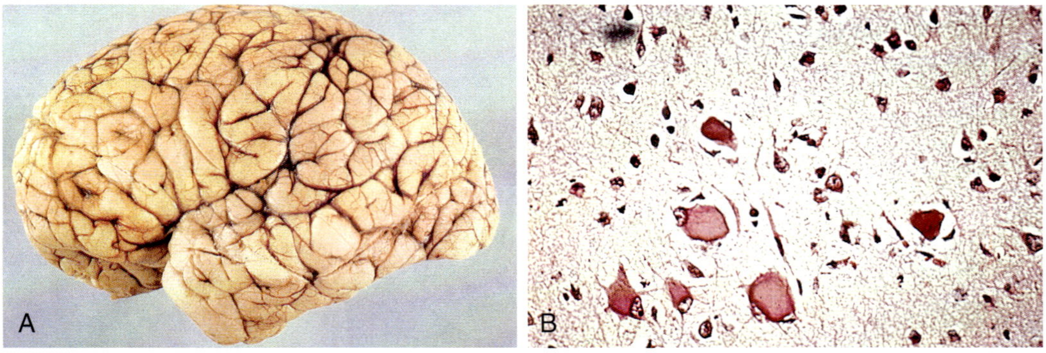

图 10-42　结节性硬化症。A. 大脑外侧面典型结节。B. 皮质结节组织结构

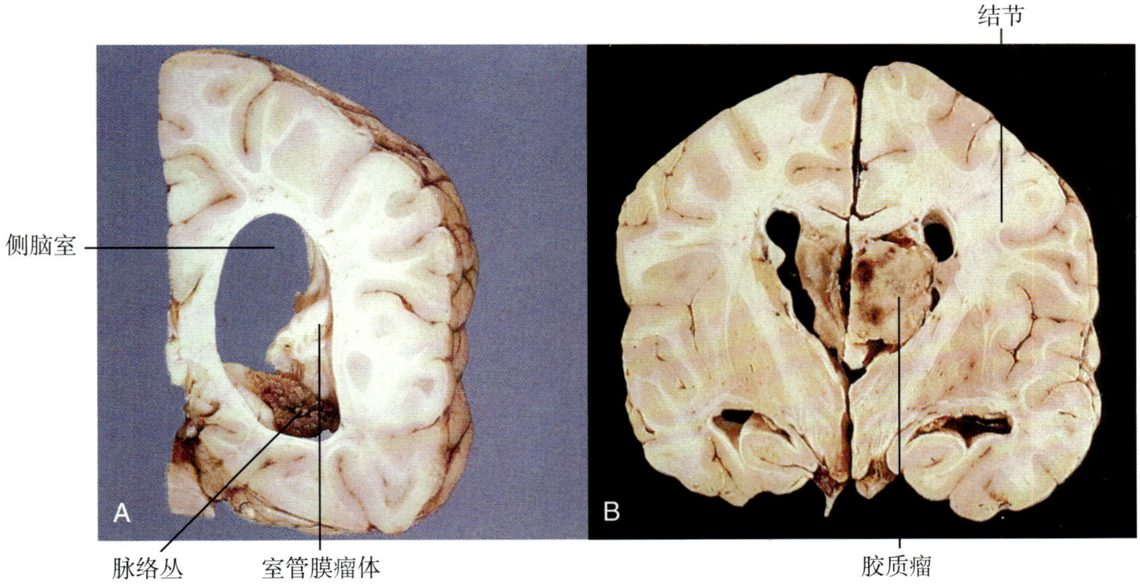

图 10-43　结节性硬化症。**A**. 大脑的冠状面切片显示室管膜下结节。**B**. 大脑的冠状面切片显示伴神经胶质瘤的室管膜下小瘤体

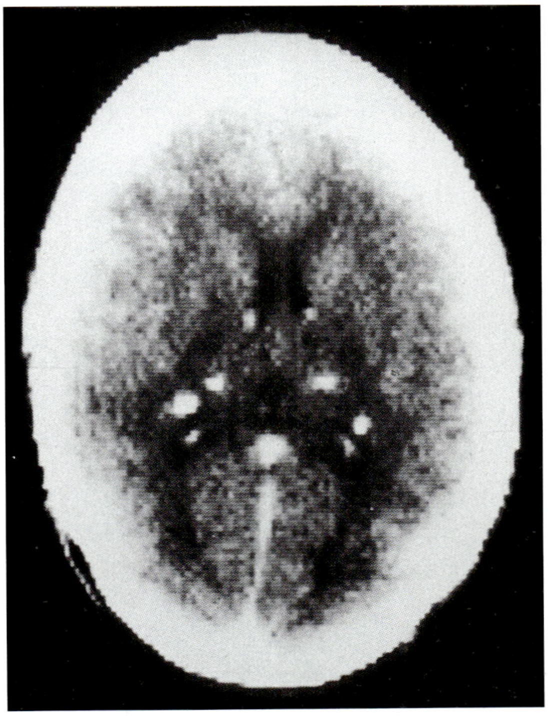

图 10-44　结节性硬化症。CT 扫描可见已钙化的室管膜下结节

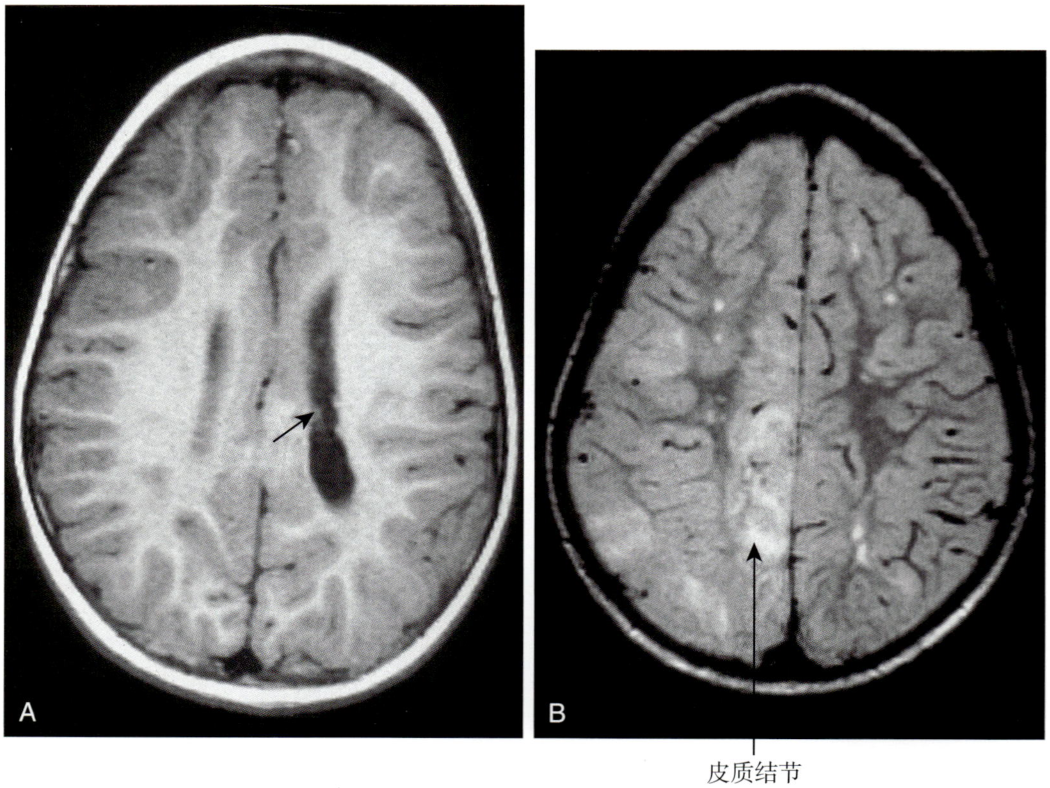

图 10-45 结节硬化症。MRI 显示室管膜下结节（箭头处，左侧）和皮质结节（箭头处，右侧）

多发性神经纤维瘤病（Von Recklinghausen 病）

多发性神经纤维瘤病是常染色体显性遗传病。NF1 基因位于 17q11 染色体上。其患病率约为 1/3000。大约半数的患者表现为新的突变形式。NF1 基因的产物是神经纤维素，可影响细胞的增殖和分化。NF2 基因位于 22q12 染色体上。其患病率约为 1/40 000，同样约半数患者具有新形式的基因突变。NF2 基因的产物为梅林蛋白（或者称神经鞘蛋白）。

NF1 和 NF2 诊断标准已制定（框 10-2 和框 10-3）。NF1 临床检测标记物包括 café-au-lait 位点、神经纤维瘤蛋白、神经纤维瘤丛形成和虹膜错构瘤（Lisch 结节）（图 10-46）。

伴有 NF1 的颅内肿瘤包括视神经胶质瘤、脑膜瘤和神经鞘瘤。NF1 患者的假性关节形成主要累及胫骨和桡骨。蝶骨翼的较大缺如可导致搏动性眼球突出（图 10-47）。NF2 特点主要为双侧前庭蜗神经肿瘤。

框 10-2 1 型神经纤维瘤（NF1）的诊断标准

下述 8 条标准中符合 2 条：
- 6 个直径大于 15mm 的牛奶咖啡斑（成人）
- 多发的腋窝和腹股沟区的斑点
- 1 个丛状神经纤维瘤或 2 个及 2 个以上的其他类型的神经纤维瘤
- 视神经或视交叉处的神经胶质瘤
- 2 个或 2 个以上的 Lisch 小结（虹膜小结）
- 长骨皮质变薄
- 蝶骨发育不良
- 一级亲属中患有 1 型神经纤维瘤

框 10-3 2 型神经纤维瘤（NF2）的诊断标准

具备以下前 3 条中的任意一条：
- （经 CT 或 MRI 证实的）双侧前庭蜗神经肿瘤
- 一侧前庭蜗神经肿瘤同时一级亲属中有患 2 型神经纤维瘤者
- 具备下述中任意 2 条，同时一级亲属中有患 2 型神经纤维瘤者：
  - 丛状神经纤维瘤
  - 其他类型的神经纤维瘤
  - 脑膜瘤
  - 神经胶质瘤
  - 神经鞘瘤
  - 老年前期白内障

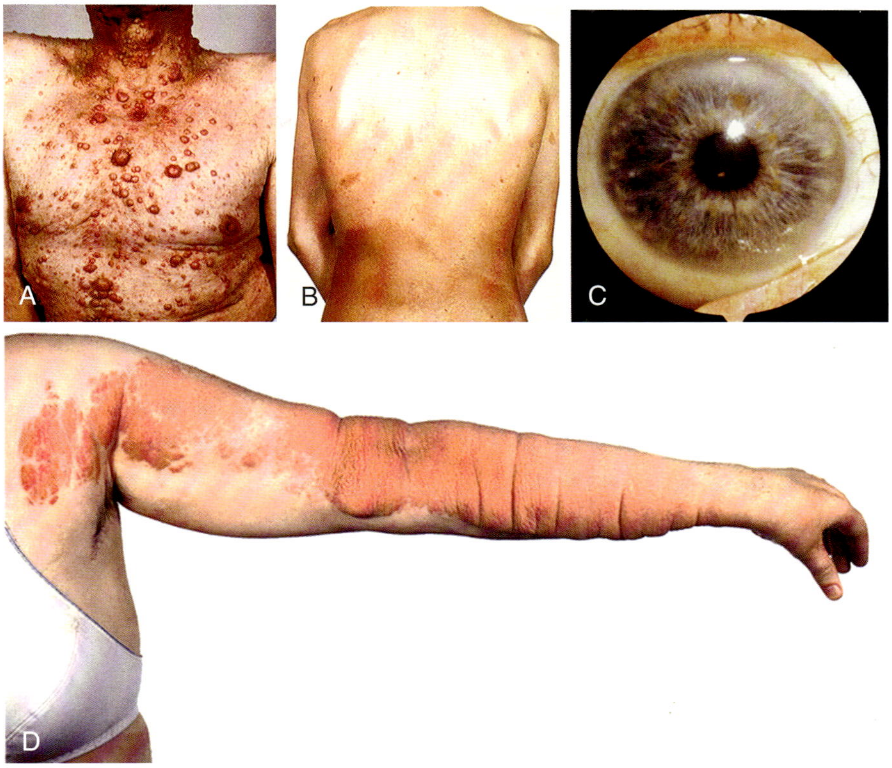

图 10-46 1 型神经纤维瘤病。**A**. 多发性皮肤神经纤维瘤。**B**. 牛奶咖啡斑。**C**. 虹膜 Lisch 结节。**D**. 丛状神经纤维瘤

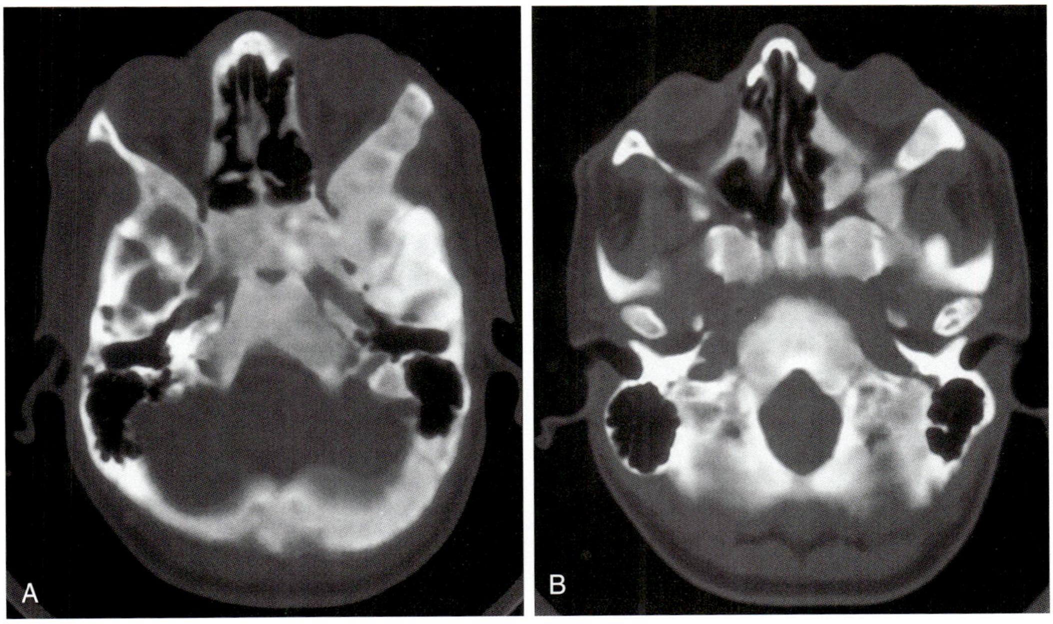

图 10-47 1 型神经纤维瘤患者 CT 平扫显示多个部位颅骨骨纤维结构不良

累及小脑的家族性神经功能障碍

共济失调毛细血管扩张症

共济失调毛细血管扩张症由单个基因突变引起（AT 突变为 ATM），这种突变可引起包括细胞周期调控和 DNA 损害在内的各种异常。

在大约 80%~90% 的患者中 ATM 蛋白是完全灭活的，其余 10%~20% 患者 ATM 蛋白部分灭活，因而临床表现较轻。该病是常染色体隐性遗传病。除了表现为共济失调，儿童患者可能还会出现构音障碍和不自主运动，此不自主运动是小脑变性所致，表现为舞蹈手足徐动样运动（图 10-48）。伴发的周围神经病变可能临床表现明显或者电生理检查有异常。皮肤及结膜均可见毛细血管扩张，并会随年龄增加而进展（图 10-49）。

该病伴有体液免疫和细胞免疫功能异常。因此，儿童期出现反复呼吸道感染支持该病的诊断。血清内 IgA 和 IgG 的含量下降，淋巴细胞数量减少。部分患者会进展出现恶性肿瘤，主要是淋巴系统或乳腺的肿瘤。病情多渐进性恶化，绝大多数患者在成年早期去世。

无 β 脂蛋白血症

无 β 脂蛋白血症为常染色体隐性遗传病，患者多同时出现脂溶性维生素 A、D、E 和 K 的吸收障碍及血清中脂类，特别是胆固醇的显著减少，外周血中出现棘红细胞（有长而尖突起的红细胞）是该病特征，可在新鲜切片或电镜扫描中见到（图 10-50）。该病临床特点包括视网膜色素异常、共济失调、腱反射消失和关节位置觉减退。神经功能的缺损继发于维生素 E 下降，部分缺损的功能可在补充维生素 E 后有所改善。低 β 脂蛋白血症是显性遗传病，脂类含量较少出现严重降低，许多病例没有临床症状。但一些存在小脑性共济失调的成年患者可出现锥体束征，也可伴发某种神经病变（见第二章）。

Friedreich 共济失调

Friedreich 共济失调的临床诊断标准包括四肢与步态共济失调、双下肢腱反射消失和神经电生理学证据。尽管有患者在 15 岁之后被诊断该病，但症状常在 15 岁之前出现。相关致病基因（常染色体隐性遗传）定位于染色体 9q 的着丝粒区域。该基因编码的蛋白产物是 frataxin 蛋白，它的减少或缺失导致铁聚集及继之出现的神经元氧化应激反应。绝大多数病例有基因的 GAA 三联重复扩增，重复得越少，患者起病越晚。

大部分患者在十岁多时起病，是该年龄段家族性共济失调最常见的形式。病情多逐渐进展至需借助轮椅生活，平均死亡年龄在 35 岁左右。

其他临床表现还包括锥体束征（几乎都有巴宾斯基征）、构音障碍、眼球震颤和视神经萎缩。脊柱侧凸常见（图 10-51），约 50% 的患者有弓形足（图 10-52）。除了腱反射消失，有些患者会出现肢体远端的废用性改变和脊髓后索功能障碍。

患者常伴有心肌病，但并不是所有患者都出现，约 2/3 的患者出现心电图异常，包括广泛性 T 波倒置及心室肥大表现（图 10-53）。此外，Friedreich 共济失调与糖尿病之间也有一定相关性。

病理上，可见脊髓萎缩，后索明显（尤其是薄束），锥体束及脊髓小脑束变性。小脑内齿状核细胞严重缺失，小脑上脚萎缩（图 10-54）。周围神经的有髓粗纤维数量减少。

一些其他类型的早发性家族性共济失调综合征已有报道，包括一种临床表现类似 Friedreich 共济失调，但患者腱反射保留，且没有心肌病或骨骼畸形的共济失调（即腱反射保留的早期小脑性共济失调）。遗传学角度讲，这样的病例是 Friedreich 共济失调的变异型，但多与 9 号染色体异常无关。

单纯维生素 E 缺乏引起的小脑性共济失调

单纯维生素 E 缺乏引起的小脑性共济失调是一种罕见的常染色体隐性遗传病，其特点与 Friedreich 共济失调非常相似。患者的发病年龄跨度较大，但绝大多数患者在 20 岁前出现症状。这种疾病是由于编码 α- 维生素 E 转运蛋白的基因发生突变引起。进行性共济失调是其诊断标准，患者需依靠轮椅生活的年龄比 Friedreich 共济失调患者需靠轮椅生活的年龄要晚的多。约 20% 的患者会出现心肌病。病理可见脊髓后索变性，后索内神经元和背根神经节细胞内有脂褐素聚积。

实验室检查发现维生素 E 显著降低或检测不到，可诊断该病。大剂量补充维生素 E 可一定程度改善病情。

常染色体显性遗传性共济失调

常染色体显性遗传性共济失调的主要表现为脊髓小脑萎缩（除 9 型之外的 1~17 型）和齿状核红核苍白球丘脑下部萎缩（dentatorubra-pallidoluysian atrophy，DRPLA）。脊髓小脑共济失调（spinocerebellar ataxia，SCA）的基因起源已确认，涉及多个染色体。一部分基因的产物已被鉴定出来，如 ataxin 1、2、3 分别对应 1 型、2 型和 3 型 SCA，此外，许多伴随出现的神经细胞产物被证实与特定类型的 SCA 有关。

DRPLA 呈常染色体显性遗传，有关致病基因位于 12p，编码萎缩蛋白 -1。

这类疾病的临床特点除共济失调外还包括运动障碍、肌阵挛型癫痫和痴呆，有时病情与 Huntington 病表现相似。

特发性散发性小脑变性

绝大多数成年期发生的小脑变性引起的共济失调是散发病例，且大部分由橄榄体脑桥小脑变性所致。橄榄体脑桥小脑变性病理表现为小脑、小脑中脚和脑桥萎缩（图 10-55 和图 10-56）。

散发性小脑变性的其他形式包括小脑 - 橄榄萎缩和小脑皮质萎缩。前者主要是小脑蚓部的变性，且出现以小脑中线结构大部受累为特点的综合征，表现为步态共济失调远比任何受累肢体的共济失调明显（图 10-57）。橄榄萎缩常伴有相应的小脑病理改变，而小脑皮质萎缩会出现与静止性共济失调或姿势性共济失调相关的震颤。

神经棘红细胞增多症

神经棘红细胞增多症是多种形式遗传的疾病，现在认为常染色体显性遗传和隐性遗传均可引起该病。它与 Huntington 病有相似之处，表现为运动障碍、智能障碍和人格改变等特点，常在成年早期发病。

舞蹈症是常见的运动障碍，其他运动障碍形式包括抽动症、肌张力障碍和重复发声。腱反射减低或消失常见，同时伴有神经轴突受累的证据。在神经棘红细胞增多症中可见大脑和尾状核萎缩，这种萎缩与在 Huntington 病中所见类似（图 10-58）。MRI 检查可见尾状核或豆状核的异常信号。

光镜下直接观察或电镜扫描可见棘红细胞（有棘突的红细胞），常同时伴有钝锯齿状红细胞（有圆形突起的红细胞）（图 10-59）。

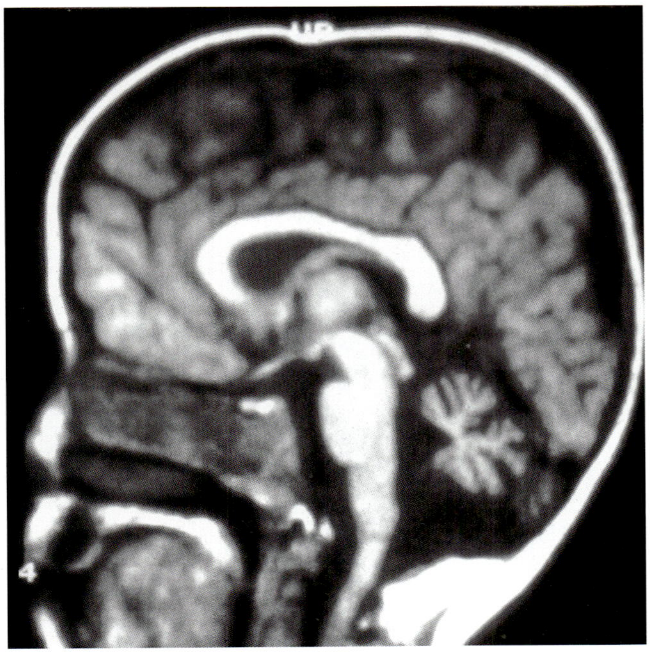

图 10-48 共济失调毛细血管扩张症。MRI 可见小脑萎缩

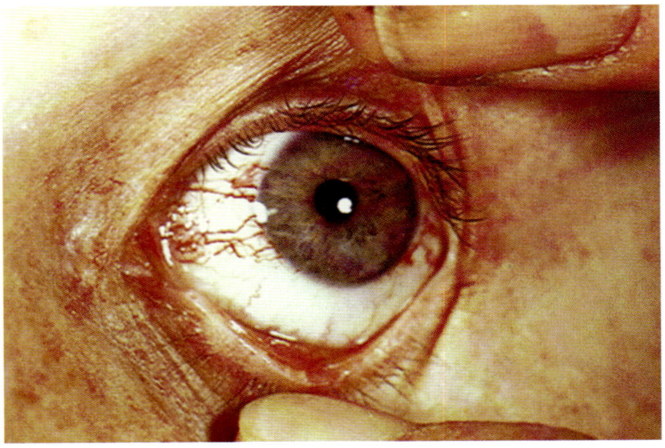

图 10-49 共济失调毛细血管扩张症巩膜外观

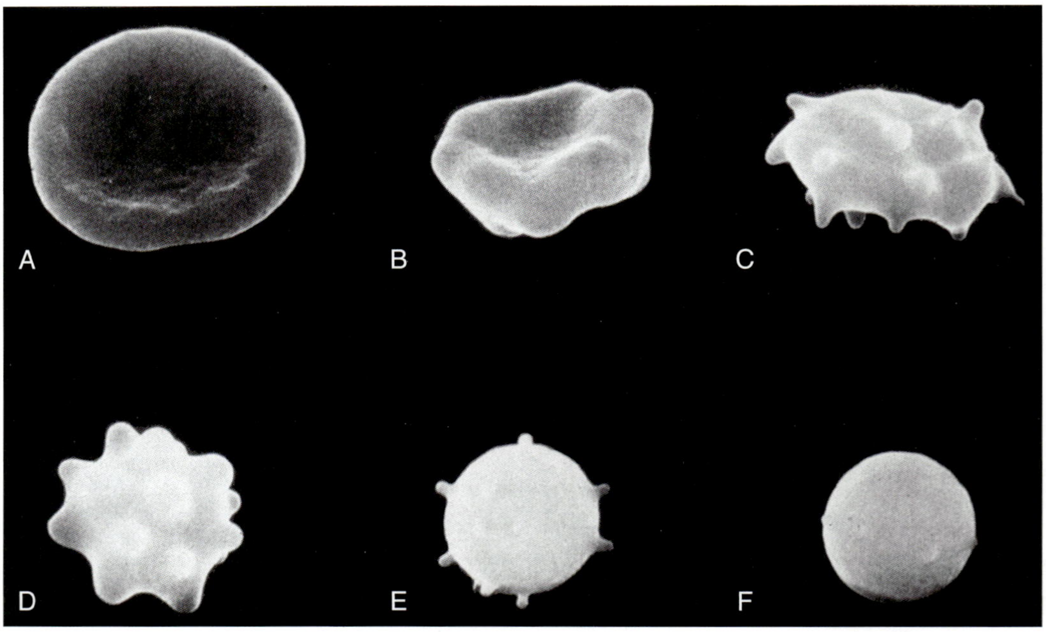

图 10-50 电镜下的棘红细胞

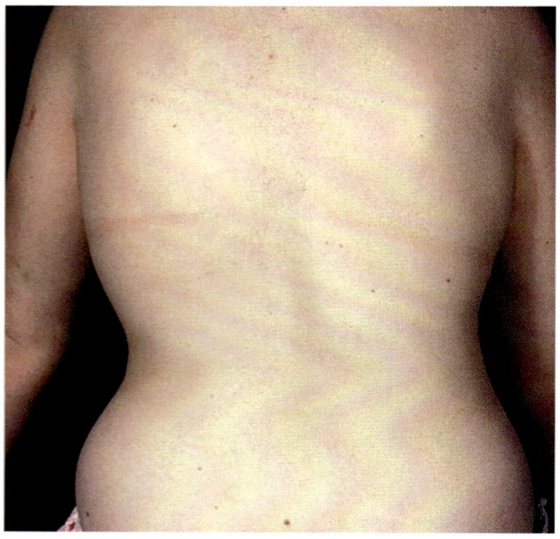

图 10-51 Friedreich 共济失调脊柱侧凸

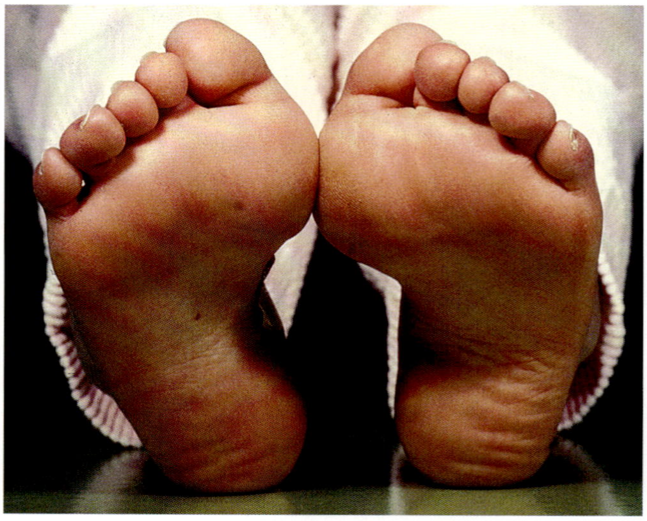

图 10-52 Friedreich 共济失调弓形足

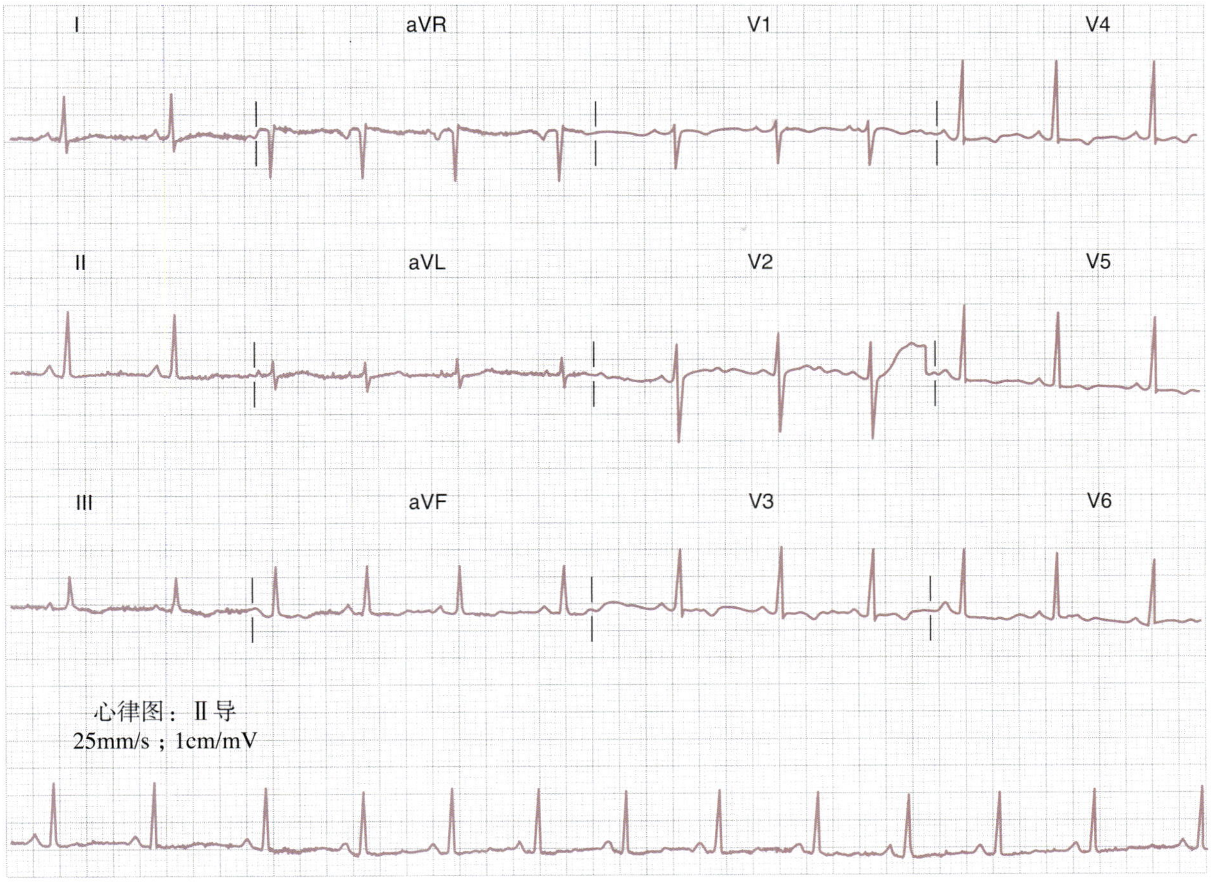

图 10-53　Friedreich 共济失调心电图改变

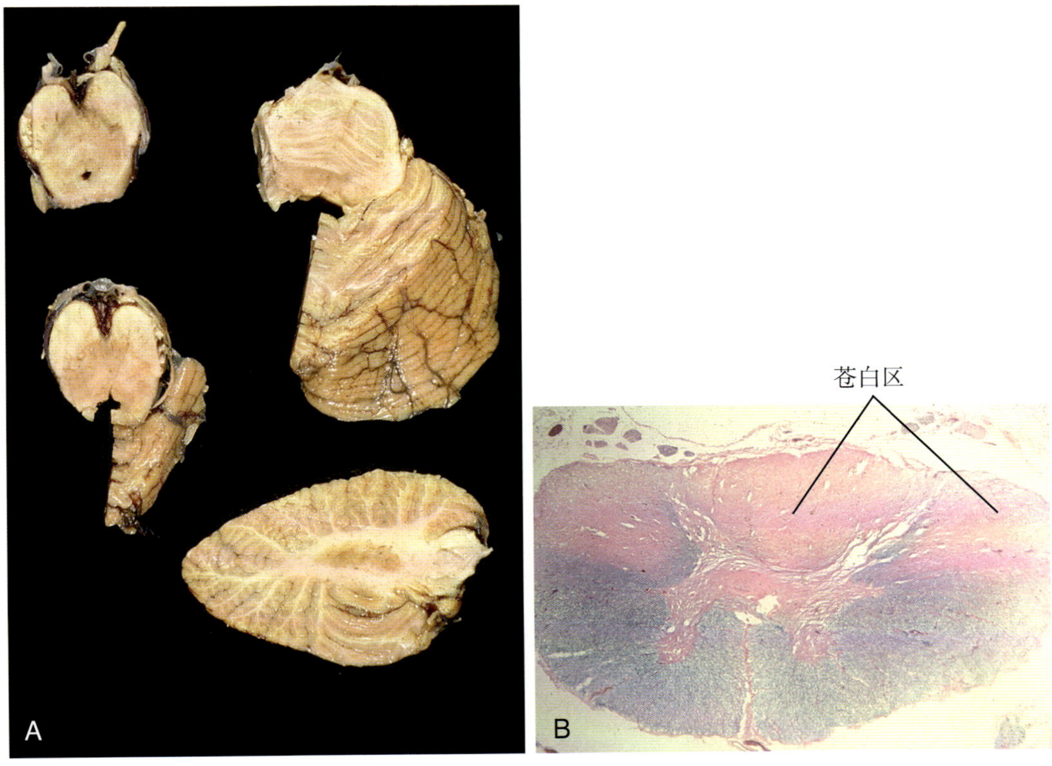

图 10-54　Friedreich 共济失调。**A**. 中脑与脑桥的横切片和左侧小脑半球的旁矢状切片。小脑上脚体积异常的小，小脑内的齿状核团小且萎缩。**B**. 脊髓的横切图。后索及侧索内有髓神经纤维减少（Luxol fast blue，HE 染色）

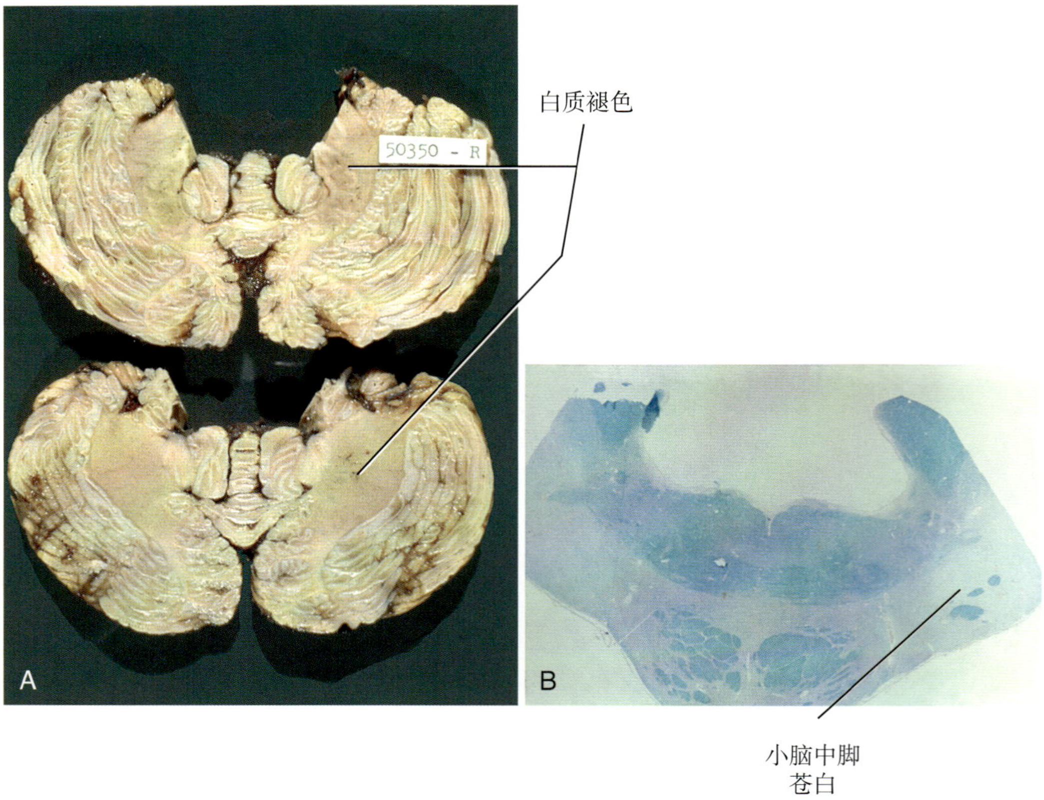

图 10-55 橄榄体脑桥小脑变性。**A**. 小脑深部白质缺损，特别是齿状核周围白质，可见白质皱缩和褪色。**B**. 脑桥整体变小。脑桥基底部与被盖部的体积比由 2:1 减至 1:1。小脑中脚内有髓纤维减少(Luxol fast blue，过碘酸 - 希夫染色)

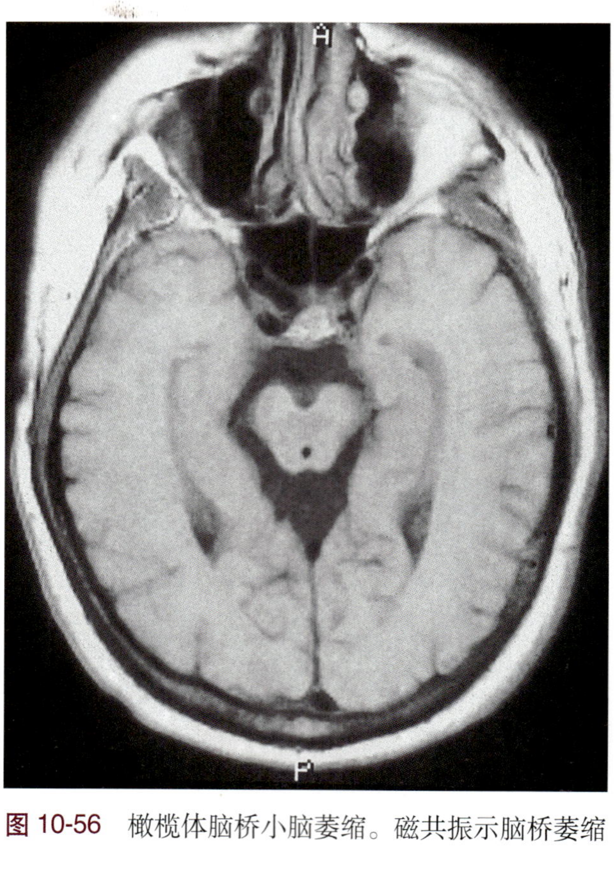

图 10-56 橄榄体脑桥小脑萎缩。磁共振示脑桥萎缩

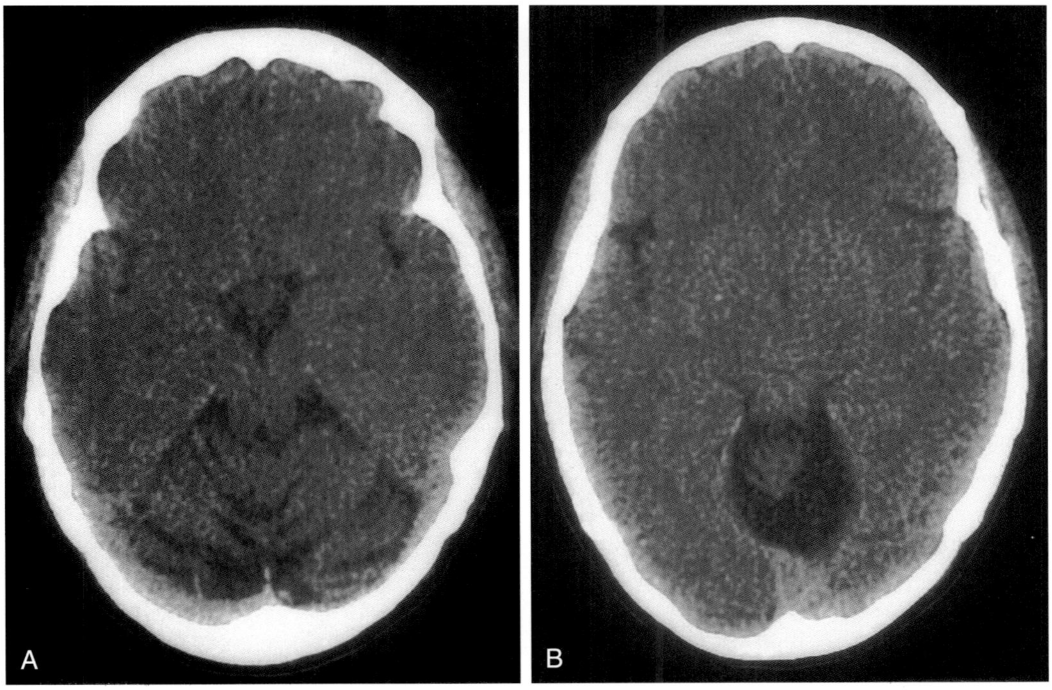

图 10-57　散发性晚发型小脑性共济失调 CT 平扫

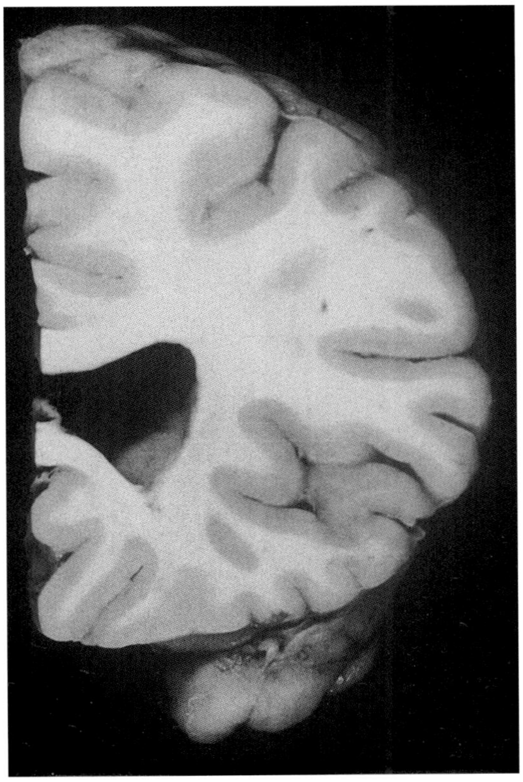

图 10-58　神经棘红细胞增多症。可见尾状核萎缩伴脑室扩张

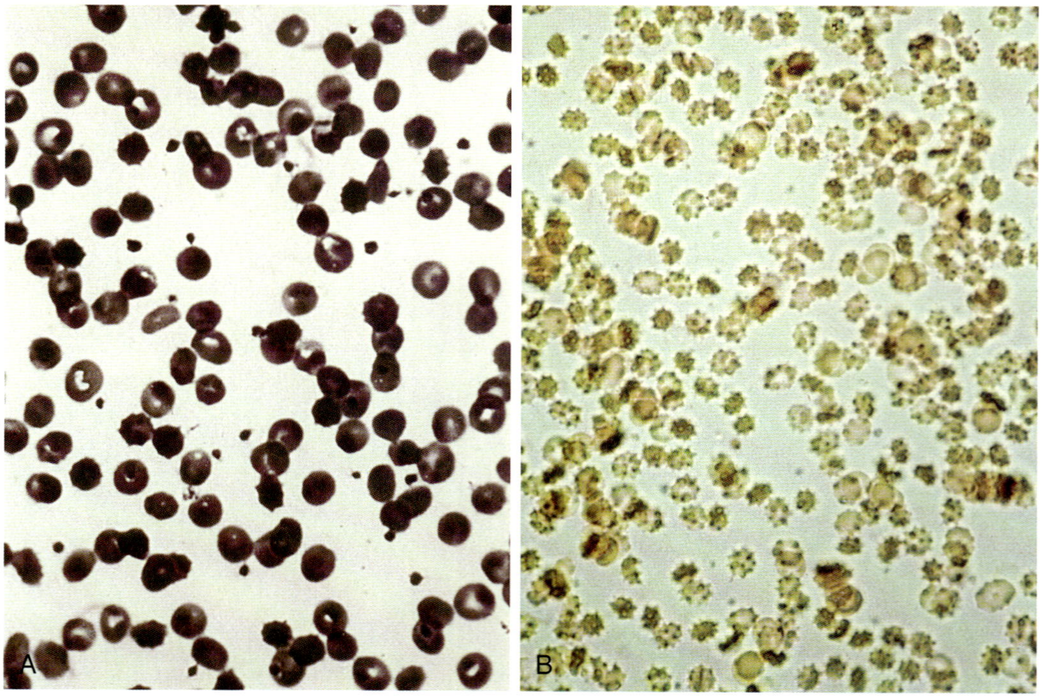

图 10-59 神经棘红细胞增多症。**A**. 生理盐水稀释的薄切片。**B**. 经乙二胺四乙酸（EDTA）孵育 3 小时后的 Wright 染色切片，可见增多的棘红细胞和锯齿状红细胞

第十一章
疼痛综合征和创伤

尹世敏　冯　枫　译

头痛

头痛是人类最常见的一种疾病。它可以是原发性的，也可以继发于一系列全身及颅内病变。国际头痛协会在 2004 年最新修订的 IHC2 标准中提出头痛的国际分类标准，这一标准涵盖全面且复杂，框 11-1 列出了它的主要内容。

原发性头痛

原发性头痛在个体患者中通常有固定疼痛模式，但一些患者在一生中可以经历不同形式的疼痛，甚至在一个特定时期经历几种不同形式的原发性头痛。目前还不清楚 IHC2 确定的许多原发性头痛综合征之间是否有联系，它们可能具有相同的病理生理学机制，但表现形式不同。没有一种症状或体征仅见于任何一种特定的原发性头痛。

框 11-1　头痛和脑神经痛的分类

原发性头痛
- 偏头痛
- 紧张型头痛
- 丛集性头痛和其他三叉神经自主神经性头痛（trigeminal autonomic cephalalgia，TAC）
- 其他原发性头痛

继发性头痛
- 头部和（或）颈部外伤
- 脑部或颈部血管病变
- 非血管性颅内疾病
- 药物或毒物或二者的戒断
- 感染
- 内环境紊乱
- 头部结构的异常或疾病
- 精神疾病
- 面部疼痛和脑神经痛（其他未分类的头颅疼痛）

* 基于 2004 年国际头痛分类

越来越多的研究认为，原发性头痛易感性可能由遗传决定。同时，原发性头痛也被普遍认为是神经源性的，伴随的颅内外任何血管变化都是继发出现的。

伴或不伴先兆的偏头痛及紧张型头痛是最常见的原发性头痛综合征。这类头痛程度可由轻到重，典型持续时间从 1 天到几天不等。IHC2 认为偏头痛更严重，且常与全身性症状有关，后文会有描述。任何一种疼痛综合征都可变为慢性：IHC2 定义慢性头痛为每月发作天数大于 15 天。慢性头痛最常见的原因是药物的过量使用（通常是镇痛药和抗炎药，同时包括曲普坦类在内的任何急救药物的过量使用也会引起此综合征）和慢性偏头痛。如果原发性头痛开始就是慢性的，则被认为是新发每日持续性头痛。

紧张型头痛有多种不同的起源和机制，目前对其了解尚少。许多病例可能是由偏头痛引起，偏头痛和紧张型头痛的区别尚未明确。

没有有力的证据表明，良性复发性头痛是由头皮肌肉收缩、眼部疲劳、窦腔或高血压（恶性高血压除外）引起的。

丛集性头痛是一种典型的三叉神经自主神经性头痛(trigeminal autonomic cephalalgia，TAC)(框 11-2)。其表现为强烈的单侧头痛，伴随突出的身体

框 11-2　三叉神经自主神经性头痛

丛集性头痛（cluster headache，CH）
- 偶发丛集性头痛
- 慢性丛集性头痛

发作性偏侧头痛（paroxysmal hemicrania，PH）
- 偶发偏侧头痛
- 慢性偏侧头痛

持续性偏侧头痛

SUNA

SUNCT

SUNA，指伴头部自主神经症状的单侧短暂持续神经痛；SUNCT，指伴结膜充血和流泪的单侧短暂持续神经痛发作。

同侧自主神经症状和体征，包括面部潮红出汗、结膜充血、流泪和鼻塞或流涕等。包埋于颈动脉鞘内的交感神经纤维，受到牵张性损伤时，也会引起同侧部分性 Horner 综合征（上睑下垂和瞳孔缩小）。反复发作可能转变为持续性症状（图 11-1）。TAC 的其他发作形式少见，与典型性丛集性头痛相比，这些形式一天中反复发作更频繁。其中一些发作表现对吲哚美辛治疗明显有效。

此外，还有一部分不太常见的原发性头痛综合征，其特点是疼痛时间短，但程度严重。一些是发作性或爆发性和自发性的，另一些是由特定活动引起或触发的，例如锻炼和运动会引起 Valsalva 效应（框 11-3）。在这些情况下，诊断头痛为原发性之前，必须进行神经影像学检查。

雷击样头痛在这些疼痛综合征中最常见。这种剧烈发作性头痛，必须先考虑行 CT 扫描明确有无颅内出血，如未见出血，应至少在头痛发作 12 小时后，进行脑脊液检测看是否有黄变。如果以上检查均为阴性，MRI 成像和血管造影可以显示其他原因的病理改变，如动脉夹层、静脉血栓形成或低颅压（见后文）。如果所有检测均为阴性，才可诊断为原发性雷击样头痛。大部分雷击样头痛属于原发性，其可能是偏头痛的一种变异型。

偏头痛

偏头痛占原发性头痛的绝大部分，有多种表现形式。大约 20% 的偏头痛患者伴有先兆，是由偏头痛产生机制引起的神经系统症状。表 11-1 列出了主要的偏头痛综合征。

框 11-3　其他原发性头痛

原发性雷击样头痛

劳累性头痛

- 运动触发的偏头痛 †
- 良性劳累性头痛
- 咳嗽性头痛
  - 原发性
  - 继发性

反射性头痛

- 冰淇淋头痛
- 沐浴相关的头痛等

睡眠性头痛

（爆发性头痛综合征）*

刺痛

† 偏头痛由运动诱发，而非自发产生或在其他环境情况下产生。
* 可能是一种睡眠障碍，而非原发性头痛疾病谱的一部分。

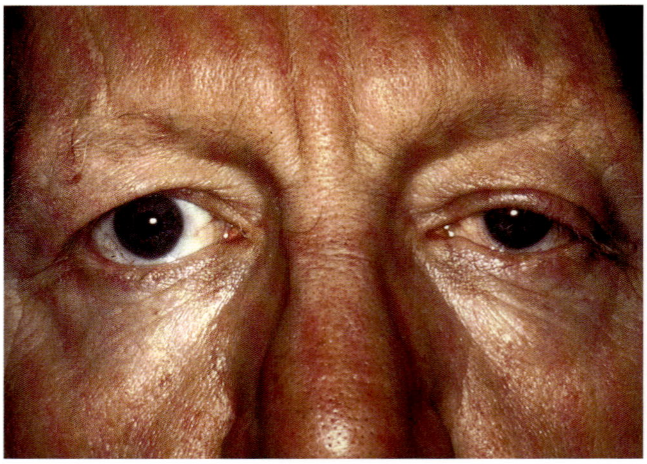

图 11-1　慢性丛集性头痛时的 Horner 综合征

目前，不伴先兆的偏头痛是最常见的原发性头痛。典型发作时间持续 4~72 小时，但可能更短或更长。疼痛程度由轻到重，典型的部位为单侧或局部疼痛，但通常累及全颅。头痛形式常固定不变，性质为搏动性，在声光等感官刺激和体力活动时加重。特征性的畏光、畏声和有时出现的畏嗅，都是机体广泛超敏的表现。患者常会选择比较暗的房间休息。睡眠可减轻疼痛发作。疼痛任何时期都可出现恶心，但呕吐只在严重发作时才出现，恶心和呕吐都预示发作即将结束。头痛发作还常与胃部消化不良有关，因为后者会削弱药物的治疗。

当偏头痛与符合先兆的完全可逆的神经系统症状密切相关时，诊断为伴先兆的偏头痛。典型先兆症状包括多种视幻觉，最常见的为闪光和光幻视。但不同类型的盲点各具特点。与缺血引起的盲点不同，偏头痛的盲点是典型的乳白色或半透明的，有时明亮闪烁（称闪光暗点）。最具特征的偏头痛视幻觉是闪光暗点

表 11-1　偏头痛亚型的 IHC2 编码

IHC2 编码	亚型
1.1	无先兆的偏头痛
1.2	有先兆的偏头痛
1.2.3	不伴头痛的先兆
1.2.4	遗传性偏瘫性偏头痛
1.2.5	散发性偏瘫性偏头痛
1.2.6	基底型偏头痛
1.3	儿童偏头痛综合征
1.4	视网膜性偏头痛
13.17	眼肌麻痹性偏头痛

* 基于 2004 年国际头痛分类

（希腊语称墙壁幻影），最早由 Hubert Airy 医生根据其自身的经历描述（图 11-2）。其他常见的视觉先兆包括偏盲、管状视野，甚至短暂性失明。

单侧感觉异常及语言障碍也是常见的先兆，可单独出现，也可在视觉先兆后出现。

非头痛性偏头痛和其他形式的先兆

值得注意的是，典型偏头痛先兆出现后，常常可以不发生头痛。这被认为是非头痛性发作。此外，多种多样的其他常见神经系统发作性、特征性症状可能是偏头痛的先兆或偏头痛的并发症。这些症状包括反复发作的眩晕（偏头痛性眩晕是缺乏前庭病变证据的复发性眩晕最常见的原因）、晕厥、一些癫痫发作、短暂性完全性遗忘和年轻人的卒中，特别是后循环卒中。

偏瘫型偏头痛　虽然偏头痛先兆为单侧感觉异常的患者可能将感觉异常描述为力弱，但真正的偏瘫型偏头痛比较罕见。它可以是家族性的或散发的。家族性偏瘫型偏头痛（familial hemiplegic migraine, FHM）的常见形式已被证实是由一种神经元电压门控通道基因（*CACN1A*）突变引起。受累个体会出现伴先兆的严重偏头痛发作，通常伴有意识变化和呕吐，有些会

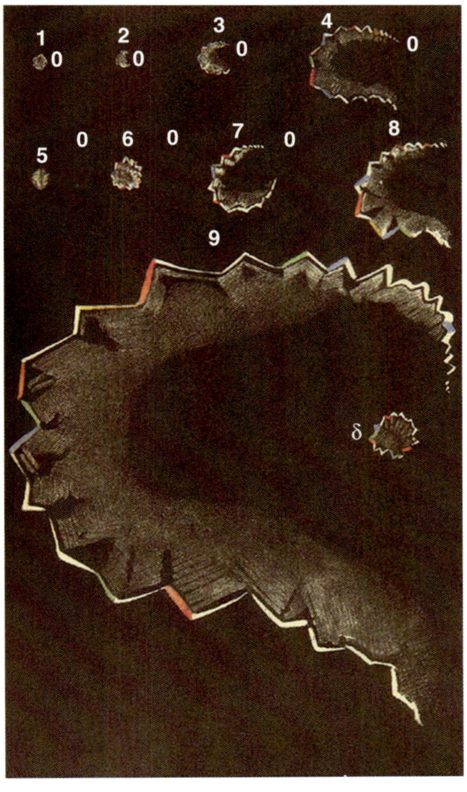

图 11-2　视觉先兆。Hubert Airy 医生描绘了他自己的“左侧闪光暗点”，1870 年首次出版，说明了典型旁中央暗点逐渐扩展至左半边视野的短暂演变过程，边缘是锯齿状的，部分区域是有色的

演变为进行性小脑性共济失调。实际上，FHM1 与偶发性共济失调 2 型和脊髓小脑性共济失调 6 型是等位的。另一种形式 FHM2，是由神经元钠 / 钾 ATP 酶基因 *ATP1A2* 的突变引起，而 FHM3 是由编码神经元电压门控钠通道的基因 *SCN1A* 突变引起。目前已被证实的与家族性偏瘫型偏头痛相关的基因，被认为与神经元和星形胶质细胞对细胞间钾离子和谷氨酸盐水平的调控有关，这种调控是偏头痛可能的神经病理机制即扩散性抑制发生的关键因素。散发性偏瘫型偏头痛患者中很少发现这些基因的突变，但已发现一些其他基因与更常见的偏头痛发作形式有关。毫无疑问，其他基因联系也将被发现。

基底型偏头痛　当患者的症状提示先兆起源于脑干或两侧大脑半球后部时，考虑诊断基底型偏头痛。这些先兆可能包括构音困难、眩晕、耳鸣、听力减退、复视、共济失调、意识水平减低、双眼颞侧和鼻侧同时出现视幻觉、全盲和同时出现的双侧感觉异常。

儿童偏头痛综合征　现在已知，偏头痛可能非典型地出现在婴儿期和儿童期，反复出现的典型症状并不一定和头痛有关。症状表现包括婴儿良性阵发性斜颈、周期性呕吐、复发性腹痛（腹型偏头痛，常被误诊为“间歇性阑尾疼痛”）以及儿童良性阵发性眩晕。这些症状常会成为患者晚年典型偏头痛发作的先兆。这些发生在儿童的表现有时也会见于成人。

视网膜型偏头痛　许多经历视觉先兆的患者描述先兆限于单眼，但通过认真检查证实双眼都有视幻觉。但在很少数病例中，在偏头痛发作前有真正的单眼视觉先兆，即“视网膜型偏头痛”。单眼视觉先兆说明视交叉前存在功能障碍，先兆发作时发现存在视网膜动脉血管痉挛（图 11-3）。这种偏头痛的机制尚不清楚，因为视网膜中心动脉的分支缺少肾上腺素能神经纤维支配。有长时间头痛引起永久性单眼盲的病例报告。

眼肌麻痹型偏头痛　眼肌麻痹型偏头痛（ophthalmoplegic migraine，OM）非常少见，特点为反复发作伴有可逆性单个或多个眼肌相关的脑神经麻痹。超过 95% 的患者伴有第 3 脑神经受累（图 11-4 A 和 B）。痛性眼肌麻痹需和多种疾病鉴别。蝶鞍旁、眶裂和球后窝的损害必须用相应检查来排除。

OM 在儿童中发病比在成人中常见。典型者头痛发生 1~4 天内出现眼外肌麻痹。如果第 3 脑神经受累，瞳孔通常在发作早期不受影响，但之后多被影响，而且反复发作可以引起永久的眼肌麻痹，包括瞳孔受累（见图 11-4B）。

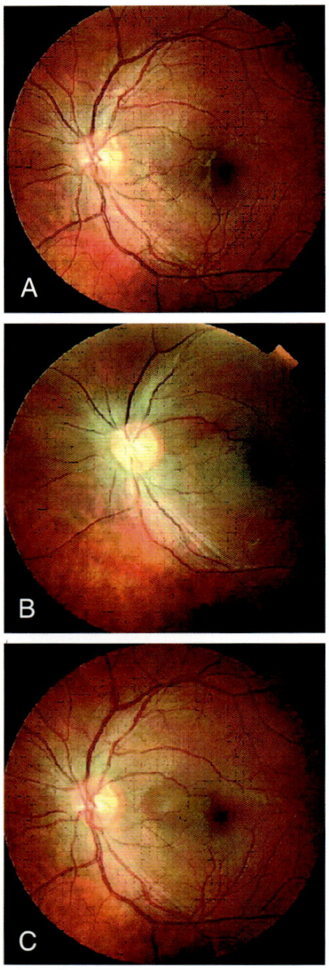

图 11-3 视网膜型偏头痛患者的视网膜动脉痉挛。**A.** 在发作前 1 个月，配镜师进行的左侧眼底常规拍照，可见视盘、血管和黄斑均正常。**B.** 在视力丧失期，可见所有动脉静脉均收缩，黄斑变苍白，中央有樱桃红颜色的点，视盘轻度变苍白。**C.** 前张图像 10 分钟后，当患者诉视觉恢复正常时，黄斑仍有一些苍白（中央仍有樱桃红点），但是视盘和脉管系统已恢复正常。

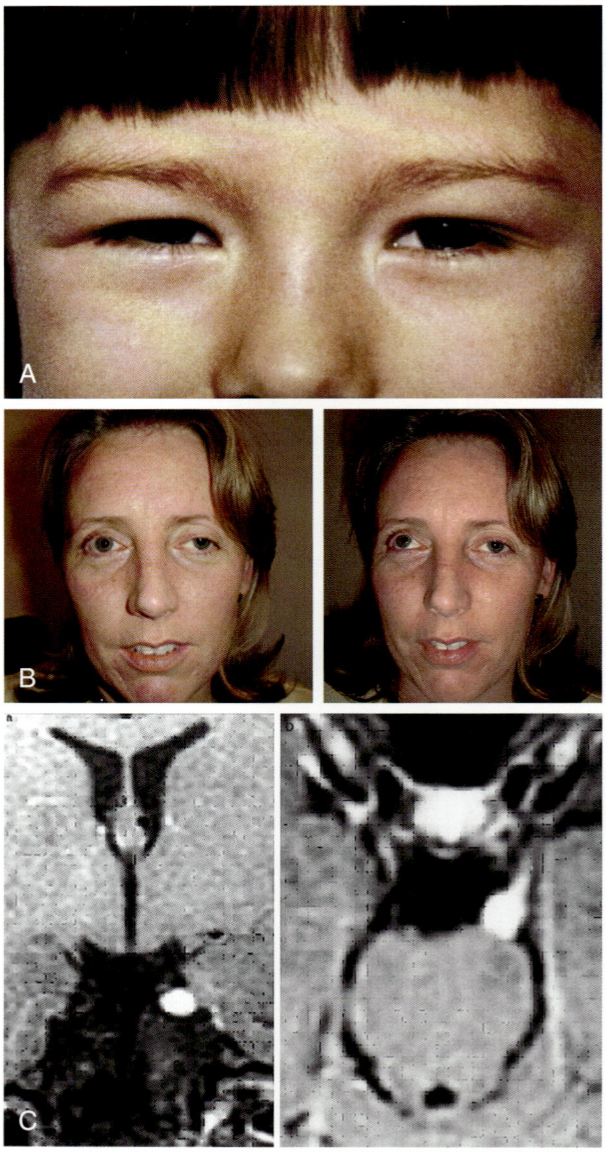

图 11-4 **A.** 一位患眼肌麻痹型偏头痛的儿童，因右侧动眼神经麻痹出现上睑下垂。**B.** 一位反复发作眼肌麻痹型偏头痛 20 年的成人持续性左侧动眼神经麻痹。左图：凝视，左眼上睑下垂和瞳孔扩大；右图：患者试图向上看，但却看向了右侧。**C.** 脑部 MRI 显示了一次眼肌麻痹性偏头痛发作时，左侧动眼神经在脑池部分的典型扩张和明显造影剂强化效应。

根据 IHC2 标准，OM 已被重新划分为“脑神经痛和面部疼痛的中枢病因”，其机制可能为免疫介导的脱髓鞘性脑神经病，因为磁共振上可见受累的脑神经出颅处存在强化和肿胀（图 11-4C）。然而，这种现象可能是血脑屏障通透性改变的反应，是由偏头痛机制本身引起，而不是原发免疫病理反应导致。

偏头痛的发病机制

偏头痛的病理生理机制极其复杂。它本质上是大脑的一种正常功能，所有人都容易受到不同程度的影响。幸运的是，大部分人中只有少数受累。

我们目前对偏头痛发病机制的认识还很不全面，但大体来说，偏头痛先兆和头痛是由脑干或大脑皮质或二者兼有的神经网络受到激活引起。特定的头痛发作扳机点有可能被证实。这些扳机点可能是内在的（比如压力、女性激素变化、睡眠剥夺和饥饿），也可能是外部的（比如某种食物或饮料、头部外伤和体育锻炼）。

偏头痛发病的过程几乎总是存在扩散抑制。这包含了兴奋冲动沿神经网络的扩散，随之是神经细胞抑制期的延长。大脑皮质的扩散性抑制（cortical spreading depression, CSD）被认为是“典型”先兆发生的基础。如果这个过程局限在皮质，那么可能就会出现不伴头痛的先兆（也就是非头痛性偏头痛发作）。

头痛也可能由脑干单独触发。伤害性信息传递，三叉神经感觉传递和自主反射传递通路的激活是头痛发作的原因，抗伤害性信息传递通路的激活最终终止疼痛发作。如果疼痛发作的终止机制不能启动，则会导致慢性偏头痛。

偏头痛发作包括总共 4 个（有人认为是 5 个）阶段，但有些个体的发作常只有 1 个或 2 个阶段。这些阶段包括：

前驱症状

先兆

头痛阶段——三叉神经颈复合体、三叉神经血管系统及三叉神经自主反射的激活

头痛消退和后续症状（后续症状可能是第 5 阶段）

前驱症状

少数患者会经历前驱症状，比如情绪的某种变化、感觉敏感、渴感增加。这些症状被认为与下丘脑有关，由多巴胺递质介导。

先兆与头痛

扩散抑制　不伴先兆的偏头痛与脑干中偏头痛相关核团神经元的激活密切相关，这些核团在头痛发作时可被 MRI 及 PET 检测出（图 11-5）。不同研究表明，偏头痛的启动神经元存在于导水管周围灰质、基底节和背侧脑桥，而且脑干内的发生点似乎是变化的。在单侧偏头痛患者中，这种神经元位于疼痛侧。下丘脑产生丛集性头痛为同样的机制（见后文），然而罕见的持续偏侧头痛综合征显示下丘脑和脑干位点均有激活。

皮质产生偏头痛先兆（图 11-6）。如前所述，扩散性皮质抑制包含初始的短暂兴奋期，这与先兆症状的“正性”症状相一致（比如“闪光”，锯齿边缘的闪光暗点，没有刺激时主观的皮肤感觉），之后是延长的神经抑制期引起的“负性”症状（比如暗点、麻木）。扩散抑制波以 3~5mm/min 的速度在皮质蔓延，不受血管供应区的局限。据推测，此速度决定了先兆的持续时间，受累的皮质区功能决定出现的症状。

神经源性炎症　脑膜血管和 Willis 动脉环被源自三叉神经眼支的神经纤维网包绕。这些神经纤维的特点是轴突末端膨大，包含许多神经肽类和神经递质，包括一氧化氮、组胺、血清素、降钙素基因相关肽和 P 物质。这些纤维的去极化（脑干逆向引起或扩散性皮质抑制引起的去极化）导致这些不同的起效应递质释放进入血管壁。这会引起血管壁扩张和局部血浆外渗（即神经源性炎症反应）（图 11-7）。致痛的信息通过这些致敏的三叉神经纤维顺向传递至脑干。

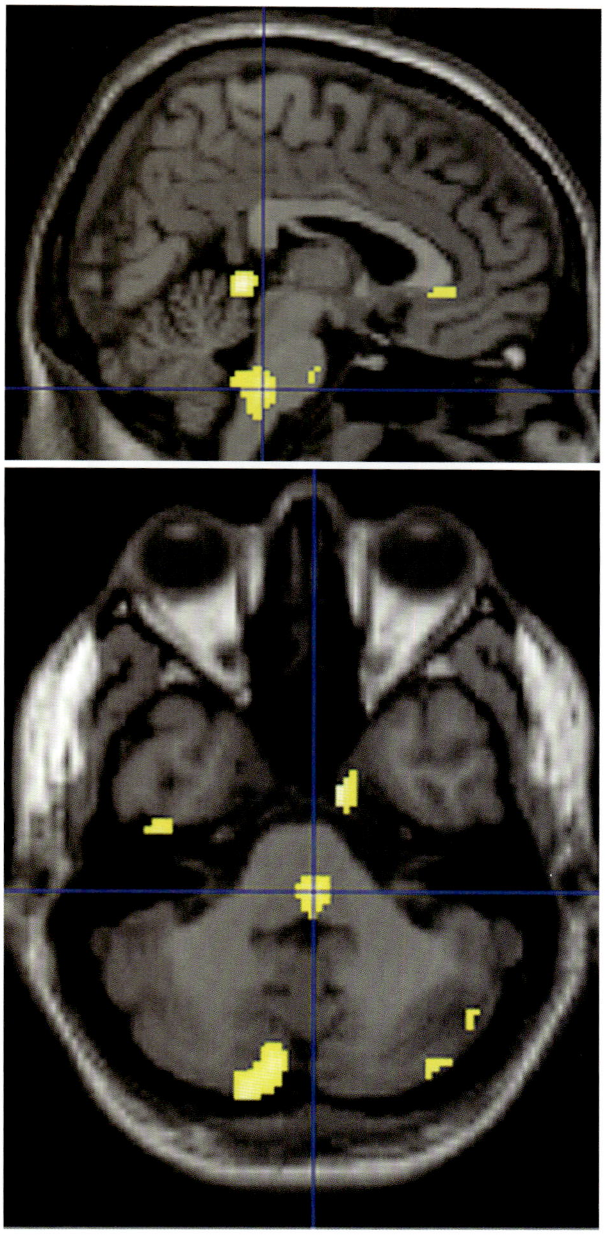

图 11-5　脑干内的偏头痛起源点。一位不伴先兆的偏头痛患者，用三硝酸甘油酯诱发头痛发作时的 PET 影像。脑桥背侧神经元激活引起同侧偏头痛样头痛发作。这种非特异性激活也可见于小脑和前扣带回

异常性疼痛和三叉神经自主反射　始于脑干的兴奋，或由三叉神经血管系统传入的致痛刺激，都会激活位于三叉神经颈复合体的次级神经元。这些次级神经元包括三叉神经脊束核尾侧核和相邻的上颈髓后角神经元。来自三叉神经颈复合体的致痛信息可被脑干其他神经核团调控，并被传递至丘脑和感觉皮质。

偏头痛发作时的异常性疼痛与向颅内传入神经纤维的致敏（特别是三叉神经第一支的纤维）和三叉神经颈复合体的活化有关。这种异常性疼痛可局限于头部，但也可延伸至更广的区域，比如颈部、背部和四肢。

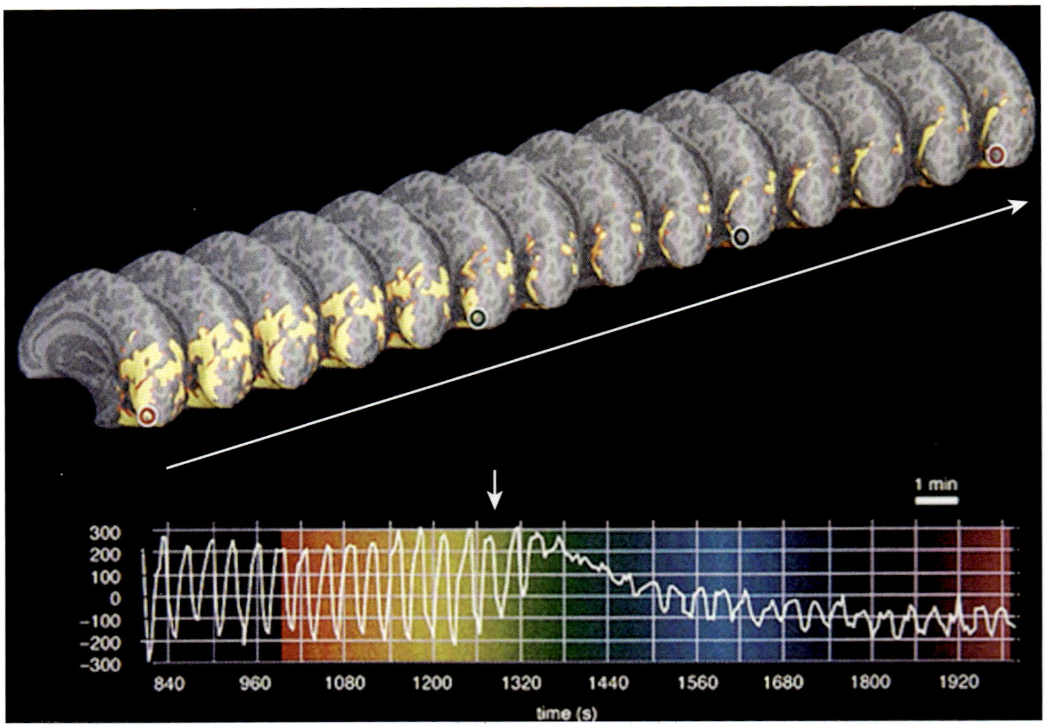

图 11-6　扩散性皮质抑制引起的视觉先兆。功能性血氧水平依赖性（blood oxygen level-dependent，BOLD）磁共振技术研究视觉先兆。在受累枕叶皮质上的背景信号震荡使初始信号增加（箭头处），提示充血是由扩散性皮质抑制的兴奋期引起。这会持续 3~4.5min，随之出现进行性低灌注，这是由神经元受抑制引起的，并会持续 1~2h

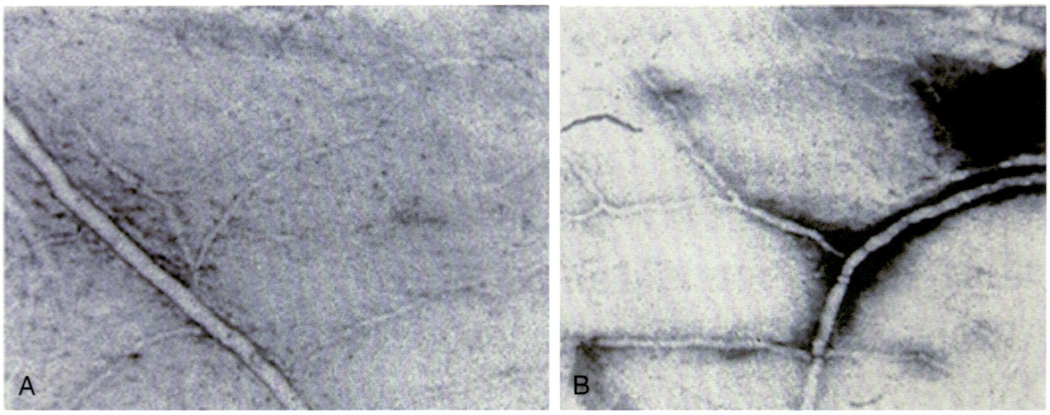

图 11-7　大鼠三叉神经血管系统的实验性激活后，出现脑膜血管舒张与血浆蛋白外渗。**A**. 对照。**B**. 激活后。该模型中曲普坦类药物可以抑制血浆蛋白外渗

脑干的活化可能也激活三叉神经自主性反射，导致同侧副交感症状和体征，这些症状和体征在原发性头痛的不同综合征中出现的程度不一。如前所述，这是三叉神经自主神经性头痛的主要特点，但也可能偶见于偏头痛。

“红色偏头痛”曾经指神经反射引起皮肤血管扩张，进而导致面部潮红的病例。红耳综合征是另一种表现形式。然而，偏头痛发作时，面色苍白（白色偏头痛）更常见，这种现象被认为是交感神经广泛兴奋的反应。

头痛消退和后续症状

偏头痛症状如何持续与终止的机制尚不明确。偏头痛发病机制通路可延伸到呕吐中枢和催吐化学感受区（也称最后区）。恶心是多数头痛发作的主要特征，呕吐有时是严重和持续的（图 11-8），也有一些患者的呕吐是头痛终止的信号。睡眠和避免感觉传入可能有助于减轻症状。

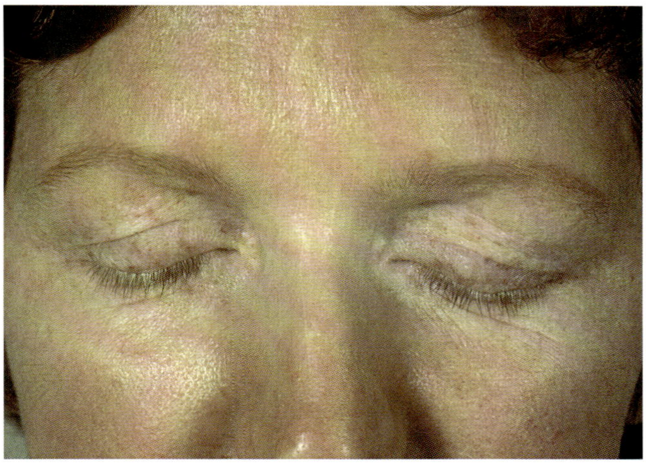

图 11-8　头痛发作时，严重呕吐后上睑出现的点状皮下出血

头痛消失后，一些偏头痛患者会经历一些与先兆相似的后续症状。多尿可能是一种表现。

偏头痛的并发症

如前所述，越来越多的证据表明在许多病例中，眩晕、晕厥和短暂性完全性遗忘其实是偏头痛发作的表现。很少情况下会出现偏头痛持续状态，即严重和顽固的疼痛持续 72h 以上。有时，先兆症状的时间可能延长，甚至持续存在，被认为是不伴脑梗死形成的持续性先兆。

与偏头痛相关的严重并发症较罕见，下面详细介绍与偏头痛有关的情况：

脑梗死特别是后循环的梗死，主要见于青年。吸烟和使用多种口服避孕药会显著增加偏头痛患者的卒中风险（图 11-9）。

癫痫包括偏头痛触发的癫痫发作，偏头痛转变的癫痫，伴插入性偏头痛的儿童良性枕叶癫痫及偏头痛癫痫。

昏迷是某些家族遗传性偏瘫型偏头痛和基底动脉型偏头痛的特征，尤其多见于儿童。

丛集性头痛和其他形式三叉神经自主神经性头痛（TAC）

丛集性头痛的得名是因为头痛在连续数周或数月中相似时间段发生，继之是没有头痛发作的间歇期。症状期被称为丛集期。夜间发作是其特点，且丛集期饮酒可诱发头痛。

与典型偏头痛不同，典型的丛集性头痛患者不能安静躺着休息，而是会在凌晨 2~3 点被疼醒，患者甚至会击打头痛的部位，试图减轻疼痛。丛集性头痛程度比典型偏头痛严重得多，但通常持续时间少于 1h。如前所述，头痛是单侧的，且几乎总是三叉神经第一支分布区疼痛，可伴随同侧副交感神经反射活动的症状和体征，有时出现瞳孔的交感性轻瘫。通常头痛每天仅发作 1 次或 2 次。

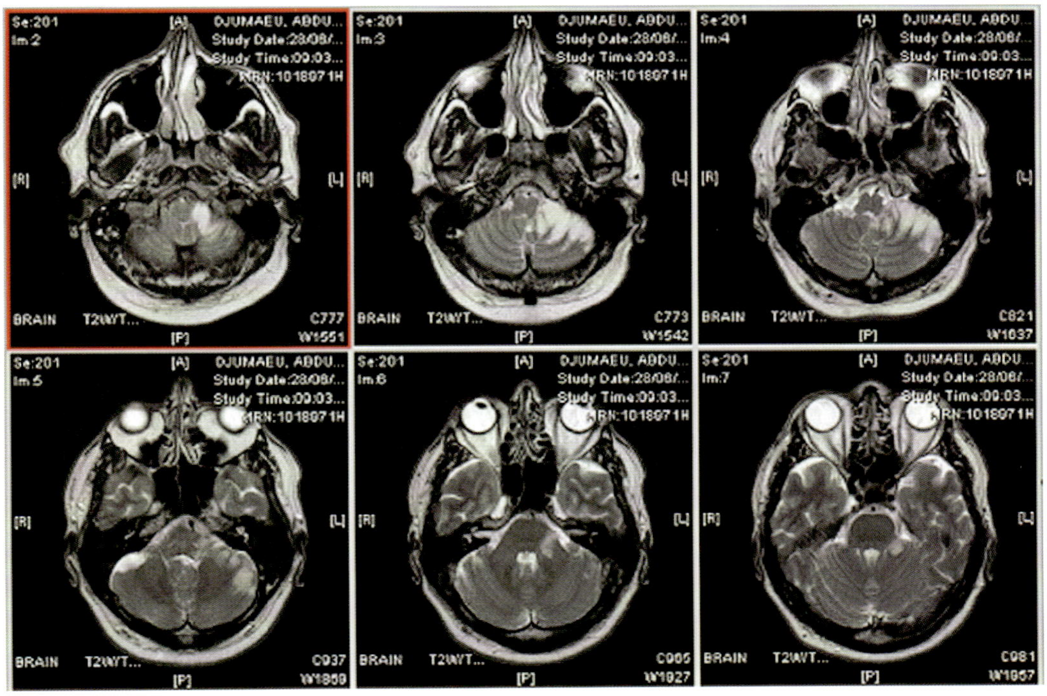

图 11-9　偏头痛性脑梗死。T2 加权磁共振像可见左侧小脑前动脉分布区的梗死（箭头所指处）。患者的始发症状为左侧感音性耳聋和迷路动脉闭塞导致的眩晕，此后出现了与患者习惯性偏头痛发作类似的头痛

慢性丛集性头痛定义为丛集期大于1年，或丛集期之间头痛减轻时间少于1个月。慢性丛集性头痛可能是原发性的，也可能是偶发丛集性头痛发展而来的。

其他形式的三叉神经自主神经性头痛非常罕见，很容易与慢性丛集性头痛混淆（表11-2）。阵发性偏侧头痛与丛集性头痛很类似，但是前者头痛发作一般持续时间更短（每次发作仅持续几分钟），发作更频繁（通常每天至少发作5次或更多）。慢性发作较单次发作更常见。持续偏侧头痛本质上是慢性丛集性头痛和阵发性偏侧头痛的混合，但是症状表现为持续性。吲哚美辛通常能快速改善这些症状。

SUNA/SUNCT（表11-2）很难治疗，但静脉用利多卡因和钠离子通道阻滞剂，如拉莫三嗪有效。

症状性偏头痛

有偏头痛特点的头痛发作见于许多颅内外病变和全身性疾病。这些病例可能是偏头痛发病机制被激活所致。例如，偏头痛可被血小板异常诱发，也与卵圆孔未闭有关。由偏头痛发病机制相关解剖结构临近区域病变引起的偏头痛也有报道（比如脑干卒中、脑部肿瘤、颅内血管畸形），偏头痛也可能是一些遗传病的特点，如MELAS（见第3章）和CADASIL（见第4章）。

继发性头痛

头痛是许多累及脑部痛敏结构的系统性疾病和病理过程的表现之一，这些结构包括头皮、颅骨、脑膜和脑部血管。框11-1中列出的一些继发性头痛的病因很容易理解。头部和颈部外伤将在之后讨论，其他颈部疾病、颅内外血管疾病和感染在其他章节讲述。头痛作为颅内肿瘤的唯一表现非常少见。

如前所述，慢性和反复发作性头痛常被错误地归因于眼部疲劳和鼻窦疾病，但真正的继发性头痛确实可由这两种疾病引起。然而，慢性鼻窦炎（图11-10）并未被证实是头痛的病因，除非其复发转为急性感染阶段。屈光不正引起的头痛，定位在额和眶周，用眼时间延长可加重头痛，屈光误差校正后7天内头痛可消失。

巨细胞动脉炎

巨细胞动脉炎是一种斑片状炎性病变过程，可影响有内弹力膜的大及中等直径血管，并破坏这些内弹力膜。受累血管可肿胀，甚至彻底闭塞。炎性反应通常包含非干酪样多核巨细胞（图11-11）。

通常该病又称为颞动脉炎和颅动脉炎，但这并不恰当，因为该病的病理变化通常会累及整个脑循环的血管，甚至更广，包括冠状动脉、供应肠管的动脉及神经滋养血管。

患巨细胞动脉炎的患者很少在50岁之前发病。最常见表现为头痛，且程度剧烈、持续不缓解，性质为钻痛。头痛常局限，有时较广泛，寒冷刺激会加重。颅外循环常受累，典型表现为头皮敏感。特别的表现是颞浅动脉常出现肿胀和不能触及搏动（图11-

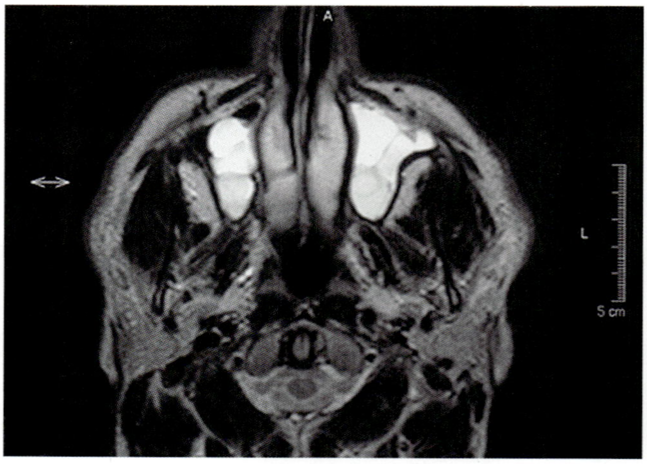

图11-10　鼻窦炎。上颌窦混浊

表11-2　慢性丛集性头痛和其他形式TAC特点的比较

	慢性丛集性头痛	慢性发作性偏侧头痛	持续性偏侧头痛	SUNA或SUNCT
时间过程	每年少于1月的缓解期	每年少于1月的缓解期	持续的	偶发的或慢性的
疼痛持续时间	15~180min	2~30min	20min到几天	2s到10min
发作频率	每天1~8次	每天5~40次	持续存在	每天3~200次
三叉神经自主症状	有	有	有	有
对吲哚美辛的反应	无	有	有	无

SUNA，指伴头部自主神经症状的单侧短暂持续神经痛
SUNCT，指伴结膜充血和流泪的单侧短暂持续神经痛发作
TAC，指三叉神经自主神经性头痛

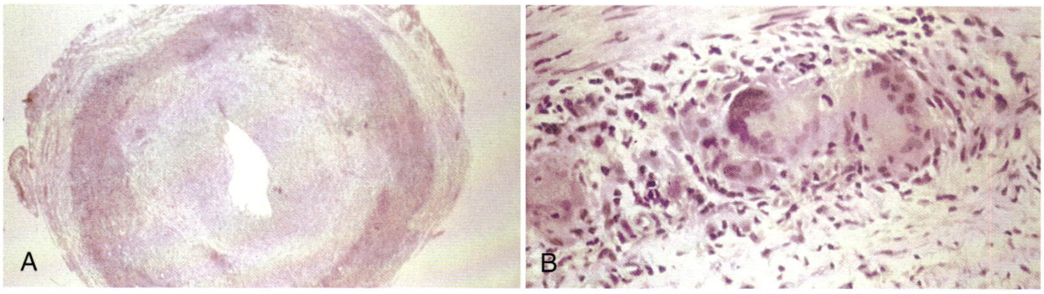

图 11-11 巨细胞动脉炎。**A**. 颞浅动脉内膜增厚，内侧壁损害。**B**. 内弹力膜被炎性细胞浸润，内含非干酪样巨细胞

12）。其他支持巨细胞动脉炎诊断的线索还包括咀嚼时疼痛和下颌疲劳（下颌跛行）以及喉咙和舌部的疼痛。在许多巨细胞动脉炎病例中，还会出现风湿性多肌痛，伴体重减轻和全身不适，特别是患者在醒来时出现肢体疼痛和僵直。

巨细胞动脉炎最重要的并发症是视力下降，这是由前部缺血性视神经病引起。视力下降通常急性出现，为不伴疼痛的单侧盲，但起始症状可能比较隐匿，也可能是双侧起病。视盘肿胀之后颜色变灰白（图 11-13）。在此情况出现之前，及时诊断该病并开始治疗至关重要，因为其造成的视力损害不可恢复。其他神经系统并发症还有卒中和短暂性脑缺血发作，以及罕见的由神经梗死引起的展神经麻痹和瞳孔不受累的动眼神经麻痹。

血沉几乎都会增快，并且通常明显增快。在给予大剂量甾体类药物之前，进行紧急颞动脉活检以明确诊断是明智的选择。由于该病病理变化是斑片状的，因此有必要对血管长节段进行多量薄层切片检查。该病对大剂量甾类药物治疗具有戏剧性的良好反应，通常都能阻止患者出现视觉并发症。治疗常持续至少 2 年。

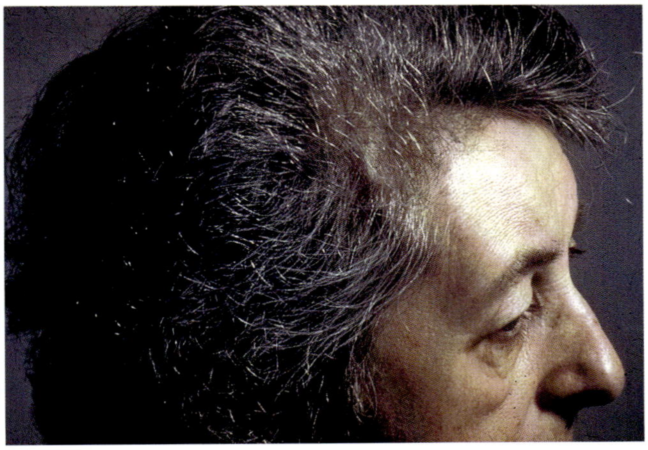

图 11-12 巨细胞动脉炎。增厚的颞浅动脉

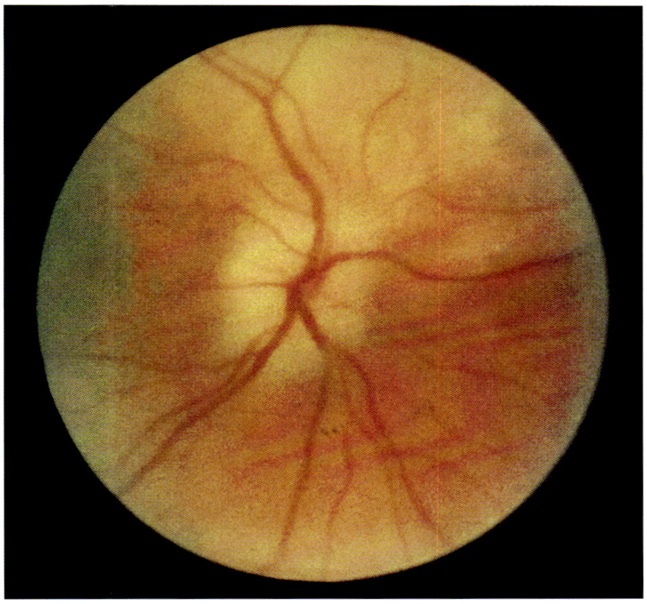

图 11-13 巨细胞动脉炎的缺血性视神经病变

自发性颅高压

自发性颅高压有时被认为是大脑的假性肿瘤，或不是很恰当地说是良性颅高压，它是一种原因不明的、影响育龄肥胖妇女的疾病。月经不调是常见表现，该病与多囊卵巢综合征有关。如果是男性患者出现自发性颅高压，可能提示存在一些潜在疾病，比如隐匿的大脑静脉窦血栓形成或者横窦狭窄（图 11-14）。该病也可能是胶原血管病和高凝状态的并发症。类似症状也可由多种药物引起，特别是四环素类、萘啶酮酸钠盐、维 A 酸、维生素 A，还可由快速撤除甾体类药物引起。

有证据表明这种特发性疾病中，脑脊液流入沿静脉窦排列的蛛网膜颗粒受损，这种受损是由局部血栓形成引起。该病不伴有脑水肿，脑脊液产生的速度与吸收速度相同，但此平衡需更高的颅内压来维持。

自发性颅高压的头痛是非特异性的，典型者为全

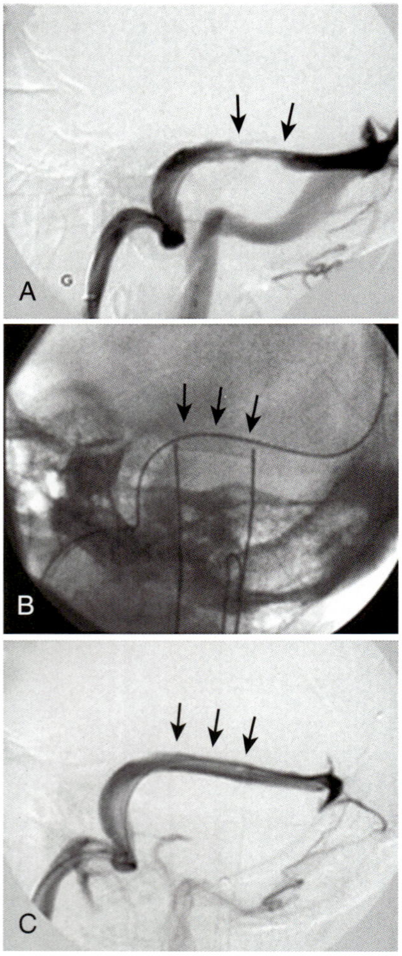

图 11-14 继发于横窦狭窄的颅高压。**A.** 横窦的侧面血管减影。引导导管（G）在左侧颈内静脉。一根更小的导管进入左侧乙状窦，越过左侧乙状窦狭窄处（箭头）。右侧横窦在该图上未显示，但可以看到右侧乙状窦和右侧颈内静脉。**B.** 类似影像（未减影）显示导丝穿过支架（箭头），在狭窄处打开。**C.** 静脉减影（影像同 B）显示狭窄被支架撑开，血流顺利流过左侧横窦

颅疼痛，持续，咳嗽及弯腰时加重。以下症状比较罕见，如恶心、呕吐、搏动性耳鸣及第 6 脑神经麻痹导致的复视。单一症状主要表现为进行性或突发性的视力障碍，由视盘水肿失代偿导致。早期视觉症状包括伴姿势变化引起的短暂视物模糊。清晰度和色觉不受影响。

视盘水肿在几乎所有的自发性颅高压中都会出现，且非常明显（图 11-15）。对照试验通常可证实患者存在扩大的盲点，有时存在鼻侧下部视野缺损，而正规视野检查对连续观察缺损有帮助（图 11-16）。

必须进行神经影像检查来排除颅内肿瘤。脑室可能出现裂缝样改变，但这是可变化的。CT 可以排除视神经乳头处的疣状突起（图 11-17），头部静脉磁共振扫描可以鉴别静脉窦血栓形成和静脉狭窄。荧光素进行视网膜血管造影有助于明确可疑病例是否存在视盘水肿（图 11-18），但为了明确诊断，腰穿时必需测脑脊液初压。腰穿可立即减轻症状，也可重复及监测治疗期间的病情进展情况。

制定严格的减重计划是最关键的治疗措施，同时使用减少脑脊液分泌的碳酸酐酶抑制剂乙酰唑胺。严重视觉障碍患者可短期使用大剂量甾体类药物。有些患者可根据具体情况给予静脉窦支架（见前述）。难治性患者需进行腰椎管 - 腹腔分流术，但近来研究表明使用立体定向技术进行脑室分流效果也很好。起病即出现视觉障碍者，可能需进行视神经髓鞘开窗术（图 11-19）。

低颅压

低颅压头痛与体位显著相关，坐起或站立 15

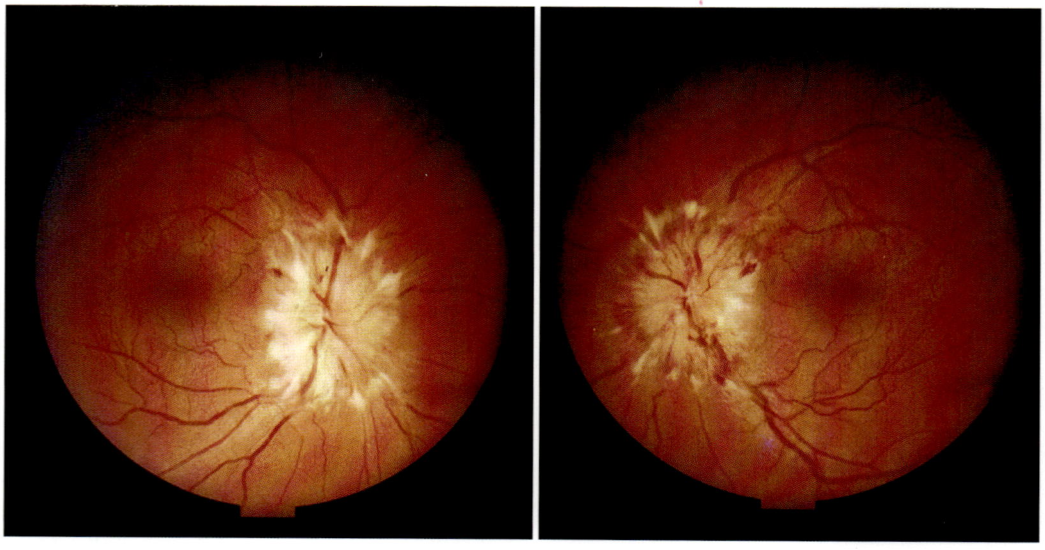

图 11-15 自发性颅高压中严重的双侧视盘水肿

良性颅高压的视野表现

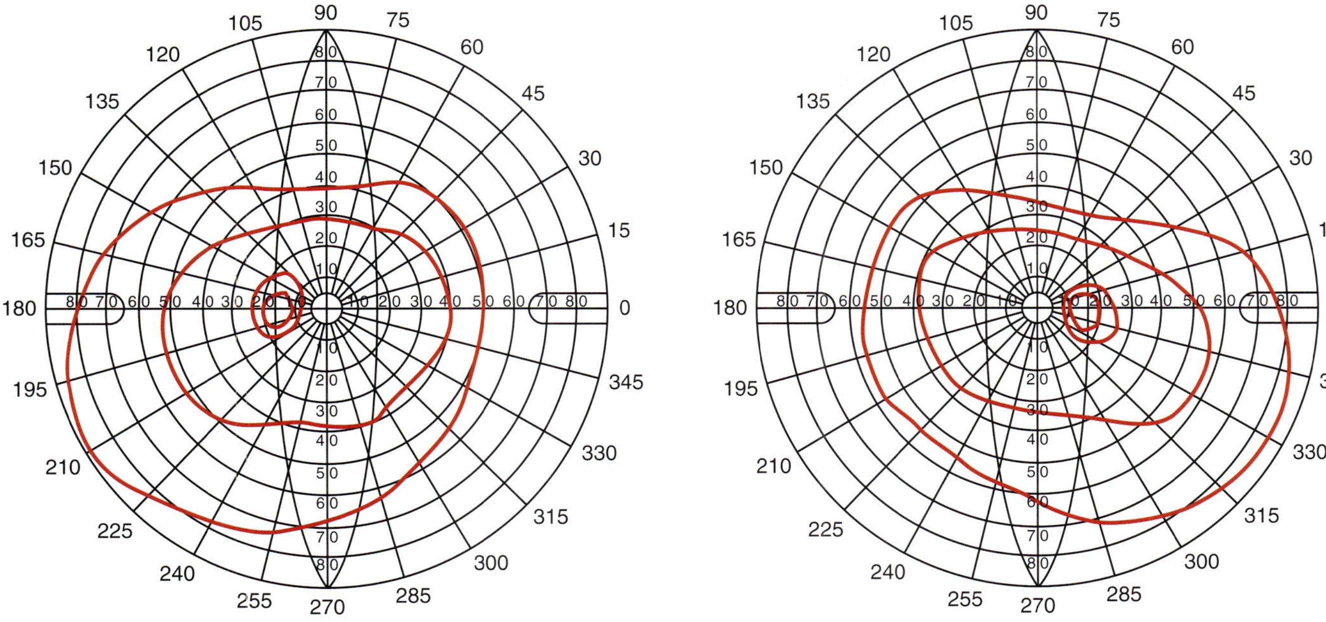

图 11-16　自发性颅高压。视野检查时盲点扩大

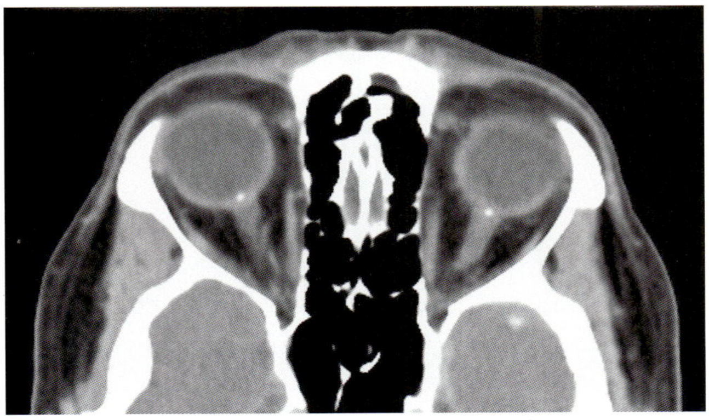

图 11-17　CT 扫描显示视神经起始部疣状物。这可引起视盘类似视盘水肿的变化

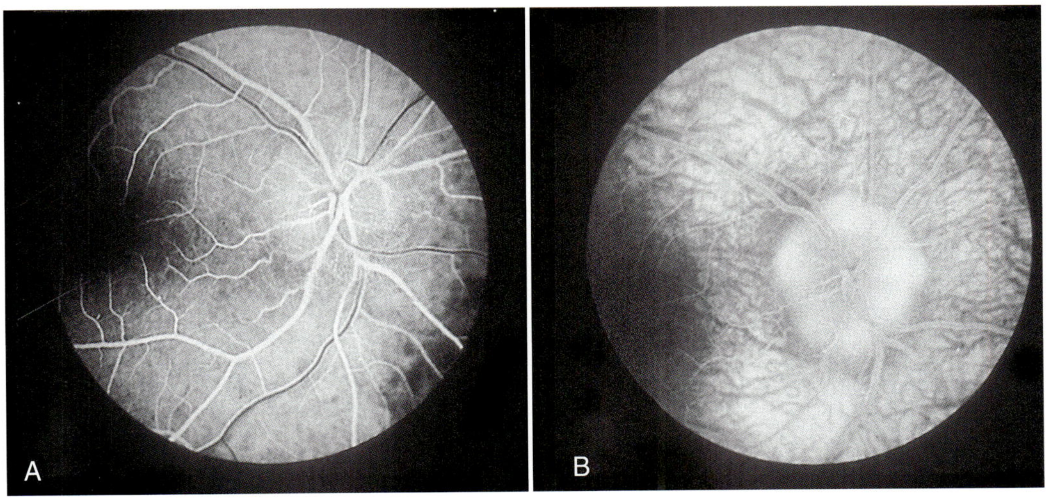

图 11-18　自发性颅高压患者视网膜荧光素血管造影。**A**. 视盘的血供增加。**B**. 染料外渗

分钟内即可诱发，躺下后可减轻。这种头痛是全颅性的，低血容量可加重，可伴恶心、呕吐、颈强直和畏光。头痛可以多种方式出现。低颅压头痛最常在腰穿后出现，但也可自发出现或由咳嗽或紧张诱发，可表现为雷击样头痛（见前述）。低颅压头痛症状通常由脊髓周围硬脑膜的脑脊液瘘持续存在引起，多在颈胸髓处出现。有时，脑脊液瘘可以为多发。

头 MRI 检查常可诊断该病，表现为脑膜弥漫性钆造影强化（图 11-20）。这种强化由脑膜血管扩张，特别是静脉扩张引起，虽然有脑脊液瘘但颅内容量保持不变。还可以出现小脑扁桃体的下移。硬膜下血肿较罕见。典型者腰穿时颅内压低于 6cmH_2O。

脑脊液瘘有时可被 MRI、CT 脊髓血管造影或放射性同位素脑池显像检测出。通常卧床休息和补液可使头痛消失。另外，经验性使用咖啡因或茶碱有助于减轻腰穿后头痛，使用甾体类药物也可减轻头痛。难治性病例提倡使用硬膜外血补片、硬膜外灌注盐水和纤维蛋白胶注入等治疗。个别情况需要直接手术修补硬膜。

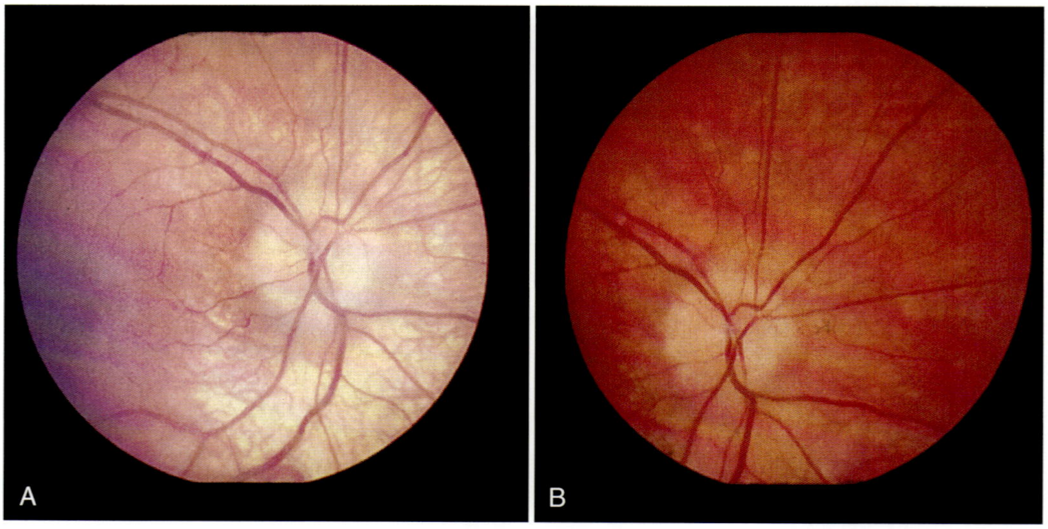

图 11-19 突发性颅高压伴快速视力减退患者，眼底照相显示视神经减压术之前（**A**）和之后（**B**）的右侧视盘

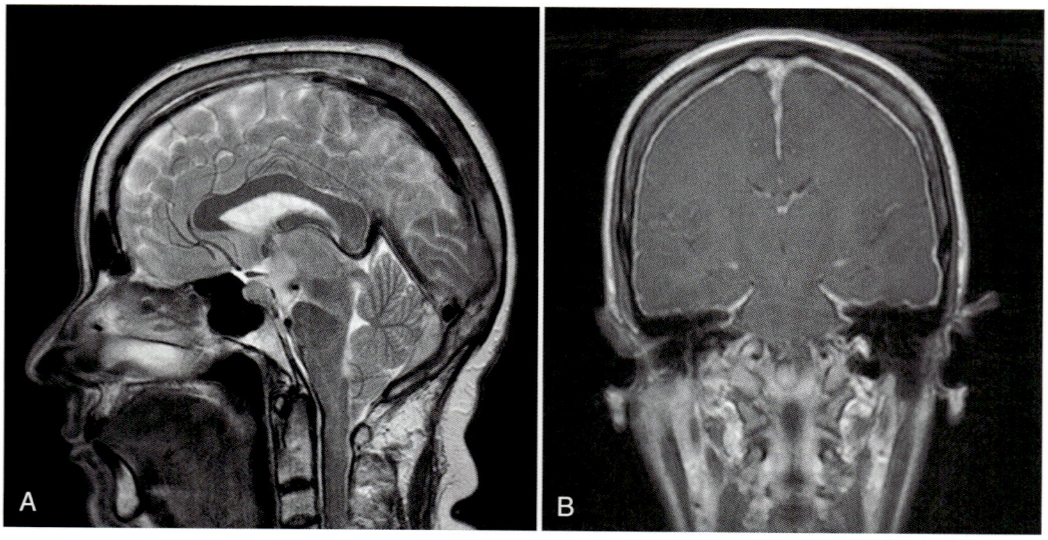

图 11-20 低颅压。T2 加权像矢状位。**A.** 脑干结构（脑桥和小脑扁桃体）“下陷”。**B.** 颅顶处硬脑膜均匀对称强化效应

神经痛

脑神经痛

三叉神经痛

三叉神经痛是非常严重的单侧面部发作性疼痛，通常发生在三叉神经第二支或第三支的分布区；第一支分布区受影响比例不足 5%（与丛集性头痛比较，参照前面的数据）。疼痛累及两支甚至三支的情况非常少见。在头痛发作期，疼痛总是发生在同侧，极少情况下双侧都有头痛发生，但双侧永远不会同时发生。该病女性比男性常见，常在 50 岁以上人群中发生。在较年轻的患者中，三叉神经或其与脑干的联系均可受累，比如多发性硬化斑块或神经肿瘤，应予以检查排除（图 11-21）。

经典的三叉神经痛呈刀割样，可被描述为一种电击样或灼热针刺感样疼痛。头痛通常一天发作数次，有时持续时间更长，头痛发作间期会有持续的钝性酸痛。该病一个重要的特点是疼痛可被特定部位的触觉刺激诱发（即扳机点，图 11-22），如咀嚼、刷牙或冷风刺激。每次疼痛发作之后，有一个不能再次诱发疼痛的不应期。这一特点是三叉神经痛和三叉神经自主神经性头痛之间的区别，后者没有这种不应期。疼痛发作常会在几周后减轻，并且仅在几周或几月后复发。有时，疼痛会严重到引起面肌的反射性痉挛（表现为抽动，一度被认为是局灶型癫痫的一种形式）。

三叉神经痛常被误诊为由牙齿或鼻窦疾病引起，有时还会导致不恰当的治疗。

原发性三叉神经痛患者查体正常，但影像学检查可看到产生症状的神经在进入神经根部的区域存在血管的交叉压迫，典型者存在小脑上动脉的压迫（图 11-23）。兴奋的感觉神经纤维释放突触递质，引起三叉神经核继发性兴奋，从而产生疼痛。无症状的正常人中也可以见到血管神经交叉压迫，但动脉硬化血管的持续波动性刺激是神经受损的原因。这也解释了为什么年龄大的人患病率更高。

抗惊厥药，比如卡马西平，可抑制三叉神经痛的症状，热凝固术、冷冻消融术、甘油注入可选择性破坏三叉神经节内的痛觉纤维，或由颅后窝入路行三叉神经血管减压术（Jannetta 技术）均可治疗三叉神经痛。有人支持立体定向放射外科手术，但该方法很少能完全性切断三叉神经感觉神经根，而这是此术式唯一有效的途径，且该操作有导致面部痛性感觉缺失的风险。

其他脑神经发作性疾病也存在神经血管交叉压迫。偏侧面肌痉挛（第 7 脑神经受累）和舌咽神经痛（第 9 脑神经受累）有充分证据表明是由血管神经交叉压迫引起，但交叉压迫机制引起眩晕、不能耐受运动和耳鸣（第 8 脑神经受累），斜颈（第 11 脑神经受累）和原发性高血压（左侧后橄榄沟受累）的证据很少。

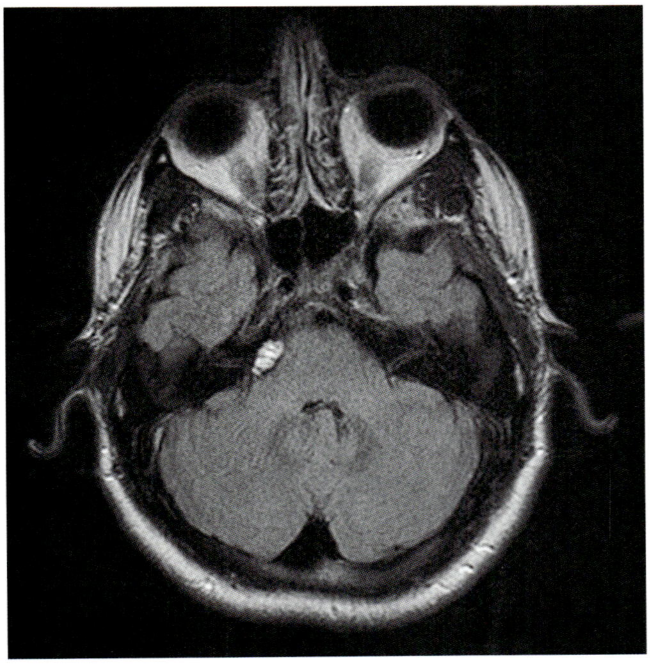

图 11-21 皮样瘤导致的右侧症状性三叉神经痛

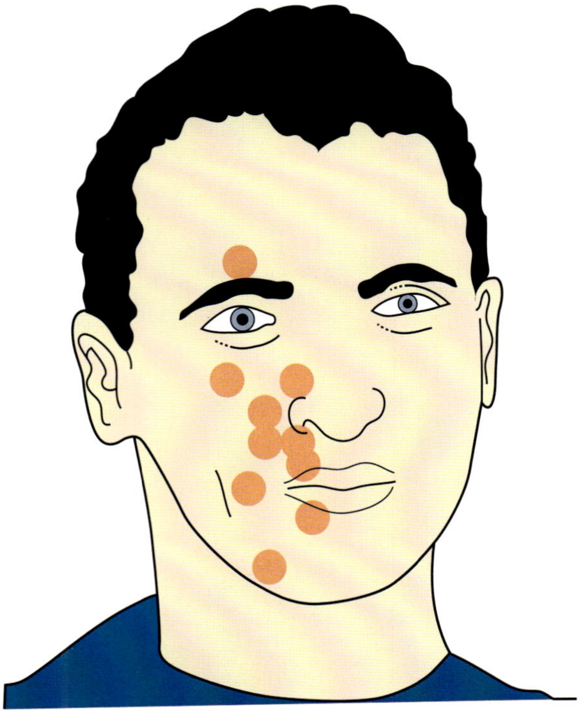

图 11-22 三叉神经痛的扳机点

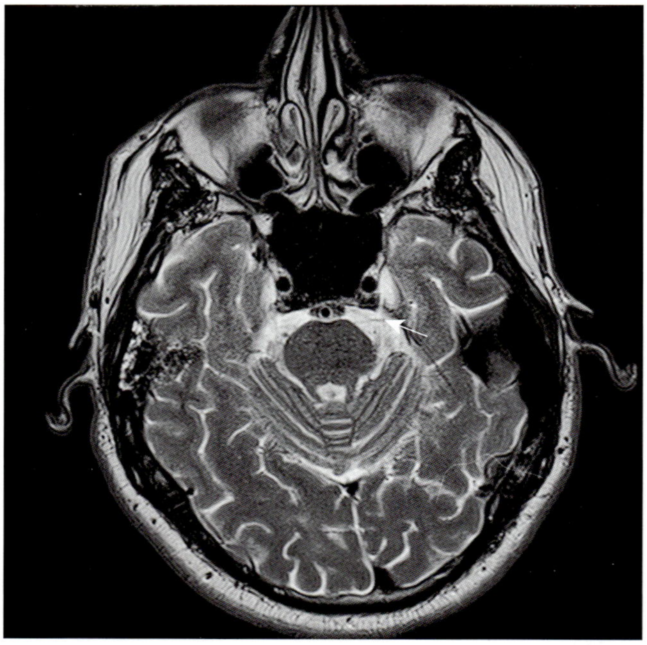

图 11-23 一位三叉神经痛患者左侧三叉神经与血管的交叉压迫。注意血管与左侧三叉神经的交叉

舌咽神经痛

舌咽神经痛是一种极少发生的综合征，其特点为扁桃体窝或耳部、舌基底部或一侧的下颌角下方有强烈的电击样阵痛。舌咽神经及迷走神经耳咽支分布区均会感到疼痛。吞咽动作、咳嗽，有时说话和咀嚼均可触发疼痛发作。疼痛发作间期，在喉部及耳部可能有持续背景疼痛存在。因为害怕疼痛可能导致患者不敢进食。舌咽神经痛存在加重和缓解的过程，这与三叉神经痛类似，一般认为血管与神经的交叉压迫是该病的病因。该病的处理同三叉神经痛一样。

其他脑神经痛

许多其他原发性发作性脑神经痛已在表 11-3 中描述，都较罕见。局部麻醉可疑神经具有诊断意义，神经消融术可能有治疗意义。

颈舌综合征的特点包括枕部或上颈部的单侧疼痛，持续数秒或数分钟，并伴有同侧舌部的感觉异常。这种感觉异常包括麻木、不舒服感或舌肌的不自主运动（也叫舌部的假手足徐动症）。典型者头部旋转可诱发这些症状。该病可能是由颈 2 感觉神经根受到激惹所致，典型者可由寰枢关节突出引起。舌神经的本体感觉纤维与分布至舌的舌下神经联系，之后舌下神经与颈 2 神经根相联系。神经根的外科减压术可减轻该病症状。

表 11-3 少见的颅神经痛

综合征名称	受累神经	疼痛部位和伴随表现
中间神经痛	第 7 对脑神经（中间神经分支）	耳道 味觉、唾液分泌及泪液分泌的改变
喉上神经痛	第 10 对脑神经（喉上支）	咽喉侧面、颌下和耳 咀嚼、呼喊诱发 甲状腺功能减退隔膜内触发点
鼻睫神经痛	第 5 脑神经（鼻睫支）	鼻孔，放射至头部，摸鼻孔侧面会触发
眶上神经痛	第 5 脑神经（眶上神经）	眶上切迹、前额、眶上切迹的局部压痛
枕神经痛	颈 2（枕部神经变粗或变细）	枕骨区 受累区域会变麻木

带状疱疹后神经痛

据估计约 50% 年龄达 80 岁者至少得过 1 次带状疱疹，这是由脊髓背根神经节或脑神经的感觉神经根中潜伏的疱疹病毒激活引起。带状疱疹常为自发性，但疱疹病毒的激活也可继发于其他疾病，特别是恶性血液病、淋巴瘤和免疫抑制性疾病，约 10% 的淋巴瘤患者和 25% 的 Hodgkin 病患者可发生带状疱疹。相应神经或其支配的皮节受到外伤也可诱发该病。

带状疱疹临床表现为灼烧性刺痛，伴偶发锐刺感，一般 1 周内会出现皮肤小水泡，这些水泡分布在脊神经支配的一个或多个皮节区。极少数病例的皮疹可不明显。胸神经支配的皮节最常受累，全身各部位均可受累。10%~15% 的患者会累及三叉神经分布区，其中 80% 的患者表现为单独的三叉神经第一支分布区受累。带状疱疹也可能影响膝状神经节，其感觉成分，即中间神经受累会引起面瘫，并且疱疹爆发进入外耳道前部、软腭和耳廓（也称 Ramsay-Hunt 综合征）（见第 15 章图 15-58）。中间神经痛亦可为其特征之一。

Corti 和 Scarpa 神经节受累可引起额外的耳部症状，比如眩晕、耳鸣和耳聋。带状疱疹合并同侧其他脑神经受累比较罕见，例如引起同侧眼外肌麻痹（即 Garcin 综合征）。

90% 的急性带状疱疹患者的疼痛症状会在一个月内消失。10% 的患者会出现带状疱疹后神经痛，这些患者几乎都大于 50 岁，这种并发症发生的概率会随年龄增加而增加。带状疱疹过后，灼热感会持续 3 个月或更长，受累的皮节会有感觉减退、感觉过敏或异常疼痛。这些症状可在 1 年内消失，但多达 40% 的患者会继续经受这种不适，且通常治疗无效。有研究表明，带状疱疹起病 3 天内使用阿昔洛韦可以降低带状疱疹后神经痛的风险。

灼性神经痛和反射性交感神经营养障碍

灼性神经痛和反射性交感神经营养障碍（有时被认为是痛性营养障碍和 Sudeck 萎缩）的机制尚不明确，它们是复杂性区域疼痛综合征（complex regional pain syndrome，CRPS）的一部分。反射性交感神经营养障碍（CRPS1 型）被认为是交感反射对轻度损伤的反应结果。更严重的神经干损伤出现的症状和体征通常会引起灼痛（CRPS2 型）。人们对这些疾病之间是否存在延续性持不同意见。

双手常受累，双下肢也会受累。诱因常为意外伤，比如 Colles 骨折或坐骨神经刺伤。诱因也可是手术，比如正中神经减压术或 Dupuytren 挛缩的解除术。

这种综合征包括三部分：

- 典型疼痛为燃烧样、搏动性、刺痛或酸痛，同时伴痛觉过敏、痛觉过度和异常疼痛。
- 营养方面的变化，比如头发脱落和受累皮节区皮肤和指甲的萎缩。伴僵硬和结构重建的深部软组织萎缩，可导致功能缺失和局部骨质含量减少（也称 Sudeck 萎缩）。
- 在这些皮节区出现的自主神经功能障碍，常包括出汗过多（少部分是无汗）、局部浮肿，对冷热不敏感，血管舒缩不能（典型者可见皮肤发红或发绀）。

在急性期，可能出现疼痛、肿胀、受伤部位远侧发热，有时出现失神经支配现象，随之出现营养变化，最后是肌肉消耗和挛缩（图 11-24）。受伤部位的 X 线平片可见局限性骨质减少，但关节间隙存在。

头部损伤

头部损伤和相关慢性并发症对医疗服务和社会来说是相当大的负担。成人最常见的原因是交通事故、高空坠落和醉酒相关的撞击，并容易导致较严重的头部外伤。与体育锻炼相关的头部损伤一般程度较轻，常见于儿童和青少年。

头部损伤的严重程度

格拉斯哥昏迷评分量表（Glasgow Coma Scale，GCS）（表 11-4）被认为是头部损伤严重程度的最佳临床描述方法。总分基于患者的最大反应。在休克或体温过低时，经过一次打击，患者的 GCS 评分可能出现假性偏低，在中毒或服用镇静药时也会出现假性偏低。如果患者激动、言语困难或有气管插管，或有明显面部损伤或脊髓功能障碍时，GCS 评定不易进行。严格来说，玩偶眼的头部检查不能作为眼球活动异常的评定标准。

GCS 评分少于 8 分表明严重头部损伤，患者多昏迷或意识水平严重下降。8~12 分表明中度头部损伤，13~15 分表明轻度头部损伤。轻度头部损伤占医院就诊头部损伤患者的 80%；然而，现在认为，如果有任何意识受损、健忘症，或受伤当时或之后出现精神状态改变，那么即使“轻度”头部损伤也可以引起脑损害，导致严重且长期存在的并发症。有意识障碍的头部损伤可导致事故发生前记忆的缺失（也就是逆行性遗忘）或事故发生后记忆的缺失（也就是顺行性遗忘，此情况下指的是外伤性遗忘）。患者常常会

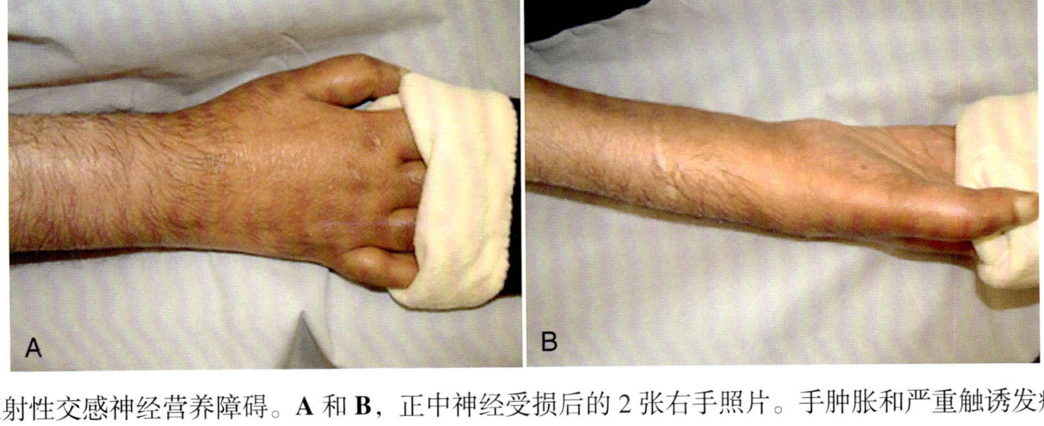

图 11-24　反射性交感神经营养障碍。**A** 和 **B**，正中神经受损后的 2 张右手照片。手肿胀和严重触诱发痛，鱼际肌多汗且萎缩

表 11-4 格拉斯哥昏迷评分量表

条目	评分	观察结果
睁眼动作	4	自发的
	3	对言语指令的反应
	2	对疼痛的反应
	1	没有反应
最佳言语反应	5	定向的
	4	混乱的
	3	不合适的词语
	2	不可理解的发音
	1	无反应
最佳的运动反应	6	服从指令
	5	对疼痛的定位
	4	对疼痛的回避
	3	刺痛肢体屈曲反应
	2	刺痛肢体过伸反应
	1	对疼痛无反应
最高分	15	—

出现混合性记忆缺失，但与逆行性遗忘相比，外伤性遗忘常很严重且持续时间长，持续时间与头部损伤的严重程度相关。脑震荡不会引起自传体记忆的缺失，这种情况下，明显的损伤往往提示诈病或者癔症。

脑损伤机制

头部损伤可能是穿透伤，比如枪弹伤和刺伤，或者是闭合伤（或称钝伤），典型者为交通事故和打架时受伤。

穿透伤（图 11-25 和图 11-26）死亡率高，原因包括对致命部位的直接损伤、脑水肿、脑出血和颅内感染。幸存者常遗留神经功能缺损和认知功能障碍，并且外伤性癫痫发生率高。

在头部闭合性损伤中，撞击力可能线性传递（平移力）或导致以中脑及丘脑为中心的旋转及切线力。这些冲击力可导致局部或广泛脑损害（表 11-5）。

网状激活系统是位于中脑和间脑的重要支柱性结构，其内神经元的功能受损可导致意识丧失。研究表明，如果颈部活动受到约束，则较难引起脑震荡，这就强调了车辆内头部活动限制设施和安全带的重要性。即使影像未见脑实质损伤，这些外力也可引起脑神经损害。嗅神经损害特别常见，且常在初次检查时漏诊。如果外伤后嗅神经损害持续超过 6 个月，那么神经损害将会永久存在。

表 11-5 闭合性头部外伤的病理学改变

局部损伤	广泛损伤
头皮锐器伤	弥漫性轴索损伤
颅骨骨折	脑肿胀
颅内出血	全脑缺血
挫伤	
硬膜外血肿	
硬膜下血肿	
蛛网膜下腔出血	
中脑出血	
脑室内出血	
颅高压引起的损伤	

局灶性损伤

头部损伤时的颅骨骨折及成像

即使颅骨没有骨折，头部损伤也可引起大脑损害，但若存在颅骨骨折则更易引起大脑损伤。CT 脑扫描是脑部外伤病例常用的检查，任何有颅骨骨折（怀疑或由放射检查证实）（图 11-27 和图 11-29）、意识水平下降或神经功能缺失的患者都需要进行该项检查。

在轻度脑损伤病例中，影像检查作用的争议较多。不到 10% 的单纯脑震荡患者有颅内出血，其中不到 2% 的患者需要神经外科处理。成人中不伴神经功能缺失、颅骨骨折或脑震荡后症状，具有显著外科手术意义的颅内血肿比例不到 1%。在这些情况下，最需要的是观察病情变化。但是，对有轻度脑损伤的不满 16 岁的儿童、不能进行跟踪观察的患者、醉酒、出血体质和正在服用抗凝药的患者，通常推荐 CT 扫描。

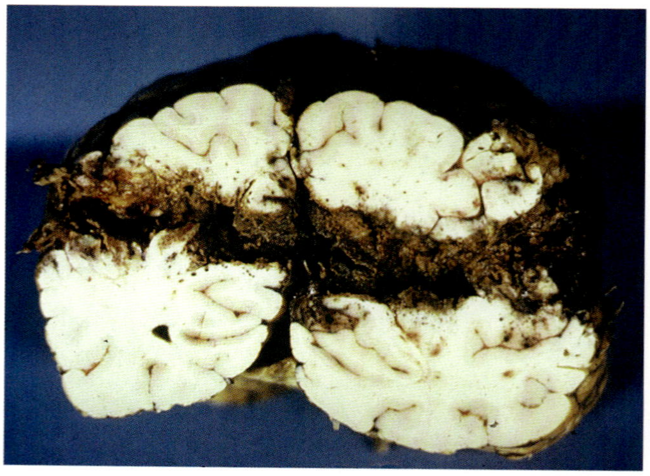

图 11-25 枪弹贯通伤。子弹由右侧进入大脑

额部及眼眶骨折常引起眼眶周围血肿（熊猫眼）（图 11-28）。如果鼻旁窦的硬脑膜受损，有可能出现脑脊液鼻漏。颞骨骨折（图 11-29）会损伤脑膜中动脉，导致硬膜外血肿，颅底骨折会损伤面神经和听神经，引起耳聋、眩晕和面瘫。骨折延伸至外耳道，会导致外耳道出血和脑脊液耳漏。这些骨折也会引起乳突后部的出血（Battle 征）（图 11-30）。

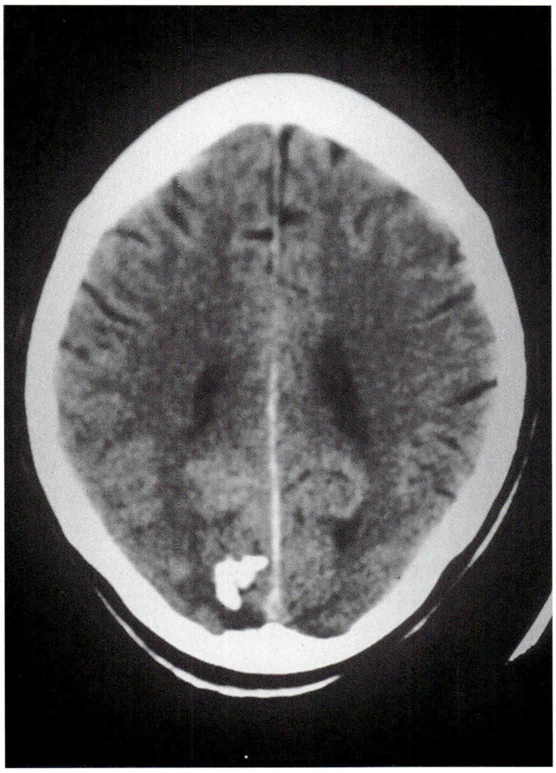

图 11-26　CT 扫描显示枕叶的弹片伤

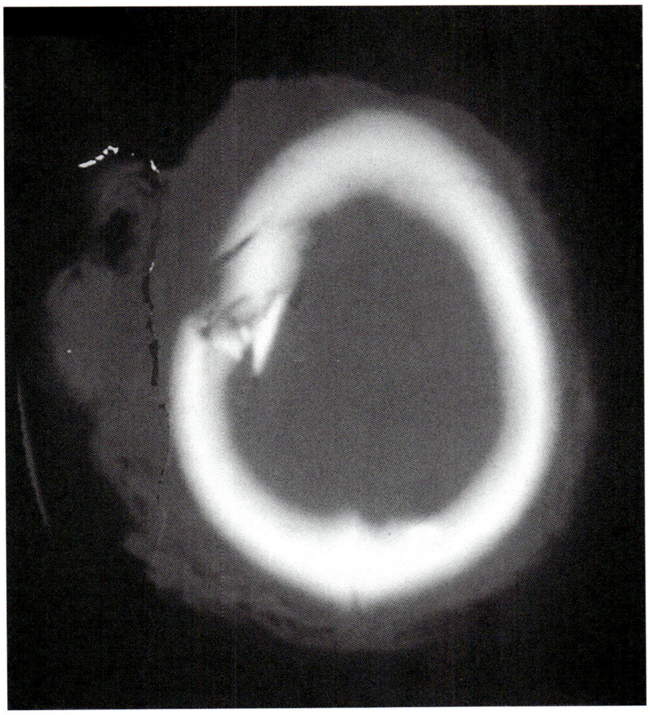

图 11-27　压缩性颅骨骨折

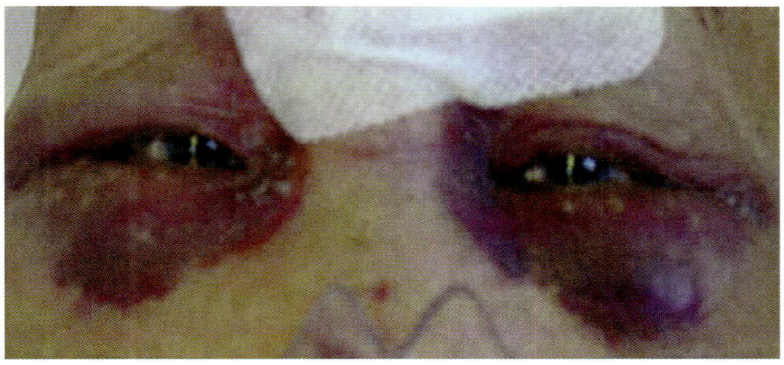

图 11-28　额骨骨折后的熊猫眼

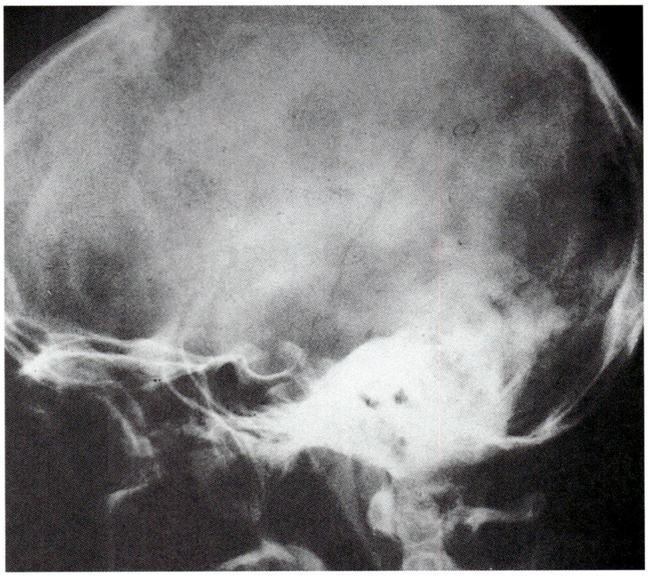

图 11-29　颞骨骨折和顶骨骨折

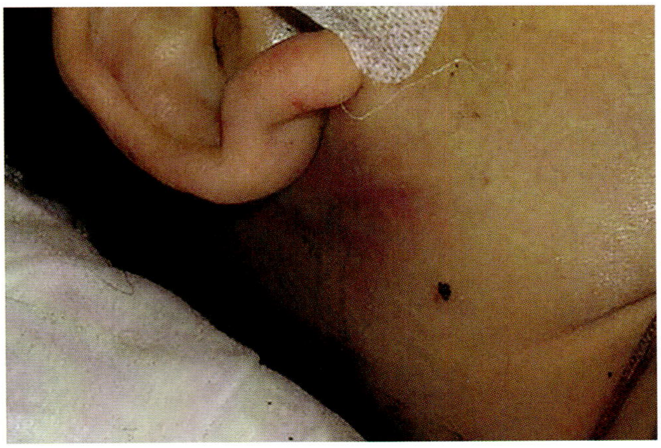

图 11-30　颅底骨折时的 Battle 征

颅内出血

头部外伤后，脑出血可在很多区域发生，由撞击的位置和力量决定。90% 的致命性脑外伤中可见脑挫伤，一般出现在撞击处深部接触不平整颅骨表面的脑组织中，比如额极和颞极处（图 11-31）。撞击处对侧大脑的对冲伤是由脑组织移向对应颅骨时产生的负压所引起（图 11-32）。

运动导致年轻人脑外伤的硬膜外血肿（extradural hematoma，EDH）的风险较高，例如被板球击中头部。10% 的严重头外伤患者可出现硬膜外血肿。典型者出现脑震荡，但意识可恢复，并且有时可无明显异常表现（中间清醒期），随后转为昏迷，前驱表现有头痛、局灶神经系统症状，有时伴有癫痫发作。如果主要是静脉出血，病程会更加迁延。约 90% 的硬膜外血肿患者可见脑膜中动脉走行路线上存在颅骨骨折。CT 扫描可有效诊断，血肿在 CT 上有特征性，表现为透镜状，并有中脑结构的移位（图 11-33）。如果病情未能及时诊断和进行血凝块清除术（图 11-34），患者可因延髓受压而死亡（图 11-35）。

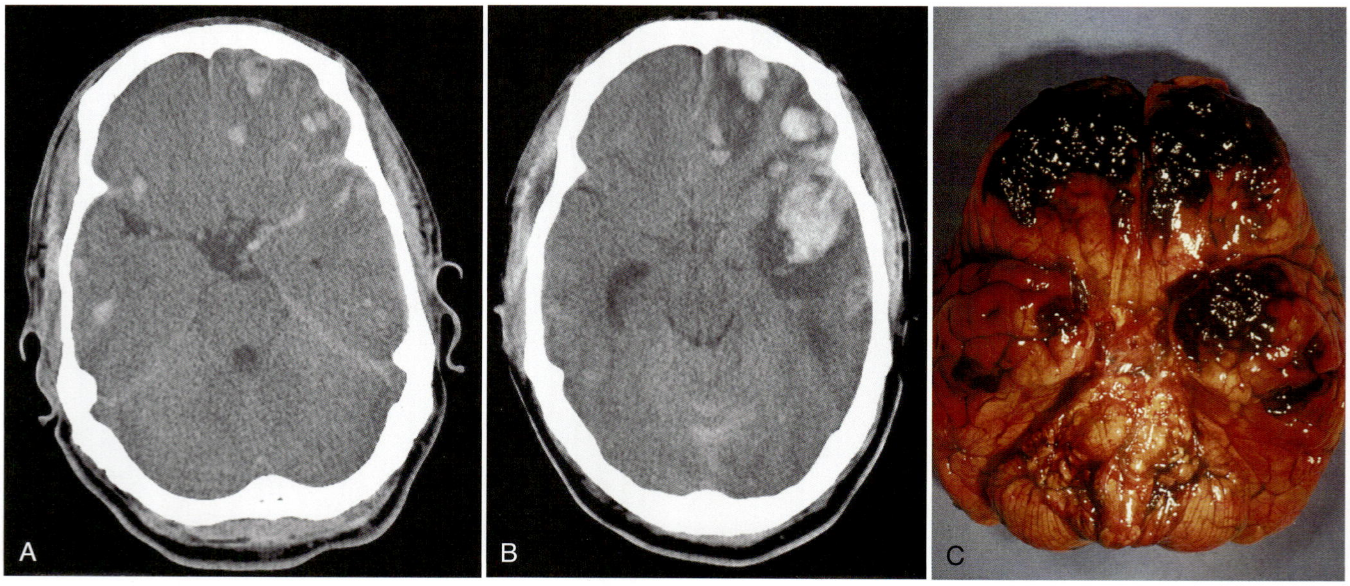

图 11-31 大脑 CT 扫描见左侧额颞叶脑挫伤。**A**. 发病时扫描。**B**. 24 小时后的扫描，注意挫伤明显加重。**C**. 尸检标本见额颞叶损伤

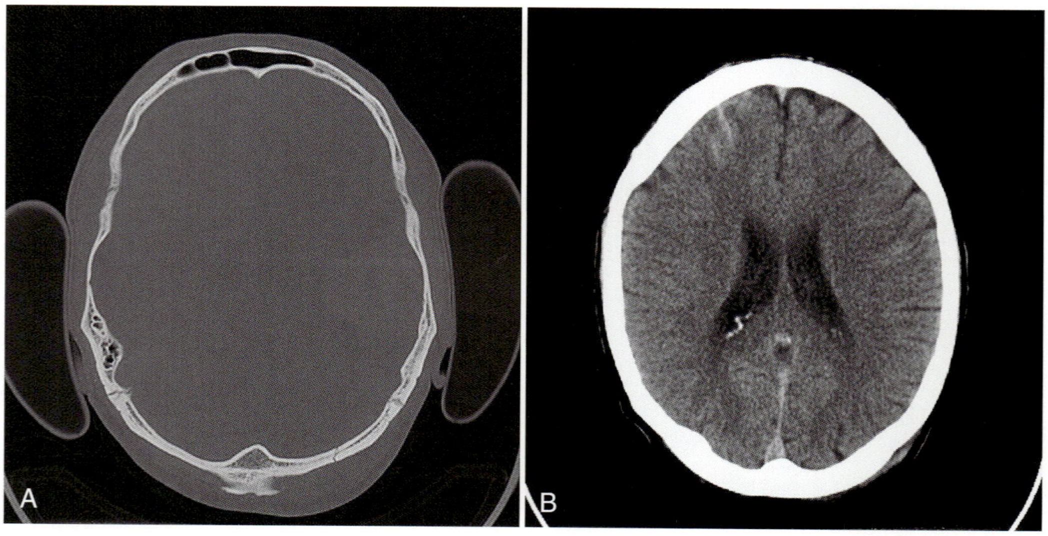

图 11-32 大脑 CT 扫描显示对冲伤。骨窗（**A**）和软组织窗（**B**）可见左侧枕骨骨折和软组织肿胀及右侧额叶（对侧）挫伤

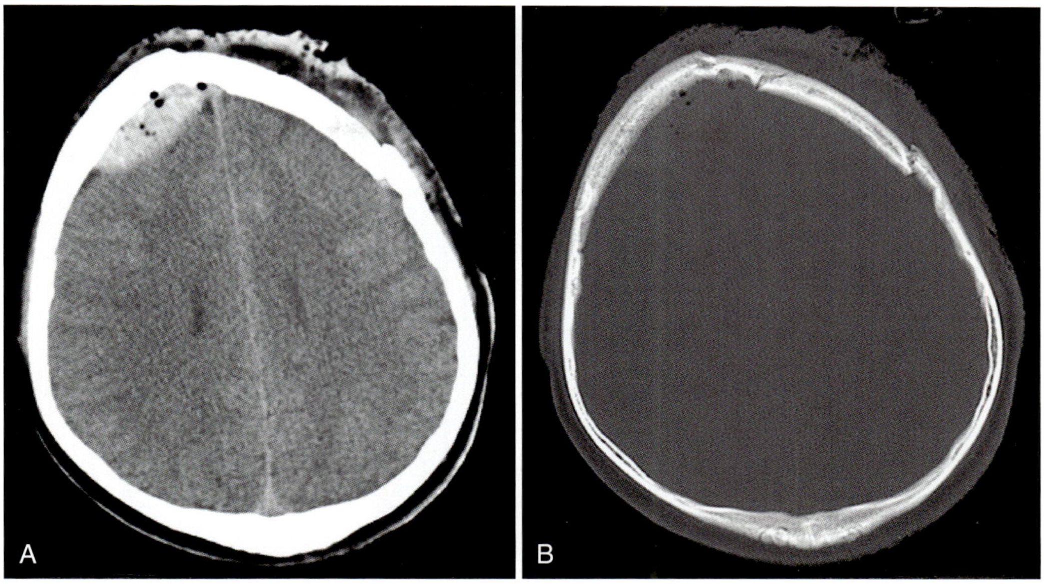

图 11-33　CT 扫描。**A**. 右侧额叶的硬膜外血肿。**B**. 骨窗可见颅骨骨折

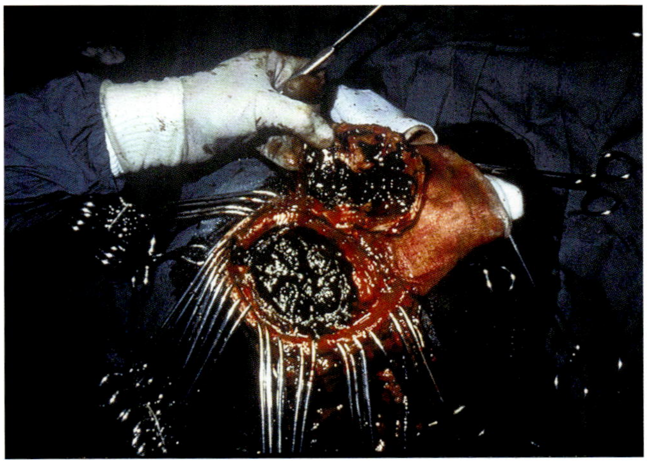

图 11-34　颅骨切开术时的硬膜外血肿。血肿黏附在颅骨及硬脑膜处

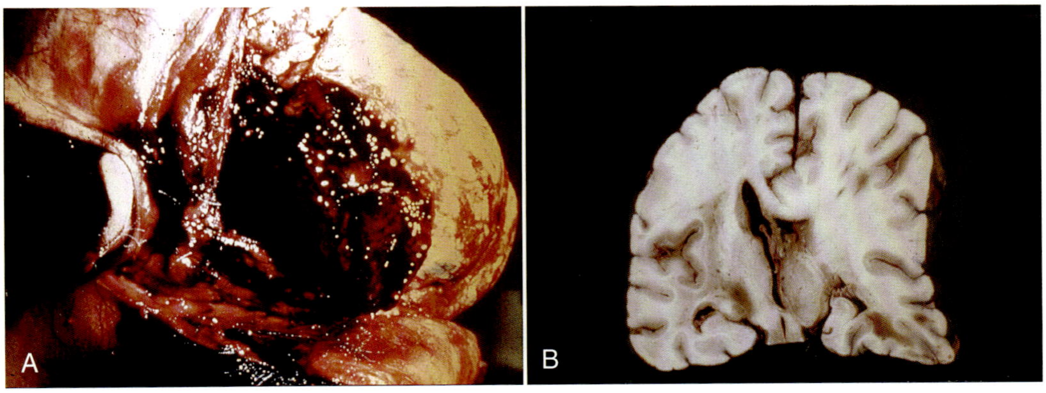

图 11-35　尸检所见硬膜外血肿。**A**. 颅盖骨去除后。**B**. 大脑冠状切面显示血凝块所致脑组织明显受压和中线结构移位

急性硬膜下血肿（subdural hematoma，SDH）由硬膜下腔的旁矢状静脉破裂引起。出血比硬膜外血肿更广泛，因为在硬膜下腔内流出的血液更容易扩散。外伤后可出现中间清醒期，但起病就出现持续的意识障碍者更常见。伴随出现脑挫伤也常见。

在 CT 上，硬膜下血肿的高密度区形状与硬膜外血肿不同（图 11-36），但除非存在双侧血肿，该病才可伴随中线结构移位。如果血肿体积允许，则不一定需手术清除，血凝块可自行吸收（图 11-37）。随着血凝块逐渐演变，CT 上的密度会减低，到临界点时，会成为等密度，此时，血凝块的存在只能靠周围组织出现的空间占位效应来判定，但 MRI 的 T1 加权成像可以显示血肿（图 11-38）。

慢性硬膜下出血临床诊断困难。常没有明确的头部外伤史，可能只是影像扫描时偶然发现。症状一般不是局灶性的，表现为意识水平波动 / 认知力下降 / 淡漠和弥漫性头痛。可以出现反射亢进和原始反射。通常 CT 或 MRI 扫描容易分辨出血肿（图 11-39）。

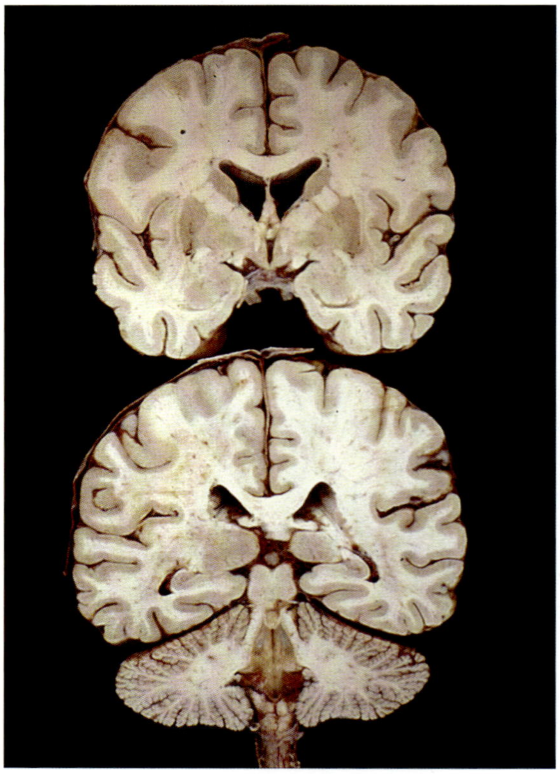

图 11-37 尸检见急性硬膜下血肿吸收。在因心肌梗死去世前 3 个月，该患者进行的 MRI 检查证实有外伤性硬膜下血肿

蛛网膜下腔、中脑和脑室内出血

蛛网膜下腔、中脑和脑室内出血与严重头部外伤有关，且预后不良（图 11-40）。中脑的出血可因外力本身所致，也可继发于颅高压和脑疝。如果颅内血肿伴急性硬膜下出血，可称为脑叶破裂。

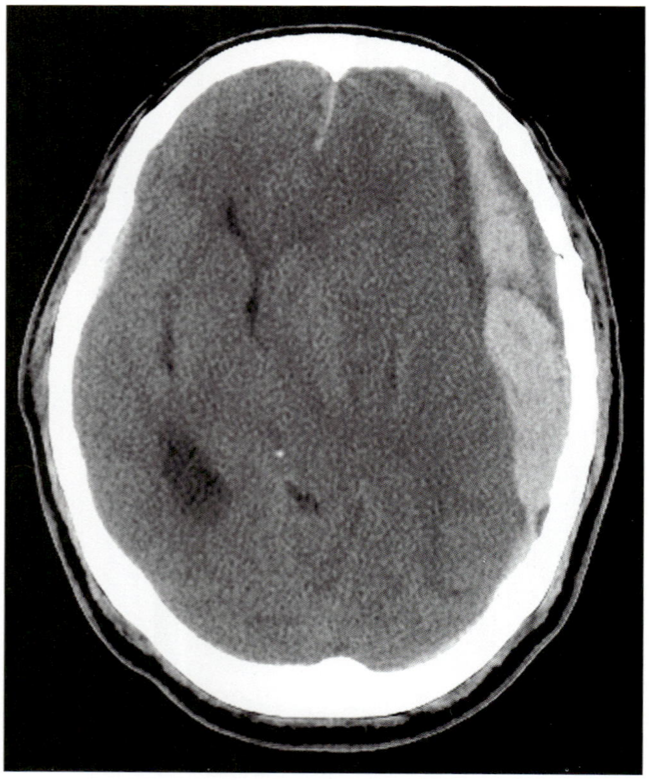

图 11-36 大脑 CT 扫描显示急性左侧额顶处硬膜下血肿，伴中线移位

弥漫性损伤

弥漫性轴索损伤

几乎所有的头部外伤和某些严重程度足以导致意识障碍的疾病，都可能通过对轴索和树突联结处的剪切力对轴索造成损伤。轴索损伤导致大脑和脑干的白质病变，病变可能是局灶的或是弥漫性的（图 11-41）。某些轴索损伤是外力所致（原发性轴突切断），但现在公认的是，脑外伤可导致慢性轴索变性（继发性轴索切断）（图 11-42）。脑震荡的意识丧失可能是基于网状激活系统的急性轴索损伤。广泛弥漫性轴索损伤可导致严重的脑肿胀和不可逆性昏迷。

脑肿胀

任何明显的颅内血凝块形成都与颅压升高有关。根据血凝块的严重程度和位置不同，可以产生横向疝（大脑镰下疝）或小脑幕切迹疝，随后可以继发出现中脑出血。即使 CT 未见明确出血征象，多数情况下都可见到脑缺血和弥漫性轴索损伤导致的急性脑水肿

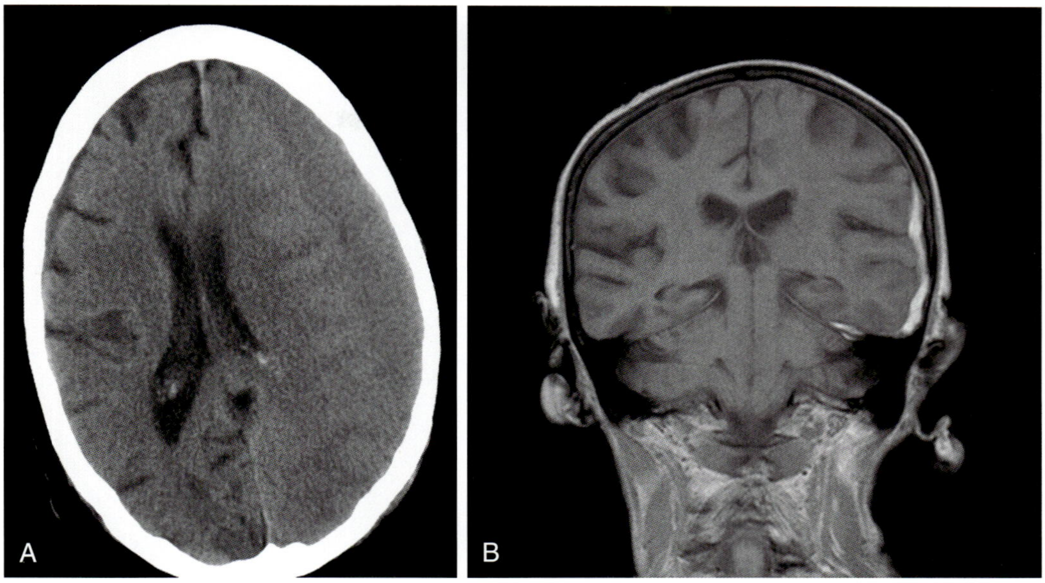

图 11-38 **A**. CT 上可见一广泛的等密度硬膜下血肿。**B**. 另一个患者的 MRI T1 加权像

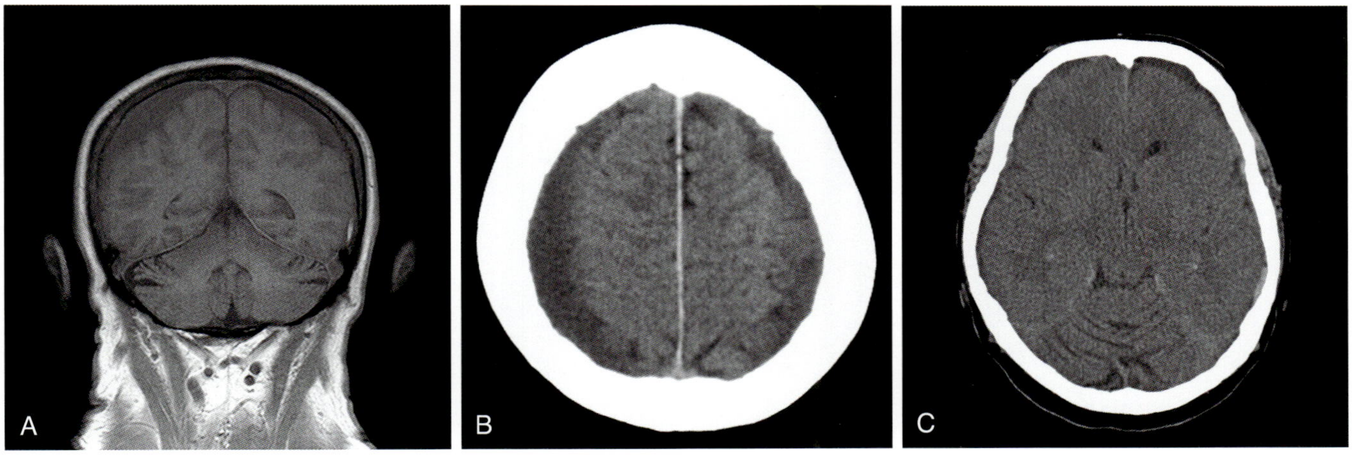

图 11-39 大脑 CT 和 MRI 扫描见双侧慢性硬膜下血肿，MRI 上更易看到左侧还有一个小的急性硬膜下血肿。

变化。CT 扫描可见脑沟和脑室消失，但也可能无明显表现。可采用颅内压监测来处理该并发症。随后进行 MRI 检查可以显示弥漫性轴索损伤的实际程度（图 11-43）。

全脑缺血

大脑的低灌注常继发于全身性低血压，低血压可由多发伤造成，或为颅内压增高所致。

头部损伤的慢性并发症

Glasgow 预后分级将头部损伤分为四类：①死亡或植物状态；②重度残疾；③中度残疾；④恢复良好。但是，实际上轻度头部外伤的年轻患者中，中重度残疾的发生率与中重度头部损伤幸存者的比率相同，这表明患者明显恢复后，认知和运动功能障碍还会持续进展。

脑震荡后综合征

头部外伤最常见的慢性神经系统并发症是脑震荡后综合征，在脑震荡后 1 个月内发生率为 90%，1 年或更长时间的发生率为 25%。这种综合征有时会出现多种功能缺失症状，特别是头痛、眩晕和认知困难（框 11-4）。该综合征存在器质性病变基础的观点在

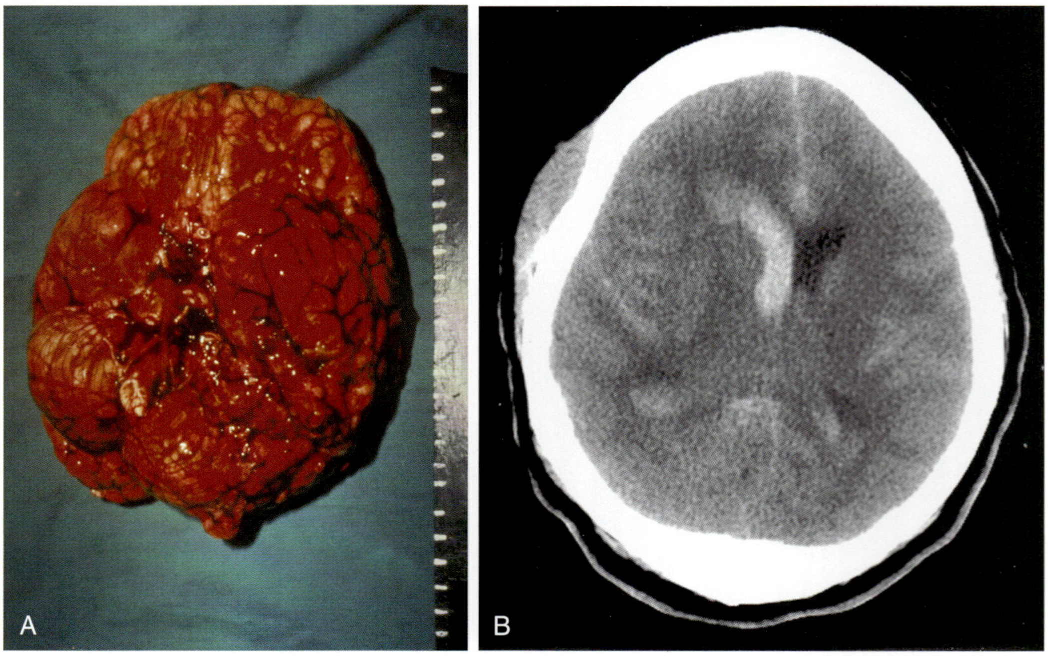

图 11-40 **A**. 尸检标本见头部闭合性外伤后弥漫的蛛网膜下腔出血。**B**. 脑 CT 扫描显示外伤性脑室内出血

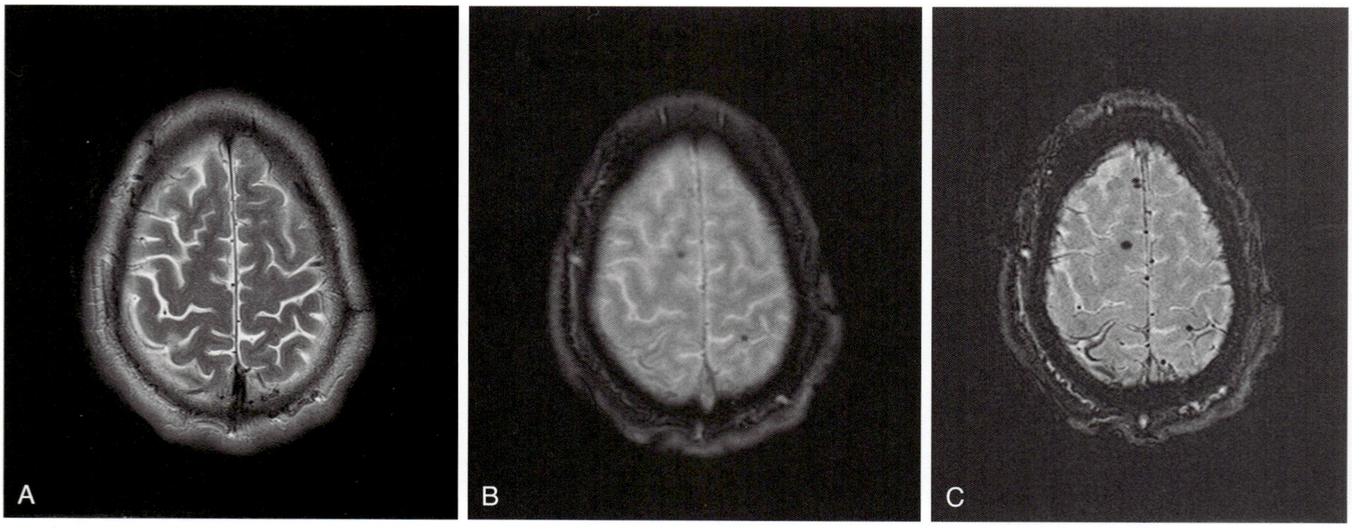

图 11-41 脑 MRI 扫描显示外伤性弥漫性轴突损伤导致的白质病变。**A**. 轴位 T2 加权像。**B**. 梯度回波 T2 加权像。**C**. 磁敏感加权像（SWI）；注意从 A~C 病变检出率逐渐增加

某种程度上仍存在争议。推测性情绪和心理症状非常突出，而未解决的诉讼事件会使情况更加混乱。在诉讼不常发生的国家，脑震荡后综合征发生率低，儿童中更是罕见。但是，正规的神经心理学测试可以发现脑震荡几个月后出现的显著异常，如前所述，一定程度的弥漫性轴索损伤可能是普遍存在的。

创伤后头痛

头痛是头部外伤后最常见的单一慢性症状。它可能是脑震荡后综合征的一部分，或是单独的主诉。头痛症状最常与紧张型头痛类似，但可以有偏头痛的特点或甚至与丛集性头痛类似。

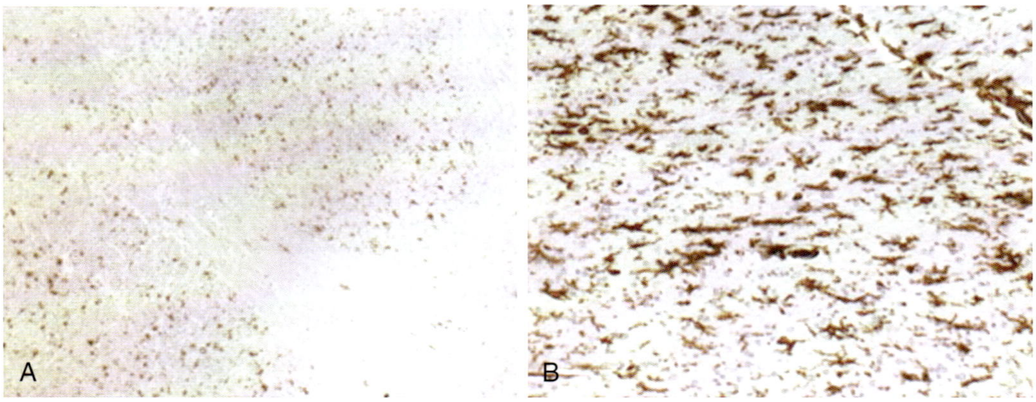

图 11-42 **A**. 胼胝体切片染色以检测 β- 淀粉样蛋白，可见急性外伤性弥漫性轴索损伤时肿胀破坏的轴突。**B**. 慢性弥漫性轴索损伤。严重头部外伤几周后存活的患者，白质内可见活化的小胶质细胞。这些肥大的小胶质细胞表达 2 类抗原主要组织相容性复合物

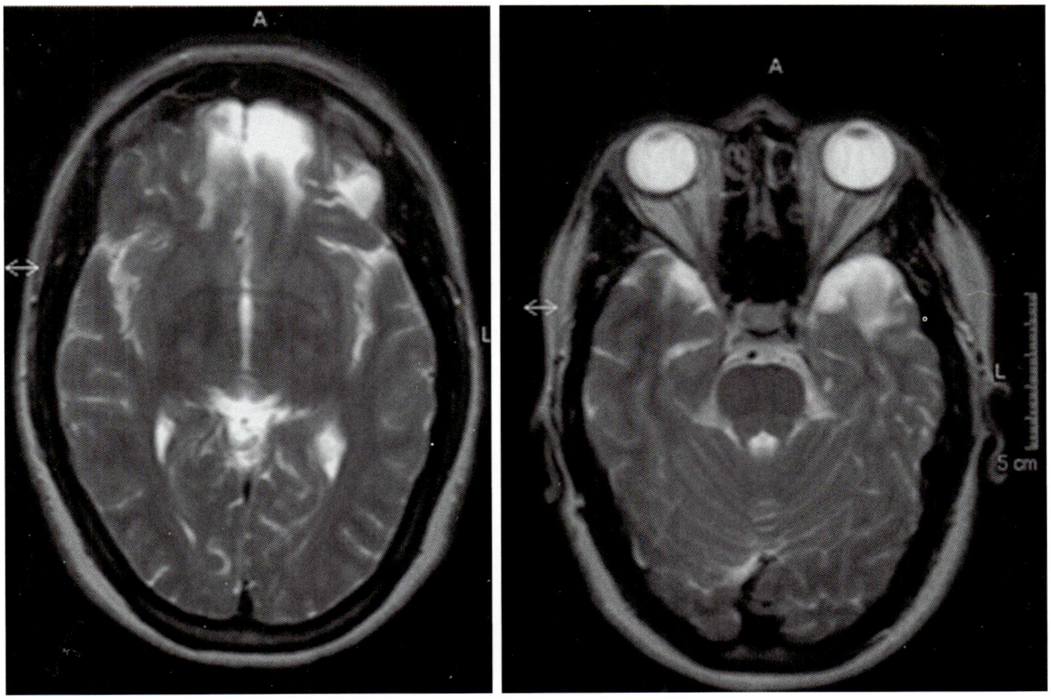

图 11-43 一位约 20 年前曾受中重度钝器伤的患者的头颅磁共振扫描，临床明显完全康复。在颞极、直回及额下回有异常高信号

创伤后头痛的机制不明，可能涉及多种不同机制。许多患者可能源自原发性头痛中偏头痛疼痛途径的激活（见前文）。也可能由于颈髓挥鞭伤时信息传入受累所致（见后文）。偏头痛患者尤其会在头部外伤后，经历偏头痛发作加重。急性外伤后头痛常在 3 个月后减轻，据统计，这种头痛在轻度头部外伤后，比重度外伤后更易出现。心理社会因素可能在慢性患者中发挥一定作用。

拳击员痴呆和阿尔茨海默病

虽然人们对单次脑震荡造成的脑部损害程度存在争论，但神经心理学测试和病理学研究均有明确证据显示，经受持续重复头部外伤者例如拳击员存在头部损害的累积。患有拳击员痴呆的患者会有记忆障碍、思维及行动减慢、构音困难和帕金森样步态共济失调。神经影像和病理学特点包括大脑皮质的萎缩、脑室扩

框 11-4 脑震荡后综合征的诊断标准 *

- 头部创伤后意识丧失至症状出现之间的间隔小于 4 周
- 至少具备下述描述中的 3 个症状
  - 头痛、眩晕、对噪音的不能耐受
  - 易激动、抑郁、焦虑等情绪不稳
  - 注意力、记忆力或智能的障碍
  - 失眠症
  - 酒精耐受性降低
  - 专注于对之前的症状，对脑损伤的恐惧，疑病，自己认为患病

* 根据国际疾病分类（第 10 版）

大、透明隔空腔和脑组织弥漫性微出血（图 11-44）。

流行病学证据显示头部外伤史和之后出现的阿尔茨海默病之间存在联系。对于缺乏 ApoE-ε4 等位基因、有严重头外伤史的患者，这种联系更加明显，ApoE-ε4 等位基因被认为是阿尔茨海默病的一个风险因素。病理学改变与阿尔茨海默病类似，比如脑内有明显的淀粉样蛋白沉积、胆碱能结构的选择性损害、慢性神经炎症，这些可在尸检时发现。

精神疾病

心理与精神疾病，如抑郁症，在脑震荡后综合征中常见，但任何程度的头部创伤都可能与情感障碍有关，包括精神分裂症（图 11-45）。

脊椎损伤

脊椎外伤可导致①不累及脊髓或神经根的局限于脊椎的损伤和②不伴脊椎骨折或脱位证据的脊髓或神经根损伤；③两者的复合伤。

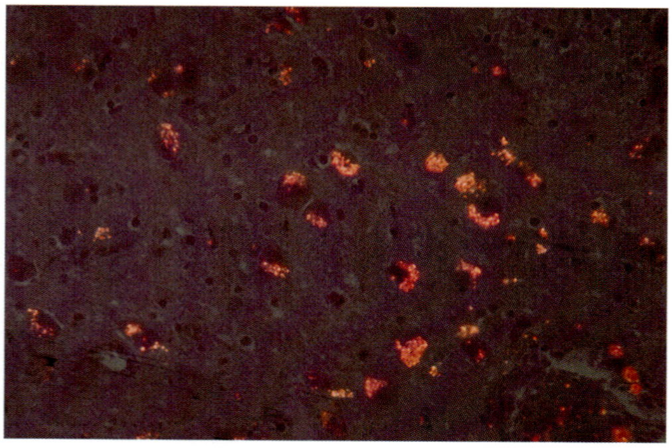

图 11-44 一位拳击手的大脑。偏振光成像的颞叶皮质。在神经元和巨噬细胞内均可见酸性高铁血红素颗粒。还可见星形细胞增生（HE 染色）

骨和神经结构的损伤

脊椎损伤的解剖平面及程度由临床检查评估，通常辅以神经影像①平片和 CT 扫描，寻找骨折、关节脱位及不稳；② MRI 检查神经结构的损伤。

椎骨损伤

目前，单纯性椎骨损伤是脊柱外伤最常见的形式。颈椎和腰椎的挥鞭伤是道路交通事故最常见的后果。脊柱外伤由沿纵轴传递的力量导致，比如从一定高度坠落或跳下时，容易导致脊柱特别是胸椎的压缩性或爆裂性骨折（图 11-46）。

颈部挥鞭伤

车辆碰撞时遭受的对颈椎的俯屈 - 伸展和旋转损伤是主要的公众健康问题，也是导致患者长期不能工作的常见原因。颈部疼痛和僵硬一般在撞击后持续几小时至几天，可伴有根性症状特别是上肢的麻木和麻刺感。临床查体可以发现一个或多个平面的颈部灵活性明显减低，但神经系统查体却未见异常。在这样的病例中，进行常规颈椎影像检查很少发现相应的病理变化，可见颈肌痉挛引起正常颈椎前凸消失（图 11-47），基础神经电生理检查也多正常。但是，详细的 MRI 检查可以显示颈部韧带及隔膜的结构变化（图 11-48）。

目前，除了一个有价值的医学研究，还没有强有力的关于预后的数据或可靠的方法预测颈椎挥鞭伤造成的长期结局。法医鉴定结果常会使该问题的判定更加复杂化。广义上讲，预后包括如下情况：

半数患者在伤后 1 个月内重返工作岗位

1/4 患者需停工 2~6 个月

约 10% 的患者需停工 6~12 个月

1%~2% 的患者在伤后 1 年仍不能工作

伤后症状持续 3 个月的患者中，有 20% 的人很可能在 2 年后仍有症状。不利于预后的因素有年龄大、严重的颈部疼痛、僵硬和头痛、之前就存在颈椎退行性改变。现在认为伤后开始就进行颈部锻炼而不是进行固定，可有助于改善预后。

不伴椎骨损伤的脊髓和神经根损伤

神经根损伤

没有骨折或关节脱位时，神经根损伤可能是由椎

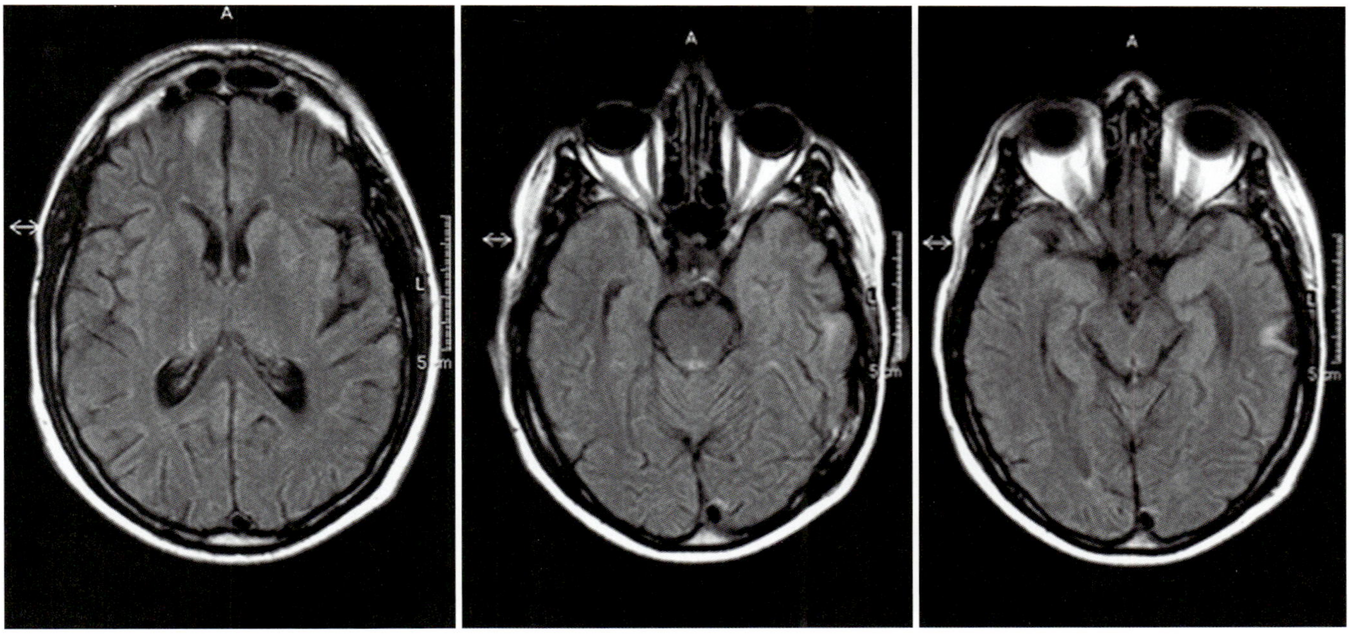

图 11-45 轻度头部外伤后出现精神异常。一位 26 岁男性自卡车后部跌落并经历了短暂脑震荡。他最初的 Glasgow 昏迷量表评分是 15 分，当时 CT 扫描提示没有异常表现。但是大约 6 个月后，他表现出进行性的严重的脑震荡后综合征，紧接着进展为偏执妄想型精神分裂症。头部 MRI 扫描可见右侧直回和左侧颞叶前部的高信号，这都是精神分裂症中常累及的解剖区域

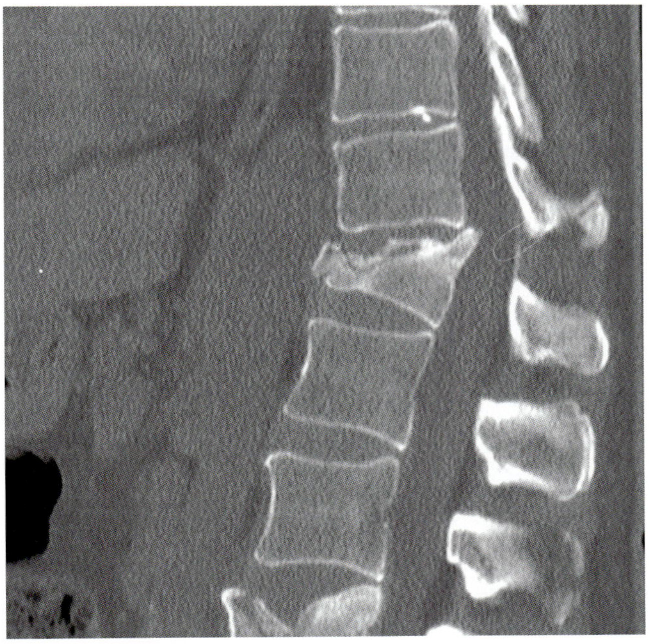

图 11-46 胸椎压缩性骨折

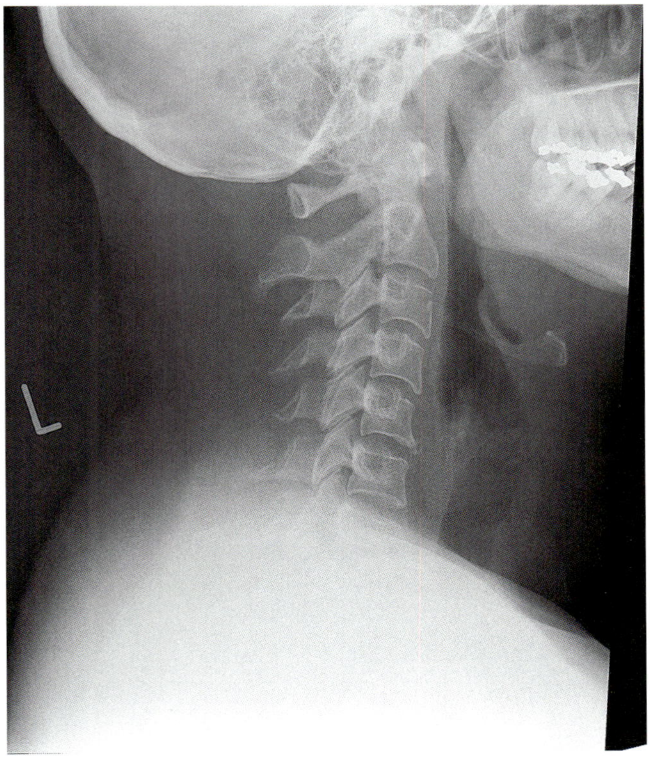

图 11-47 颈椎侧位片展示了颈肌痉挛导致的脊柱正常前凸消失

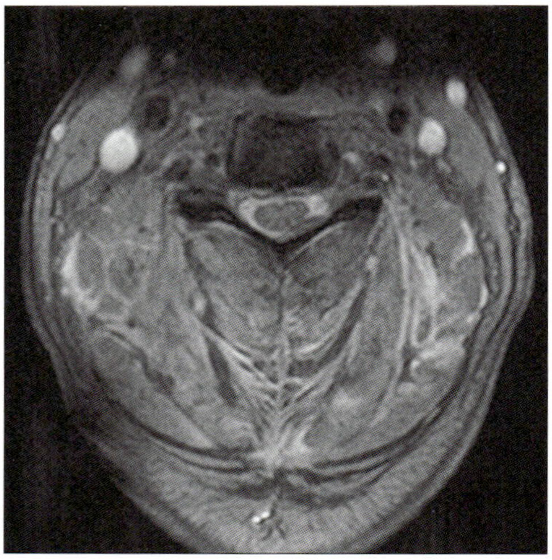

图 11-48 挥鞭伤的颈椎磁共振显示椎旁肌肉异常高信号

管内韧带或椎间盘的碰撞引起。神经根与脊椎节段的特殊解剖关系，有助于理解由特定水平椎间盘脱出引起的神经根损伤导致的去神经支配范围。

C1 神经根自脊柱的寰枕联合处发出，没有感觉成分。

C2 神经根自寰枢椎联合处发出，C3 神经根在 C2 和 C3 椎体之间发出，以此类推，自颈椎到腰椎，神经根对应在下一节段椎骨发出。

L1 神经根自 L1 和 L2 椎体之间发出，所以在腰骶区，神经根的数目与上位脊椎节段对应。

脊髓一般终止于 L1-L2 脊椎节段。L2 椎骨以下的损伤不会伤到脊髓，但可影响马尾神经根（L3 至 S5 神经根）。

脊髓损伤

外伤可导致不伴明显椎骨损伤的脊髓挫伤（图 11-49），有时可因脊髓动脉受损引起脊髓梗死。椎间盘突出引起纤维软骨栓塞，可导致脊髓梗死，这是非常罕见的。

复合伤

许多脊柱脱位发生在颈椎或腰椎，可能会伴受累椎骨的椎板、椎弓根或椎体骨折（图 11-50）。在过度弯曲性骨折时，椎体前部挤在一起，导致椎骨裂开及椎骨后部碎片向后移位进入脊髓或神经根。在过度伸展性损伤时，中段颈椎的棘突与椎骨脱位一起压迫一个脊椎椎体和下方脊椎椎板之间的脊髓。

在急性严重脊髓损伤时，比如完全性横贯伤时，起初会出现脊髓休克，表现为受损节段以下运动、感觉和自主神经功能及反射消失。几周或几个月后，脊髓休克逐渐变为受损脊髓平面以下肌肉痉挛和反射亢进。亦可出现伸屈肌痉挛和膀胱反射性排空，并且经常发生瘫痪肢体挛缩。

根据运动或感觉神经解剖受损平面以下神经功能缺失的最终程度，可将脊髓损伤定义为完全性或不完全性的损伤。但是，“明确的”完全性脊髓损伤可出现损伤平面以下功能部分保留的矛盾表现。美国脊髓损伤协会病损评定量表被广泛用于划分损伤程度（表 11-6）。

脊髓综合征

不完全性外伤性脊髓损伤可能导致脊髓综合征。

表 11-6 脊髓损伤程度的 ASIA 分级

ASIA 损伤等级	病损程度
A 为完全性	包括 S4-S5 的损伤平面以下没有任何感觉及运动功能
B 为不完全性	包括 S4-S5 的神经学平面以下感觉功能保留，但运动功能缺失
C 为不完全性	损伤平面以下运动功能保留，但多于半数的主要肌肉 MRC 等级小于 3
D 为不完全性	与 C 类似，但是多于半数主要肌肉 MRC 等级大于 3
E 为正常	运动和感觉功能正常

ASIA 美国脊髓损伤协会；MRC 医学研究委员会

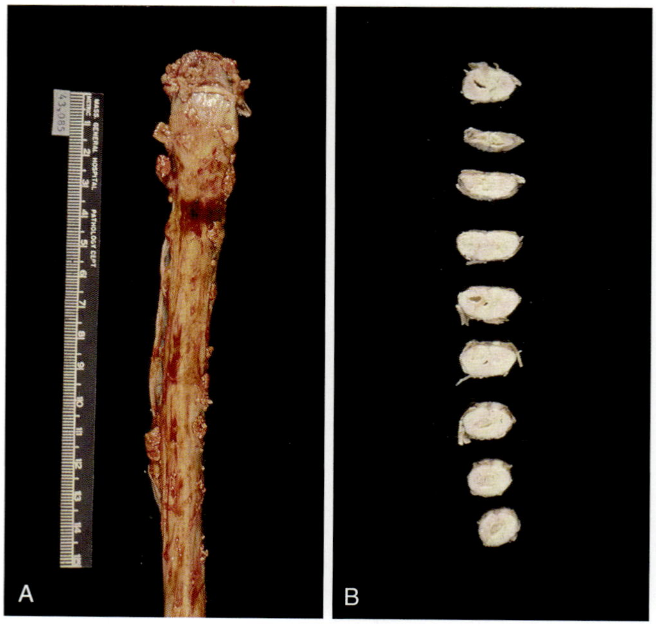

图 11-49 脊髓挫伤

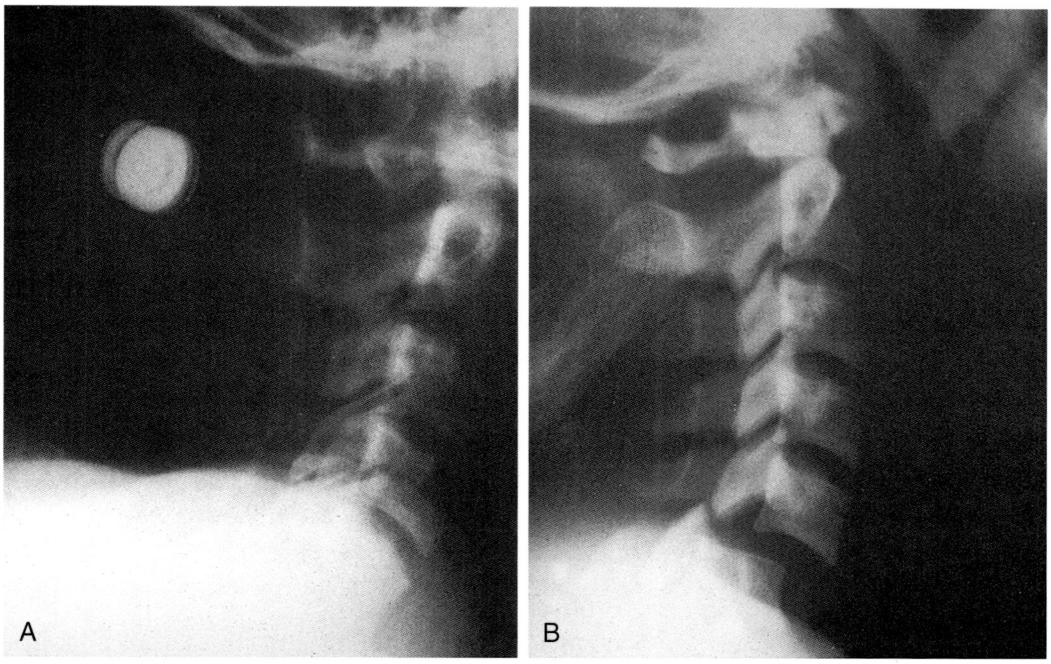

图 11-50 **A**. 颈椎侧位片未能显示出 C5-C6 的脱位，**B**. 双肩下压后显示出了脱位

当然这些综合征也可以出现在其他多种病理情况中。

中央脊髓综合征

过度屈曲和过度伸展引起的脊髓损伤，特别是颈髓损伤，可以导致外伤性脊髓出血或创伤后脊髓空洞症，表现为几个节段的脊髓中央区域出现坏死和空腔（图 11-51）。这种损伤的典型症状是会出现脊髓空洞症的临床表现（见第十四章），但外伤还常导致严重的颈部和肩胛或半个肩胛分布区的疼痛，表现为灼痛，与异常性疼痛有关。

Brown–Séquard 综合征

Brown-Séquard 综合征由脊髓的半侧损害引起，可导致损伤平面以下同侧运动功能缺失、后索传导感觉损害和损伤平面以下 1~2 个节段对侧痛温觉缺失但后索功能保留。部分性 Brown-Séquard 综合征较完全性综合征更常见。

脊髓前角综合征

脊髓前角综合征更常见是由脊髓梗死引起，而不是外伤直接导致。第十四章有具体描述。

圆锥和马尾综合征

脊髓圆锥是脊髓下部的终末膨大。马尾由发自圆

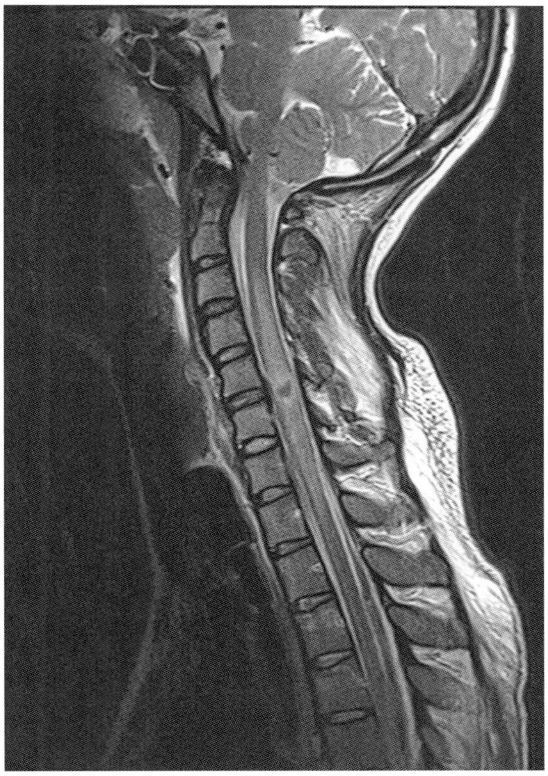

图 11-51 颈胸髓 T2 加权像显示创伤后的瘘管引起的高信号

锥的 L3~S5 神经根组成。

典型的圆锥损害导致混合性、对称性上及下运动神经元受累的下肢力弱和下肢腱反射变化，早期出现膀胱功能受损和直肠括约肌功能障碍。感觉缺失通常局限于肛周区域。马尾综合征是纯下运动神经元病变，典型者为不对称的骶部和会阴区感觉障碍，阳痿常见，膀胱功能障碍一般在晚期出现，伴有尿潴留。

第十二章
感　　染

尹世敏　武涧松　译

中枢神经系统感染包括主要累及脑或脊髓被膜的感染（即脑脊膜炎）和主要累及中枢神经系统实质的感染（即大脑炎、脑炎或脊髓炎）。局灶性脑实质或脑膜感染表现为脑脓肿，在硬膜下则表现为硬膜下积脓。当然，以上这些感染形式可以同时出现（如脑膜脑炎、脑脊髓炎）。

感染的病原体包括病毒、普通细菌、抗酸杆菌、螺旋体、各种真菌和多种原虫或寄生虫。对这些中枢感染性疾病，最重要的是定位和病因诊断。

脑膜炎

病毒性脑膜炎

病毒性脑膜炎青年人最常见，夏秋季节高发，多急性起病，伴发热和脑膜刺激征，意识水平变化少见。皮疹、关节痛、肌肉痛、咽喉痛、呕吐或腹泻等症状的出现与否一定程度上取决于病原体的特征。

病毒性脑膜炎患者脑脊液蛋白浓度正常或轻度升高，淋巴细胞增多，计数达 1000/mm^3。少数情况下，细胞增多初期以中性粒细胞为主，随后转变为以淋巴细胞为主，这取决于感染后脑脊液检查采样的早晚，而不是病毒的种类。脑脊液糖浓度一般正常，但有些情况例外，如腮腺炎病毒、带状疱疹、2 型单纯疱疹病毒感染及淋巴细胞性脉络丛脑膜炎可出现糖浓度轻度降低。病原学诊断较困难，检测成功的概率较低，无论是采取病毒分离的方法还是检测脑脊液抗体滴度都难以取得满意的效果。近年来，一些新的病毒检测技术开始应用，包括免疫荧光法、酶免疫测定和聚合酶链式反应（pdymerase chain reaction，PCR）技术，大大提高了病原学检测的成功率。单纯的病毒性脑膜炎很少复发，一旦复发，会大大增加患者罹患 Lyme 病、梅毒、血管胶原病或其他感染累及脑膜的可能。治疗主要是对症处理。

细菌性脑膜炎

过去，社区获得性细菌性脑膜炎中流感嗜血杆菌、脑膜炎奈瑟菌、肺炎链球菌引起的感染约占 3/4，B 型疫苗接种引入后，流感嗜血杆菌感染的发生率已经显著下降。医院获得性脑膜炎一般发生在因神经外科手术或头部外伤住院患者，常见的致病菌包括革兰氏阴性菌、葡萄球菌和链球菌。多数情况下，病原菌通过血流到达脑膜，也有少数社区获得性病例可能通过脉络丛播散。脑膜炎引起的中枢神经系统损伤在一定程度上与细胞因子有关，如白细胞介素 -1、肿瘤坏死因子，细胞因子刺激白细胞与内皮细胞黏附，导致内皮细胞细胞膜破坏，渗透性增加，白蛋白渗出，引起脑实质水肿。此外，白细胞释放活性氧（reactive onygen species，ROS）和一氧化氮（NO），介导细菌性脑膜炎病理生理变化。死亡病例尸检可见脑膜片状渗出物，伴大脑半球凸面皮质静脉周围乳白色条纹包绕（图 12-1 A），晚期死亡病例脑表面常被黏稠的蛛网膜下腔脓液覆盖，凸面下方和基底区域表面脓液相对较少（图 12-1 B），脓液向脑沟深处渗透（图 12-1 C）。

镜检蛛网膜下腔可见嗜中性粒细胞和单核细胞渗出（细胞相对比例取决于感染后死亡的速度），并伴出血，有纤维素渗出并向脑沟与血管周围蔓延（图 12-2），表面的皮质血管和脑基底部可见血管炎性改变，多达 20% 的病例发生局部脑梗死，脑神经多为纤维素性渗出物包埋。

临床表现包括发热、头痛、脑膜刺激征和意识障碍。无论青年还是老年患者，住院时出现昏迷往往提示预后不良。体检有时可发现局灶体征，表明可能合并了血管炎。对于新生儿、老年和深昏迷患者，脑膜刺激征可能是阴性的。约 50% 的脑膜炎球菌性脑膜炎出现皮疹，其他致病菌（如大肠杆菌）引起的脑膜炎皮疹则比较少见。

尽管腰穿存在潜在危险，特别是流感嗜血杆菌感

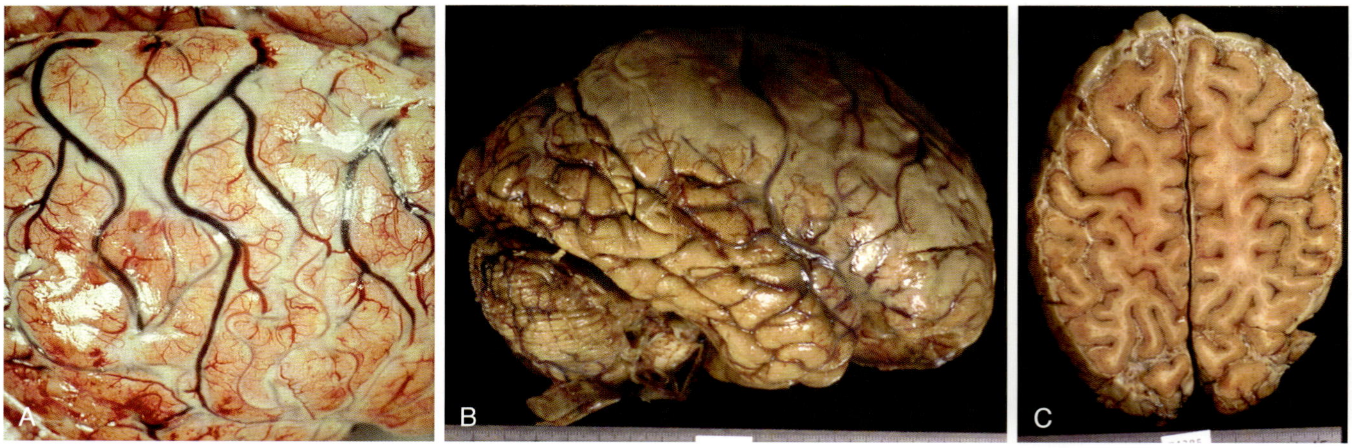

图 12-1 细菌性脑膜炎。大脑半球侧面可见脓性渗出物（**A**）；肺炎链球菌脑膜炎，脓性渗出物好发于大脑凸面，凸面下部和基底区脓液相对较少（**B**）；轴位切片显示，脓液向脑沟深处渗透（**C**）

染引起脑水肿的情况下，但是腰穿脑脊液检查仍然是细菌性脑膜炎诊断的主要依据。通常，细菌性脑膜炎患者脑脊液压力升高，蛋白浓度大多增高，但很少高于 5g/L。约一半的病例脑脊液糖浓度低于 2.2 mmol/L，如果将脑脊液糖浓度和血糖浓度进行对比分析，则需要考虑血糖浓度反映到脑脊液存在一个时间延迟。3/4 的病例脑脊液涂片革兰染色阳性，但高达 1/4 的病例革兰染色或细菌培养均不能明确致病病原。

目前，对流免疫电泳和乳胶凝集技术可用于检测大多数病原细菌，但敏感度波动较大，PCR 技术能够检测细菌核内物质，敏感度和特异度都较高。

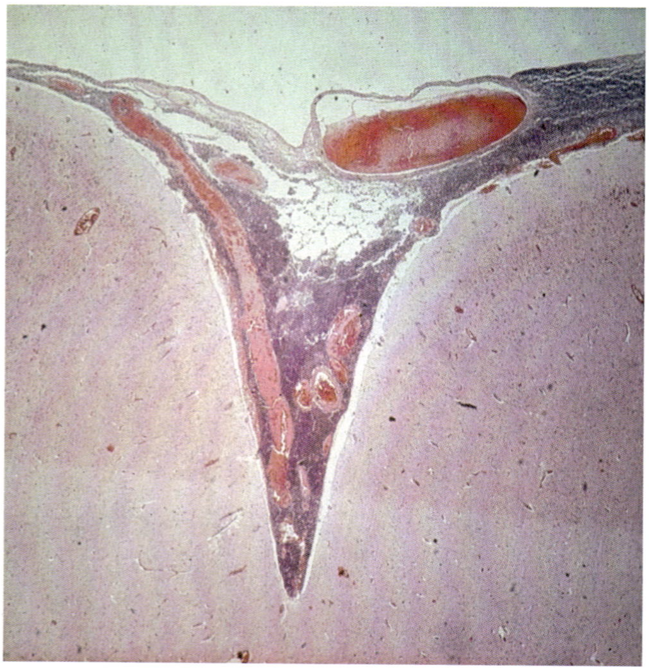

图 12-2 细菌性脑膜炎。蛛网膜下腔脑沟内渗出物（HE 染色，×8）

在脑膜炎急性期，除少数情况患者出现视盘水肿需要立即进行影像检查外，影像检查并不是很必要。在这一阶段，CT 扫描可见脑回密度增强，过一段时间少数病例则可见交通性脑积水。如果患者出现癫痫发作、局灶体征或晚期病情恶化，则需要进一步影像学检查，以协助明确诊断。对于脑膜炎复发者，必须进一步检查，查找使病原微生物得以进入中枢神经系统的解剖缺陷，常见的异常包括额窦筛窦漏或筛板发育不全（图 12-3）。

病因上，肺炎链球菌、大肠埃希菌等革兰阴性杆菌和葡萄球菌是散发性细菌性脑膜炎的常见致病菌。脑膜炎双球菌主要引起流行性脑膜炎，是一种严重的公共卫生问题，可在学校或军营迅速播散。单核细胞增生性李斯特菌是亚急性脑膜炎的病原菌，这种脑膜炎早期表现不明显，但是如果未早期识别并给予适当治疗，其进展是致命的。典型情况下，会导致菱脑脑炎，除一般脑膜炎表现外还会出现脑干和小脑症状。

结核性脑膜炎

结核患者发生菌血症后，可能会在脑、脊髓或脑膜形成小的结核灶（Rich's foci），这些结核灶通过扩展形成结核肉芽肿（结核瘤），结核肉芽肿破裂进入蛛网膜下腔或脑室系统导致脑膜炎。

结核性脑膜炎存在多种不同的病理过程，部分取决于宿主对结核菌素的敏感度。结核瘤瘤体破裂进入蛛网膜下腔诱发凝胶状渗出物产生，集中在大脑基底池（图 12-4）。镜检可见炎症反应，病灶内出现淋巴细胞、浆细胞和上皮样组织细胞，结核杆菌少见或大

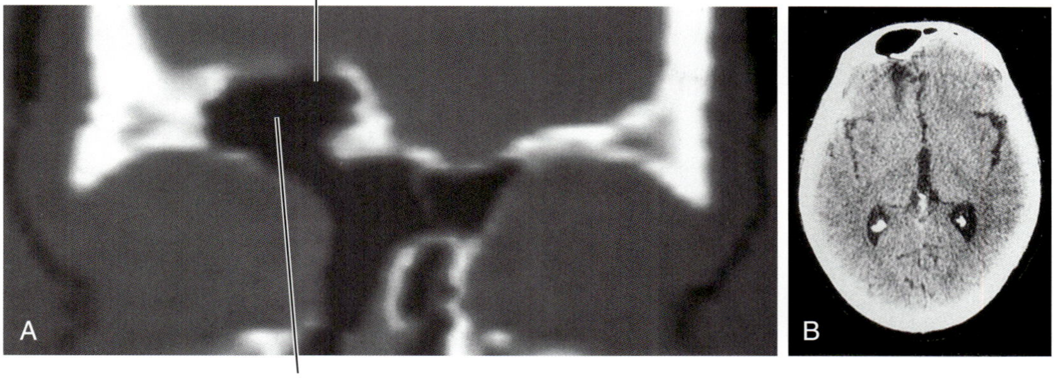

图 12-3 复发性肺炎球菌脑膜炎。CT 扫描示额窦后壁不全，**A** 图为冠状切面，**B** 图为轴位切面

量存在（图 12-5），同时伴发血管炎（图 12-6）。后期常出现组织纤维化和脑积水。

结核性脑膜炎初始临床表现并不特异，如全身不适、发热、头痛和肌肉酸痛，脑膜刺激征潜伏期 1~3 周，伴发头痛、颈部僵硬和意识模糊。随着渗出的增加和继发血管炎，受累脑组织发生局部梗死，出现局灶神经功能缺损，包括脑神经体征、癫痫发作、偏瘫或截瘫（图 12-7）。在成人中，年龄小于 36 岁、病程超过 6 天、血常规白细胞计数超过 15 000/mm^3、脑脊液细胞数超过 900/mm^3 和脑脊液嗜中性粒细胞百分比超过 75% 是结核性脑膜炎的独立预测因素。

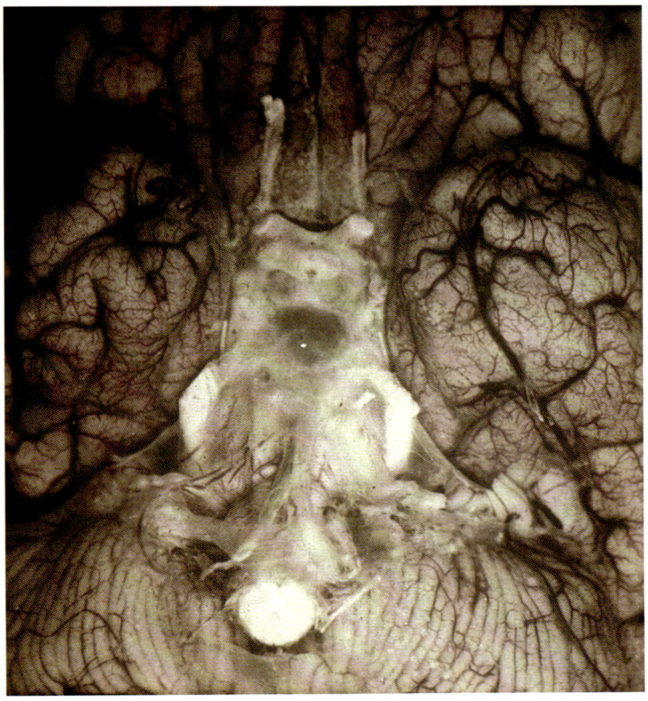

图 12-4 结核性脑膜炎。凝胶状渗出物聚集在大脑基底池

约半数的病例出现胸片异常，但皮肤结核菌素试验常常为阴性。脑脊液检查至关重要，细胞计数通常在 100~400/mm^3，极个别结核菌素敏感性缺陷的患者细胞计数是正常的，少数起病急骤的病例，临床特征与细菌性脑膜炎相似，细胞计数常超过 1000/mm^3，以嗜中性粒细胞为主。蛋白浓度波动在 1~5 g/L，糖浓度有时是正常的，但多数情况下轻度降低，约一半的患者在 1.7~2.5 mmol/L。由于抗酸染色的阳性率较低，也不大可能反复采集脑脊液进行检查，依靠抗酸染色通常难以明确病原。结核感染时脑脊液腺苷脱氨酶的活性增高，但化脓性脑膜炎时其活性同样也出现增高，因此利用腺苷脱氨酶进行病原诊断的特异性不强。PCR 和其他相关技术的结核杆菌检测敏感度高低不一，文献报道在 20%~100%，而且可能出现假阳性；结核杆菌 DNA 检测特异度高，抗结核治疗 1 个月后仍能在脑脊液中检测到，是比较理想的病原学诊断工具。

作为常规检查，CT 扫描可见基底池渗出物增加、基底节低密度灶和脑积水，但 MRI 对各种病理变化的影像特征可能更为敏感（图 12-8）。

关于治疗，一般方案是所有患者都应该立即使用异烟肼、利福平和吡嗪酰胺进行系统强化治疗，同时考虑选择加用第四种抗结核药物，常用链霉素或乙胺丁醇。短期强化治疗后，需要继续给予维持治疗，维持的方案通常是异烟肼和利福平，可联合或不联合吡嗪酰胺（耐药比较常见），治疗周期至少 6 个月，对于是否给予辅助类固醇治疗目前尚存争议。

过去，结核瘤曾占美国和英国颅内占位病变的 1/3。目前，它在第三世界国家依然十分常见，英国的病例也多发生在亚裔社区。一般情况下，儿童结核瘤位于幕下，成人则在幕上（图 12-9），有 1/3 的病

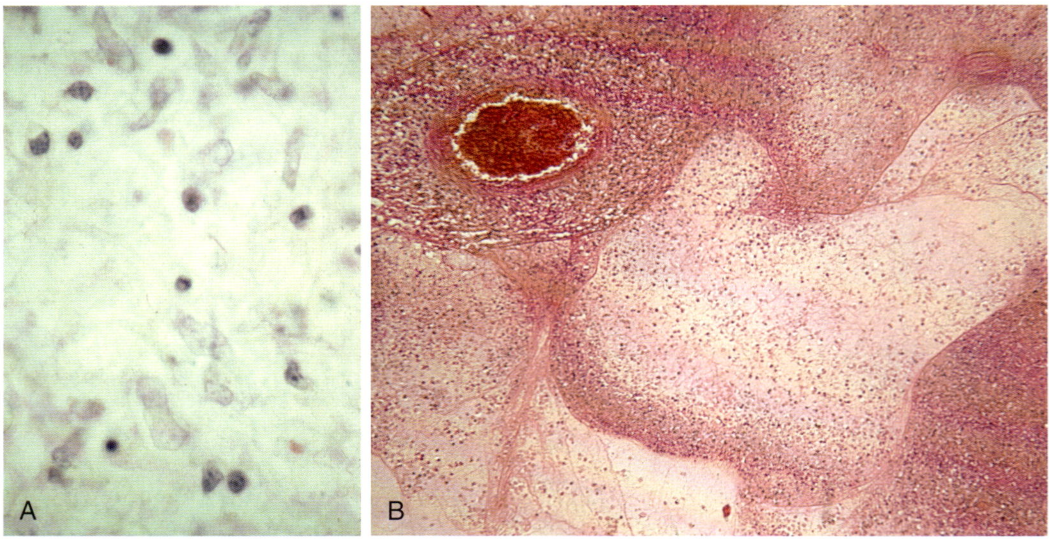

图 12-5　**A** 图示抗酸杆菌（抗酸染色，×950）；**B** 图示蛛网膜下腔渗出物（HE 染色，×60）

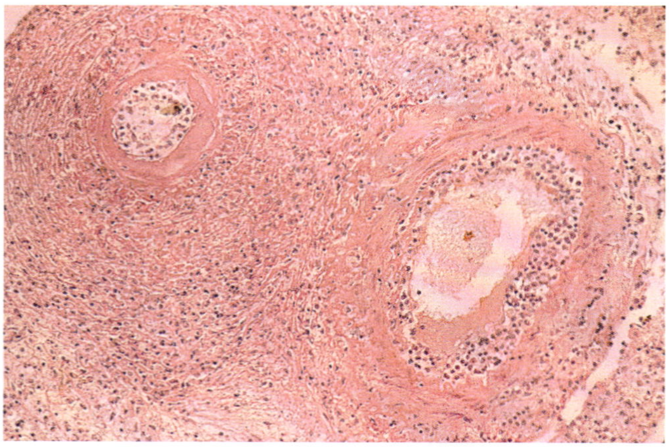

图 12-6　结核性血管炎。蛛网膜下腔血管广泛纤维蛋白样坏死（HE 染色，×62.5）

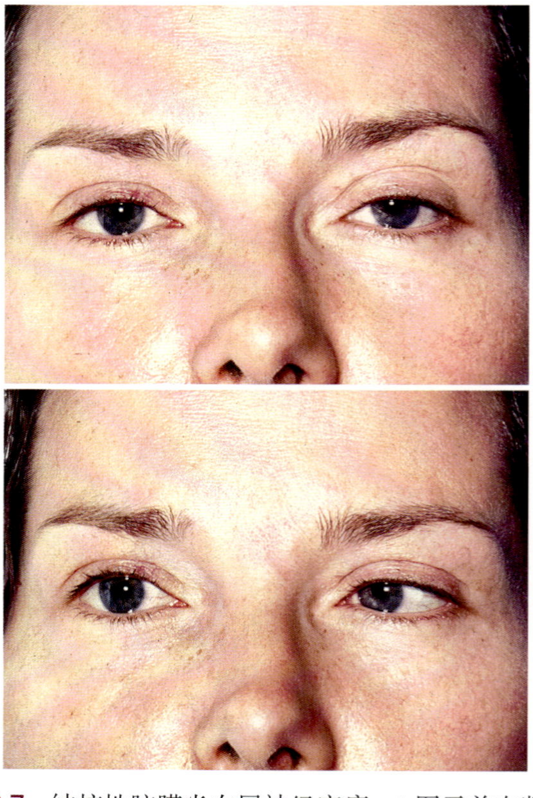

图 12-7　结核性脑膜炎右展神经麻痹。**A** 图示前向凝视，**B** 图示右侧凝视

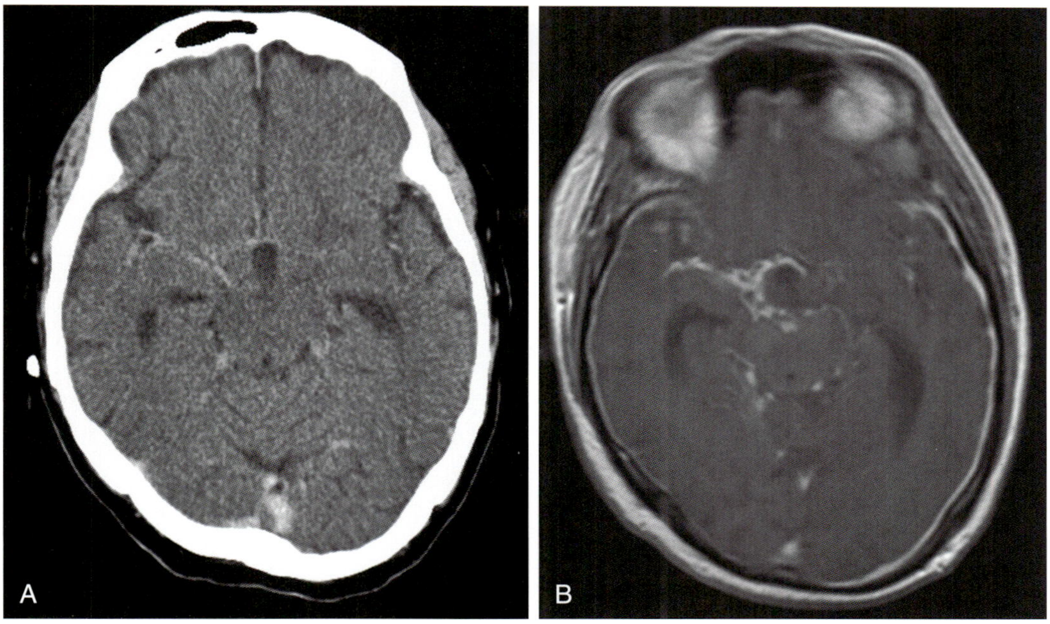

图 12-8 结核性脑膜炎。**A** 图为增强 CT，**B** 图示 MRI 更清晰地显示出基底池和凸面脑膜的信号增强效应

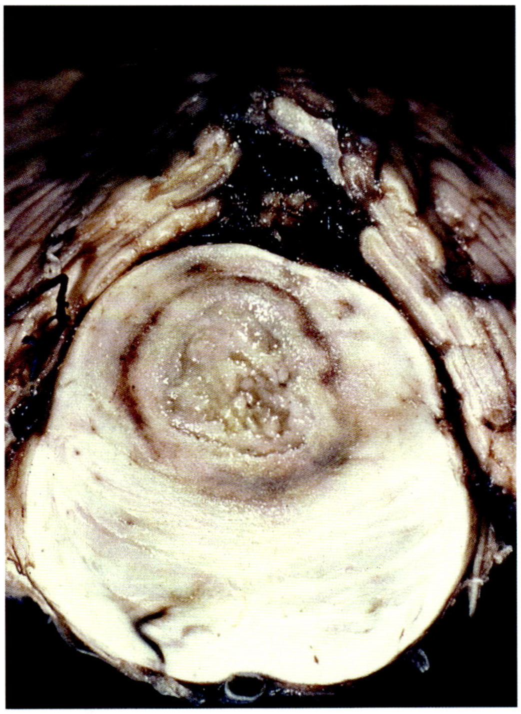

图 12-9 结核瘤。大体标本显示病变位于脑桥

例呈多发性，瘤体绝大多数位于脑表面，累及软脑膜，少数病例则完全位于实质内。

结核瘤病灶中央为干酪样坏死，周围被胶原蛋白壳包绕，壳内含有上皮样组织细胞、淋巴细胞和多核巨细胞（图 12-10），多核巨细胞实际上也是一种组织细胞，约 70% 的病例镜下可见结核杆菌。30%~50%的病例存在颅外结核的表现；30%~50%的患者存在结核感染病史；约 50% 患者胸片曾出现异常。通常，患者有颅内压增高的征象，至少 50% 的患者会出现癫痫发作，但发热少见，只有 1/3 的患者出现偏瘫。脑脊液最常见的改变是蛋白浓度升高，皮肤结核菌素试验通常阴性，血沉通常正常。CT 平扫可见低密度或高密度区域，伴有明显的水肿带，增强扫描可见广泛或环形增强（图 12-11）。MRI T1 加权像病灶通常呈等信号改变，但 T2 加权像其信号特征更富于变化，使用钆进行增强显像常可见不规则的边缘信号增强。病灶部位可能是脑实质内或硬脑膜，单发或多发（图 12-12）。治疗以药物治疗为主，仅少数病例需要外科手术，出现弥漫性水肿时则需给予皮质激素治疗。

隐球菌性脑膜炎

新型隐球菌是一种酵母，直径 2~15 μm，菌体周围包绕多糖荚膜（图 12-13）。该病菌常在鸟类栖息地附近的土壤中出现，通过呼吸道传播，导致肺部

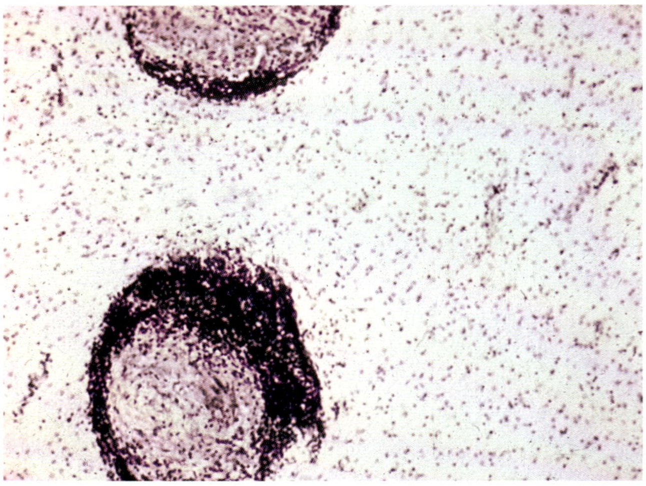

图 12-10 结核瘤。病灶周围炎症反应明显

感染，或引起隐匿性感染。病原菌进入人体后，通过血行播散，侵入软脑膜，引起脑膜增厚并在血管周隙增殖（图 12-14），脑实质和脊髓内可能会出现肉芽肿（图 12-15A），但免疫功能正常的患者病灶多局限于软脑膜。约 25% 患者可见胸片异常，脑脊液检查示压力升高，淋巴细胞增多，蛋白浓度轻度增高，糖降低。常用脑脊液特殊染色进行病原学诊断，90% 患者脑脊液墨汁或苯胺黑染色可见荚膜芽孢。脑脊液细菌培养可用以明确病原菌，其他诊断方法包括用乳胶凝集试验或酶联免疫吸附测定（enzyme-linked immunosorbent assay，ELISA）检测隐球菌抗原。

免疫抑制患者，特别是 AIDS 患者，中枢神经系统隐球菌感染诱发的炎症反应较为轻微，尸检后进行的脑脊液和脑的组织学检查也证实了这一点。在镜下，病灶内可见大量的病原菌，但几乎见不到炎症细胞。除了在软脑膜和蛛网膜下腔增殖，使脑表面油腻光滑外，感染的隐球菌甚至会进入脑深部的血管周隙大量生长繁殖，最常见部位是基底节。隐球菌大量增殖可使血管周隙扩张，但并不侵蚀脑实质，也不引起任何组织反应，脑标本切面上可见海绵样改变（图 12-15 B）。

隐球菌感染影像检查无特异变化，可见水肿和脑积水。治疗上常规使用两性霉素 B，可联合使用或不使用 5- 氟胞嘧啶。

脑实质感染：大脑炎、脑炎、脑脓肿、硬膜下积脓

真菌性脑炎

曲霉病

曲霉病通常限于免疫力低下的个体或未控制的糖尿病患者，一般经由呼吸道传播，经血行播散感染中枢神经系统，脑膜感染少见，病原体常侵入脑内大小血管，引起继发性血栓形成，导致血管堵塞和局灶梗死（图 12-16），或引起真菌性动脉瘤。瘤体破裂可导致蛛网膜下腔和脑实质内出血，有时也会在局部

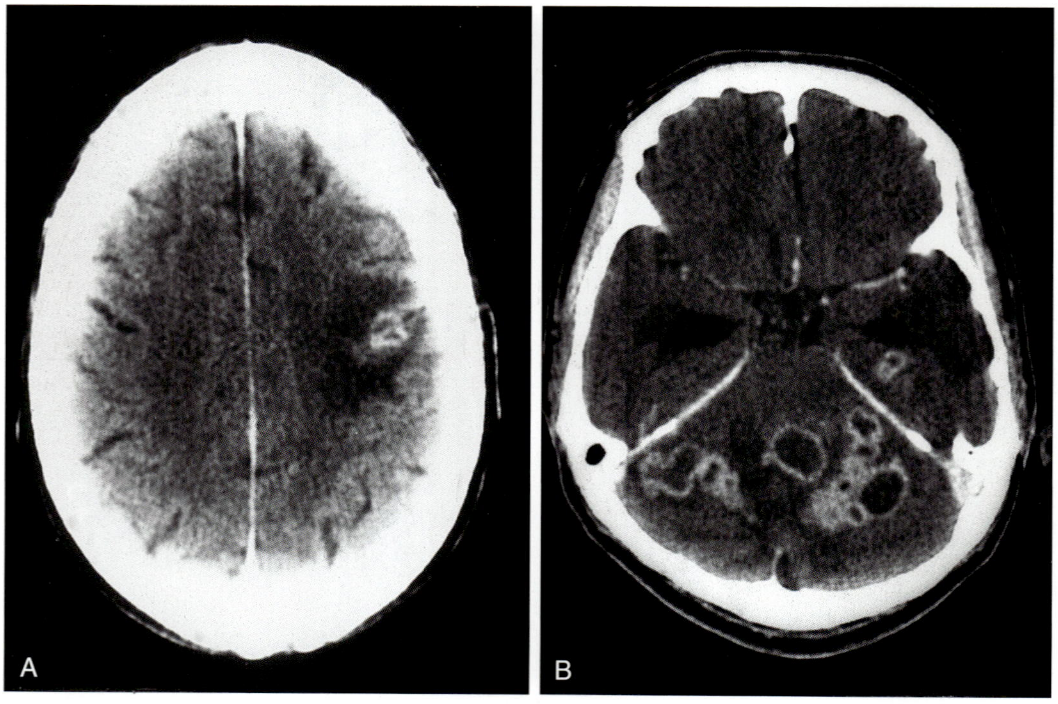

图 12-11 结核瘤 CT 扫描。**A** 图示左侧顶叶单个密度增强影，**B** 图示小脑多发环形增强病变

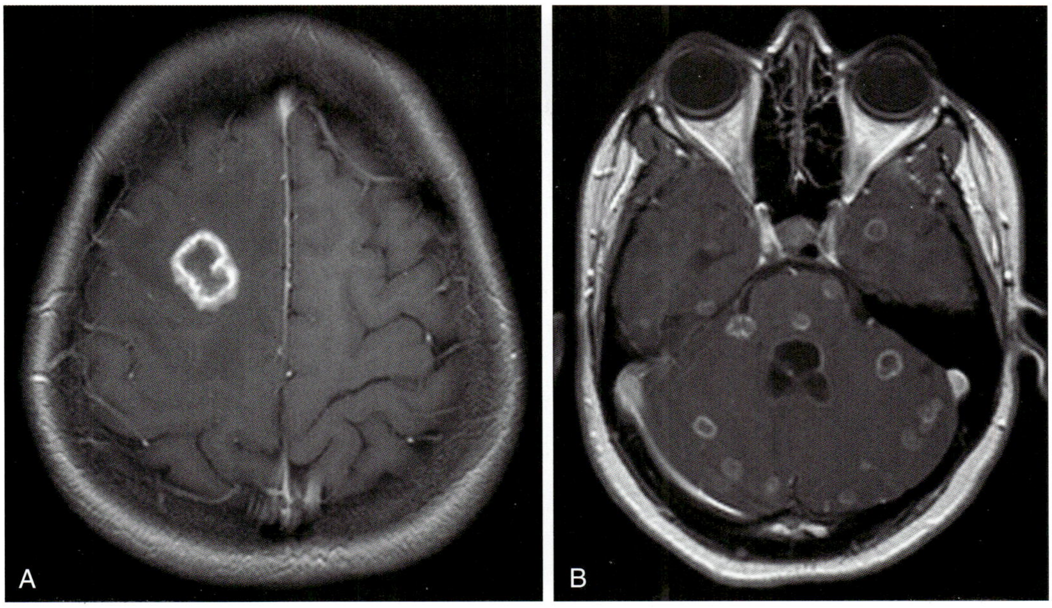

图 12-12 结核瘤 MRI。**A** 图示单发边缘不规则信号增强病变，**B** 图示多发薄壁病变

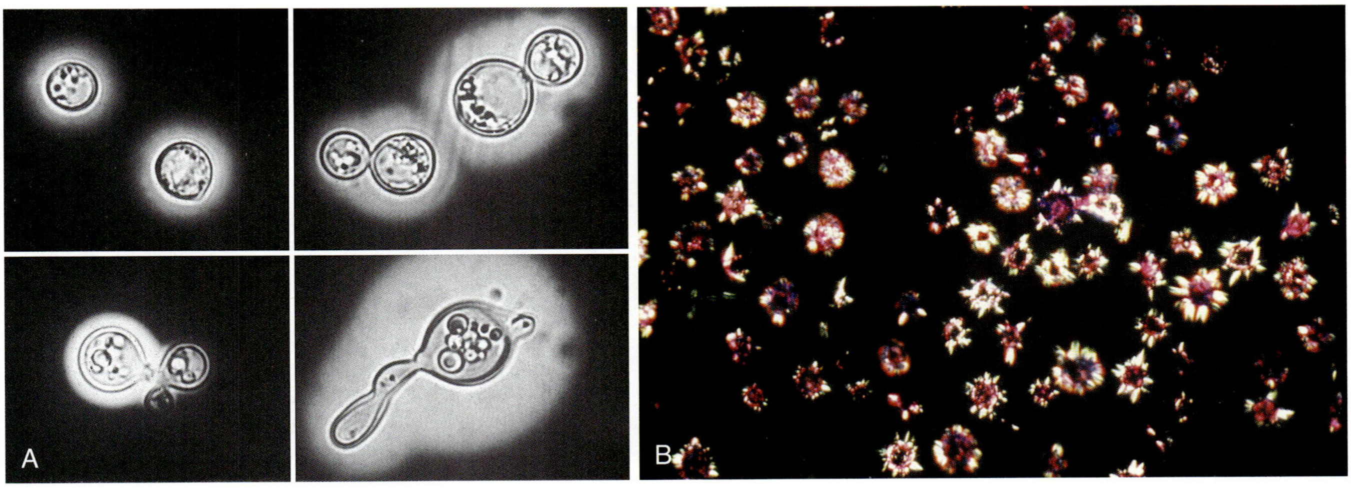

图 12-13 隐球菌性脑膜炎，新型隐球菌镜检。**A** 图为苯胺黑染色（×120），**B** 图为甲苯酚紫染色偏光镜下观（×110）

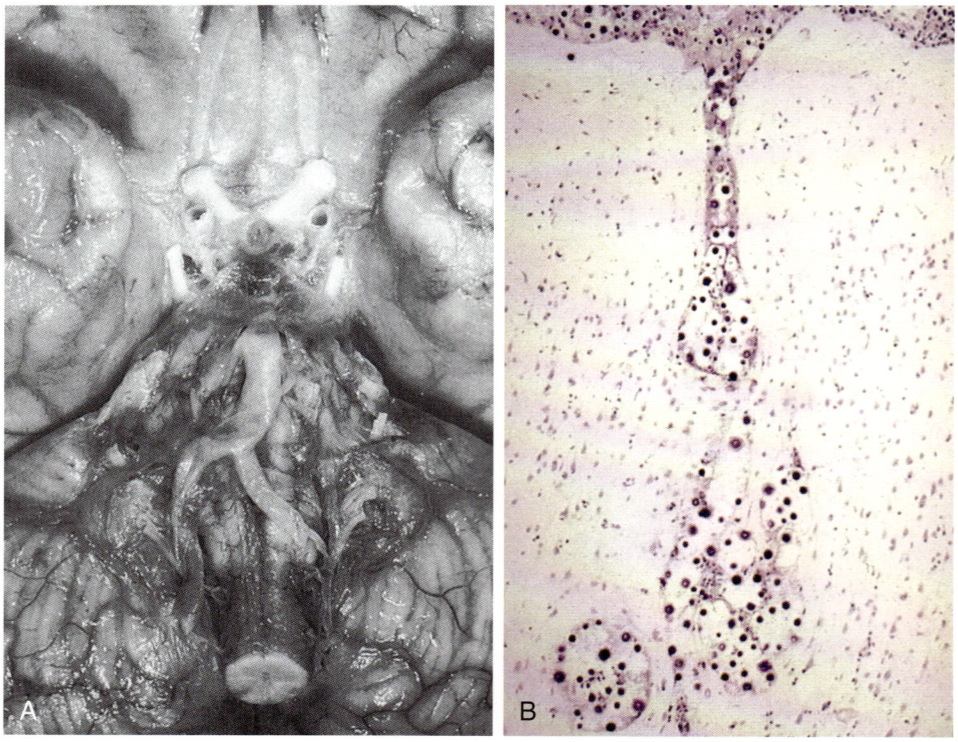

图 12-14 隐球菌性脑膜炎。**A** 图示基底部软脑膜浑浊，**B** 图示皮质血管周隙增大（尼氏染色，×40）

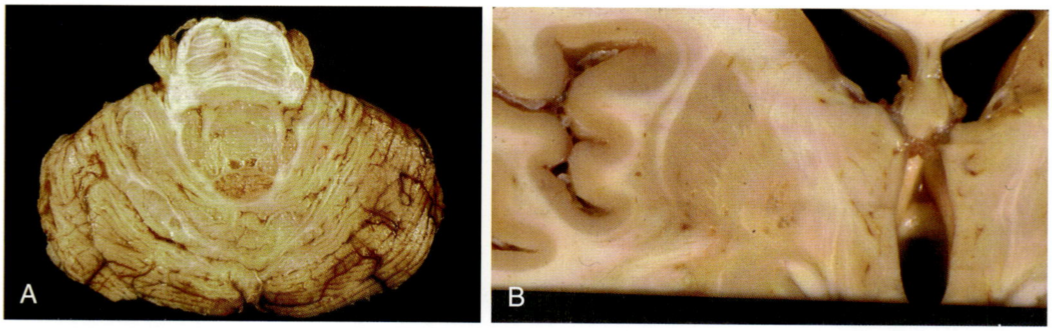

图 12-15 **A** 图示隐球菌肉芽肿，小脑脑桥切片可见小脑蚓部腹侧巨大肉芽肿，第四脑室消失；**B** 图示 AIDS 患者隐球菌脑膜炎，基底节呈典型海绵样改变

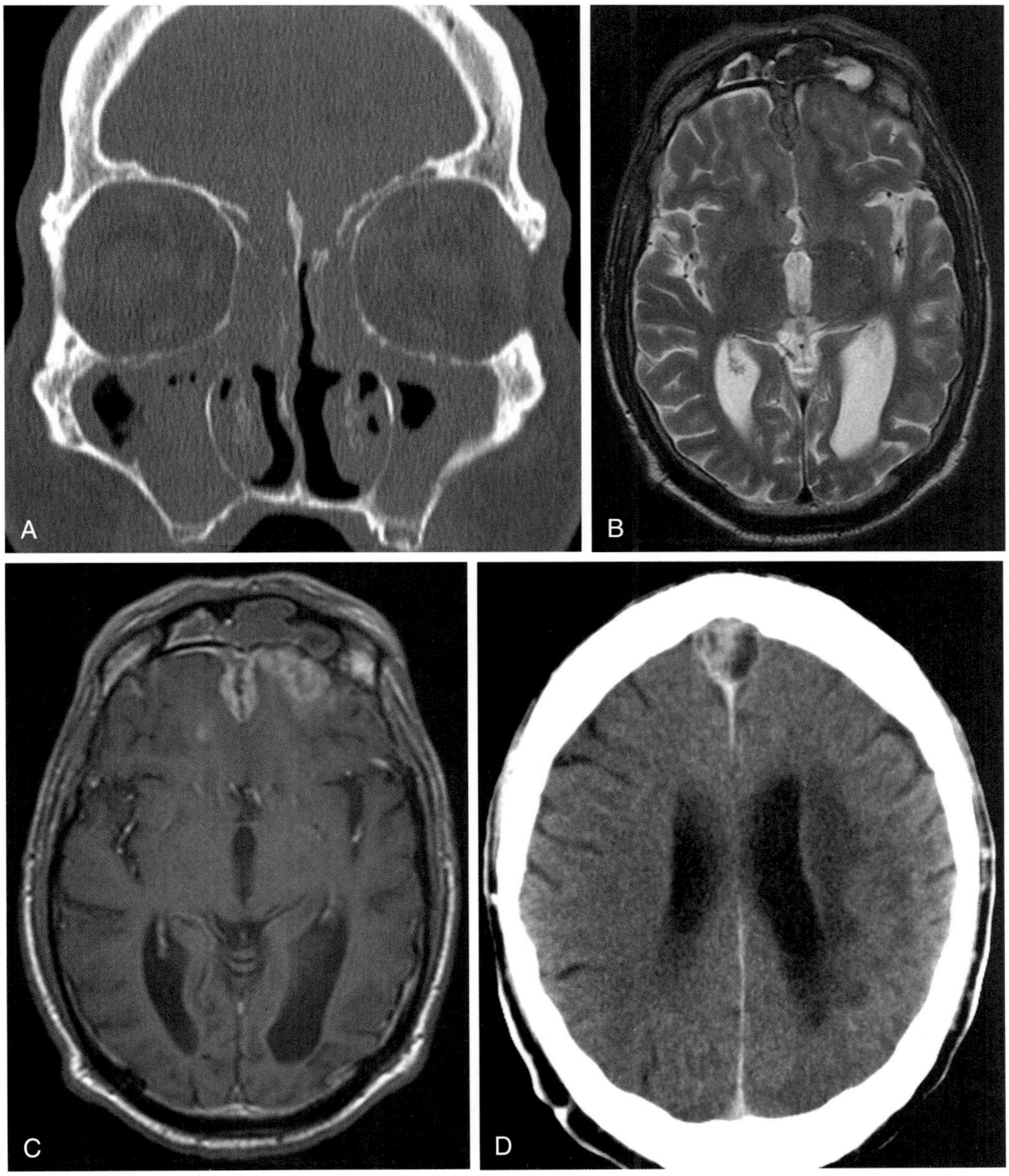

图 12-16 曲霉病。**A** 图示鼻窦广泛病变伴前颅窝底骨质破坏；**B** 图和 **C** 图 MR 平扫示病灶沿硬膜向颅内扩散；**D** 为两周后 CT 平扫可见硬膜播散扩大，出现大脑中动脉供血区梗死

形成一个占位肿块（图 12-17A）。诊断主要靠组织活检，病灶内常充满病原菌，采用恰当的染色方法可显示其菌丝分支的形式，往往是以 45° 角分隔（图 12-17B）。治疗一般联合应用手术和药物治疗，常用药物包括两性霉素 B 和 5- 氟胞嘧啶。

毛霉菌病

毛霉菌病包括各种类似的真菌感染（如接合菌病、着色真菌病），所有这些真菌都具有粗大的菌丝，侵蚀性强，感染几乎只限于易感个体（如糖尿病患者）。临床特征类似于曲霉病，主要通过鼻旁窦感染累及中枢神经系统，症状以面部和眼部疼痛常见，其次是眼球突出、眼肌麻痹，部分患者出现动脉或眶后静脉闭塞征象，甚至是颈动脉闭塞。影像检查可见骨质破坏和软组织肿块形成（图 12-18）。毛霉菌病病情凶险，往往致命，治疗方案是清除受累骨质同时给予两性霉素 B 抗感染。

球孢子菌病

球孢子菌属土壤寄生菌，分布在中南美洲和美国部分地区（图 12-19）。早期主要引起肺部感染（图 12-20），随后向中枢神经系统播散，可在脑膜（有时脑实质）引起肉芽肿样反应，内含巨细胞、淋巴细胞、浆细胞和上皮样细胞，与结核性脑膜炎肉芽肿非常相似（图 12-21）。

球孢子菌病的临床特点常表现为慢性进行性脑膜炎，伴头痛、全身乏力和其他系统疾病症状，病程长，甚至长达数月。脑脊液改变包括蛋白浓度和细胞计数升高，葡萄糖浓度下降。脑脊液染色或培养有时可见病原孢子菌，此外，还可以通过各种技术检测特异性抗体进行病原学诊断。治疗主要采用两性霉素抗感染。

念珠菌

播散性念珠菌感染几乎只限于有系统性疾病的个体，包括 AIDS 患者，特别是已经单独或联合使用抗生素和类固醇治疗的患者。常表现为脑膜炎或局限性脑炎，治疗用两性霉素 B，也可考虑加用 5- 氟胞嘧啶治疗。

组织胞浆菌病

组织胞浆菌病由荚膜组织胞浆菌感染引起，是美国中部和东部地区的地方流行病，特别是俄亥俄河谷地区。通常，肺部感染首当其冲，但可发生播散，累及中枢神经系统，引起脑膜炎或脑实质肉芽肿。

寄生虫感染

棘球蚴病

棘球蚴病由包囊期细粒棘球绦虫（棘球蚴）感染引起。包囊为单房双囊壁结构，内层为生发层，虫体头节由内层产生（图 12-22）。常见的感染部位是肝和肺，脑部受累往往无症状，或引起癫痫发作（图 12-23）。

囊虫病

囊虫病由猪肉绦虫被囊期幼虫感染引起，从宿主肠道排出的绦虫节片含有大量虫卵，虫卵通过粪便污染食物。人食入被污染的食物就会使虫卵进入、穿透肠壁，发育成囊尾蚴，引起囊虫病。肌肉受累导致假性肌肥大，有时伴肌肉无力，最终形成钙化结节（图 12-24）。

高达 60%~90% 囊虫病患者出现中枢神经系统感染。脑实质内虫囊多伴有不同程度的炎症反应和水肿

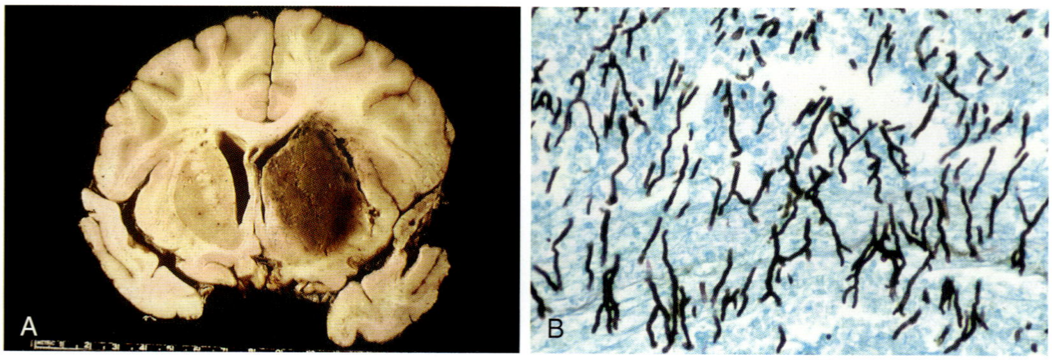

图 12-17 曲霉病。**A** 图示基底节曲霉菌肉芽肿（曲霉肿）伴出血、坏死；**B** 图示曲霉菌病原体，其分隔菌丝常以 45° 角发出

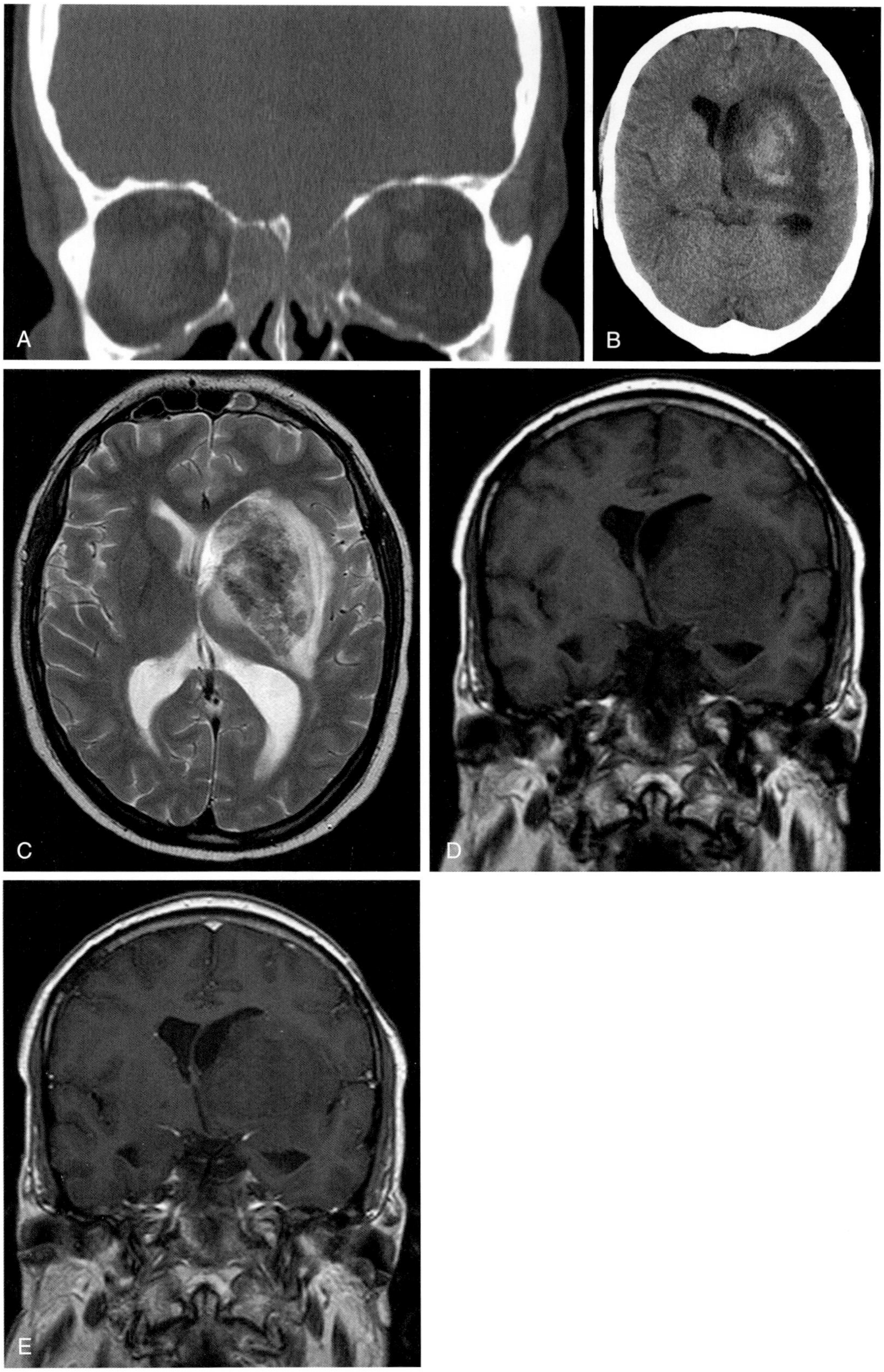

图 12-18 毛霉菌病。图示一例免疫抑制患者的感染，**A** 图可见鼻窦感染播散至左眶内；**B** 图颅内软组织肿块，颅脑 CT 可见片状高密度影；**C** 图 T2 加权可见病灶呈低信号改变；T1 加权像增强扫描前（**D**）和增强扫描后（**E**）均未见出血征象或异常信号增强

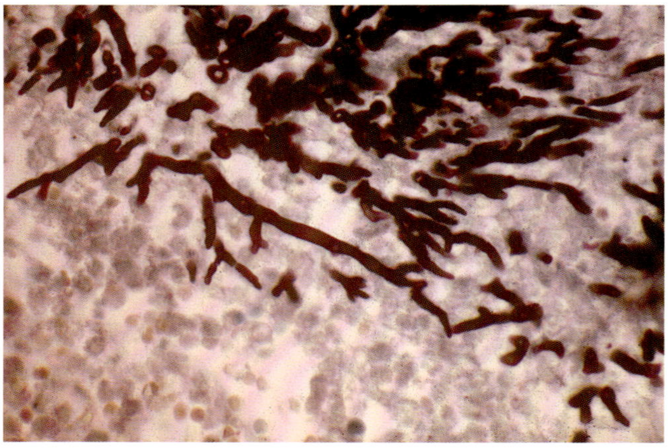

图 12-19 球孢子菌病。图示病原真菌菌落

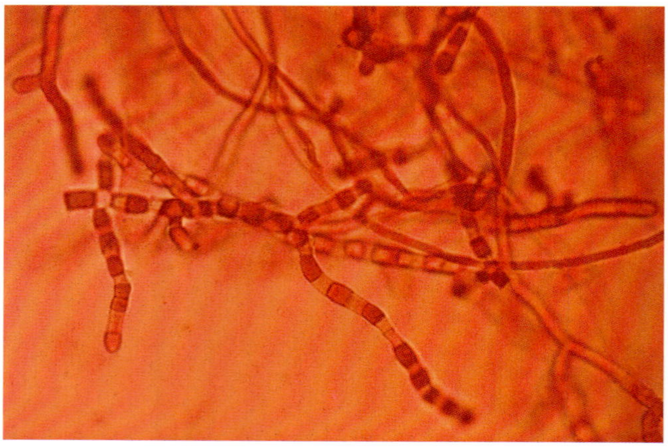

图 12-20 球孢子菌病最初的肺部感染

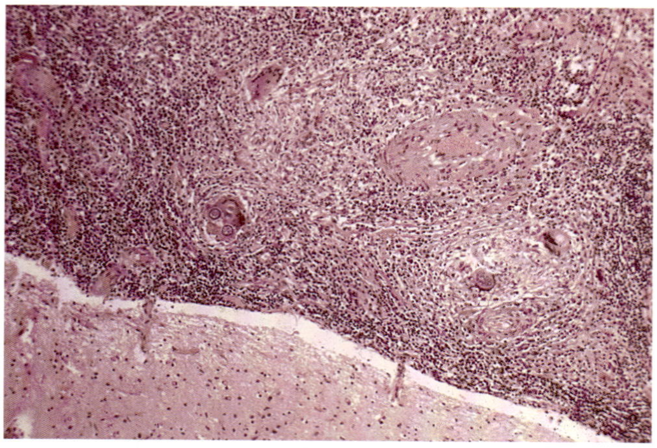

图 12-21 球孢子菌病。肉芽肿内散在巨细胞，细胞内可见多个直径 10~80μm 的球形小体

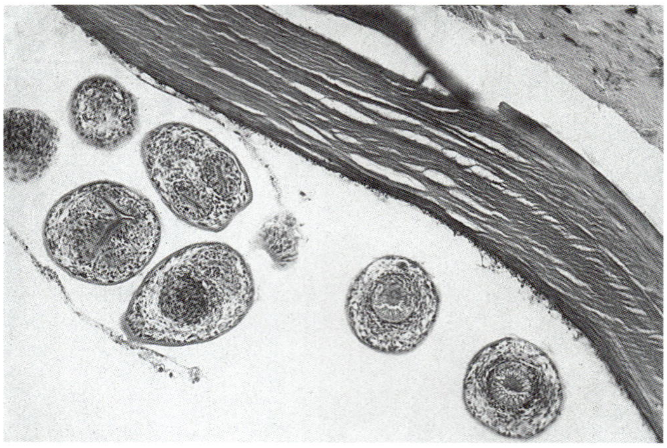

图 12-22 棘球蚴病。虫囊壁由外角质层和内胚层组成，内含子囊和原头蚴

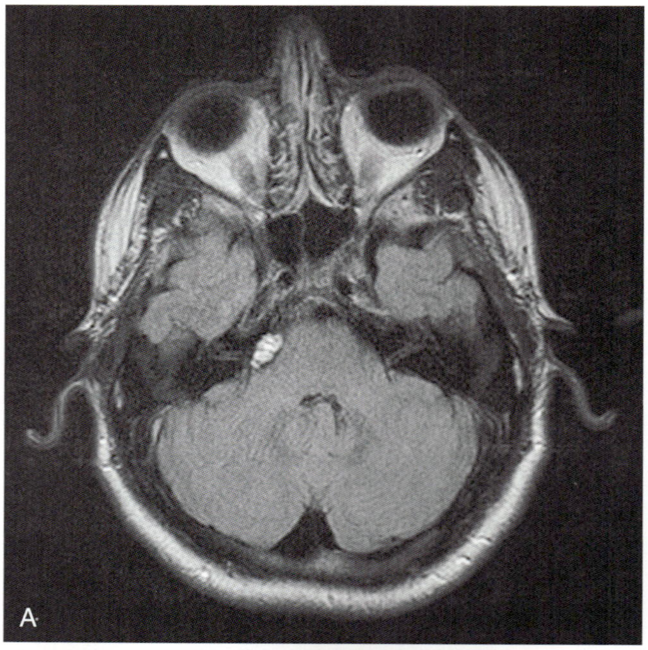

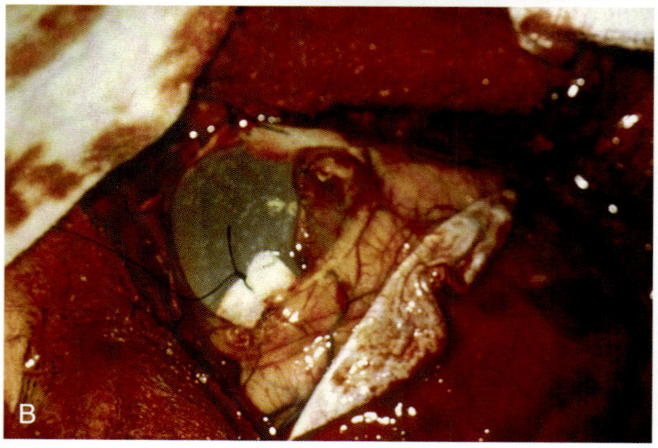

图 12-23 棘球蚴病。**A** 图为虫囊 CT 扫描影像；**B** 图示开颅术中分离的虫囊

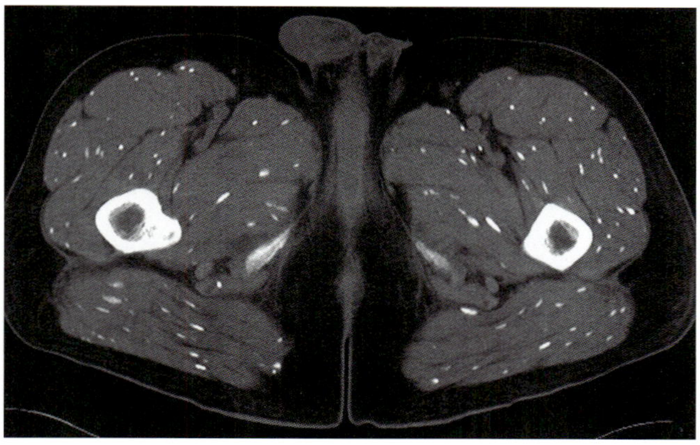

图 12-24 肌肉囊虫病。大腿肌肉内多发结节，部分钙化，结节特征性沿肌纤维平面分布

（图 12-25 A），后期可见纤维囊壁形成，类似于脓肿的钙化纤维囊壁。手术清除成熟的纤维壁虫囊时，囊内可见病原体（图 12-25 B），在很多情况下囊内幼虫已经死亡或退化。幼虫结构特征明显，但一旦退化，这些结构可能不复存在。幼虫的外壁包绕一层无细胞角质，内衬薄层上皮细胞，再往里是各种内部结构，最明显是肠腔（图 12-25 C），头节在组织切片一般显示不明显。尽管受到感染，但许多患者并无症状，神经系统查体正常。大约一半的患者出现癫痫发作。囊尾蚴侵及蛛网膜，引起蛛网膜炎，导致脑膜纤维化和梗阻性脑积水。如果炎症反应十分强烈，可能会产生血管炎，引起多发脑梗死。

诊断主要依靠影像和血清学检查，但有时单发病灶易误诊为肿瘤，需要进行组织病理学检查，CT 或 MRI 可显示多发钙化、非钙化虫囊（图 12-26）、血管炎继发脑梗死和梗阻性脑积水，或通过对比增强显示局灶性水肿。如果病灶处于活动期，脑脊液出现炎症反应，嗜酸性粒细胞增多。

大多数囊尾蚴病灶侵犯脑实质，呈脓肿样特征，但蛛网膜下腔或脑室的感染，可能会形成多发薄壁虫囊（葡萄状虫囊）（图 12-27 A）。在一些部位，可导致梗阻性脑积水（图 12-27 B~D）。

血清学检查首选免疫印迹法。在多发活动性病变个体，敏感度 98%，特异度 100%。普通的抗原测定特异度低，但检测脑脊液比检测血清更可靠。

阿苯达唑是治疗脑囊虫病的首选药物，另一种方法是单日疗程的吡喹酮加类固醇。治疗开始后几天常会出现短暂的病情恶化，因此通常结合使用皮质类固醇治疗。由于杀灭虫囊内尾蚴时，可能会引起明显的炎症反应和脑组织水肿，有弥漫性病变或脑积水的患者使用抗寄生虫药物需要慎重考虑，严密观察。

细菌性脑炎

通常，常规细菌感染累及脑实质称为大脑炎，但实际上称为脑炎也同样合适。病原体主要通过血行播散引起脑组织感染，由初期脑膜炎引起脑炎的情况少见。血行播散的脓毒栓子在局部脑组织引起微梗死灶，形成初始感染灶，致病菌在其中增殖并向外播散，初始病灶中充满嗜中性粒细胞，周围为增殖的致病菌并伴发水肿。人体免疫系统试图隔离感染，产生脓肿，但除非脓肿的纤维囊壁形成，感染会继续播散，侵袭脑组织，引起水肿，产生占位效应。如果脑实质的血管受累，可能引起相关区域的梗死。

细菌性脑脓肿

脑细菌性脓肿最常继发于鼻窦或中耳感染。肺部感染可通过血行播散引起脑脓肿。脓毒栓子（如细菌性心内膜炎脱落的附壁血栓）栓塞可引起脑微梗死，病原菌在病灶内增殖，破坏局部组织，进而形成脓肿。发绀型先心病、肺动静脉畸形和静脉输液的患者都存在脑脓肿的风险。口腔或牙齿感染则通过一过性菌血症，引起病原菌在脑内播散，成为另一潜在来

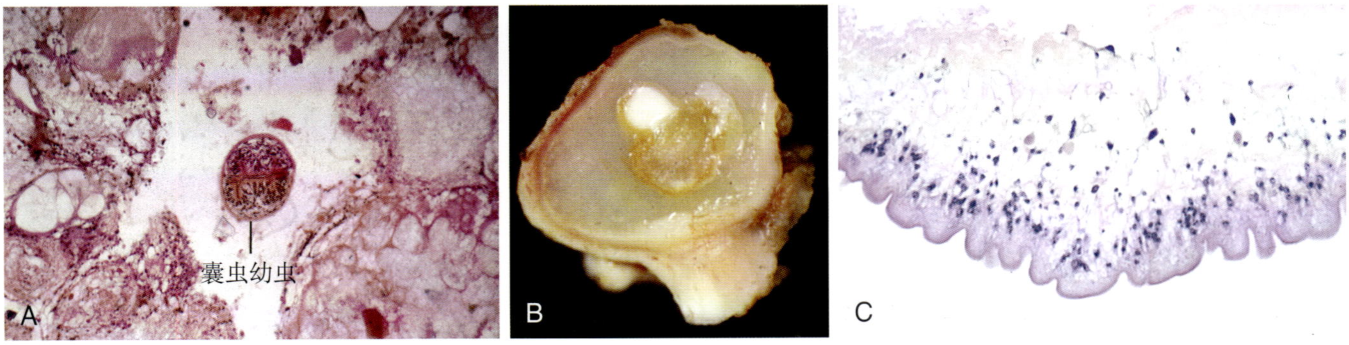

图 12-25 囊虫病。**A** 图可见切片中央囊虫幼虫；**B** 图示切下的虫囊内的病原幼虫；**C** 图示幼虫组织结构

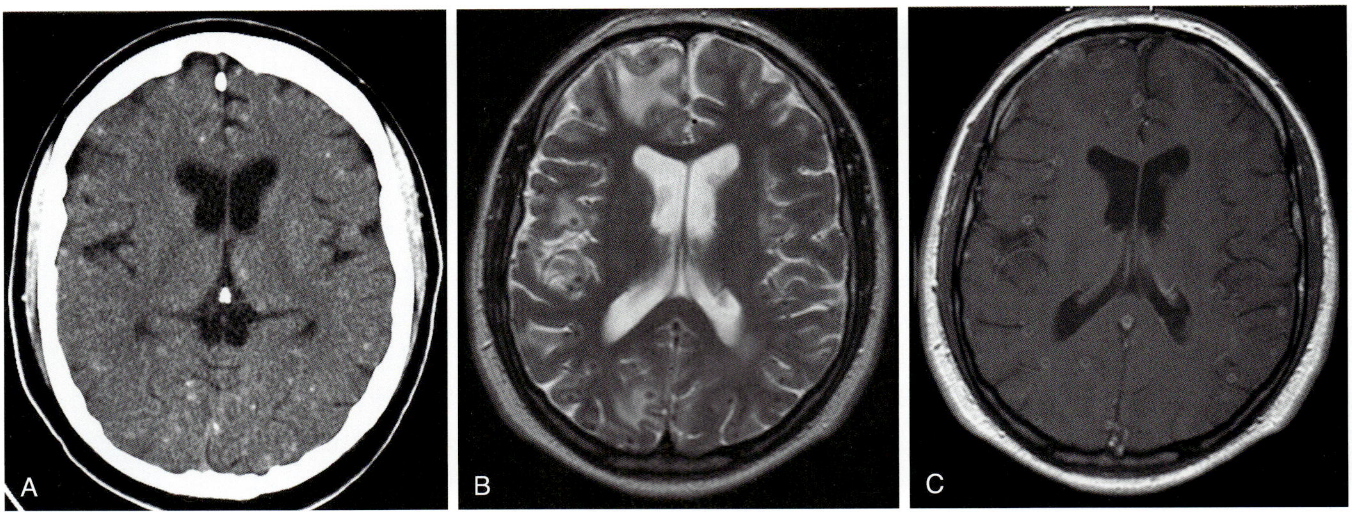

图 12-26 脑囊虫病。CT 示多发钙化灶（**A**）；MRI T2 加权像可见多发低信号灶（**B**），增强扫描可见病灶囊较薄，呈环形强化（**C**）

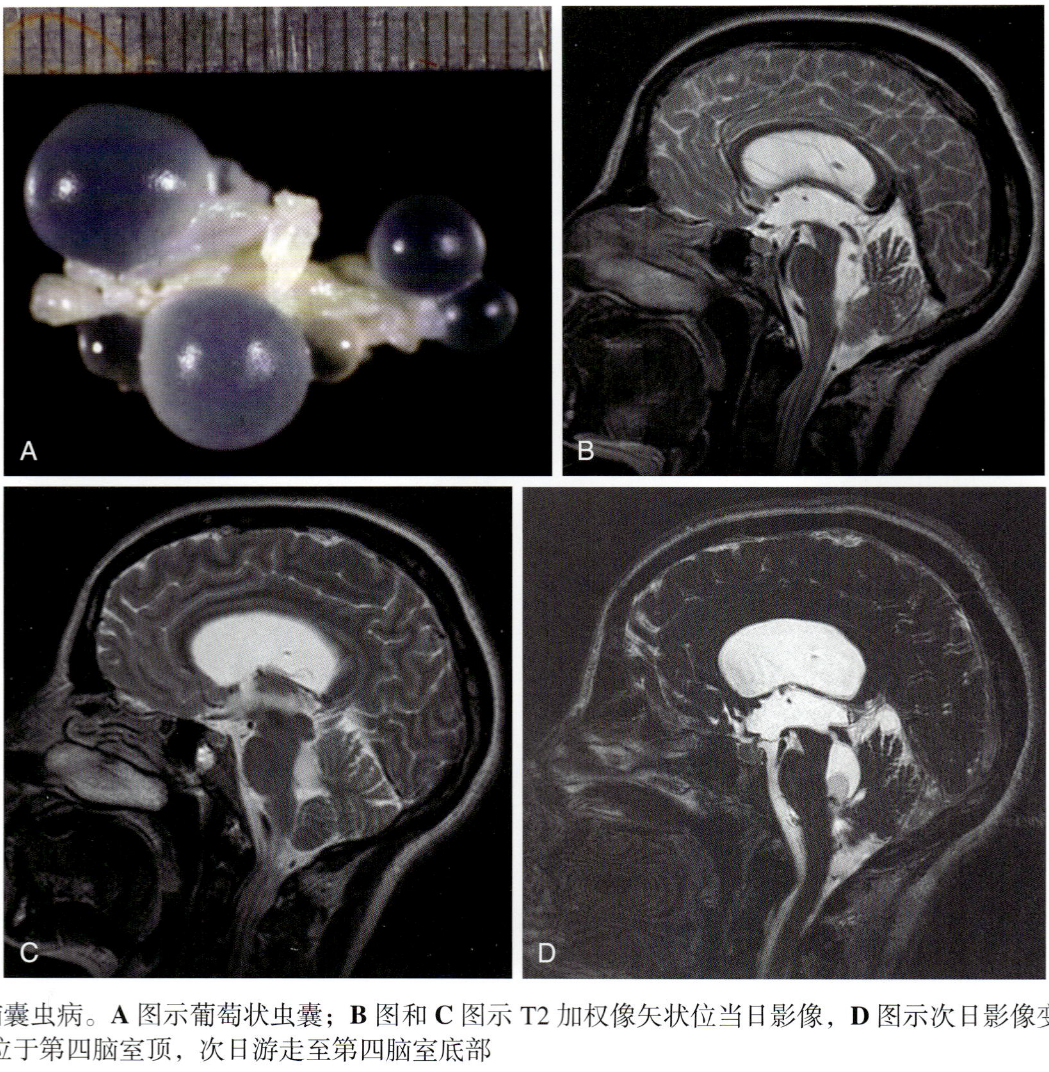

图 12-27 脑囊虫病。**A** 图示葡萄状虫囊；**B** 图和 **C** 图示 T2 加权像矢状位当日影像，**D** 图示次日影像变化，最初带头节的虫囊位于第四脑室顶，次日游走至第四脑室底部

源。这种情况下产生的一些脑脓肿与某些非常见丝状病原菌有关，如诺卡菌属细菌感染。此外，还有达20% 的病例感染来源不清楚。中耳腔内的感染可侵及颞叶，并向上蔓延，破坏骨质和硬膜，形成脑脓肿（图 12-28 和图 12-29）。

脓肿的早期病理特点是局灶炎症反应伴出血坏死、中性粒细胞浸润和外周水肿，后期则主要是包囊形成，囊壁内是肉芽组织和越来越致密的胶原层，外层包绕一条慢性炎症和神经胶质增生带（图 12-30）。

临床特点

部分患者表现为发热、嗜睡、抽搐，但并无局灶神经功能缺损，而其他患者则出现颅内占位性病变迹象，但缺乏感染过程的证据。大约 30% 的脑脓肿病例发生抽搐，其中额叶脓肿伴败血症的患者抽搐可能性更大。患者一旦出现颈部僵硬，则提示可能出现了脑膜炎、脑室炎症，或发生颅内压升高，导致小脑扁桃体下疝。

辅助检查

脑脊液通常有异常，但由于存在风险，脑脓肿患者临床不主张进行腰穿检查。资料显示，高达 1/3 的患者腰穿 48h 内意识状态出现明显恶化。

颅内症状性脓肿都能通过 CT 或 MRI 检查明确。脑炎（见后文）普通平扫可见非均质性肿块，边缘不规整，增强扫描可见弥漫性增强。脑脓肿的平扫影像学特征类似，但增强后，可见环形或不常见的致密的均一性增强。如果出现环形的薄层均匀强化则特别提示脓肿，但最多只有 50% 的患者会出现这种影像改变（图 12-31 和图 12-32）。

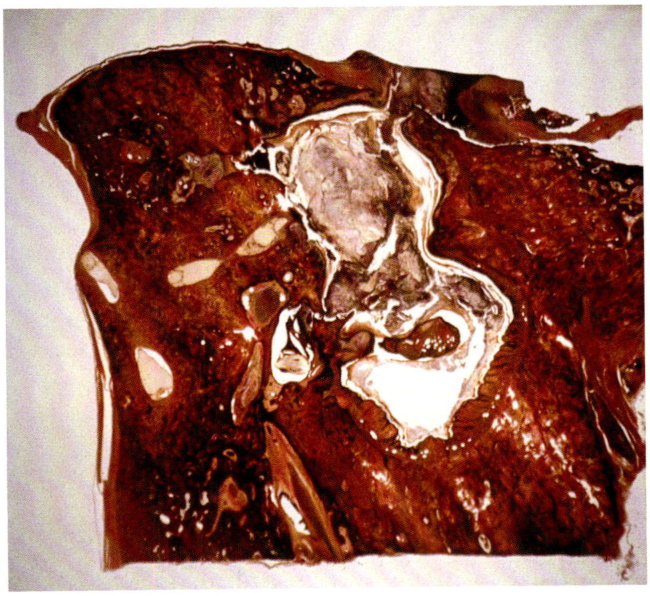

图 12-28 脑脓肿。切片显示中耳感染穿破骨质、硬膜等结构进入中颅凹，累及颞叶（苏木精和 Van Gieson 染色，×3）

脑脓肿，特别是脑室邻近区域的脓肿，主要采取穿刺抽吸联合抗感染治疗，必要时可以反复穿刺抽吸，预后的关键取决于能否早期诊断，及时治疗。常用的抗生素包括青霉素、甲硝唑、氨苄青霉素、庆大霉素或氯霉素。治疗过程中，有必要进行连续影像检查（CT 或 MRI），动态监测病情变化。如果出现实质水肿，有时需要给予类固醇治疗。

从病因看，细菌性脑脓肿常为多重细菌感染，包括厌氧菌（或微量需氧菌）和需氧菌。

硬膜下积脓

硬膜下积脓常继发于鼻窦感染、手术或外伤术后骨质感染，积脓分布往往比较广泛，呈现沿大脑镰和脑凸面积聚的倾向，常并发皮质静脉血栓。

症状表现为鼻窦感染或严重的局限性头痛，逐渐发展为全头痛。败血症征象常见。病情进展，后期可出现局灶神经功能缺损伴意识水平下降和癫痫发作，临床治疗困难。CT 扫描在随后被确诊的部分病例中为阴性。积脓内表面和邻近皮质常存在一个增强带，脓液相当稀薄（图 12-33）。MRI 为影像检查的优选（图 12-34）。

脑炎

病毒性脑炎

尽管病毒性脑炎是一个世界范围内的疾病，但在不同地区其常见致病病毒不同。英国和美国的散发性脑炎主要由单纯疱疹病毒引起；在美国，温暖的月份可发生西方马脑炎、圣路易脑炎和东方马脑炎等流行性脑炎。此外，近年来更多的新型脑炎被发现，其中包括 West Nile 病毒性脑炎和 Nipah 病毒性脑炎。

部分患者起病隐袭，可有前驱症状；另一部分患者则起病急，突然出现发热、意识障碍和头痛。部分或全面性癫痫发作都很常见。体征复杂多变，可出现各种各样的体征，但均无特异性，不能预测病因。临床上病毒性脑炎有时很难与代谢性脑病鉴别。在美国和其他一些国家的流行区，既有传染源又存在传播媒介。虫媒病毒可通过蚊子或蜱虫传染给人，引起脑炎流行。

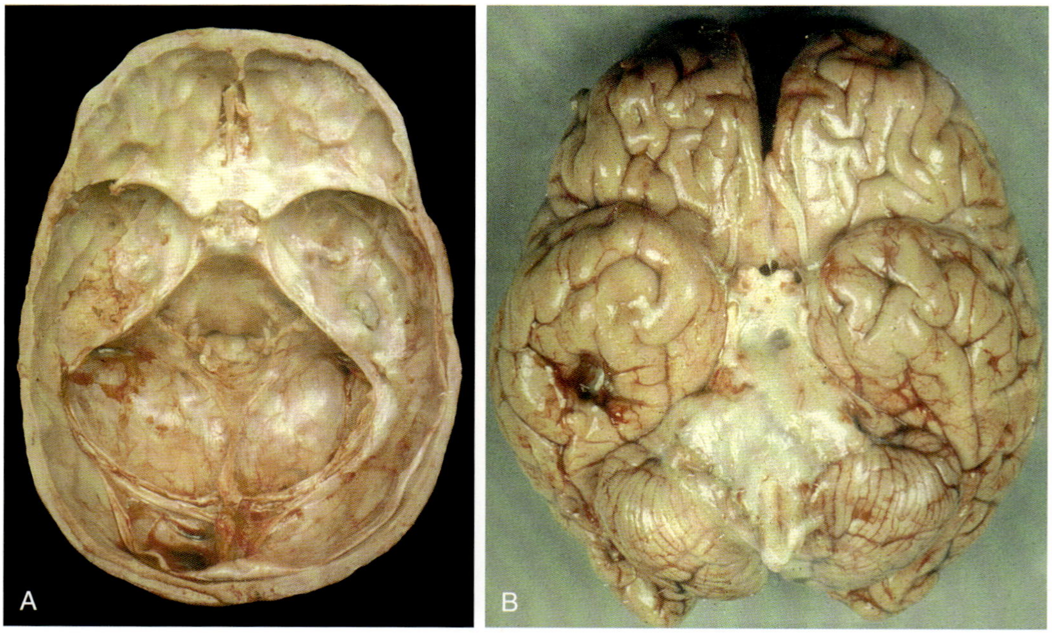

图 12-29 脑脓肿。**A** 图示右中颅窝硬膜穿孔；**B** 图示软膜渗透，颞叶受累，并伴大脑基底部脑膜炎

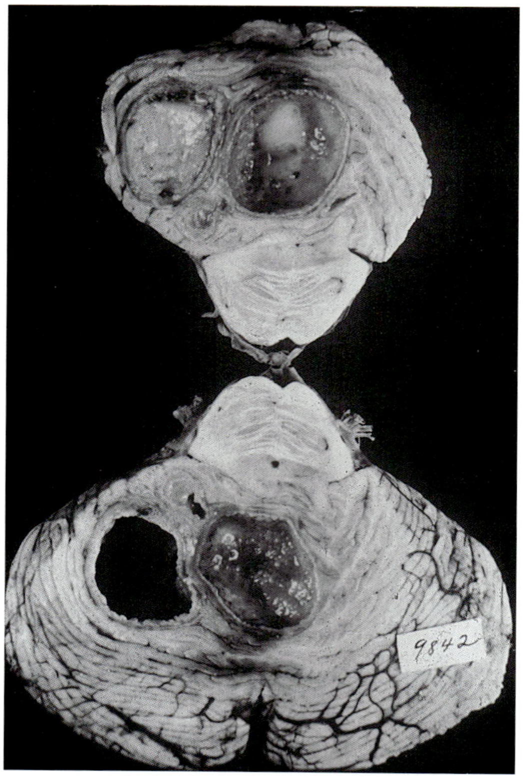

图 12-30 可见小脑两处较大脓肿，已发生坏死，并通过包囊与周围组织分隔

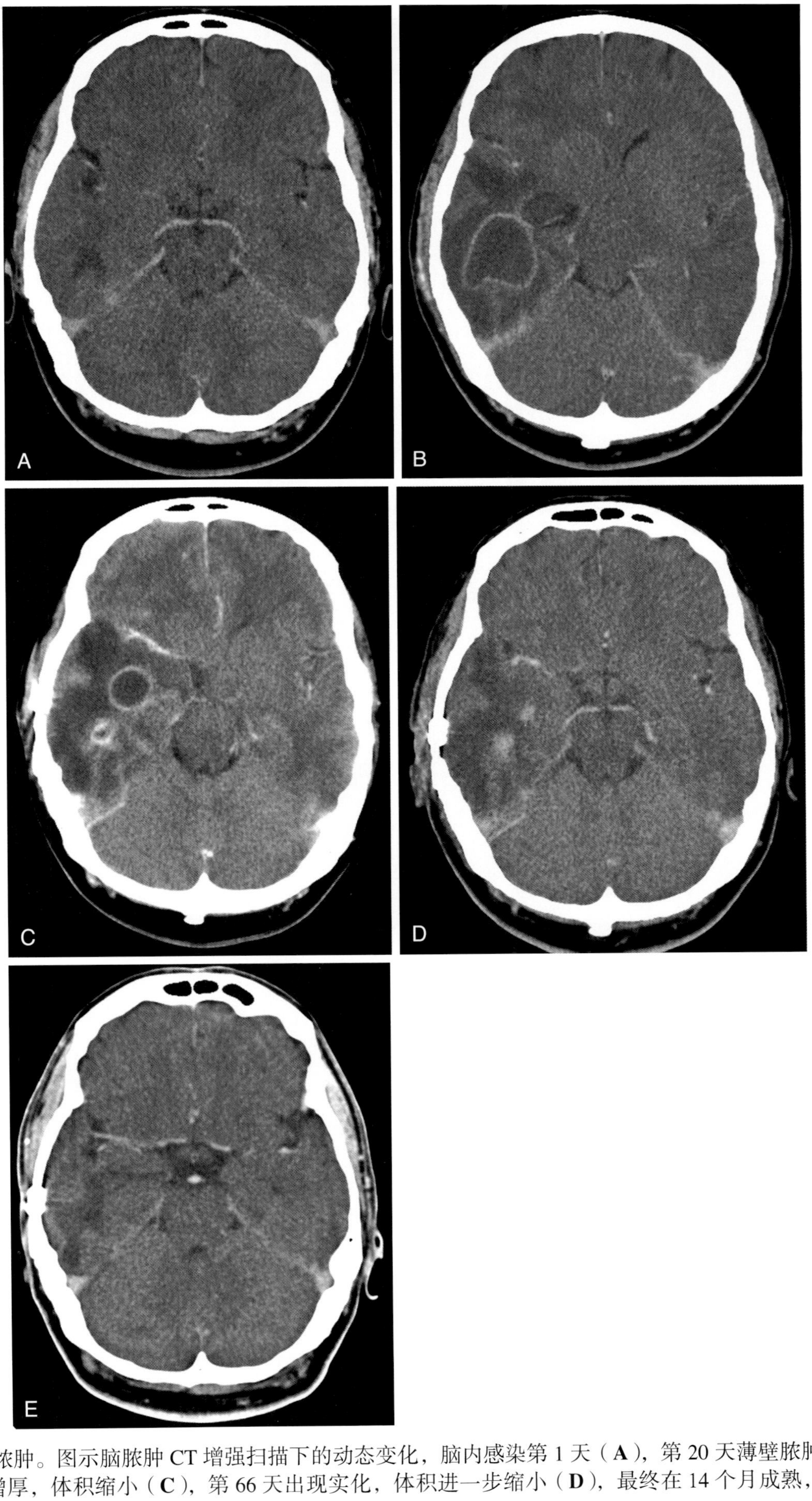

图 12-31 脑脓肿。图示脑脓肿 CT 增强扫描下的动态变化，脑内感染第 1 天（**A**），第 20 天薄壁脓肿形成（**B**），第 42 天的囊壁增厚，体积缩小（**C**），第 66 天出现实化，体积进一步缩小（**D**），最终在 14 个月成熟，为增生胶质细胞填充（**E**）

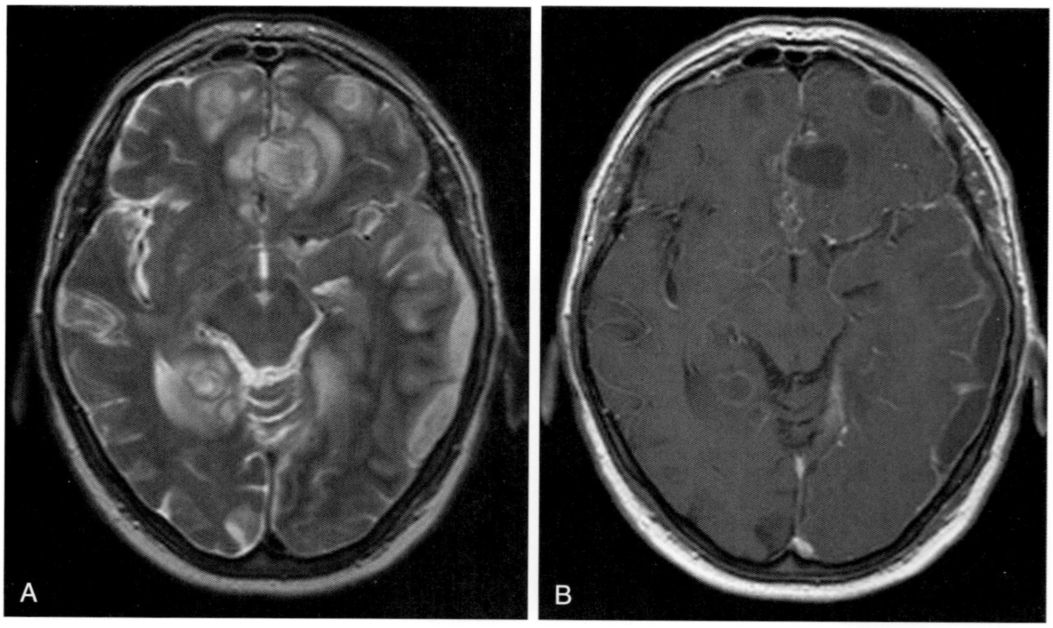

图 12-32 脑脓肿。MRI 轴位扫描 T2 加权像（**A**）、增强 T1 加权像（**B**）显示多发实质内和硬膜下脓肿

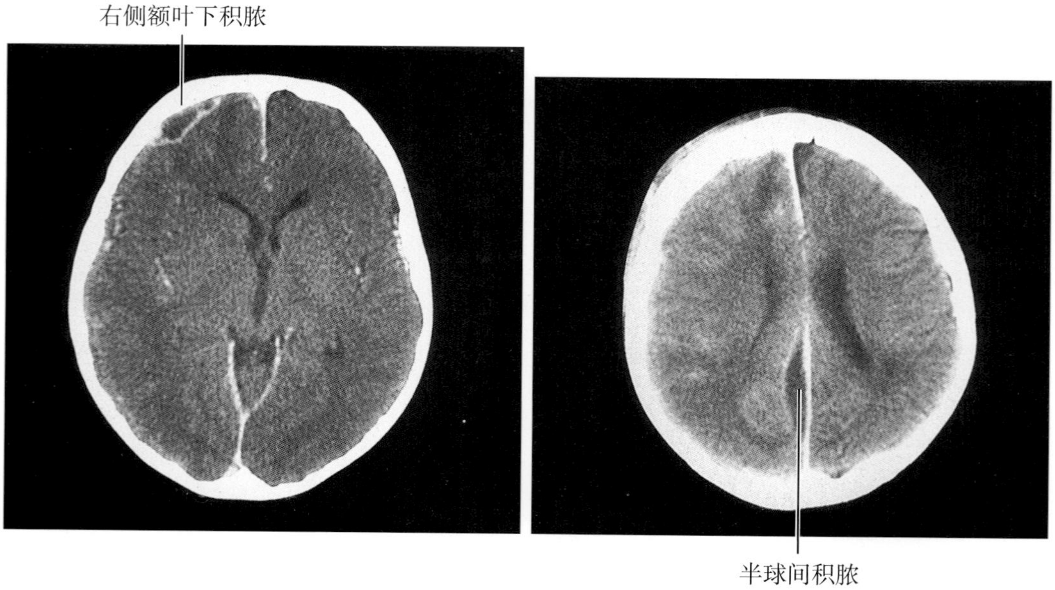

图 12-33 硬膜下积脓。CT 扫描示右侧额叶（**A**）和半球间（**B**）积脓

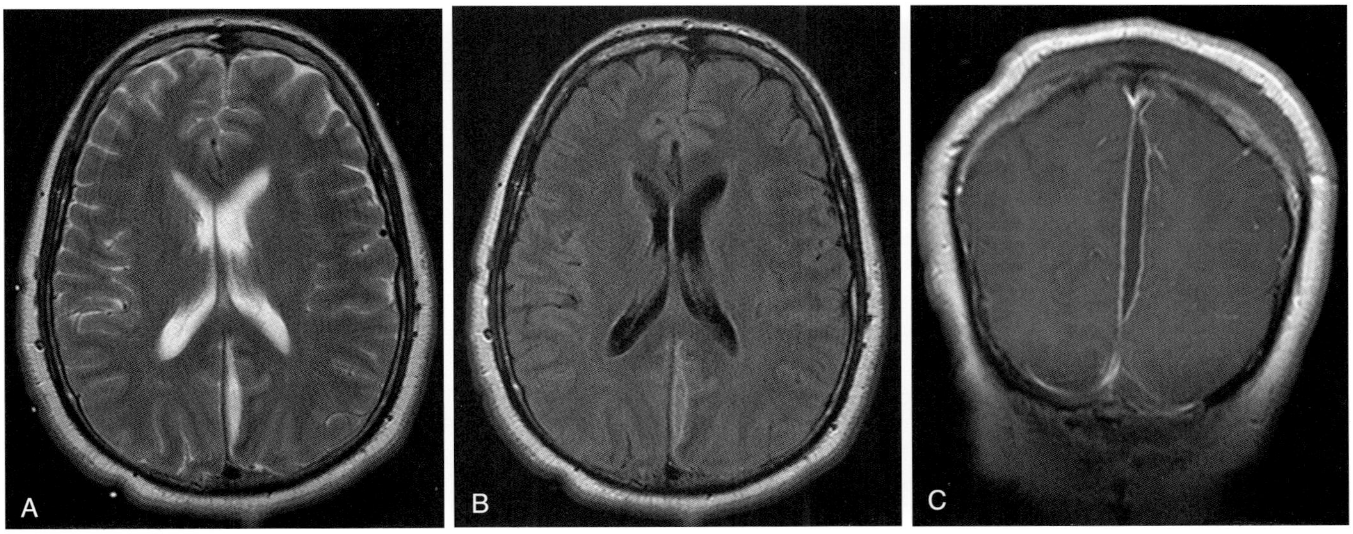

图 12-34 硬膜下积脓。图示硬膜下积脓 MRI 变化特点

90 % 的单纯疱疹病毒性脑炎（herpessimplex encephalitis，HSE）由 1 型单纯疱疹病毒（HSV-1）引起，其余由 2 型单纯疱疹病毒（HSV-2）引起。HSE 可能由第二种病毒的再感染导致原发性感染，也可能由潜伏病毒的再次激活而感染。HSV-2 是免疫受损个体的常见病原体。HSE 好发于颞叶和额叶底部（图 12-35）。病灶常为出血性。镜检可见坏死性血管炎伴胶质和神经元细胞核内 Cowdry A 型包涵体（图 12-36）。免疫组化技术更易于识别病毒抗原（因为具有诊断意义的包涵体通常十分少见），也可以采用电子显微镜探测病毒颗粒。早期炎症反应可见中性粒细胞，慢性炎症反应则以巨噬细胞和淋巴细胞为主，随后出现强烈的胶质增生（图 12-37）。存活患者可能出现明显的局灶性脑萎缩（图 12-38）。

辅助检查

在活检确诊的急性病毒性脑炎中（约 5% 为单疱脑炎病例），脑脊液正常者罕见。如果患者有明显的脑水肿，腰穿检查有潜在的风险。通常，脑脊液淋巴细胞增多，在 10~200/mm^3 间波动，蛋白浓度升高，约为 0.5~5 g/L，血性成分常见，有时出现黄变。单疱脑炎脑脊液糖浓度往往是正常的。脑脊液 PCR 对诊断有非常大的帮助。HSE 发病第一周，高达 95% 的病例 PCR 检测 HSV DNA 为阳性。同样 PCR 也常用于对其他病毒的诊断，如巨细胞病毒（CMV）。HSEPCR 检测假阴性常见于发病的第 24~48h 内，同样 10 天以后进行检测也会出现类似的情况。特异性在 95% 以上。

病毒性脑炎脑电图异常，单纯疱疹病毒性脑炎可见周期性单侧癫痫样放电（图 12-39）。

通常一开始要进行 CT 或 MRI 检查。HSE 患者，CT 可见单侧或双侧颞叶密度降低，有时伴占位效应、出血和局部增强（图 12-40）。极少数情况下，CT 扫描正常。在发病早期阶段，MRI 显示皮质水肿伴信号异常；至少在初期，病变限于灰质，而白质相对保留（图 12-41）。典型的受累部位是颞叶、岛叶和角回。

诊断 HSE 很少需要进行脑活检。如果对活检组织进行检查，电镜下可见感染细胞核内病毒颗粒，发病 3 周后的病例免疫组化技术仍能检测到病毒抗原，采用原位杂交或 PCR 技术在冷冻或石蜡包埋切片上可检测到病毒 DNA（图 12-42）。

对于疑似或确诊 HSE 病例，无环鸟苷是首选药物，但无环鸟苷并不能降低其发病率与死亡率。使用时一般给予静脉滴注，疗程 14 天。对于巨细胞病毒性脑炎，常联用更昔洛韦和膦甲酸钠治疗，但疗效尚缺乏足够的证据。这提示 HSV-1 既影响免疫功能正常的患者，也影响免疫抑制患者，而巨细胞病毒则主要是一种条件致病病毒。

其他病毒性脑炎，包括蚊子和蜱介导的虫媒病毒性脑炎，虽然部分临床表现不同于疱疹性脑炎，比如疱疹性脑炎好发于脑或脊髓的特定部位，但它们本质相似，坏死的变化特点一致，炎症反应特征性明显，均以单核细胞为主体。

Bickerstaff 脑干脑炎

关于 Bickerstaff 脑干脑炎的归类尚存争议。最初，它被认为是一种好发于中脑的病毒感染性疾病。通常先出现发烧、头痛、嗜睡，继而出现面瘫、眼

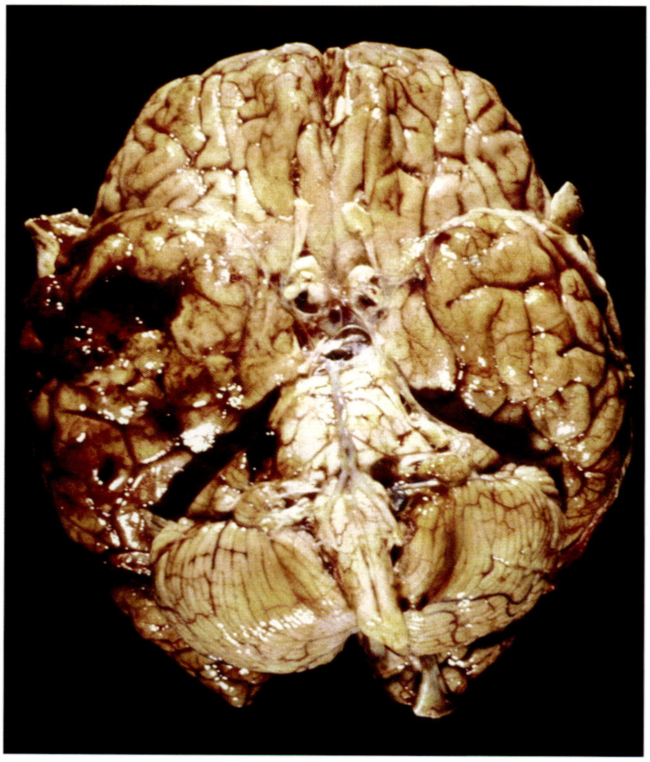

图 12-35 单纯疱疹病毒性脑炎。大体标本底面观可见右颞叶出血坏死伴脑肿胀

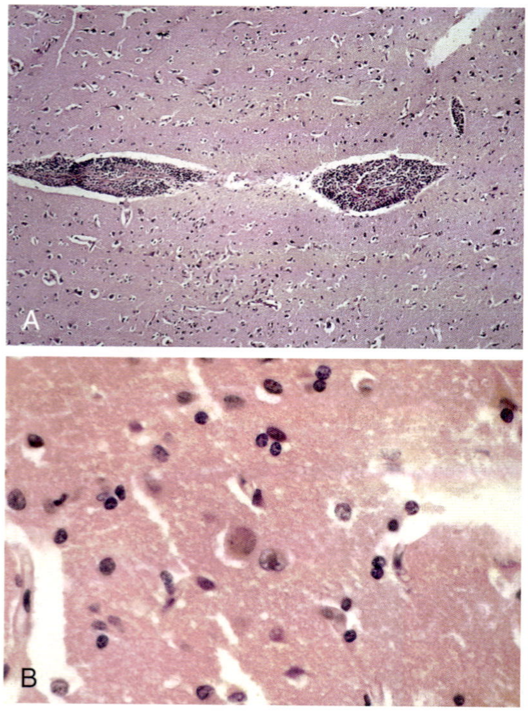

图 12-36 单纯疱疹病毒性脑炎。**A** 图示血管周围的淋巴细胞浸润（HE 染色，×25）；**B** 图示较大的 Cowdry A 型嗜酸性包涵体（HE 染色，×400）

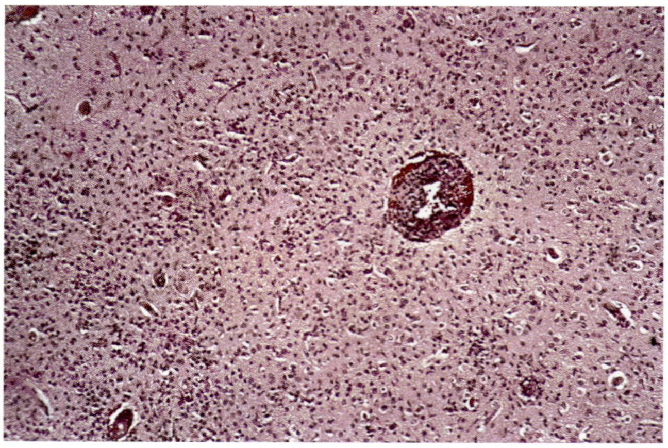

图 12-37 单纯疱疹病毒性脑炎。发病数周后，炎症反应强烈，病灶内可见淋巴细胞、小胶质细胞和星形胶质细胞（HE 染色，×25）

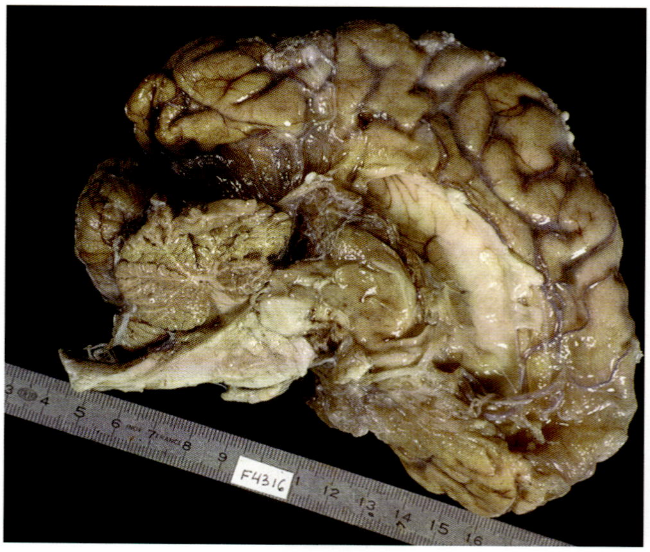

图 12-38 单纯疱疹病毒性脑炎。图示数年前感染病例，可见严重的颞叶、内侧额叶和颞枕交界区萎缩，额叶后部和顶叶皮质受累不明显，保存相对完整

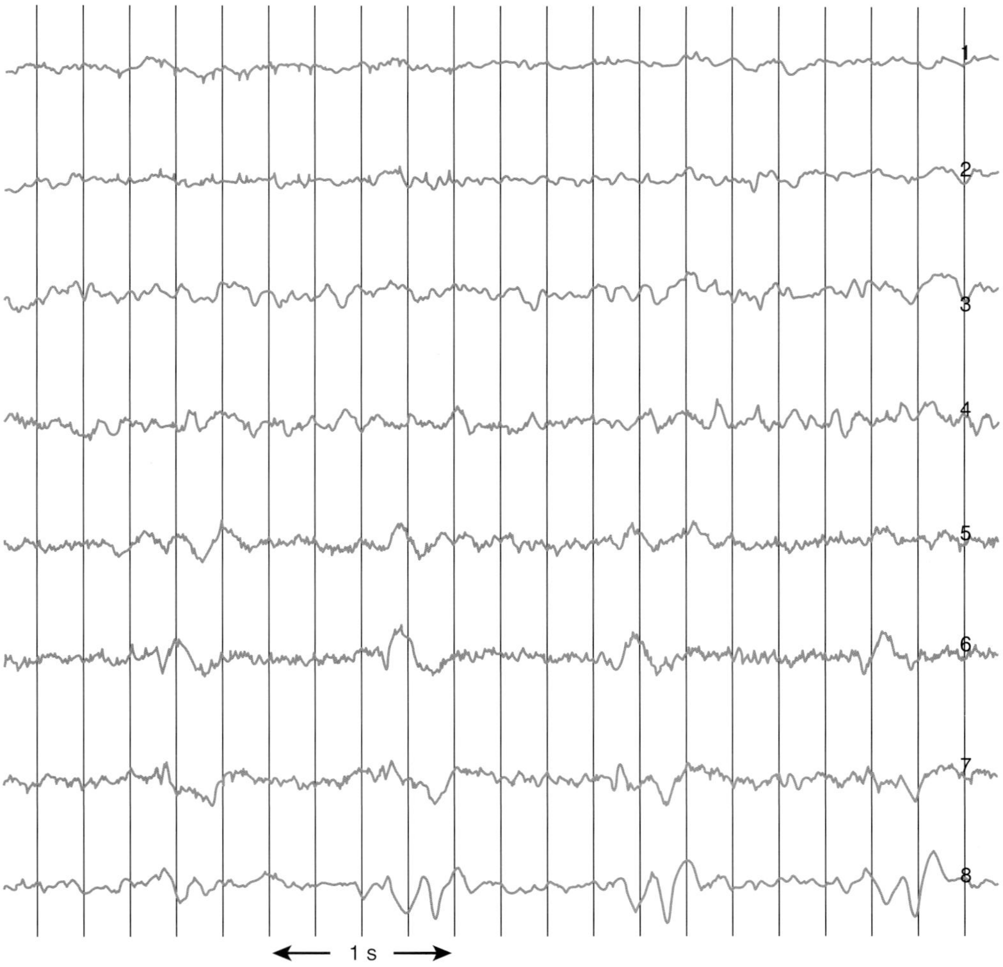

图 12-39 单纯疱疹病毒性脑炎。脑电图示每 1.5s 一次的周期性多相复合波，左枕区最为明显

外肌麻痹和延髓麻痹（图 12-43）。检测发现，有些患者抗 GQIb（四唾液酸神经节苷脂）抗体阳性，提示 Bickerstaff 脑干脑炎、Miller Fisher 综合征和 Guillain-Barré 综合征很可能只是抗 GQIb 综合征的不同表现形式。

脊髓灰质炎

引起脊髓灰质炎的脊髓灰质炎病毒是一种肠道病毒，通过消化道或鼻咽感染累及中枢神经系统。在第三世界国家，幼儿常暴露在病毒环境下。多数孩子获得免疫，感染患病的往往受累轻微，病情并不严重。但对于生活在温暖气候条件下的成人来说，如果没有获得免疫力，一旦暴露在病毒环境下，就容易引起严重的感染，导致明显的瘫痪。

病理改变主要集中在脊髓前角细胞，但脑干和皮质运动区也可能受累（图 12-44），其他组织器官同样也能分离出病毒，包括心肌。软脊膜可见炎症反应，脊髓实质血管周隙出现炎细胞浸润伴点状出血，白质受累较轻，相对完整。

许多个体肠道内携带脊髓灰质炎病毒，但并未产生不良影响，而其他携带者尽管由于病毒血症表现出相应的症状，但仍未出现脑膜或脊髓炎特征。瘫痪一般随发热和脑膜炎的消退而出现；发病 4~5 天达到高峰；通常为非对称性，主要发生在下肢。几个月内可出现缓慢恢复，但常遗留有功能残障，表现为足部姿势异常、连枷状关节或脊柱后侧凸畸形。部分患者在急性发病数年后出现发病初期未受累肌群的肌肉萎缩，称为脊髓灰质炎综合征。脑脊液检查可见炎症反应，最初以嗜中性粒细胞为主。在死亡病例中，炎症主要累及脊髓和脑的灰质，以单核细胞和小胶质细胞为主。其他病毒，特别是柯萨奇病毒，尽管很少感染神经系统，但能够引起与脊髓灰质炎相似的症状。

亚急性硬化性全脑炎

亚急性硬化性全脑炎（subacute sclerosing panencephalitis, SSPE）是一种包涵体脑炎，麻疹感染

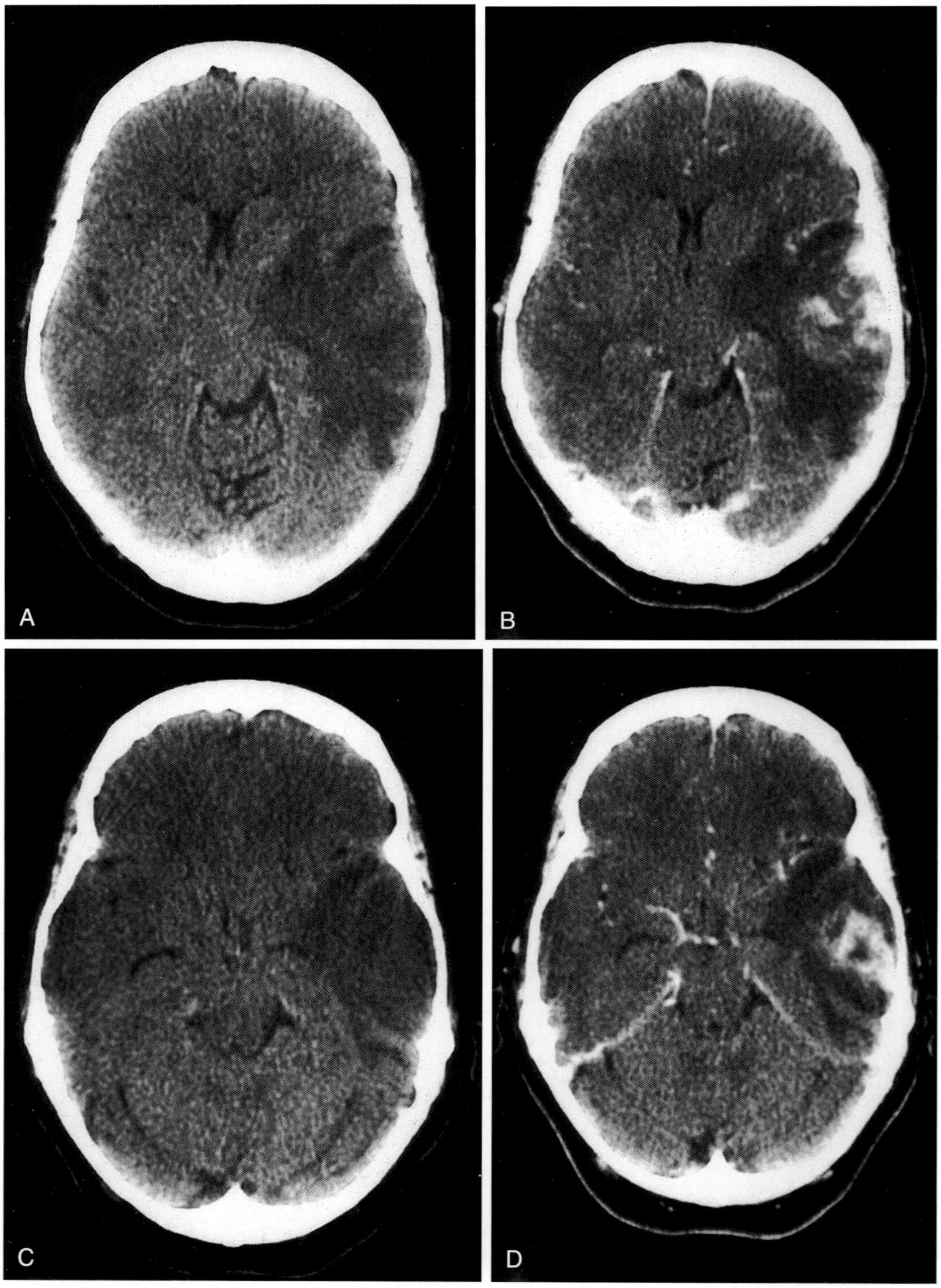

图 12-40 单纯疱疹病毒性脑炎。CT 扫描示大面积低密度区，可见占位效应和增强，**A** 图、**C** 图为增强扫描前，**B** 图、**D** 图为增强后

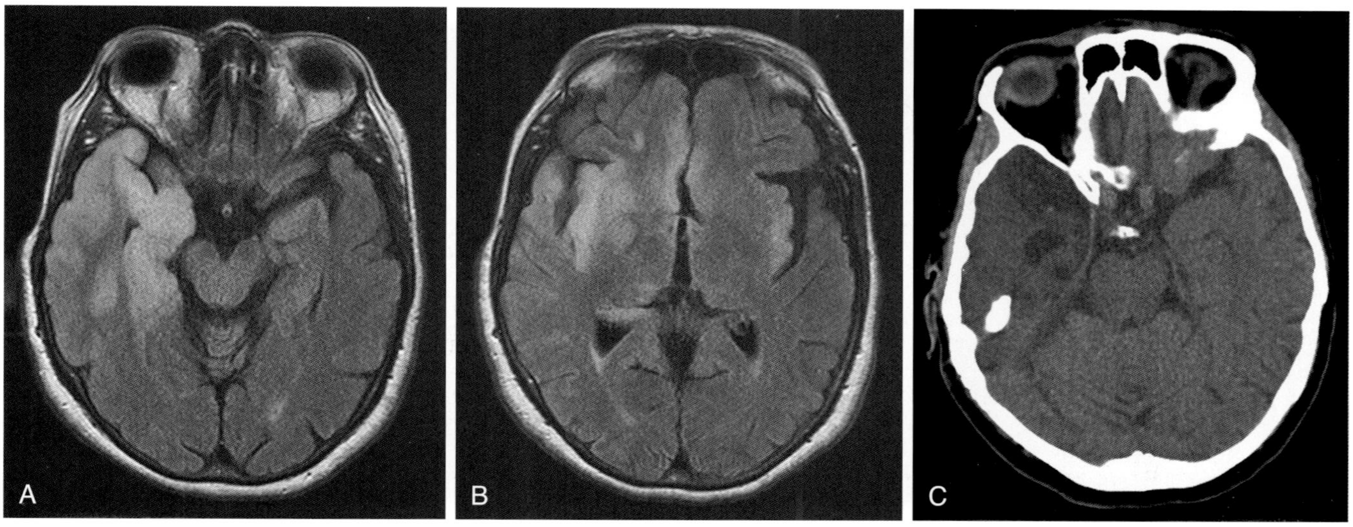

图 12-41 单纯疱疹病毒性脑炎。MRI 扫描可见颞叶内侧、扣带回和岛叶受累（**A** 和 **B**），病变为双侧非对称性（**C**），此病例发病两个月后出现严重脑萎缩

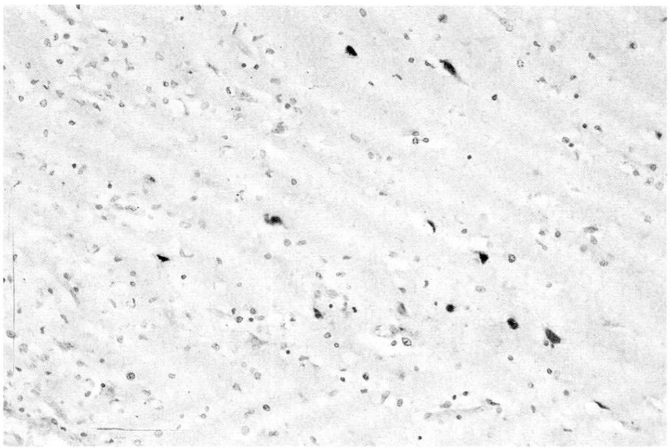

图 12-42 用生物素标记探针进行原位杂交检测到的单纯疱疹病毒 DNA

后发病，潜伏期时间跨度大，平均约 5 年。目前，病毒引起 SSPE 的确切发病机制尚不清楚，但致病病毒基因明显有别于其他非致病麻疹病毒株。SSPE 与麻疹后急性脑脊髓炎或亚急性麻疹脑炎无关，后者有时会发生在免疫功能低下的人身上。SSPE 主要侵犯儿童和 25 岁以下成人。如果最初的感染发生在 18 月龄前，出现 SSPE 的可能性更大。接种疫苗可将 SSPE 患病风险降低 10~20 倍。

患者表现为行为异常，随后出现智能障碍、肌阵挛和共济失调。最终，患者出现缄默和去皮质状态，但有超过 10 年存活期的记录。脑电图可见特征性改变，显示慢波放电，交替周期性相对电静默。脑脊液可检测到麻疹寡克隆 IgG 抗体，影像检查可见皮质下和脑室周围白质低密度区，病理检查显示神经元缺失、星形胶质细胞增生、小胶质细胞反应和神经纤维髓鞘脱失（图 12-45）。神经元含有均匀的圆形包涵体，血管周围可见袖套样淋巴细胞浸润（图 12-46）。

对于该病，缺乏特效的治疗方法。

狂犬病脑炎

狂犬病毒通过逆向轴浆运输从外周神经进入中枢神经系统，引起感染。传染通常是由被受感染的动物咬伤引起。被咬伤后，伤口出现局部疼痛，而后病情迅速进展，患者烦躁不安，轻微刺激即引起反射性肌肉痉挛。麻痹型狂犬病的进展稍慢。快速出现进行性肌无力，主要影响四肢、咽喉、面部肌肉和呼吸肌，腱反射消失，但感觉功能正常。通过颈部发际线皮肤组织活检检测病毒抗原，可迅速诊断狂犬病，PCR 则可用于对唾液、脑脊液、神经组织或角膜上皮病毒 DNA 的检测。狂犬病毒感染有明显的组织选择性，好发于海马、小脑和脑干。感染后引起神经元坏死，常伴轻度慢性炎症反应，小胶质细胞、组织细胞和淋巴细胞浸润，其中小胶质细胞和组织细胞聚集在坏死神经元周围形成 Babes 结节，被感染的神经元内含有具有诊断价值的圆形或椭圆形的胞浆嗜酸性包涵体，即 Negri 小体（图 12-47），免疫染色或电镜显示这些 Negri 小体正是病毒的集落，内含病毒颗粒。对患者的治疗需要保持安静，制动并注意通风，疑似感染者需在应用人狂犬病免疫球蛋白的同时，注射狂犬病疫苗。

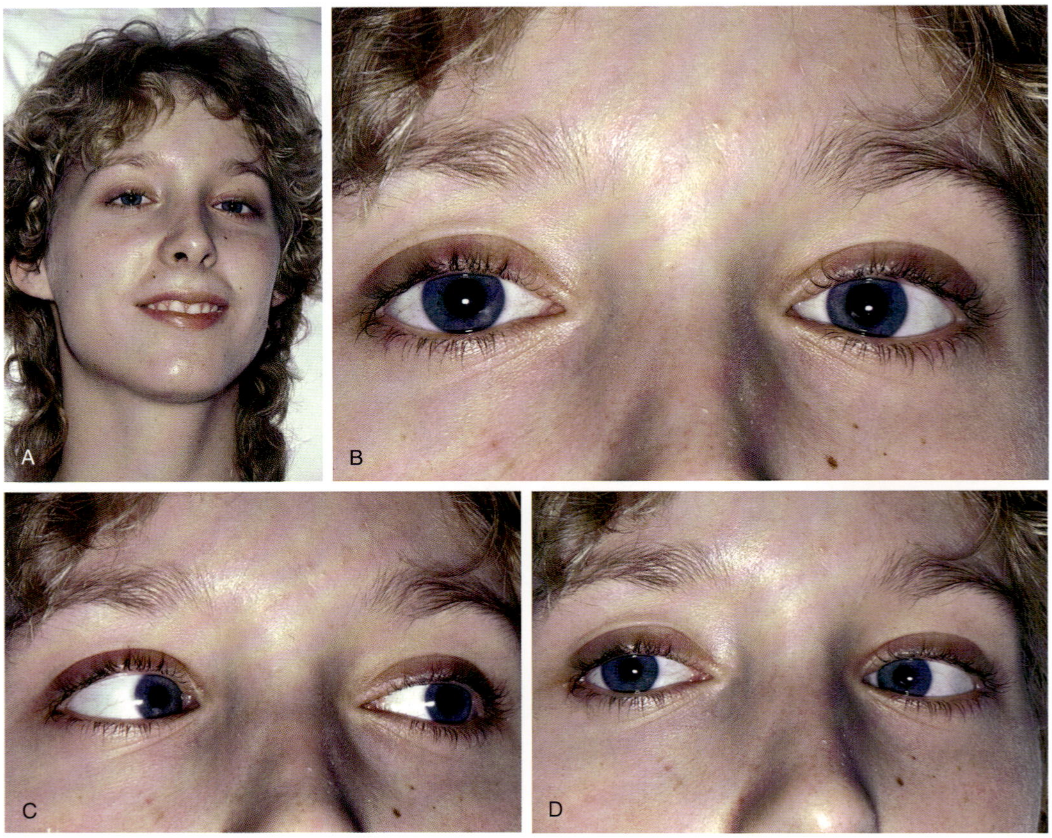

图 12-43 Bickerstaff 脑干脑炎。双侧面瘫（A），面瘫伴双侧展神经不全麻痹（B~D）

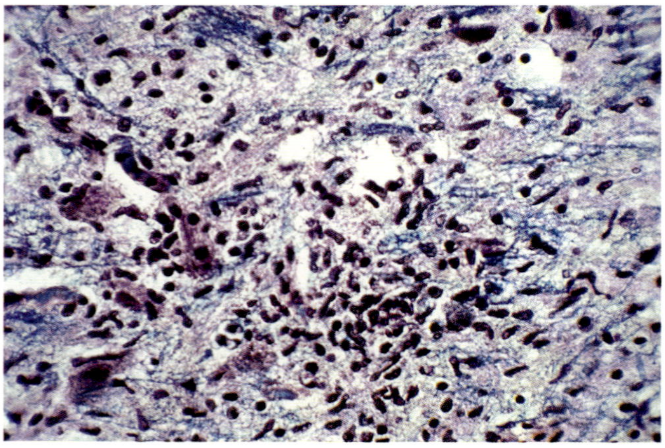

图 12-44 脊髓灰质炎。脊髓前角神经元周围可见小胶质细胞和淋巴细胞聚集（Luxol fast blue，HE 染色，×100）

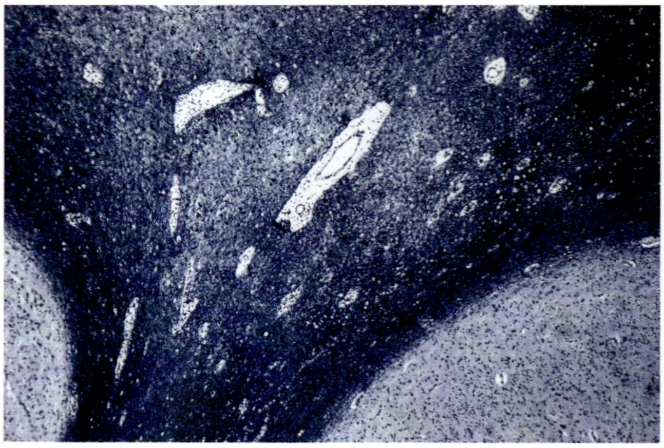

图 12-45 亚急性硬化性全脑炎。额叶白质切片显示髓鞘片状脱失

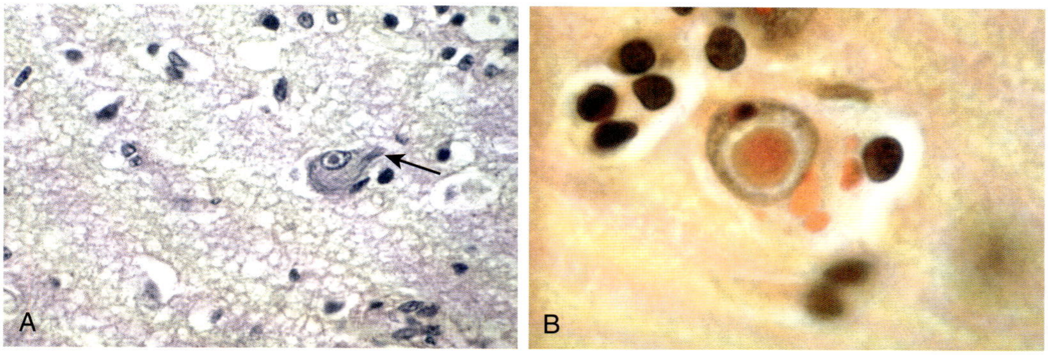

图 12-46 亚急性硬化性全脑炎。A 图可见一个大神经元（箭头所指）细胞核内可见 Cowdry A 包涵体，胞浆内可见神经元纤维缠结（GFAP 免疫组化 / 苏木精染色），B 图示高倍放大的核内包涵体（Lendrum's phloxine tartrazine 染色，×1 500）

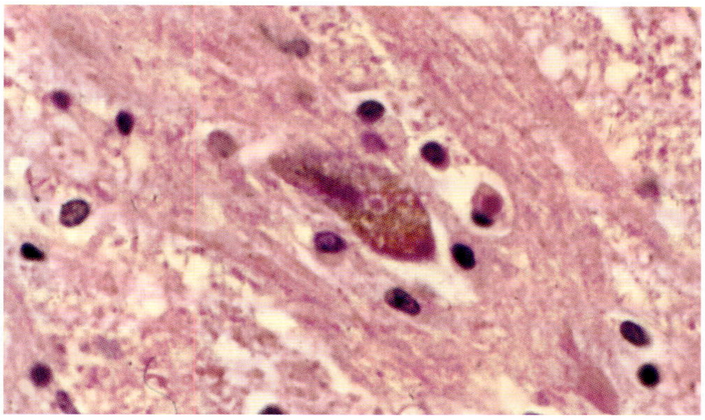

图 12-47 狂犬病脑炎。显微照片示脑干神经元内 Negri 小体，为一种嗜酸性胞浆包涵体

获得性免疫缺陷综合征

获得性免疫缺陷综合征（acquired immune deficiency syndrome, AIDS）是由淋巴细胞逆转录病毒感染引起，即人免疫缺陷病毒（HIV-1 型）。AIDS 的神经系统症状在一定程度上源于细胞免疫的严重缺陷。患者常出现机会致病菌引起的继发感染。自从高效抗逆转录病毒疗法（highly active antiretroviral therapy, HAART）引入后，英美的原发性 AIDS 脑炎和脑部机会性感染的发病率已大幅下降。

血清转阳个体中高达 70% 者出现腺样发热综合征，其中约 10% 可能出现不同的神经系统综合征，包括 Guillain-Barré 综合征、马尾或横贯性脊髓炎综合征、脑炎和无菌性脑膜炎。但在 AIDS 感染的无症状期，检查难以发现中枢或外周神经系统功能障碍的任何证据。

HAART 临床应用前，5% 的患者会出现 HIV 相关痴呆症，该比例有时甚至高达 20%。从病理上看，AIDS 痴呆症是一种慢性脑炎，特征性改变为脑萎缩伴血管周围白质脱髓鞘和脑实质内巨噬细胞 / 组织细胞、淋巴细胞浸润（图 12-48 和图 12-49），包括具有诊断价值的小型多核组织细胞，血管周围炎细胞聚集最明显的部位为白质受累最严重的区域。

AIDS 脑病起病隐匿，一开始表现为注意和记忆的损伤，伴人格改变、行走困难和共济失调，随后出现皮质下痴呆症征象，运动和言语反应迟缓，可见帕金森病样眼球运动失调。后期，出现明显的运动障碍，伴癫痫发作、缄默和大小便失禁。

该病的脑脊液变化不特异，外周血可检测到病毒抗原，病毒载量与痴呆的严重程度有关。MRI 显示脑萎缩和弥漫性脑白质信号异常（图 12-50），通过 HAART 治疗白质信号异常可能逆转，但脑萎缩不可逆。

在 HAART 临床应用前，1/3 的进展完全的 AIDS 患者尸检发现有空泡样脊髓病，主要累及胸髓后外侧柱，病理特征类似于继发于维生素 B_{12} 缺乏的亚急性联合变性（图 12-51），受累白质纤维出现空泡样变，伴或多或少的微量小胶质细胞和泡沫样巨噬细胞浸润与神经纤维脱髓鞘。

脊髓病变临床表现为共济失调步态，检查可见肢体近端无力、腱反射活跃、巴宾斯基征阳性，感觉检查相对正常。目前尚无有效的治疗手段。

周围神经并发症

近年来，AIDS 周围神经病患病率有所增加，部分与患者生存期延长有关，部分与抗逆转录病毒治疗的神经毒性作用有关。

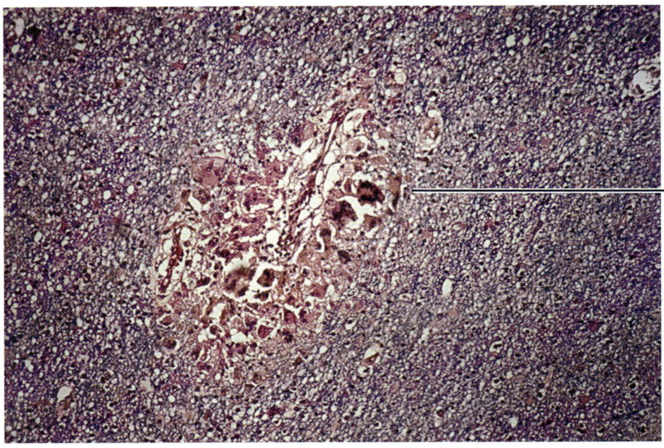

图 12-48 AIDS 脑病。深部白质内可见围绕血管的炎症反应和脱髓鞘中心区，散在若干多核细胞（Luxol fast blue，HE 染色，×25）

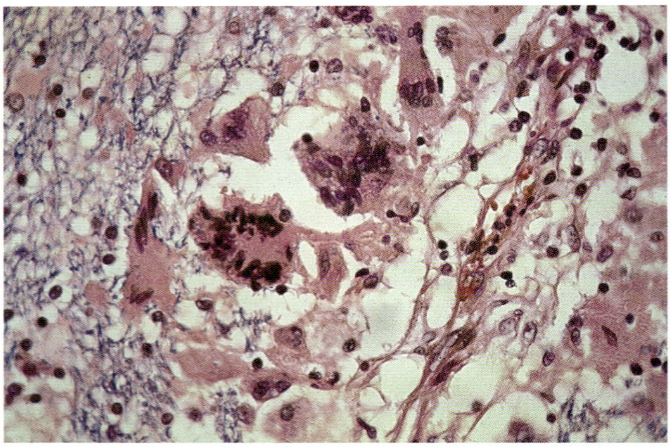

图 12-49 AIDS 脑病。高倍放大的多核细胞，胞核呈马蹄样（Luxol fast blue, HE 染色，×100）

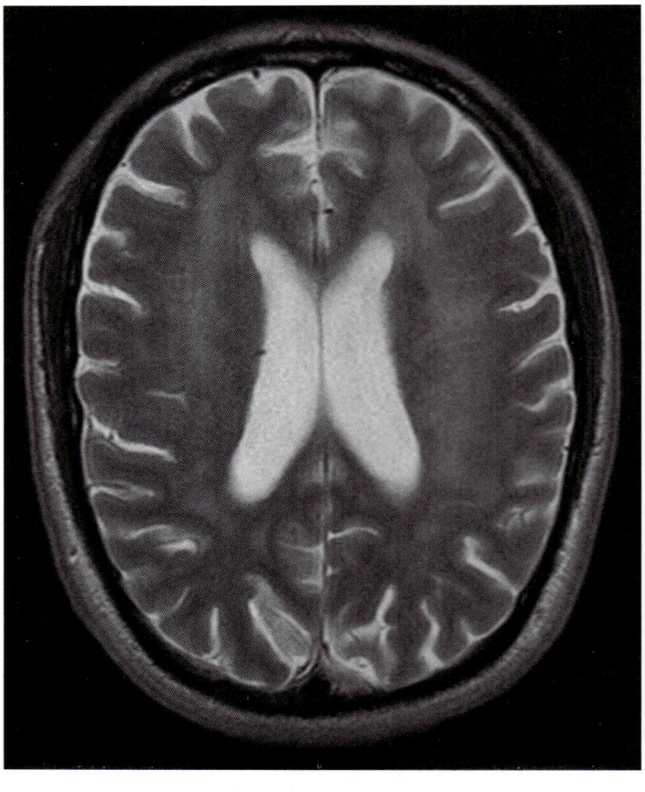

图 12-50 AIDS 脑病。45 岁男性，HIV 阳性，MRI 示脑萎缩和弥漫性白质异常

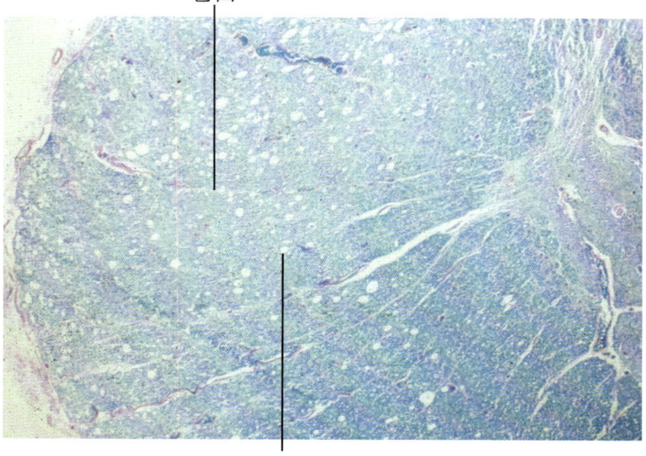

图 12-51 AIDS 空泡样脊髓病。脊髓外侧可见空泡样变性，与毗邻前角的较正常白质相比，外侧柱白质更显苍白（Luxol fast blue，PAS 染色，×31）

远端感觉性周围神经病

远端感觉性周围神经病是 AIDS 最常见的外周神经并发症，HAART 用于临床前，高达 1/3 的患者会出现这种病变，主要累及下肢，表现为肢体远端麻木、疼痛。由于细小的神经纤维功能受到特别的累及，因此常规的神经传导测定相对正常。

类似的临床症状也可能源于抗逆转录病毒的药物治疗，特别是使用地达诺新、扎西他宾和司他夫定时。但在部分患者，停药可能会导致在症状改善前出现症状加重。

此外，有一种主要的 AIDS 肌肉疾病类似多发性肌炎，但最常见的肌肉疾病类型是继发于齐多夫定的 AIDS 肌病。

AIDS 机会性病毒性脑炎

进行性多灶性白质脑病

进行性多灶性白质脑病（progressive multifocal leukoencephalopathy, PML）并不限于 AIDS 患者。它可能发生在任何存在细胞免疫缺陷的个体，极少数情况下，也可以发生在正常人身上。实际上，PML 是首先在白血病和淋巴瘤患者中发现，后来在 AIDS 出现前的相当长一段时间内，被认为是实体器官移植医源性免疫抑制的并发症。近年来，在那他珠单抗治疗多发性硬化患者中不断有 PML 报道。PML 是一种中枢神经系统脱髓鞘性疾病，由 JC 多瘤病毒（JCV）感染激发。患者首先出现微小的脱髓鞘病灶，继而病灶扩大、融合（图 12-52）。在脱髓鞘病灶内，被感染的少突胶质细胞一开始出现细胞核扩大，随后死亡，在坏死的少突胶质细胞核内可见具有诊断意义的包涵体，并出现与其相关的增殖异常星型胶质细胞，细胞核扩大，形状不规则（图 12-53）。病灶内白质受累最严重区域可见吞噬了髓鞘碎片的泡沫样巨噬细胞。

PML 病情呈进行性发展，逐渐出现大脑半球受累征象，包括感觉或运动障碍、失语和失用症，有时可见癫痫发作。CT 平扫可见低密度病灶（图 12-54 A）。MRI 显示多发脑白质病变，主要分布在顶枕叶或额叶，T1 加权像为低信号，T2 加权像为高信号（图 12-54 B 和 C）。在极少数情况下，有钆对比增强现象，反映存在一些炎症反应。在大约 75% 的病例，脑脊液 PCR 检测可分离出 JCV 的 DNA。使用 HAART 治疗可延长生存期。抗 JCV 治疗的疗效目前仍不清楚。

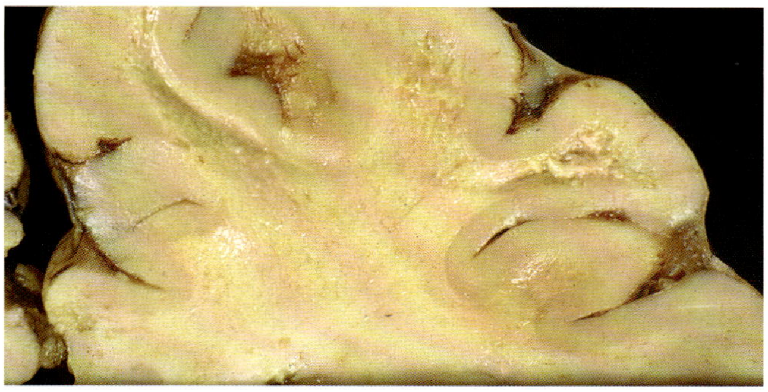

图 12-52 进行性多灶性白质脑病。冠状切面可见右大脑半球上半部分发生白质变色、颗粒化和松解

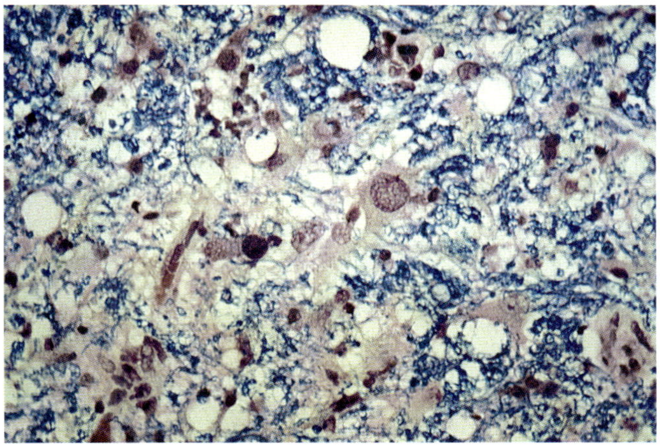

图 12-53 进行性多灶性白质脑病。切片可见感染的少突胶质细胞位于病变中央，并且被为活化的星形胶质细胞包绕（Luxol fast blue, HE 染色，×100）

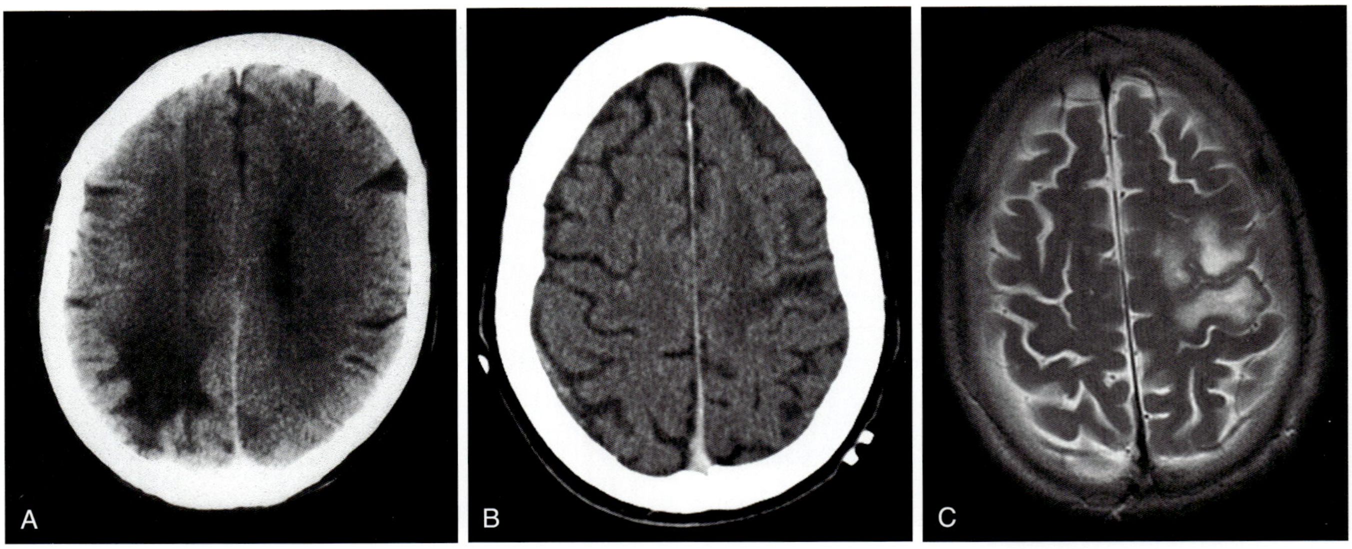

图 12-54 进行性多灶性白质脑病。CT 示半球右后侧低密度区（**A**），MRI 显示左侧半球信号异常（**B** 和 **C**）

其他病毒感染

AIDS 患者带状疱疹病毒感染较常见，可能引起局灶性脑神经病，或累及大脑、脑膜或脊髓的更为广泛的感染（图 12-55）。引起 AIDS 患者中枢神经系统感染的单纯疱疹病毒包括 1 型或 2 型病毒，但临床罕见。尽管尸检发现相当数量的 AIDS 患者脑神经细胞内含有巨细胞病毒包涵体，但它们的出现和数量与 AIDS 相关痴呆的发生或严重程度无关。在极少数情况下，巨细胞病毒可能引起脑炎，导致癫痫发作，此类患者脑组织和脑脊液中均能分离出巨细胞病毒。巨细胞病毒性脑炎临床表现以脑白质功能障碍为主，或类似于多灶性白质脑病；或表现为弥漫性坏死性脑室炎，出现多灶性坏死，病理检查可见许多特征性的小胶质细胞结节。巨细胞病毒感染也可能引起多神经根炎，表现为近端肌无力，下肢反射消失，膀胱功能障碍和会阴部感觉缺失。脑脊液病毒合成活跃，大约半数患者脑脊液可检测到病毒颗粒。对巨细胞病毒感染的治疗主要采用高剂量的更昔洛韦。

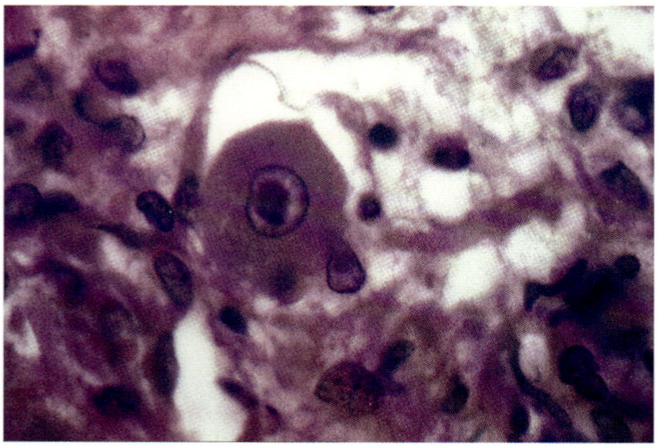

图 12-55 三叉神经带状疱疹。神经节细胞及卫星细胞细胞核内可见 Cowdry A 型包涵体（HE 染色，×1 300）

AIDS 机会性非病毒性感染

累及 AIDS 患者中枢神经系统的感染要么相对独特，专门针对 AIDS 这种免疫抑制个体；要么其感染的临床表现不同于受到同样类型感染的免疫正常个体。这些机会性感染常常是多重性的，比如，患者可能既感染了巨细胞病毒，又存在 JC 多瘤病毒引起的进行性多灶性白质脑病。

细菌感染

AIDS 患者中枢神经系统细菌感染后的临床表现与免疫功能正常的感染者差距甚大，且感染大多为非常规病原菌，如革兰阴性杆菌、星状诺卡菌或引起单核细胞增多症的李斯特菌。李斯特菌通常会导致脑膜脑炎，除了脑膜炎综合征，且有证据表明会侵袭、破坏实质，特别是脑干。AIDS 患者梅毒感染后（见下文）进展迅速，很快就会发展到三期和四期梅毒。

真菌感染

隐球菌感染是 AIDS 患者最常见的中枢神经系统真菌病，其临床特征类似于免疫功能正常的感染个体，但脑膜刺激征可能是阴性的。约有 20% 的病例存在明显的神经系统外感染，常发生在肺部（弥漫性浸润或空泡样变）或皮肤。

通常情况下，脑脊液细胞数中度增多，蛋白浓度升高，葡萄糖浓度降低，但多达 1/4 的患者脑脊液检查正常。辅助诊断主要依靠脑脊液墨汁染色或隐球菌抗原检测。其他可能引起 AIDS 患者暴发性感染的真菌属包括曲霉菌和念珠菌。毛霉菌感染较为少见，但 HAART 临床应用前，曲霉菌和念珠菌脑炎在 AIDS 人群中都是比较常见的。

寄生虫感染

弓形体病

弓形体病是 AIDS 患者和免疫缺陷或免疫抑制个体最常见的寄生虫感染。任何 AIDS 患者若出现局灶脑功能缺失，则应首先考虑弓形体病。感染常引起体积较小的脑内多发性肉芽肿，或产生体积较大具有占位效应的脓肿样空洞（图 12-56）。检测既能发现包囊内的病原体，也可找到组织内的游离虫体（图 12-57），但后者通常需要免疫组化的证据。

弓形体病临床表现复杂多变。多数情况下最终演变为脑病综合征，伴有局灶神经功能缺损，这种情况更多与大脑受累有关，而不是脑干或小脑受累。患者常常发热，主诉头痛。CT 扫描可见多发病灶，主要累及皮质或深部灰质，伴有水肿，并出现环状增强（图 12-58）。这些病灶在 MRI 上容易确定（图 12-59）。但无论 CT 还是 MRI 都不能可靠区分弓形体病和 AIDS 患者的原发中枢神经系统淋巴瘤。约 85% 病例的弓形虫血清学是阳性的，但部分患者弓形虫抗体滴度相对较低，抗体滴度出现 4 倍以上的升高少见。另外，无活动性感染的 AIDS 患者中弓形虫血清抗体阳性也十分普遍。同样，对于影像检查存在多发可增强病灶的患者，靠弓形虫血清抗体阳性来确诊弓形虫脑炎或排除淋巴瘤也是不充分的。弓形虫对乙胺嘧啶和磺胺嘧啶敏感，临床治疗采用一般两种药物联用的方式，在治疗试验中，给予为期 1~2 周的药物治疗，动态影像监测显示病灶有所改变（图 12-59C 和 D）。当然，确诊后需要持续性治疗。

阿米巴性脑炎

有两种类型的非寄生阿米巴感染中枢神经系统。

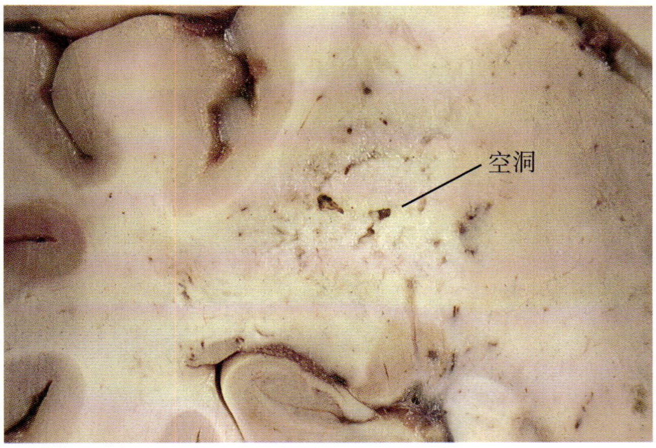

图 12-56 弓形体病。肉眼可见白质颗粒样变并多个空洞形成

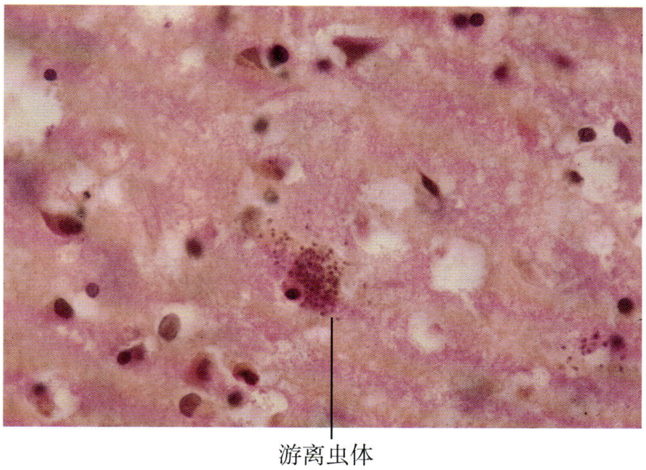

图 12-57 弓形体病。可见包囊内和游离虫体

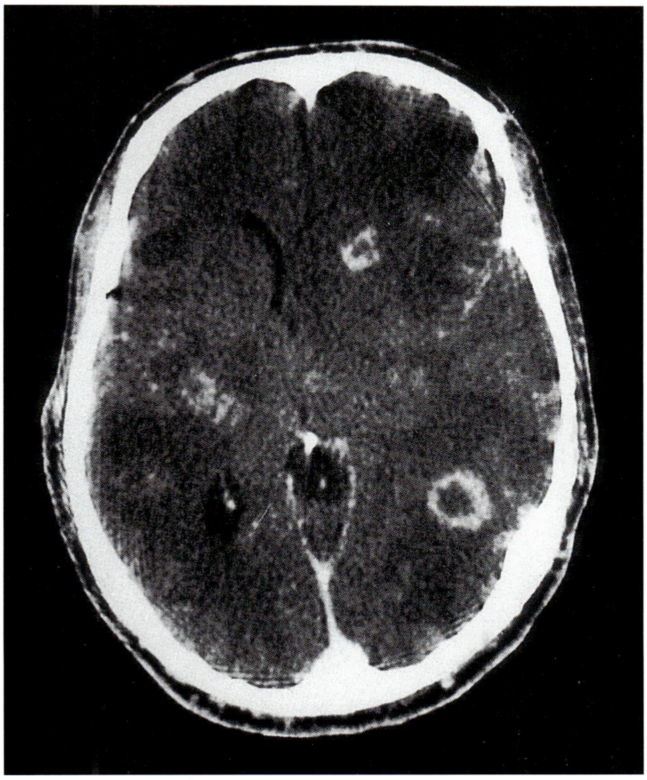

图 12-58 弓形体病。CT 扫描可见多发性病变，呈环形增强

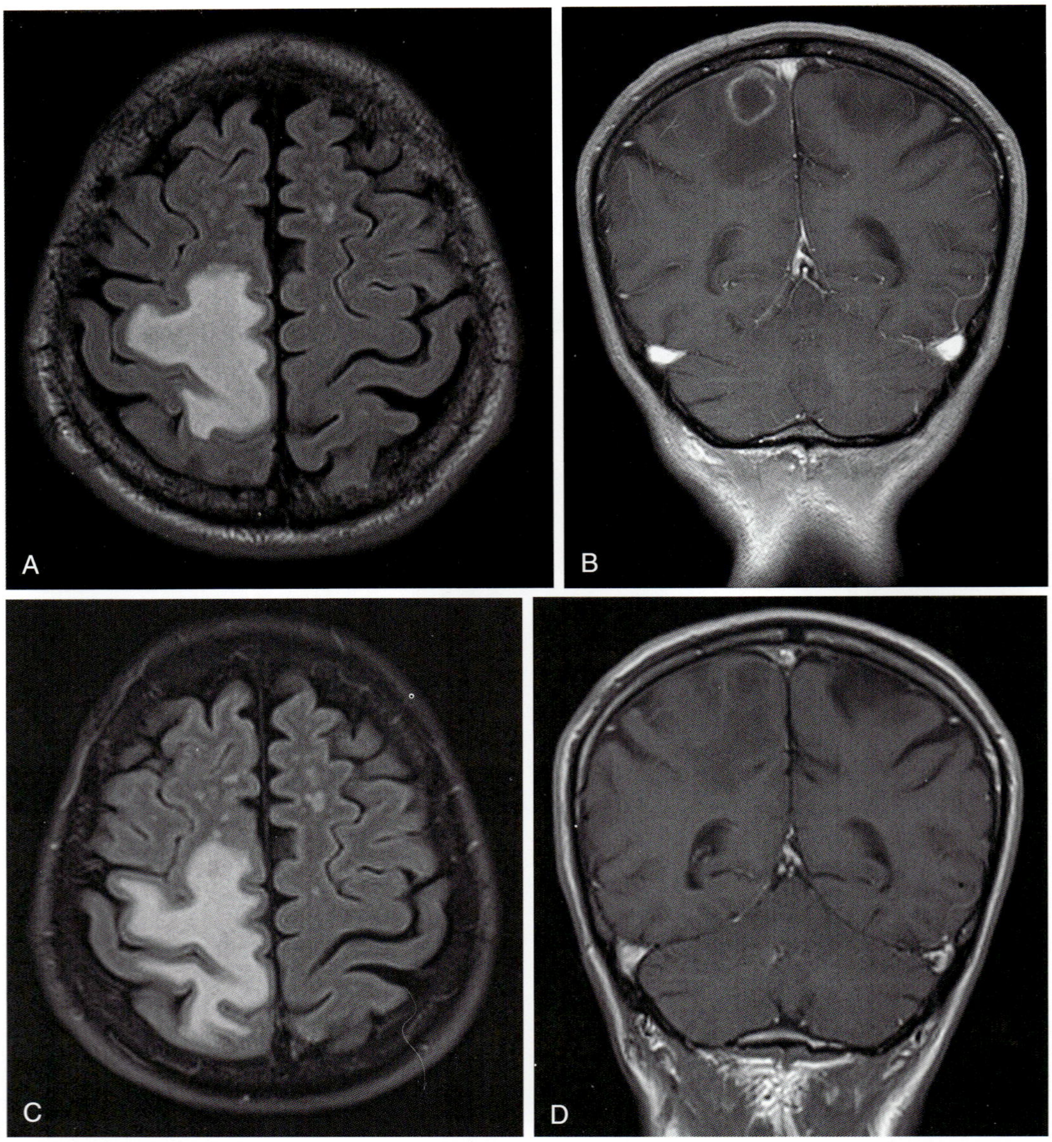

图 12-59 弓形体病。MRI 扫描图集，**A** 图、C 图为轴位 FLAIR 像，**B** 图、**D** 图为冠状位增强后 T1 加权像，A 图、B 图为治疗前，C 图、D 图为治疗后。治疗后两周可见信号增强有所减弱，但 FLAIR 像的信号强度呈轻度升高

第一种类型包括 *Acanthamoeba* 阿米巴和 *Balamuthia* 阿米巴，这种类型的阿米巴主要引起 AIDS 患者的暴发性局灶或多灶性出血坏死性脑炎（图 12-60）。另一种类型是 *Naegleria fowleri* 阿米巴，寄居在被污染的温暖的淡水湖泊和溪流中，特别是在美国南部地区，但这种阿米巴感染并不好发于免疫抑制患者。当人们在 Naegleria 阿米巴污染的水域游泳、潜水或滑水时，它通过鼻咽部进入人体，然后穿透颅底感染大脑，导致暴发性弥漫性的致命脑炎，死亡率几乎是 100%。

AIDS 脑淋巴瘤

临床上，约 5% AIDS 患者会发生淋巴瘤，是除弓形体病外引起 AIDS 患者脑内局部占位病变的另一重要原因，其组织类型是 B 细胞非霍奇金淋巴瘤，包含 Epstein-Barr（EB）病毒的基因组，表达部分 EB 病毒蛋白。脑内淋巴瘤可单发或多发，常发生于脑室周围，表现为对激素治疗敏感的局部肿块或呈弥漫性浸润性生长。CT 通常可见均匀或斑片状增强（图

12-61）。MRI 改变大致相同。在 AIDS 患者，淋巴瘤更多表现为环形增强，而不是弥漫性增强（图 12-62）。1/4 的患者玻璃体和脑脊液受累，但很少出现全身性受累。治疗主张采用积极化疗；许多医生坚持延迟实施放疗。

螺旋体引起的中枢神经系统疾病

梅毒

梅毒由苍白密螺旋体引起，这种螺旋体能够在感染的早期阶段，甚至初期即进入神经系统。在梅毒二期，大多数患者脑膜受累，脑脊液淋巴细胞增多，但很少出现症状。神经系统梅毒最初的病理改变就表现为脑膜炎，部分病例起病急，难以与病毒性脑膜炎区分。但大多数患者感染呈隐匿性，数月或数年后进入梅毒三期，出现脑实质和脑膜都受累的病理改变。

脑膜血管梅毒

脑膜血管梅毒是脑或脊髓血管的一种动脉内膜炎，病理可见动脉中层和外膜炎症细胞浸润，伴血管内膜增生。较大的血管发生炎性细胞浸润和纤维化，可能会导致血管阻塞，出现 Heubner 梅毒性动脉内膜

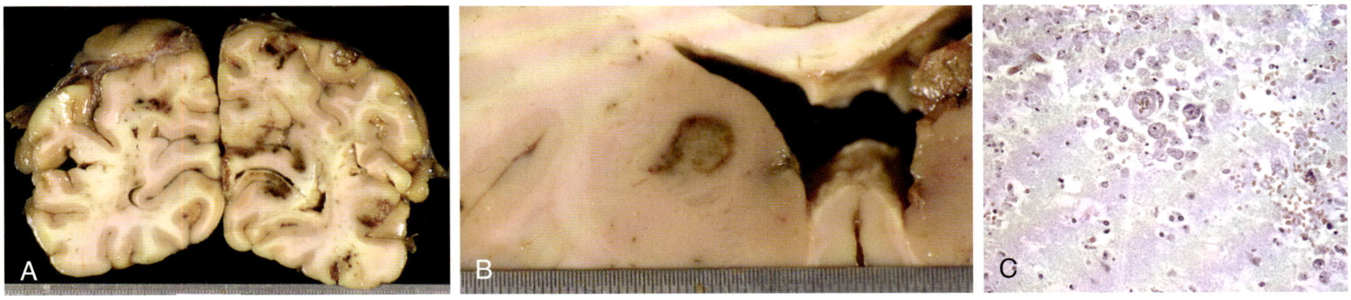

图 12-60　阿米巴脑炎。**A** 图示双侧半球多发出血坏死性病变，主要集中在皮质；**B** 图示基底节坏死性病变伴点状出血；**C** 图示伴局部出血的坏死病灶内大量阿米巴滋养体（Luxol fast blue, HE 染色，×400）

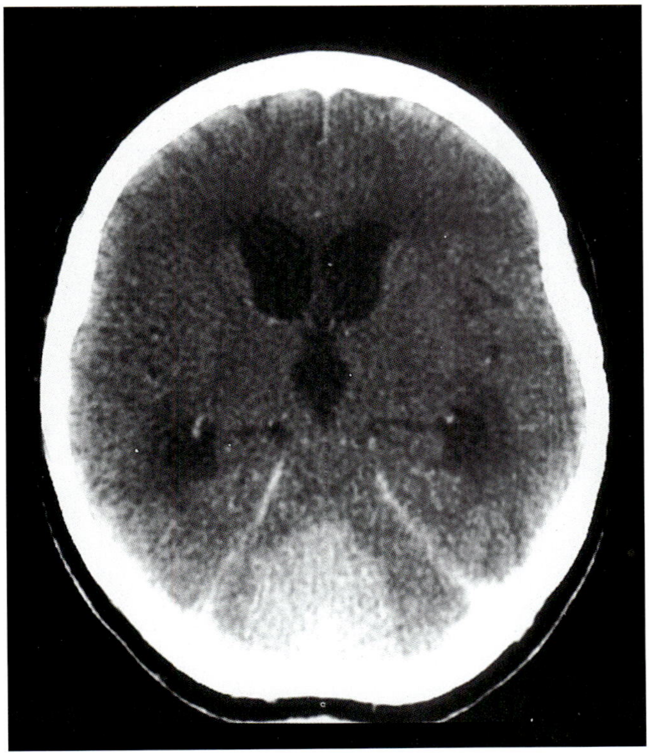

图 12-61　脑淋巴瘤。CT 扫描可见弥漫性增强的小脑肿块，伴继发性脑积水

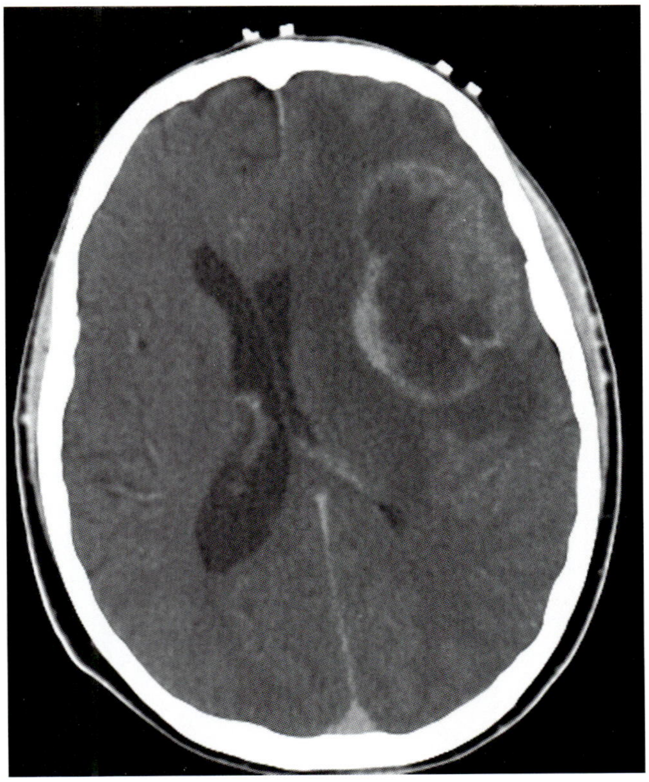

图 12-62　脑淋巴瘤。CT 扫描示局部占位病灶，呈环形强化

炎（图 12-63），同时脑膜受累增厚，淋巴和浆细胞浸润，这些变化反映了各种病理过程的相对平衡。大血管阻塞导致脑或脊髓梗死，基底部的脑膜炎细胞浸润、增厚则导致脑神经麻痹和脑积水，而软脊膜和硬膜增厚（硬脊膜炎）则导致根性疼痛和局部根性症状，继而出现脊髓受压征象（图 12-64）。

脑脊液检查可见淋巴细胞增多，蛋白浓度中度升高，超过 80%的患者梅毒血清学试验阳性，血管成像显示大血管向心性狭窄，伴局部扩张和小血管收缩。除非已发生局灶梗死，该病对青霉素的治疗反应十分敏感，青霉素治疗后脑脊液相关指标可显著改善。

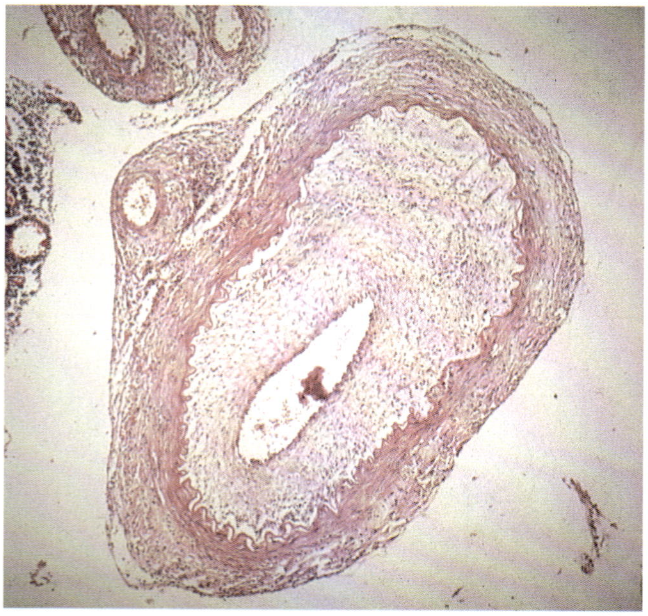

图 12-63 脑膜血管梅毒。图示脑动脉内膜增生（HE 染色，×60）

脊髓痨

约 70%的脊髓痨出现在初始感染后 5~20 年，主要发病年龄 30~50 岁。病理主要表现为后根萎缩伴后角变性，病变部位表面软脊膜单核细胞浸润，出现增厚（图 12-65）。有些专家认为，脊髓痨是脑膜血管梅毒的一种类型，主要累及脊髓后索。

一般情况下，脊髓痨病情进展隐匿，伴根性疼痛和感觉缺失，渐出现相应的共济失调和反射消失；腿部或躯干出现严重的短暂性锐痛，即闪电样疼痛；膀胱功能障碍，发生尿失禁或潴留；瞳孔常有异常，脑神经也经常受累，视神经萎缩常见，多继发于视神经和视交叉部位的软脑膜炎症反应；自主神经功能紊乱，活性增强，导致多种稳态失衡，影响肠道、膀胱和喉肌的正常功能；而疼觉敏感性的丧失则引起相

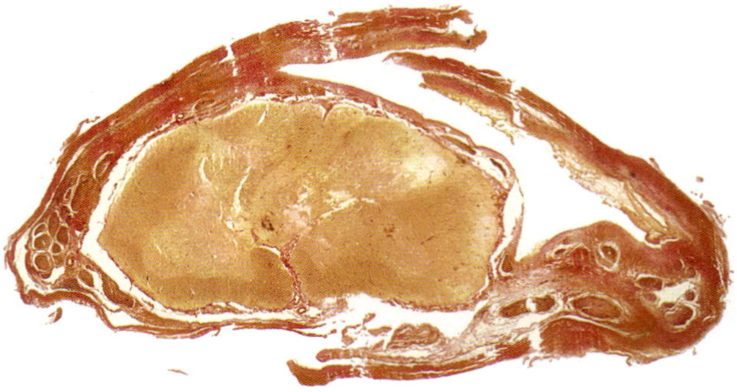

图 12-64 梅毒性硬脑膜炎。脊髓横切面显示颈髓软脊膜炎，硬膜胶原增生，厚度增加，特别是神经根周围（苏木精和 Van Gieson 染色，×4）

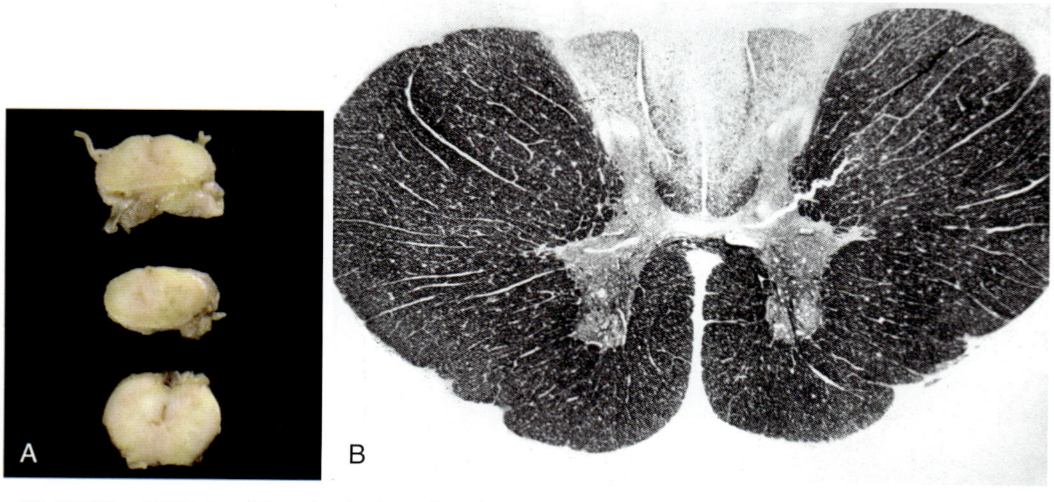

图 12-65 脊髓痨。图 **A** 切片示腰髓后索萎缩变色，软脊膜增厚，图 **B** 示腰髓后角变性

关的溃疡穿孔和严重的关节功能障碍（如 Charcot 关节）（图 12-66 和图 12-67）。

约一半的患者脑脊液细胞计数或蛋白质浓度升高，而脑脊液梅毒检测约有 3/4 的患者呈现阳性反应。

麻痹性痴呆

麻痹性痴呆过去很常见，但目前已少见。该病曾在 1925 年导致英格兰和威尔士共 1 539 人死亡。该病女性常见，多在初始感染 5~20 年后发病。病理学上，出现脑膜增厚，伴皮质萎缩，主要累及额叶和顶叶（图 12-68）。螺旋体侵入脑组织，引起神经细胞死亡，胶质增生和皮质下白质片状脱髓鞘（图 12-69）。受感染的脑实质内可见大量活化的小胶质细胞浸润。

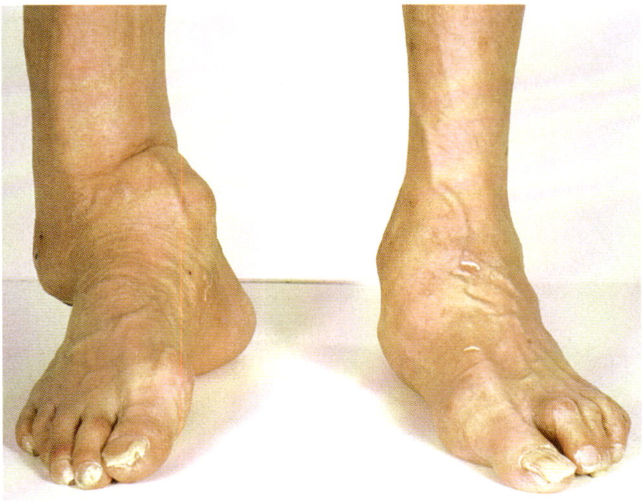

图 12-66 脊髓痨。右脚踝 Charcot 关节

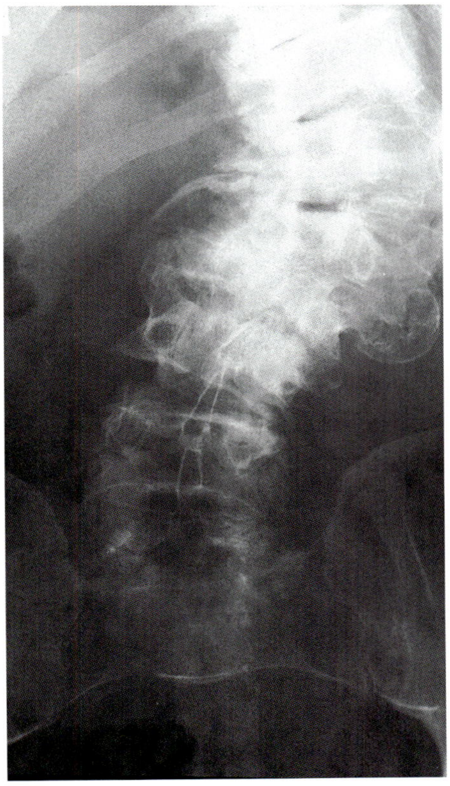

图 12-67 脊髓痨。Charcot 脊柱

麻痹性痴呆常引起判断能力下降，有时导致夸大观念，出现智能减退。一些特异性的神经系统症状和体征也相继发生，包括构音障碍、震颤和癫痫发作。约 50% 的病例瞳孔变小，形状不规则，最终光反射消失，出现阿·罗瞳孔（Argyll Robertson pupil）（图 12-70）。病程后期，锥体束征出现，并且患者出现尿便失禁。

脑脊液检查异常，梅毒血清学检查几乎都呈阳性。

先天性梅毒

梅毒母亲所生的婴儿中约 50% 有梅毒症状。神经症状包括婴幼儿脑膜炎，10 岁内出现的脑卒中，10~20 岁和 20~30 岁两个阶段出现的麻痹综合征。同时，可见各种特征性体征，包括间质性角膜炎（图 12-71）、牙齿畸形——哈钦森齿——中央凹陷和钉形门齿（图 12-72）。

莱姆病

莱姆病（Lyme 病）是由 *Borrelia burgdorferi* 疏螺旋体引起。这是一种蜱传螺旋体。鹿是成年蜱的唯一自然宿主，但幼年蜱可寄生于其他物种（图 12-73）。螺旋体的主要动物宿主可能是老鼠，幼年蜱叮咬鼠后感染螺旋体，然后再将其传染给鹿、人类或其他大型脊椎动物（包括狗）。一旦进入体内，它就会侵入人体的各种组织生长繁殖，在脑组织、脑脊液、血液和皮肤中均能分离出这种螺旋体。外周神经、神经根或神经丛发生病理反应，包括软脑膜炎、血管周围炎细胞浸润和局灶性脱髓鞘。

莱姆病病程可分为三个阶段。早期皮肤损伤常见，出现慢性游走性红斑（图 12-74），并伴有全身症状，包括肌肉酸痛、全身乏力、发烧和头痛。病程第二阶段神经系统受累，10%~15% 的患者出现神经系统受累表现，包括脑神经损伤症状（特别是三叉神经和面神经）、根性症状及相关的脑膜炎和脑炎症状。

最后，一些患者（美国多于欧洲）发生关节炎，受累关节数量不等，可为单个关节或分布广泛。通常持续数月或数年。

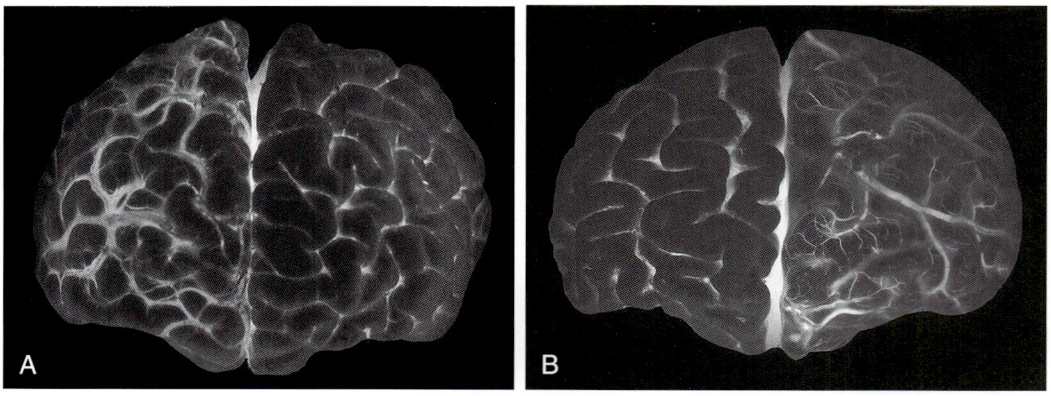

图 12-68 麻痹性痴呆。**A** 图示正常额叶，右侧软脑膜影像已清除，**B** 图示麻痹性痴呆，左侧软脑膜影像已清除，可见脑萎缩伴软脑膜钙化

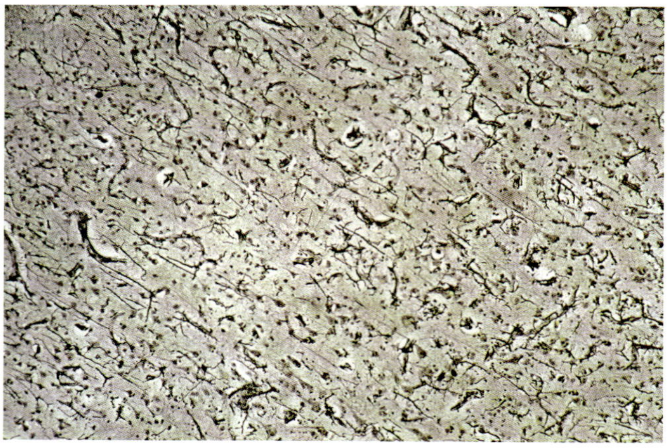

图 12-69 麻痹性痴呆。皮质切片可见银染阳性的小胶质细胞浸润、增生（碳酸银染色）

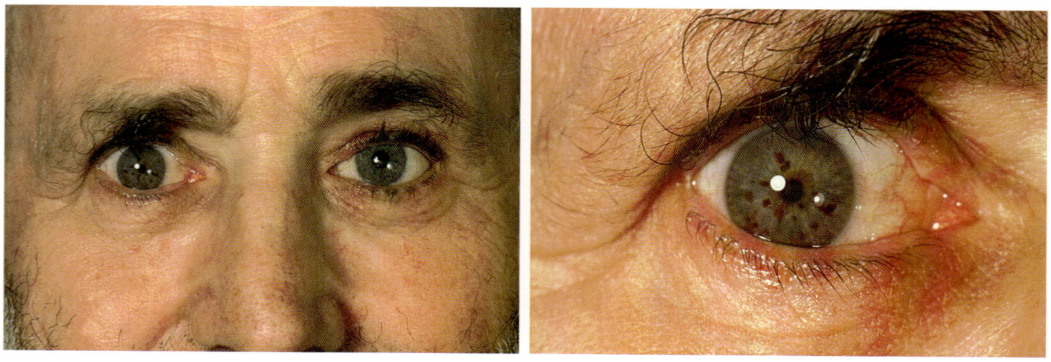

图 12-70 阿·罗瞳孔。右侧瞳孔变小，形状稍欠规则，刺激无反应，左眼为人造眼球

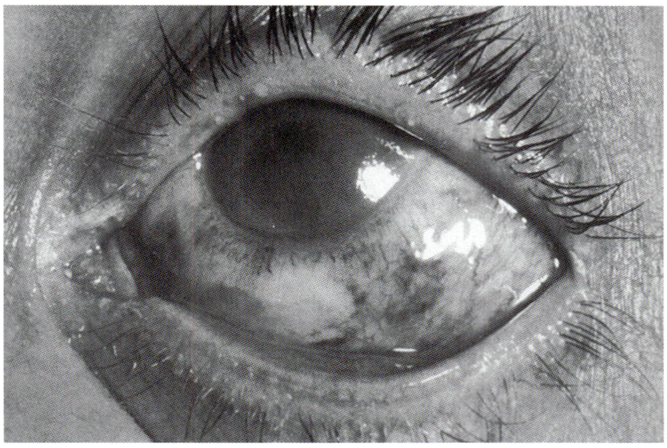

图 12-71 先天性梅毒间质性角膜炎

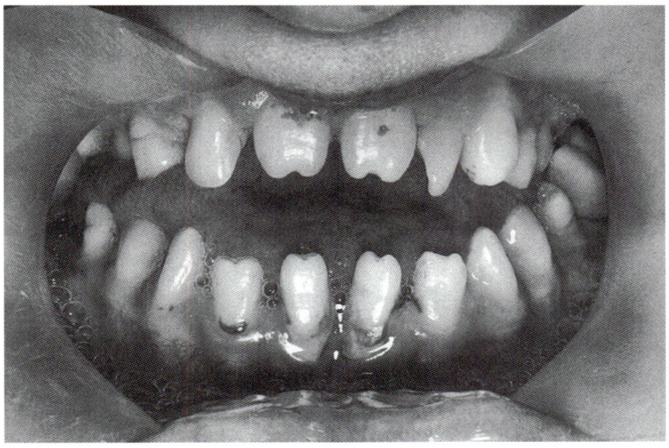

图 12-72 先天性梅毒哈钦森齿

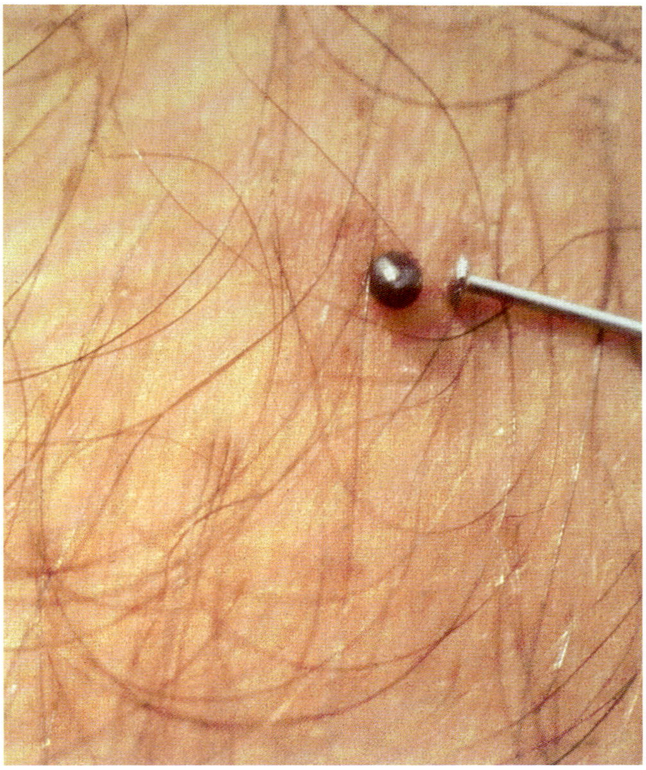

图 12-73 莱姆病。图示致病蜱虫与别针头比较，大小相仿

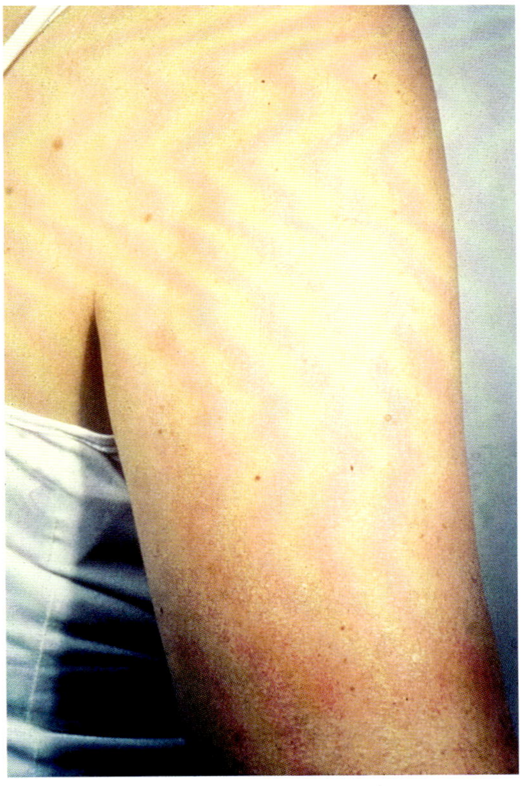

图 12-74 莱姆病慢性游走红斑

发生脑膜炎时，脑脊液淋巴细胞增多，蛋白多升高，部分患者脑脊液 IgG 滴度升高，蛋白质电泳出现 IgG 寡克隆区带。出现脑炎时，表现为嗜睡、人格改变、记忆损伤、运动功能障碍和癫痫发作；脑神经均可能受累，但面神经特别易感，最容易被累及；神经根受损症状包括疼痛、感觉缺失、肌无力和反射异常，有时出现多数性单神经炎或神经丛病变；病程后期，少数病例出现神经症状的缓解复发现象，类似于多发性硬化。诊断主要依靠莱姆病螺旋体血清抗体检测，鞘内抗体合成是诊断中枢神经系统活动性感染的唯一的实验室检测项目。

关于治疗，患者一旦出现明显的神经系统受累症状，就需要给予静脉抗生素治疗，如头孢曲松或头孢噻肟。当然，适时注射疫苗也有一定效果。

钩端螺旋体病

神经系统钩端螺旋体病由钩端螺旋体引起。除肝肾症状外，脑膜炎和脑炎综合征都可能发生。无菌性脑膜炎是本病的代表性特征，但可以无症状。脑脊液细胞计数增加，蛋白浓度升高，偶尔糖浓度降低。脑脊液可直接分离出病原体或通过血清检测异常间接证实体内螺旋体的存在。小部分患者出现脑炎或脊髓炎并发症。神经系统感染症状多合并出现，几乎各种形式的神经系统症状体征的组合都可能发生，包括蛛网膜下腔或脑内出血症状。外周神经系统受累表现类似于 Lyme 病。治疗关键是抗感染，可选择的抗生素较多，包括强力霉素和青霉素。

朊蛋白病

朊蛋白病（又称传染性海绵状脑病）以脑组织内出现 PrP^{Sc} 为特征，这是一种正常细胞蛋白 PrP^{c} 的异构体。这种疾病有时表现为家族遗传特点，有时是获得性的，有时则以散发形式出现；医源性传播也有详尽的描述。

目前，位于 20 号染色体上的朊蛋白基因编码的正常朊蛋白的功能尚不清楚。致病形式的朊蛋白 PrP^{Sc} 溶解度低，相对不易溶解，具有蛋白酶抗性，易在组织中累积，产生淀粉样结构。朊蛋白基因（PRNP）的第 129 密码子编码蛋氨酸（M）或缬氨酸（V）。英国 Creutzfeldt-Jakob 病（CJD）散发病例的大约 80% 和至今全部变异型的 CJD 该位点编码的氨基酸为 MM 。动物朊蛋白病包括瘙痒症、貂传染性脑病、美国麋鹿的慢性消耗性疾病和牛海绵状脑。人类的朊蛋白病有库鲁病、CJD、GSS 综合征（Gerstmann-Sträussler-Scheinker 综合征）和致死性家族性失眠症。

海绵状脑病的特征性病理改变为灰质空泡样变性，主要发生在额叶和枕叶皮质，基底节或小脑也可能受累（图 12-75）。这些变化都与淀粉样蛋白聚集有关，有时聚集的淀粉样蛋白形成淀粉样斑块（图 12-76）。

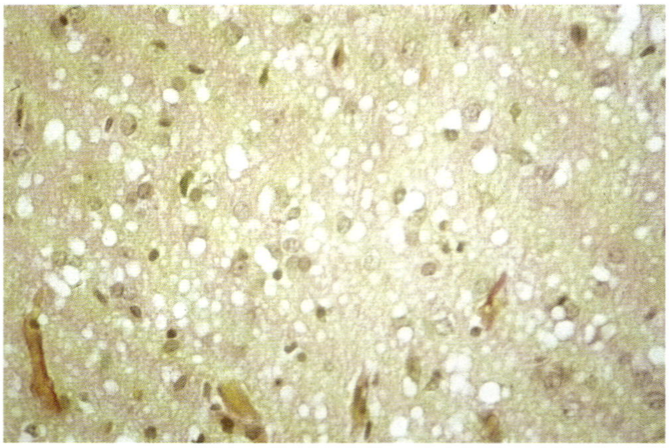

图 12-75 CJD。切片显示神经元缺失伴星形胶质细胞增生和海绵状空泡样变（苏木精和 Van Gieson 染色，×350）

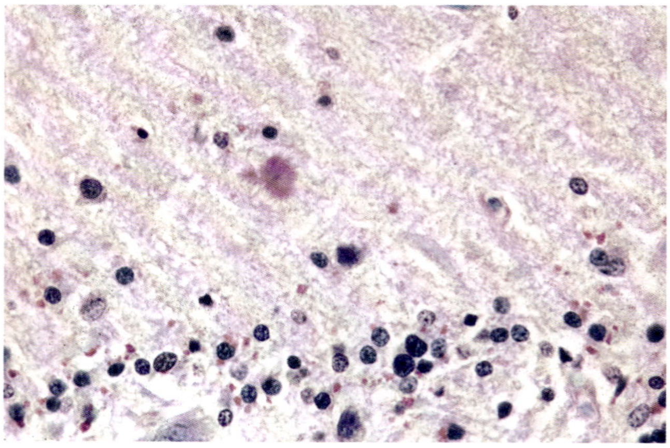

图 12-76 CJD。切片可见小脑淀粉样斑块形成

Creutzfeldt-Jakob 病

Creutzfeldt-Jakob 病多为散发性，年发病率为 1/1 000 000。70 岁为发病高峰。人间传播的案例已有发生，主要通过角膜或硬膜移植和使用从尸检脑垂体提取的人生长激素引起传播。成人中少数病例是家族性的，呈常染色体显性遗传。

CJD 通常进展迅速，症状表现为人格改变、癫痫发作、局灶性神经功能缺损和痴呆。多数患者很快发生肌阵挛，对声音、光线或触摸敏感，出现节奏性重复收缩。有时，小脑症状单独出现或发生视觉障碍，导致皮质盲。该病平均病程为 4 个月，2/3 的患者在 6 个月内死亡。

对于临床诊断，脑电图（EEG）可提供有价值的依据。约 2/3 的病例，EEG 反复出现复合波，常与肌阵挛一致（图 12-77）。但其他疾病也可能出现类似的复合波。

14-3-3 蛋白为神经元蛋白，一旦出现神经元损伤，14-3-3 蛋白就会被释放到脑脊液中。因为引起脑脊液 14-3-3 蛋白升高的其他疾病诊断比较容易，因而脑脊液 14-3-3 蛋白检测对 CJD 的诊断较有价值，特异度和敏感度约 94%。神经影像检查主要用以排除其他疾病，部分患者 MRI 可见壳核和尾状核特征性信号异常（图 12-78）。

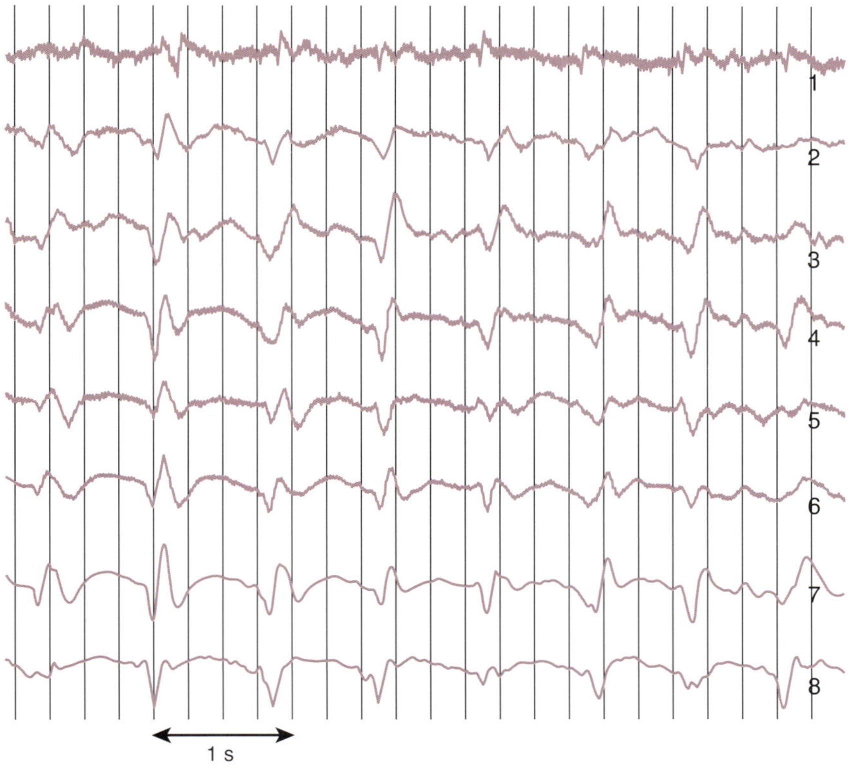

图 12-77 CJD。8 导联脑电图示周期性复合波，频率约 1.25Hz

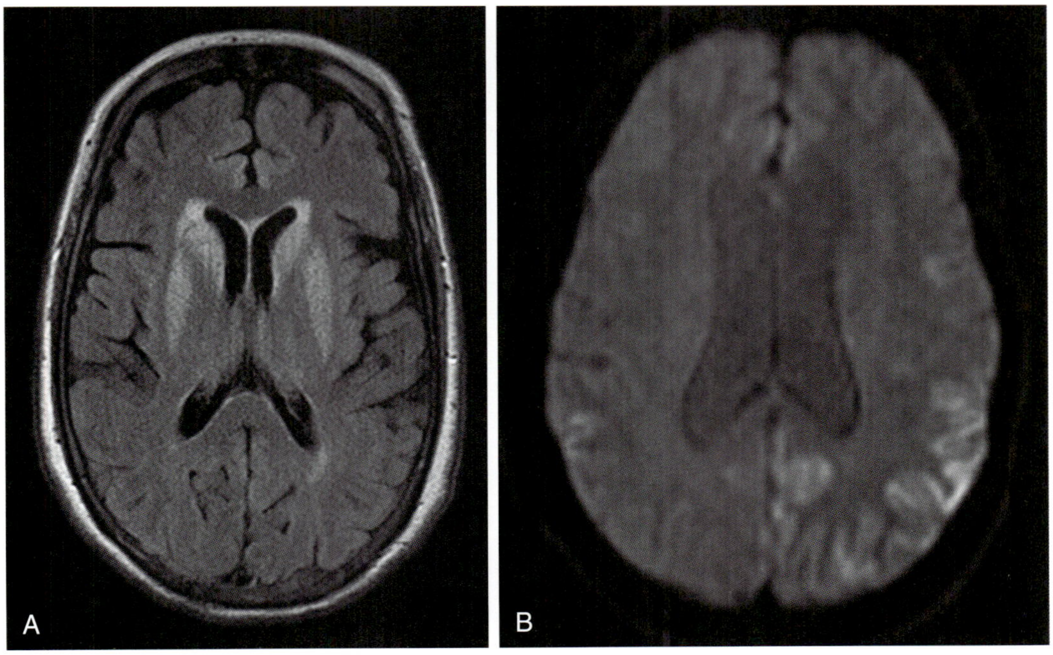

图 12-78 散发 CJD。**A** 图示典型影像改变，可见双侧尾状核和壳核的信号异常，**B** 图示皮质出现异常，弥散加权成像可见斑片状高信号区

变异型 CJD

变异型 CJD 可能由牛海绵状脑病（BSE）病原引起。这种致病原源于受感染牛的中枢神经组织，人通过食用被污染的食物感染。

对于这种疾病，人群普遍易感，患病的年龄范围相当大，但主要侵犯年轻人，平均死亡年龄 29 岁。症状主要表现为精神心理异常，部分病例早期可能出现神经系统症状，包括认知障碍、疼痛或感觉异常。发病 6 个月后出现其他神经系统症状，如不自主运动和共济失调。平均存活 14 个月，发病晚期的主要特征是出现无动缄默症。

该病脑电图并不出现典型的周期性复合波，只有大约 50% 的病例脑脊液 14-3-3 蛋白检测阳性。大约 90% 的病例 MRI 检查出现丘脑枕征，即 FLAIR 像可见丘脑后结节高信号改变（图 12-79），扁桃体活检可发现 PrP^{Sc}，具有诊断意义。

迄今为止，尚未发现有效的治疗措施能改变海绵状脑病的病程。

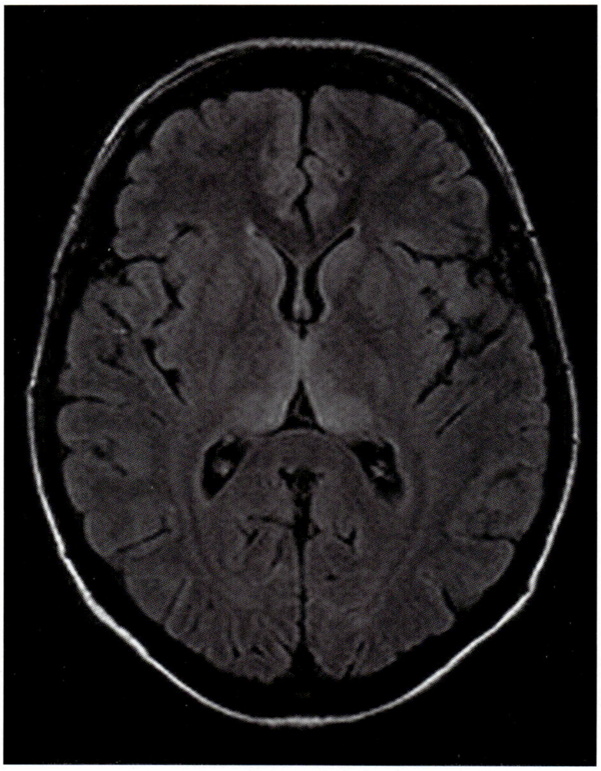

图 12-79 变异型 CJD。MRI 示双侧丘脑内侧和壳核信号异常

第十三章
多发性硬化和其他脱髓鞘疾病

尹世敏　卢　燕　译

多发性硬化

多发性硬化（MS）的发病率各国不同，美国和英国的发病率都相对较高。在英格兰，每 100 000 人中有 100~150 人患病；而在奥克尼和设德兰群岛，为 150~200 人。北美洲的发病率变化趋势与英国类似，在美国南部 MS 的发病率为 20/100 000，到加拿大的部分地区则可升到 100/100 000。世界其他地区 MS 的发病率也可能随纬度的增加而增加，但也有例外，特别在日本，MS 发病率低。生活在相对高风险地区的有色人种的 MS 发病率低于该地区的白种人，但高于其原籍国家或地区的预期发病率。

个体似乎在 15 岁左右获得对 MS 的易感性。因此，成年人从高风险地区迁移到低风险地区，或从低风险区向高风险地区迁移时，其 MS 发病率与原籍地区一致，而迁移儿童的发病风险则与新居住地区一致。

除了地域的影响，遗传因素对 MS 的发病也非常重要，患者一级亲属的发病率比正常组高 10~50 倍。同卵双胞胎均患 MS 的比例是 25%。人类白细胞抗原和 MS 易感性之间的多种关系已被发现。在英国，MS 与 DR2 基因最相关。目前认为确切的或可能的关联位点位于 1、5、6、7、14 和 17 号染色体上。

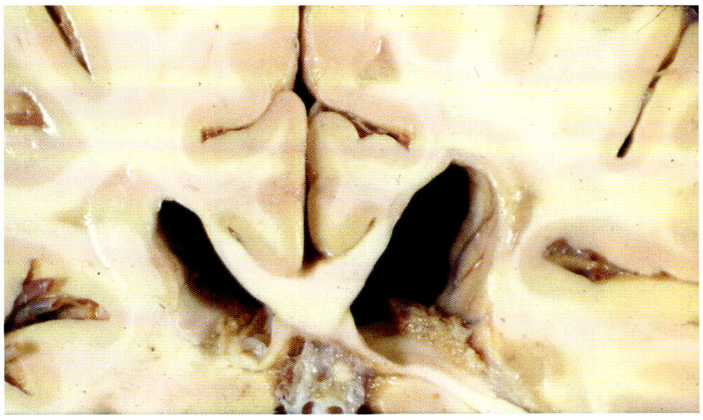

图 13-1　多发性硬化。大脑冠状切片显示脑室周围的病灶

病理学

MS 的病损主要位于侧脑室周围（图 13-1）。其它常累及的部位包括视神经（图 13-2）、第四脑室周围、脑桥和脊髓（图 13-3）。尸检可见慢性病损呈灰褐色，易与灰质相混淆（图 13-4）。在疾病初期，髓鞘的局灶损害与巨噬细胞和 T 淋巴细胞为主的炎性细胞浸润有关。脱髓鞘进展以巨噬细胞活化和髓鞘蛋白吞噬作用为特点，同时伴有大量胶质细胞增生。巨噬细胞吞噬髓鞘使这些细胞内出现脂质（图 13-5）。病损界线清楚，即从几乎无炎症、无胶质细胞增生的完好髓鞘组织突然变为充满炎症细胞和有活性的大星形胶质细胞的病损区。在疾病的慢性期，淋巴细胞浸润很少，且没有证据表明存在髓鞘崩解活动。此时原纤维性神经胶质增生突出，轴突密度大幅降低（图 13-6），虽然髓鞘已完全消失，但一些轴突幸存于慢性脱髓鞘斑块中。少突胶质细胞减少或缺失。

这种病理反应表面上的一致性是一种误导，因为它掩盖了潜在的脱髓鞘过程的重要的异质性。脱髓鞘过程可分四种类型，它们均包含 T 淋巴细胞和巨噬细胞为主的炎症过程。这些类型之间是否绝对不相干

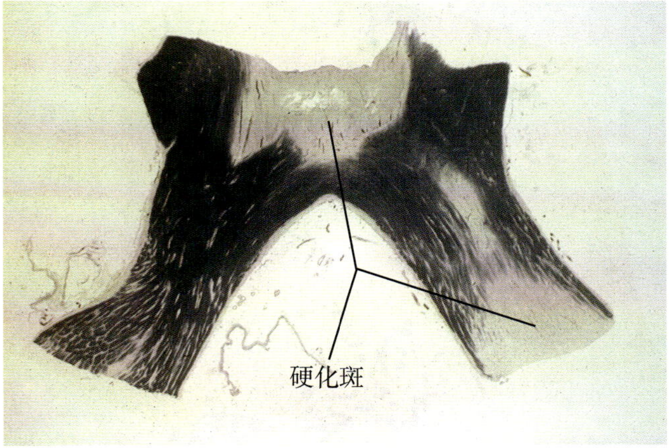

图 13-2　多发性硬化。累及视神经和视交叉的脱髓鞘病灶（Heidenhain 髓鞘染色）

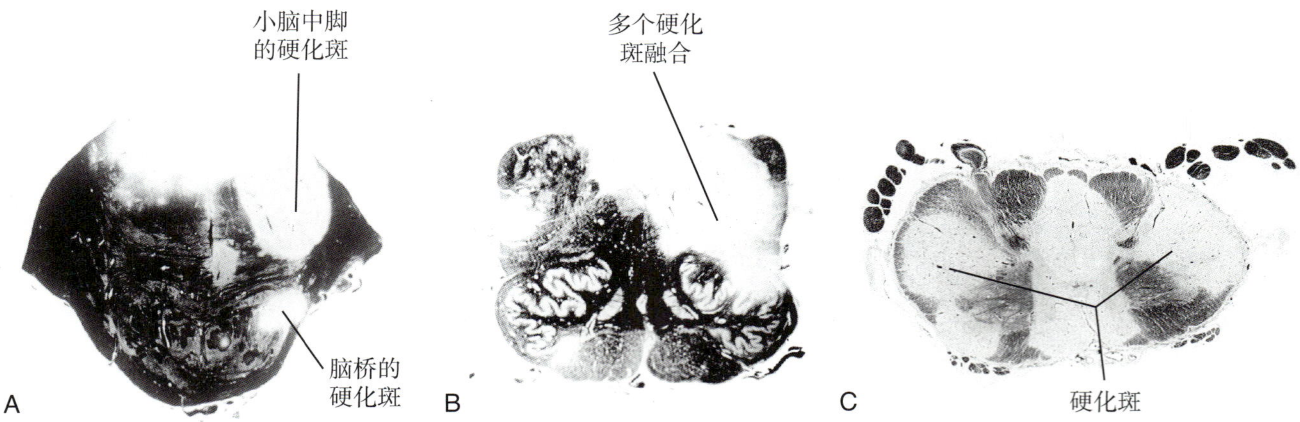

图 13-3 多发性硬化。脑桥和小脑中脚（**A**）、延髓（**B**）和颈髓（**C**）的硬化斑

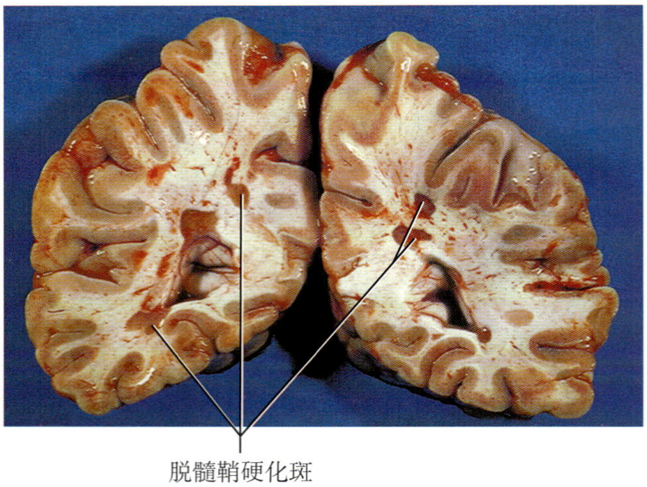

图 13-4 多发性硬化。大脑冠状切片显示大量脱髓鞘硬化斑，尤其在脑室周围较多

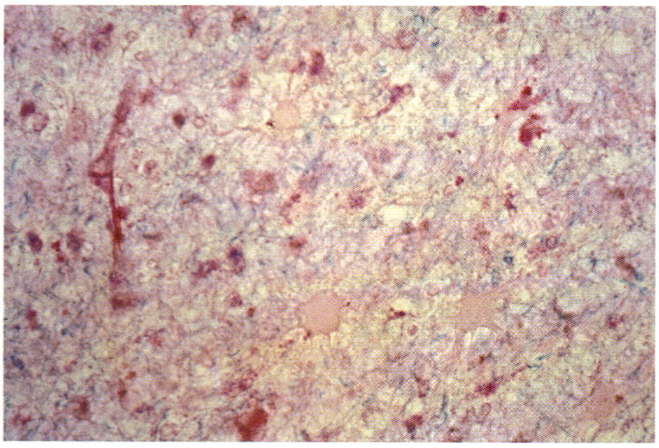

图 13-5 多发性硬化病灶内含脂质的巨噬细胞（Luxol fast blue, PAS, ×100）

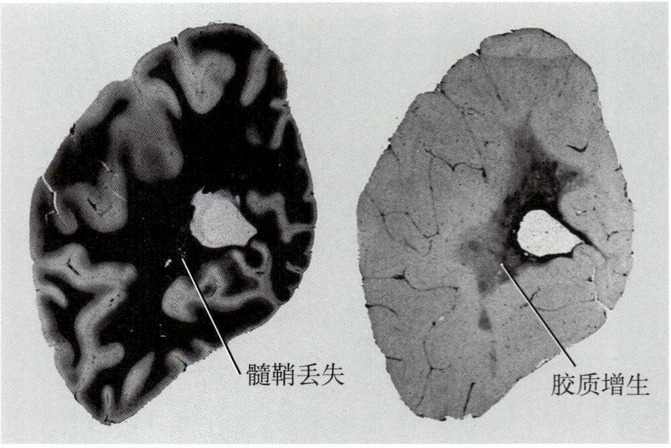

图 13-6 多发性硬化。侧脑室后角周围的硬化斑（左侧）（Heidenhain 髓鞘染色）和相应的神经胶质增生（右侧）（Holzer 制备法）

还是可相互转化仍存在争议。

Ⅰ型和Ⅱ型

Ⅰ型和Ⅱ型表现为小静脉周围有含巨噬细胞和T细胞的斑块。然而在Ⅱ型中，有证据显示髓鞘崩解活跃区存在免疫球蛋白和活化补体的局部积聚（图13-7）。在Ⅰ型和Ⅱ型中，脱髓鞘斑块均以小静脉和微静脉为中心，并与静脉周围区域有明显的界线。

Ⅲ型

Ⅲ型病变包含炎性浸润，无免疫球蛋白和补体沉积，小静脉周围无脱髓鞘病变，实际上，在炎性血管周围的斑块内可见保留的髓鞘形成的条带。髓鞘相关糖蛋白常优先缺失，而其他髓鞘蛋白则相对保留（例如，髓鞘脂质蛋白和髓鞘碱性蛋白）(图 13-8）。这种现象提示少突胶质细胞在活化髓鞘斑块边界的数目大量减少。

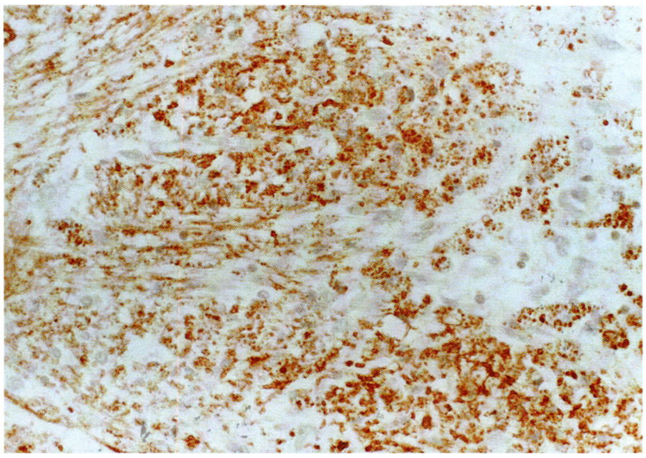

图 13-7 慢性复发缓解型多发性硬化。C9neo（补体抗原）大量沉积在正在发生脱髓鞘改变的病灶的边界。C9neo 抗原（红色）见于有髓神经纤维和巨噬细胞内

Ⅳ型

Ⅳ型中也有炎性细胞浸润，但无免疫球蛋白和 C9neo 补体（一种补体抗原）沉积。在活跃或不活跃的病损中，少突胶质细胞都几乎完全缺失。该类型似乎仅限于原发进展型 MS 中。

MS 患者大脑的组织病理学研究已经证明，发生炎性脱髓鞘病损内的轴索损伤可能是免疫系统激活和神经胶质细胞释放炎症物质的结果。在疾病的缓解期和复发期，由于中枢神经系统存在许多代偿机制，这种轴索损伤可不表现临床症状。随着病程的进展，轴突功能测定技术证明轴突密度大量减少（图 13-9）。继发进展型 MS 的发病机制与炎性脱髓鞘无关，而是与进行性轴突横断有关。MS 急性期的轴突横断可导致病

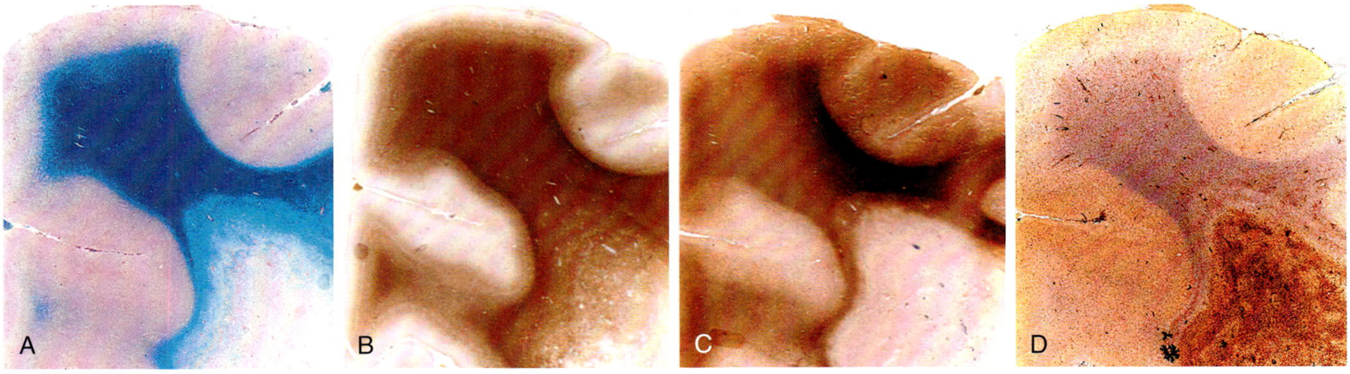

图 13-8 急性多发性硬化。Ⅲ型。皮质下病灶边界不清，内含一些同心层状脱髓鞘组织。与 LFB 和 MOG 相比，病灶内 MAG 丢失更严重（*）**A**. Luxol fast blue。**B**. 少突胶质细胞髓鞘糖蛋白（myelin oligodendrocyte glycoprotein，MOG）。**C**. 髓鞘相关糖蛋白（myelin-associated glycoprotein，MAG）。**D**. CD68

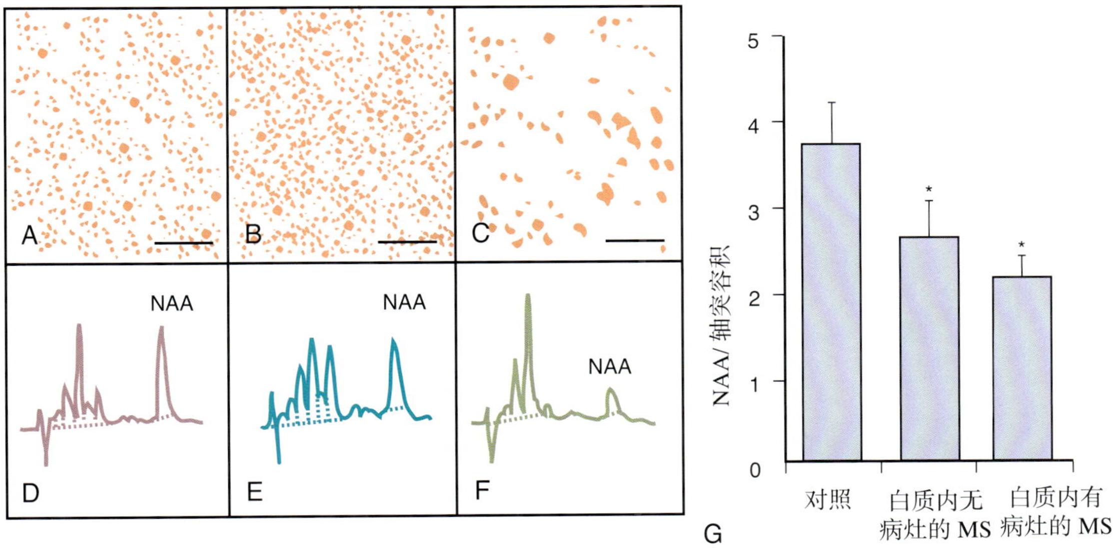

图 13-9 **A~C**. 免疫染色的脑组织切片上轴突的相对密度。**D~F**. 峰值代表相应轴突内 *N*- 乙酰天门冬氨酸（NAA）的数量。**A** 和 **D**. 对照组的白质。**B** 和 **E**. 1 例无病灶多发性硬化（MS）患者的白质。**C** 和 **F**. MS 病灶的白质（比例尺 =40 μ m）。**G**. 正常（有髓的）轴突和 MS（脱髓鞘的）轴突内每个轴突容积内 NAA 的水平

损远处正常白质内的轴突缺失，推测这与轴突的沃勒变性有关。

病理生理学

MS 病变的最早期影像表现为钆造影见局部增强，被认为是血脑屏障破坏所致。MS 急性期硬化斑的病理学检查发现大量血浆蛋白由毛细血管床和毛细静脉连接处漏出（图 13-10），形成斑块周围白质内的半暗带（图 13-11），这也是血管壁受损的依据。

脱髓鞘的生理变化包括神经传导速度减慢，间歇性或持续性的传导阻滞。不完全性脱髓鞘神经纤维的部分性传导障碍对温度敏感。随受累神经纤维区域温度的升高，间歇性传导阻滞可变成完全性传导阻滞。这一过程解释了为什么洗热水澡或锻炼可加重 MS 症状（Uhthoff 现象）。体温升高前和升高时视野的变化证实视觉传导通路受损的症状也与温度相关（图 13-12）。测量诱发电位可推断特定中枢神经传导通路中是否存在神经传导阻滞或减慢。在前者，如果被阻滞的神经纤维足够多时，则不能诱发动作电位；在后者，完全脱髓鞘的轴突仍有动作电位发生，但延迟出现且传导速度显著减低（图 13-13）。

除了温度改变等物理因素可导致电位传导速度变

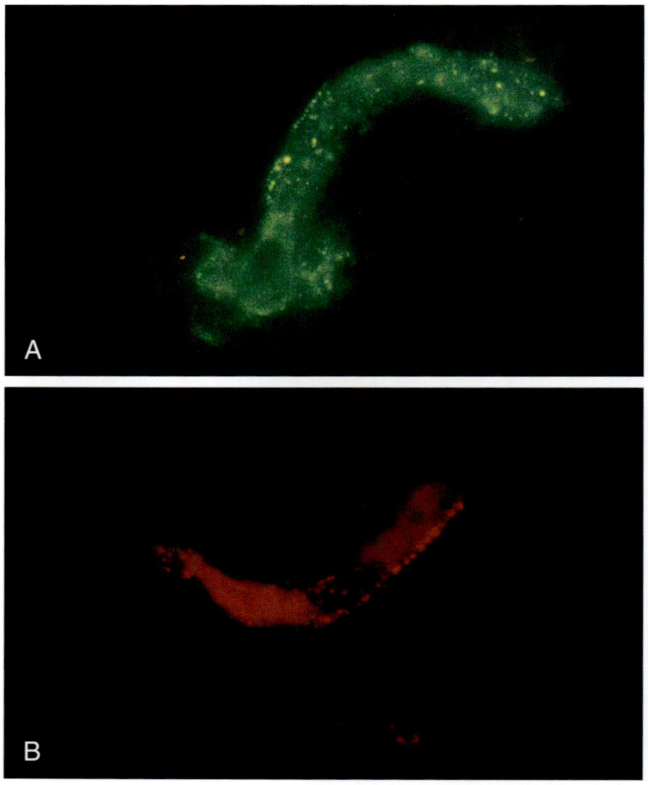

图 13-10 斑块周围正常白质内的血脑屏障损害。毛细血管内皮细胞含有 α2 巨球蛋白阳性（**A**）和 IgA（**B**）阳性的囊泡

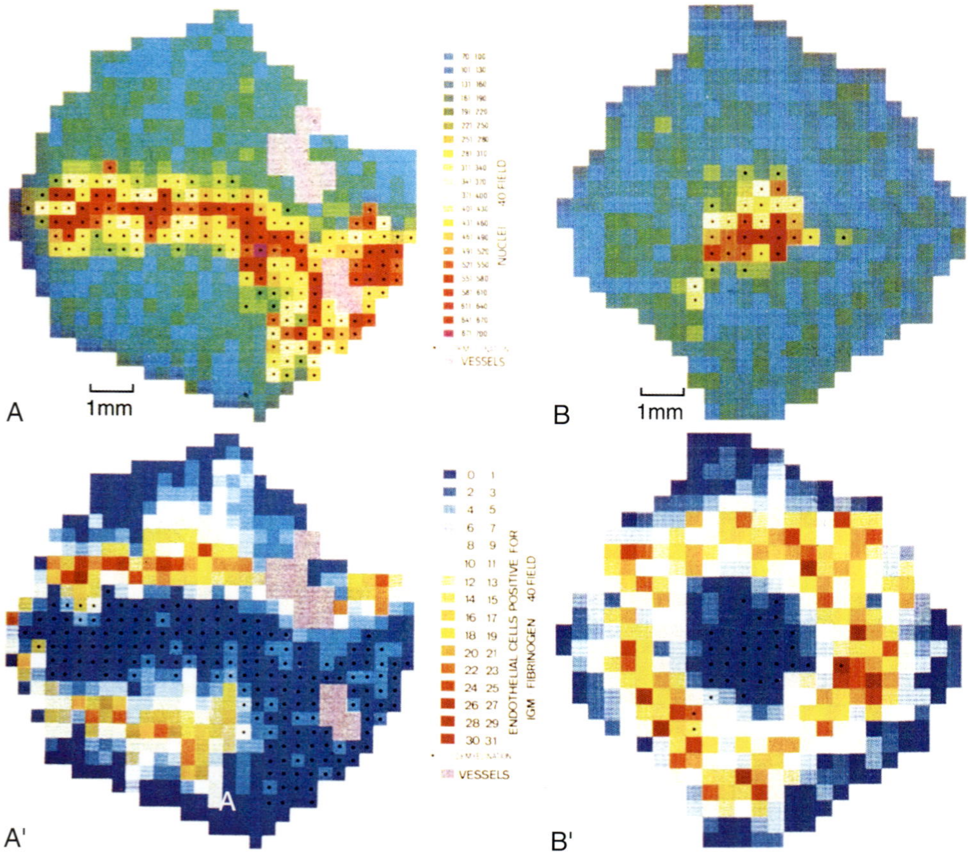

图 13-11 该图显示了 2 个急性斑块（**A** 和 **B**）内血脑屏障的渗漏分布。这些病灶通过细胞数过多（计数细胞核，A 和 B）和髓鞘溶解（即图上的点）来确定。2 个斑块都围绕有血管周围渗漏的纤维蛋白原和胞吞 IgM 的内皮细胞（A′ 和 B′）

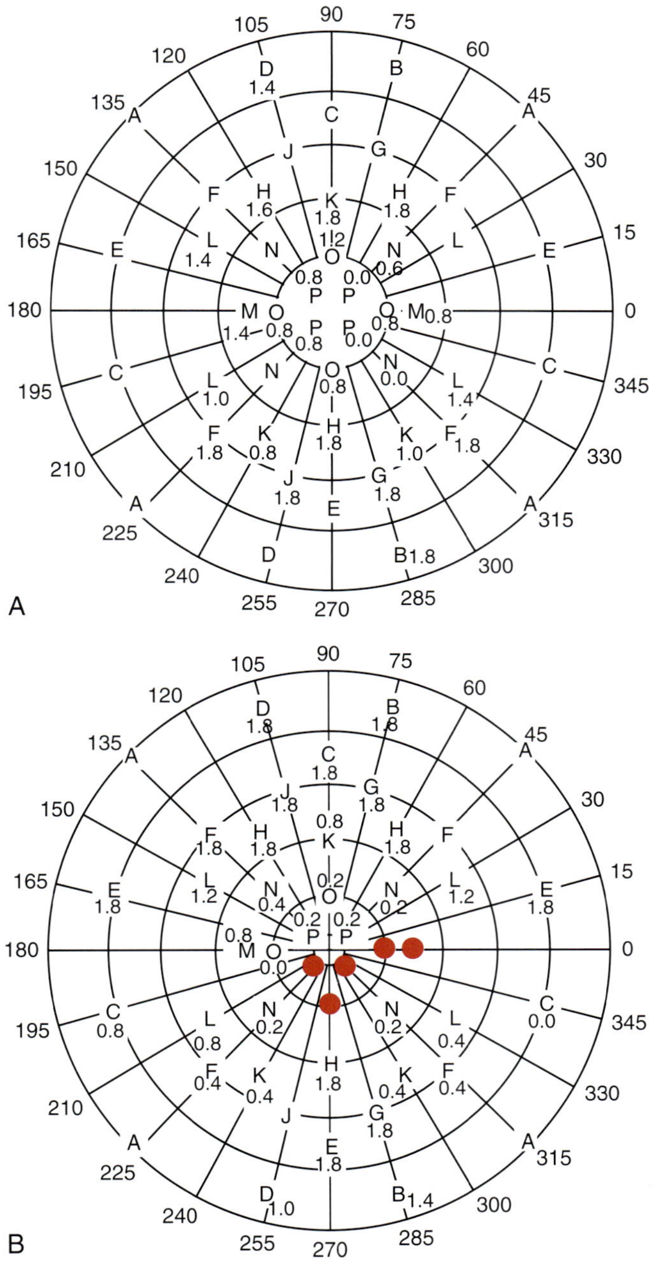

图 13-12　多发性硬化患者（Friedmann 分析仪）在洗热水澡之前（**A**）和之后（**B**）的视野，可见右眼视敏度由 6/18 下降至不到 6/60。实心圆圈为无视觉反应区。数值越高（刻度为对数），视觉反应越正常

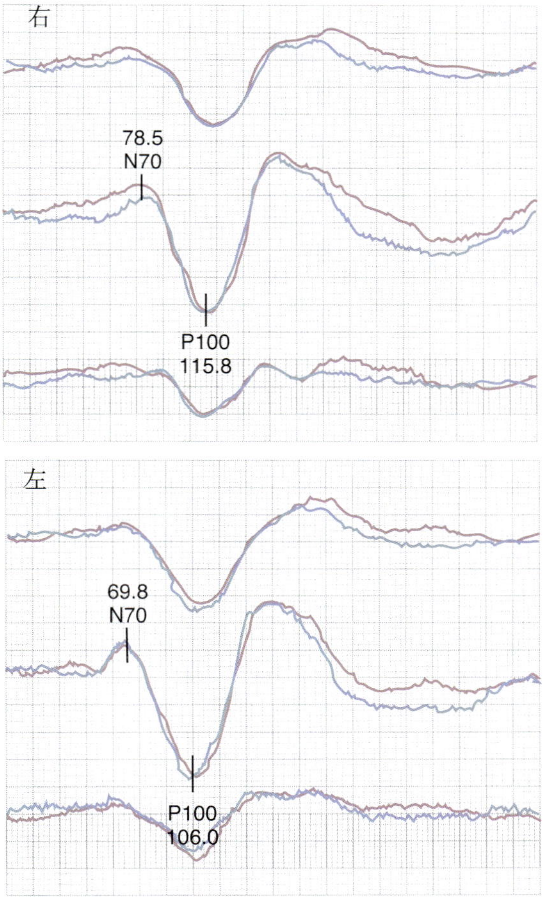

图 13-13　视觉诱发电位。右眼潜伏期（115.8ms）较左眼正常潜伏期（106.0ms）延迟

化，与炎性脱髓鞘过程相关的因素也可对神经冲动的传导有不利影响。MS 炎性病变区一氧化氮浓度升高能阻断轴突传导动作电位，尤其是脱髓鞘的轴突。其他因素也被发现具有类似的效应。

MS 患者的阳性症状，如感觉异常，被认为是轴突发出的自发冲动造成，这种冲动由髓鞘脱失或可能由早期髓鞘再生导致轴突过度兴奋产生。过度兴奋的结果之一是出现假突触传递，即轴突或神经元可被邻近轴突或神经元的电位活动激活而不需要突触的介导。这种假突触传递是 MS 的发作性症状和 Lhermitte 征的原因（图 13-14）。

临床表现

MS 多见于女性，女性与男性的比例约为 2∶1。绝大多数的患者在 20~50 岁之间发病，但也有 10 岁以前和 60 岁以后发病的病例。75% 的患者呈缓解和复发的病程。其余患者从发病开始即逐渐进展（原发进展型 MS）。该病的中位生存期超过 30 年。提示生存期较短的因素包括初始发病年龄较大、男性、从发病开始即为进展性病程和小脑功能受累。约 15% 的多发性硬化患者至少在最初的 20 年呈良性病程。随着时间的推移，该病复发的频率降低。首次缓解时间的长短与病情转为恶性病程的可能性呈负相关。小于 5% 的患者呈起病 1 年或 2 年内即死亡的恶性病程（Marburg 变异型）（图 13-15）。到发病 15 年时，患者中位活动能力相当于辅助下步行 100m。

约 2/3 的患者会出现视力减退或改变。视力受累最常见的形式是急性视神经炎，表现为单侧视力丧失，伴眼痛和眼球运动性疼痛，典型者可见视野存

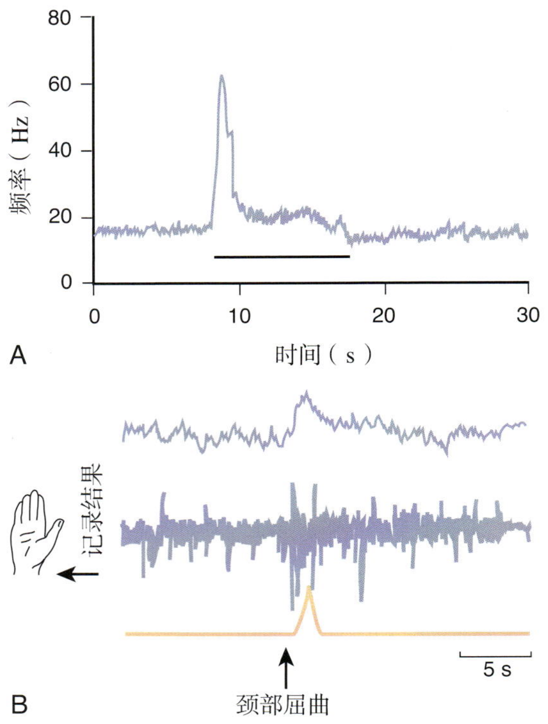

图 13-14 **A**. 在横贯实验性脱髓鞘病变的一个单位内的放电频率。当病灶受到玻璃棒挤压时，放电频率增加。**B**. 右侧正中神经的记录结果。箭头处，患者颈部弯曲诱发了 Lhermitte 征。异常感觉出现的那一时刻由最下方表示握力信号的曲线显示。最上方是多个动作电位兴奋和整合的曲线

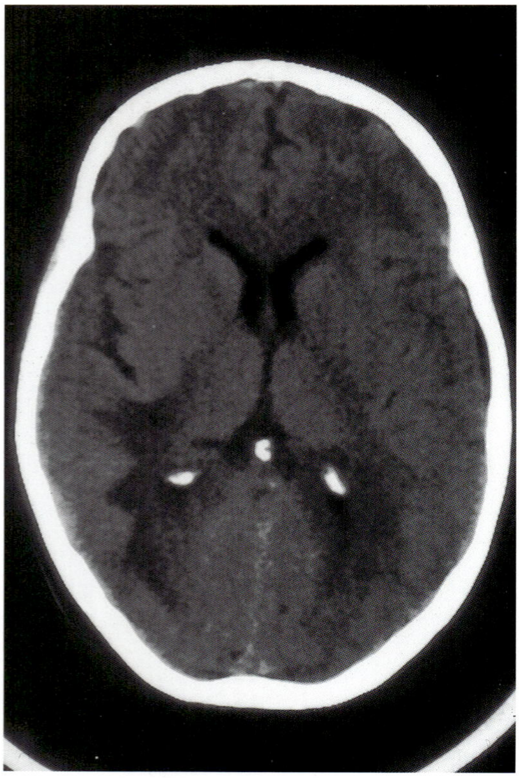

图 13-15 多发性硬化的 Marburg 变异型。CT 显示脑室周围低密度区融合成片，特别是在脑室后部周围

在中心暗点，并伴有与之相关的传入性瞳孔反应缺陷。在急性期，如果病变发生在视神经的眼球后方区域，视盘是正常的；但如果病变在视盘处，视盘则出现肿胀（视盘炎），有时伴乳头周围出血（图 13-16），部分患者进而出现整个视盘或颞侧视盘为主的苍白改变（图 13-17）。尽管视交叉处经常发生 MS 病灶，但

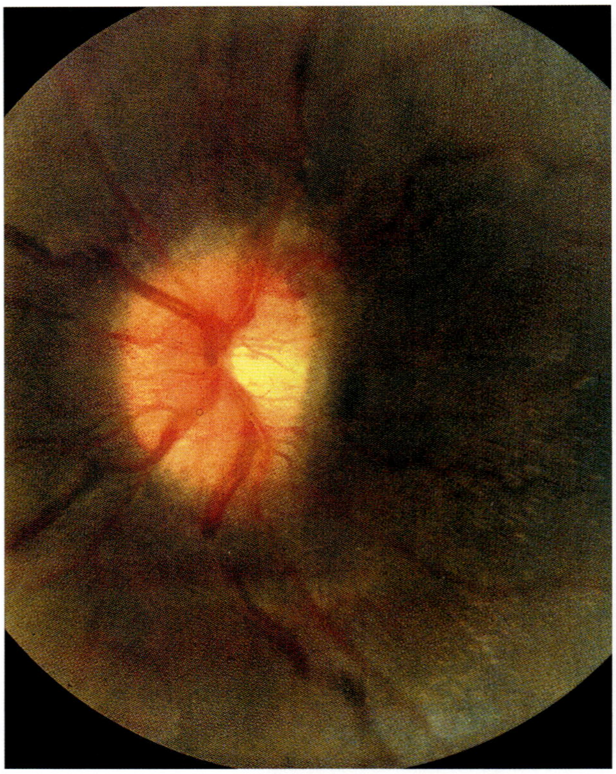

图 13-16 急性视神经炎伴视盘肿胀

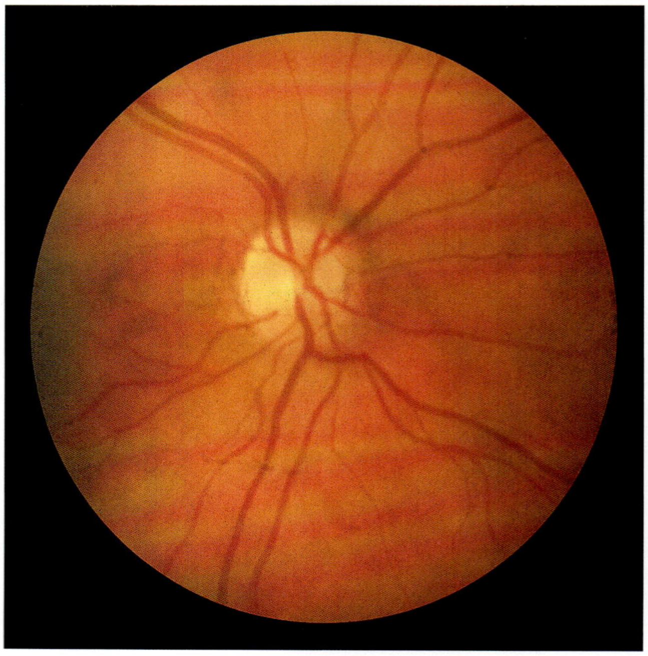

图 13-17 视神经炎后出现的颞侧视盘苍白

视交叉后部的视觉通路受累引起的临床症状并不常见（图 13-18）。

脑干受累在 MS 中很常见。一侧或两侧内侧纵束受累均可导致单侧或双侧核间性眼外肌麻痹，可作为提示 MS 的临床表现，或见于确诊病例（图 13-19）。患者可出现共轭凝视麻痹、一个半综合征和外展神经麻痹；动眼神经麻痹少见（图 13-20），滑车神经麻痹和 Horner 氏综合征均罕见。患者可出现各种垂直凝视障碍。眼球垂直性反向偏斜提示脑干或小脑有病变（图 13-21）。外展神经麻痹和下运动神经元性面瘫同时出现提示病变位于同侧脑桥（图 13-22）。患者还可出现急性下运动神经元性面瘫，可能难以与 Bell 麻痹相鉴别（图 13-23）。MR 扫描可见与症状相关的病灶（图 13-24）。面部肌纤维颤搐包括单侧肌肉细小颤动，可局限于脸的一部分或见于面神经的整个分布区，后者可导致睑裂变小和嘴角轻度上提（图 13-25）。其他脑干症状包括眩晕、耳聋和延髓麻痹。

运动症状可突发或隐匿性起病，包括僵直、行走困难或易摔倒。临床表现有腹壁反射减退、下肢痉挛

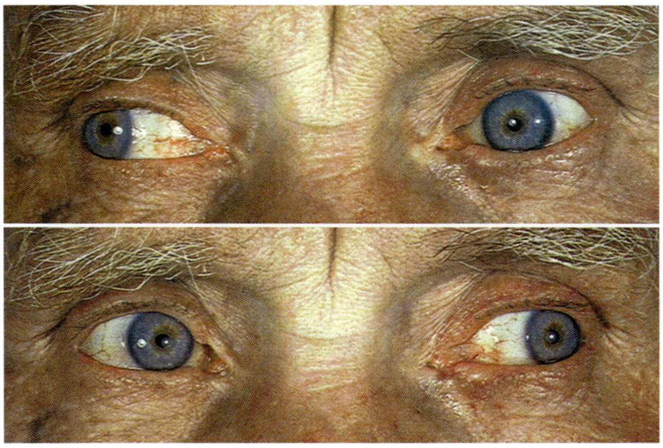

图 13-19 多发性硬化。双侧核间性眼外肌麻痹

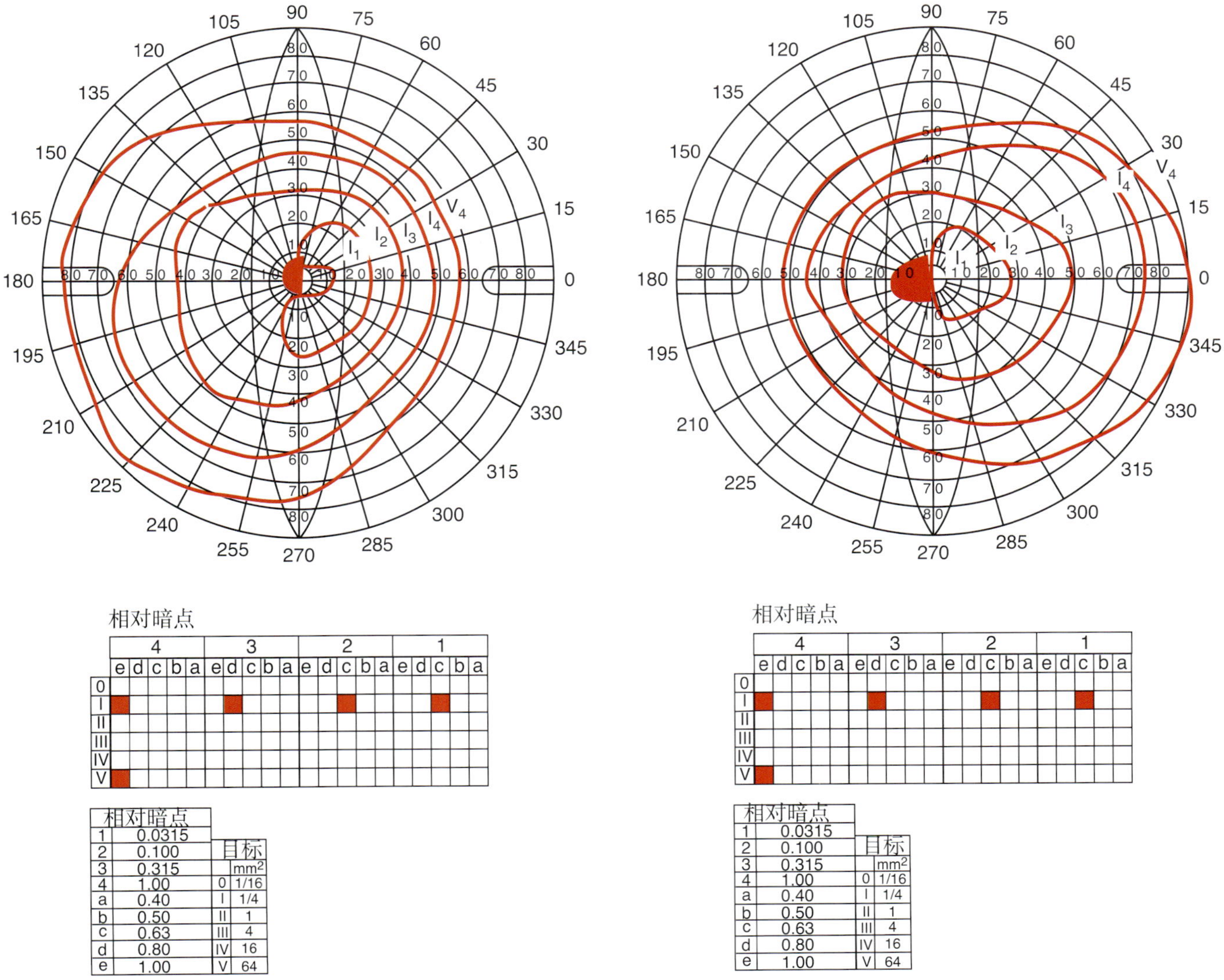

图 13-18 多发性硬化。视野检查显示一个近中心区的面积小的左侧同向性偏盲

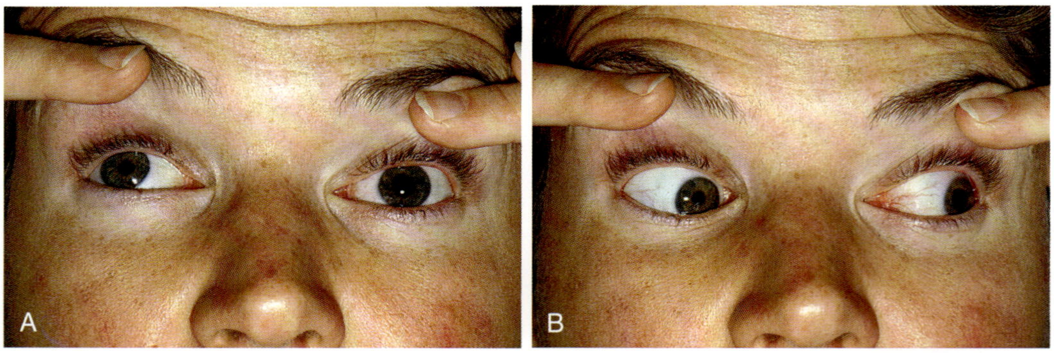

图 13-20 一例多发性硬化合并第 3 颅神经麻痹患者的眼球内收不能（**A**）和外展保留（**B**），同时左侧瞳孔扩大

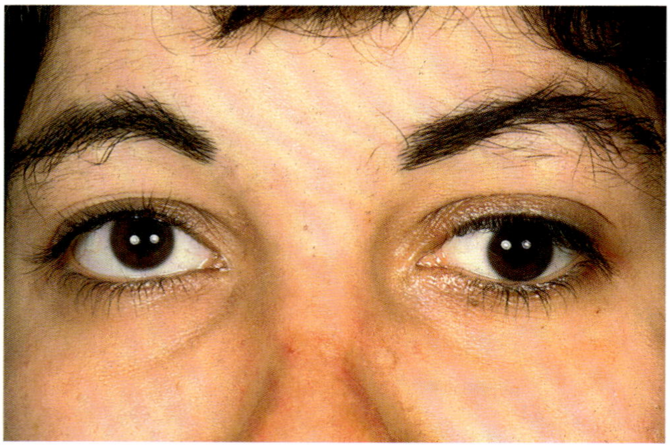

图 13-21 一例多发性硬化患者眼球的垂直性反向偏斜

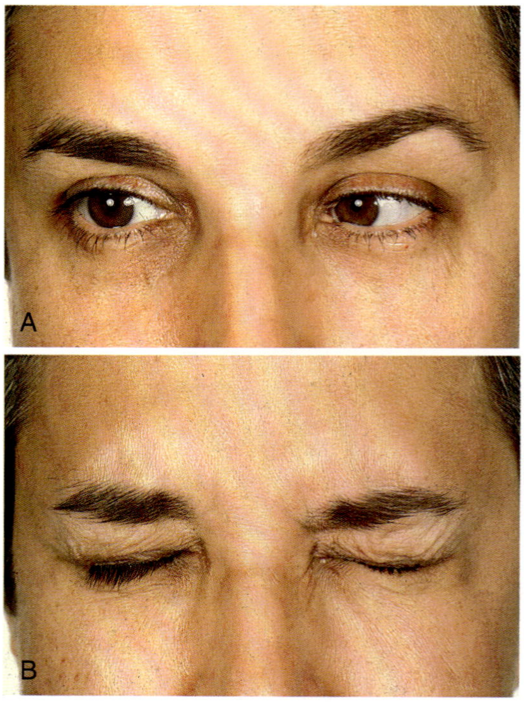

图 13-22 多发性硬化。脑桥受损表现。**A**. 右眼外展部分受损。**B**. 不全性右侧下运动神经元性面瘫

和足底伸肌反应。即使患者诉单侧下肢力弱，对侧下肢甚至常可见异常体征。随肢体逐渐萎缩，肢体反射可消失，肢体萎缩提示多发性硬化的病灶扩大累及脊髓前角或脊神经前根出椎管处（图 13-26）。

感觉症状或体征也经常出现。Lhermitte 征提示颈髓有病灶，但这一体征也可见于 MS 以外的疾病。

多发性硬化患者可出现某些发作性症状。强直性发作为突发、痛苦的单侧肢体痉挛，导致上肢屈曲和下肢伸直（图 13-27）。其他发作性症状包括构音障碍和共济失调、发痒和复视。卡马西平能特异性地抑制这些症状。

辅助检查

脑脊液检查对一些疑似 MS 的患者仍有意义，异常结果有助于确诊。约 1/4 的患者有淋巴细胞计数增加，在疾病急性加重时可能更易出现。在 70%~80%的确诊 MS 患者中，脑脊液的免疫球蛋白与白蛋白的比例较血清中高。免疫球蛋白的水平在急性发作期易于升高，在严重残疾的患者中会更高。几乎所有确诊的 MS 患者的脑脊液中均可见到寡克隆区带（图 1-3），随病程进展可消失。

电生理检查用于检测各种中枢神经系统传入或传出通路中的亚临床病变。超过 90% 的确诊 MS 病例可出现视觉诱发电位异常（图 13-28）。脑干听觉诱发电位对诊断帮助不大。高达 70% 的 MS 确诊病例会出现神经传导的潜伏期（在正常人中最易出现的潜伏期）延迟。体感诱发电位的测定对诊断的价值更小。对头皮进行磁刺激测得的运动信息向中枢的传导，就中枢传导时间延迟而言，在上肢与手指的大幅度抽搐有关，在下肢与跖伸肌反应有关（图 13-29）。

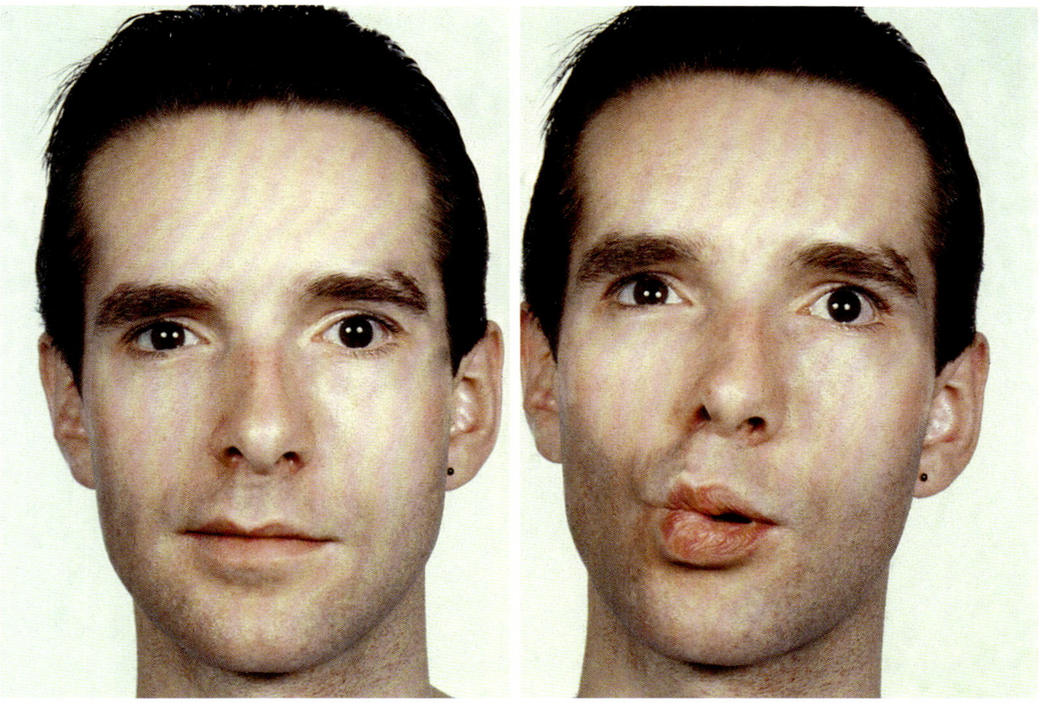

图 13-23 多发性硬化。左侧下运动神经元性面瘫

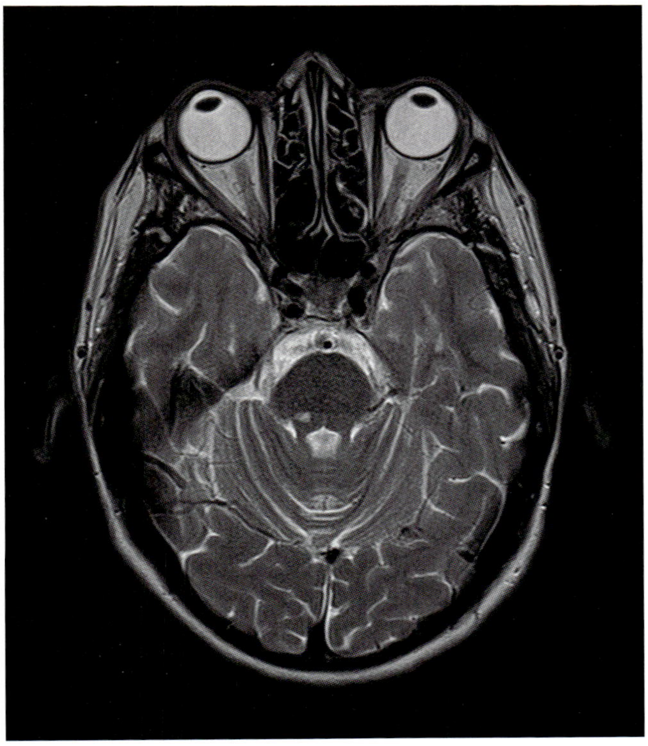

图 13-24 MRI 扫描显示一位下运动神经元性面瘫患者在邻近第四脑室处有病灶

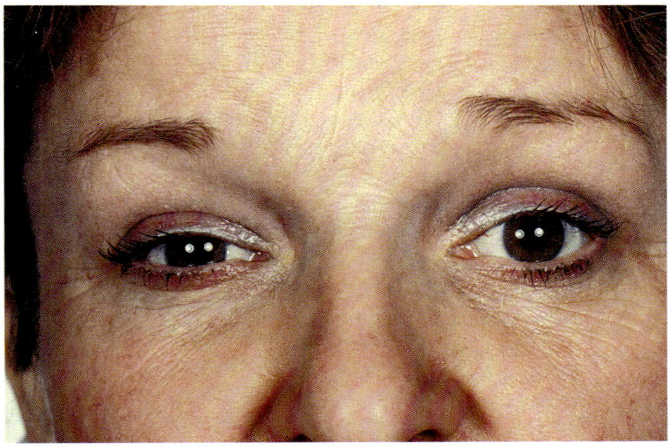

图 13-25 右侧面肌纤维颤搐导致睑裂缩小

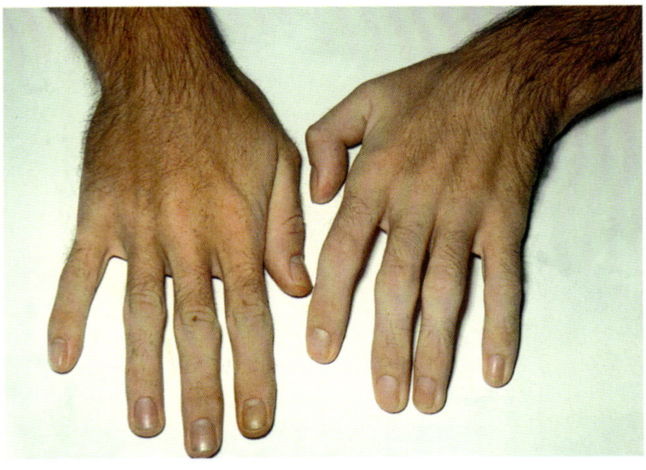

图 13-26 与多发性硬化相关的左手萎缩

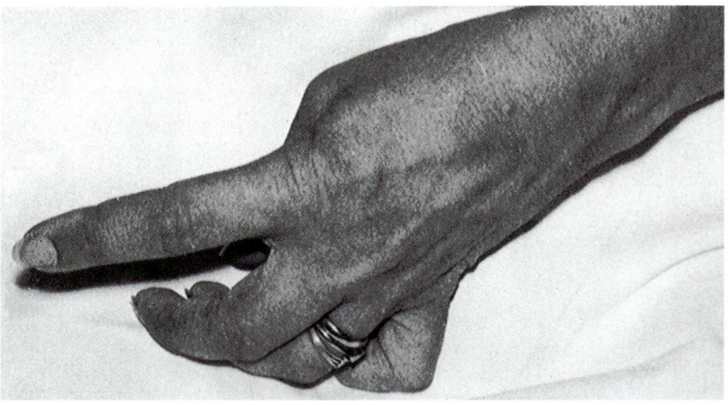

图 13-27 多发性硬化强直性发作造成手指屈曲畸形

CT 扫描对可疑 MS 没有检查意义。如考虑其他诊断时常会行 CT 检查，而 CT 所见到的异常表现是需要进行鉴别的脱髓鞘病变。MRI 是诊断的基石。T2 加权成像对发现病灶尤其有用，确诊的 MS 病例可在脑室周围，主要是枕角、三角区周围发现病灶（图 13-30）。影像检查发现新病灶的出现频率比临床症状或体征提示的更高。钆增强 T1 加权成像上的强化病灶被认为是血脑屏障破坏所致，可早于 T2 加权像上的高信号数天或数周出现（图 13-31）。有时可见巨大的病灶，可与其他病变相混淆—如肿瘤（图 13-

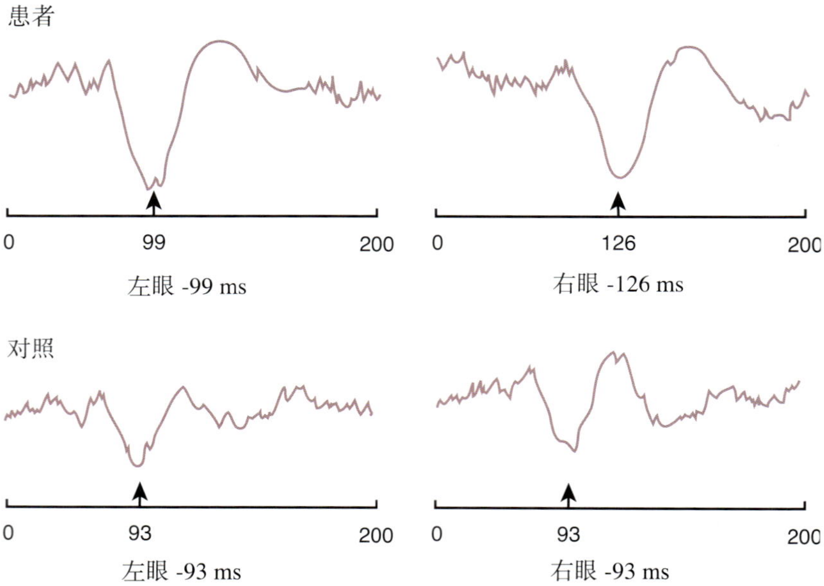

图 13-28 多发性硬化。视觉诱发电位显示右眼动作电位潜伏期延迟

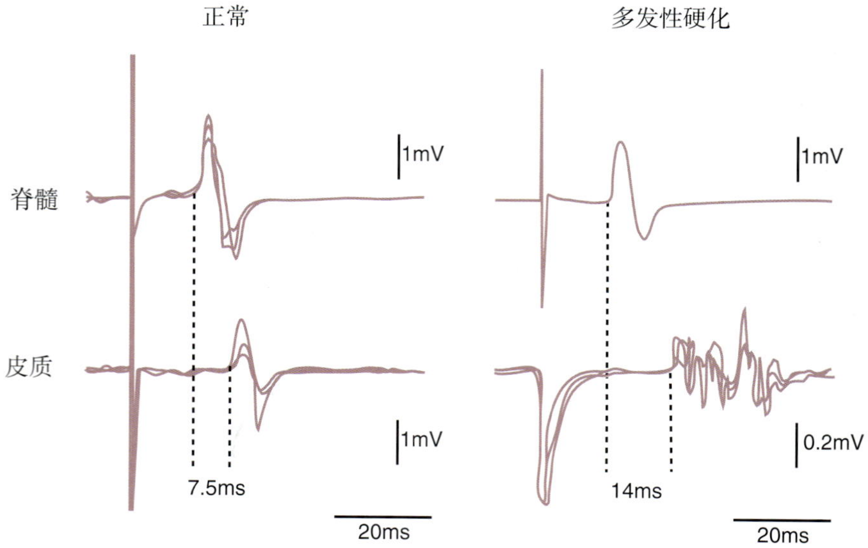

图 13-29 多发性硬化。中枢神经系统内的运动传导。皮质受刺激后的反应分散并延迟

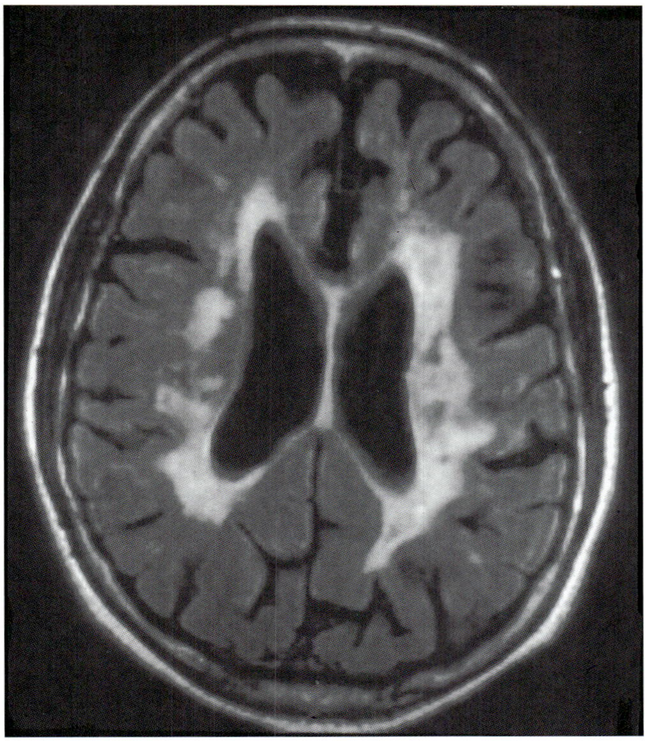

图 13-30　多发性硬化。MRI（FLAIR 序列）显示脑室周围几近融合在一起的脱髓鞘改变

32）。常规 MRI 的表现和临床表现之间缺乏明显的相关性时，需用其他标记物或成像技术来提高与临床表现相关病灶的检出率。使用 T1 和 T2 加权成像所见的全部病灶的增加情况和扩展残疾状态评分的增加程度具有一致性。磁场转化率成像对髓鞘内水分子与大分子的相互作用非常敏感，并能够较 T2 加权成像上的高信号病灶提前数周或数月显示局部异常。如前所述，测量 *N*- 乙酰天门冬氨酸的成像技术可检出轴索损伤或缺失。容积分析技术已发现继发进展型 MS 患者的大脑和脊髓呈进行性萎缩，并与残疾进展的程度相关。MS 影像表现的另一种形式为，首次出现临床表现时脑内的病灶，无论是否引起视神经炎、是否位于脑干或脊髓，都与随后疾病进展至确诊的 MS 相关，且与总体残疾水平相关（图 13-33）。

Devic 病（视神经脊髓炎）

从严格定义上讲，Devic 病包括伴横贯性脊髓炎的双侧视神经炎，尸检可见病灶位于双侧视神经和脊髓。临床工作中，中枢神经系统内广泛存在 MS 性质的病灶时也可有类似临床表现。而且，还有一些有双侧视神经脊髓炎及横贯性脊髓炎的患者会进展为明确的复发缓解病程的 MS。胶原血管病和白塞氏综合征（Behçet 综合征）罕见双侧视神经炎和横贯性脊髓炎的表现。

在视神经脊髓炎的急性期，脊髓切片可见坏死改变（图 13-34）。脊髓、视神经或视交叉可见明显的广泛脱髓鞘改变（图 13-35）。显微镜下可见受累组织有广泛的炎性浸润（图 13-36），在较陈旧的病灶中，坏死改变多于常见的 MS 性脱髓鞘改变。

临床可见伴严重脊髓病变的双侧视觉障碍，脊髓病变通常位于背侧上段。脑脊液有时见多形核白细胞增多。MRI 可见脊髓明显肿胀（图 13-37）。血清抗体（NMO-IgG）被认为是视神经脊髓炎的一种特异性标记物。该抗体也见于大多数的复发性长节段完全性

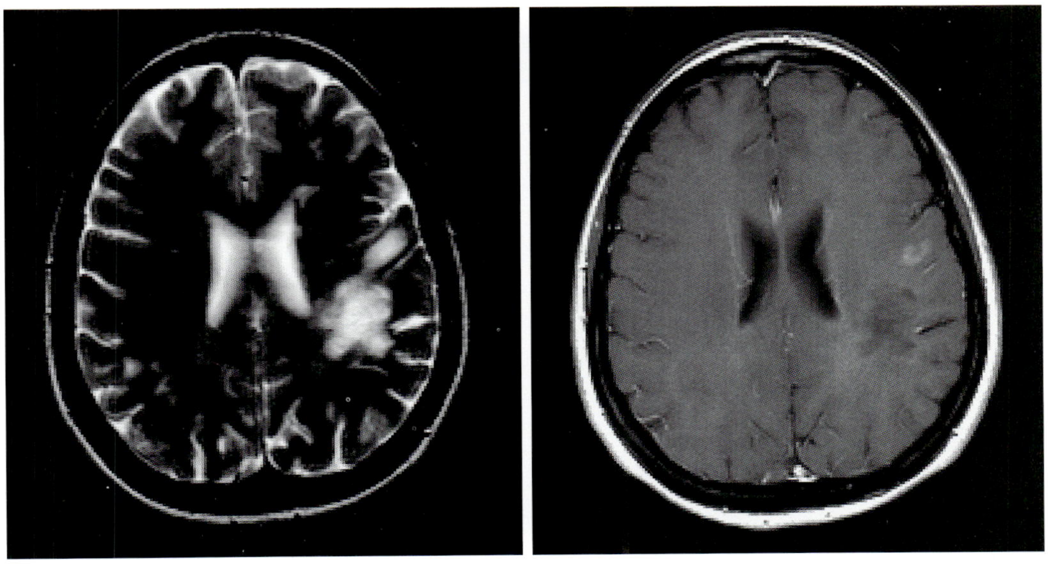

图 13-31　多发性硬化。MR 的 T1 加权像显示脑周边区域的钆增强效应

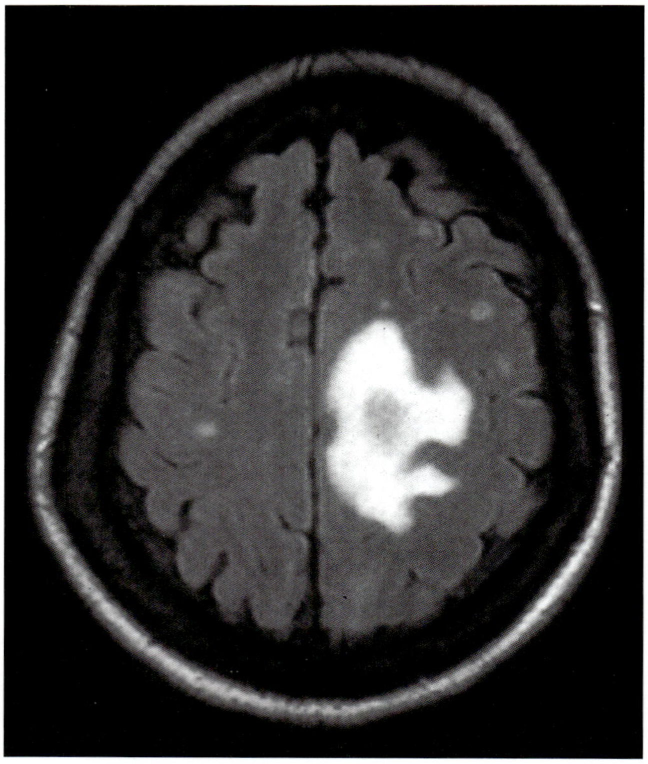

图 13-32 多发性硬化。MRI 显示皮质下的巨大病灶，同时可见较小的更典型的病灶

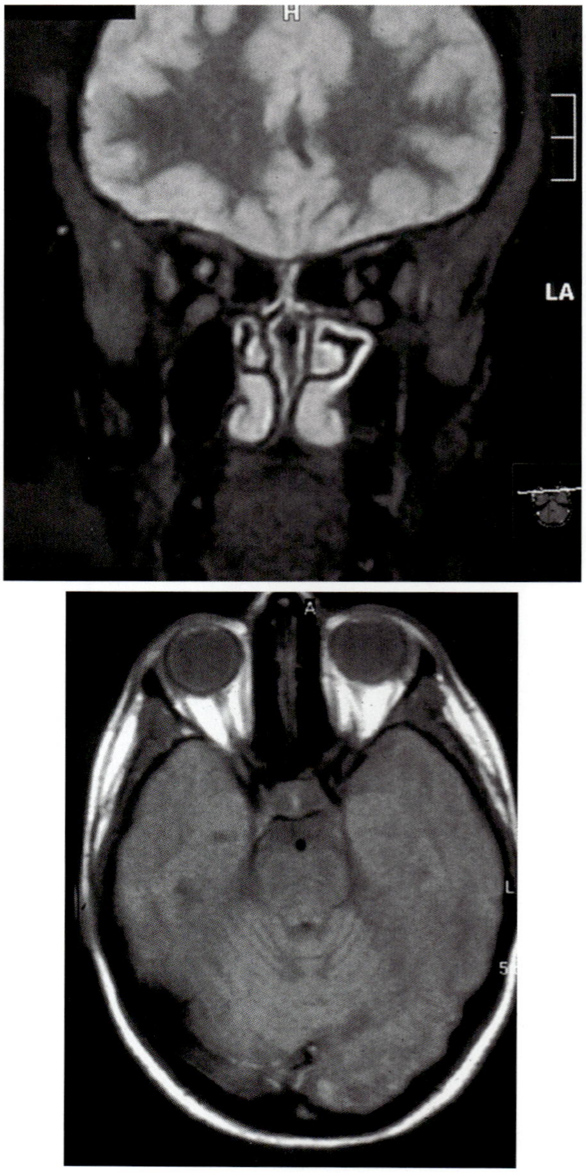

图 13-33 多发性硬化。MRI 显示右侧视神经有病变

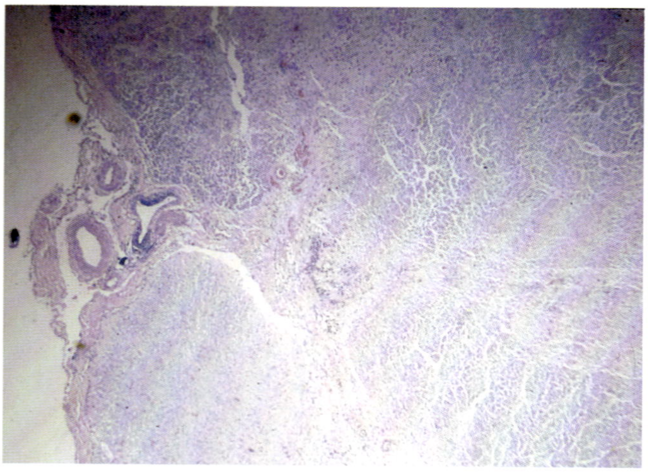

图 13-34 视神经脊髓炎。脊髓脱髓鞘改变，中央有一囊变区（Luxol fast blue, HE 染色）

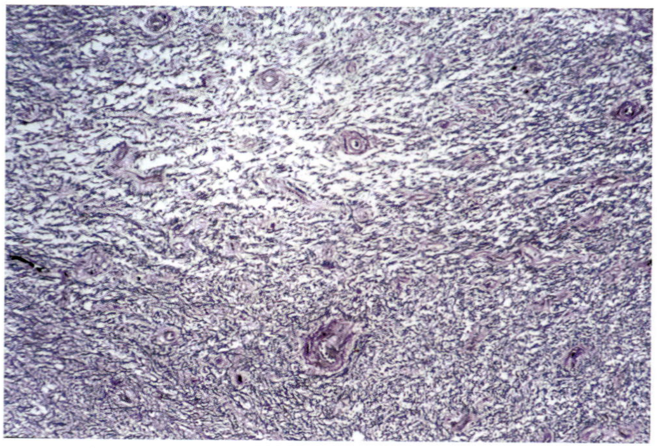

图 13-35 视神经脊髓炎。脊髓脱髓鞘改变，轴突相对保留（Nauomenko-Feigin 银染色）

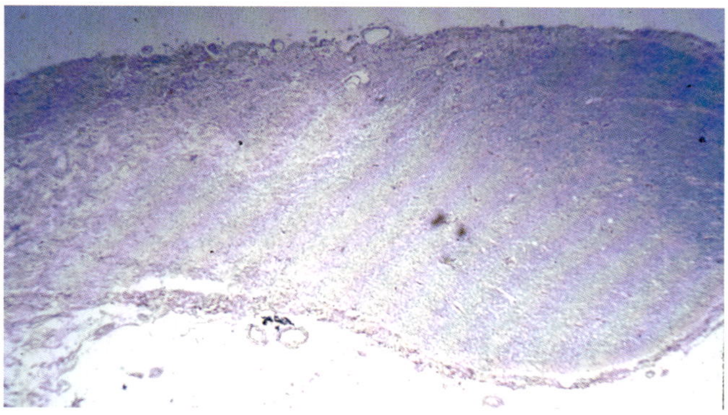

图 13-36 视神经脊髓炎。几乎整个视交叉均显示中央空洞、弥漫性脱髓鞘以及髓鞘再生的改变（Luxol fast blue, HE 染色，×2.5）

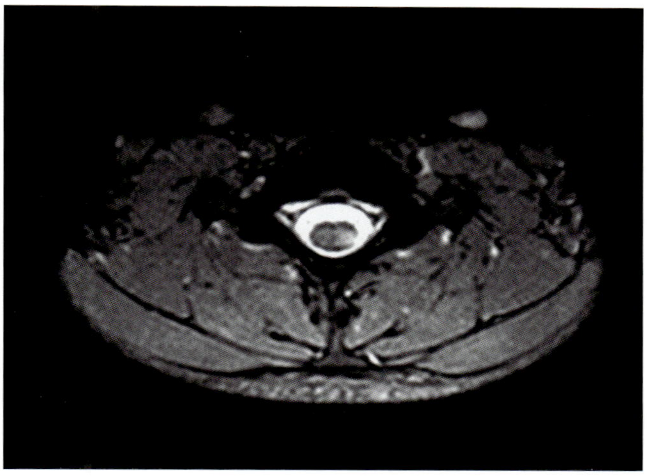

图 13-37 视神经脊髓炎。脊髓的 MRI 成像

横贯性脊髓炎患者中。

Baló 病（同心圆硬化）

在最初的描述中，Baló 病是指一种特异性病理改变，由正常髓鞘和变性髓鞘交替形成的同心圆环组成，在胼胝体和半卵圆中心上呈条带状（图 13-38）。Baló 病常伴典型的 MS 病灶，因此现在被认为是 MS 的一种病理学变异型（图 13-39）。

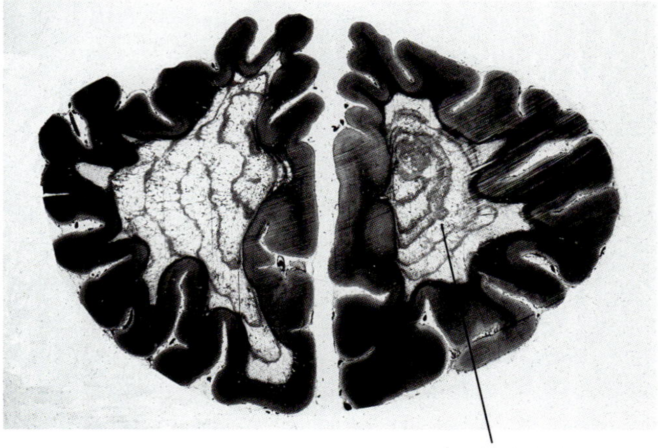

图 13-38 Baló 病。整体包埋（Loyez 髓鞘染色）

Schilder 病（弥漫性硬化）

许多曾表现 Schilder 病特征的病例现在都被认为是脑白质营养不良，特别是肾上腺脑白质营养不良。那些没有归为脑白质营养不良的罕见病例被分为弥散型 Schilder 病（病灶限于大脑半球后部的白质）和过渡型 Schilder 病（脱髓鞘更广泛但呈斑片状分布，可能类似非常大的 MS 性病灶）。弥散型主要见于儿童，病程相对急性，平均生存期约为 3 年，病理可见广泛性脱髓鞘改变，常有相当多的轴索发生变性，并伴有星形细胞增生和原纤维性神经胶质增生（图 13-40）。过渡型类似 MS，有复发期和缓解期。

急性播散性脑脊髓炎

过去，急性播散性脑脊髓炎最常因接种天花疫苗或狂犬病疫苗引起，或于特殊皮疹后出现。现在，该病常在相对轻的上呼吸道感染后出现。皮疹诱发急性播散性脑脊髓炎常在出现皮疹后 2~20 天之间发病，最常在 7 天内发病。该病起病迅速，有发热、头痛和全身乏力等表现，之后出现意识水平下降，并伴有局灶性神经系统症状和体征。有时，脊髓是主要的受累部位。大约 1/4 的患者脑脊液检查正常，其他患者脑脊液蛋白稍升高，淋巴细胞轻度增多。脑脊液偶见寡克隆区带阳性。病理可见血管周围脱髓鞘改变，这与血管周围淋巴细胞、巨噬细胞和偶尔出现的浆细胞浸润有关。还有可能存在出血性病变（图 13-41 和图 13-42）。CT 可显示脑干水肿和基底节低密度灶，深部白质和皮质内还可见强化病灶。MRI 表现与广泛性 MS 类似（图 13-43）。该病常用皮质类固醇治疗，无效时可考虑血浆置换或静脉注射免疫球蛋白。急性

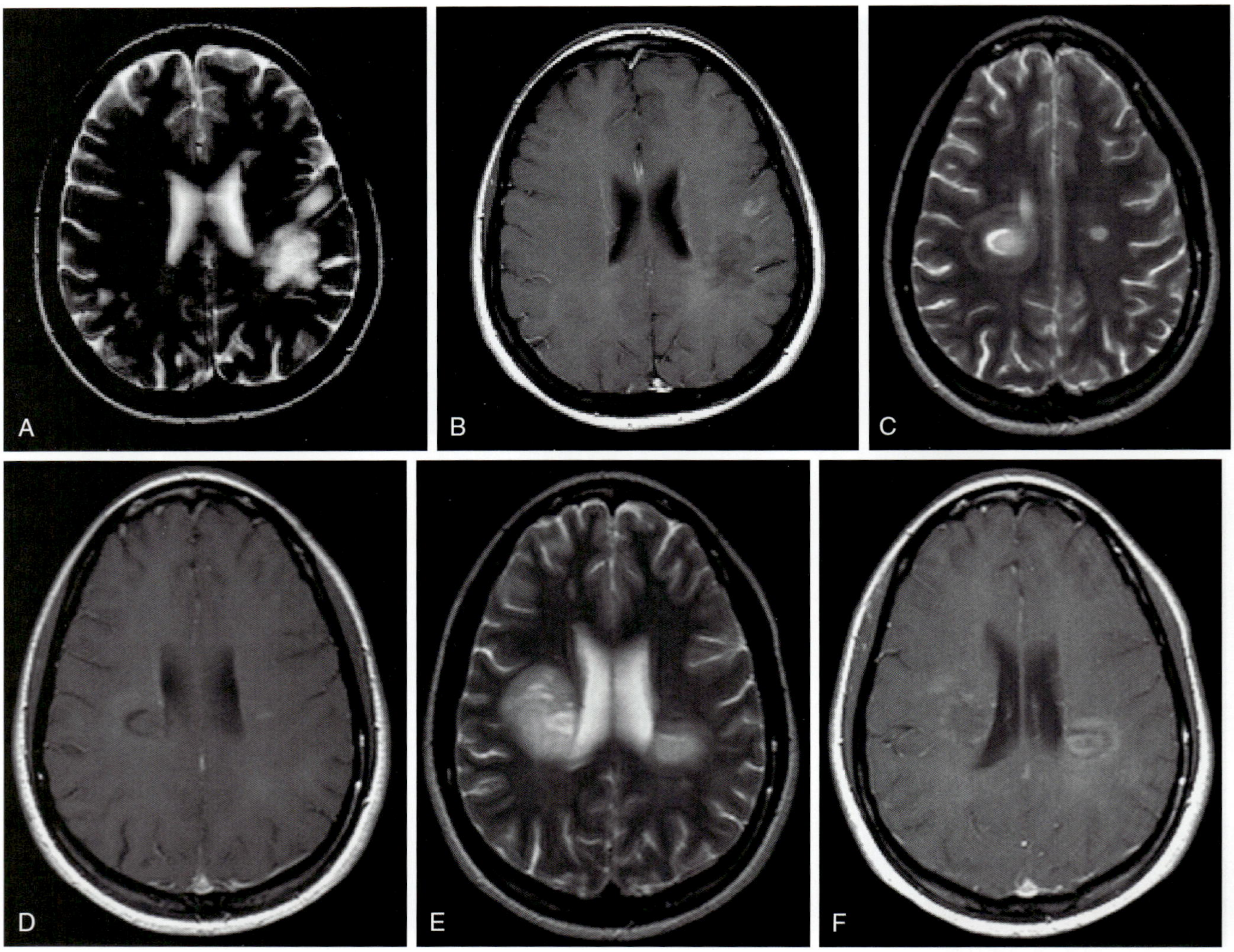

图 13-39 Baló 病。连续 MRI 检查。**A** 和 **B**. 第 1 天。**C** 和 **D**. 第 23 天。**E** 和 **F**. 第 46 天

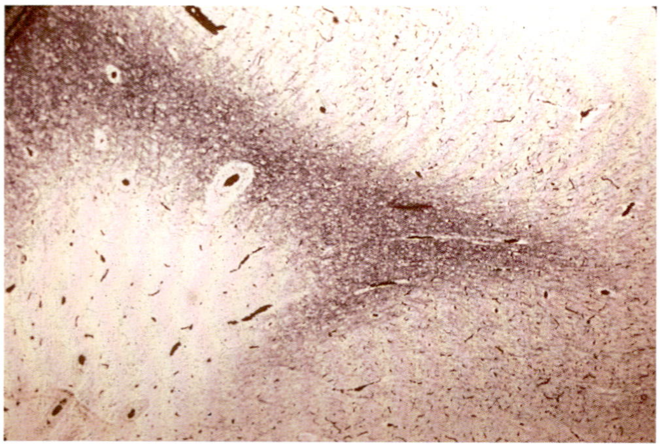

图 13-40 Schilder 病。切片可见一些髓鞘缺失

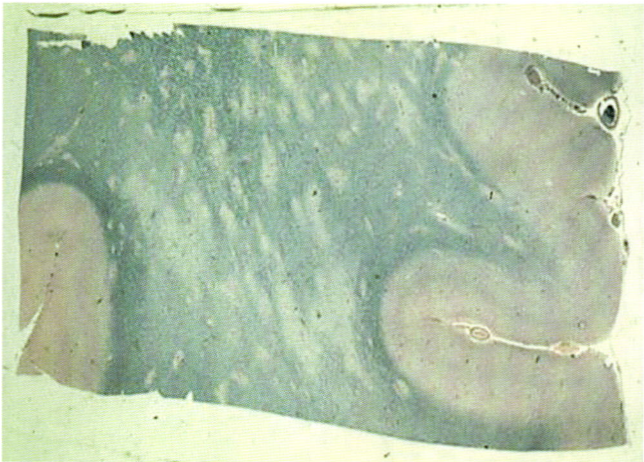

图 13-41 急性播散性脑脊髓炎。肉眼观（Luxol fast blue, PAS）

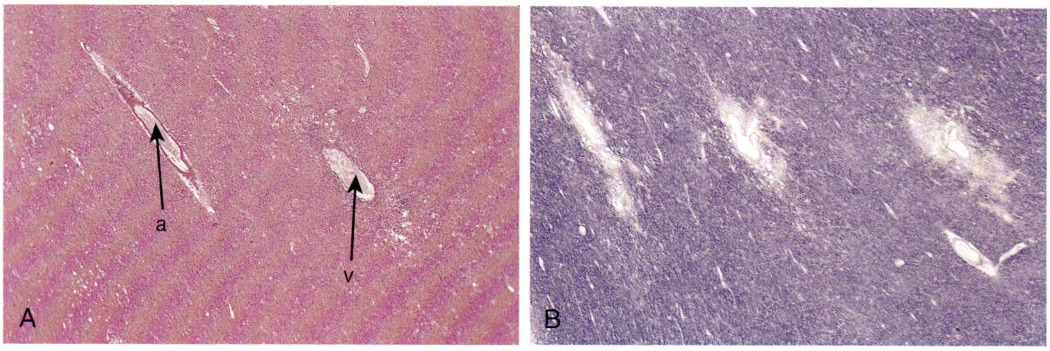

图 13-42　急性播散性脑脊髓炎。**A**. 在脑白质静脉（v）周围有淋巴细胞和巨噬细胞浸润。注意邻近动脉（a）缺乏炎症表现。**B**. 脱髓鞘区围绕受累的血管（solochrome cyanin 染色）

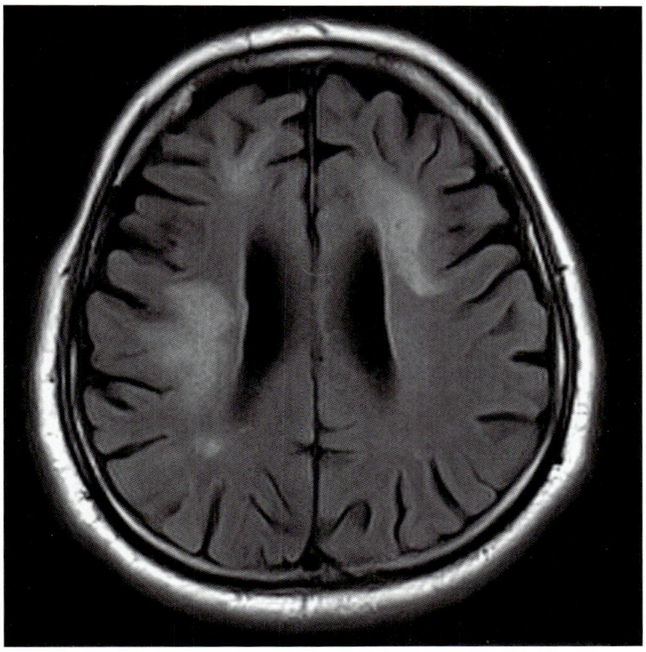

图 13-43　急性播散性脑脊髓炎。MRI 显示脑内多个区域有异常信号

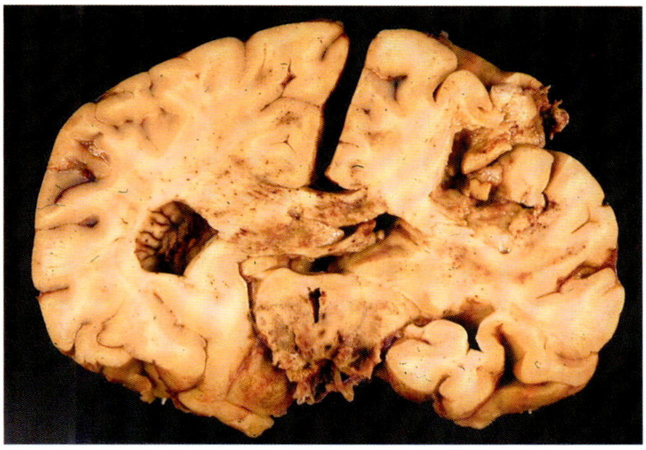

图 13-44　急性出血性白质脑炎。可见微小的点状出血。大的病灶是活检取材染色处

散播性脑脊髓炎可复发，使诊断易与 MS 相混淆，但复发相对罕见。

急性出血性白质脑炎被神经病理学家广泛认为是一种暴发型感染后脑脊髓炎。其临床进程与急性播散性脑脊髓炎相似，但更具暴发性。中枢神经系统可见红色的细胞反应，包含红细胞和多形细胞。多数患者颅内压增高，且死亡率很高，部分原因是脑水肿出现迅速且继之出现神经功能障碍。许多病例仅在尸检时确诊，可见脑水肿并多发点状出血（图 13-44）。显微镜下见血管坏死、血管周围水肿、中性粒细胞袖套，还有较多的慢性炎性浸润。脑实质可见坏死（图 13-45）。

脑白质营养不良

溶酶体病

大量与先天性代谢紊乱相关的疾病都与溶酶体活性和存储缺陷有关。这些疾病可主要累及灰质，或灰白质交界处，或主要影响白质。该病绝大多数在婴儿期或童年早期出现症状（如 GM2 神经节苷脂贮积症）。这里仅描述白质受累为主且成年起病的溶酶体病。

Krabbe 脑白质营养不良

Krabbe 脑白质营养不良的（或称球样细胞脑白质营养不良）患者常在 1 岁内出现癫痫、进行性精神发育迟滞和上下运动神经元同时受损的表现。迟发型见于青春期或成年，表现为痴呆、视神经萎缩和锥体束

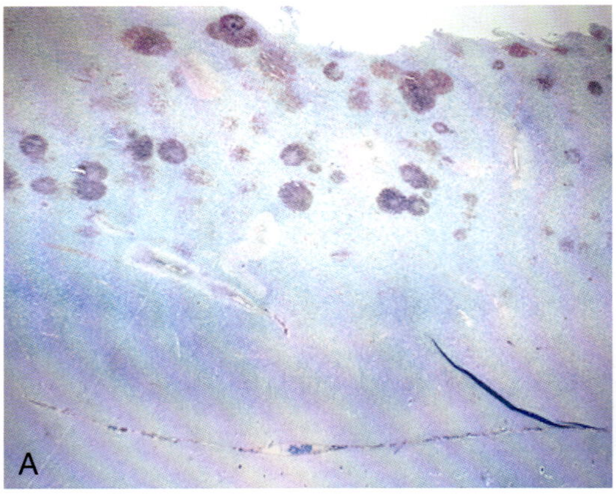

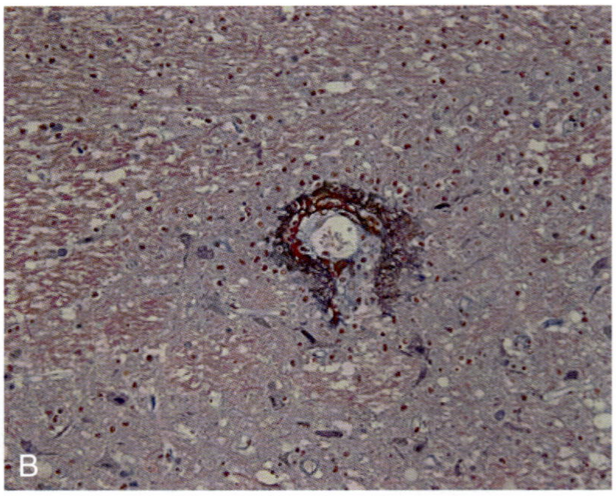

图 13-45　急性出血性白质脑炎。**A**. 多个血管周围出血。**B**. 血管壁纤维蛋白样变性（Azocarmine 染色）

征等，也可合并周围神经病。

大脑萎缩，伴白质广泛脱色，但皮质下白质不受累（图 13-46）。该病由半乳糖脑苷脂酶缺乏引起，可通过测量成纤维细胞或白细胞内这种酶的水平诊断。显微镜下可见髓鞘和少突胶质细胞广泛缺失，存在大的巨噬细胞（球形细胞），最终血管周围有多核细胞聚集（图 13-47）。球样细胞的超微结构分析检出多种胞质内细胞器，有特征性层样包涵体（图 13-48）。脱髓鞘广泛存在，可伴齿状核和橄榄核内神经元减少。

MRI 证实脑室周围白质广泛性改变。脑脊液蛋白常升高。

异染性脑白质营养不良

异染性脑白质营养不良是由芳基硫酯酶 A 缺乏所致，为隐性遗传，但也可性别连锁遗传和常染色体显性遗传。根据发病年龄分为多种临床类型。幼儿发病型在 1~2 岁发病，患儿可表现为行走困难、智力低下、眼外肌麻痹和视神经萎缩。腱反射常消失，周围神经传导检查提示节段性脱髓鞘，表明周围神经系统受累。酶缺乏可见于白细胞、培养的成纤维细胞或尿液中。成年发病型的患者可有痴呆、共济失调和锥体束受损的表现。MRI 显示额叶和脑室周围信号改变。

广泛脱髓鞘发生在大脑和小脑的白质中，伴有轴突缺失（图 13-49）。显微镜下可见胶质细胞增生，少突胶质细胞缺失及 PAS、Luxol fast blue 染色均阳性的巨噬细胞沉积，后者在酸化甲酚紫、甲苯胺蓝或硫堇染色的冰冻切片上呈褐色异染性（图 13-50）。

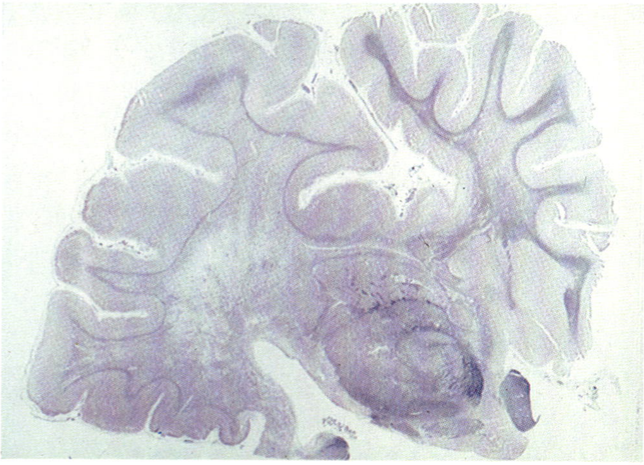

图 13-46　Krabbe 病。经乳头体水平的大脑半球切片。深部白质的髓鞘异常染色，皮质下纤维不受影响（Klüver-Barrera 髓鞘染色法）

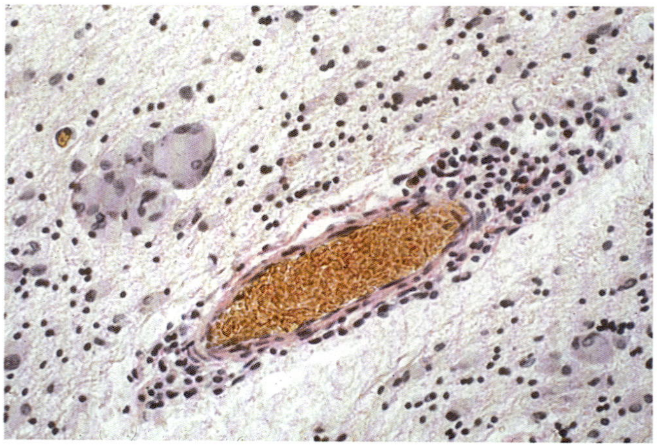

图 13-47　Krabbe 病。组织切片显示球形细胞和血管周围套袖，其内聚集有单核细胞（苏木精和 van Gieson 染色，×330）

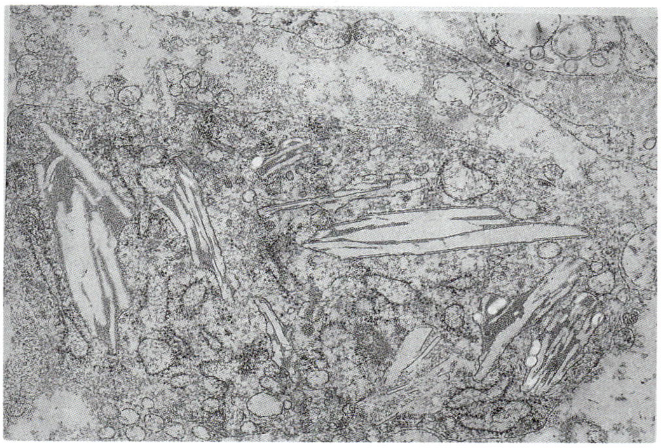

图 13-48　Krabbe 病。一个球形细胞电镜下的超微结构显示具有类晶体外观的众多弯曲的或直管样的包涵体

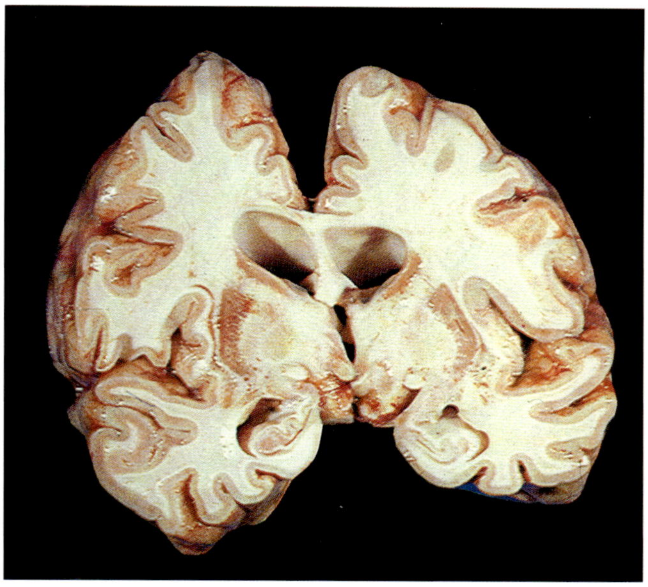

图 13-49　异染性脑白质营养不良。冠状位的大脑切片显示白质呈淡黄色变色

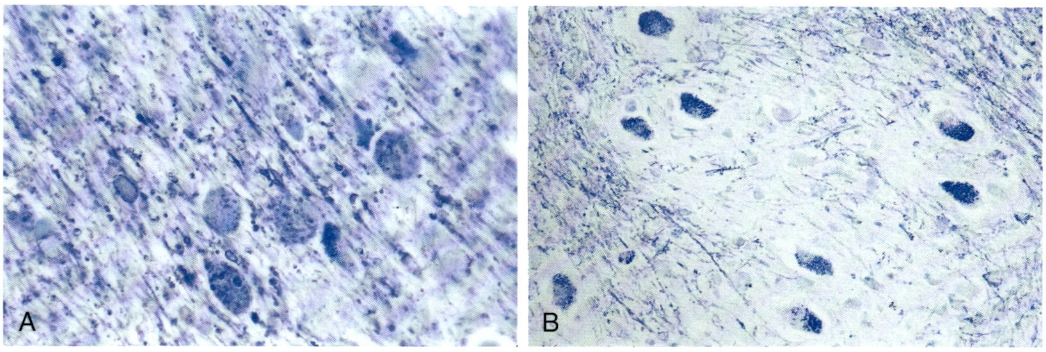

图 13-50　异染性脑白质营养不良。**A.** 髓鞘脱失和破坏，单核巨噬细胞内有沉积物（Luxol fast blue）。**B.** 储存在小脑齿状核内的硫苷脂

过氧化物酶体病

过氧化物酶体是一种细胞器，直径在 0.05~0.2 μm，存在于所有有核细胞的细胞质内。该病的过氧化物酶体缺失或严重减少，或结构异常。过氧化物酶体病很少见于成人。

肾上腺脑白质营养不良

肾上腺脑白质营养不良的特点为性染色体隐性遗传，但在新生儿期，也见常染色体隐性遗传。致病基因定位于 Xq28。单纯的过氧化物酶缺陷影响了体内形成超长链脂肪酸的辅酶 A 衍生物的能力。性染色体隐性遗传形式多在儿童期或成年时发病。肾上腺功能障碍可先于或与神经系统功能障碍同时出现，包括伴有锥体束征和小脑体征的痴呆和视觉障碍，还可有精神分裂症。

脱髓鞘主要发生于脑白质中央、视神经、内囊和联合纤维，U 型纤维不受累（图 13-51）。肾上腺病变在尸检中也可能难于辨认。血清超长链脂肪酸水平可升高。

有些患者更多表现为周围神经病，伴肾上腺功能障碍和脊髓髓鞘变性，脑部髓鞘变性罕见（称为肾上腺脊髓神经病）。

其他脑白质病

尚不清楚某些脑白质营养不良是溶酶体病还是过

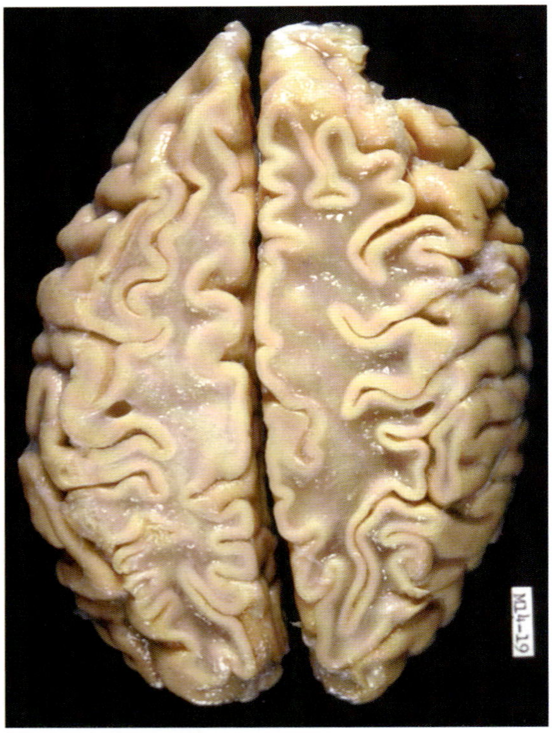

图 13-51 肾上腺脑白质营养不良。双侧大脑半球白质广泛性改变

氧化物酶体病所致。它们绝大多数出现在婴儿期或儿童期，下文仅简要论述。

佩 – 梅二氏病（Pelizaeus–Merzbacher 病）

该病可导致髓鞘蛋白脂蛋白不足或缺失，为 X 连锁隐性遗传。临床表现包括眼球震颤、发育不良、锥体束征和小脑体征。患者可存活至成年。大脑萎缩。组织学表现为髓鞘染色减少或缺乏，可见未受累髓鞘的痕迹，所有髓鞘的轴突相对保留。对整体包埋的标本进行髓鞘染色，受损和保留髓鞘交替出现的部位可呈条带样或“虎斑样”改变。周围神经正常（图 13-52）。

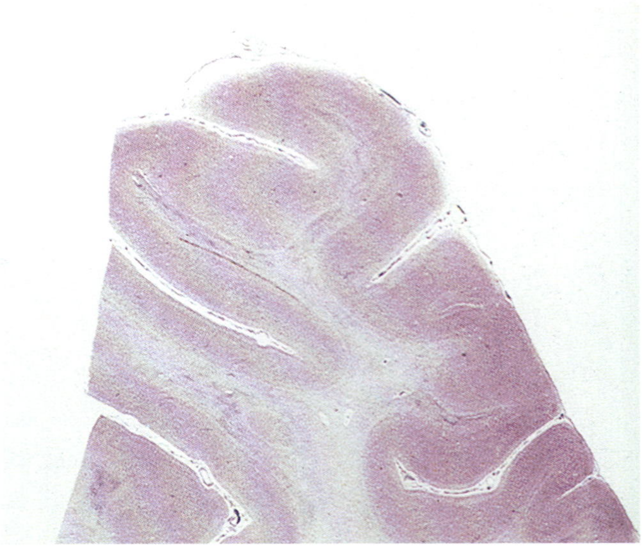

图 13-52 佩 - 梅二氏病。枕叶切片显示广泛性髓鞘脱失伴一些血管周围有保留的髓鞘，形成虎斑状改变

卡纳万病（Canavan 病）

卡纳万病为常染色体隐性遗传，由天冬氨酸酰化酶活性缺陷引起。通常在出生后几个月内发病，表现为肌张力减退，后进展为肌张力亢进，同时伴有精神发育迟滞、癫痫、视神经萎缩、眼球活动异常。脑白质严重褪色，并呈凝胶状。组织学显示脑白质内有空泡形成，且伴有广泛的髓鞘缺失和胶质细胞增生。脑白质的弓形区在该病中严重受累，但在大多数脑白质营养不良疾病中脑白质弓形区不易受累。卡纳万病可解释大多数或所有具有 van-Bogaert-Bertrand 综合征的脑白质海绵状变性的病例。大脑皮质中可见含有异常线粒体的苍白的星形胶质细胞（图 13-53）。

亚历山大病（Alexander 病）

亚历山大病一般散发，婴儿期或童年起病，伴发育迟缓和顽固性癫痫。脑积水常见，有时为星形胶质

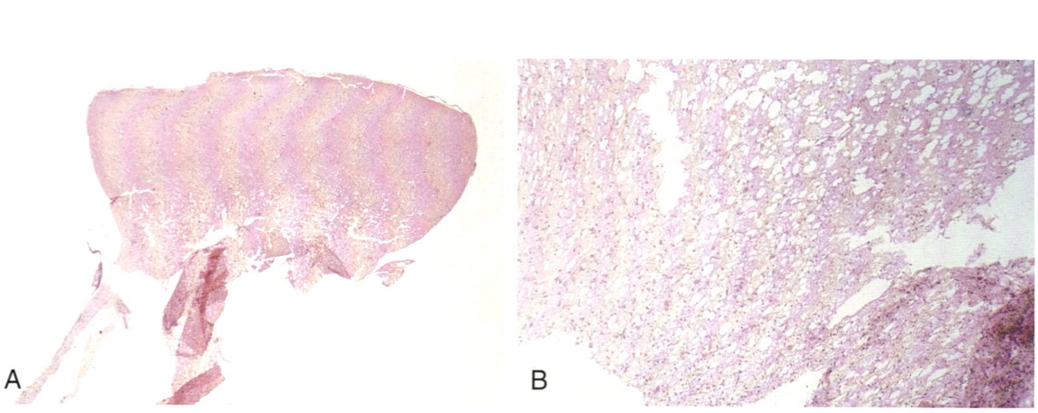

图 13-53 卡纳万病。**A**. 海绵状空泡形成（HE 染色，×10）。**B**. 特征性的海绵状脑白质（HE 染色，×63）

细胞增殖阻塞中脑导水管所致。即使无脑积水也可出现大头畸形（图 13-54）。可见广泛脱髓鞘和罗森塔尔纤维沉积，后者主要见于血管周围及软膜下和室管膜下（图 13-55）。该病目前认为是由编码胶质原纤维酸性蛋白的基因突变引起，这种蛋白是星形胶质细胞骨架的主要成分。还有研究报道了一种表现更为局限的成人类型。

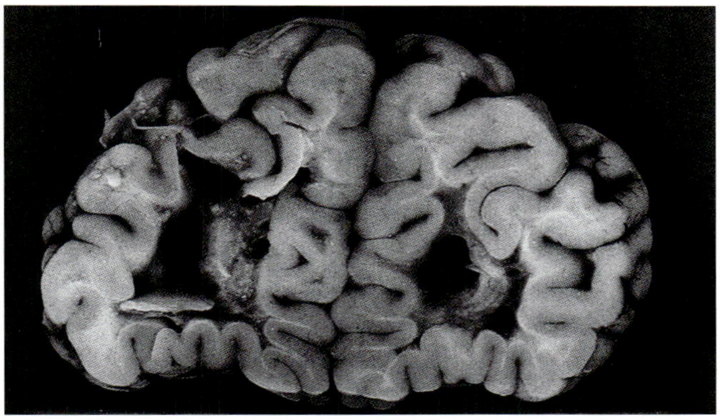

图 13-54 亚历山大病。通过额叶的冠状位切片显示脑深部白质内有伴囊性变的脱髓鞘改变

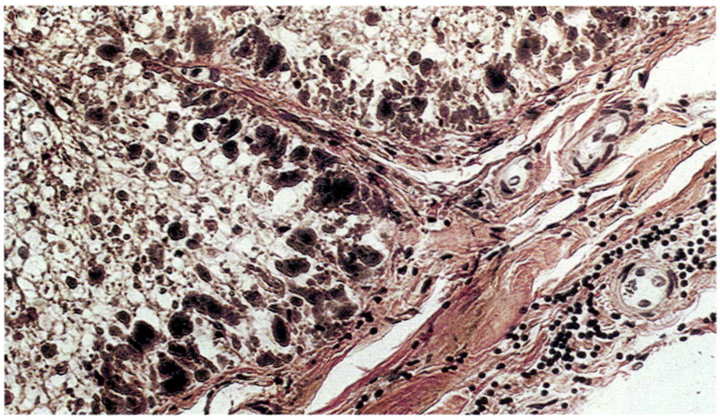

图 13-55 亚历山大病。透明小体沿脊髓的软膜表面排列，并围绕一根穿支血管（苏木精和 van Gieson 染色，×400）

第十四章

脊椎和脊髓疾病

李险峰　王佳楠　译

脊椎退行性疾病

尽管许多人并无临床症状，但椎间盘结构变化是随年龄增长不可避免的结果。随着年龄增大，髓核含水量下降，并且在纤维环周围出现裂缝。若裂缝呈放射状而非圆周形，并且位置靠后，髓核的成分可以疝入到椎管内，而纤维环的成分可以突出超过正常界限。椎间盘突出甚至在中年就常见，尽管其可能导致椎管狭窄，但绝大多数患者并无临床症状。如果纤维环先天发育缺陷，则更易出现椎间盘突出。髓核萎缩可使纤维环脱垂或折叠，然后被相邻椎体牵拉，导致骨赘形成。同时，关节突关节可以出现骨赘等退行性改变。

与脊椎退行性疾病相关的症状一般由髓核或纤维环突出以及骨赘形成引起的椎间孔和/或椎管狭窄所致，部分病例还伴有黄韧带硬化。患者关节韧带常变厚，或因软骨化和骨化而变得异常僵硬。由于椎骨间关节为复合真性关节，关节面被覆软骨，机械压力刺激可使滑膜增生，从而形成关节滑膜囊肿，也可造成脊髓或神经根受压迫。先天性椎管狭窄或先天性短椎弓根更易出现这些情况。纤维环或髓核向后突出，在颈椎可压迫脊髓，在腰段可压迫马尾神经根。纤维环或非钙化（软化）的椎间盘向后外侧突出，或关节突关节及椎体的骨赘，均可导致椎间孔中的神经根受压，并且颈椎较腰椎更多见。

多种运动方式都可使椎管狭窄者发生脊髓损伤和脊髓疾病。齿状韧带在脊髓病和脊髓损伤中所起的作用尚不清楚。通常，脊髓的外侧柱最易受损，可有脱髓鞘、白质胶质增生、神经细胞坏死和灰质胶质增生等病变。

神经根和相邻椎体的对应关系在颈椎和腰椎有显著不同，譬如在颈椎 C4-5 水平，C5 神经根在第 5 颈椎上方发出（C4-5 椎间孔的内侧面），一般认为可能受到 C4-5 椎间盘突出压迫（图 14-1）。而 L5 神经根从 L4 椎体相对应的鞘内发出，经过 L4-5 椎间盘后外侧面下行，沿着 L5 椎体进入到 L5 椎体的下一个椎

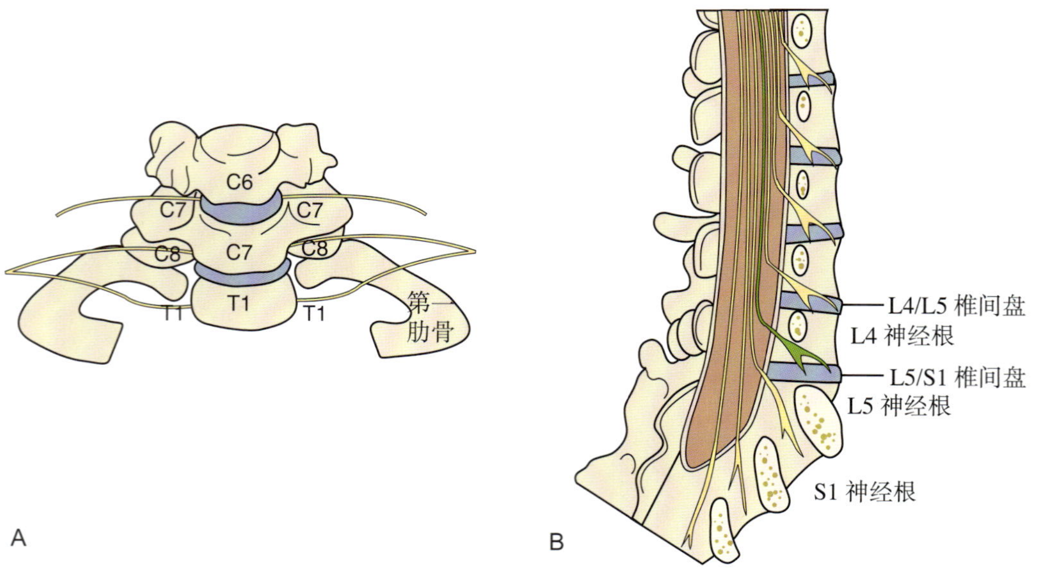

图 14-1　神经根与椎体、椎间盘和关节面的关系。**A**. 颈椎节段。**B**. 腰椎节段

间孔发出。因此，L4-5 椎间盘突出通常影响 L5 神经根，只有其严重突出到外侧或远端时才累及 L4 神经根。

颈椎间盘疾病

颈椎病

颈椎退行性疾病最常发生在 C5-6 和 C6-7 水平。

颈神经根病

一般情况下，如果是神经根病变，患者会主诉颈部疼痛，并伴有肩胛内侧面、肩部或上肢的放射痛。神经根压迫所致疼痛呈节段性分布。感觉症状无论是感觉异常或麻木，均定位于受累的神经根（图 14-2）。

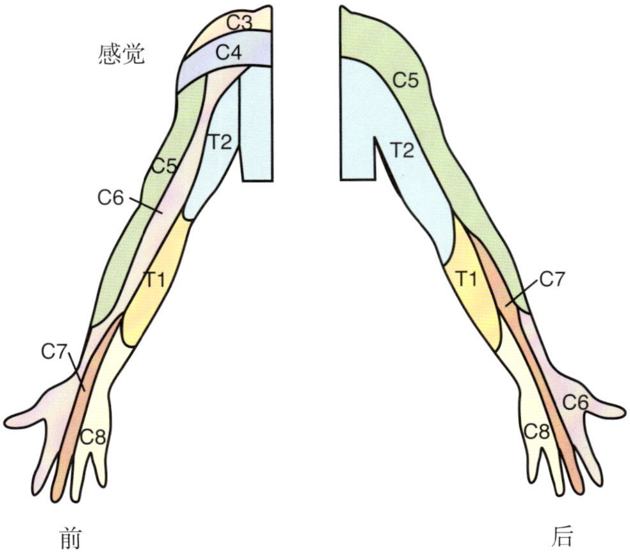

图 14-2 颈髓和上胸段皮节

临床查体可见颈部运动受限，有时可见颈部姿势改变。颈部运动经常会诱发典型的疼痛，肌无力的分布与受累神经根支配区一致（图 14-3），晚期可出现废用性萎缩（图 14-4）。

反射检查有助于受累神经根的定位。肱二头肌或旋后肌反射减低或消失提示伴有 C5 或 C6 水平的病变，如果这一水平同时有脊髓受压，反射可不减低或消失。肱三头肌反射减低见于 C7 神经根受损，有时也可见于 C6 神经根受损。皮肤感觉缺失的区域反映了受损神经根的分布。

颈髓病

虽然脊髓多节段压迫较常见，尤其是有先天性椎管狭窄或强直性脊柱炎时，但颈椎病所致脊髓受压更常见于 C5-6 或 C6-7 椎间盘病变。根性感觉症状不常见，大多数患者隐匿地出现脊髓受压的体征和症状。其临床表现取决于脊髓受压迫节段。目前认为有五种类型（表 14-1）。

运动和反射改变

肌肉		反射	
C5	脊柱的	C5	
	旋后肌 三角肌 肱二头肌		肱二头肌 旋后肌
C6	肱三头肌	C6 C7	肱三头肌
C7	指伸肌群		
C8	指长屈肌		

图 14-3 颈神经根受压后肌无力和反射改变的分布

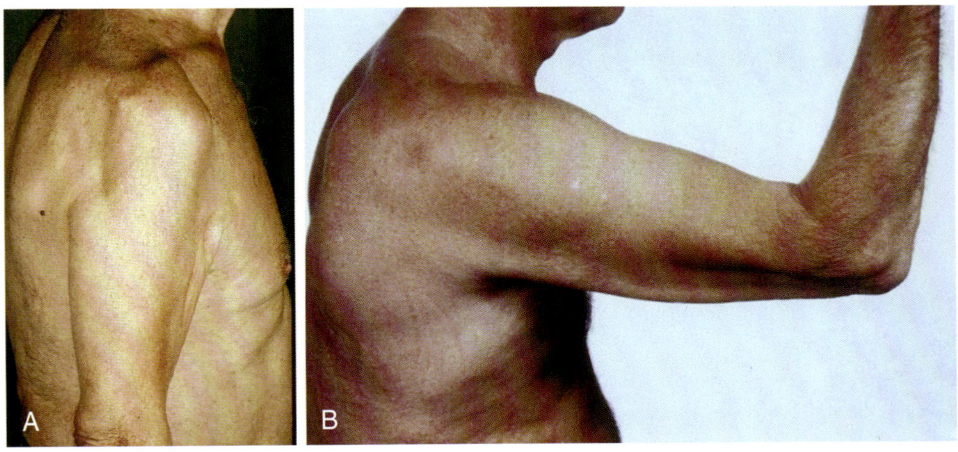

图 14-4 C4-5 椎间盘突出，三角肌、冈上肌和冈下肌萎缩（**A**）；伴有 C5-6 椎间盘突出的右侧肱三头肌萎缩（**B**）

表 14-1 颈髓疾病的分型

分型	表现
1 横贯型	病变水平以下长束受累，病变水平的节段性下运动神经元（lower motor neuron，LMN）病变
2 运动综合征	混合有 LMN 和上运动神经元症状表现，很少或没有感觉受累
3 脊髓中央综合征	固定的损害，主要累及双上肢
4 Brown-Séquard 综合征	
5 脊髓病和根性痛	

辅助检查

放射平片检查

颈椎退行性改变在老年人中十分常见。有证据表明在 65 岁以上患者中，95% 的男性和 70% 的女性放射学检查可发现有颈椎退行性改变。如果椎间孔狭窄与临床受累神经根一致，则支持神经根型颈椎病的诊断。颈椎斜位片有助于诊断关节突或椎体骨赘突入椎间孔（图 14-5）。

电生理学检查

电生理学能够提供确诊脊髓或神经根受累的依据，节段性失神经改变提示神经根病变，还可对相应的上肢肌肉进行 H 反射检查以辅助诊断。目前研究表明，体感诱发电位对于神经根和脊髓综合征的鉴别诊断价值有限。

CT 成像

CT 成像仅用于不能耐受 MRI 检查或存在 MRI 检查禁忌证的患者（图 14-6）。

磁共振成像

MRI 是颈神经根病变和脊髓病变的首选影像诊断方法。使用薄层扫描、高分辨技术，可观察到神经根经过椎间孔，并诊断其是否被压迫（图 14-7）；还可诊断脊髓受压的部位和程度（图 14-8）。在 15% 的脊髓受压患者中，T2 加权像上可见高信号。一般来说，信号改变往往与更严重的脊髓病变有关，手术后信号改变消失与预后好具有强的相关性（图 14-9）。

治疗

颈神经根病

大多数患者的神经根型颈椎病可自愈，对症止痛即可。同其他物理治疗方法一样，颈托制动的效果尚待证实。手术有助于治疗椎间盘脱出继发的牵涉痛，但对骨赘形成所致的相关症状作用有限。

颈髓病

大多数颈髓病患者在经过初期症状加重期后，病情可维持稳定多年。由于缺乏高质量的临床对照研究，颈椎板切除术作用可能有限。年龄增大，颈椎前凸逐渐消失，MRI 上脊髓内高信号的改变等因素降

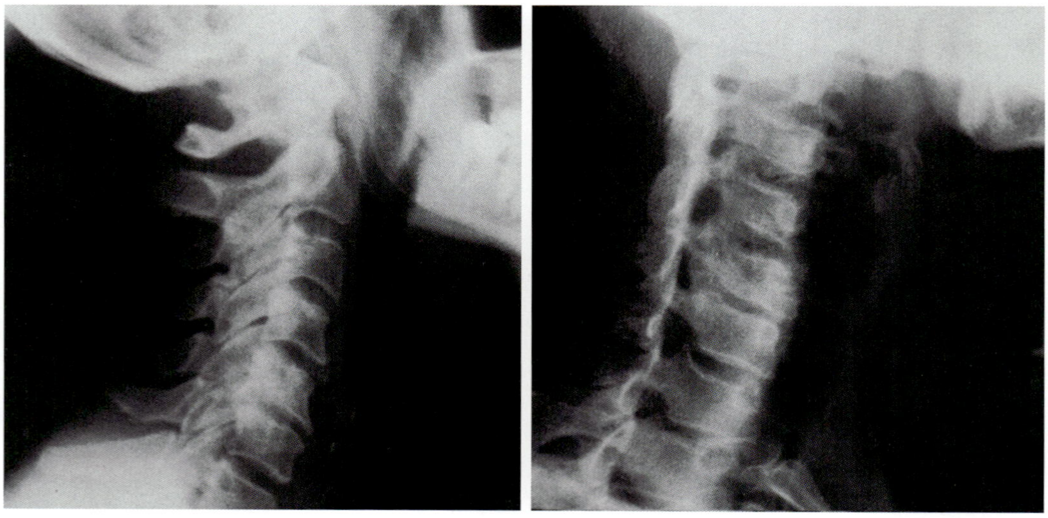

图 14-5 颈椎关节强直：颈椎平片（侧位和右斜位）显示 C5-6 骨赘突入到椎间孔中

低了椎板切除术后症状改善的可能性。颈前路减压伴或不伴椎间植骨术更加常用（图 14-10）。椎间植骨术患者的影像学改善更好，但无证据显示临床结果的改善更好。

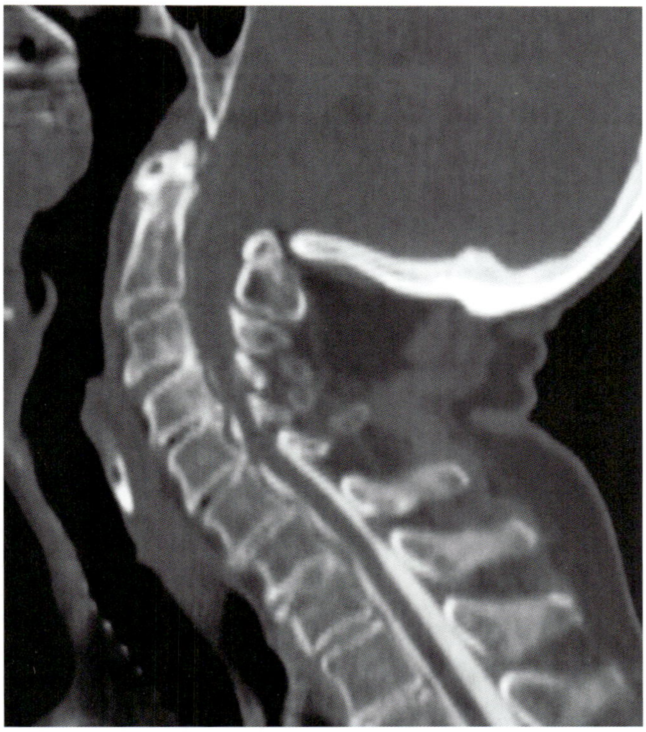

图 14-6　CT 脊髓成像。C5-6 颈髓病变，由椎间盘前凸和颈椎后屈所致

胸椎间盘疾病

胸椎间盘病变罕见，临床表现常与良性肿瘤混淆，主要发生于男性患者的下胸段脊髓，表现为缓慢进展的痉挛性截瘫。患者症状可为运动、感觉或混合性，常诉由运动诱发。约半数患者可见椎间盘钙化，CT 或 MRI 有助于诊断椎间盘突出和钙化（图 14-11）。手术是最主要的治疗方法，但并发症发生率也相对较高。

腰椎间盘疾病

超过 90% 的腰椎间盘突出发生于腰椎下两节，分后外侧型、侧位型和中央型突出（图 14-12）。疼痛是后外侧型腰椎间盘突出症的主要临床表现。

后外侧型腰椎间盘突出症

疼痛是腰椎间盘突出症的突出特点，神经根未受累时，即可出现臀部和大腿上部疼痛。常见的疼痛区

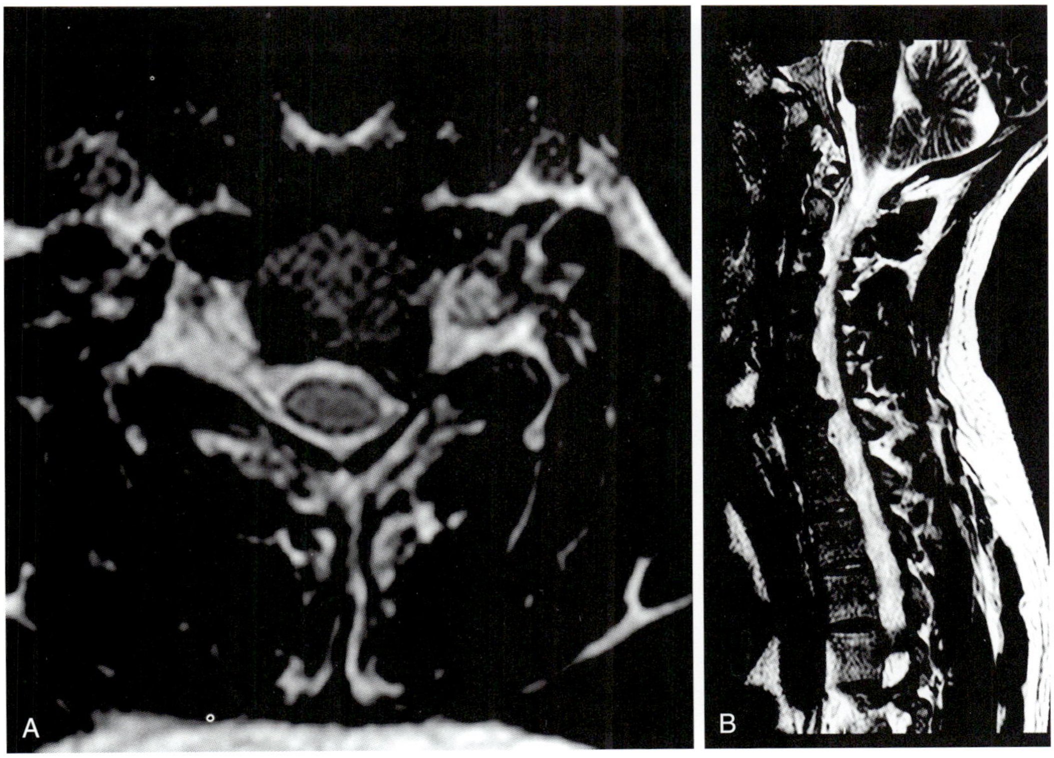

图 14-7　颈神经根病。MRI 显示椎间盘左侧突出。**A**. 轴位。**B**. 矢状位

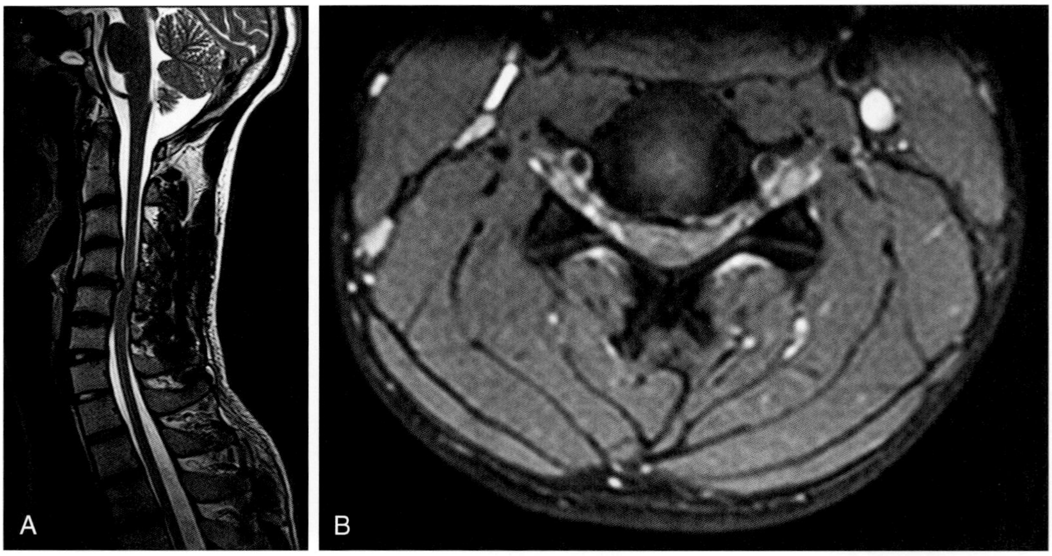

图 14-8 颈髓病。MRI 显示脊髓受压早期。**A**. 矢状位；**B**. 轴位

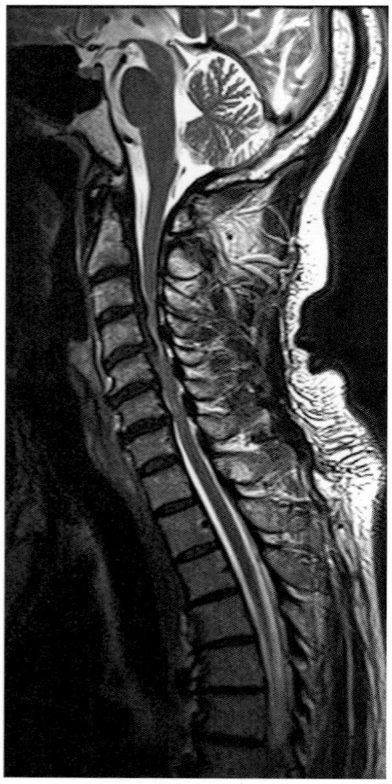

图 14-9 颈髓病。颈髓多节段退行性改变及受压处异常信号

域包括下腰椎中线或其周围，以及骶髂关节和臀部内侧面，这些部位可有局灶性压痛。虽然许多人先前有腰椎损伤病史，但多数较轻。根性痛与背痛可同时或单独出现。根据神经根的解剖走行路径诊断受累神经根比较复杂，另外，下肢肌肉节段性神经支配的变异性也增加了确诊的难度。一般来说，牵拉可使根性痛加重。疼痛从背部延伸至大腿前部提示上腰段神经根受累。根据大腿后部或臀部疼痛鉴别诊断 L5 或 S1 神经根病变的价值有限。小腿外侧疼痛更可能与 L5 相关，而小腿内侧疼痛与 L4 相关。感觉症状多见，并通常表现为节段性。

硬膜囊和椎弓根之间的区域称为侧隐窝，这一部位的神经根受压产生的疼痛与后外侧椎间盘突出症引起的疼痛非常相似，但常由运动加重。

体格检查包括脊柱的检查、各种牵拉试验的临床表现和对根据受累神经根分布的局灶体征的评估（图 14-13）。L4 水平受压表现为股四头肌和胫前肌肌力减弱，伴有其内侧皮肤感觉的变化和膝反射减低（图 14-14）。L5 神经根受压可仅表现为踇长伸肌肌力减弱。皮肤感觉变化主要位于小腿外侧。S1 神经根综合征，可出现臀肌、绳肌或小腿肌力减弱，踝反射一般减低或消失，感觉变化主要在足背的外侧面。

中央型腰椎间盘突出症

中央型腰椎间盘突出发生后，马尾受压症状常突然出现，并且可以不伴前驱背痛症状。患者表现为椎旁局限性的剧烈疼痛，可放射到双下肢。一般有严重的下肢远端无力（图 14-15）伴足下垂，同时有踝反射减低和括约肌功能受损，鞍区麻痹常见。

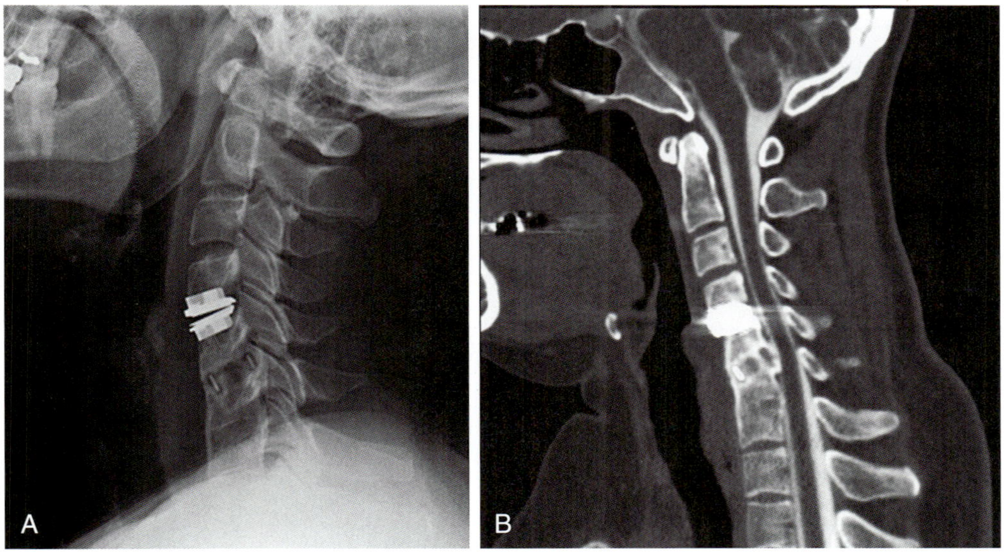

图 14-10　Cloward 手术。术后改变和外科手术进程。**A**. 平片。**B**. CT 像。C6～C7(第一次手术)可见椎骨融合(Cloward 手术)。C5～C6(第二次手术)，在椎间盘处有一装置(防止椎间孔狭窄)。C4～C5(第三次手术)有一垫片材料使颈椎能够有一定的活动度

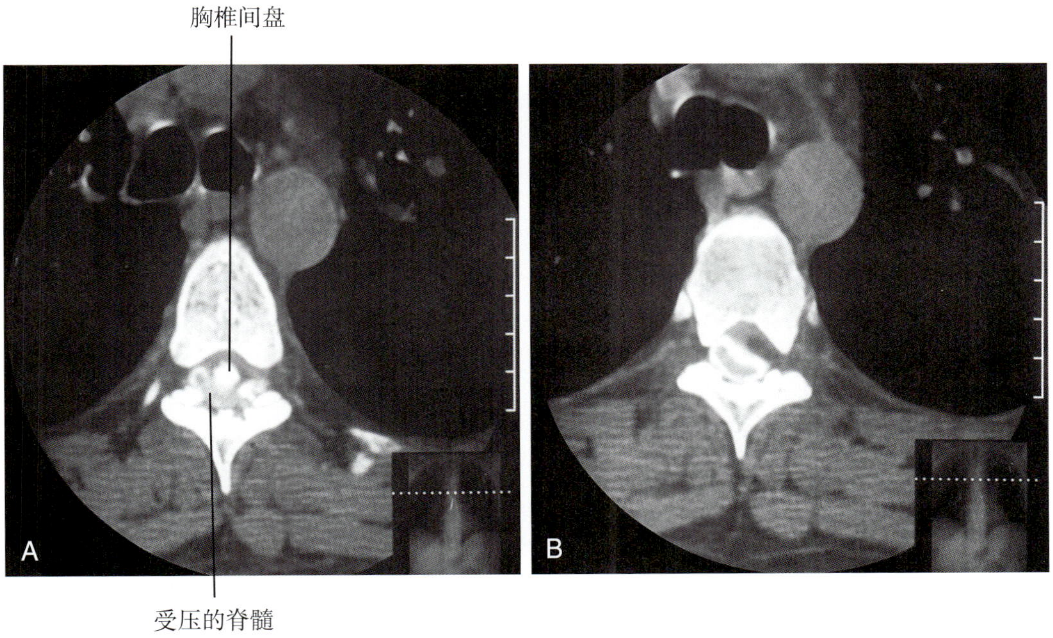

图 14-11　胸椎间盘病。CT 脊髓成像显示两个阶段水平的脊髓严重受压

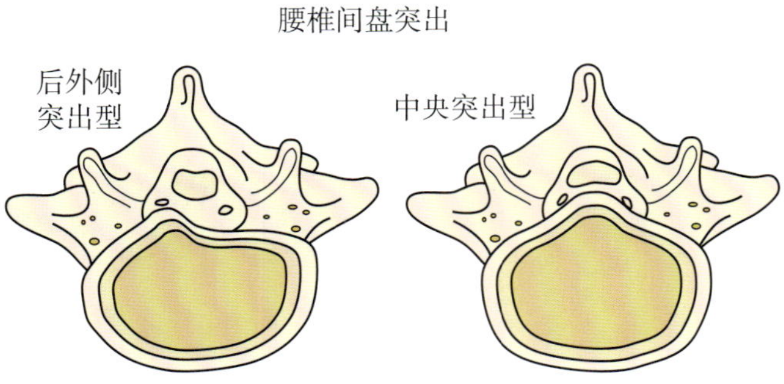

图 14-12　腰椎间盘突出的分型

腰椎间盘疾病的辅助检查

X 线平片

X 线平片对腰神经根病诊断价值非常有限。过伸 - 过屈位片常用来评估滑脱病变，斜位片可用来观察椎弓峡部病变(图 14-16)。

运动、反射和感觉的改变

肌肉	反射
L4、L5：胫前肌，踇长伸肌 L5、S1：腓肠肌；比目肌	L4 膝（+L2、L3） L5 无反射 S1 踝

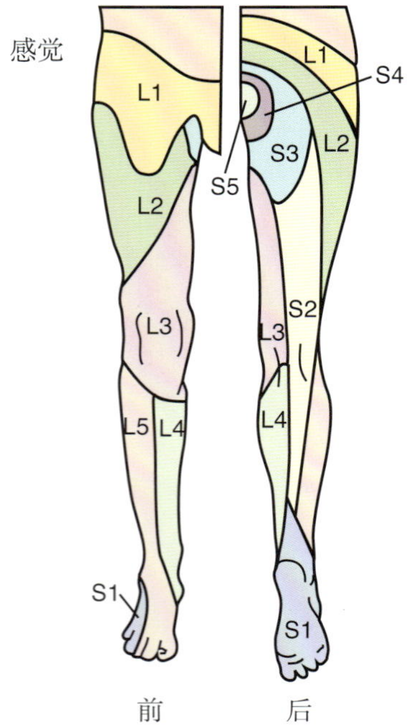

图 14-13 腰骶神经根病的运动、感觉和反射的改变

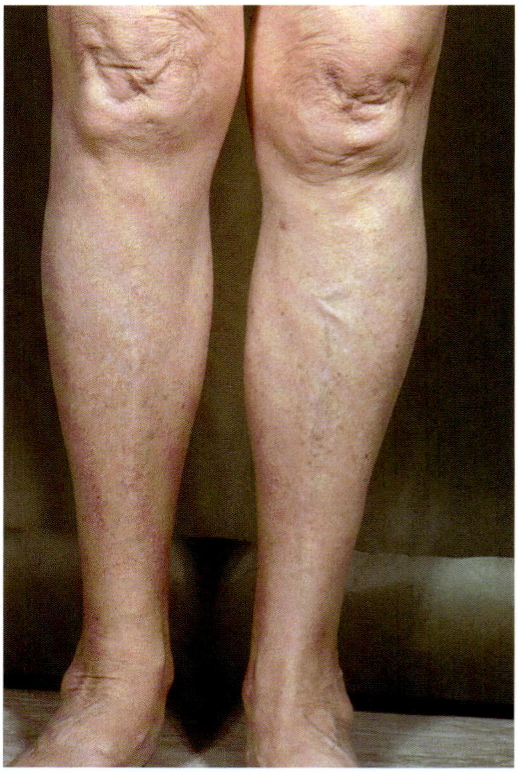

图 14-14 L4 神经根综合征患者扁平的右侧胫前肌

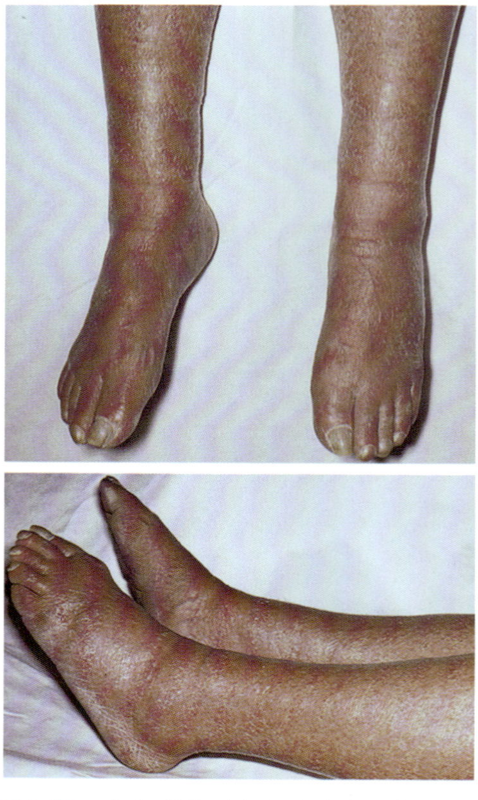

图 14-15 中央型椎间盘突出症。双侧足下垂

CT 成像

CT 成像仅用于不能耐受 MRI 检查或有 MRI 检查禁忌证的患者。

MRI

MRI 是首选的确诊腰椎间盘突出症的影像检查技术，其适应证为疑诊神经根受压但经初始保守治疗失败并查体有支持体征者。有证据表明保守治疗椎间盘突出症有效，如影像检查提示突出的程度可自发减轻。对 MRI 任何异常的解释应当考虑到正常个体中的表现。在无症状患者中，尤其是超过 60 岁者，高达 1/3 的患者有椎间盘突出；1/5 有椎管狭窄。

椎间盘病变加重的征象为充满液体的部分破裂，T2 加权像表现为高信号，伴随变化包括相邻终板的信号改变（图 14-17）。可见到纤维环破裂，单纯椎间盘膨出表现为椎间盘突出超过了椎骨终板的边缘。局

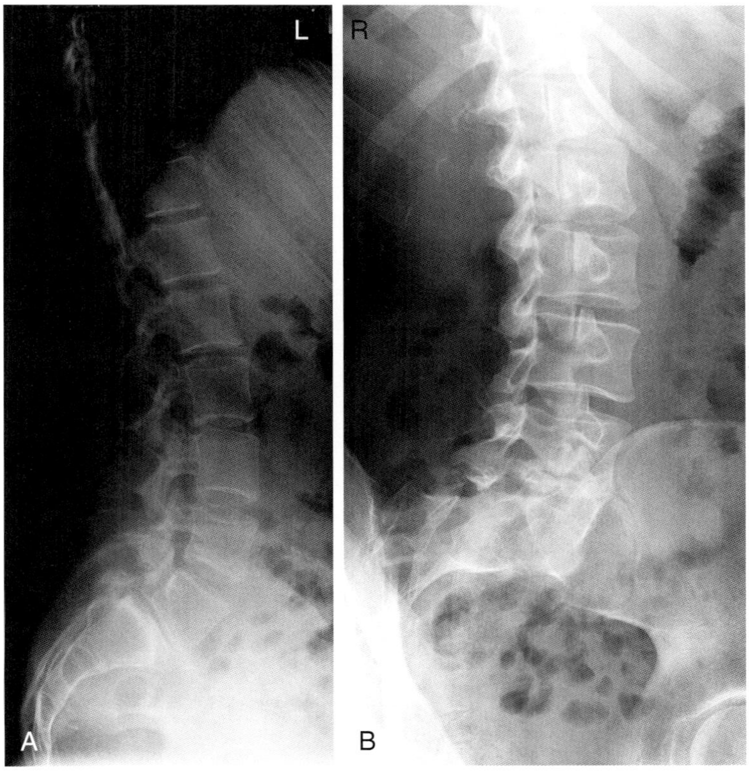

图 14-16　腰椎关节强直。L5～S1 处因部分缺损向前滑脱。**A**. 侧位像。**B**. 斜位像

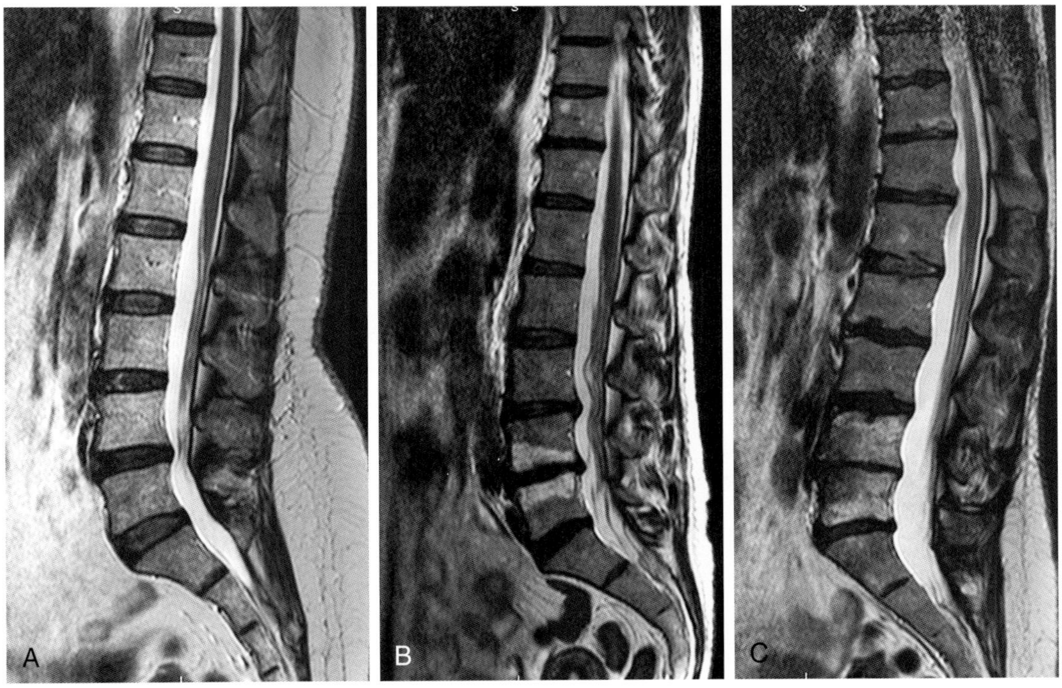

图 14-17　腰椎关节强直。椎间盘及终板退行性改变。MRI 显示不断加重的改变。**A**. 脱水的椎间盘。**B**. 椎间盘脱水、相邻终板改变和椎间盘轻度变薄。**C**. 椎间盘厚度完全消失及广泛的椎体信号改变

部的椎间盘移动超过椎间隙称为突出，根据椎间盘突出的程度和压迫的部位可分为突出型、脱出型和游离型（图 14-18）。

其他技术

虽然下肢肌肉的节段性神经支配常有变异，但电生理技术，特别是当不确定腰椎间盘突出的节段时，发现去神经支配现象有助于诊断。包括椎旁肌肉在内的检查将增强其准确性。术前神经根阻滞技术可辅助诊断受累的神经根。

椎管狭窄

虽然部分患者的椎管狭窄是先天性的，但更多患者继发于腰椎管中骨质增生、黄韧带肥厚或椎间盘退行性变。狭窄主要影响中央管、腰椎侧隐窝、椎间孔或神经根管（图 14-19）。

椎管狭窄患者多为中年男性，一般表现为行走或站立时，下肢出现阵发性麻木或感觉异常，而非疼痛。症状从肢体远端向近端扩展，在休息或平躺几分钟后症状缓解，查体一般为阴性。腰椎侧隐窝狭窄可导致腿痛和感觉异常。

腰椎侧隐窝的边界由椎体和椎间盘的后部、椎弓根和上关节面组成。上关节面的骨质增生可导致神经根在隐窝中受压，形成类似于椎间盘突出症的表现。

应选择 MRI 进行检查，可发现先天性椎管狭窄、关节面退行性变、黄韧带骨化肥厚和椎间盘退行性变（图 14-20）。其他一些疾病也可导致椎管狭窄，包括软骨发育不全症和 Paget 病（图 14-21）。罕见地，在主动脉末端严重狭窄的患者中可见到表现为神经源性

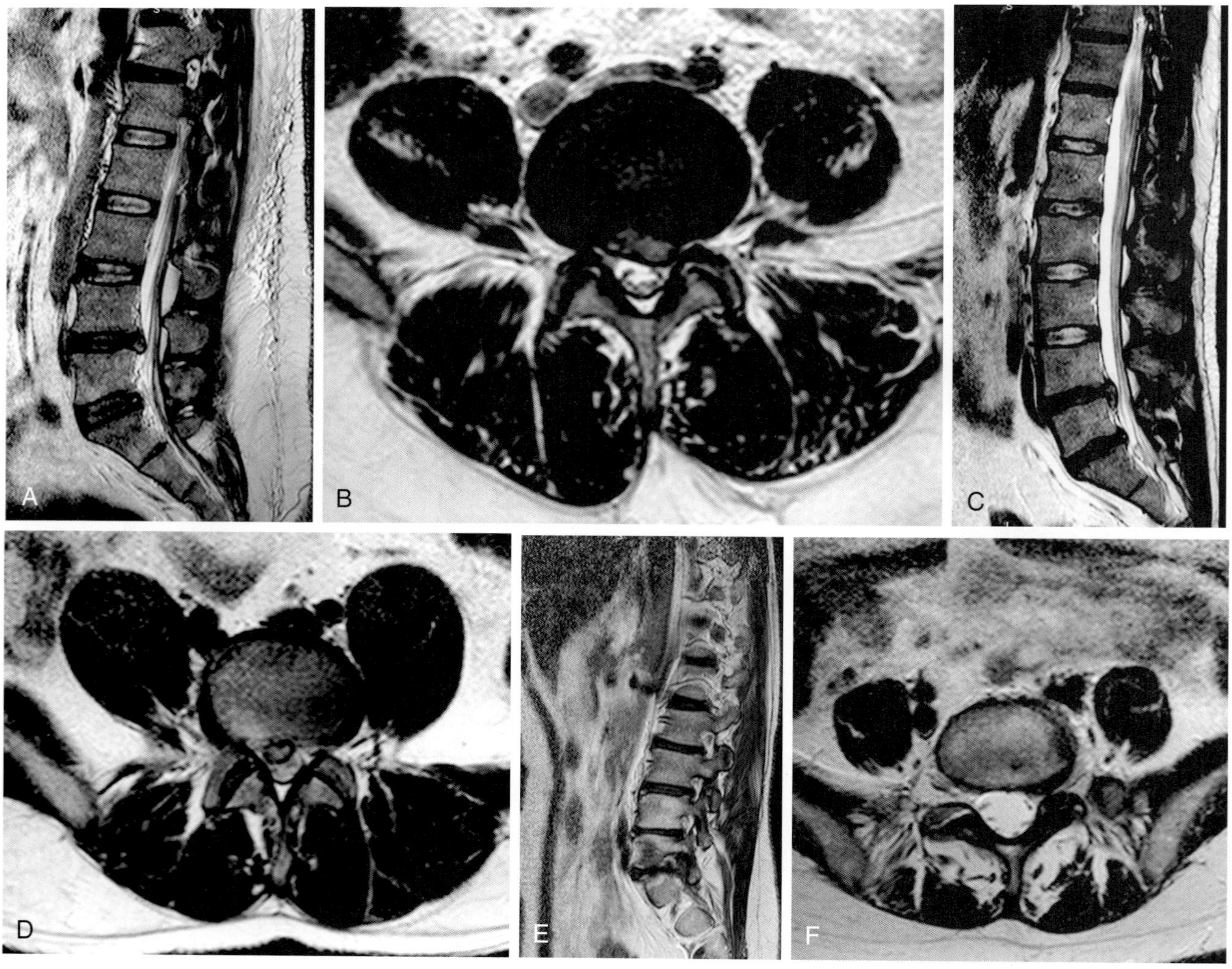

图 14-18 腰椎间盘突出伴神经根受压。3 对 MRI 影像显示旁中央型椎间盘突出（**A** 和 **B**）；旁中央凸出的椎间盘（**C** 和 **D**）；以及椎间盘凸出于椎间孔中（**E** 和 **F**）

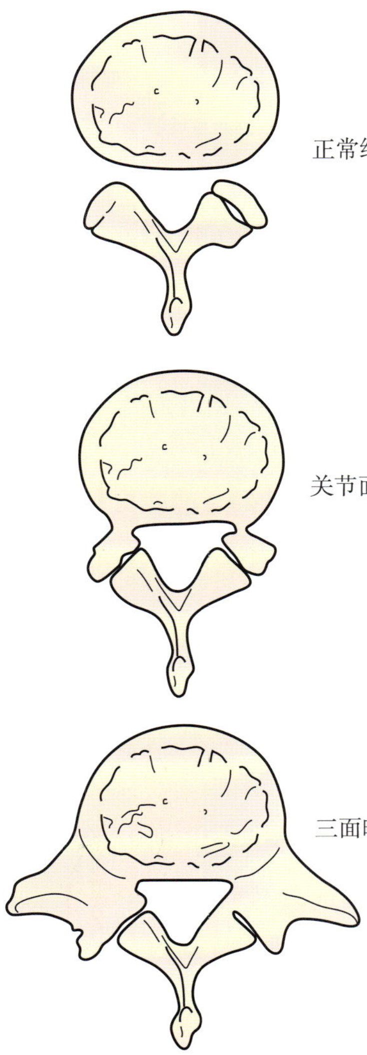

图 14-19 各种情况的腰椎管

跛行的临床综合征（图 14-22）。

如果椎管或椎间孔狭窄的症状严重影响到功能，可行手术或硬膜外注射治疗，中央型椎间盘突出症应立即手术。后外侧型椎间盘突出症早期可行保守治疗，严重疼痛患者可行神经根注射治疗（图 14-23），如果休息后症状仍不能缓解或频繁复发则应行手术治疗。如果临床确诊为局灶压迫性神经根综合征并经辅助检查证实，手术是解除肢体疼痛非常好的方法。

脊椎 Paget 病

Paget 病累及脊柱常导致一个或多个胸椎或腰椎椎体部分或全部的过度骨性增生（图 14-24）。增生的骨块或复杂骨折可致脊髓或神经根受损，或神经源性跛行综合征。常有疼痛症状。2/3 患者可累及颅骨。颅骨平片可见各种改变，包括“棉絮”样颅骨和伴有颅底凹陷的扁平颅底。CT 检查可发现一系列颅骨改变（图 14-25）。MRI（T1 加权像）显示黄骨髓呈高信号，晚期骨髓内信号减少，最后变为低信号（图 14-26）。颅底受累可致脑神经受压或颅底凹陷并继发性脑积水。

类风湿关节炎和脊椎

类风湿关节炎影响颈椎并非少见。寰枢椎或下颈椎关节半脱位为特征性表现。寰枢椎关节半脱位定义

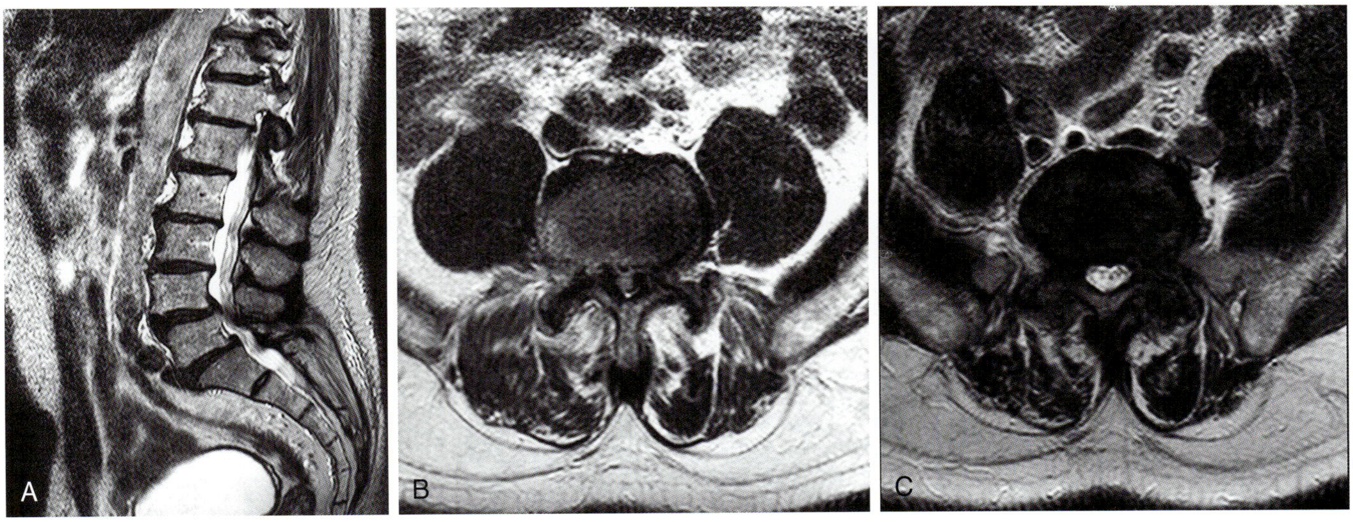

图 14-20 腰椎管狭窄。L4~L5 MRI 影像矢状位（**A**）和轴位（**B**）及 L5~S1 轴位像（**C**），显示 L4~L5 椎管狭窄

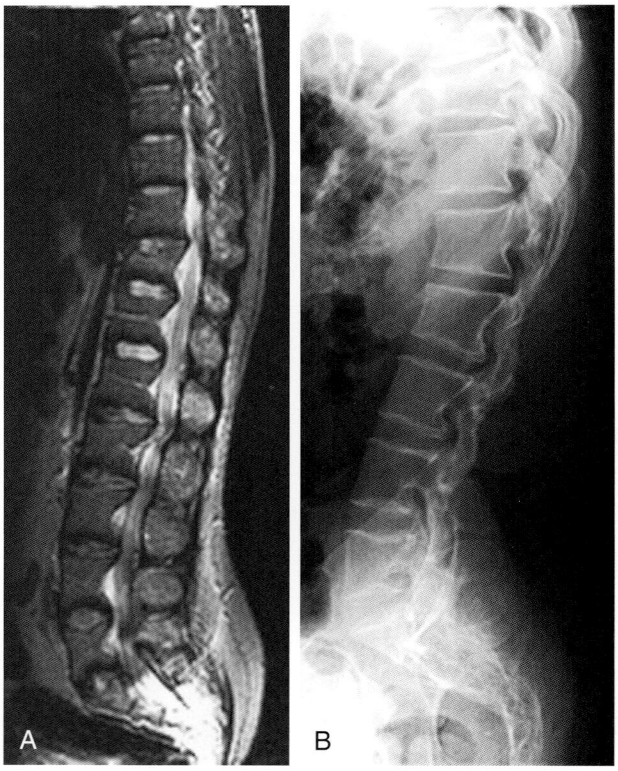

图 14-21 软骨发育不全症。由先天性短椎弓根加退行性改变所致的椎管多处严重狭窄。**A**. MRI。**B**. 平片。注意椎体后部呈扇贝样是软骨发育不全症的特征性表现

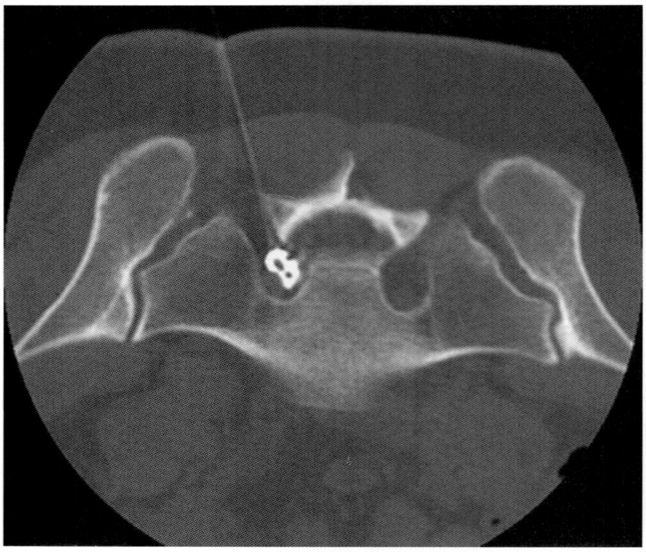

图 14-23 CT 引导下左侧 S1 神经根注射缓解疼痛。首先注入对比剂以确定位置

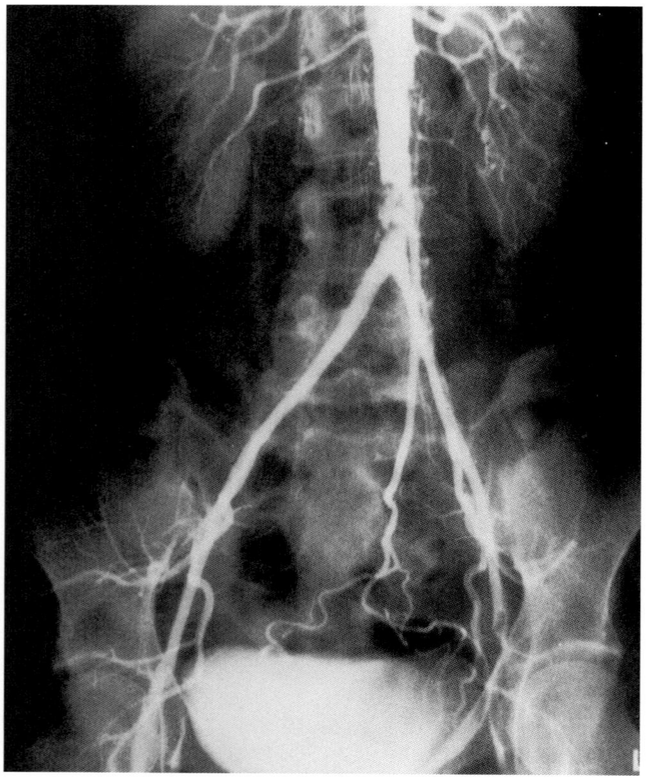

图 14-22 由于主动脉末端严重狭窄所致的马尾性间歇性跛行

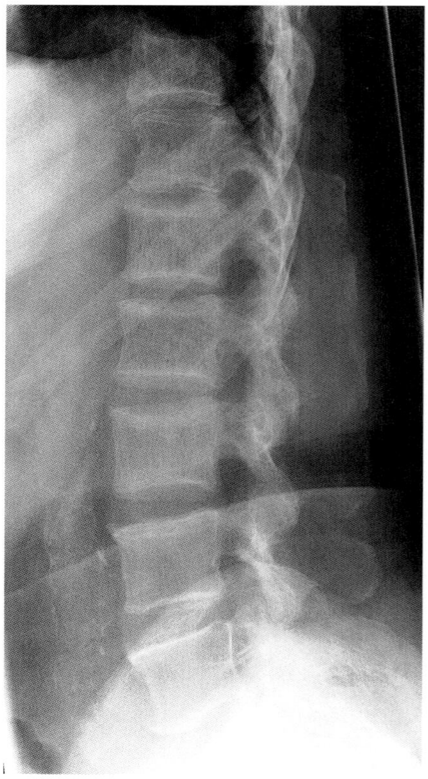

图 14-24 脊椎 Paget 病。放射平片。注意骨小梁排列稀疏

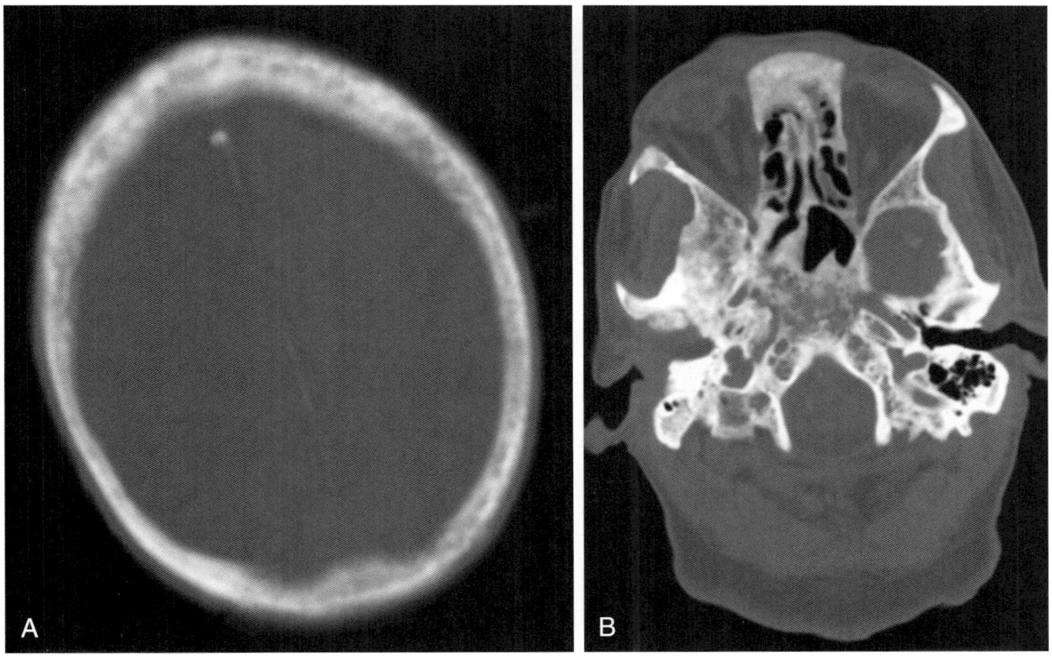

图 14-25　颅骨 Paget 病。CT 像。**A**. 颅骨穹窿。**B**. 颅底片状病变

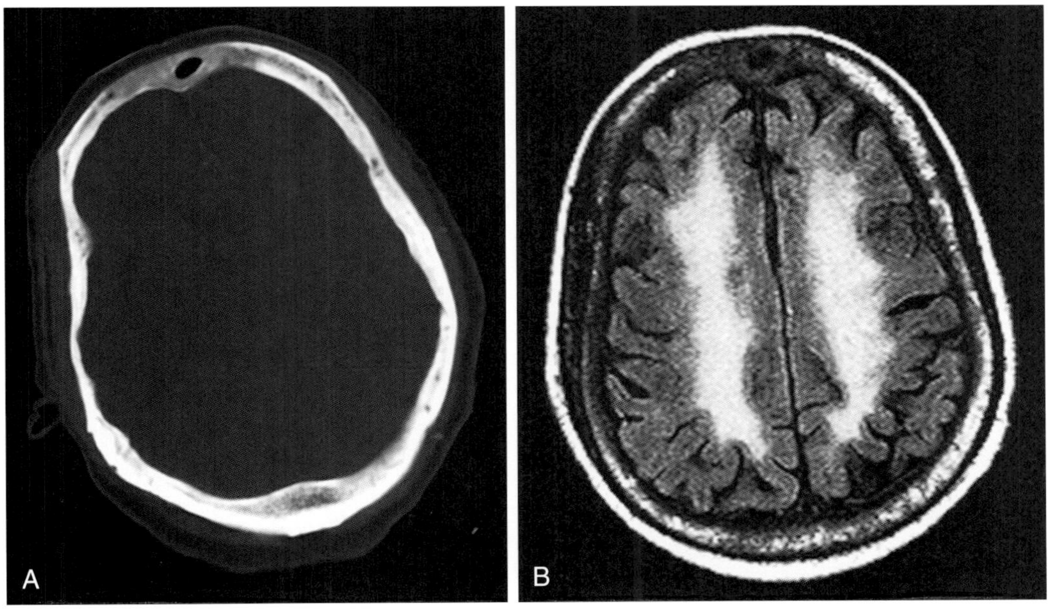

图 14-26　颅骨 Paget 病。MRI 可见前部伴有骨髓信号改变的变形性骨片。**A**. CT。**B**. MRI

的关键点为：男性分离超过 3cm，女性超过 2.5cm。其他改变包括伴颈椎椎间盘间隙变小的骨质疏松，但骨赘形成相对较少和椎骨终板受损相对较轻（图 14-27）。

虽然出现这些影像学改变的患者可无症状，但撕裂样疼痛通常是突出的表现，一般位于枕神经（C3）分布的颅骨枕部——称为“枕神经痛”。颈部查体有时可见突出的 C2 棘突。

半脱位引起的神经系统症状可有痉挛性四肢力弱，常因寰椎、枢椎和枕骨于后部融合所致。CT 平扫检查齿状突优于 X 线平片，而 MRI 检查优于 CT。MRI 可观察到整个脊柱、关节翳形成的范围和脊髓受压的程度。T1 加权像齿状突脂肪垫消失提示关节翳形成。

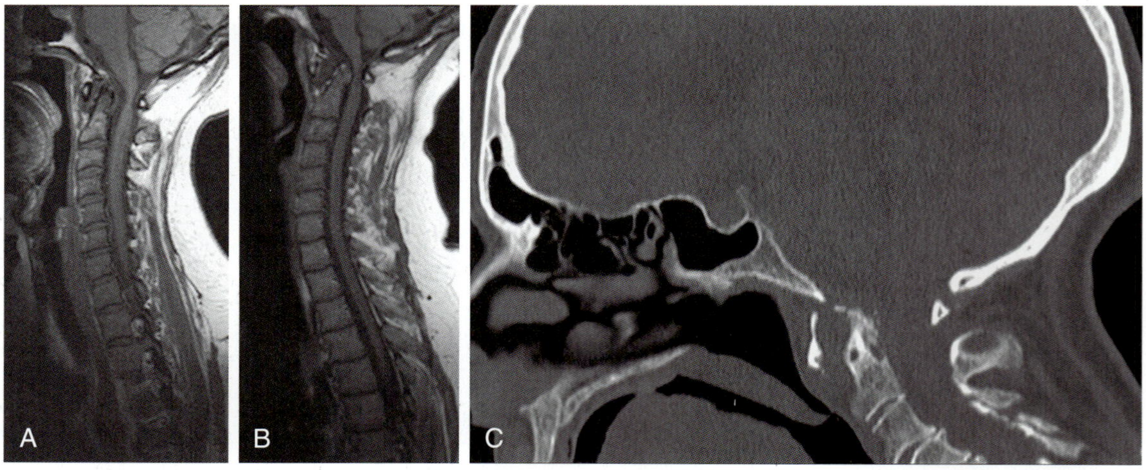

图 14-27 类风湿关节炎。**A** 和 **B**，同一患者相隔 6 年的颈椎 MRI 影像，显示不断增长的骨赘，并且 C1 齿状突和前弓之间距离不断扩大，伴相应的椎管直径减小。**C**. CT 显示齿状突受损

感染

硬脊膜外脓肿

血源性感染播散是硬脊膜外脓肿的常见原因，部分病例由手术操作引起，包括硬膜外注射和开放性手术。感染一般为金黄色葡萄球菌所致，感染通常始发于椎体，逐渐蔓延到硬膜外，脓肿最好发于腰骶区。常见累及脊髓血管。约一半病例可有诱因，包括糖尿病、静脉注射毒品、酗酒和肾衰竭。

几乎均以背痛起病，大多数病人出现发热。神经系统查体可见根性或节段性感觉缺失、肢体无力和括约肌功能障碍。病程呈双峰模式，一般持续数日或数周。血沉和 C 反应蛋白多升高，但白细胞计数可正常。除非脓肿壁破裂，脑脊液结果才能反映存在脊膜旁感染灶，出现白细胞计数升高（多形核白细胞或淋巴细胞）、蛋白升高但糖含量正常。确诊病原菌的常用方法递减排序依次为组织活检、血培养和脑脊液培养。

辅助检查

虽然增强 CT 能够显示任何脊柱旁的软组织肿块，但首选的影像诊断仍是 MRI（图 14-28）。脓肿在 T2 加权像显示为高信号，在 T1 加权像上显示为低信号。硬脊膜可显示为脓肿和脑脊液之间的一条细线，可见到弥漫性或周围强化表现（图 14-29）。还可出现的病变包括椎体骨髓炎或椎间盘炎，以及椎旁脓肿形成。最主要的治疗是抗生素，疗程不确定，根据病情决定。尽量避免手术治疗，通常早期诊断脓肿并及时治疗可保留运动和感觉功能，以及括约肌功能，但出现瘫痪和二便失禁常提示预后不良。

脊柱结核

脊柱结核主要累及胸腰段，累及多个椎体是其特点。该病通常由邻近软骨板的椎体起始，随后扩展到相邻的节段。椎间隙相对不受累，但病程进展广泛时也可能被累及。病变主要累及脊柱后部的情况少见。随着病程进展，可通过或环绕前纵韧带或后纵韧带形成椎旁脓肿（图 14-30），并向前沿腰大肌鞘蔓延，向后扩散可压迫脊髓。结核患者可出现椎骨塌陷伴脊柱后凸，并导致脊髓损伤（图 14-31）。

绝大多数患者为血行播散所致，初起症状包括发热、乏力和体重下降，随后出现疼痛伴局灶性压痛，一般主要表现为根性痛。脓肿发生于颈部可致颈部肿胀，而胸腰段脓肿沿腰大肌鞘扩展，最后在髂窝、盆腔或腹股沟形成肿块（图 14-32）。部分病例的神经功能缺损进展为典型的痉挛性截瘫（图 14-33）。

辅助检查

血液学检查对脊柱结核的诊断价值有限。放射平片检查一般可见异常，但也可漏诊。典型表现是椎体受损和椎间盘间隙变窄，进展期可见椎旁脓肿形成的阴影（图 14-34），晚期出现明显的伴椎体压缩或变形的骨质破坏（图 14-35）。结核性脊椎炎的 MRI 特点与化脓性感染不同。椎间盘在 T2 加权像呈高信号是化脓性感染的特点，但结核性疾病中一般没有这种表现。多个椎体受累，但椎间盘相对不受累是结核性

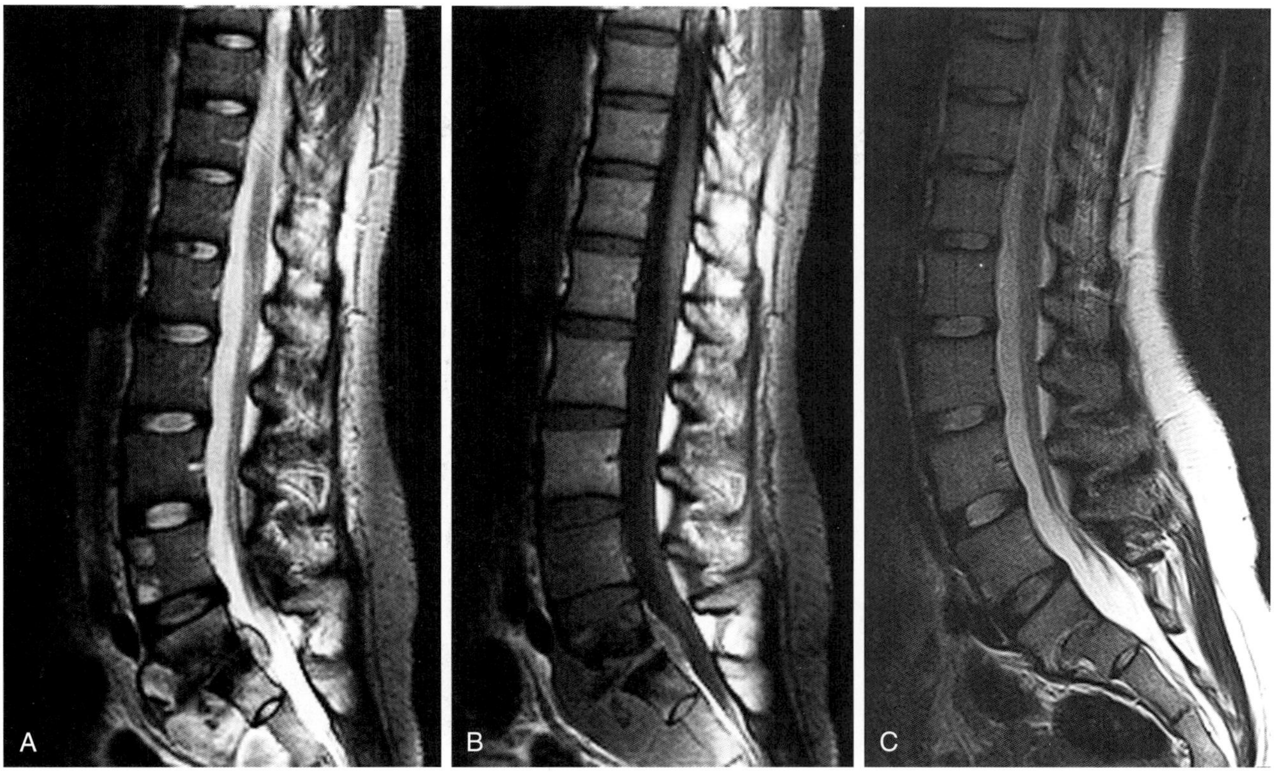

图 14-28　脊髓前部硬膜外脓肿伴椎间盘受累及韧带下播散。**A**. MRI 矢状位 T2 加权像。**B**. 对比剂增强的 T1 加权像。**C**. 3 年后复查显示椎间盘间隙融合

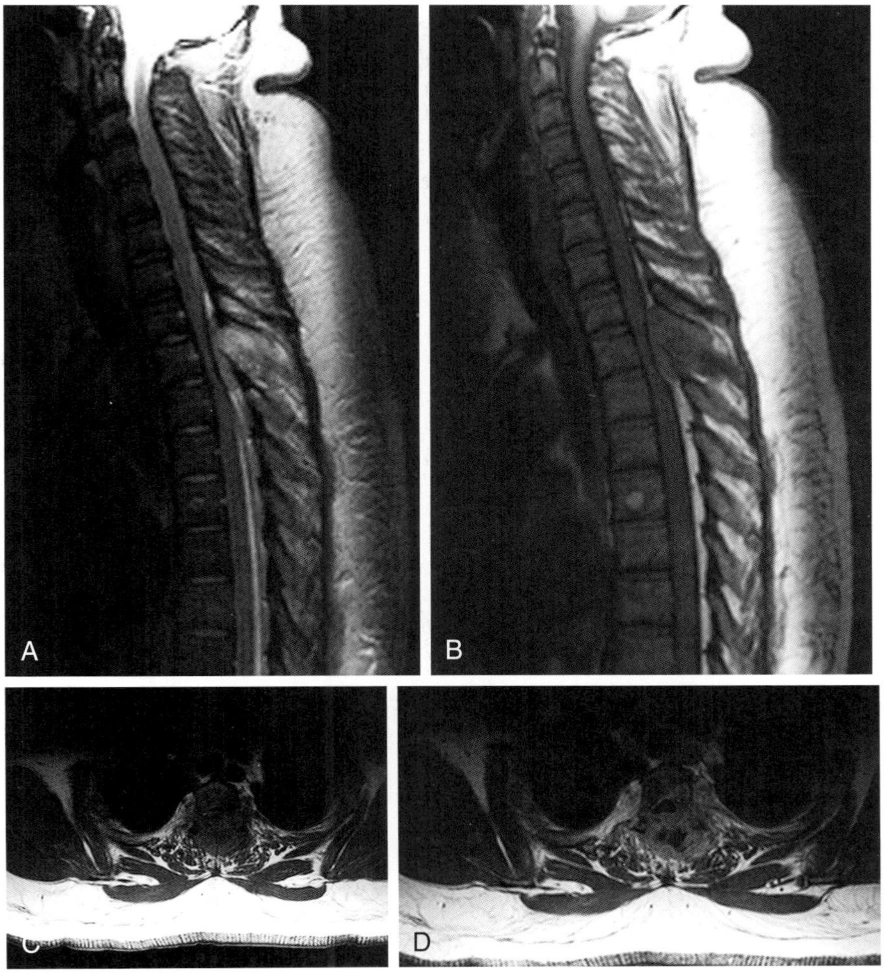

图 14-29　硬脊膜脓肿 MRI 像。MRI 矢状位 T2 加权像(**A**)和 T1 加权像(**B**)及轴位增强前和后 T1 加权像(**C** 和 **D**)，显示硬脊膜外脓肿沿后部播散

疾病的特点，这一特点易与转移性病变混淆（图 14-36）。与其他影像技术相比，MRI 更易观察到椎体后部的受累情况。

治疗方法是给予正规的抗结核治疗，如有神经功能缺损则联合手术治疗。如疾病影响到椎板后弓，应行椎板切除术。对于前部椎旁肿块，一般采取前路手术。

布氏菌病

人布氏菌病是由 4 种布鲁杆菌之一所致，接触经吸入途径携带病原菌的动物是最常见的感染原因。其临床表现无特异性。骨组织受累临床表现为脊柱炎，一般从上终板起始。最常见腰椎病变。

布鲁杆菌脊髓炎可单独发病，也可是脑膜脑炎综合征的一部分，另外脊髓可继发于椎体病变，伴或不伴硬膜外肉芽肿形成。大多数患者有全身性布氏菌病的表现。背痛多见，伴有痉挛性截瘫或四肢瘫，有些还可累及括约肌。感觉损害不明显，脊柱的放射平片检查一般正常，MRI 检查为诊断所必需。

布鲁杆菌脑膜脑炎的表现多种多样。脑脊液压力一般会升高，蛋白质及淋巴细胞增多，也可出现寡克隆区带阳性。

聚合酶链反应（polymerase chain reaction，PCR）检测布鲁杆菌具有高度特异性和敏感性，一般用布鲁杆菌制备抗原，与其他大多数（但不是全部）的布鲁杆菌进行交叉反应。

血吸虫病

血吸虫病患者脊髓疾病通常由曼氏血吸虫感染引起，在脊髓内外均可有肉芽肿形成（图 14-37）。脊髓马尾也可受累。典型表现为横贯性脊髓炎，有时呈急

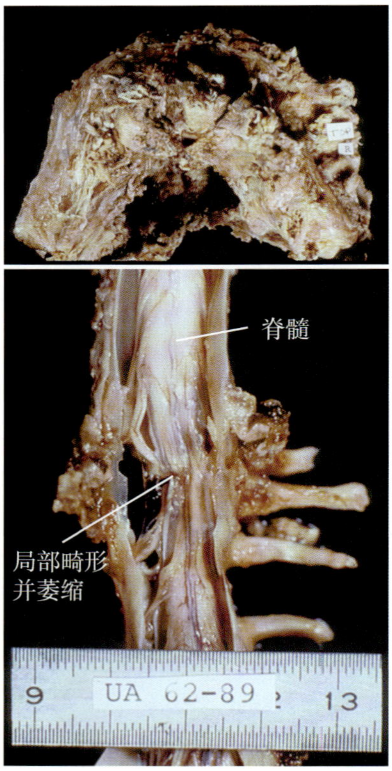

图 14-30 脊柱结核。**A**. 严重的脊柱后凸。**B**. 受压处脊髓明显的局部萎缩

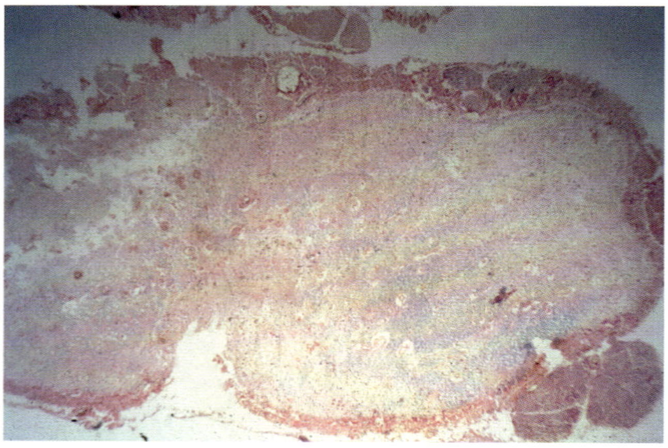

图 14-31 脊柱结核。脊髓低倍镜下显示髓鞘几乎完全脱失（Luxol fast blue, HE 染色）

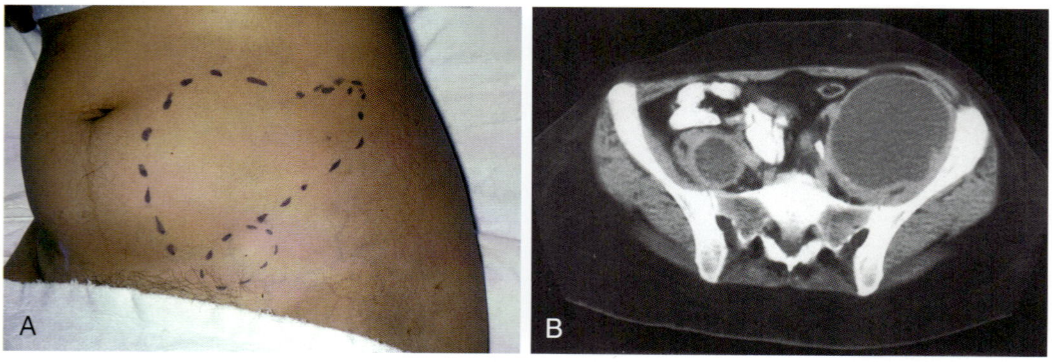

图 14-32 **A**. 脊髓结核，异常的肿块。**B**. 增强 CT 扫描显示双侧腰肌脓肿

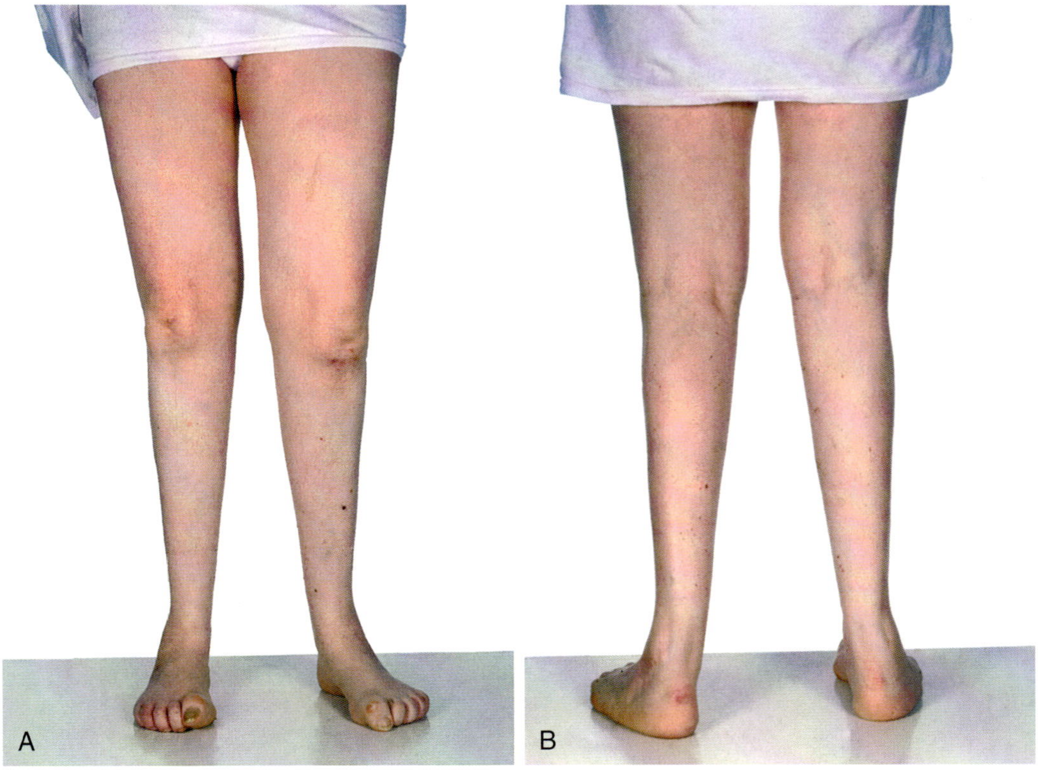

图 14-33 曾患脊柱结核所致的下肢废用性萎缩的前面观（**A**）和后面观（**B**）

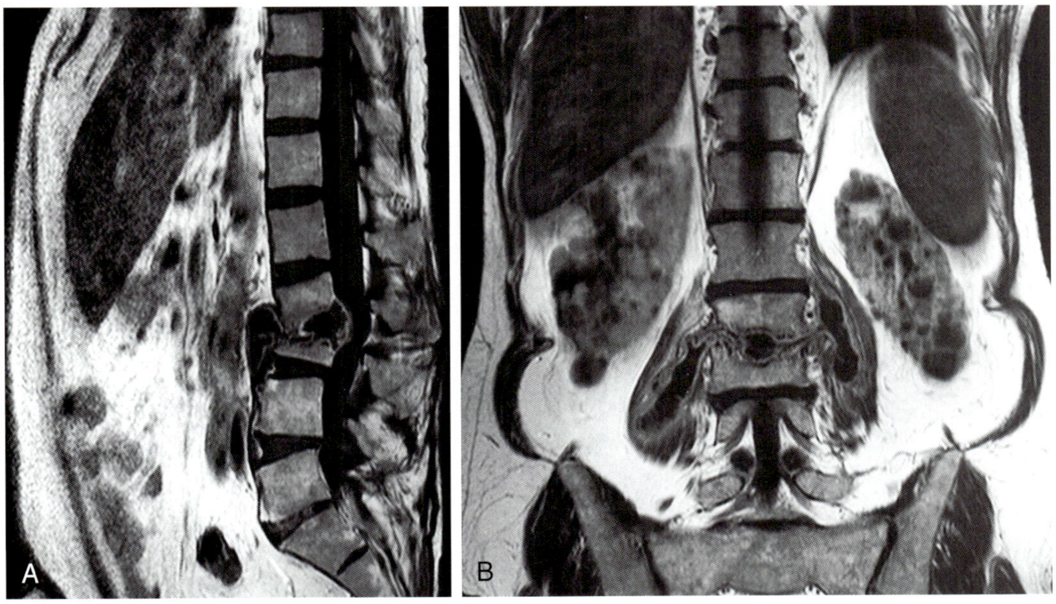

图 14-34 一位伴有多囊肾的脊柱结核患者。注意已播散至双侧腰肌中。造影剂增强 MRI 像。**A**. 矢状位。**B**. 冠状位

性起病。脑脊液检查显示蛋白、淋巴细胞为主的细胞数和抗体水平增高。CT 或 MRI 检查可见脊髓下段弥漫性肿胀，有时可见囊肿形成（图 14-38）。

治疗选用吡喹酮，联合类固醇是否可获得额外益处尚不确定。

HTLV-I 相关脊髓病

HTLV-Ⅰ相关脊髓病（热带痉挛性截瘫）由人类嗜 T-淋巴细胞病毒-Ⅰ型引起，为加勒比地区、中美洲和南美洲、中东地区、日本南部、非洲赤道地区和

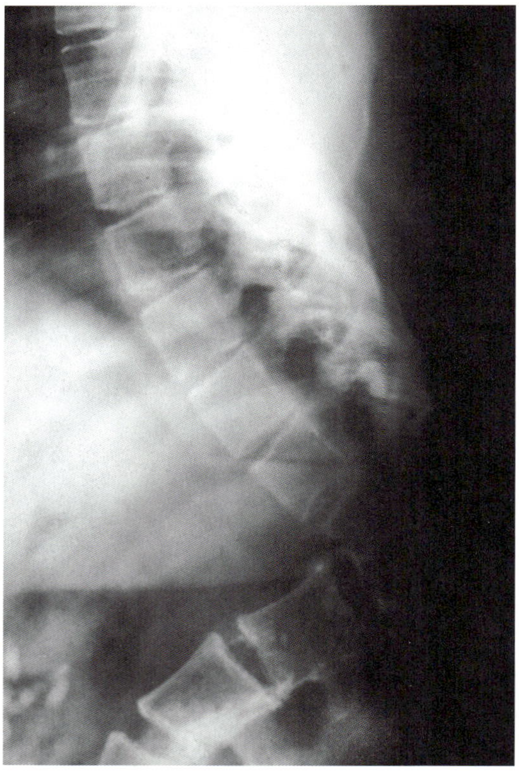

图 14-35 脊柱结核。放射平片显示严重的后凸

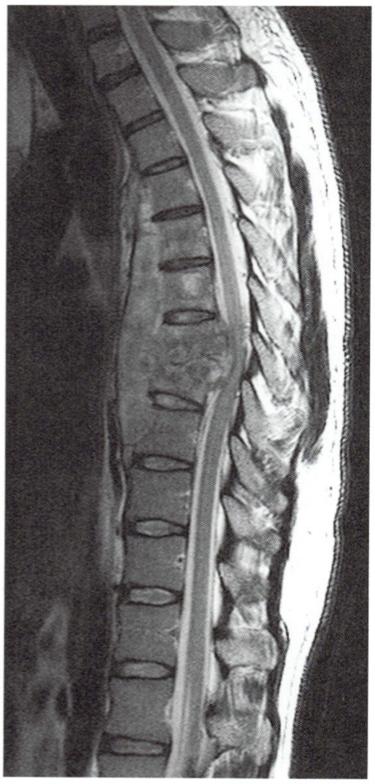

图 14-36 脊柱结核。MRI 显示多节段受累

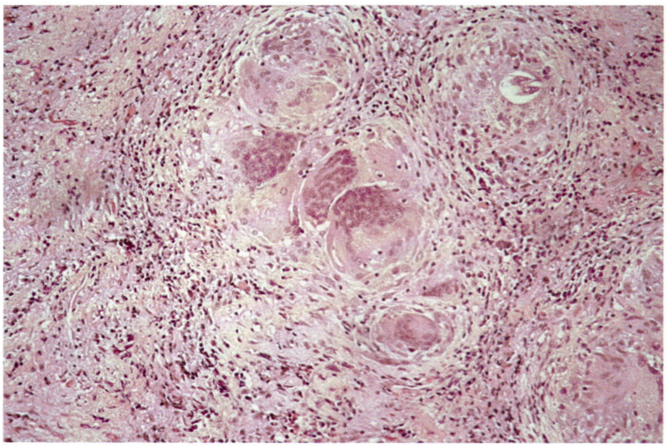

图 14-37 血吸虫病。切片显示伴多核的巨大组织细胞聚集的肉芽肿形成（HE 染色，×25）

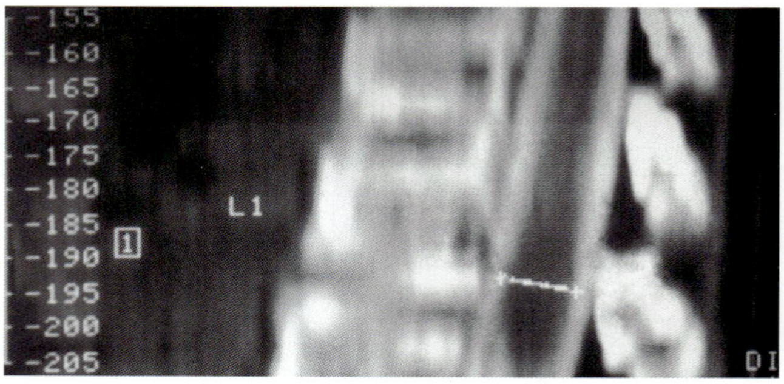

图 14-38 血吸虫病。CT 成像显示增大的脊髓圆锥

美拉尼西亚的地方病。该病毒为血源性传播，可通过共用针头、哺乳和性行为感染。大多数感染者为无症状携带者，临床可出现视神经萎缩、痉挛性截瘫、共济失调和神经病变的症状。

脑脊液检查可有轻度炎症反应，伴轻微蛋白浓度升高。

蛛网膜囊肿

大多数硬膜外和硬膜内的蛛网膜囊肿是先天性的。硬膜外囊肿为蛛网膜通过硬脊膜的囊状突出，常单发，向后突出，多发生于胸段，大约一半的病例具有与蛛网膜下腔相通这一特征。许多囊肿为无症状性，但有些可能是由于活瓣机制不断增大而变为症状性囊肿。临床特点包括局部疼痛、根性感觉综合征和脊髓受压表现。任何增加鞘内压力的病因都可使症状加重。硬膜内囊肿同硬膜外囊肿类似，可以是闭合性的，也可与蛛网膜下腔相通，常为多发，并且常在针对非神经系统症状的检查中偶然发现。

硬膜外囊肿在放射平片上的改变包括：椎弓根虫噬样改变、椎间孔扩大、椎管扩大。MRI 较易显示这些囊肿。发生于骶骨区的另一种类型蛛网膜囊肿，被认为起源于神经根鞘，可导致神经节或神经根明显受压，但一般无临床症状（图 14-39）。

蛛网膜炎

脊髓蛛网膜炎可为新发或为其他疾病的并发症。它可由脊柱手术或感染引发，回顾病史发现该病常与使用含油介质的对比剂进行脊髓造影有关。蛛网膜发生炎症反应后，出现纤维化，导致蛛网膜增厚，蛛网膜下腔闭合，囊肿形成和血管闭塞，可发生于脊髓的任何节段。疼痛通常是最早且最突出的症状，其他特点包括肢体麻木、感觉异常和无力。病程通常进展缓慢，有时表现为同时具有上、下运动神经元受损的体征。

MRI 是首选的影像检查方法。T1 加权像可见脊髓轮廓模糊。T2 加权像可以最佳地显示病变，可以显示脑脊液囊腔和蛛网膜下腔闭塞。马尾可见神经根丛集（图 14-40）。对比剂显影可见各种强化效应，可有线样、结节样和弥漫性增厚样强化，无特异性疗法。

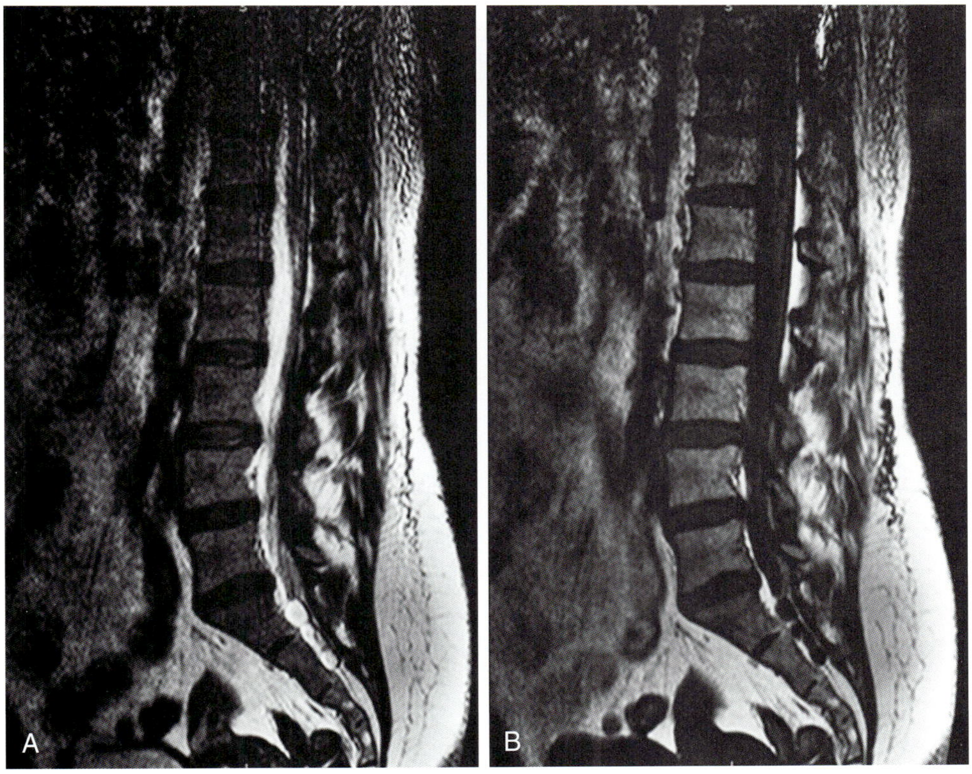

图 14-39　**A** 和 **B**，两幅 MRI 影像显示 S2 处一蛛网膜囊肿

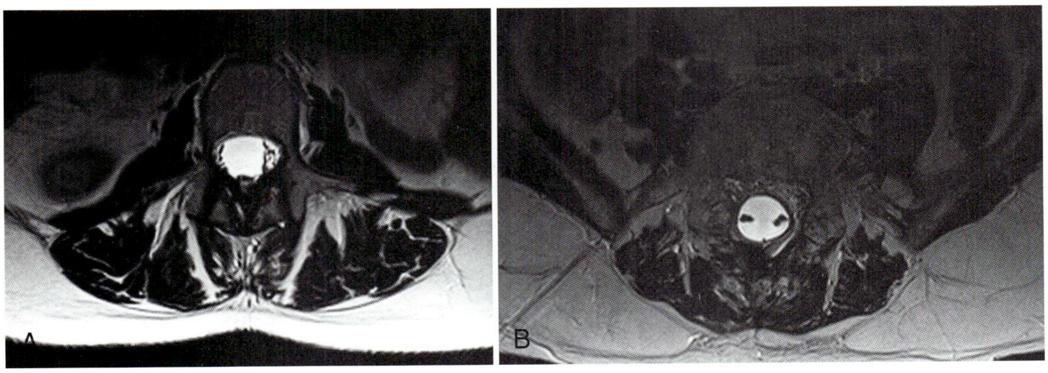

图 14-40　蛛网膜炎。两种类型。**A.** 空囊型：神经根黏附在囊鞘的周围。**B.** 神经根丛集状并互相交叉

脊椎和脊髓的血管畸形

脊髓（软脊膜）动静脉畸形

脊髓动静脉畸形（arteriovenous malformation，AVM）远比颅内 AVM 少见。两者的组织学表现完全相同，但由于位置不同，当病变出血时，脊髓 AVM 往往导致更严重的神经功能缺损。手术治疗与颅内 AVM 相同，但风险更高。血管巢位于脊髓内，往往有多支供养血管，流速较快。有时伴发动脉瘤或静脉瘤（图 14-41）。静脉同时向头端和尾端引流。临床表现可缓慢进展，同时有运动与感觉症状的综合征，但相对于硬脊膜动静脉瘘（arteriovenous fistula，AVF），脊髓动静脉畸形更常见疼痛。大多数因蛛网膜下腔出血而突然加重。与硬脊膜动静脉瘘相比，脊髓 AVM 出血沿脊髓的分布更均匀。

硬脊膜动静脉瘘

硬脊膜动静脉瘘最常见于胸腰椎，常表现为逐渐进展的混合有运动、感觉和括约肌症状的综合征，症状常因运动加重。该病较 AVM 更多见，并多发于中年后期的男性。典型临床表现为主要累及下肢的运动损害，同时有上、下运动神经元损害表现，类似于 Foix 和 Alajouanine 所描述的坏死性脊髓病。通常是在发出神经根处的硬脊膜袖套上有一瘘口，动脉血转流入环绕并引流脊髓的软脊膜静脉网中。动静脉瘘降低了脊髓的灌注压（动、静脉压力差），导致脊髓缺血。麻痹或瘫痪的病理基础是受累节段脊髓的缺血性坏死。蛛网膜下腔出血罕见。

扩张迂曲的畸形引流静脉在脊髓背侧较腹侧更常见（图 14-42）。

MRI 影像表现，硬脊膜瘘在 T2 加权像上表现为脊髓背侧匐行样低信号改变，在 T1 与 T2 加权像上均呈高信号，提示脊髓扩张性病变（图 14-43）。

有多种治疗方法可选择，包括直接进行显微神经外科手术和血管内闭塞治疗，治疗方案的选择部分决定于分流的大小（图 14-44）。

海绵状血管瘤

脊髓和颅内一样也可有海绵状血管瘤，由单层内皮细胞组成的毛细血管构成。如同大脑中的海绵状血管瘤，病变中的血管壁紧密相连，呈现为一种背靠背的组织学形状。一些相连的组织分割出间隙，但并没有真正的囊腔形成。病变局部反复出血会形成血栓和

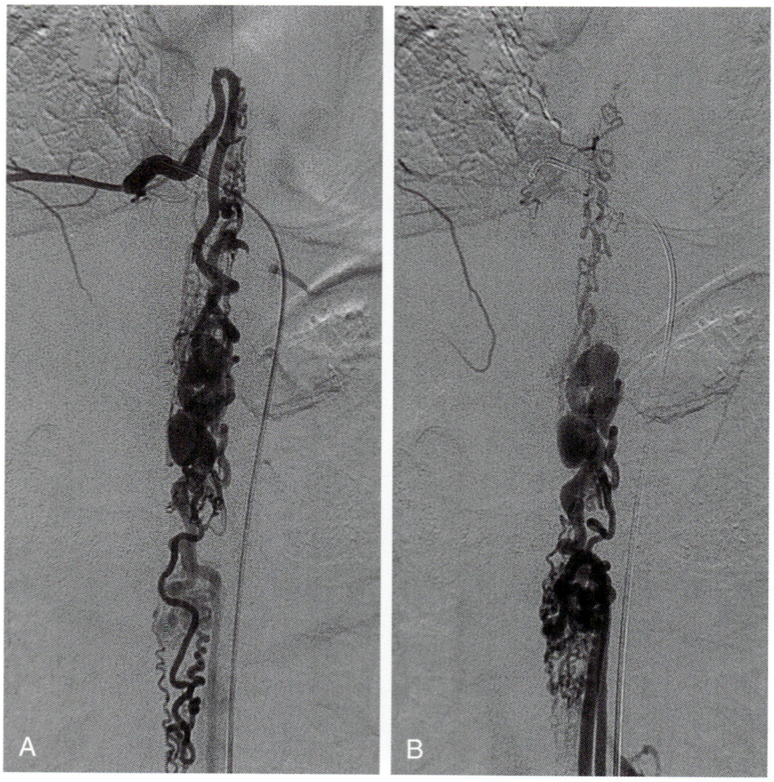

图 14-41　脊髓动静脉畸形。**A** 和 **B**，连续的血管造影像，显示弥漫的血管巢、扩张的静脉和向尾侧及头侧引流的静脉

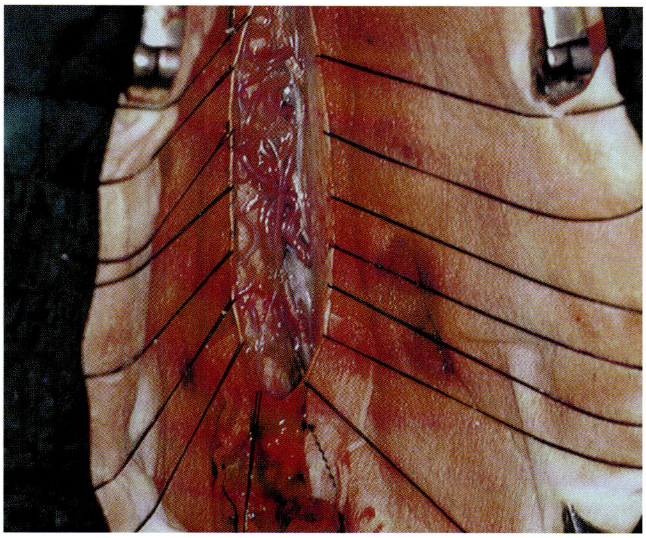

图 14-42 脊髓动静脉畸形。手术显示迂曲的引流静脉

钙化样表现。T2 加权像上海绵状血管瘤表现为高信号非均质的病灶，围绕一圈含铁血黄素形成的低信号带。影像表现与颅内一致。

椎体血管瘤

椎体常见血管瘤，但通常无临床意义。有时可突入到椎管中压迫脊髓，导致患者出现背痛或痉挛性截瘫。CT 或 MRI 可诊断，一般采用外科手术治疗，通常术前栓塞治疗以减少围术期出血并采用椎体成形术以加固椎体（图 14-45）。

脊髓亚急性联合变性

脊髓亚急性联合变性（subacute combined degeneration of spinal cord，SACD）是由于维生素 B_{12} 缺乏所致，个别病例是由于单纯叶酸缺乏引起。在英国和美国，维生素 B_{12} 缺乏症非常少见，因而 SACD 很少见。维生素 B_{12} 缺乏症会导致甲基转移酶的活性不足，造成血清叶酸水平增高和尿苷成分不能进入 DNA，导致 DNA 异常脆弱。此外，腺苷钴胺缺乏导致甲基丙二酸水平升高，对髓鞘产生毒性。

髓鞘变性主要发生于颈胸段，由后索开始，逐渐累及侧索和前索（图 14-46），晚期出现轴索变性。这些病变同时伴有神经胶质的海绵状变性（图 14-47）。在视神经及偶尔在大脑白质中也可见到类似病变。变性改变可进展到周围神经系统，但一些周围神经病变患者没有明显的脱髓鞘改变。

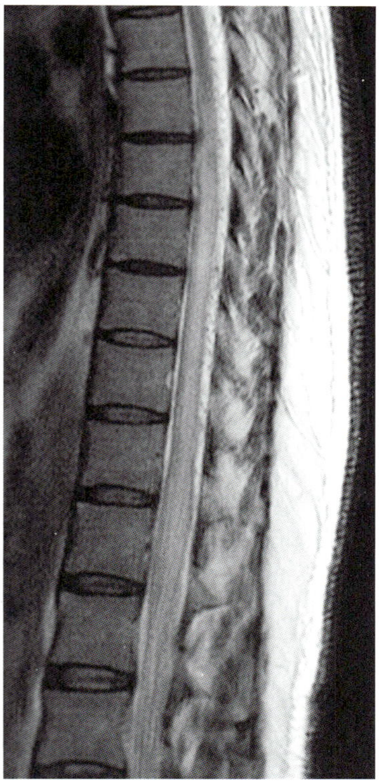

图 14-43 硬脊膜动静脉瘘。MRI 显示肿胀的脊髓内的高信号，血管在其背侧表面

感觉症状一般是从周围神经感觉异常开始，主要影响腿部，而非手部；随后腿部出现无力和僵硬，还可出现情绪和行为异常。大约 20% 患者有莱尔米特征（Lhermitte 征），病程可快速或渐进发展。查体可见明显的后索感觉缺失和截瘫，常伴有踝反射减低或消失。

当出现贫血时，患者表现为黄柠檬色皮肤和灰白色头发，大约一半患者可有舌萎缩（图 14-48）。还可见皮肤色素沉着异常，包括片状白癜风（图 14-49）。常伴有贫血但并非一定出现，一般为巨细胞性贫血。白细胞以嗜多核中性粒细胞为主，有时可有全血细胞减少。骨髓象多为巨幼细胞型，极少情况下为正成红细胞型。血清维生素 B_{12} 水平一般低于 100ng/L，甲基丙二酸和同型半胱氨酸水平增高。

该病患者可发现大量自身抗体。电生理检查可见体感诱发电位中周围神经传导速度和中枢传导速度延迟。MRI 可见后索高信号改变（图 14-50）。如能早期诊断并予以持续的替代治疗，效果较好。

放射性脊髓病

研究报道脊髓照射后放射性脊髓病的发生率为 0.6%～17.5%。一般在照射后几个月内出现 Lhermitte

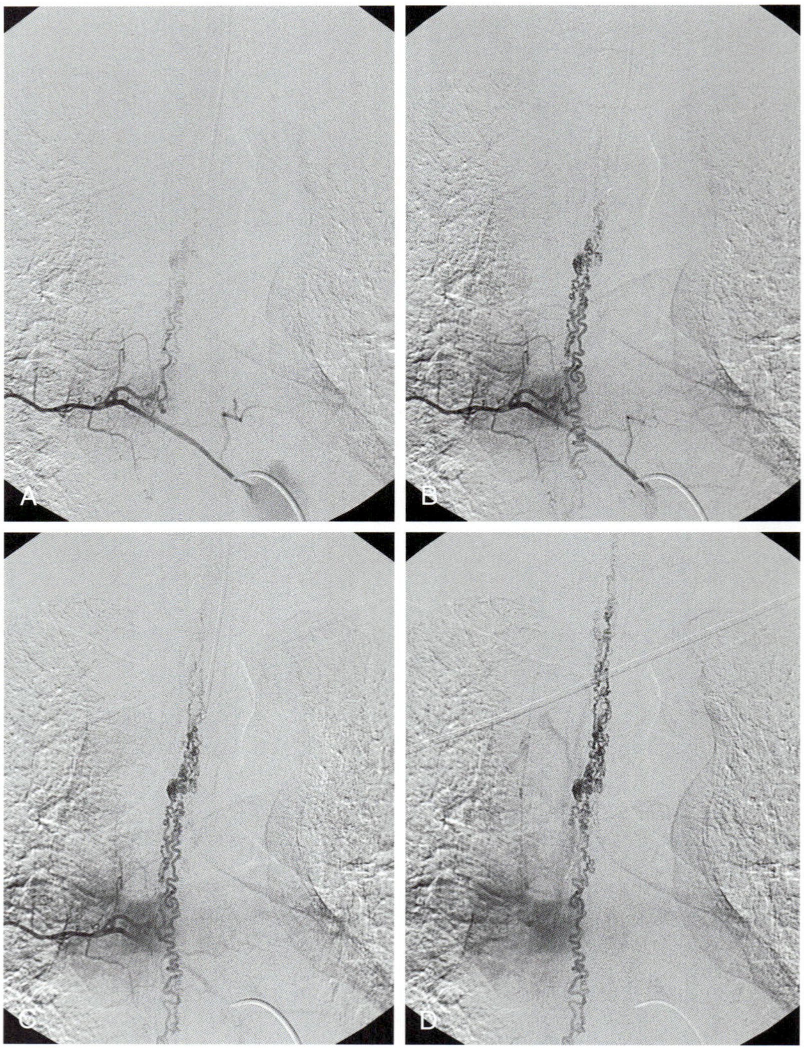

图 14-44 硬脊膜动静脉瘘。血管造影像

现象，可自发缓解。此外，慢性进展性脊髓病，一般出现于累积剂量超过 4000cGy 者，多数在 1 年左右出现，但有些长至照射后 5 年出现。同时接受化疗可增加该病发生风险。感觉症状逐渐出现，有时表现为 Brown-Séquard 样感觉异常，随后出现瘫痪和括约肌障碍，以及各种前角细胞受损的表现。

病理改变包括脊髓灰质和白质坏死并伴明显的血管病变：小动脉纤维变性、纤维素样坏死和血管闭塞。本病可通过限制脊髓暴露进行预防。

脊髓空洞症

脊髓空洞症时脊髓出现囊性空腔样病变，最常出现于颈部节段，有时伴有类似的脑干空洞样病变（延髓空洞症）（图 14-51）。病因是接近颅底交界处的发育异常，包括颈椎椎体的异常融合（图 14-52）和 Chiari 畸形 Ⅰ 型（图 14-53）。

脊髓空洞症也可由髓内肿瘤（图 14-54）和创伤引起。

脊髓空洞症需要与脊髓积水相鉴别，一般认为脊髓空洞症发病与中央管无关，而脊髓积水则由中央管本身扩大所致。由于空洞的位置关系，病变首先累及前联合处交叉的脊髓丘脑束，随后累及前角和后角，最后累及侧索和后索。

该病的自然病史无需过多描述。早期诊断并手术引流治疗 Chiari 畸形，可防止绝大多数患者出现典型表现。典型表现为颈部节段为主的分离性感觉障碍，常导致手部反复受伤（图 14-55），进一步可出现触觉和本体感觉障碍；但疼痛不消失，且可为突出的临床表现。运动受累表现为无力、上肢肌肉萎缩（图 14-56）和痉挛性截瘫，上肢反射减低而下肢反射亢进。

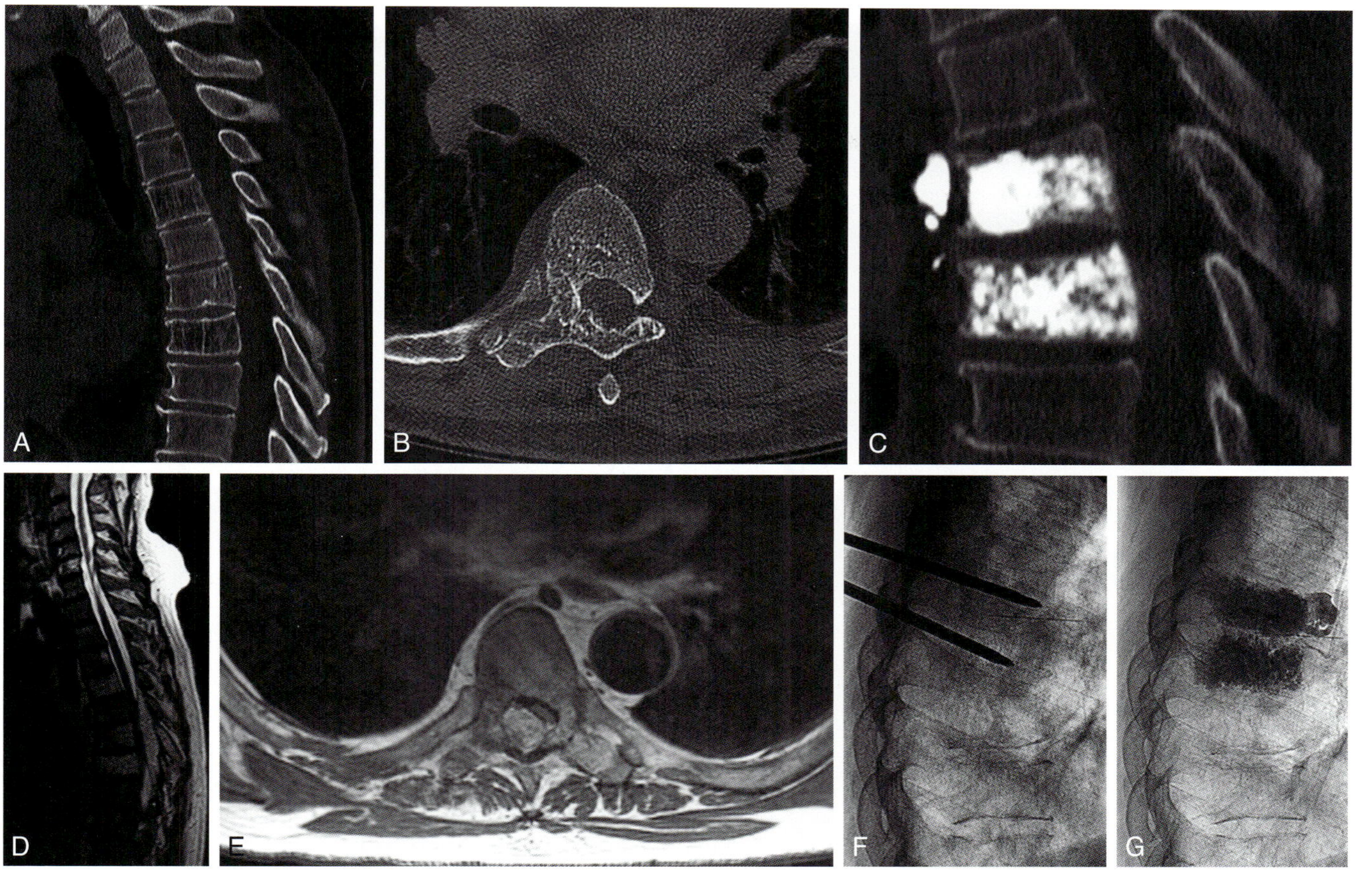

图 14-45　骨血管瘤。CT（A、B 和 C），MR（D 和 E）和椎体成形术前（F）和术后（G）。前外侧脊髓受血管瘤压迫并移位（D 和 E），多个节段椎体及其后部受累（A 和 B）。CT 上可见特征性的垂直条纹（A）

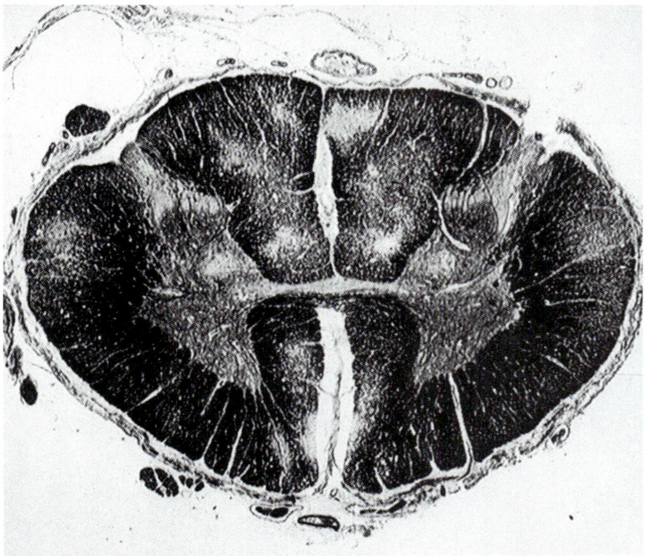

图 14-46　脊髓亚急性联合变性。广泛的脱髓鞘改变（Weigert-Pal 染色，×6）

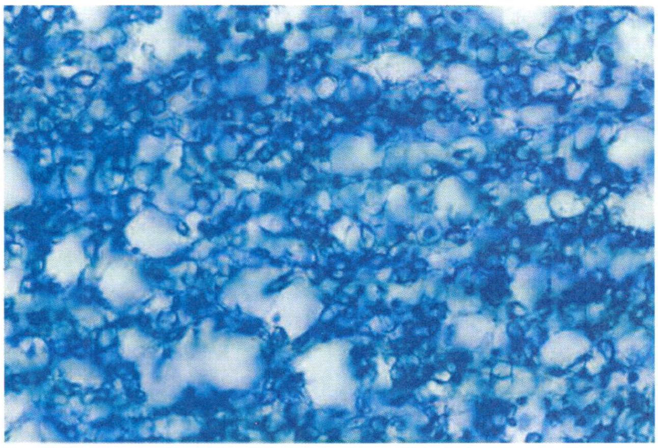

图 14-47　脊髓亚急性联合变性。后索髓鞘空泡形成（Luxol fast blue，甲酚紫染色）

自主神经功能障碍有 Horner 综合征（图 14-57），手臂和面部出汗改变和括约肌障碍。晚期肩关节可出现 Charcot 关节病，有时还可出现脊柱后凸侧弯。由于对该病认识的增加或对怀疑 Chiari 畸形者提早检查，脊髓空洞症多能够在早期被发现，现在已很难见到这些晚期表现。

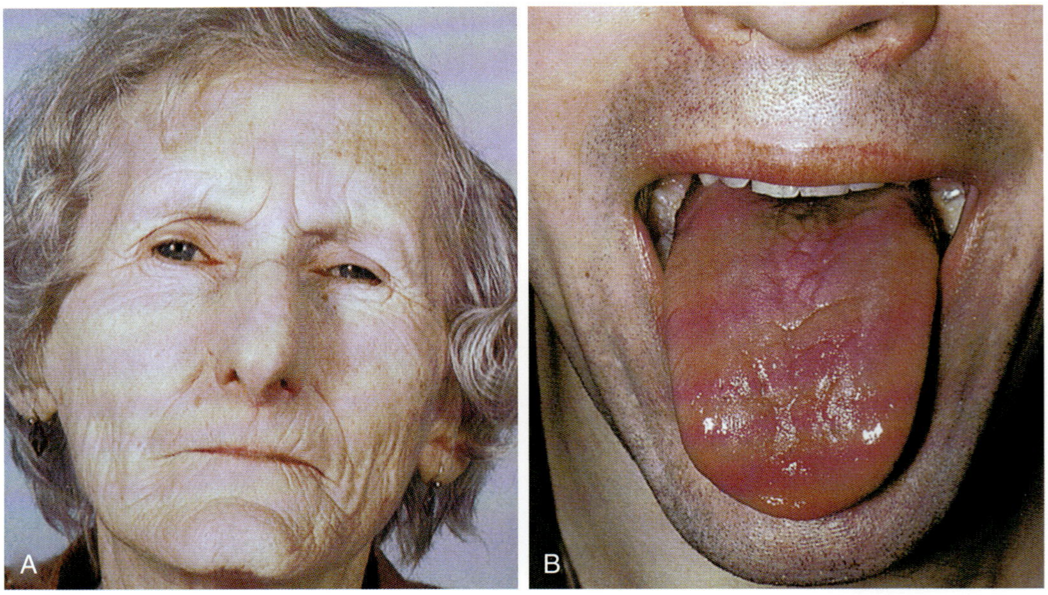

图 14-48 脊髓亚急性联合变性。**A**. 面部表现。**B**. 舌部表现

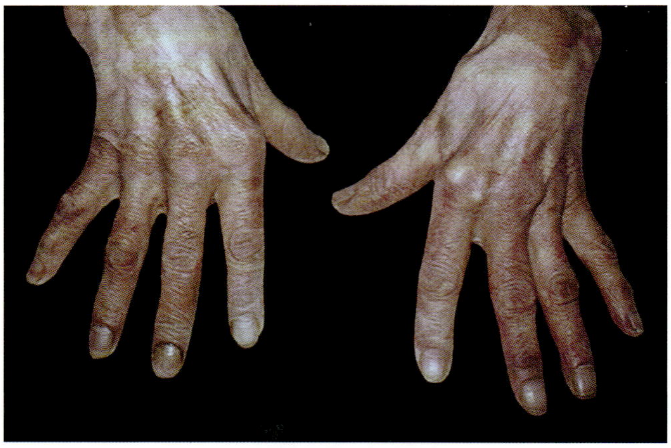

图 14-49 脊髓亚急性联合变性。白癜风

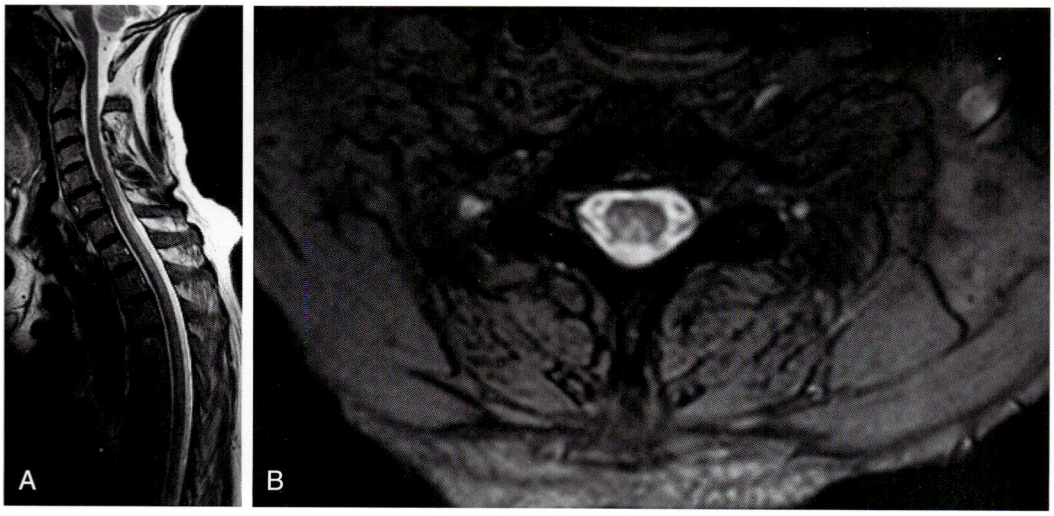

图 14-50 **A** 和 **B**，两张 MRI 影像显示脊髓背侧高信号

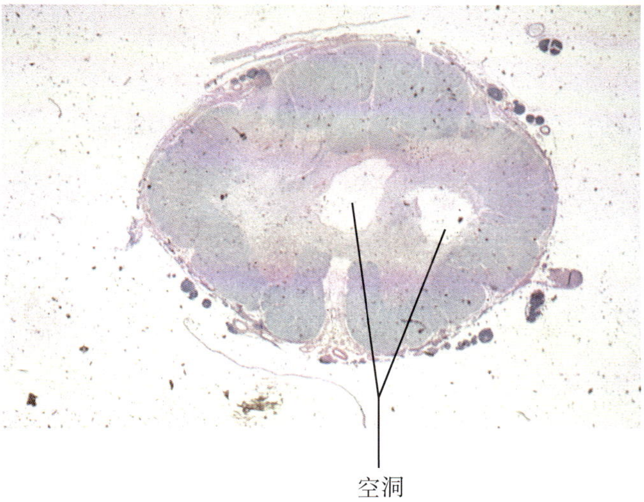

图 14-51 脊髓空洞症。脊髓上两个空洞

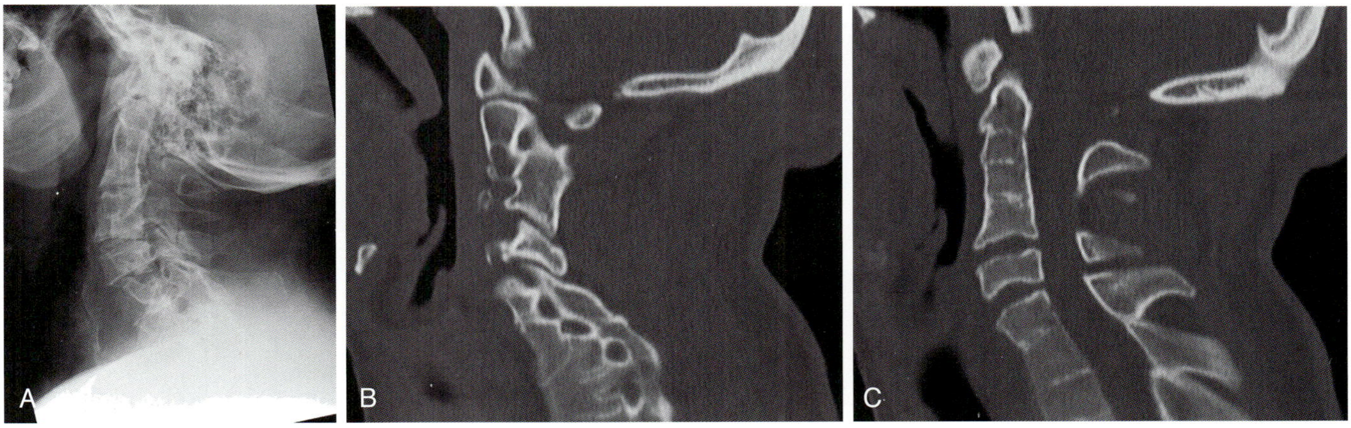

图 14-52 Klippel-Feil 综合征。X 线片（**A**）和 CT（**B** 和 **C**）显示椎体及其后部融合

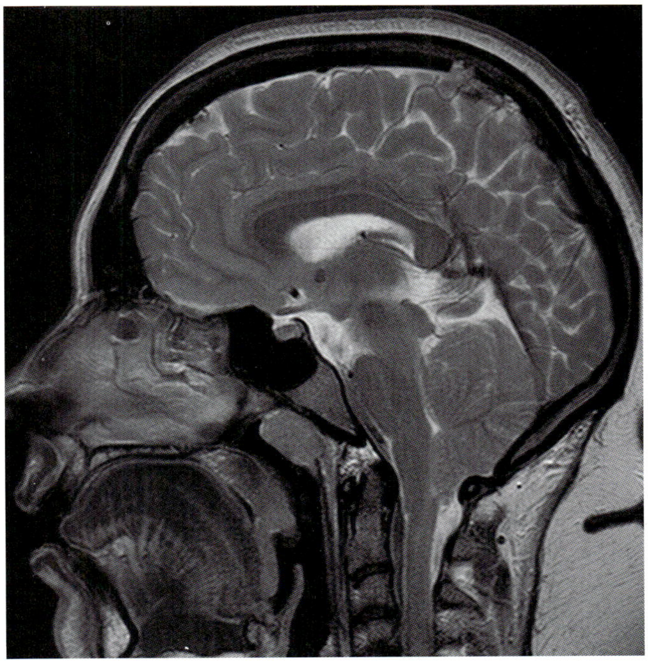

图 14-53 Chiari 畸形Ⅰ型。MRI 显示小脑扁桃体降至 C1 下缘

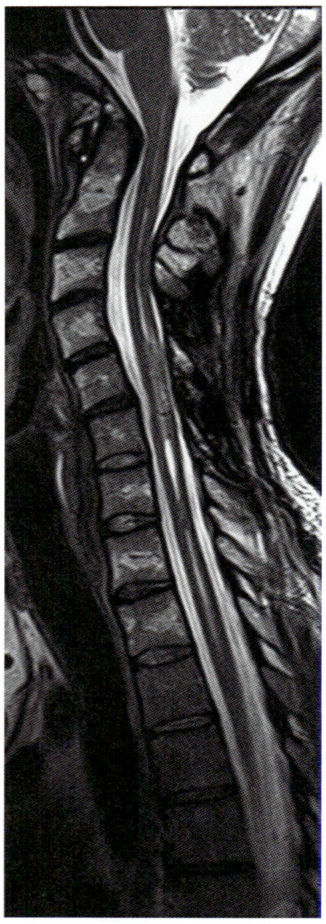

图 14-54 C5~C6 中间髓内肿瘤伴头侧和尾侧瘘管

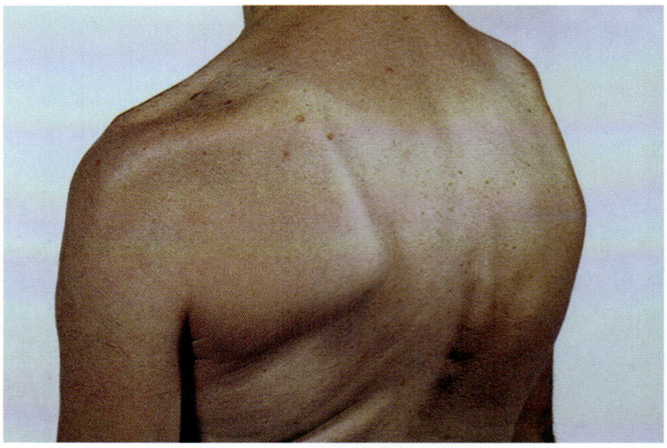

图 14-56 脊髓空洞症。左侧肩胛部肌肉萎缩

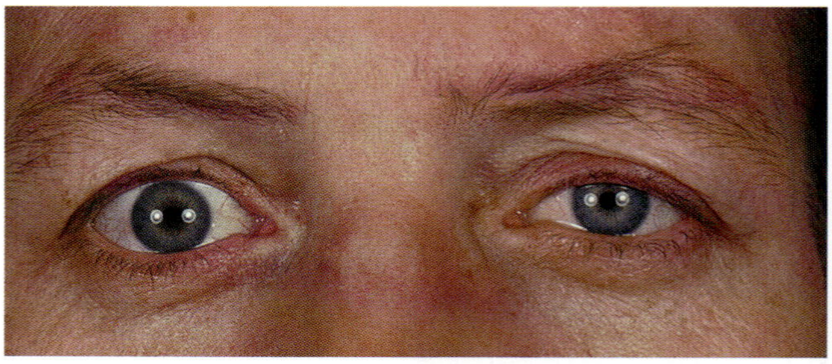

图 14-57 脊髓空洞症。左侧 Horner 综合征

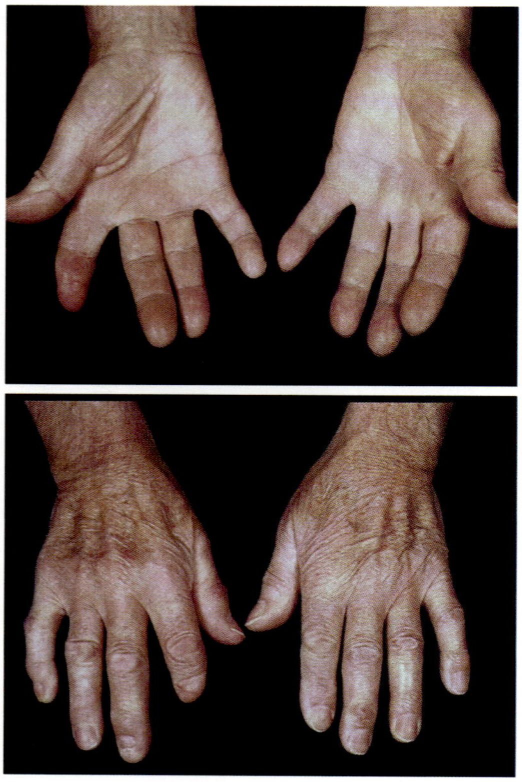

图 14-55 脊髓空洞症。手部小肌肉萎缩并右侧示指远端指骨缺失

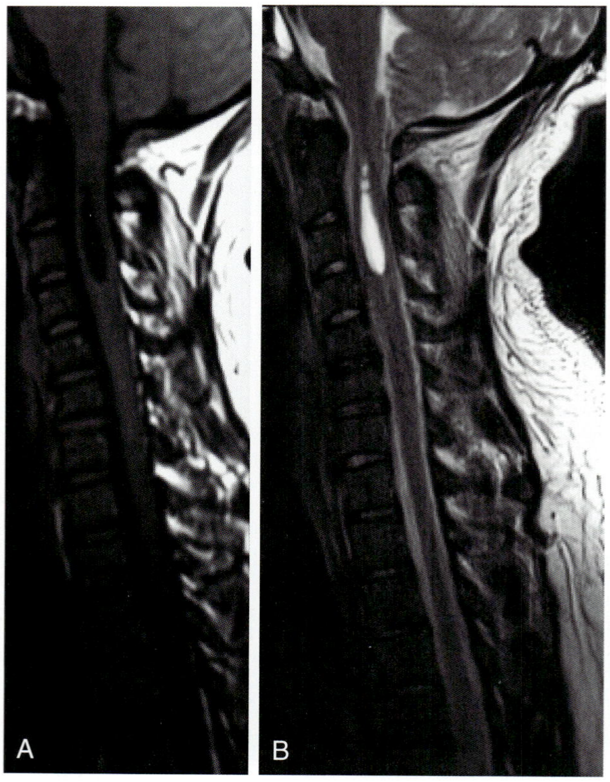

图 14-58 脊髓空洞症。T1（**A**）和 T2（**B**）加权像

辅助检查

MRI 是首选的检查方法（图 14-58），当 MRI 有禁忌时，CT 检查可发现小脑异位和脊髓扩大。CT 脊髓造影可显示脊髓中有扩大的边界模糊的空腔（图 14-59）。如明确诊断 Chiari 畸形，一般应行枕骨大孔减压术。

脊髓梗死

脊髓分别由独立的前后动脉系统供血，脊髓的前 2/3 由脊髓前动脉供血。在颈部节段由椎动脉分支供血，在胸段由成对的根动脉供血，在下胸段和腰段由特殊的根动脉 Adamkiewicz 动脉供血，重叠供血的交界区（分水岭区），特别是胸髓段，一旦出现低灌注容易造成缺血性病变（图 14-60）。脊髓后部由脊髓后动脉供血，后根动脉辅助供血。

虽然脊髓缺血也可有短暂性缺血发作（如狭窄伴发的窃血现象），但多为突然起病并伴有运动、感觉和括约肌症状。脊髓前动脉病变一般由自身动脉硬化所致，部分患者可因主动脉夹层导致根动脉血流减少而发病，表现为下运动神经元性软瘫。主要表现为感觉缺损的脊髓后部梗死并不常见。静脉梗死也可发生，但很少能在生前诊断。

虽然 MRI 可显示相应节段的脊髓肿胀，伴或不伴信号改变，但辅助检查的价值有限，（图 14-61）。目前暂无特殊治疗方法。

脊椎硬膜外血肿

脊椎硬膜外血肿是一种罕见病。可自发出现，病因包括创伤、出血倾向或癌症致血小板减少。任一脊椎水平均有可能受累。症状通常突然出现，并伴有严重的局灶性疼痛，脊柱运动可使其加重，随后出现与血肿节段水平相对应的局灶性神经功能缺损。MRI 可定位诊断硬脊膜外血肿，并明确其大小、范围和脊髓或马尾受压的程度（图 14-62）。该病需要急诊外科手术治疗。

淀粉样变性

在长期血液透析的患者中，淀粉样蛋白可沉积于关节、骨骼和腕管中。少数患者淀粉样蛋白可沉积于椎管硬膜外组织中，导致脊髓受压。这些淀粉样蛋白来源于 β_2- 微球蛋白。

与 Alzheimer 病患者脑和脑血管内淀粉样沉积类似，脊髓及其血管也可见 β- 淀粉样蛋白累积，但极少导致髓内出血或缺血。

脊髓前疝

目前对于脊髓前疝的认识在逐渐加深，常表现为 Brown-Séquard 综合征，但一般轻瘫或括约肌功能障碍相对少见，为前外侧硬脊膜缺损、脊髓疝出所致。治疗手段主要为外科修复，虽然恢复程度不可预知，但可阻止病情进一步加重。MRI 可见特征性影像（图 14-63）。

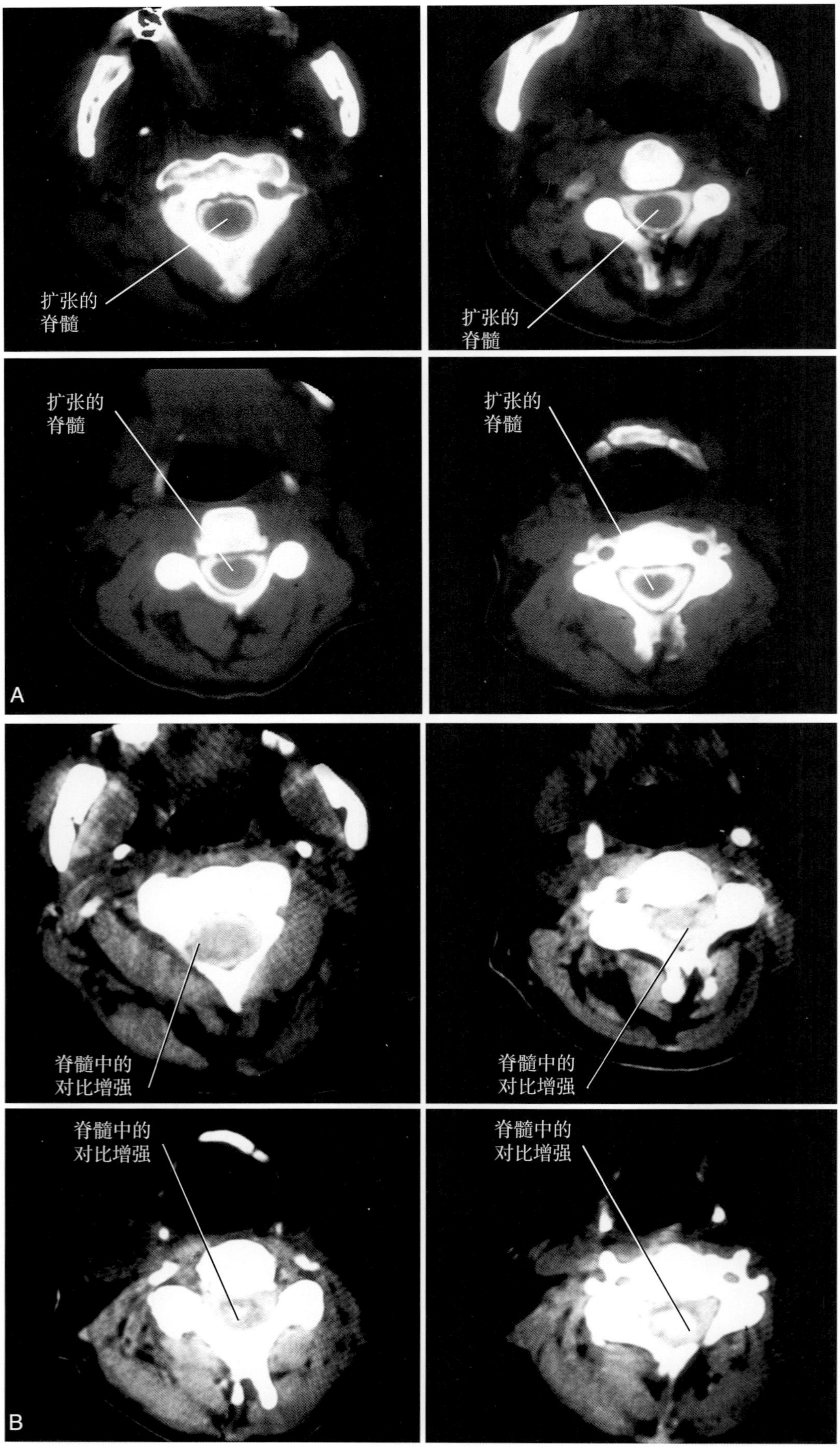

图 14-59 脊髓空洞症。CT 脊髓成像。**A**. 扩张的脊髓。**B**. 对比剂延迟进入到脊髓空洞症的空洞中

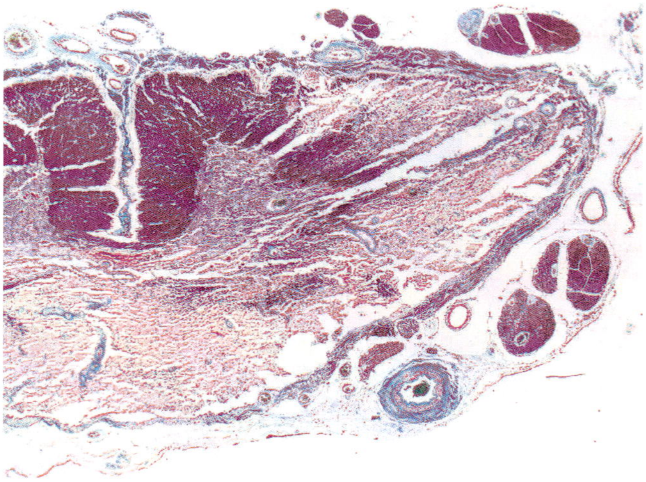

图 14-60 脊髓梗死。一位患者的上胸髓切片，脊髓后动脉分布区严重的动脉硬化和梗死。前索和大部分灰质保留（solochrome cyanin 染色）

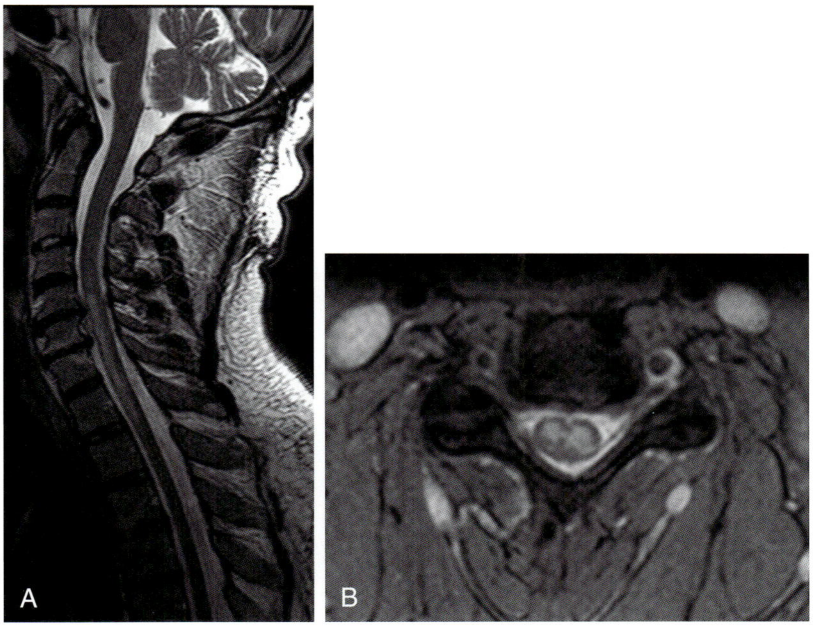

图 14-61 脊髓梗死。MRI 矢状位（**A**）和轴位（**B**）T2 加权像。注意脊髓前部比后部更易受累，灰质比白质更多受累

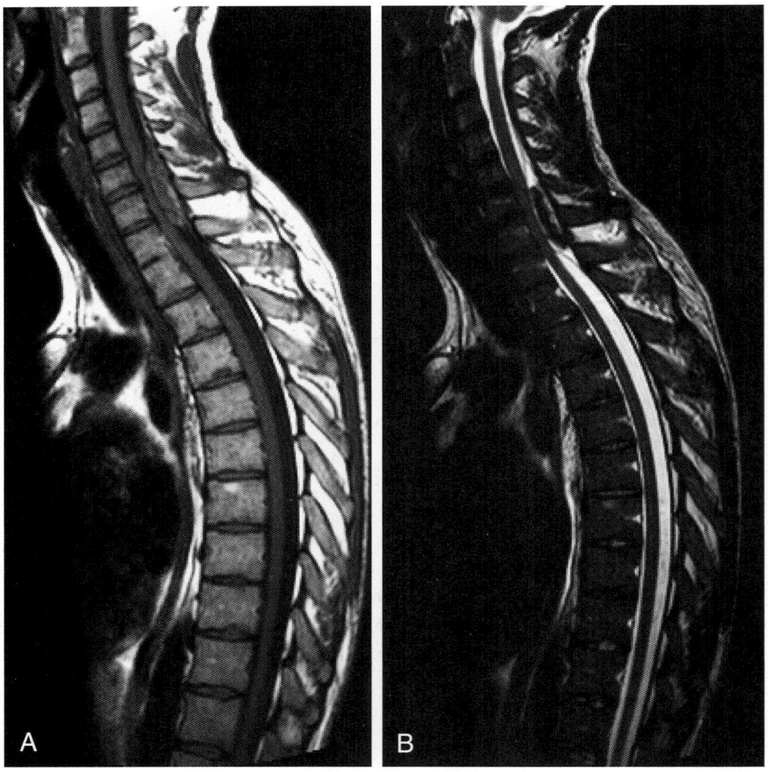

图 14-62 胸椎硬膜外血肿。MRI 矢状位。**A**. T1 加权像。**B**. T2 加权像。注意 T2 加权像上为极低信号，T1 加权像为混杂信号

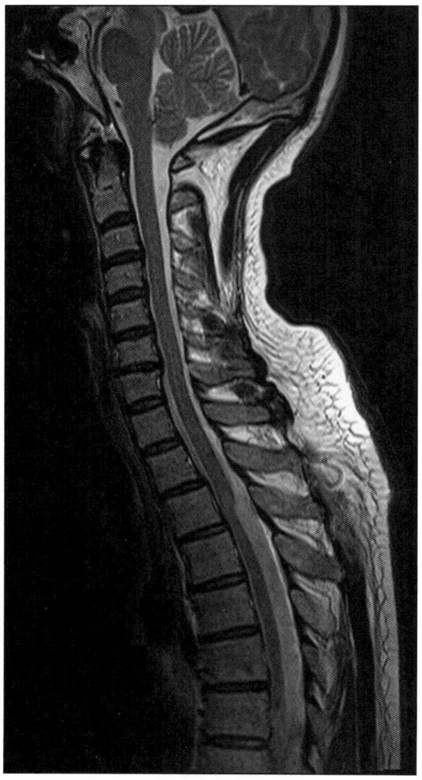

图 14-63 T3 脊髓向前疝出。髓内有一些信号改变。注意前部的结状改变，脊髓后部无肿块

第十五章 脑神经病

冯 枫 卢 燕 译

第 1 对脑神经（嗅神经）

嗅觉障碍在神经科临床工作中并不常见。味觉和嗅觉的改变被认为是脑部损伤的并发症，也可以是明确的轻度上呼吸道感染的前驱症状。单侧或双侧嗅觉丧失提示额叶脑膜瘤的存在，但比较罕见。老年患者和伴有帕金森病的患者常发生嗅觉减退，嗅觉减退也是阿尔茨海默病相对较早出现的症状。

第 2 对脑神经（视神经）

许多病理过程均可影响视神经及其中枢传导通路。一般情况下，视神经受压会出现隐袭的视力减退，伴显著的色彩损害、传入性瞳孔反应缺陷、中心视野暗点，继之外周视野也出现暗点，最后进展为视神经萎缩。

眼眶部肿瘤

脑膜瘤

发生于视神经鞘的脑膜瘤会出现渐进性视力缺失伴轻度眼球突出（图 15-1）。发生于视神经管的脑膜瘤通常会从眼眶或前床突处延伸至视神经管内。这些损害在临床不易被发现，但在视神经鞘的放大成像上可明确显示（图 15-2）。

视神经胶质瘤

发生在儿童期的视神经胶质瘤本质上是良性的、进展缓慢的肿瘤，且具有毛细胞型星形细胞瘤的组织学特征（图 15-3）。视神经、视交叉的胶质瘤都与Ⅰ型神经纤维瘤病（neurofibromatosis-1，NF1）有明显的关系。据报道，15% 的Ⅰ型神经纤维瘤病患者影像检查可见视神经或视交叉体积增大，其潜在病理基础可能是多因素的。

成人视神经或视交叉处恶性神经胶质瘤罕见，通常表现为伴眼痛的视力迅速丧失，另一只眼睛也常早期受累。肿瘤表现与多形性成胶质细胞瘤类似。在 MRI 上，良性儿童神经胶质瘤表现为 T2 加权像上视神经或视交叉处弥漫扩大的高信号（图 15-4）。

其他视神经疾病

视神经炎是多发性硬化最常见的症状之一，常为单侧发生，疼痛常见，接着视力减退，大部分患者视力可恢复，MRI 有时会发现视神经异常，如神经增粗或 T2 加权像高信号改变（图 15-5）。

许多毒物和营养缺乏症也可影响视神经。这些原因引起的视神经疾病与家族性视神经萎缩的特点是两侧对称，表现为双侧、对称性中心暗点或者盲中心暗点（图 15-6）。

老年患者常见血管原因引起的视神经疾病，多继发于睫状后动脉粥样硬化改变，少数继发于睫状后动脉的动脉炎。典型表现为出现垂直或弓形的视野缺损，并伴有视盘肿胀，继之出现视神经萎缩（图 15-7）。

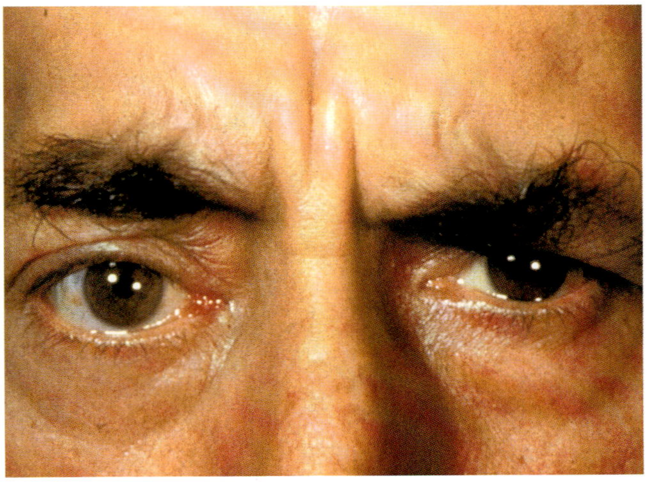

图 15-1 右眶脑膜瘤所致的眼球突出

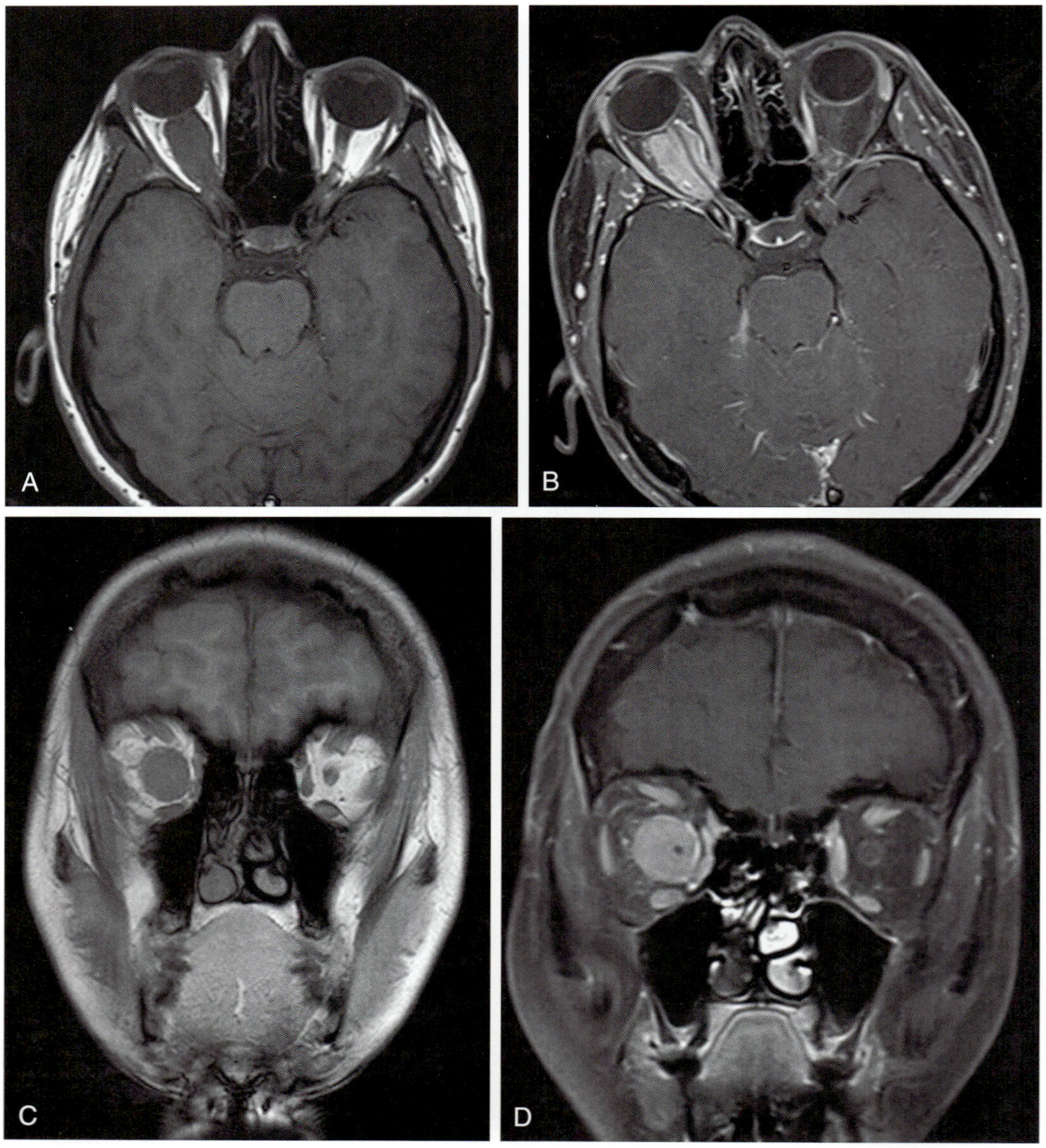

图 15-2 视神经鞘脑膜瘤的 MRI 成像。轴位相（**A** 和 **B**）和冠位像（**C** 和 **D**）造影前（**A** 和 **C**）和造影后压脂像（**B** 和 **D**）。T1 加权像可见视神经被强化的脑膜瘤包绕

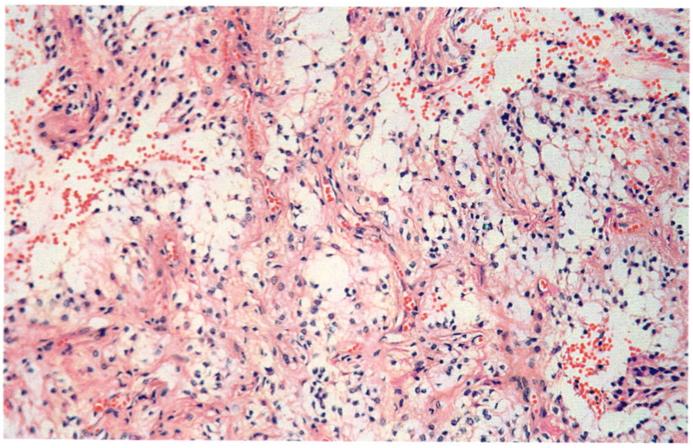

图 15-3 束状和囊性的毛细胞型星形细胞瘤

结节病可通过多种方式影响视神经。最常见视神经肉芽肿形成，视盘和视神经球后部分均可发生，最终进展为视神经萎缩（图 15-8）。

视盘水肿最初多无症状，部分患者会主诉头部活动时引起短暂视物模糊。初期的视野变化局限于盲点的扩大。持续的视盘水肿会引起视神经鞘肿胀（图 15-9）、神经纤维萎缩，从而导致多种视野变化，包括弓形盲点缺损和周边视野受限。

视交叉病变

视交叉受压常继发于垂体瘤、颅咽管瘤、脑膜瘤或动脉瘤（图 15-10）。视交叉与腺垂体的关系多

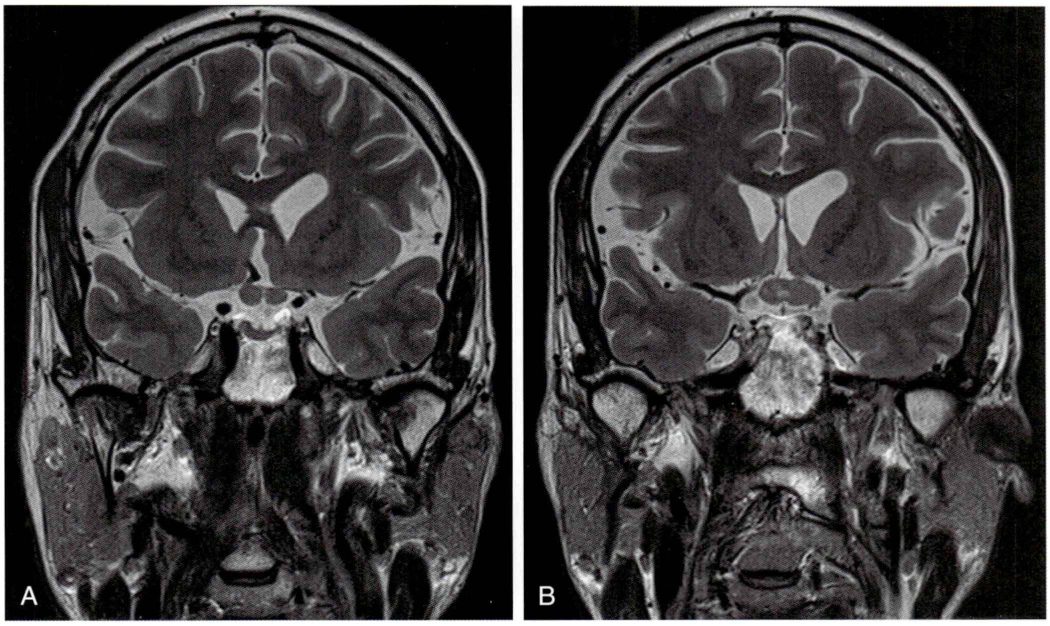

图 15-4　1 型神经纤维瘤病时的视神经胶质瘤。可见神经增粗，两张影像的信号强度不同（**A** 和 **B**）

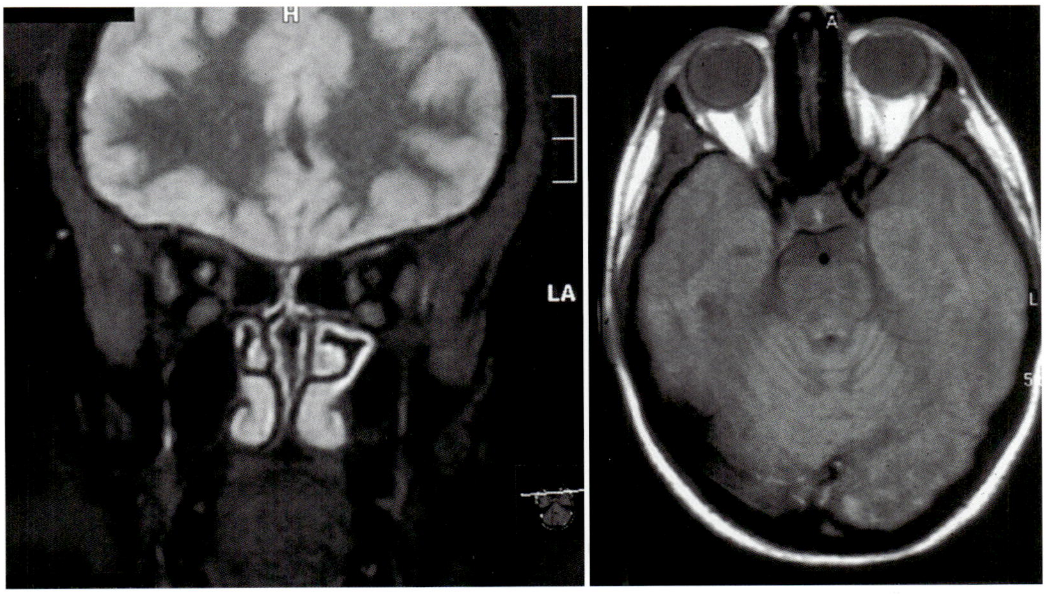

图 15-5　视神经炎患者 MRI 成像上见到的视神经异常信号

变，所以没有单一模式来说明视力缺损与垂体增大的关系。典型的视野缺失不对称，但紧接着或最终都会出现双颞侧偏盲。视交叉下部受压可引起双颞侧上部偏盲（图 15-11）。

视交叉后病变

由于临近枕叶皮质，视觉通路的视交叉后病变更易引起两侧相似的同向性视觉障碍。视束和外侧膝状体病变不如视辐射和视觉皮质病变常见。投射至颞叶的视辐射受累可引起上象限为主的同侧视觉障碍（图 15-12）。顶叶病变引起的视觉缺损常为完全性。典型的枕叶病变引起两眼高度相似的视觉缺损，可以是暗点缺损、象限盲或全盲。

瞳孔综合征

Horner 综合征

支配眼球的交感神经纤维行程迂曲但不会交叉

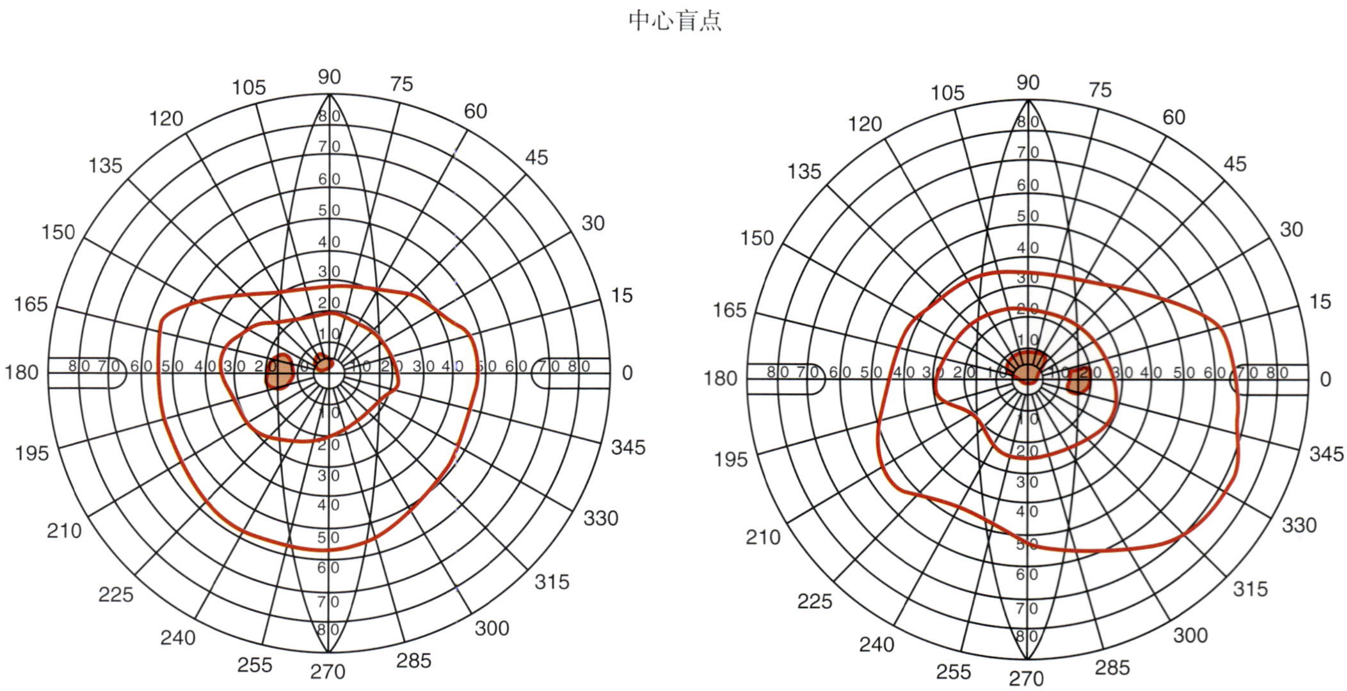

图 15-6 双侧中心暗点

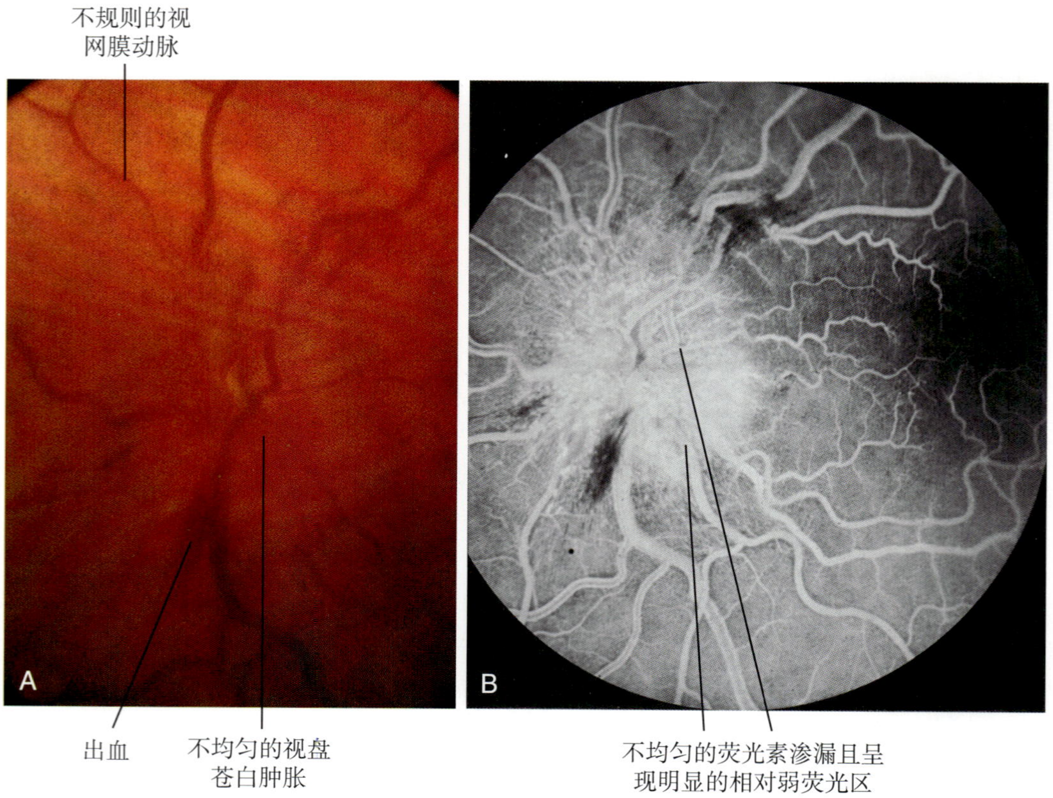

图 15-7 缺血性视神经病变

至对侧。支配面部汗腺的交感纤维多与颈外动脉的分支伴行，但是支配前额小片区域汗腺的交感纤维则与颈内动脉伴行。支配眼部的交感纤维被阻断后会出现上睑下垂和瞳孔缩小。貌似眼球内陷，其实，是由睑裂变小引起，是上眼睑压低和下眼睑上提（上睑下垂倒置）的结果。瞳孔轻微缩小，但将患者带到暗室后会变明显。在完全性 Horner 综合征的急性期，会有面部潮热和结膜充血（图 15-13）。

多种药物可用以确定损伤部位。4% 可卡因滴双眼可作为一种筛检。正常情况下，点药后瞳孔会扩大，但 Horner 综合征时，无论损伤在神经节前或神经节后都不会使瞳孔扩大（图 15-14 和图 15-15）。1% 的羟苯丙胺溶液使节后神经纤维末梢释放去甲肾上腺素。在交感神经节后纤维受损时，由于去甲肾上腺素储存减少，瞳孔不能散大；但交感神经节前损伤时，瞳孔可以散大，因为去甲肾上腺素储存量没有受到影响（图 15-16）。在类交感作用的溶剂中，1% 去甲肾上腺素比 1∶1000 肾上腺素引起的神经节后损伤更容易观察到瞳孔敏感度增加的现象。

如果 Horner 综合征是唯一的临床表现，胸片则是必要的检查。如果 Horner 综合征继发于延髓外侧的梗死或创伤、颈部肿瘤或肺尖部的肿瘤，很可能有其他伴随的症状。

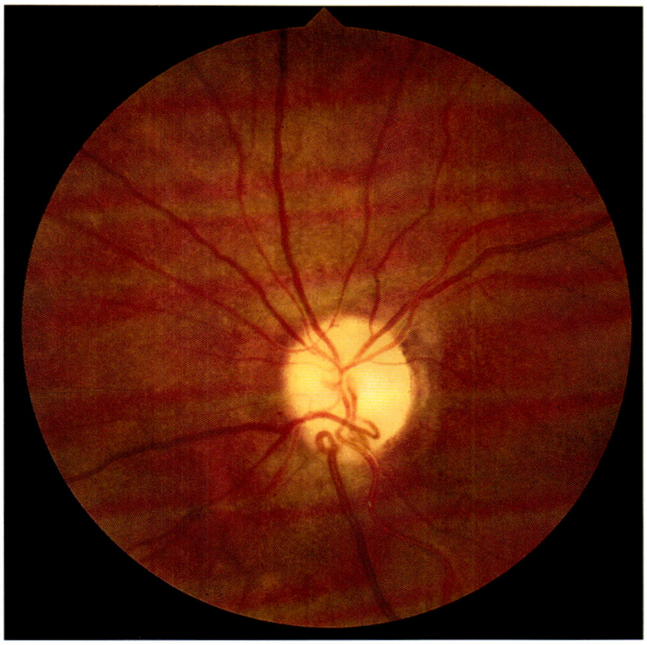

图 15-8 结节病。视神经萎缩

强直瞳孔：埃迪综合征

典型的埃迪瞳孔综合征会引起单侧瞳孔扩大，很少双侧受累（图 15-17）。在暗室检查时，受累瞳孔会变得更小，这是瞳孔散大反射失能的结果。慢性患者原先扩大的瞳孔会变得更小。埃迪瞳孔对光线刺激是固定不变或几乎不变化的。看近物时，瞳孔会缓慢且不完全地缩小；当目光移开近物时，瞳孔同样缓慢地散大（图 15-18 和图 15-19）。

调节反应也同样受累。患者视线由远处移到近处时或由近及远时，都会主诉视野模糊。埃迪瞳孔常对弱的拟副交感神经药（如 2.5% 醋甲胆碱或 0.125% 毛果芸香碱）过度敏感。

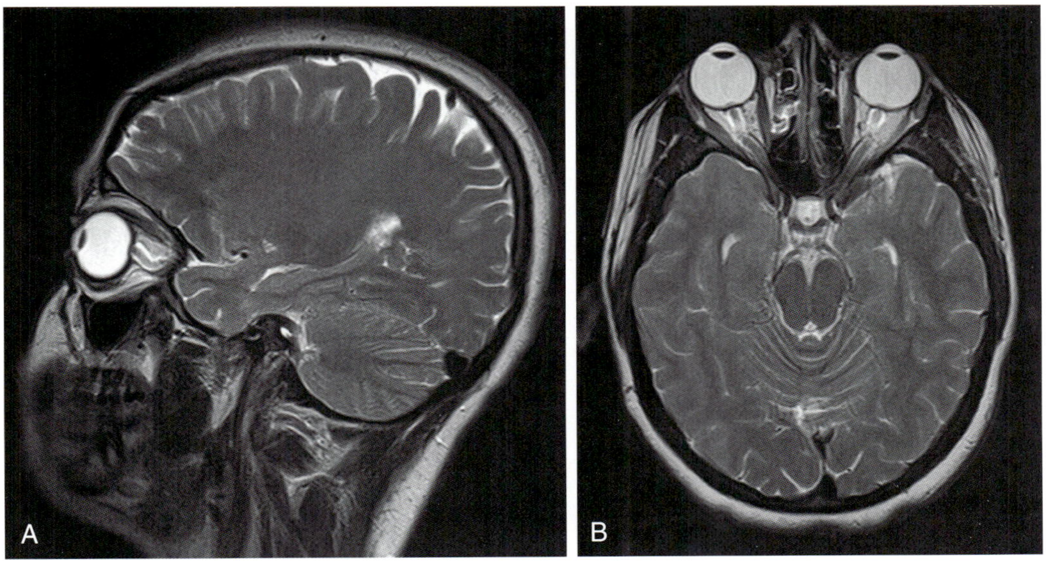

图 15-9 继发于良性颅高压患者视盘水肿及视神经鞘肿胀。MRI 冠位 T2 加权像（**A**）和轴位 T2 加权像（**B**）。注意沿整个神经的髓鞘肿胀和凸入玻璃体的视盘（视盘水肿）

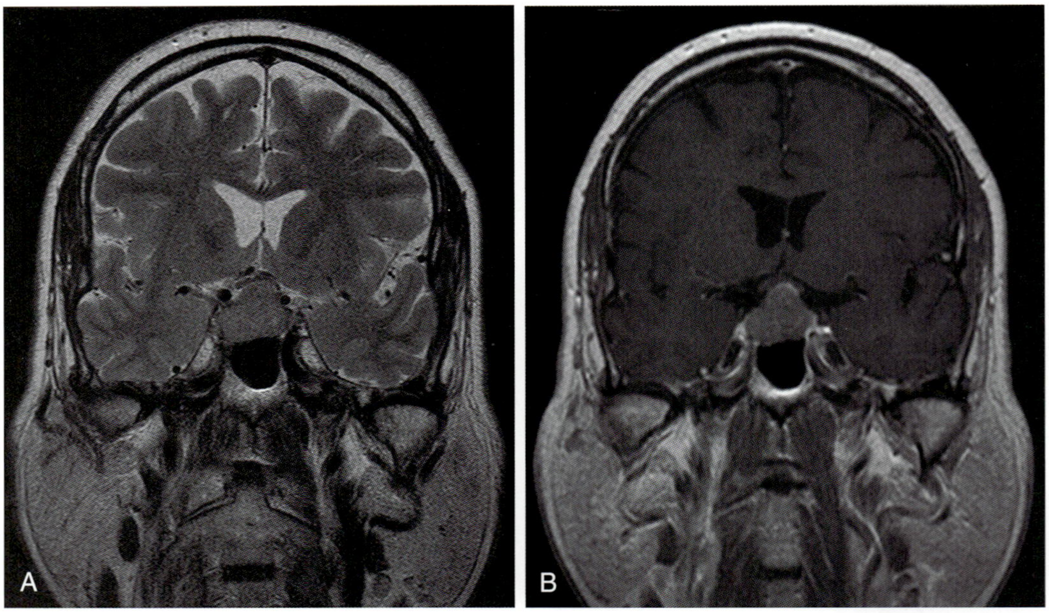

图 15-10 在蝶鞍区扩大的垂体瘤。冠状位 T2 加权像（**A**）和注射造影剂后 T1 加权像（**B**）。肿瘤延伸至右侧海绵窦并侵犯视交叉底部

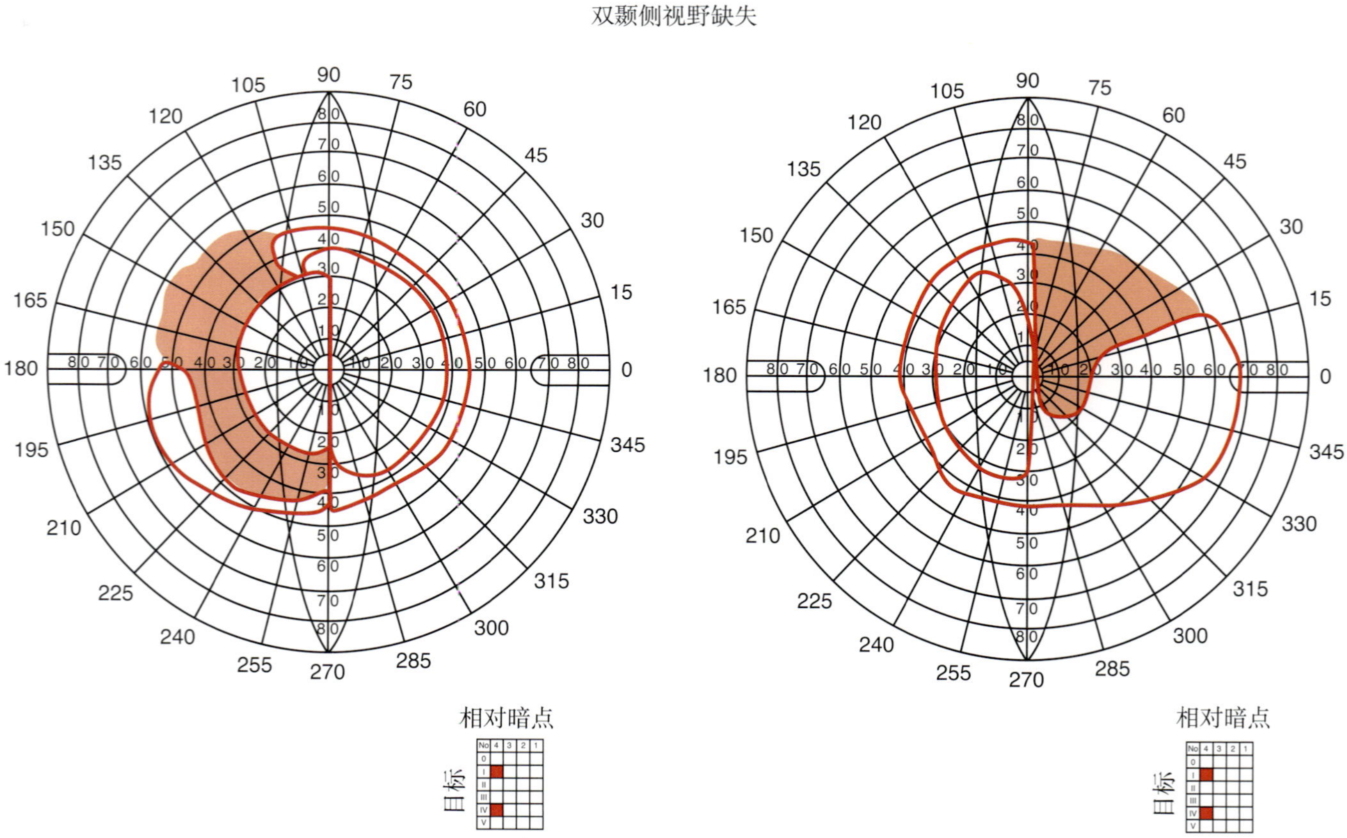

图 15-11 左侧下方的侵犯引起双颞侧上部视野偏盲

同侧视野缺损类型

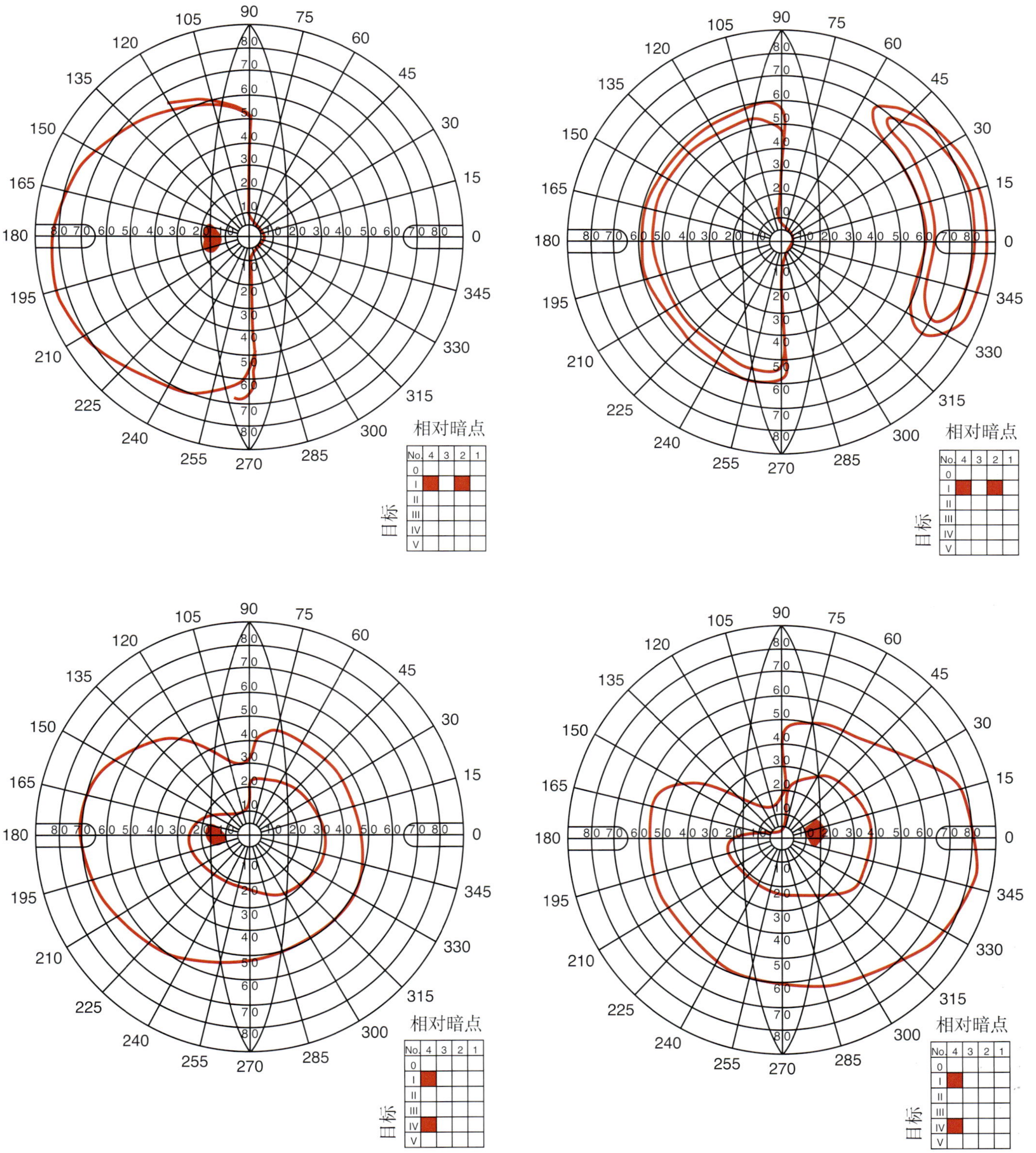

图 15-12　枕叶损伤引起的视野缺损（左图）和颞叶损伤引起的视野缺损（右侧）

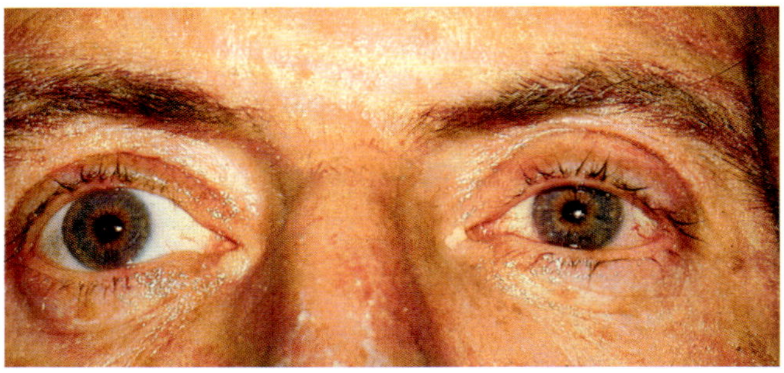

图 15-13 Horner 综合征。左侧上睑下垂、瞳孔缩小及结膜血管充血

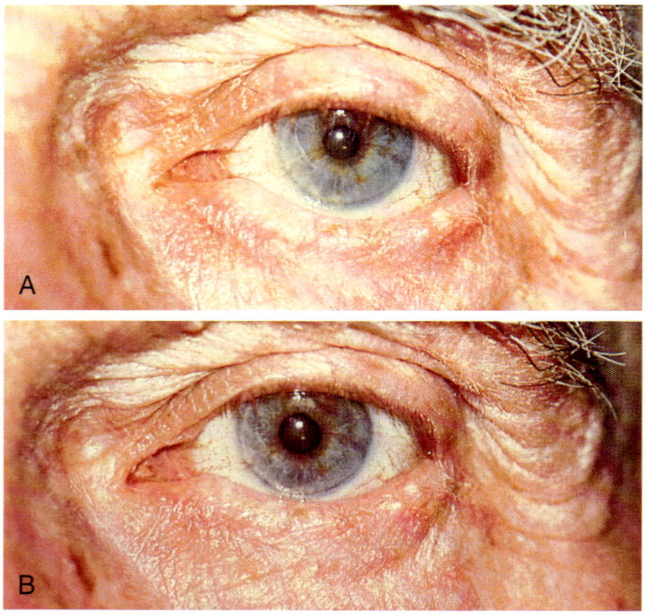

图 15-14 Horner 综合征。4% 可卡因滴眼前的正常左侧瞳孔（**A**）和滴眼后（**B**）

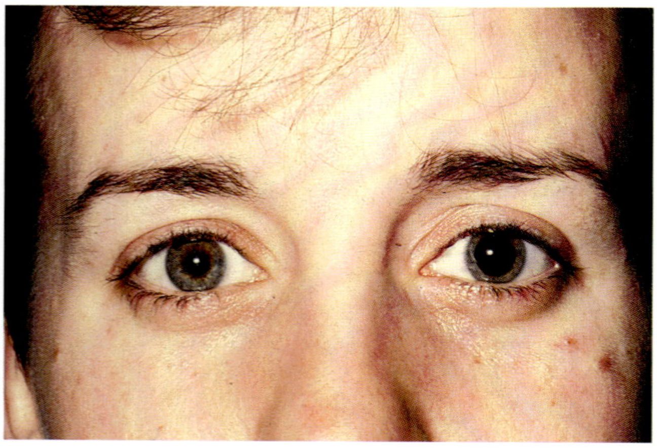

图 15-17 埃迪瞳孔综合征。左侧瞳孔扩大

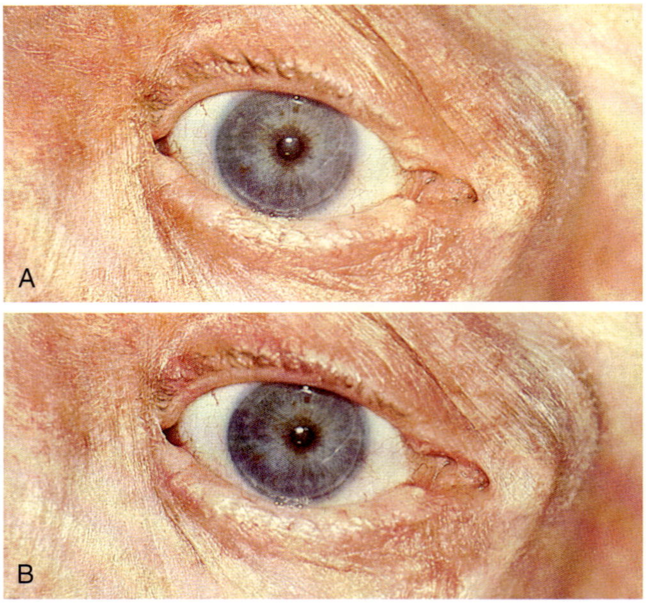

图 15-15 Horner 综合征。受累右侧瞳孔滴 4% 可卡因前（**A**）和滴眼后（**B**），滴后没有反应。上眼睑已收缩

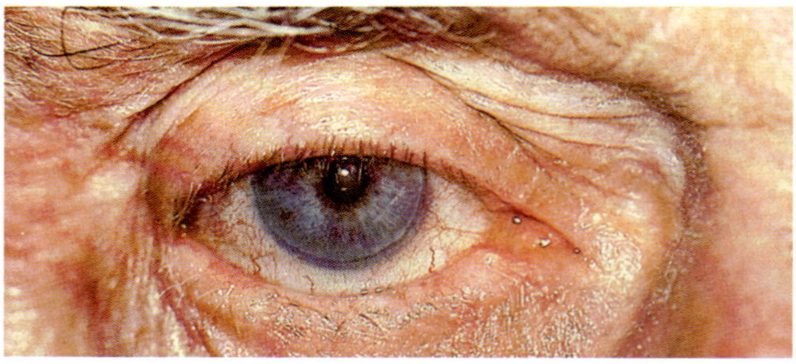

图 15-16 Horner 综合征（图 15-15 中的同一患者）。1% 羟苯丙胺滴眼后瞳孔扩大

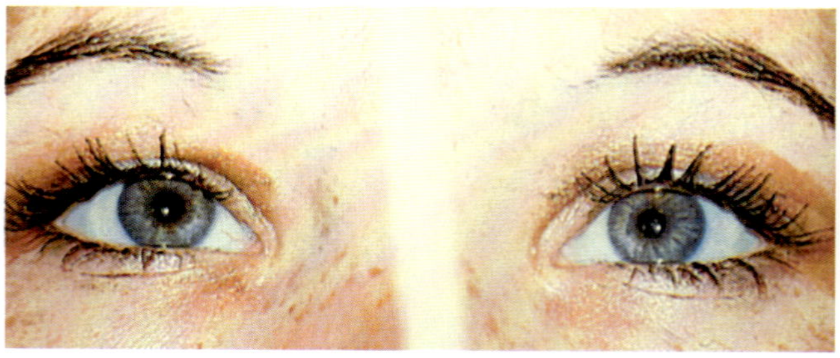

图 15-18 埃迪瞳孔。看近物 1 分钟后，患病的左侧瞳孔比右侧更小

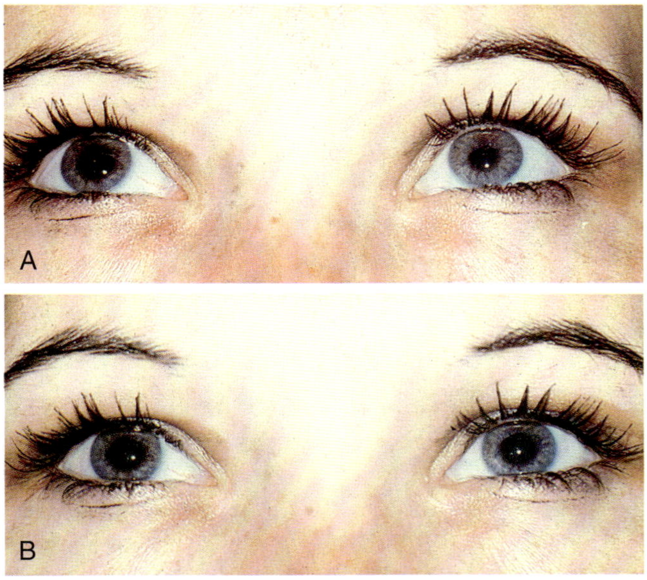

图 15-19 埃迪瞳孔，看近物放松后可见瞳孔逐渐扩大。**A.** 休息 15s 时。**B.** 休息 60s 时，仍未完全恢复

该综合征多见于女性，通常为 20 ~ 50 岁，虽然常为自发性，但也可以继发于急性虹膜麻痹、眼眶外伤或病毒感染（如带状疱疹）。部分患者出现深反射减低（Holmes-Adie 综合征），或伴随各种家族性自主神经机能异常。

虹膜麻痹

单独存在的虹膜麻痹，表现为瞳孔固定扩大，对光线和视近物无反应，病因可能是睫状神经节的器质性损伤，但常见于无意或有意的使用散瞳药时（图 15-20）。

阿·罗瞳孔

阿·罗瞳孔的特点为光刺激与看近物时瞳孔变化不一致（光反射不一定消失），瞳孔不规则及瞳孔缩小（图 15-21）。多为双侧改变，严格来说病因均为三期梅毒。病灶可能位于中脑吻侧上部和动眼神经核之间，导致光反射通路和皮质到支配瞳孔括约肌核团的下行抑制纤维均被破坏。光刺激与看近物时瞳孔变化不一致的情况也可见于糖尿病、Parinaud 综合征和严重的视力丧失等病变。

第 3 对脑神经（动眼神经）

动眼神经损害可发生于动眼神经核水平、脑干内沿着其走行的部分或穿颅至眼眶的走行部分。动眼

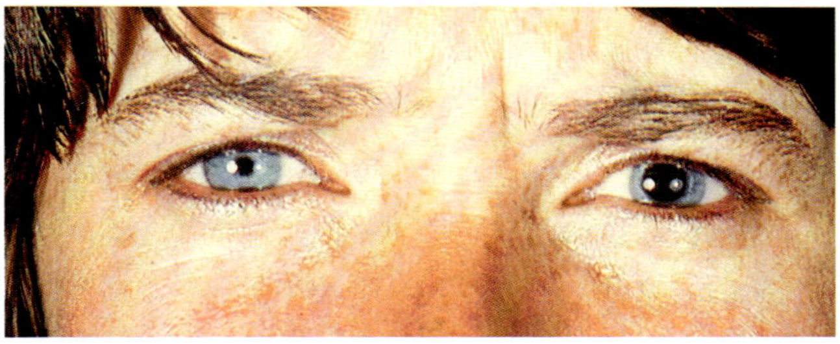

图 15-20 虹膜麻痹。左侧瞳孔扩大，对光或刺激无反应

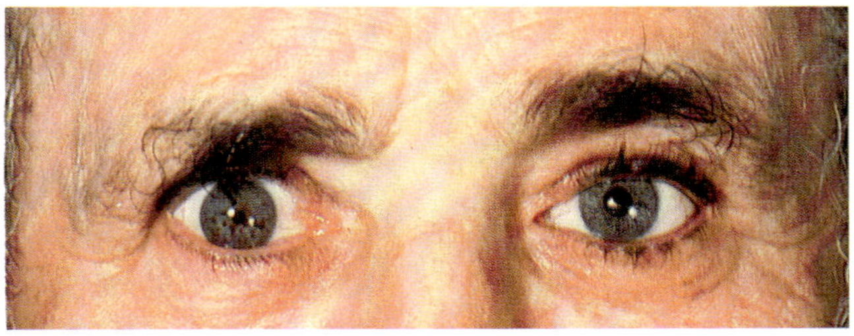

图 15-21 阿·罗瞳孔。右侧瞳孔点了氯美扎酮，轻度不规则，尽管看近物时有反应，但光刺激时大小不变（左眼为人工义眼）

神经核内神经元的特殊排列模式使得动眼神经麻痹的病灶能准确定位，尤其可以判定损害位置是核性还是核下性。只有出现对侧上直肌肌力减弱及双侧上睑下垂时才提示存在核性完全性动眼神经麻痹，可伴或不伴瞳孔受累，这是因为支配上直肌的神经纤维交叉至对侧动眼神经，而双侧上睑上提由单个中线核团发出的神经纤维支配。脑血管病变常导致脑干内此神经受累。伴随症状可反映红核（震颤—Claude 综合征）、皮质脊髓束（对侧轻偏瘫—Weber 综合征）或小脑脚（对侧共济失调—Benedikt 综合征）受累（图 15-22）。

动眼神经远端受压常见于后交通动脉瘤。颈动脉海绵窦瘘、脑膜瘤或垂体腺瘤侵入海绵窦是动眼神经受压的其他原因。在上述所有情况下，如果神经完全性瘫痪，那么瞳孔不可避免地会受累。动眼神经不完全损伤时，可出现部分性瞳孔功能缺失（图 15-23 和图 15-24）。糖尿病是单纯性动眼神经麻痹的重要病因，动眼神经麻痹可能是糖尿病的首发表现。典型糖尿病性动眼神经麻痹者会出现疼痛，但瞳孔功能完好（图 15-25）。眼部疱疹与多种类型的动眼神经麻痹有关，最常见的是部分或完全性动眼神经麻痹（图 15-26）。

动脉瘤对神经的压迫或神经受到外伤可能会继发动眼神经的异常再生。这时会出现各种形式的眼球异常运动，包括上视或下视时伴眼球内收、内视或下视

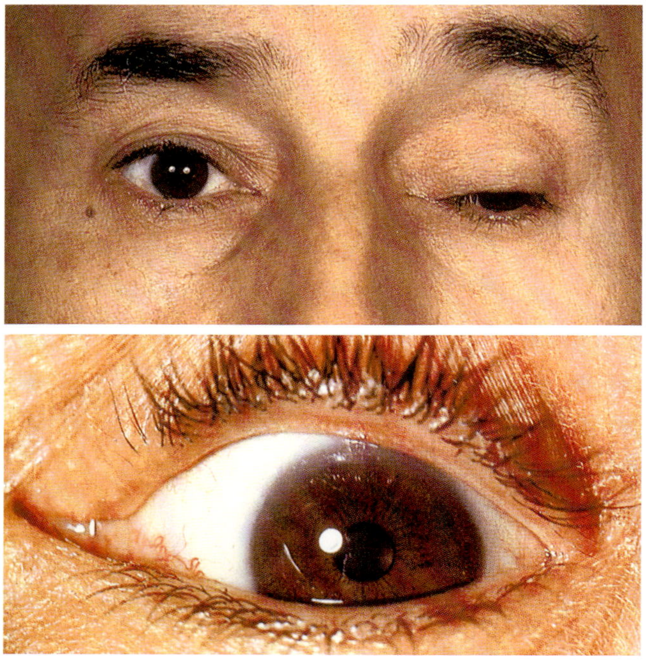

图 15-22 Benedikt 综合征。伴瞳孔反射保留的左侧第 3 脑神经麻痹

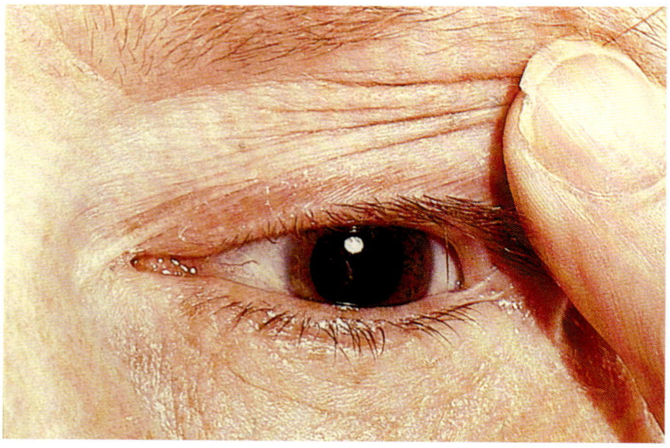

图 15-23 后交通动脉瘤所致的动眼神经麻痹

时伴眼睑退缩以及内收时伴瞳孔收缩（图 15-27）。最常见的是下视时伴眼睑上提。

第 4 对脑神经（滑车神经）

滑车神经麻痹并不常见。外伤是常见诱因。除了出现眼球运动障碍外（图 15-28），还常出现特异性的头部向健侧偏斜。

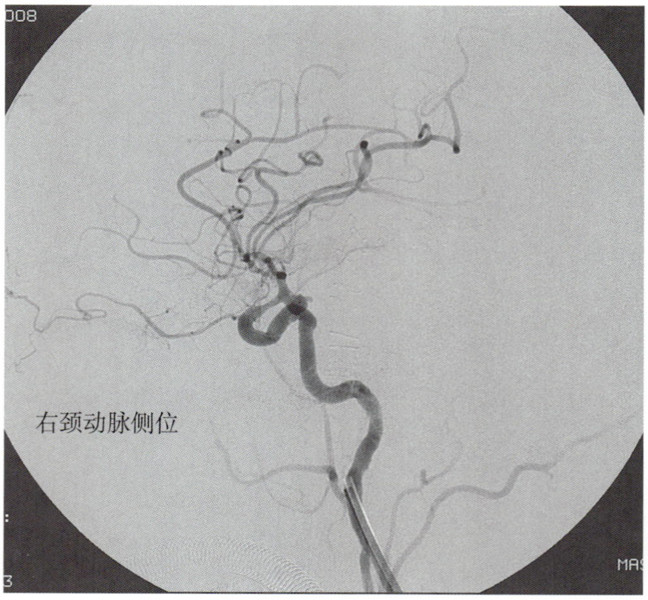

图 15-24 后交通动脉瘤。血管造影

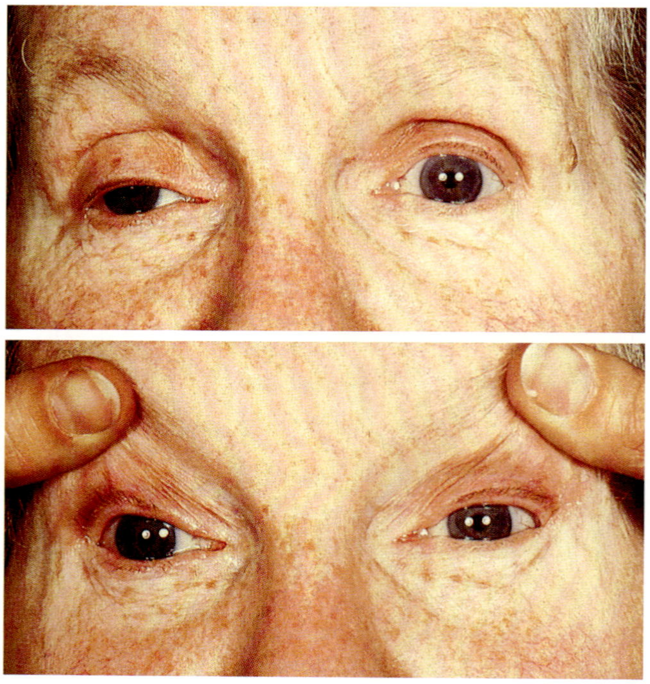

图 15-25 糖尿病性动眼神经麻痹。右侧眼睑部分下垂、眼球外展和下视受限，瞳孔未受影响

第 6 对脑神经（展神经）

第 6 脑神经麻痹见于多种疾病。双侧展神经核同时受累会引起凝视麻痹而不只是单纯的外直肌瘫痪。

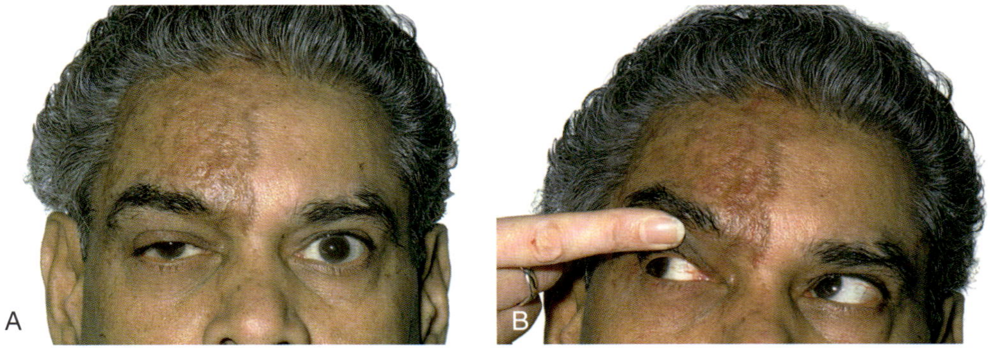

图 15-26 伴部分动眼神经麻痹的眼部带状疱疹。上睑下垂（**A**）和部分眼球向上运动不能（**B**）

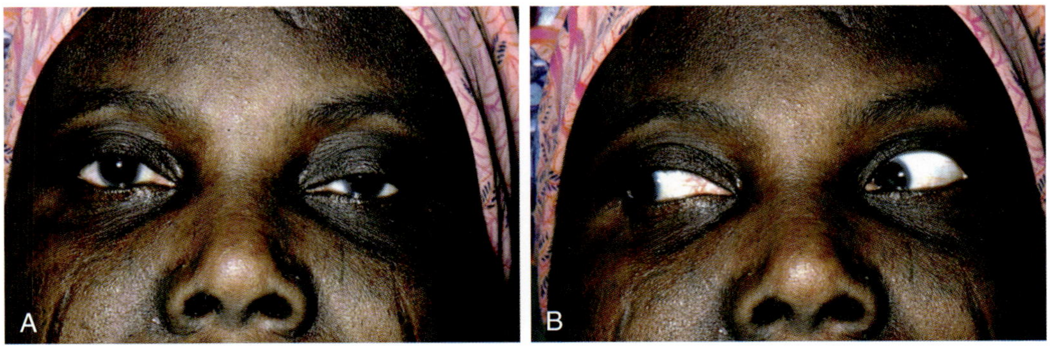

图 15-27 动眼神经的异常再生。左眼上睑下垂（**A**），右侧凝视时消失（**B**）

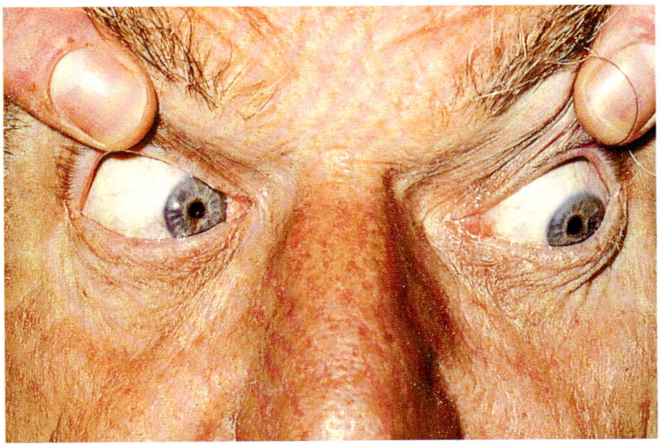

图 15-28 右侧第四脑神经麻痹

脑桥损伤，比如神经胶质瘤，可能影响第 6 脑神经在脑干内的部分，同时也可能有第 5、7 脑神经和皮质脊髓束的受损，临床表现包括外直肌麻痹、面瘫、伴有对侧轻瘫的面部感觉减退（Foville 综合征）（图 15-29）。自脑干发出后，展神经可在脑膜癌、鼻咽癌、脊索瘤、颞骨岩部感染、海绵窦或眼眶损伤时受累。高血压或糖尿病患者的缺血事件可引起展神经麻痹（图 15-30）。

有些颅高压患者可见双侧第 6 脑神经麻痹（图

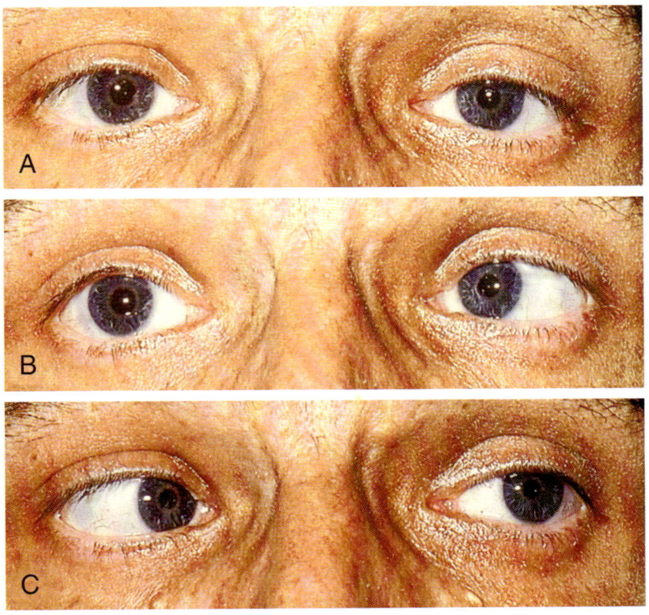

图 15-29 脑桥损伤出现双侧展神经麻痹的患者。双侧眼球聚集的倾向（**A**）伴右眼（**B**）和左眼（**C**）外展不全

15-31）。单侧的眼球多发运动受限很可能由展神经在眶上裂或海绵窦水平损伤引起。眼眶处的损伤可以破坏支配眼球活动的神经，但更可能会直接损害眼外肌

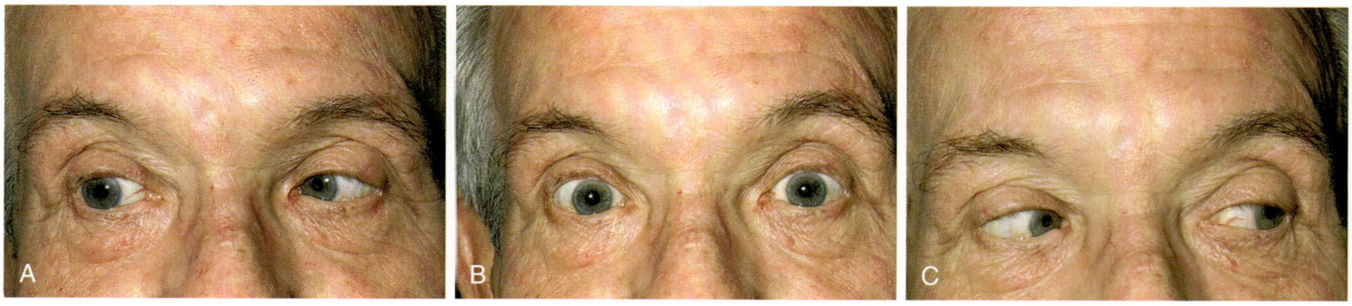

图 15-30 右侧展神经部分麻痹。**A**. 向右的凝视。**B**. 向前的凝视。**C**. 向左的凝视

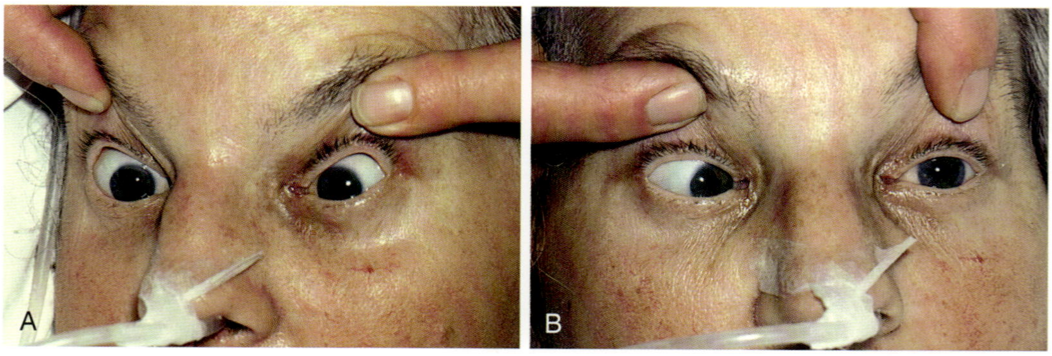

图 15-31 双侧第 6 脑神经麻痹。右侧（**A**）凝视不能和左侧（**B**）凝视不能

从而影响眼球运动。双侧眼球活动受限可见于多种疾病，包括吉兰 - 巴雷综合征、癌性脑膜炎、结节病和某些肿瘤。还有，眼球活动受限也可以是神经肌肉接头病变的结果，或者是直接影响眼部肌肉的疾病引起（比如甲状腺功能障碍或进行性眼外肌麻痹）。

眶内病变

眼眶部的占位病变不可避免地会引起眼球突出，突出的方向可以反映病灶的具体位置。位于视神经的小肿瘤（比如视神经鞘的脑膜瘤）在出现轻微眼球突出时，可能已引起了严重的视野缺损（图 15-32）。眼眶占位引起眼肌麻痹提示神经及肌肉均已受累。其他临床特点还包括特定眼球活动触发的短暂性失明、视盘肿胀和视神经睫状静脉分流血管。视神经睫状静脉分流血管位于视盘表面，由视神经压迫视网膜中央静脉引起，导致视网膜循环向脉络膜循环的分流。这些分流血管常特异性的与视神经鞘脑膜瘤有关（图 15-33），也见于任何原因引起的慢性视盘肿胀。

恶性黑色素瘤是成人最常见的原发性眼内肿瘤。眼眶的转移性疾病可见于肺癌、乳腺癌、白血病或淋巴瘤。它们在影像学上无特异性表现。

曲霉病或肺结核引起的传染性肉芽肿性占位病变可波及眼眶，临床表现与眶内或眶后肿瘤表现类似。

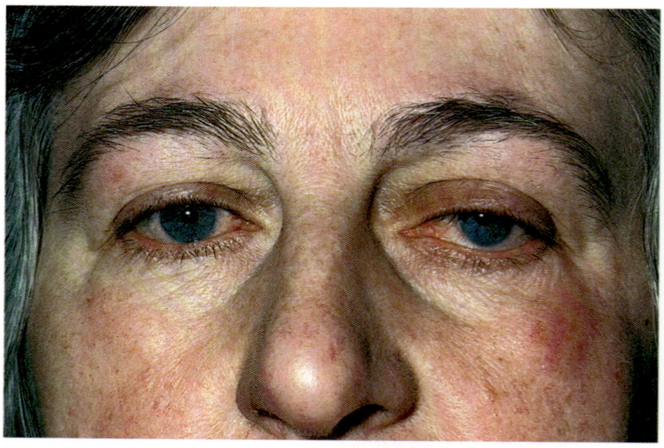

图 15-32 视神经鞘脑膜瘤。左眼球轻度突出

眼眶血管瘤通常见于成年早期，局限于眼球后眶内间隙。其界线清楚，伴有眼球突出及复视，而视觉障碍轻微，MRI 成像可见不连续团块影，T2 加权像显示高信号（图 15-34）。

眼眶假瘤（原发性眼眶炎性综合征）界线非常不清楚，典型者表现为疼痛、眼球突出和眼肌麻痹，可双侧受累。瘤体成分包括良性淋巴细胞（细胞表面存在多克隆 B 细胞抗原，瘤体对皮质类固醇反应好）

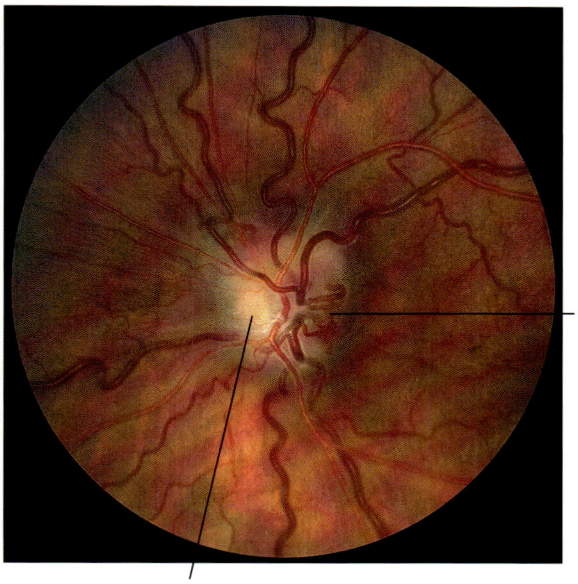

图 15-33 在视盘处的视神经睫状静脉分流血管（同时还有玻璃疣）

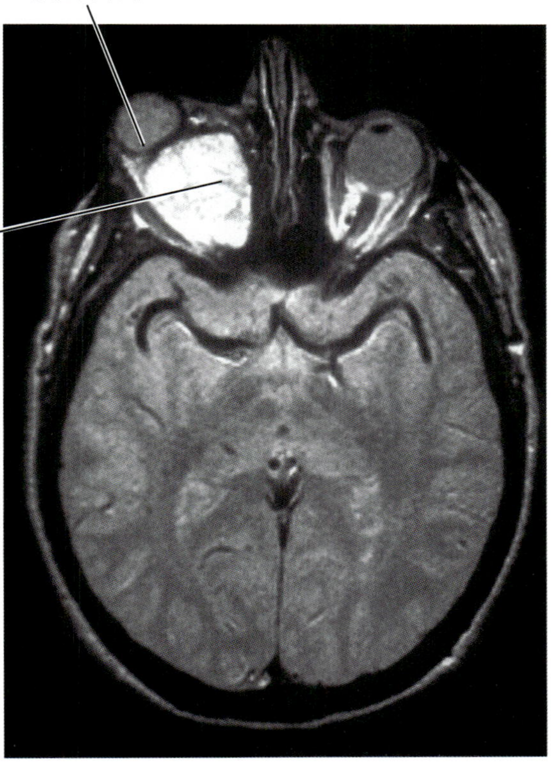

图 15-34 眼眶的海绵状血管瘤 MRI 成像

或恶性淋巴细胞（存在单克隆 B 细胞标记物）。大多病例是原发性的，但某些可发生于胶原血管病。MRI 上可见瘤体界线清楚或界线稍差的眼眶脂肪变形，有强化表现。瘤体可位于眼眶内或眼眶后部（图 15-35）。

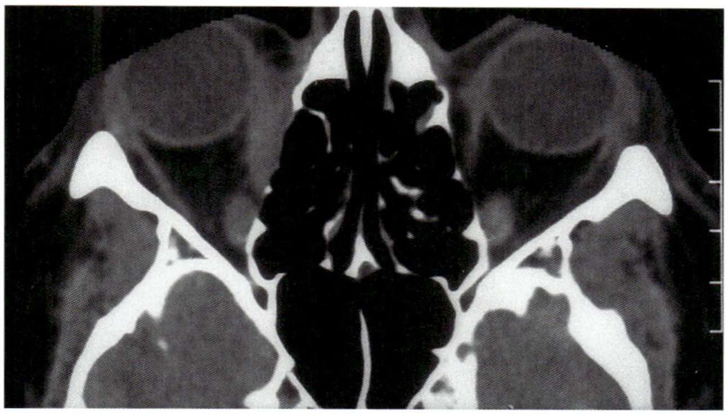

图 15-35 位于右侧眼眶中部的眼眶假瘤的 CT 成像

眶上裂与海绵窦综合征

眶上裂损害的表现与海绵窦前部受损类似，包括眼球运动相关的脑神经及三叉神经第一支受损（图 15-36），病因包括脑膜瘤、鼻咽癌、动脉瘤和垂体瘤。眼眶后部或眶上裂的损害易出现轻度眼球突出。垂体瘤的出血性梗死常导致垂体瘤突然扩展至海绵窦内，导致与严重头痛和视力障碍相关的复杂眼球运动麻痹综合征（垂体卒中）。存在于海绵窦内的巨大颈内动脉瘤表现为缓慢进展的眼肌麻痹（图 15-37）。临床表现有时被突然出现的视力减退而掩盖。除眶上裂综合征的特点外，三叉神经第二支也会受累（图 15-38）。一般情况下，所有可能受累的神经均会有一定程度的受损。眼部交感神经纤维受累引起瞳孔直径变小而不是散大。但许多海绵窦动脉瘤患者中，瞳孔是扩大的（图 15-39）。血管造影可以检出动脉瘤，但常规血管造影可能因动脉瘤中存在血栓而低估动脉瘤的体积（图 15-40）。CT 可发现动脉瘤管壁的钙沉积，注入造影剂后沉积的钙会变浑浊（图 15-41）。MRI 可见血管扩张和流空信号影，有时可见血栓形成（图 15-42）。

颈动脉海绵窦瘘常由外伤引起，或继发于海绵窦动脉瘤破裂，导致眼上部及结膜静脉严重充血，并随之流入海绵窦。典型表现包括伴眶部杂音的搏动性眼球突出、眼肌麻痹、眼眶骨痛和伴眼睑及结膜水肿的严重眼球突出（图 15-43）。如两侧窦道连通会出现双侧受累的症状。影像扫描可见到眼球突出和眼眶水肿，也可见眶上静脉扩张。如果瘘管有来自颈内动脉和颈外动脉脑膜支的双重支配，需进行详细的血管造影检查，颈内外动脉均需插入导管造影。对直接型颈动脉海绵窦瘘，一般采用经动脉的入路。瘘管内插入导管，然后用弹簧圈或球囊封闭瘘管（图 15-44）。

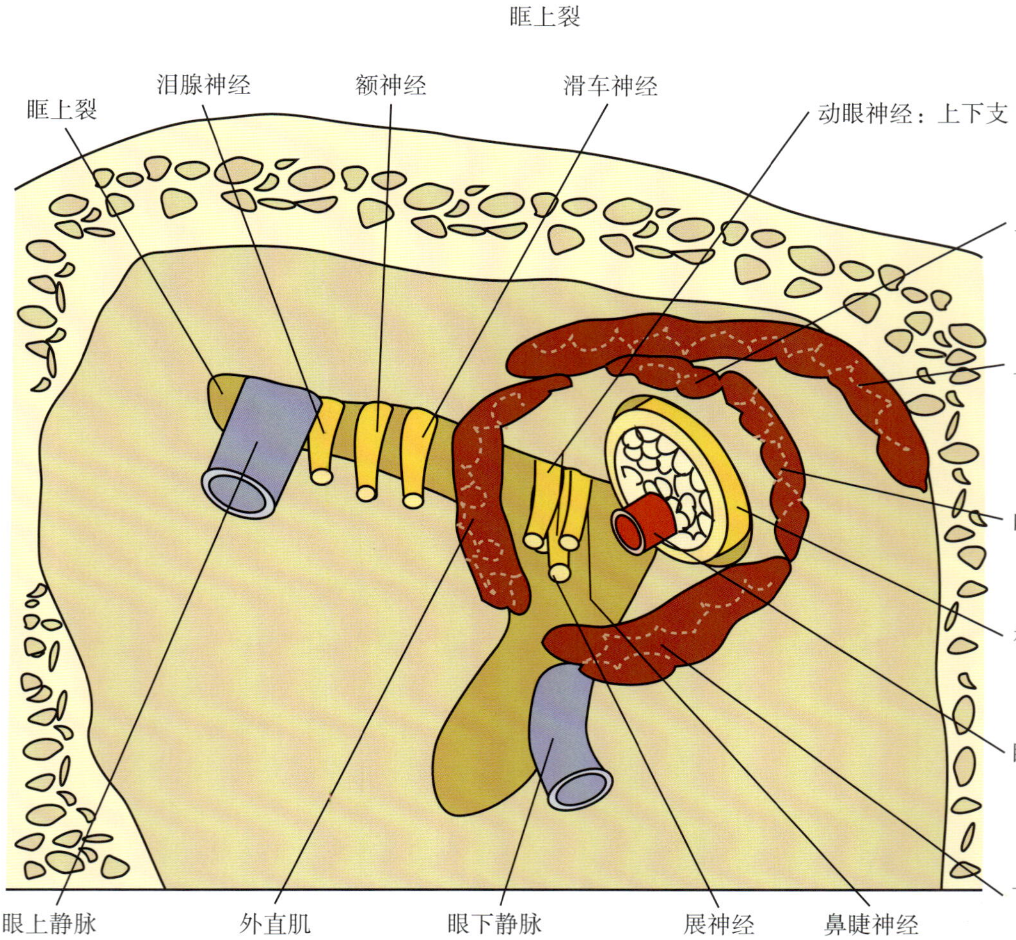

图 15-36 眶上裂

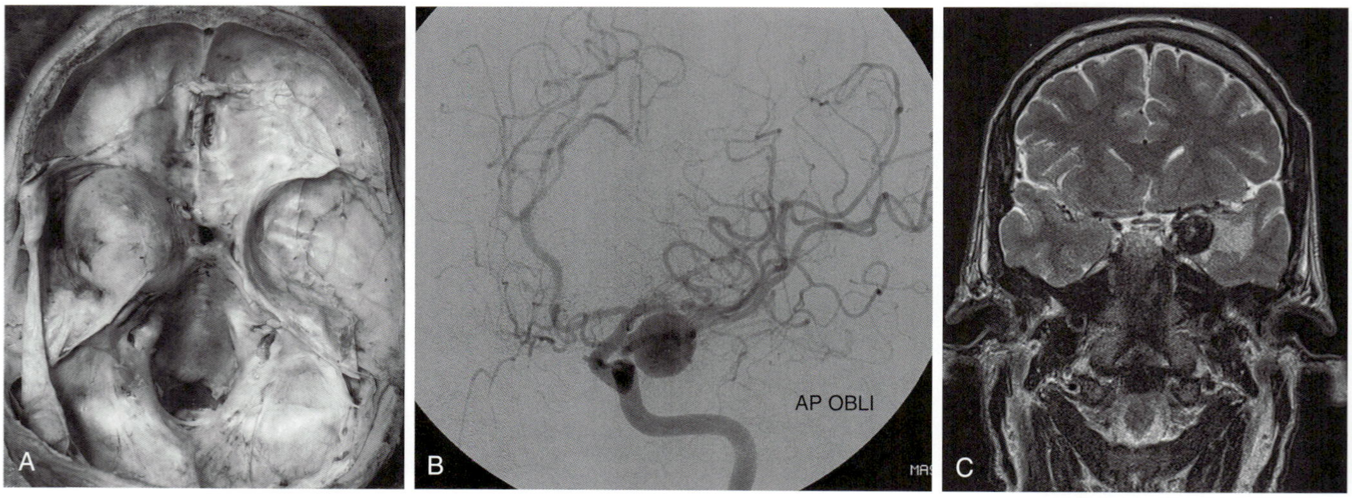

图 15-37 **A**. 伸至颅中窝的巨大动脉瘤。血管造影（**B**）和 MRI 冠状位像（**C**）（可见瘤体周围的脑水肿），B 和 C 来自不同患者

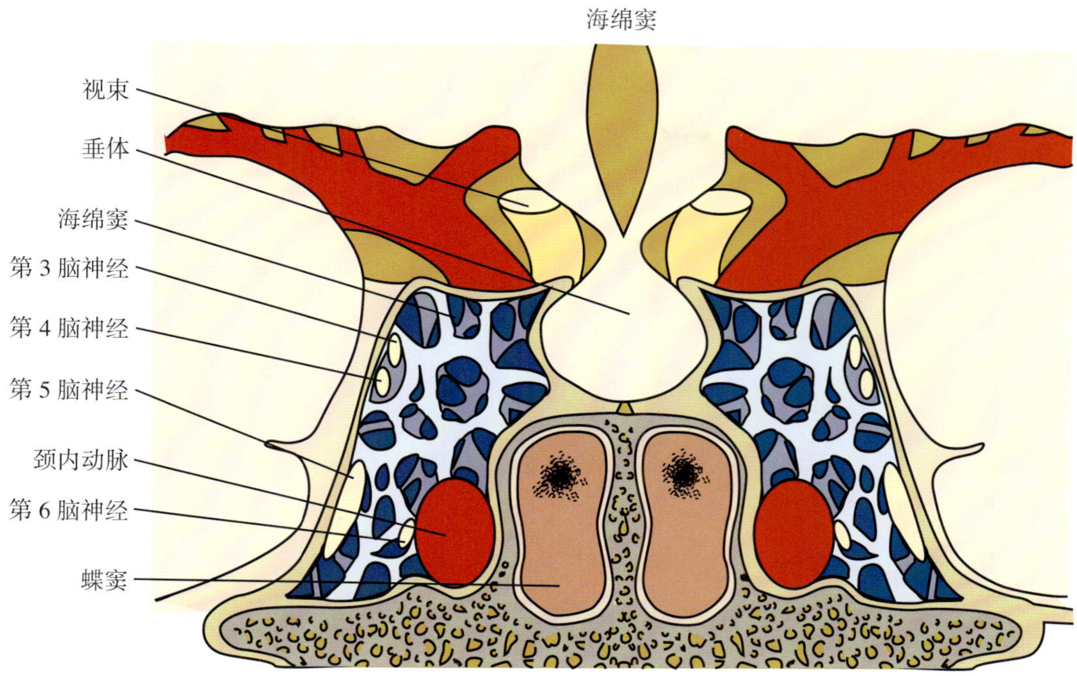

图 15-38　海绵窦的解剖学结构

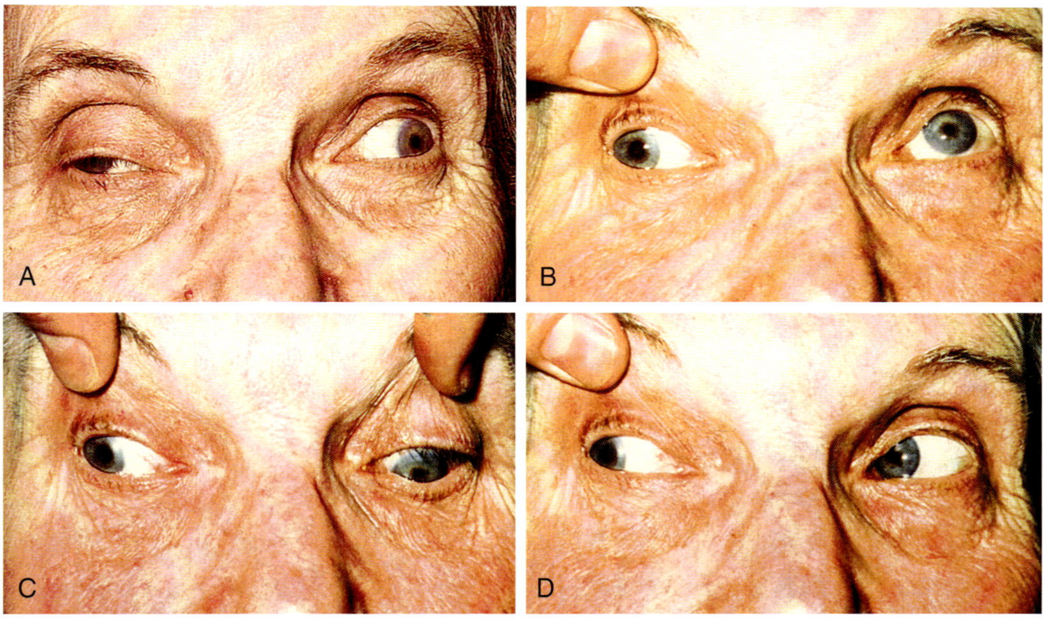

图 15-39　海绵窦动脉瘤。右眼球不能内收（**A**），不能向上运动（**B**），不能向下运动（**C**），但是外展不受影响（**D**）

Tolosa-Hunt 综合征

Tolosa-Hunt 综合征（托洛萨 - 亨特综合征）是一种病因不明的海绵窦前部或眶上裂受累的炎性疾病。临床特点包括眼周疼痛、三叉神经第一支分布区感觉受损、第 3、4 和 6 脑神经单独或联合受累。

脑干眼球运动综合征

中脑背侧综合征

Parinaud 中脑背侧综合征的患者表现为向上凝视不能而向下凝视不受影响。患者最初会表现为玩偶眼现象，并掩盖了眼源性麻痹的症状，提示为核上性

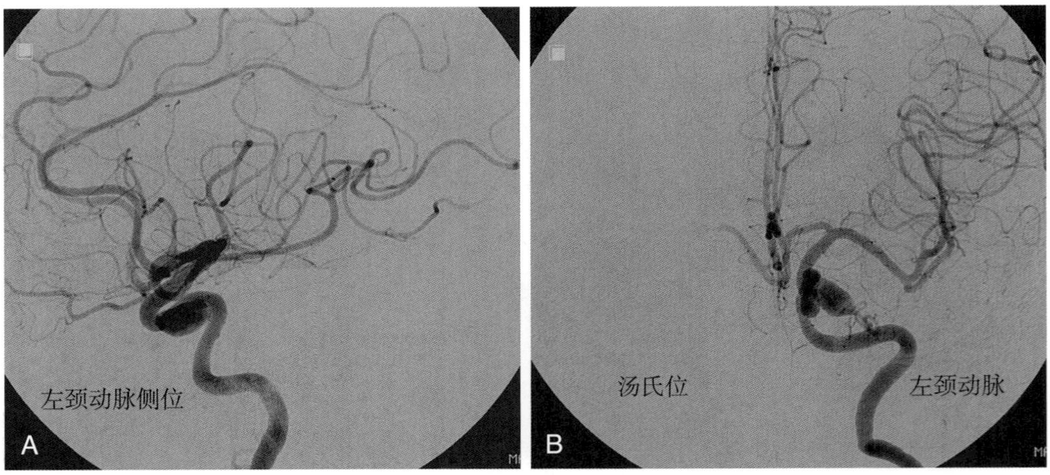

图 15-40 海绵窦动脉瘤。血管造影术。**A**. 侧位片。**B**. 汤氏位

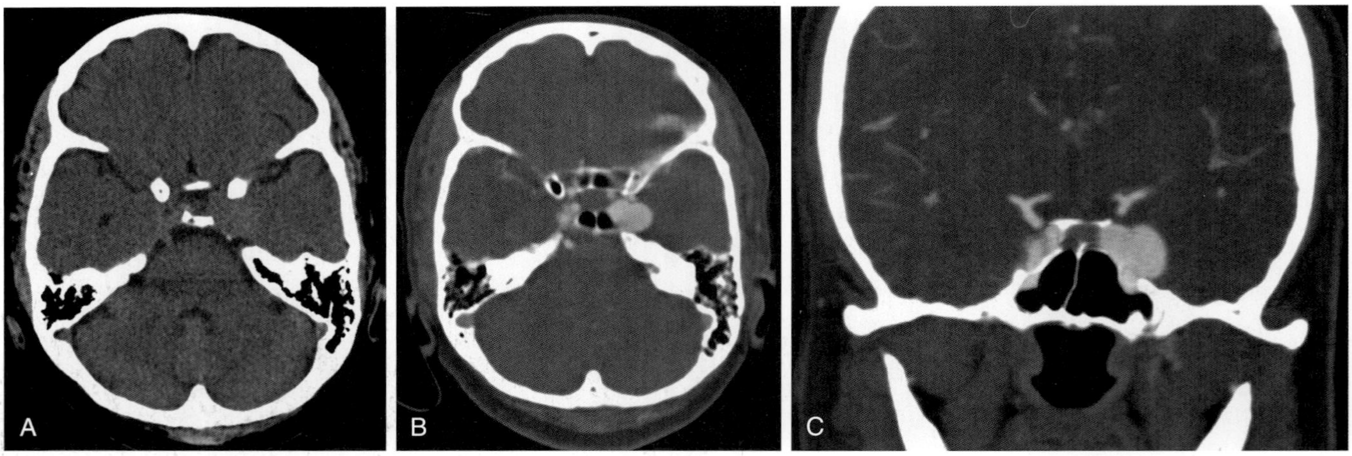

图 15-41 海绵窦动脉瘤。CT 片。**A**. 造影前。**B**. 造影后。**C**. CT 血管造影术的冠状位重建

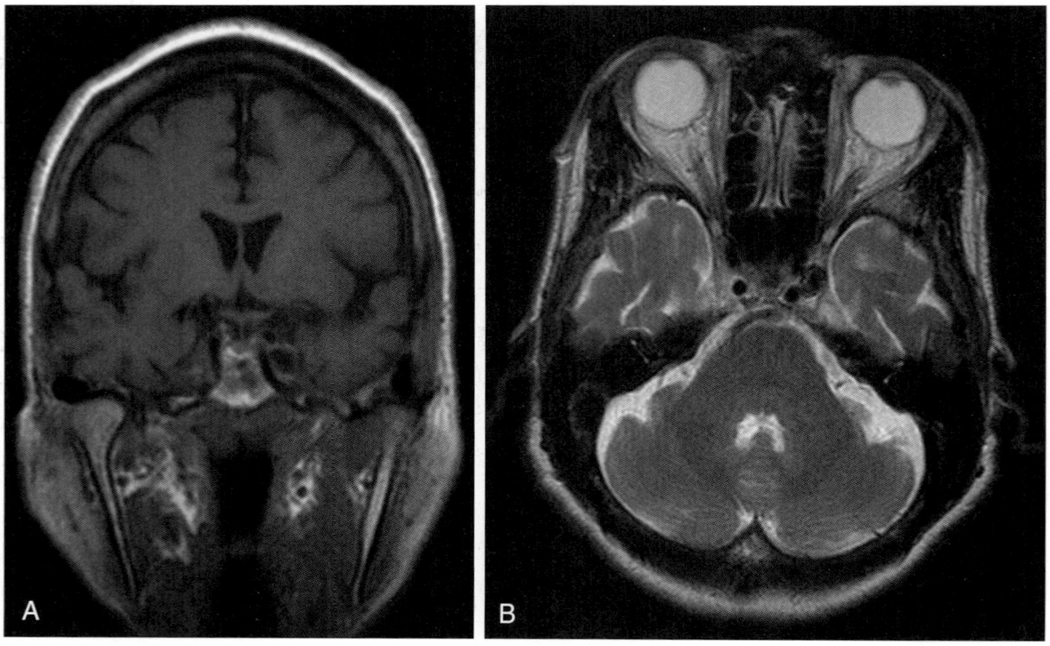

图 15-42 左侧海绵窦动脉瘤。**A**. T1 冠状位成像。**B**. 轴位 T2 像

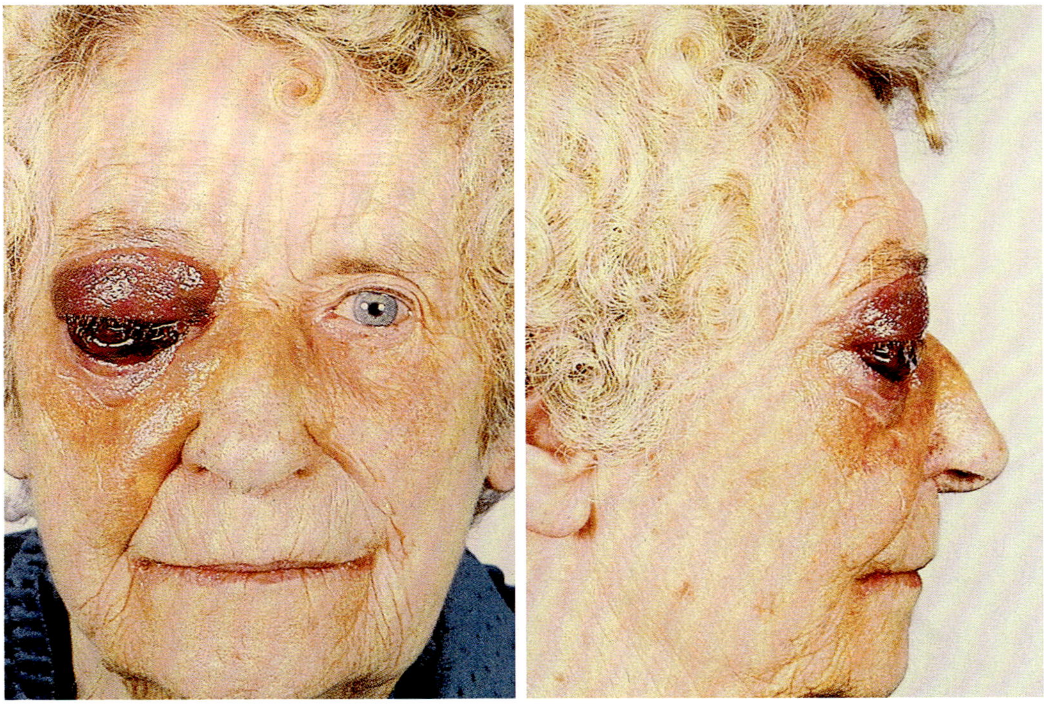

图 15-43　颈动脉海绵窦瘘。眼球突出及明显的眼睑和眶周组织水肿

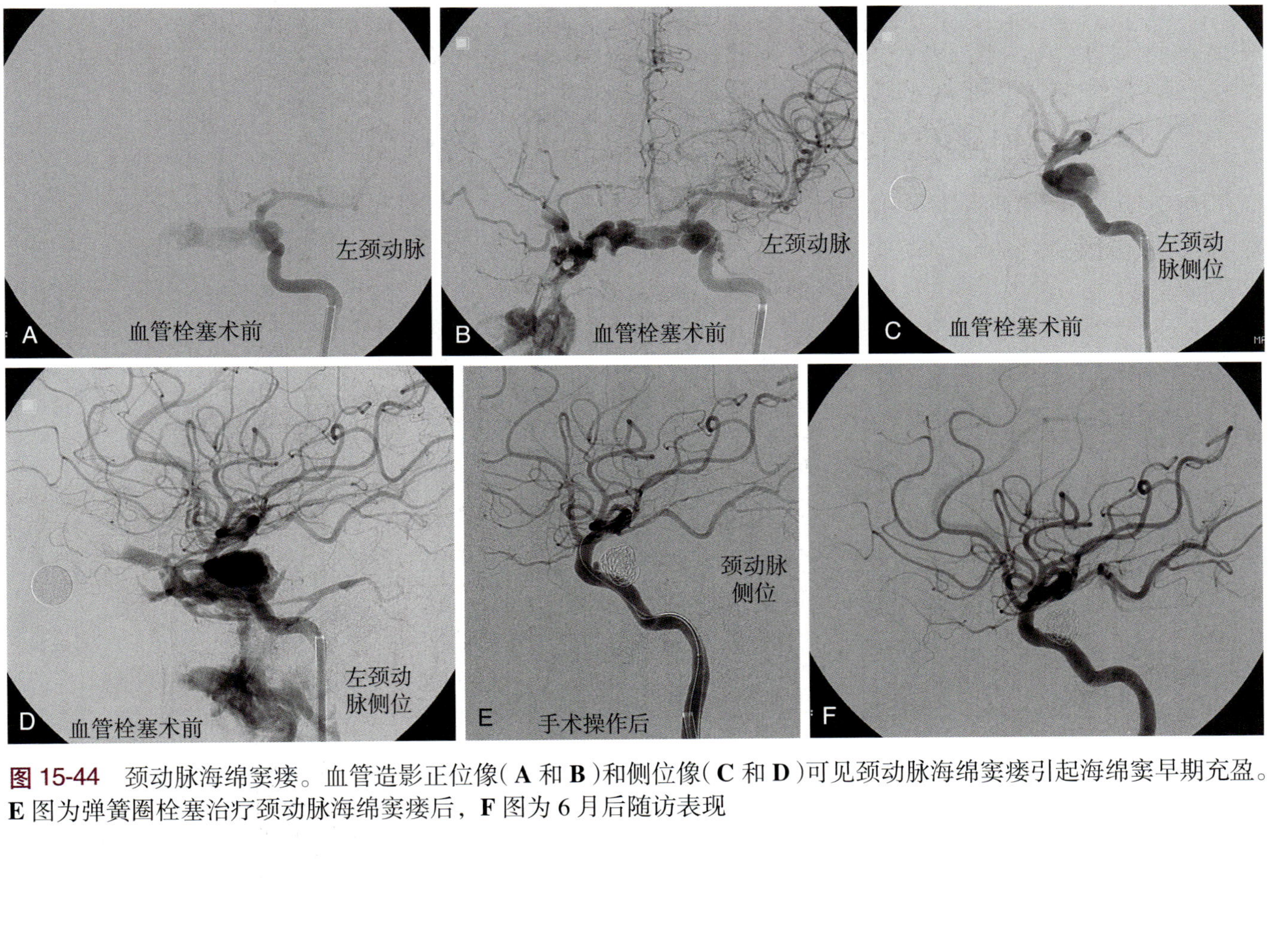

图 15-44　颈动脉海绵窦瘘。血管造影正位像（**A** 和 **B**）和侧位像（**C** 和 **D**）可见颈动脉海绵窦瘘引起海绵窦早期充盈。**E** 图为弹簧圈栓塞治疗颈动脉海绵窦瘘后，**F** 图为 6 月后随访表现

麻痹，尽管病程进展后也会出现眼球垂直运动不能。当患者试图向上扫视时（让患者注视一个向下旋转的视动力鼓室时最易诱发），可见眼球会聚及震颤。瞳孔中等大小，调节反应存在，对光反应消失。多种病理机制可导致这种情况，最常见于原发性松果体肿瘤（如松果体细胞瘤、松果体原始神经外胚瘤）和松果体生殖细胞瘤，少见于多发性硬化、脑干血管性疾病、松果体神经胶质囊肿和动静脉畸形（图15-45）。

眼球反向偏斜

眼球反向偏斜与视轴垂直失调有关，可见于脑干任何水平的实质损害（图 15-46）。

核间性眼肌麻痹

内侧纵束受损会引起核间性眼肌麻痹（internuclear ophthalmoplegia，INO）。右侧核间性眼肌麻痹时，右侧眼球不能内收。病损可以是部分性或完全性，意向性或反射性眼球运动时均可发生。如果眼球会聚功能保留，说明内侧纵束损害没有涉及动眼神经核中支配内直肌的部分。典型的核间性眼肌麻痹，眼球外展会出现轻度水平眼震。此外，双侧核间性眼肌麻痹除垂直眼震外，还会出现异常垂直追视和前庭运动（图 15-47）。单侧核间性眼肌麻痹可以是脑干任何形式损伤的表现，有时可见于药物性昏迷。年轻患者的双侧核间性眼肌麻痹常由多发性硬化引起。

核间性眼肌麻痹时的外展运动被描述为外展受限，可发生于双眼或单眼，这种受限与另一只眼的内收时眼震有关。若患者出现垂直凝视不能，则提示脑桥吻侧或中脑受损导致静息时内直肌不能收缩以对抗患侧眼肌（图 15-48）。

一个半综合征

如果内侧纵束的血管性或脱髓鞘性损害延伸至脑桥旁正中网状结构或比邻的展神经核，会引起侧视不能和同侧核间性眼肌麻痹同时发生，患者仅对侧眼球外展运动正常，因而对侧眼球易处于外展位置（图15-49）。

其他水平凝视障碍

展神经核或旁正中脑桥网状结构的损伤都可引起水平凝视不能。旁正中脑桥网状结构吻侧受累导致的凝视不能，可被前庭损伤引起的玩偶眼掩盖。如果眼球水平运动完全受累，可能是延伸至展神经和前庭神

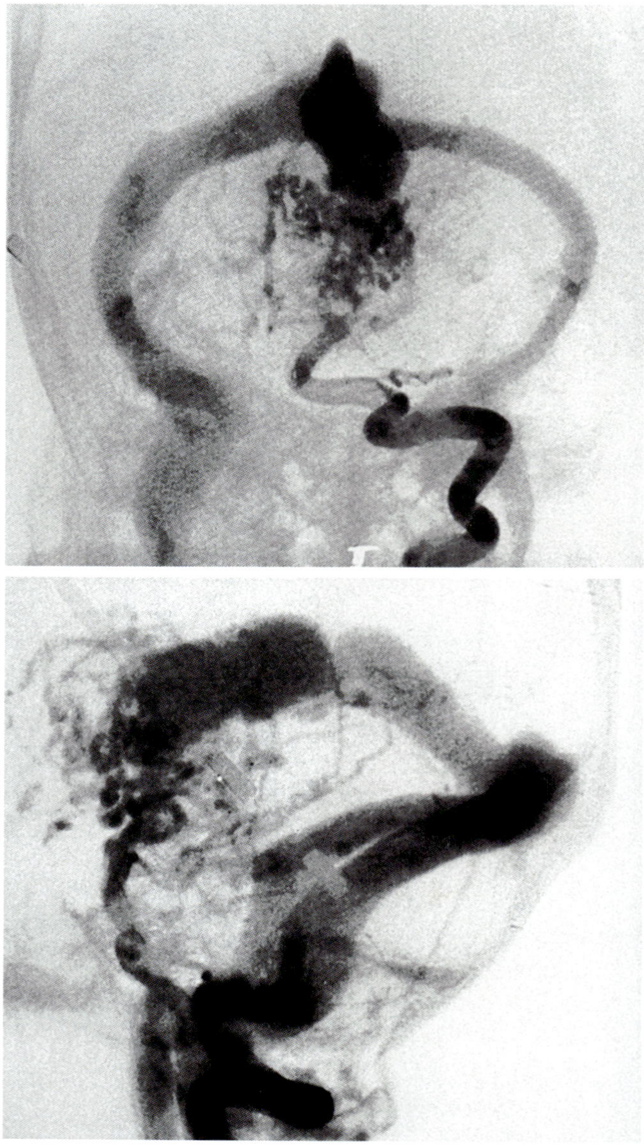

图 15-45 Parinaud 综合征。椎动脉血管造影术提示位于左椎动脉的一个大的颅内血管畸形，同时伴大脑大静脉引流和横窦的扩大

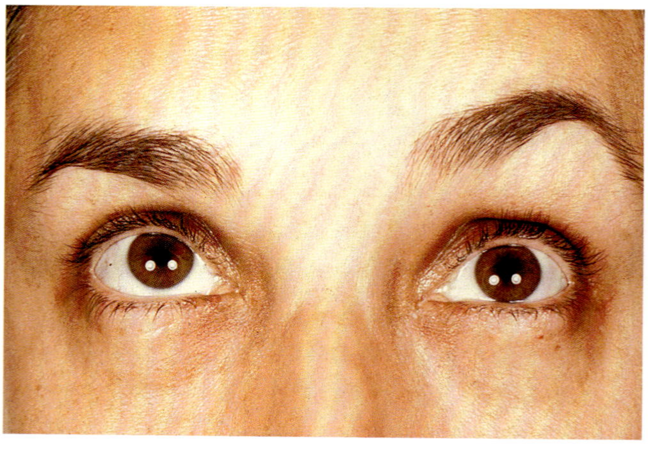

图 15-46 脑桥损伤患者的垂直性眼球反向偏斜

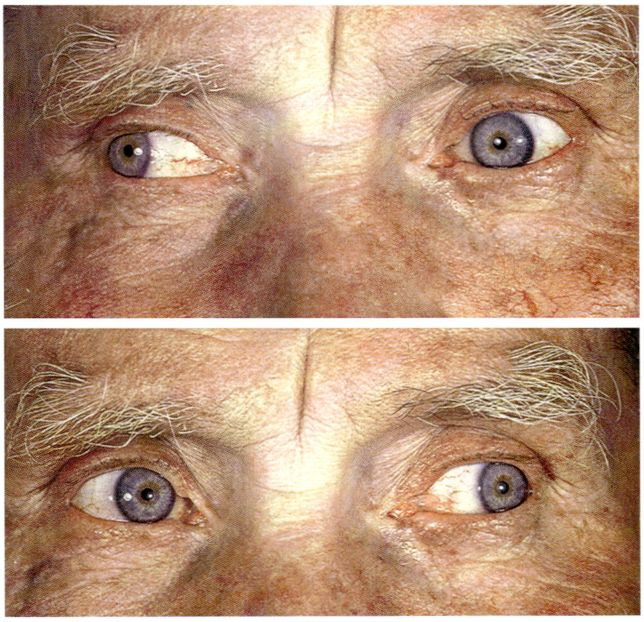

图 15-47 双侧核间性眼肌麻痹

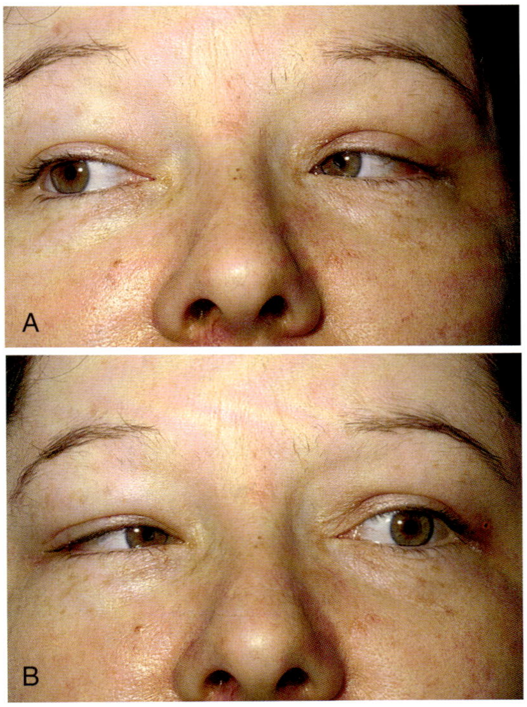

图 15-48 单纯疱疹性脑炎患者出现的核间性眼肌麻痹

经核的旁正中脑桥网状结构尾侧受到损害。如果双侧受损，会出现完全性水平凝视不能（图 15-50）。

第 5 对脑神经（三叉神经）

第 5 对脑神经既有感觉成分也有运动成分。感觉纤维分布在头顶至下颌角之间的皮肤，超过下

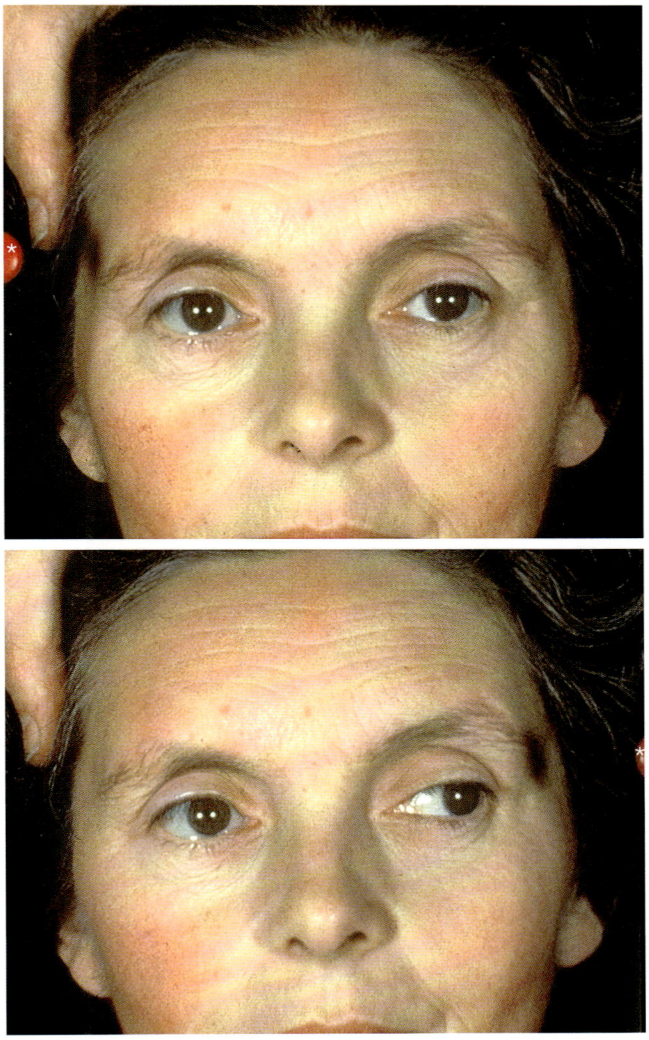

图 15-49 一个半综合征。右侧凝视麻痹及右侧核间性眼肌瘫痪。星号（☆）为患者的视觉聚焦位置

颌角的皮肤的感觉纤维经由分布在前颈部的皮神经（颈 2 皮节）支配。三叉神经感觉纤维还分布于鼻旁窦和鼻腔的角质层和黏膜层、口腔和舌头、牙齿、牙龈和硬腭、软腭。三叉神经的运动纤维支配翼状肌、咬肌、颞肌、下颌舌骨肌、二腹肌前腹、鼓膜张肌和腭帆张肌。三叉神经损伤可发生于脑干（如血管性损害或肿瘤）或在其向外周走行的过程中。运动纤维受累可导致下颌开关力弱。单侧损伤会出现单侧颞肌和咬肌力弱，引起下颌向患侧偏斜（图 15-51 和图 15-52）。

导致三叉神经或半月神经节损伤的原因有动脉瘤、脑膜瘤、鼻咽癌和颞骨岩部感染。与发生在表浅处的发作性刀割样三叉神经痛不同，上述病因对半月神经节的恶性侵入会导致面部深处的持续性钝痛。此外，恶性侵入还会引起三叉神经一支或多支的麻痹。偶尔也可见到三叉神经的良性神经鞘瘤（图 15-53）。

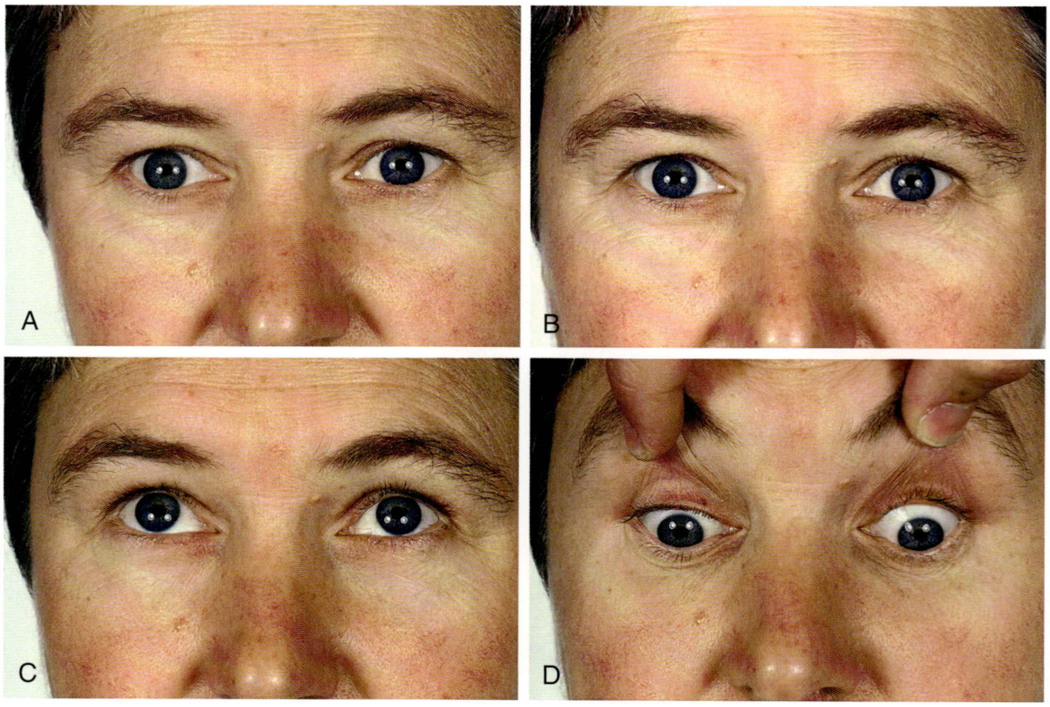

图 15-50 **A** 和 **B**. 双侧水平凝视麻痹。**C** 和 **D**. 垂直凝视功能基本保留，但有垂直视物时轻度的眼球反向偏斜

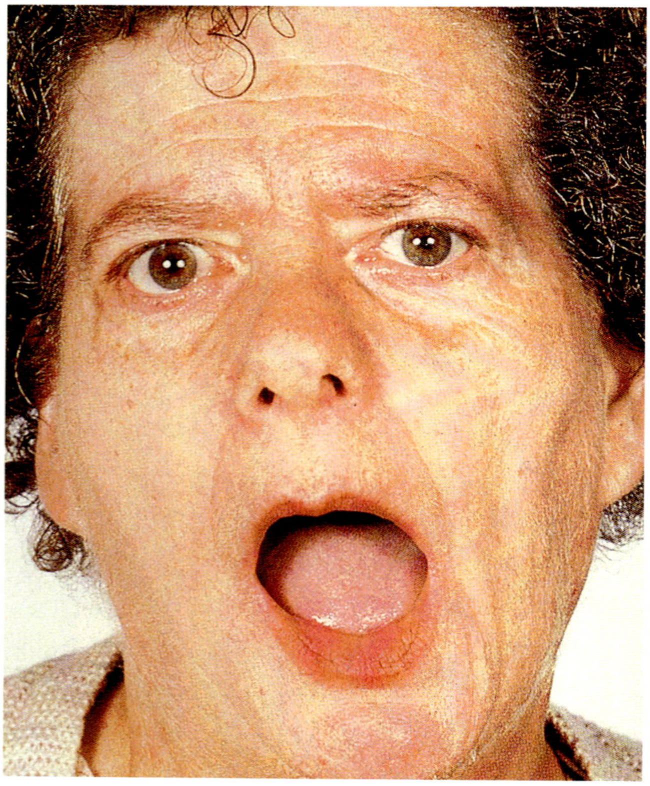

图 15-51 三叉神经的损伤。下颌左偏

三叉神经病变时，面部感觉损害进展的同时，运动功能可能保留完好。这种选择性障碍的病因不明，有时与干燥综合征有关。最后，面部感觉的缺失可能引起神经病理性溃疡形成或组织缺失（图 15-54）。

第 7 对脑神经（面神经）

第 7 对脑神经面神经，同第 8 脑神经（听神经）伴行，越过小脑桥脑角后进入内耳道。之后同中间神经伴行进入面神经管。面神经大部分成分是运动性的，支配面部表情肌、颊肌、茎突舌骨肌、二腹肌后腹和镫骨肌。面神经的鼓索支包含来自舌前 2/3 的味觉纤维，还包含刺激上颌下腺和下颌下腺分泌的纤维。刺激泪腺分泌的纤维经由岩浅大神经和蝶腭神经节到达泪腺。面神经还包含一小部分体感神经纤维，它们支配一部分耳后区域。典型的上运动神经元面瘫是偏瘫的一部分表现，由于受双侧皮质的支配，面肌上半部分功能不受影响（图 15-55）。有时，与情感表达有关的运动可相对选择性受累，而随意运动保留，这种现象可见于苍白球与丘脑同时受累时。

在下运动神经元面瘫时，除面神经远端病变外，面神经支配的所有肌肉均受累。当试图闭眼时，眼球会向上移动且轻度外移（也称 Bell 现象）。Bell 麻痹是下运动神经元性面瘫最常见的原因（图 15-56）。半数病例耳内或耳周疼痛先于面瘫出现。如果鼓索支受

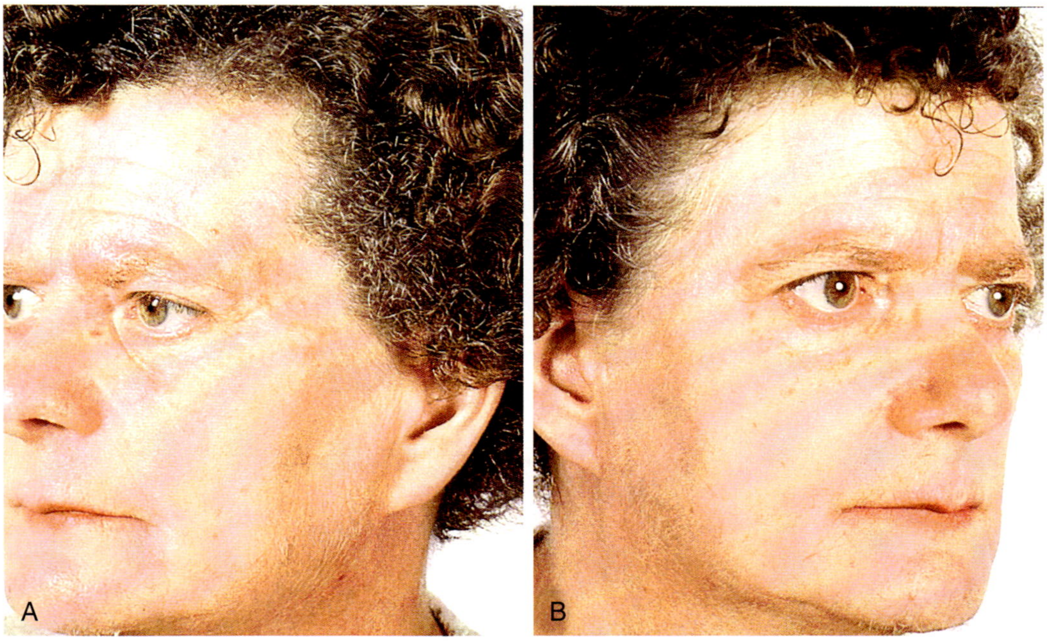

图 15-52　三叉神经的损伤。**A**. 左侧颞肌无力。**B**. 右侧正常

累，舌前 2/3 味觉缺失；如支配镫骨肌的纤维受累，会出现听觉过敏。钆造影磁共振检查可见神经强化效应，这种强化会持续几个月（图 15-57）。在 Ramsay-Hunt 综合征（膝状神经节带状疱疹）时，膝状神经节有疱疹病毒感染。除了面部轻瘫，在外耳道、耳郭或上颚均可见到疱疹（图 15-58）。双侧下运动神经元面瘫可能不易诊断（图 15-59），因这时会有面部表情缺失。病因包括吉兰 - 巴雷综合征和麻风病。单侧下运动神经元面瘫的病因包括外伤、小脑桥脑角处面神经受压，可以是神经受累，也可以是发出该神经的脑干核团受累。展神经麻痹很可能伴面神经核病变。

前庭神经鞘瘤一直被认为是面神经在小脑脑桥角处受压的最常见原因。现在大部分前庭神经鞘瘤都可在它体积增大到引起面神经受压前即被检出。

如果下运动神经元性的面肌无力为失神经支配，支配面部其他部分的神经可再生支配这部分。例如，面瘫侧眼轮匝肌的收缩可引起口角或下颌肌肉的不恰当收缩（图 15-60）。同样，患者品尝食物时可能会流泪（也就是鳄鱼泪现象）。

面部运动障碍

偏侧面肌痉挛由面神经支配的肌肉收缩引起。痉挛常由眼周开始，继之引起一侧面部的整个痉挛（图 15-61）。在已确诊病例中，有的出现了轻度的下运动神经元性瘫痪，常由第 7 脑神经被异常动脉交叉压迫所致。面部痉挛和软腭阵挛常与多种病理状态下的脑干受累有关，常见原因有外伤或血管病。

肌阵挛常出现于原发病出现的几个月后，并逐渐转为持续性。肌肉阵挛性收缩频率多在 80 ~ 120Hz。患者有时会抱怨持续存在的弹响声，这种上颚运动的声音可以通过让患者保持一个发音来鉴别。

面肌肌纤维颤搐引起局部或整个面神经分布区内肌肉细小颤动，可发生于多种脑内异常病变，特别在多发性硬化时，但有时也见于脑外损害（比如吉兰 - 巴雷综合征）。

第 8 脑神经（听神经）

第 8 脑神经包含一部分传导前庭感觉的成分，它提供头部位置和运动信息；还包含一部分传导听觉的成分，负责听力传递。

小脑桥脑角处的压迫性损害引起的单侧耳聋属于神经科疾病。约 10% 的单侧耳聋病例其病因是第 8 脑神经鞘瘤，它占所有颅内肿瘤的 8%。

该肿瘤起源自内耳道第 8 脑神经上部前庭纤维成分。肿瘤逐渐增大，延至小脑桥脑角，继之引起小脑和脑干受压（图 15-62）。

肿瘤通常表现为伴有耳鸣和眩晕的单侧耳聋（几乎所有患者晚期都会出现耳聋），25% 的患者会发生

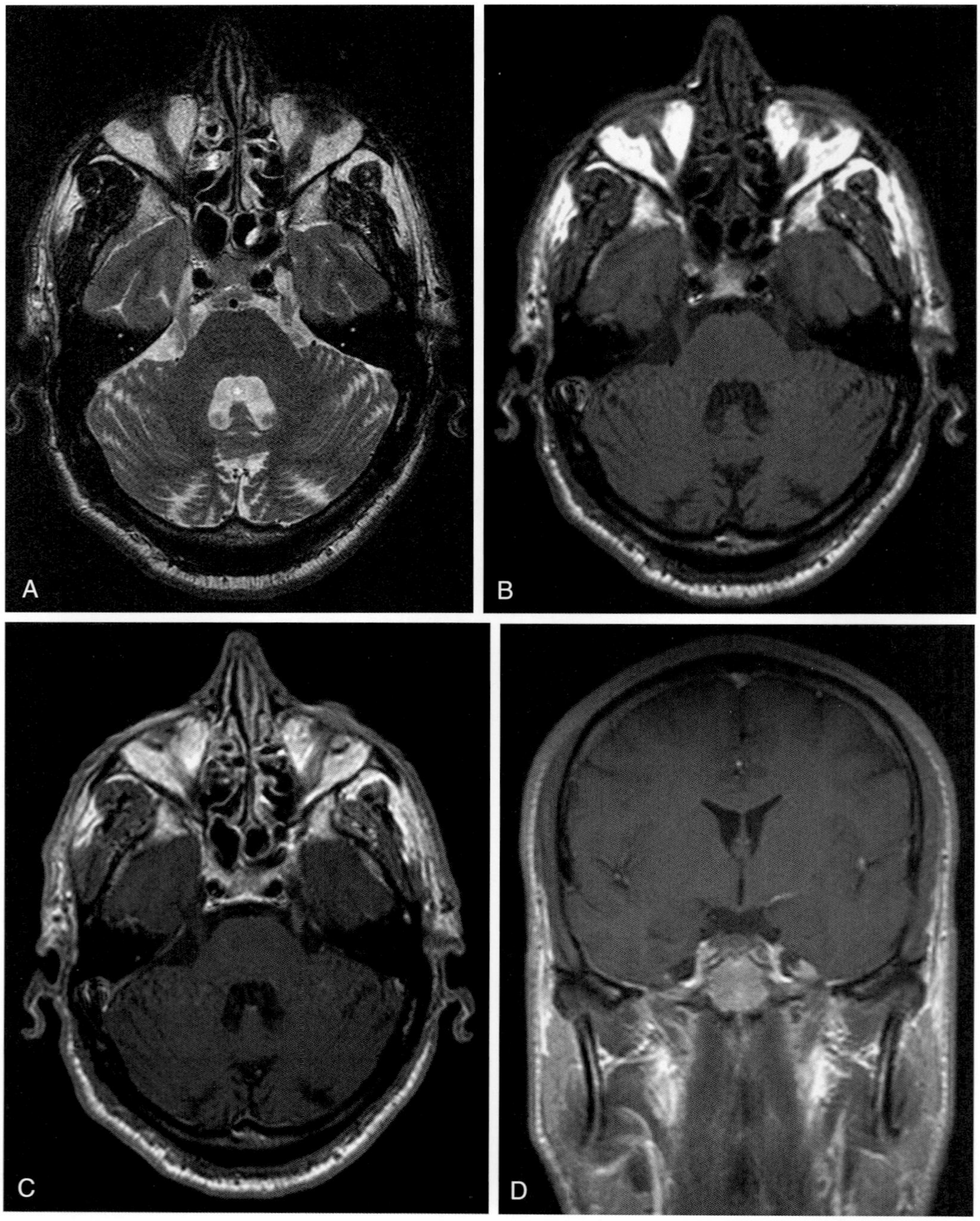

图 15-53 三叉神经的肿瘤。MRI 的轴位 T2 像（**A**）和 T1 像（**B**），增强后轴位 T1 像（**C**）和冠位 T1 像（**D**）。左侧的小三叉神经肿瘤。注意位于桥前池处神经和 Meckel 腔前下部分神经的强化效应

眩晕。前文已经提到，该肿瘤常在诊断之后才出现面部疼痛和麻木、耳部疼痛或广泛头痛、面肌无力及最晚出现的同侧小脑受累症状。

听力检测可发现患者高音调听力缺失，响度重振（即响度随声强异常快速的增加）几乎均缺乏，冷热反应减退或缺失。瘤体大的患者镫骨肌反射衰减试验多异常。脑干听觉诱发电位检测中 1 波与之后成分间的延迟是特征性表现，健耳的检测结果也可能异常，这在其他原因的小脑桥脑角损害中少见，半数病例可见中间波形的潜伏期延迟。实际上，现代影像检查技术已经代替了这些过时的检测手段。

虽然 CT 可检测出大部分肿瘤，但 MRI 是首选的检查。MRI 可以显示第 7 和第 8 脑神经在小脑桥脑角处弯曲和进入内耳道段。此处脑膜瘤在 MRI 上为等信号，可通过与面神经及听神经的关系来辨别瘤体。前庭神经鞘瘤占小脑桥脑角肿瘤的 80%，其他肿瘤包括脑膜瘤、胆脂瘤（角质囊肿，过去称为表皮囊肿）和转移瘤。源自内耳的内淋巴囊肿瘤侵

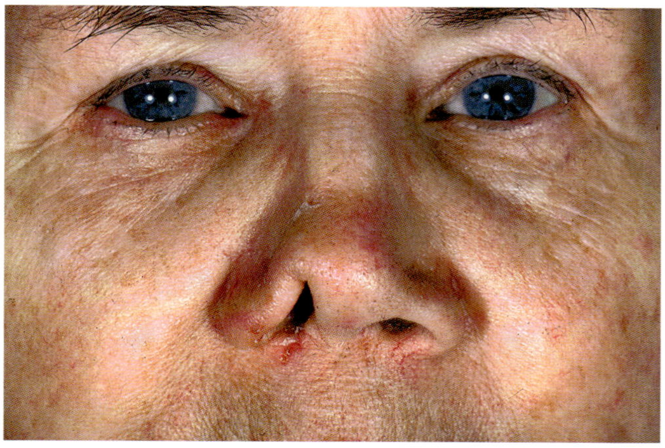

图 15-54　鼻部神经组织缺失。患者三叉神经局部注射治疗三叉神经痛后出现面部麻木

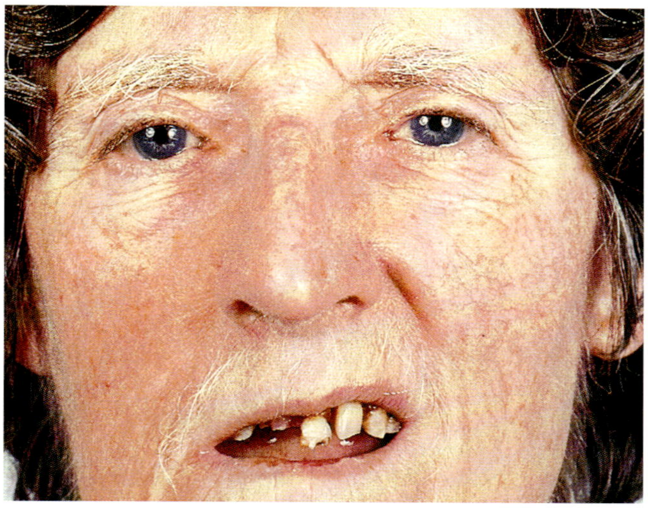

图 15-55　右侧上运动神经元面瘫

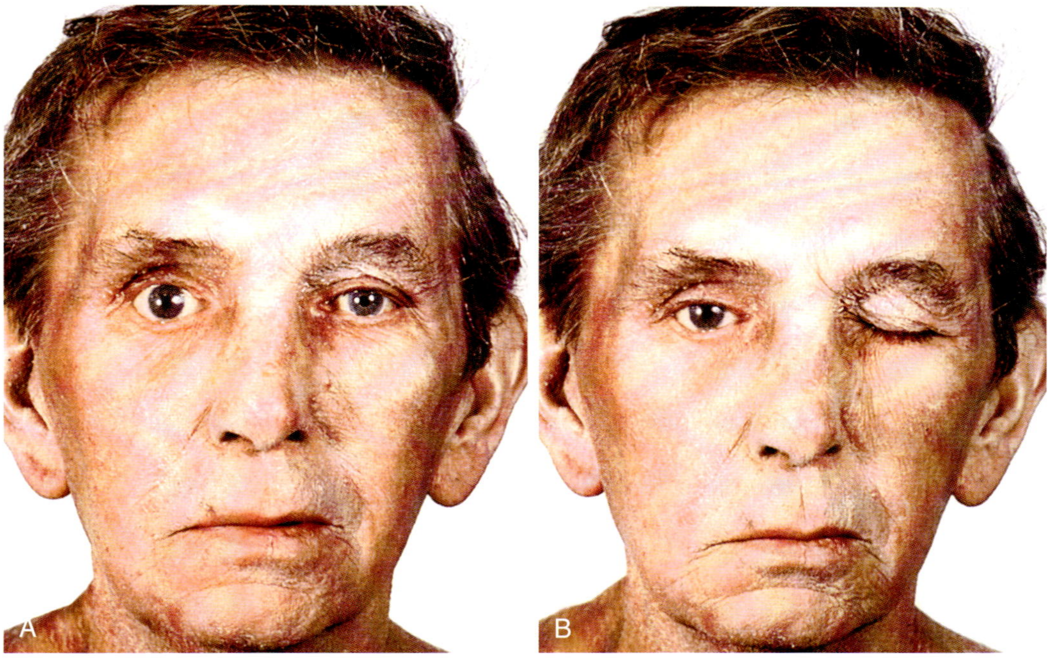

图 15-56　右侧下运动神经元性面部无力时的 Bell 麻痹（右眼为人工义眼）

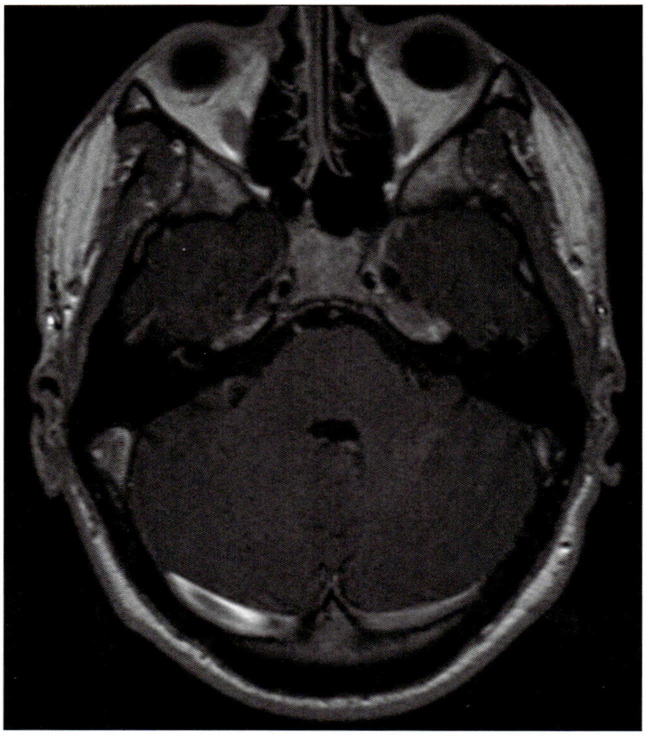

图 15-57 Bell 麻痹。增强 MRI 可见右侧面神经在迷路远端段、膝神经节段和近侧鼓膜段的强化

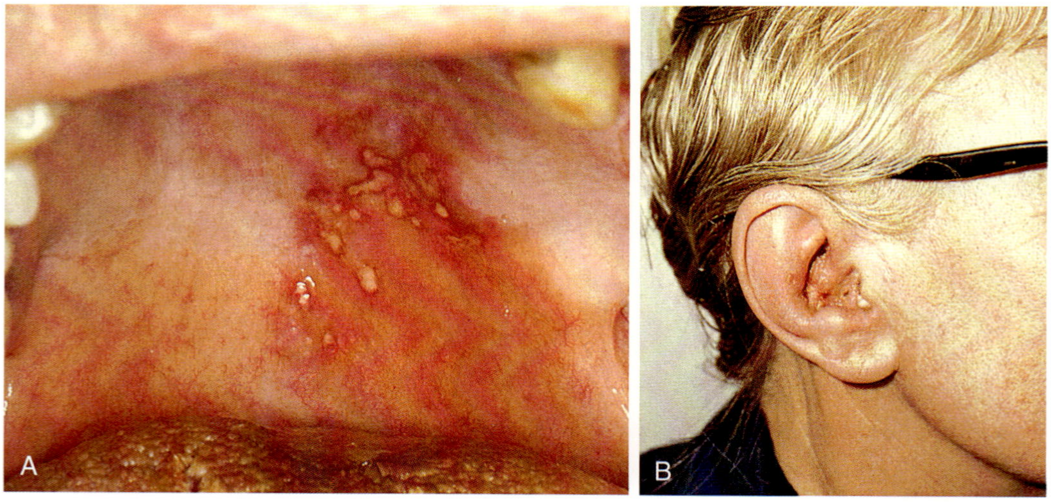

图 15-58 Ramsay Hunt 综合征。硬腭上出现疱疹（**A**）和耳部出现疱疹（**B**）

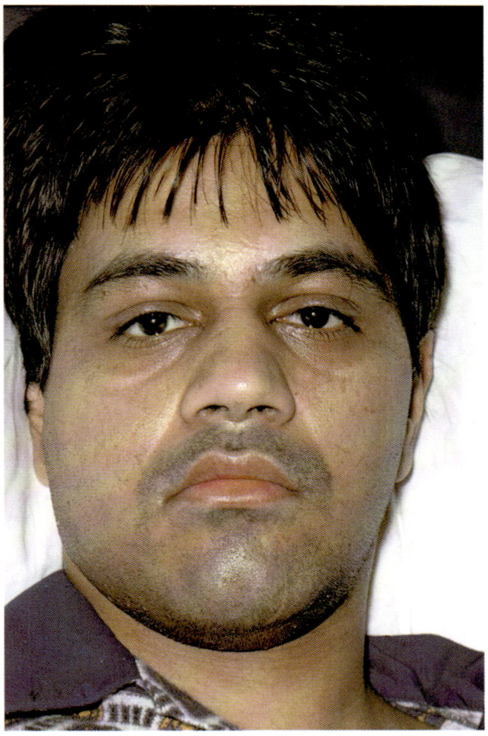

图 15-59　双侧下运动神经元性面部无力

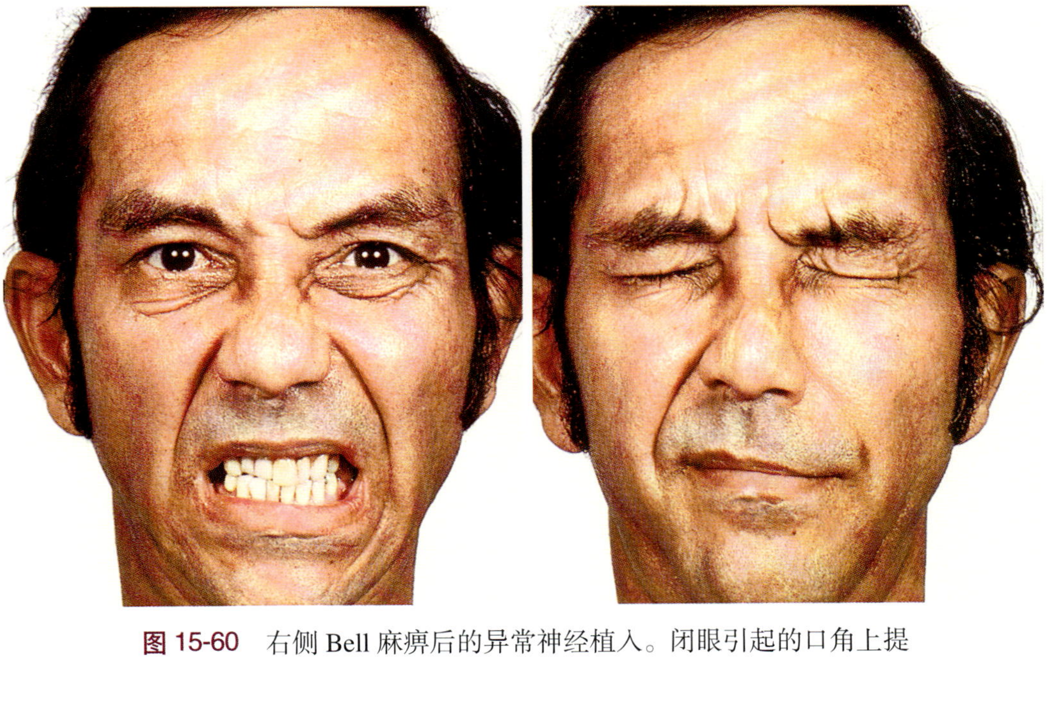

图 15-60　右侧 Bell 麻痹后的异常神经植入。闭眼引起的口角上提

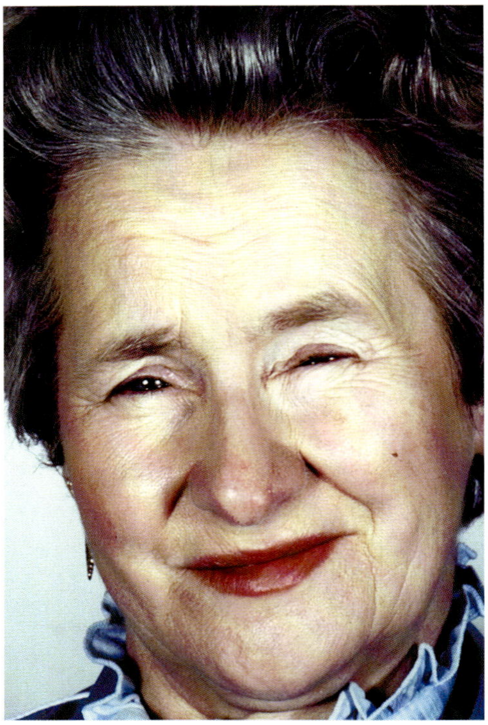

图 15-61 左侧面肌痉挛

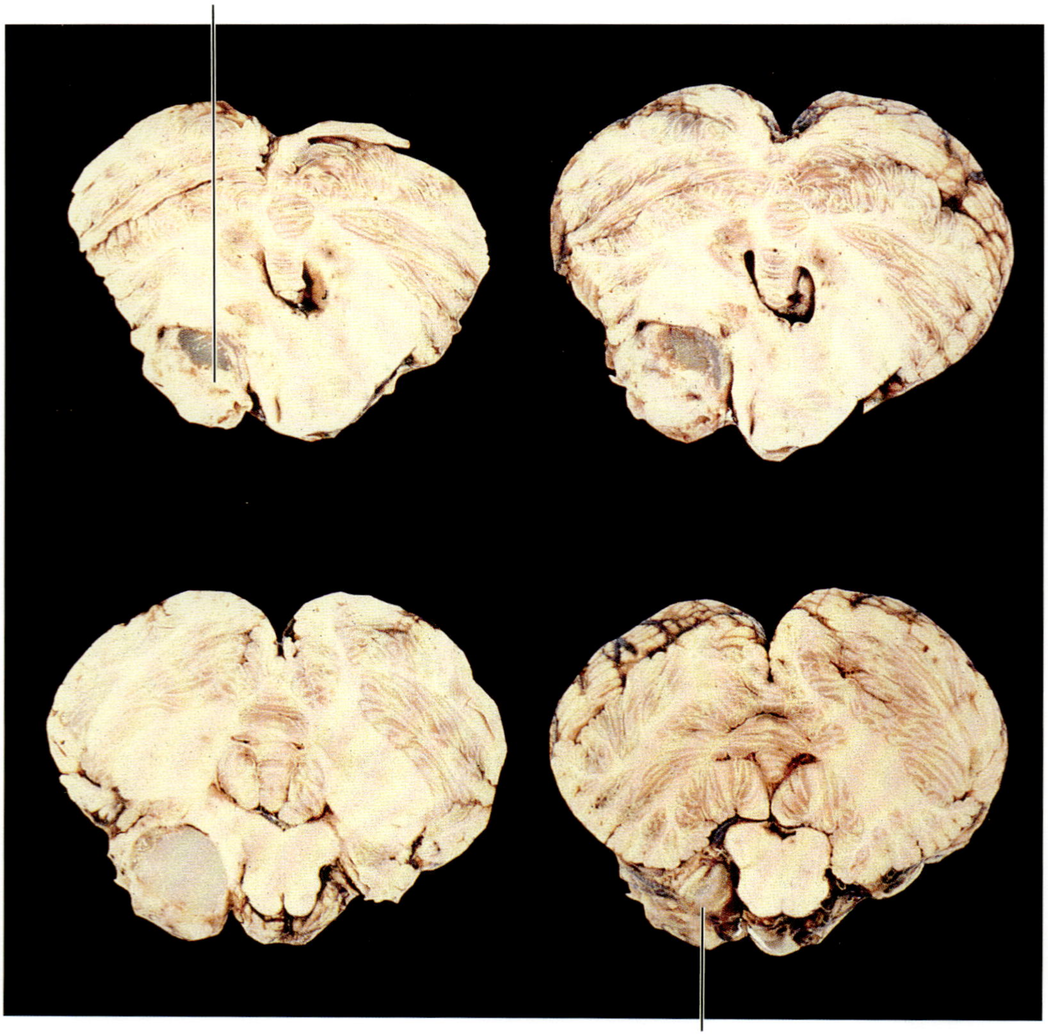

图 15-62 前庭神经鞘瘤。延髓和中脑之间的 4 个层面

蚀颞骨，到达小脑桥脑角，也可表现为小脑桥脑角占位。这些肿瘤患者常有较长时间的肿瘤侧耳聋史。15% 患有小脑桥脑角肿瘤的患者会出现 von Hippel-Lindau 病。切除前庭神经鞘瘤可导致面肌无力，面-舌下神经吻合术可部分性抵消面肌无力的症状（图 15-63 和图 15-64）。

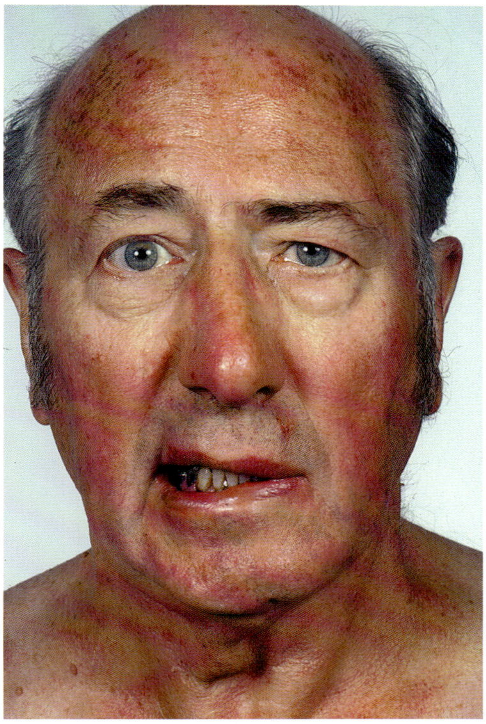

图 15-63 前庭神经鞘瘤。神经鞘瘤去除后出现的面瘫

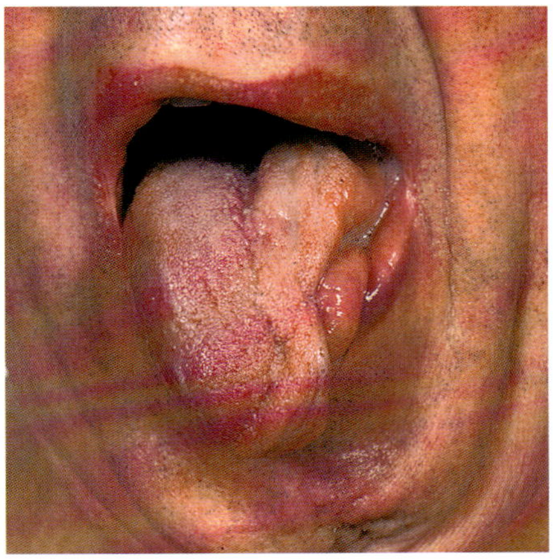

图 15-64 前庭神经鞘瘤。面-舌下神经吻合术后出现的左侧舌萎缩

第 9、10、11 和 12 对脑神经

第 9 对脑神经（舌咽神经）

舌咽神经传递感觉信息。扁桃体窝的疼痛刺激最能证实其功能。舌咽神经单独受损罕见。舌咽神经痛时，舌部或喉咙会有阵发性疼痛（类似于三叉神经引起的面部疼痛）。

第 10 对脑神经（迷走神经）

第 10 脑神经（或其部分分支）的功能更易于评价。它参与咽反射通路的传出部分。单侧第 10 脑神经麻痹时，病变同侧软腭位置较对侧低，发声时软腭会沿着咽后壁移向健侧（图 15-65），病变同侧声带固定于一个外展和内收的中间位置，导致轻度声音嘶哑。

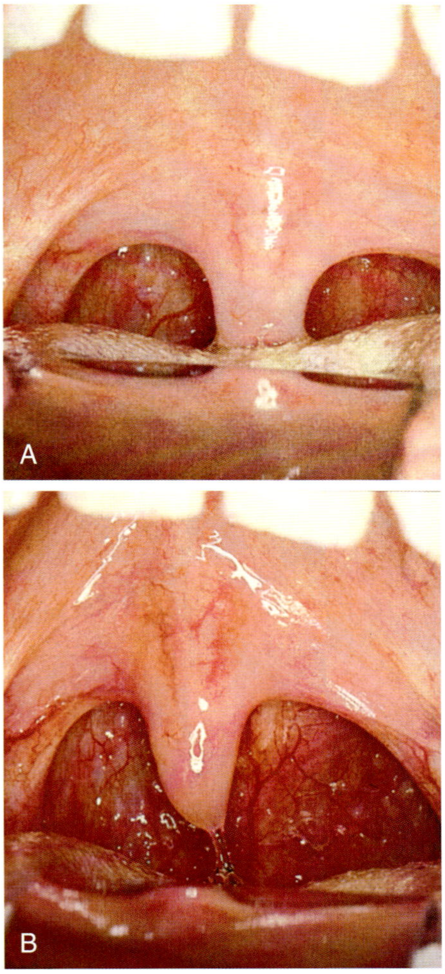

图 15-65 左侧第 10 脑神经麻痹。**A.** 左侧软腭活动轻度减弱。**B.** 发声时上颚偏向右侧

第 11 对脑神经（副神经）

与脊髓联系的副神经纤维源自颈 1～4 节段，这些纤维支配胸锁乳突肌和斜方肌上部肌纤维。

颈静脉孔外发生的副神经损伤可以导致胸锁乳突肌和斜方肌上部肌纤维运动麻痹，斜方肌下部肌纤维因为受颈 3～4 神经支配，故不受影响（图 15-66）。

第 12 对脑神经（舌下神经）

舌下神经损伤会引起病变同侧舌肌无力及舌肌颤动（图 15-67），发声及吞咽很少受影响。下运动神经元性的双侧舌肌受累会引起严重的舌肌无力，这通常是延髓麻痹的部分表现，并伴有上颚、咽喉运动不能，多见于运动神经元病。

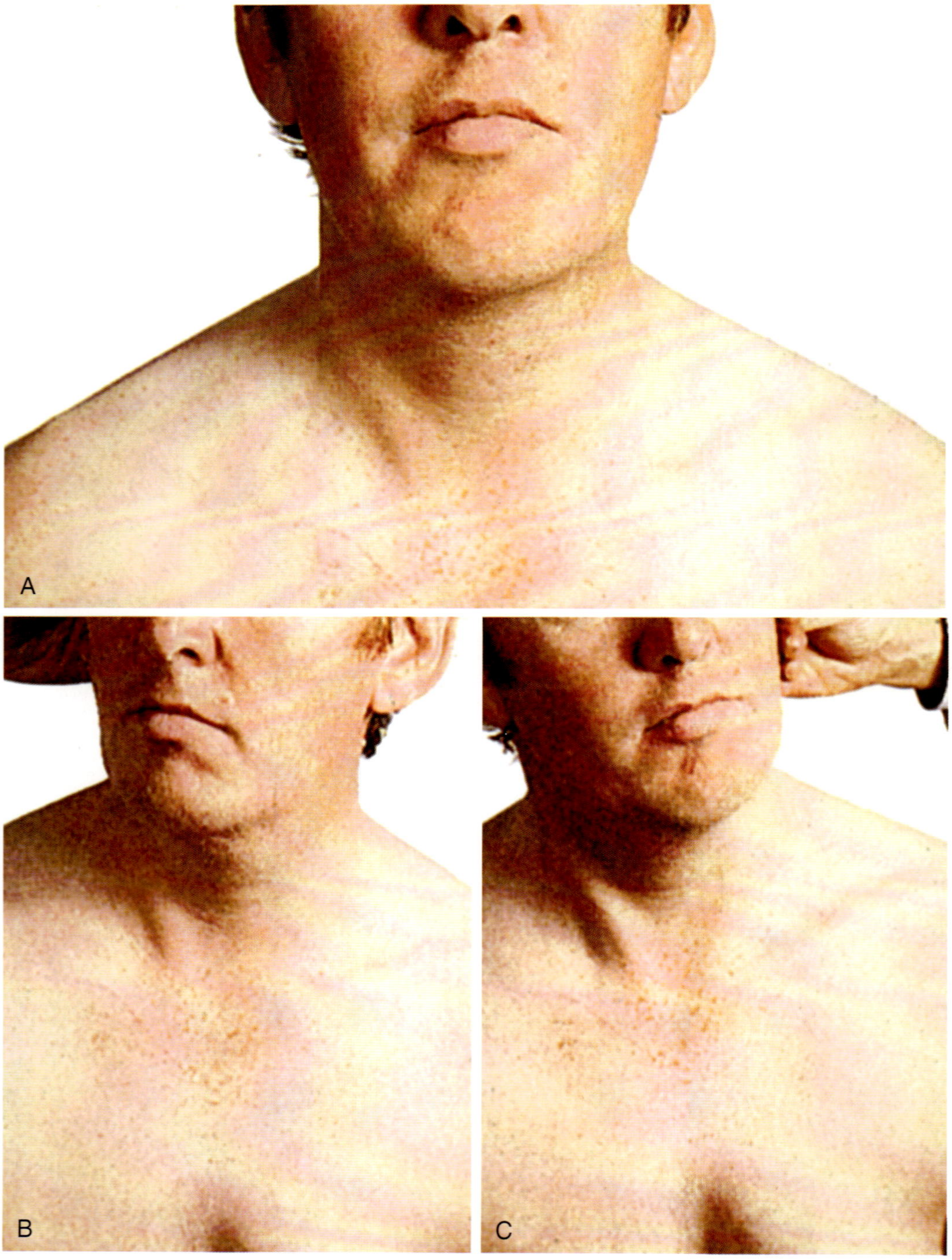

图 15-66 第 11 脑神经麻痹。**A**. 左侧胸锁乳突肌无力。**B** 和 **C**. 在颈部转动时胸锁乳突肌不能收缩

多发脑神经麻痹

颈静脉孔综合征表现为第 9、10、11 脑神经受损。原因之一是颈静脉球瘤（颈静脉球的副神经节瘤），其不仅起源于颈静脉外膜的化学感受器，也起源于中耳、舌咽神经的鼓室支和迷走神经的耳郭后支（图 15-68）。在中耳，肿瘤引起耳聋，常伴眩晕、耳鸣和面部无力。颈静脉孔处的肿瘤会相继出现第 9、10、11 脑神经麻痹（图 15-69）。这些肿瘤与出自前髁管的第 12 脑神经的临近关系可以解释常同时出现的舌下神经麻痹现象（图 15-70）。肿瘤的嗜铬染色证实其有神经内分泌功能。

这些肿瘤的一个特点是血管造影可以显示丰富的血管影像。CT 可显示肿瘤导致的骨质破坏（图 15-71）。T2 加权像可见高低信号混合的肿瘤（图 15-72）。脑膜癌或脑膜的淋巴瘤通常影响多组脑神经（图 15-73）。癌症患者的多发脑神经麻痹也可能由鼻咽癌转移至颅底或直接侵犯颅底引起。脑膜癌 CT 扫描可见基底池和脑沟消失，对比剂注射后密度增强。炎症或病毒性疾病导致的急性多发性脑神经病少见。

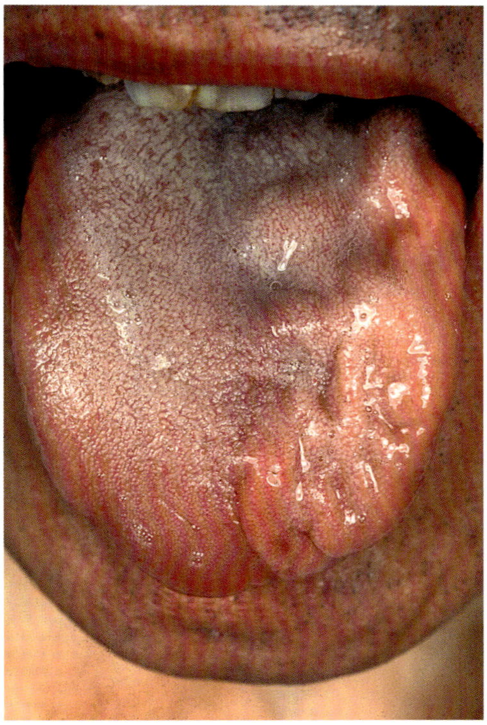

图 15-67　左侧第 12 脑神经麻痹

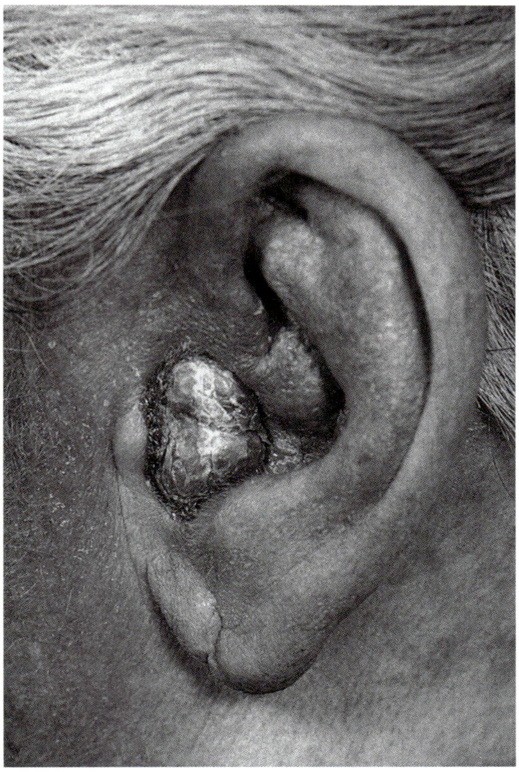

图 15-68　在外耳道可见的中耳血管球瘤

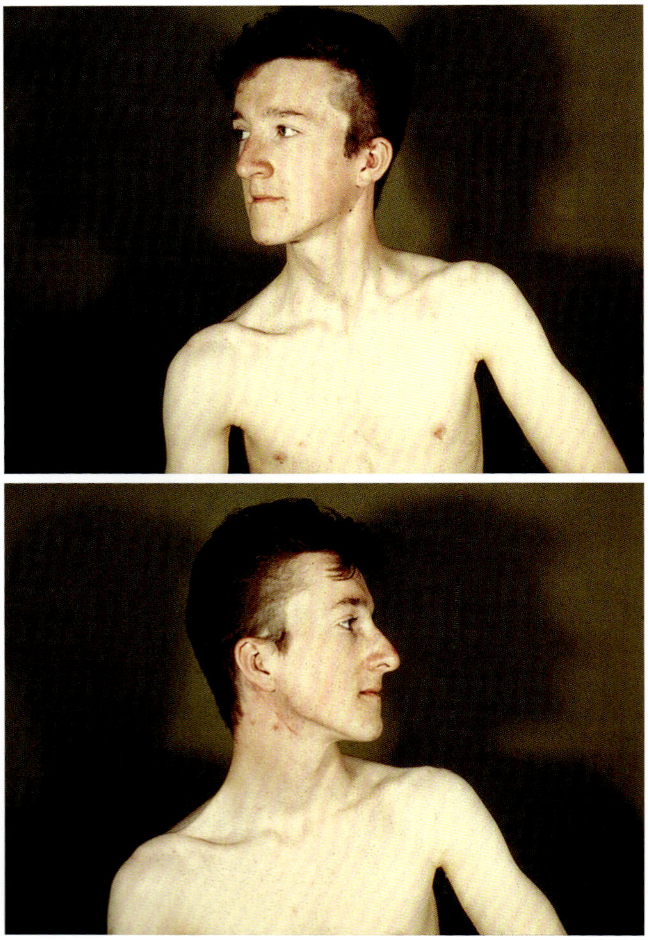

图 15-69 颈静脉球瘤。术后拍片可见右侧胸锁乳突肌无力

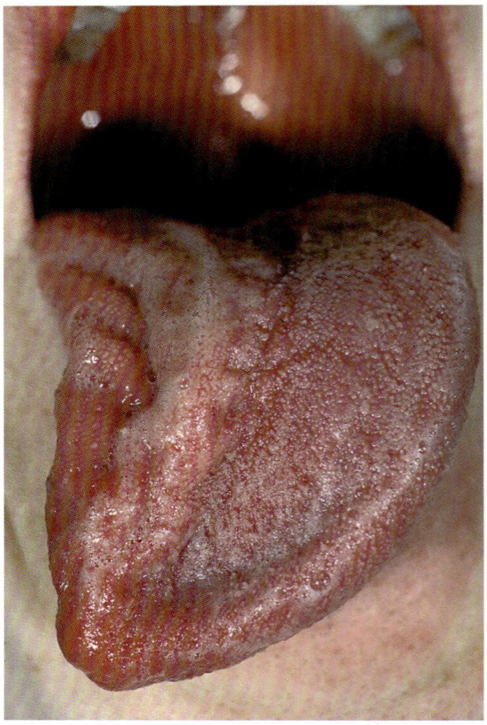

图 15-70 颈静脉球瘤。舌下神经麻痹

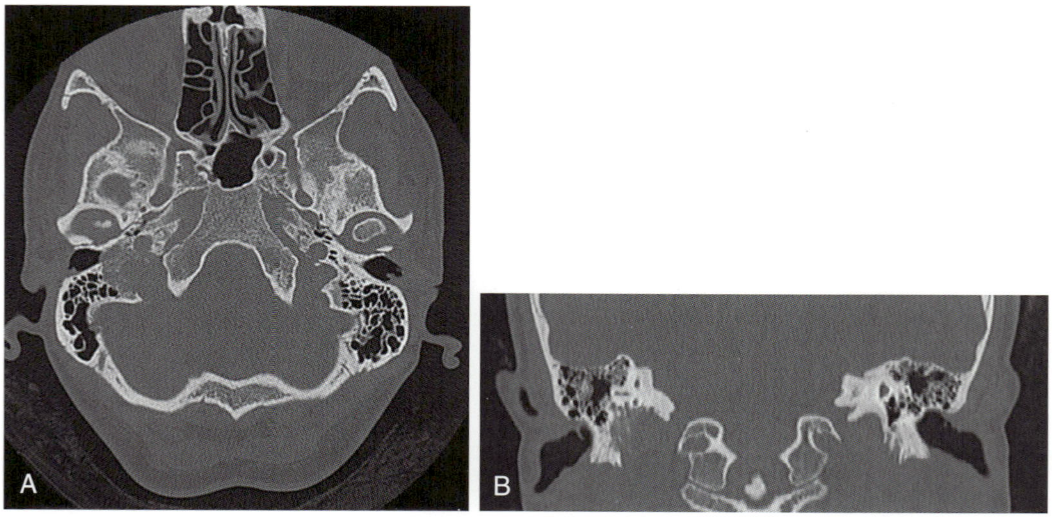

图 15-71 颈静脉球瘤。轴位（**A**）和冠状位（**B**）CT 成像。注意右侧颈静脉窝皮质的缺失

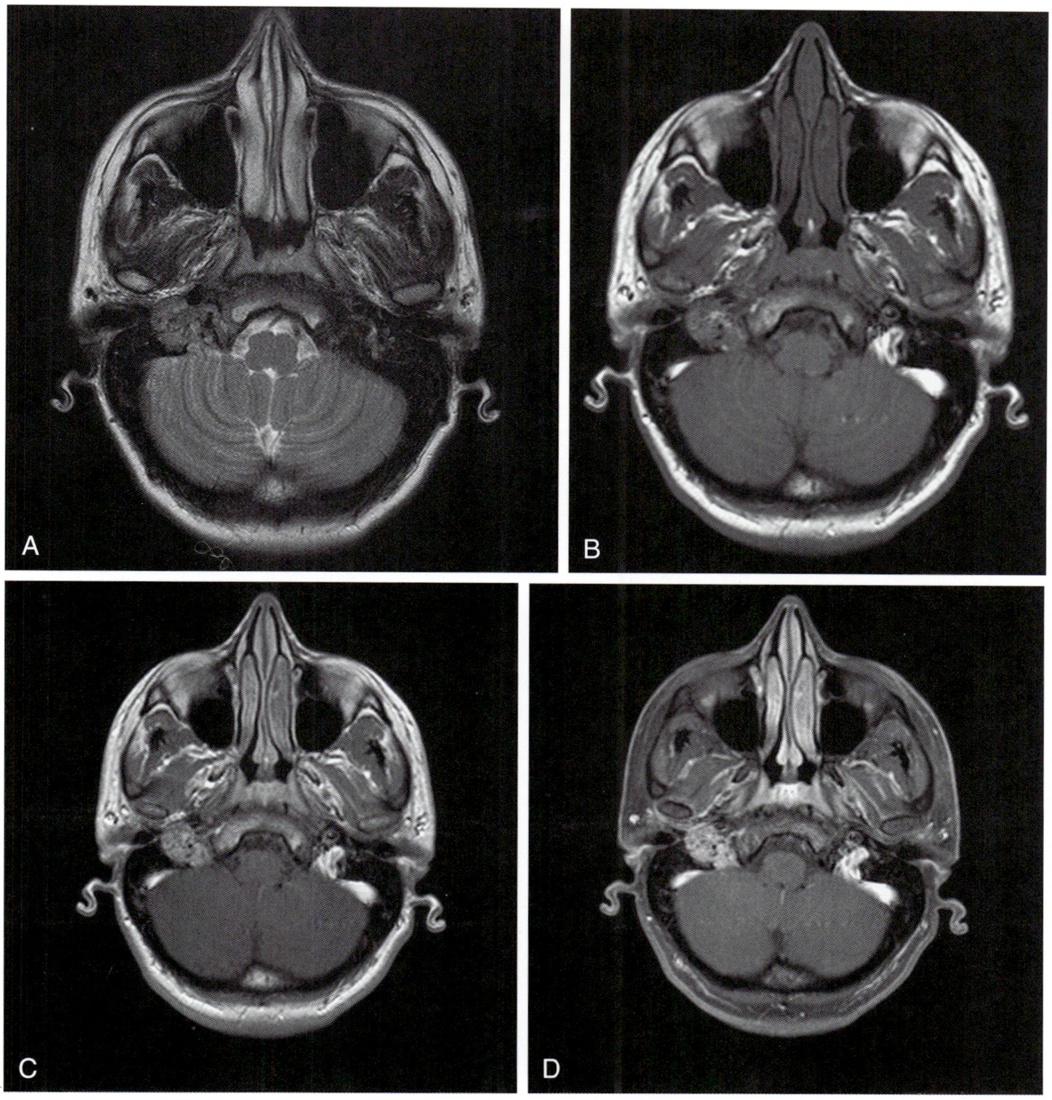

图 15-72　图 15-71 所示患者的颈静脉球瘤。MRI。**A**. 轴位 T2 加权像。**B**. T1 加权像。**C**. 增强后 T1 加权像。**D**. 增强后压脂 T1 加权像。注意右侧颈静脉窝造影剂的流空现象

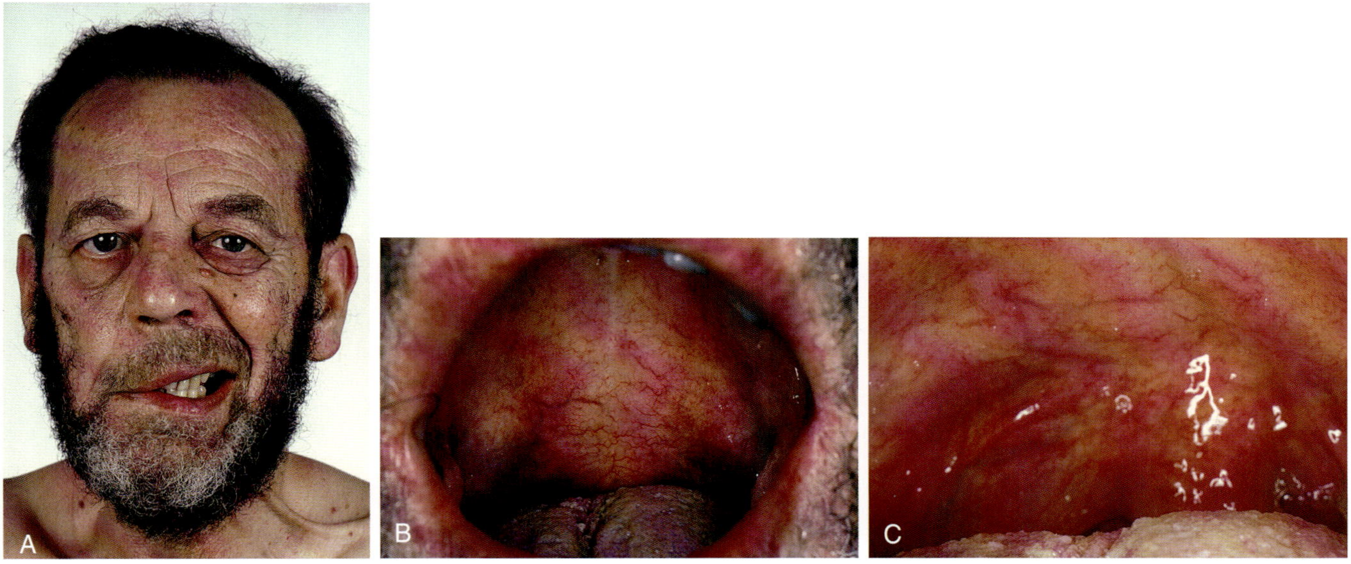

图 15-73　癌性脑膜炎。**A**. 右侧面神经轻瘫。**B**. 静止状态上颚的位置。**C**. 发声状态上颚的位置。可见右侧颚肌麻痹

第十六章 系统性疾病的神经系统表现

李险峰　殷旭华　译

放射性损伤

放疗对脑组织的损伤可呈急性、早期迟发性或晚期迟发性表现。急性损伤的症状多见于大剂量放疗治疗较大的肿瘤时，可使用地塞米松治疗，最好是预防性给药。

早期迟发性综合征出现于全部放疗完成后数月，影像可见伴有进展性占位效应的逐渐加重的脑水肿，难以和肿瘤复发相鉴别。无论是否给予皮质类固醇，该综合征都可自行缓解，但为避免脑疝形成和占位效应引起的其他神经系统并发症，有必要切除受累的脑组织。对于神经胶质瘤放疗后的患者，切除的肿胀脑组织常伴有肿瘤细胞浸润，其内一些血管可见纤维素样变性和血栓形成。

迟发性局灶性坏死多见于常规剂量外照射治疗后的 2~3 年内，立体定向放射治疗或近距离放射治疗后上述症状出现更早。有证据显示在接受标准的分次放疗且存活一年或一年以上的恶性胶质瘤患者中，高达 10% 的患者会出现此症状。该病变主要累及白质。血管尤其易受累，表现为血管壁透明变性并增厚，伴血栓形成的局部血管壁纤维蛋白变性和伴有微出血的反应性血管增生。血管损伤导致继发性脑梗死并直接导致脑白质脱髓鞘及神经胶质组织增生（图 16-1）。

这类病变的影像表现类似于慢性进展性占位性病变，病变区域也因伴有水肿而难以和原发性肿瘤相鉴别。在 CT 和 MRI 上，这类病变均表现为非特异性的占位效应、水肿和片状增强效应（图 16-2）。在 MRI 上，放疗引起的损害可表现为受照射区域边界明显。虽然有时皮质类固醇治疗有助于缓解脑水肿的症状，但在许多病例中手术切除既能确诊，又能减轻症状。其他的影像技术，包括氟脱氧葡萄糖 PET、SPECT 和 MR 波谱检查，都已被用于与复发性肿瘤相鉴别，但与切除受累组织进行活检相比，这些技术都不是确诊手段。高分化的神经胶质瘤进行放疗后，几乎所有病例中切除的水肿组织内都可见混杂有进展性或复发性肿瘤细胞的放疗改变。而转移癌或恶性黑色素瘤放疗后，少见复发的肿瘤细胞。

除局灶性坏死，放疗还可引起弥漫性脑损伤，导致广泛性脑萎缩，MRI 上可见白质信号改变（图 16-3）。只有少数患者能够存活到出现这种广泛性脑萎缩。这种改变可伴有认知功能下降。儿童和婴儿的大脑对放疗的反应较成人大脑更加敏感。

颅外血管的放射性损伤

在累及颈部的各种肿瘤和淋巴瘤患者中，放疗导致颈动脉和椎动脉闭塞的病例已多有报道。典型病例可见动脉多处狭窄或闭塞，其分布与动脉粥样硬化性病变不同（图 16-4）。

平均在放疗 15~20 年后，患者出现各种脑血管病综合征。放疗引起的损害也可累及颅内血管，常累及颈内动脉床突上段或大脑中动脉近端。有些病例可见受累血管扩张和迂曲。

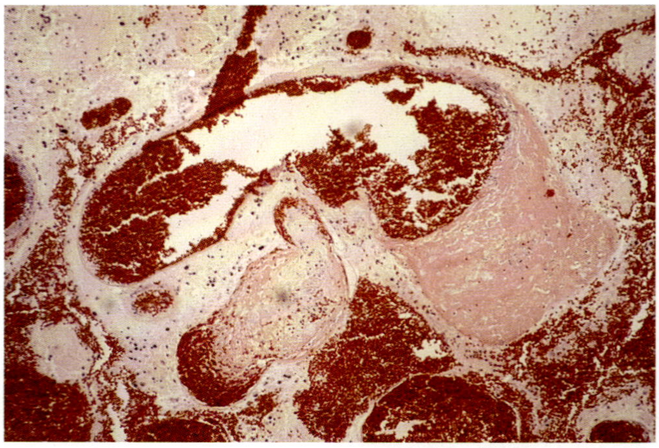

图 16-1　放射性坏死。坏死血管的管壁呈广泛纤维蛋白样变性（HE 染色，×25）

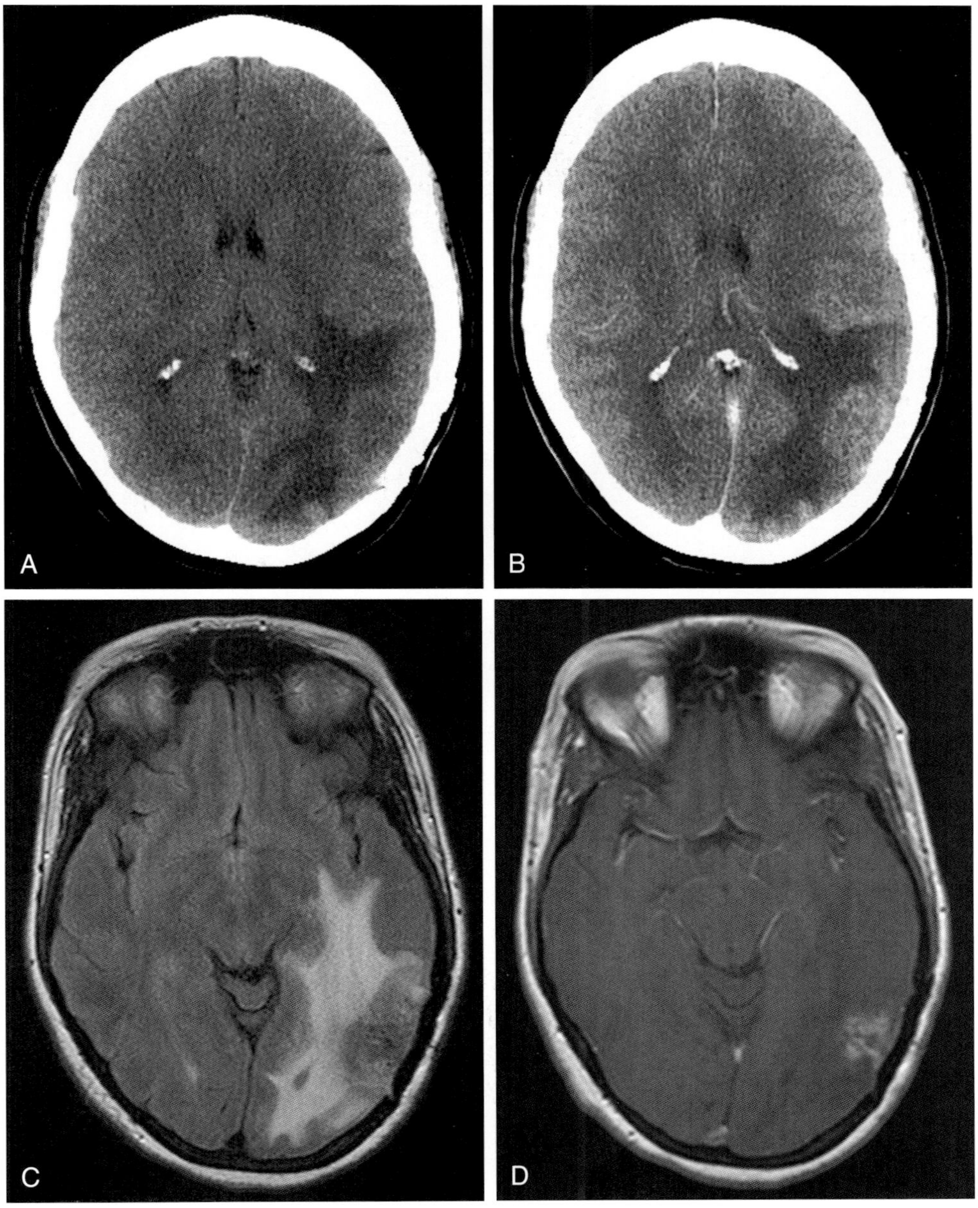

图 16-2 放射性坏死：水肿和不规则强化效应。注入对比剂之前的 CT 扫描（**A**）和注入对比剂之后的 CT 扫描（**B**）。**C**. MRI 的 FLAIR 像。**D**. 注入对比剂后 MRI 的 T1 加权像

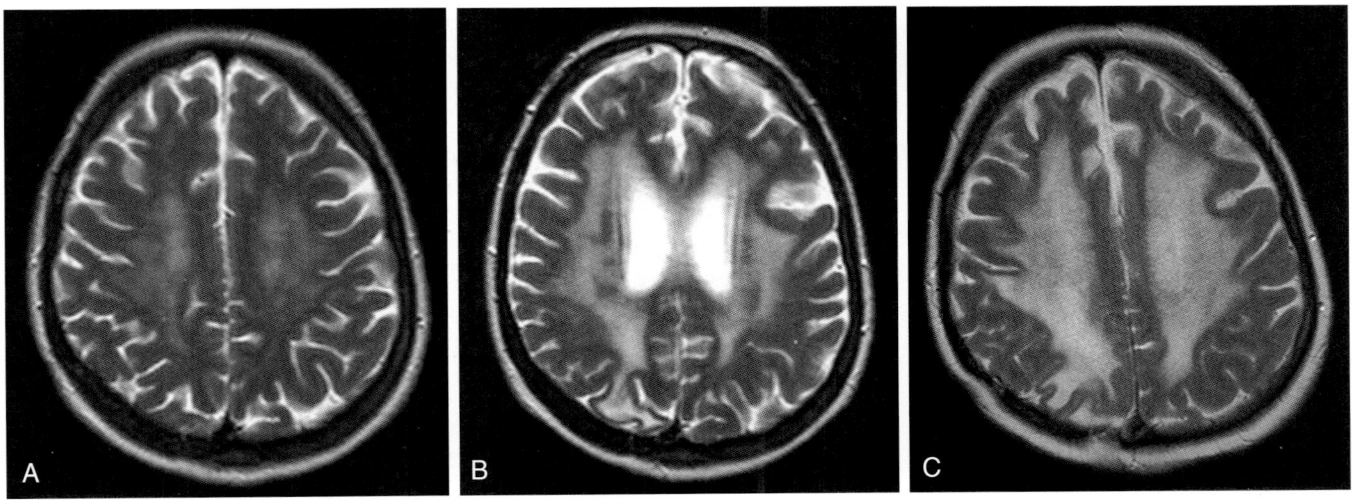

图 16-3 放射性坏死。MRI 轴位 T2 加权像显示放疗对白质在 1 年（**A**）、4 年（**B**）和 7 年（**C**）后的影响

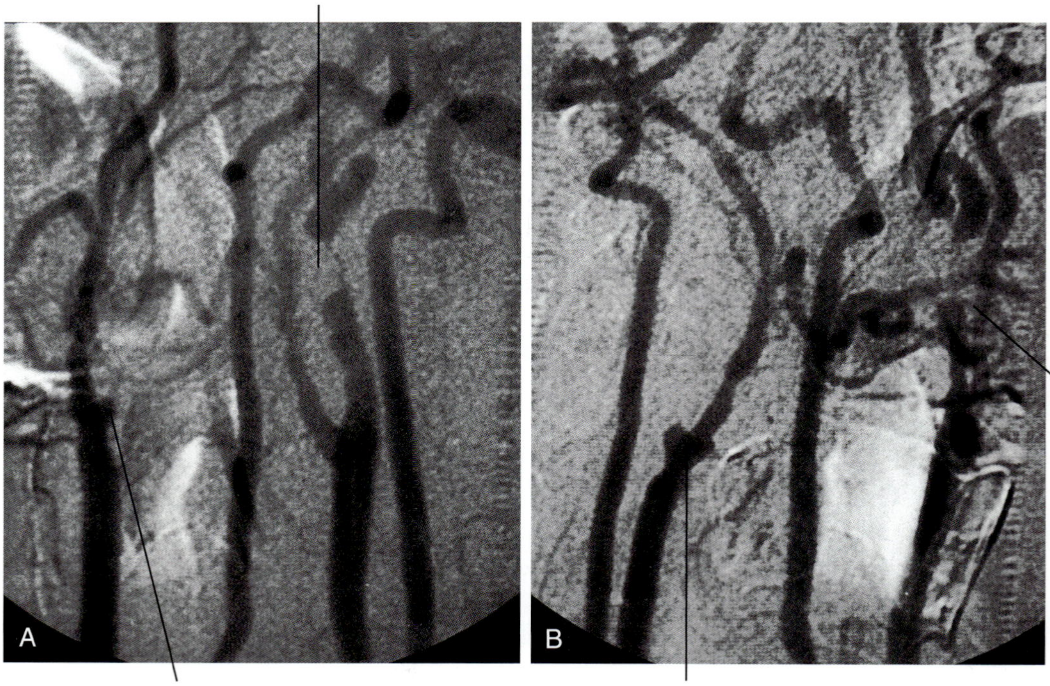

图 16-4 甲状腺癌放疗后出现的颈部血管的放射性损害。**A.** 右侧颈内动脉于起始部即闭塞。**B.** 左侧颈内动脉远端局部狭窄

酒精与神经系统

多种中枢和周围神经系统疾病与慢性酒精滥用有关，而不是由急性酒精中毒引起。一些酗酒者的头部CT扫描显示脑室扩大和脑沟增宽，戒酒一段时间后这种改变至少可部分逆转（图16-5）。结合临床和病理，上述病变比较好的称谓是小脑综合征，表现为主要见于小脑蚓部前部和上部的浦肯野细胞缺失（图16-6）。头部CT扫描证实了这种形式的小脑萎缩（图16-7）。患者的典型临床表现是行走呈共济失调步态但上肢相对协调，同时无明显眼震。

韦尼克-科尔萨科夫（Wernicke-Korsakoff）综合征与酗酒明显相关，不过硫胺素缺乏也可出现类似表现，如长期呕吐。在急性期，病损位于乳头体，中脑导水管周围灰质，第四脑室底部和丘脑、下丘脑的脑室旁部分，有时为出血性病变（图16-8）。最显著的病变为乳头体晚期萎缩（图16-9A），同时伴有中脑导水管周围灰质和其他结构的萎缩（图16-9B）。显微镜下可见胞体保留的神经细胞部分性坏死，星形胶质细胞和小胶质细胞增生，出血，部分病例还可见血管增生（图16-10）。

韦尼克-科尔萨科夫综合征的典型表现包括眼外肌麻痹、共济失调和定向力障碍。眼外肌麻痹包括外直肌麻痹或水平凝视麻痹，可出现水平和垂直眼震（图16-11）。共济失调主要影响步态，其病理改变主要位于小脑蚓部的上部，也见于单纯性酒精性小脑综合征。事实上，部分患者伴有酒精性小脑变性，一些学者认为这种小脑的病理改变是韦尼克疾病谱的一部分。韦尼克-科尔萨科夫综合征的典型表现还包括嗜睡、思维混乱和遗忘。症状恢复后，遗忘综合征主要表现为近期记忆障碍，而智能相对完整，还可表现为过度虚构。早期大剂量使用硫胺素治疗对眼外肌麻痹的恢复特别有效，但很少能使记忆恢复到正常。在一些病例的头部CT扫描中可见出血性改变（图16-12）。

脑桥中央髓鞘溶解症

脑桥中央髓鞘溶解症常发生于一些特定病例中，早期研究认为其仅限于酗酒者。过快纠正低钠血症虽不必然致病但也是重要的病因。尸检可见脑桥基底部褪色（图16-13），显微镜观察可见相对完好的轴索及无任何炎症反应的脱髓鞘改变（图16-14）。

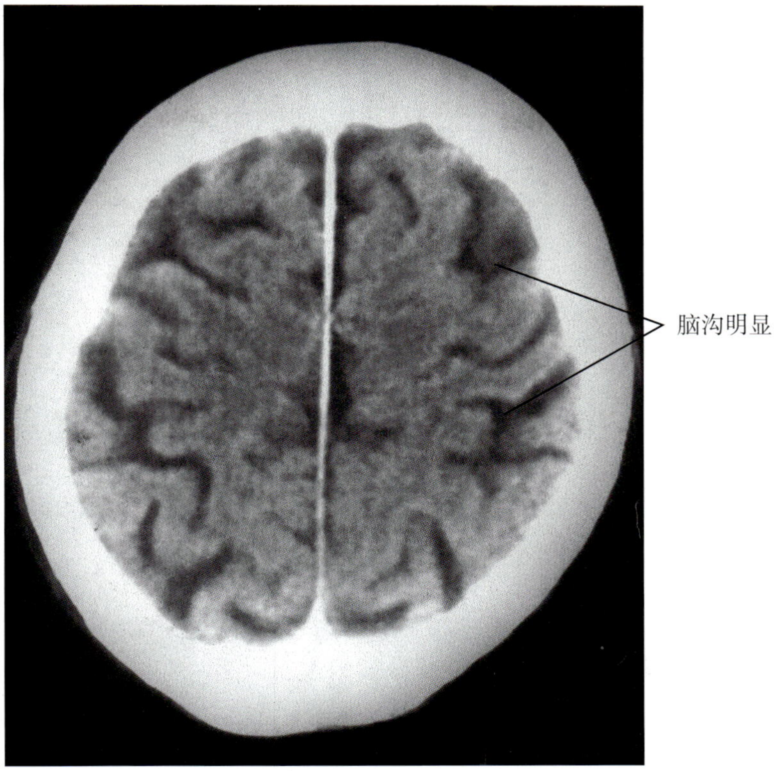

图 16-5　慢性酒精中毒。CT 显示皮质的脑沟增宽

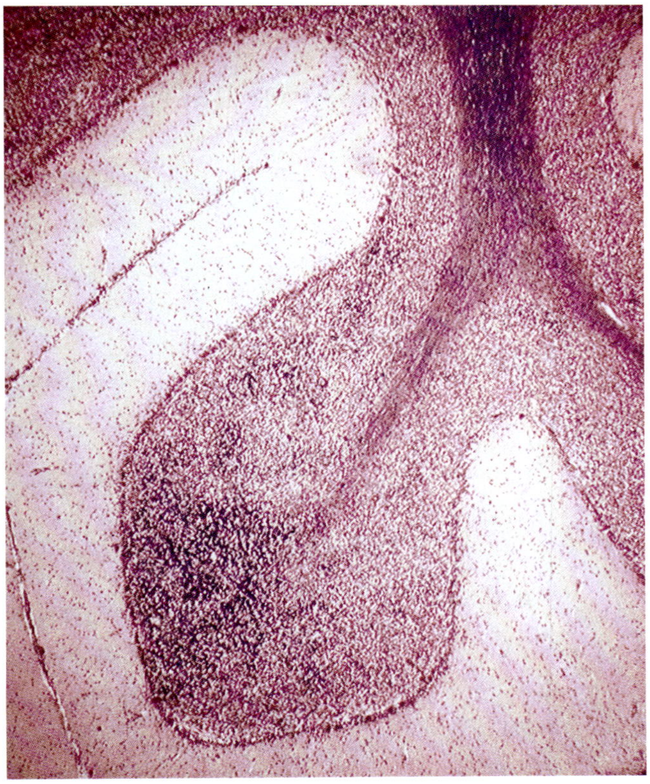

图 16-6　酒精性小脑变性。颗粒细胞和浦肯野细胞减少，并被神经胶质增生取代（Luxol fast blue，HE 染色，×40）

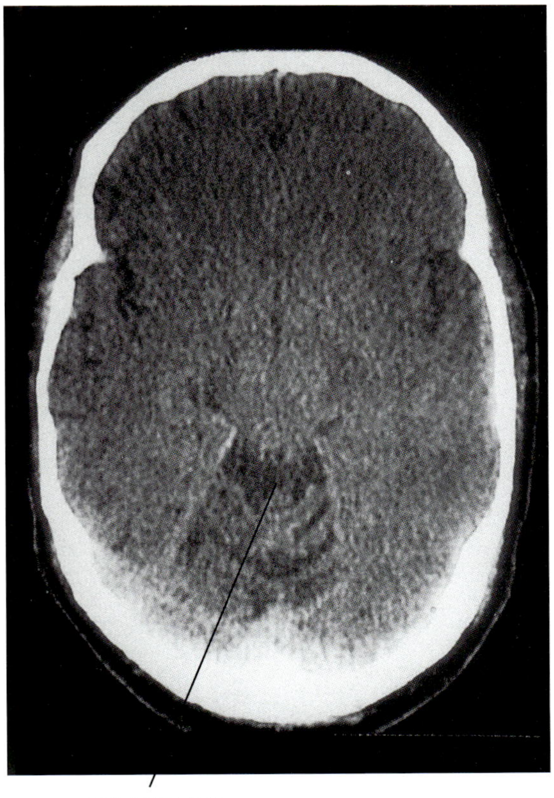

图 16-7　CT 显示 1 例酒精性小脑变性患者的小脑蚓部的上部萎缩

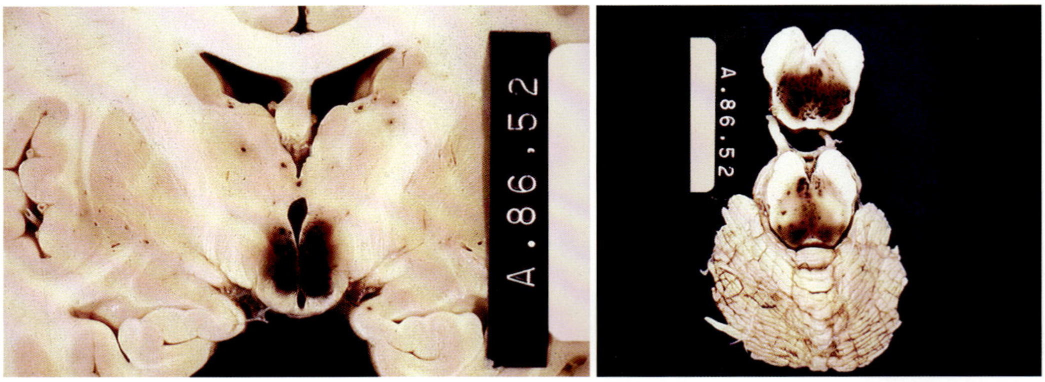

图 16-8 韦尼克-科尔萨科夫综合征。**A**. 经乳头体的大脑冠状切片，显示乳头体处的出血沿第三脑室壁扩展。**B**. 出血贯穿中脑

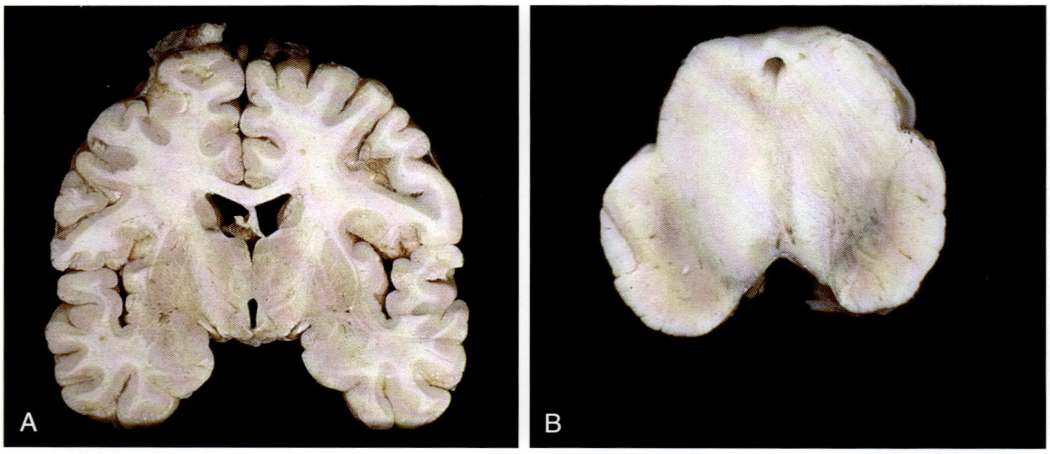

图 16-9 韦尼克-科尔萨科夫综合征。**A**. 小的、萎缩的并轻度发黑的乳头体。**B**. 中脑导水管周围的小窝

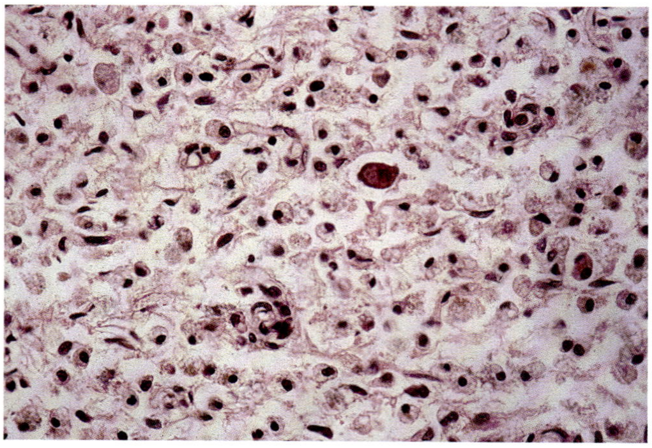

图 16-10 韦尼克-科尔萨科夫综合征。乳头体被大量巨噬细胞取代，混有增生的毛细血管，但也含有残存的正常神经元（Luxol fast blue，HE 染色）

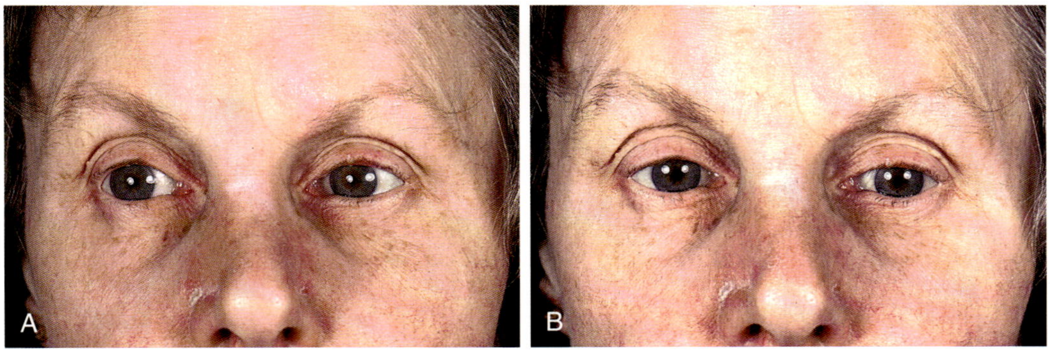

图 16-11　韦尼克-科尔萨科夫综合征。部分性水平凝视麻痹，左视时更加明显。**A**. 向右凝视。**B**. 向左凝视

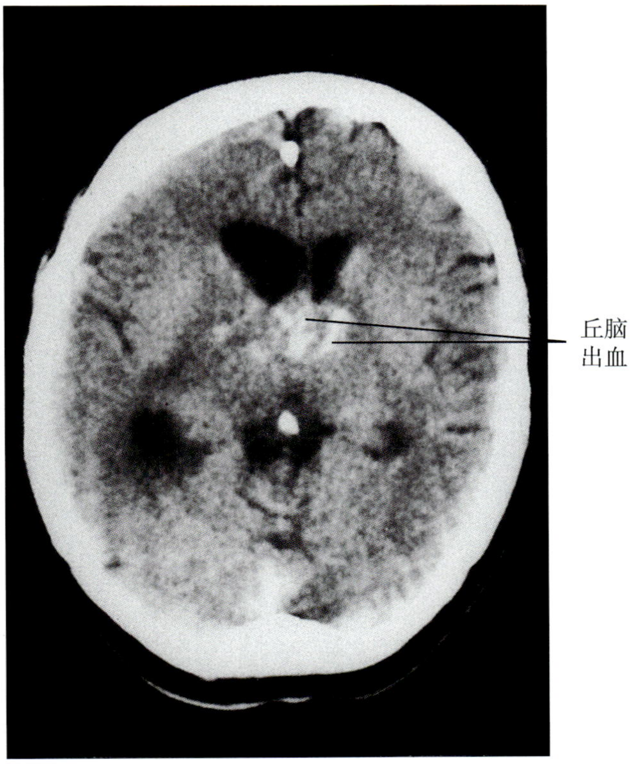

图 16-12　韦尼克-科尔萨科夫综合征。CT 显示丘脑出血

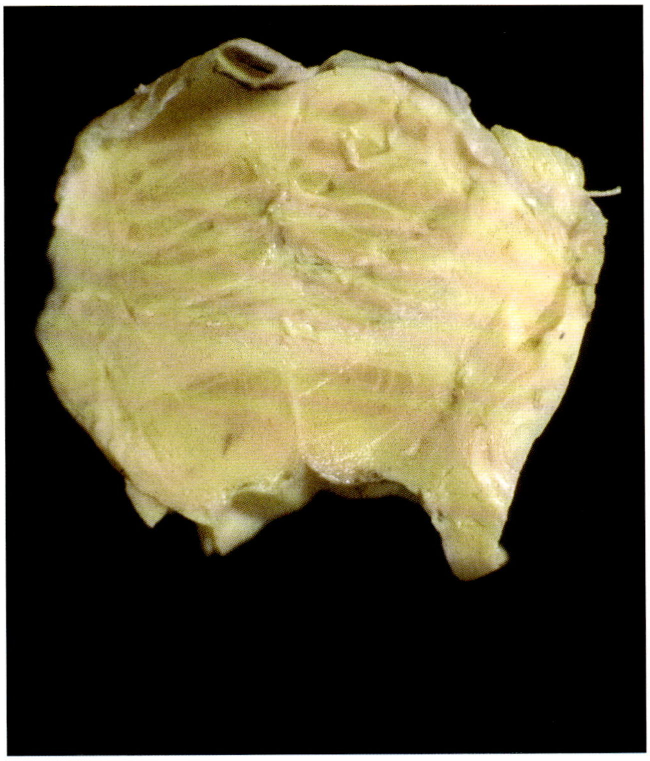

图 16-13　脑桥中央髓鞘溶解症。大体标本

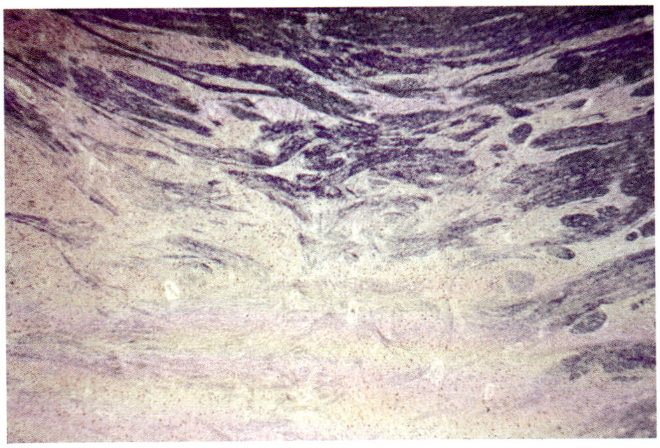

图 16-14　脑桥中央髓鞘溶解症，显示中央的脱髓鞘区（Luxol fast blue，HE 染色，×6）

脑桥中央髓鞘溶解症见于酗酒者和患有严重内科疾病或严重营养不良的患者中。随着低钠血症被纠正，病情在初始好转后继之恶化，表现为四肢瘫痪，吞咽困难和构音障碍。脑桥被盖受累导致眼球多种水平运动障碍。幸存者出现闭锁状态。

在一些病例中，病变可位于多个部位，包括小脑、外侧膝状体、外囊和海马。这些病例的临床表现相对复杂，包括各种运动障碍。

在 MRI 影像上，病变显示为 T2 加权像高信号和 T1 加权像低信号（图 16-15）。

尽管有些患者可以完全恢复，但脑桥中央髓鞘溶解症普遍预后较差。没有确实的证据表明此病存在有效的治疗方法。

原发性胼胝体变性

原发性胼胝体变性（Marchiafawa-Bignami 病）仅见于酗酒者。病理可见胼胝体内有广泛的脱髓鞘和轴索损害，这种改变也见于大脑半球的中央白质以及视交叉和小脑中脚。尽管该病常表现明显的额叶受累的症状，但没有与病理改变相对应的特征性临床表现。影像学表现为广泛的白质病变（图 16-16）。

酒精中毒所致的周围神经和肌肉的疾病已在其他章节描述。

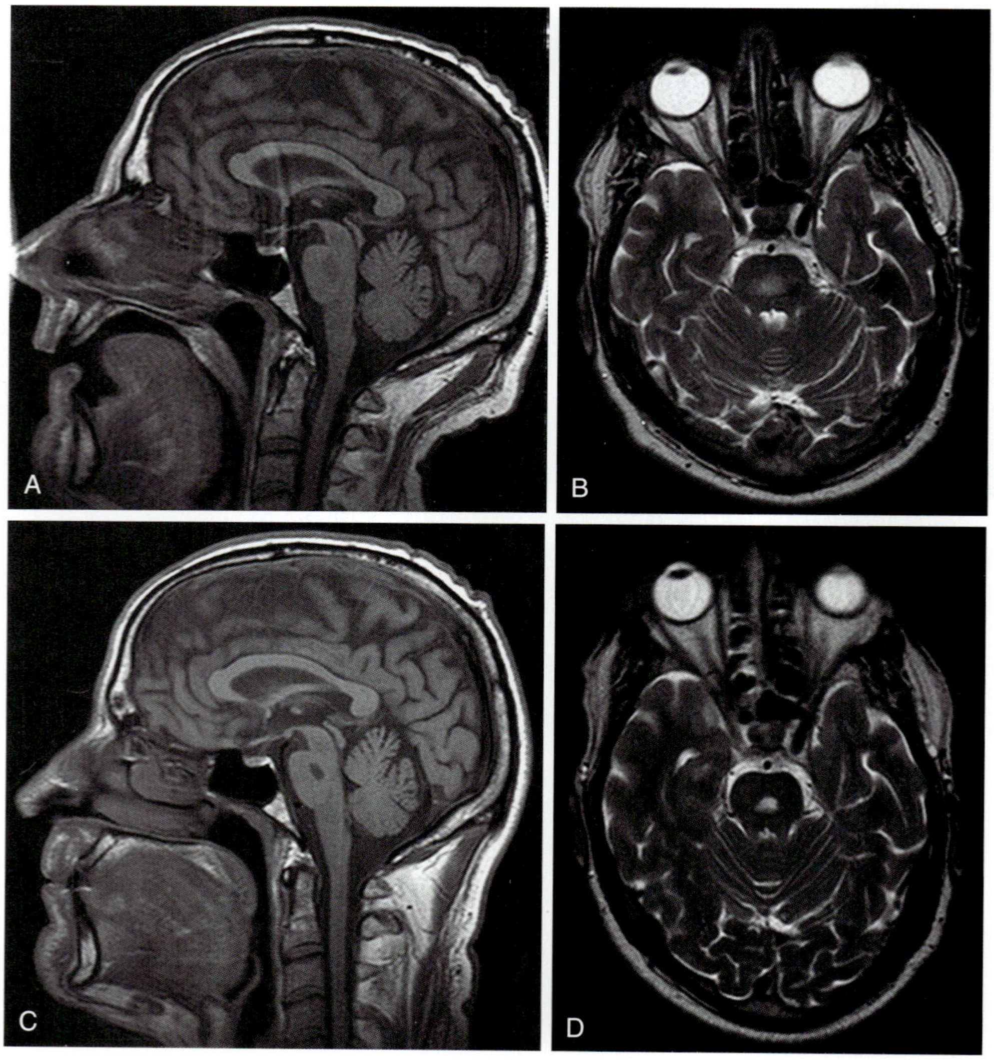

图 16-15 脑桥中央髓鞘溶解症。MRI 矢状位 T1 加权像（**A** 和 **C**）和轴位 T2 加权像（**B** 和 **D**）。发病时（**A** 和 **B**）和 1 个月后（**C** 和 **D**）的影像显示最初不明显的脑桥中央水肿演变为边界清楚的病灶

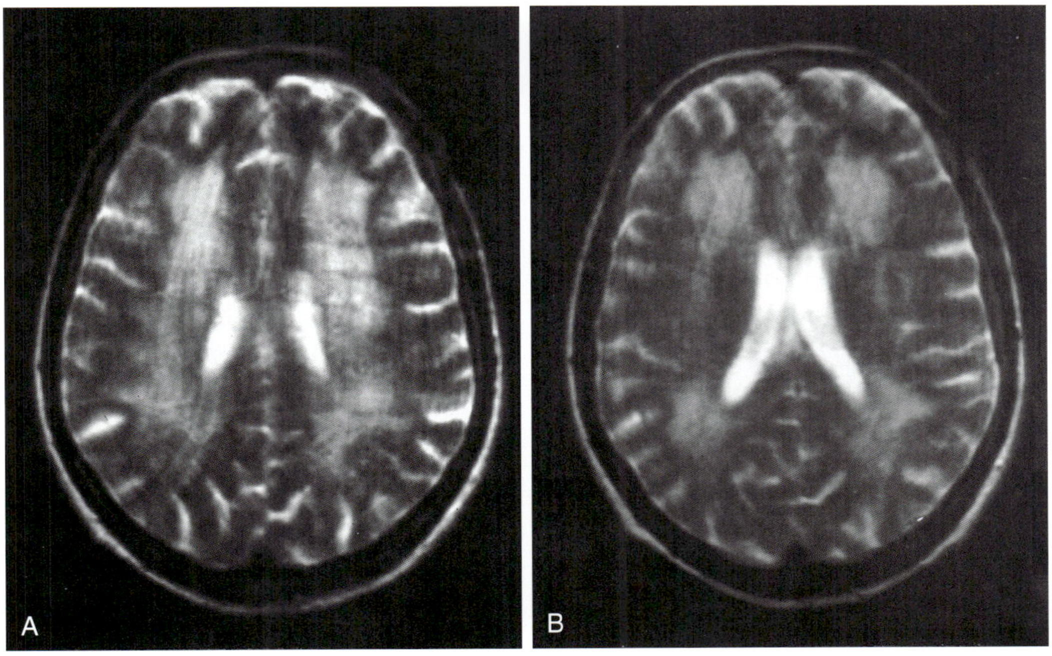

图 16-16　原发性胼胝体变性。MRI 显示广泛的白质信号改变

内分泌疾病的神经系统表现

垂体疾病

与垂体瘤相关的视觉症状和体征已在其他章节讨论过。肢端肥大症患者的肌肉活检并无显著异常，但这些患者最终多进展为肌肉无力和废用，其肌酸激酶的活性可轻度增加。腕管综合征被认为是肢端肥大症的一种并发症。偶尔也可见广泛性肥大性脱髓鞘性神经病。

肾上腺疾病

库欣综合征（或糖皮质激素治疗）相关的肌病见第三章的描述。至少 50% 的库欣综合征患者存在肌肉无力症状。因库欣综合征而接受双侧肾上腺切除的患者，其血清促肾上腺皮质激素水平可显著增高，同时伴有过多色素沉着和近端肌肉无力——称为 Nelson 综合征（图 16-17）。

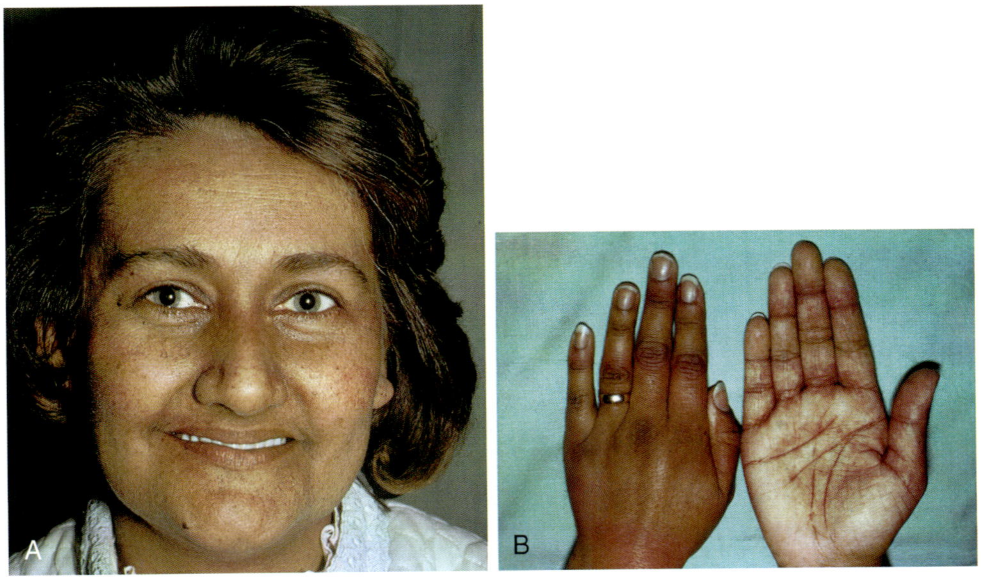

图 16-17　Nelson 综合征。广泛性色素过度沉着：面部（**A**）和手部（**B**）

库欣综合征相关的肌病多渐进性起病，但也可见到急性起病并表现为肌痛的变异型。典型库欣综合征相关肌病的主要受累肌肉为骨盆带肌（图 16-18）。尽管艾迪森病（肾上腺皮质功能衰竭症）的显著表现是肌无力，但其没有特异性肌病的表现。

甲状腺疾病

约 3/4 的甲状腺功能亢进患者可出现肌肉无力。肌肉活检光镜下常无显著病变，肌电图检查更能发现明显异常，但不具特异性。血清肌酸激酶水平一般正常。许多甲状腺功能减退患者常诉肌肉痉挛或无力，但罕见真正意义的肌病，即使出现肌病也可经针对甲状腺机能减退的治疗后好转，甲减引起的面容改变也可得到逆转（图 16-19）。

成年甲减患者的 Hoffman 综合征包括肌肉肥大、疼痛和运动迟缓。敲打肌肉会出现类似肌强直的反应。

弥散性神经病在甲亢患者中非常罕见，但在甲减患者中较常见，主要表现为伴有周围神经脱髓鞘和传导速度减慢的感觉受累为主的综合征。甲减患者还可有腕管综合征和肘管综合征。

甲状腺眼病被认为是中年患者复视的最常见病因。患者表现为眼睑退缩或眼睑后退，或两者都有（图 16-20）。典型表现是眼球上视不能，提示上直肌麻痹（图 16-21）。但进一步检查发现这实际是由眼眶的下直肌受限所致。少数情况下，其他眼外肌纤维变性也是病因。甲状腺功能检查常正常，但在大多数患者中可见促甲状腺免疫球蛋白。眼眶 CT 或 MRI 扫描可快速显示异常扩大的眼外肌（图 16-22）。最近有报道一种与自身免疫性甲状腺病相关的激素敏感性脑炎。

甲状旁腺疾病和钙代谢异常

虽然原发性甲状旁腺功能亢进患者会有肌肉疼痛和僵硬，但很少出现真正的肌无力。骨软化性肌病患者有肌痛和骨痛，近端肌无力和骨压痛等症状，碱性磷酸酶水平显著升高，血钙正常或减低，肌肉活检显示Ⅱ型肌纤维萎缩。X 线检查可见假性骨折线（图 16-23）。

Paget 病

在佩吉特病（Paget 病）中，异常活跃的破骨活动导致骨吸收增加，并继之不断形成新骨。骨折或者

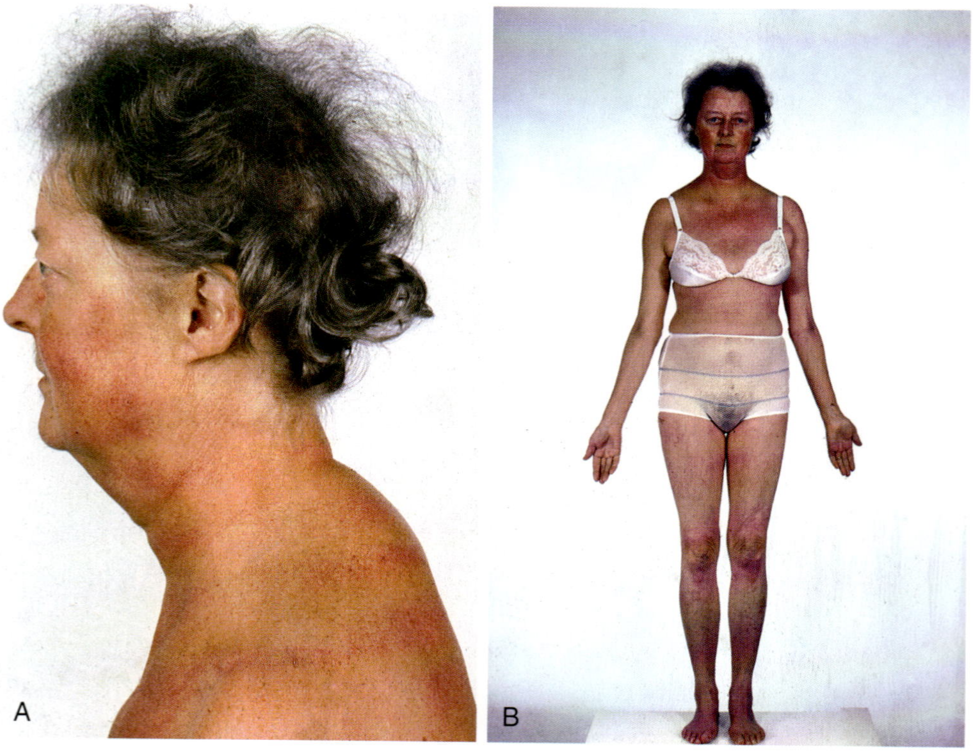

图 16-18 库欣综合征的临床表现。**A**. 水牛背。**B**. 肢体近端萎缩

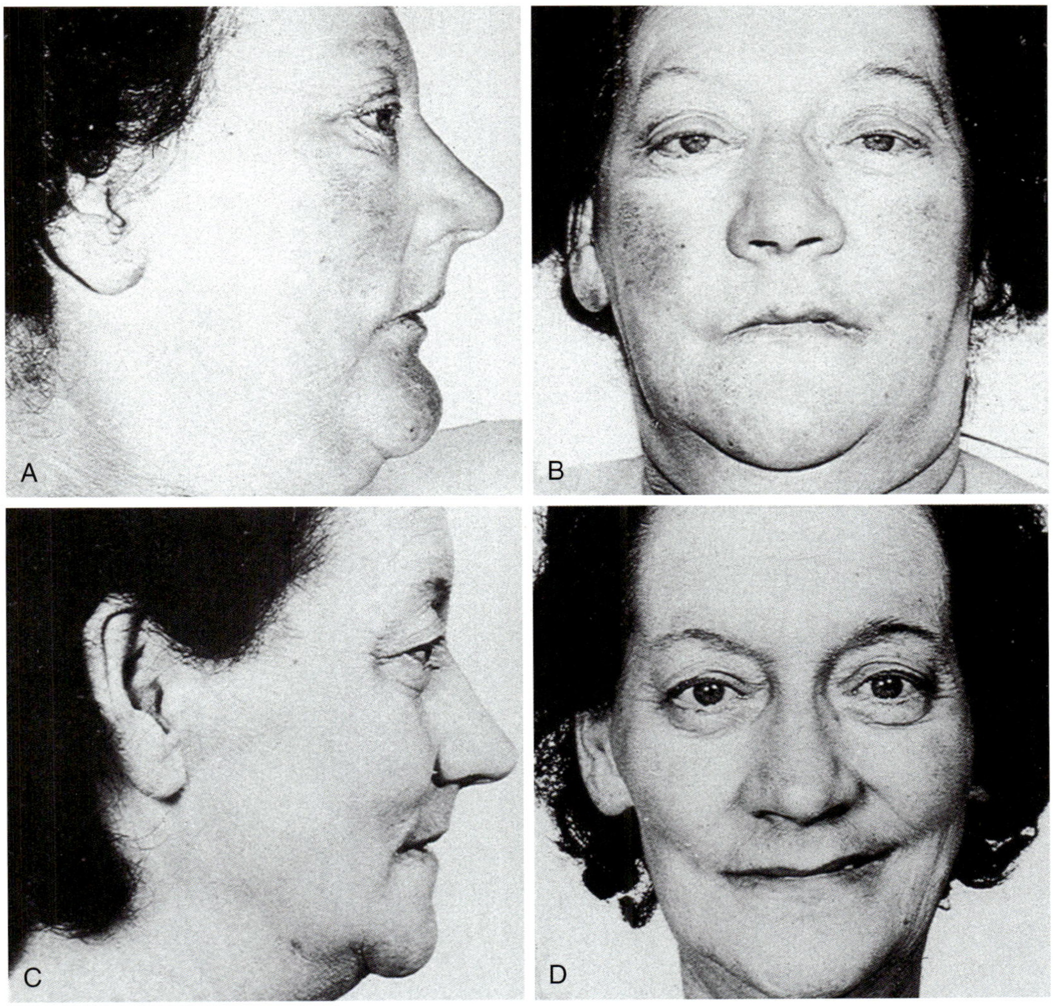

图 16-19　黏液性水肿。激素替代治疗前（**A** 和 **B**）和治疗后（**C** 和 **D**）的面部表现

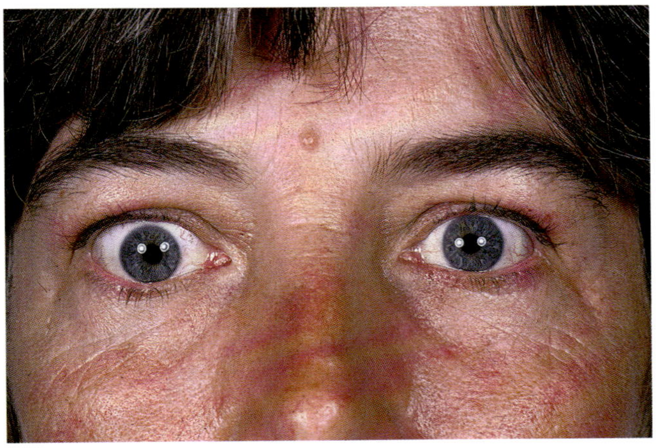

图 16-20　甲状腺眼病。眼睑退缩

异常的骨组织及恶变的骨直接压迫神经组织均可引起神经系统并发症。大约一半病例的颅骨可受累，CT 扫描较传统放射学检查可更早、更快地发现颅骨病变（图 16-24）。骨扫描可明确骨骼病变的范围，并能监测治疗效果（图 16-25）。

颅骨出口的压迫可导致脑神经麻痹，特别易累及第 8 对脑神经。底部颅骨软化变形导致齿状突内陷，继之压迫脑干和小脑。有些病例可出现脑积水。脊髓受累常为多部位（见第十四章）。

胰腺疾病

胰岛细胞瘤罕见，发病率约为 1/1 000 000。血糖低于 2.5mmol/L 时可出现低血糖症状。典型的神经系统症状呈发作性，包括嗜睡、行为改变、脑干症状、癫痫和提示脑血管病事件的神经功能局灶性缺损症状。许多患者在低血糖发生的 24 小时内迅速出现症状，在 72 小时内所有患者都将出现症状。

低血糖合并胰岛素（胰岛素原和 C 肽）的分泌异常增加。由于影像技术定位不准确，需使用术中超声

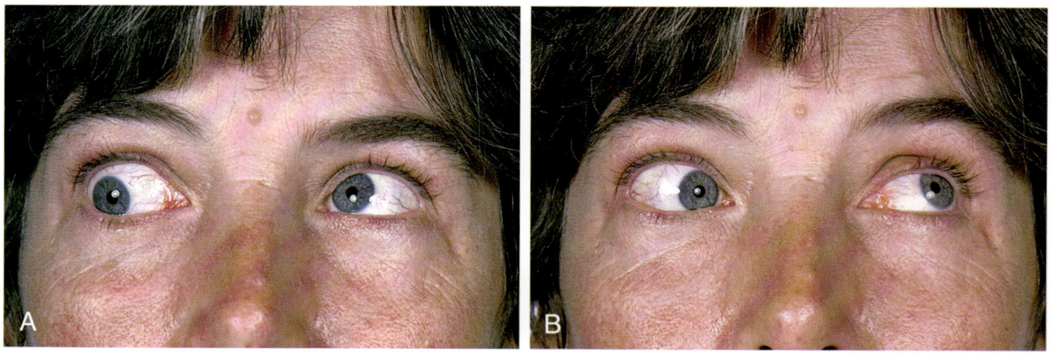

图 16-21 甲状腺眼病。A. 右眼外旋-上视受损；B. 右眼左旋-上视时受限。A 和 B 均有双侧眼睑退缩

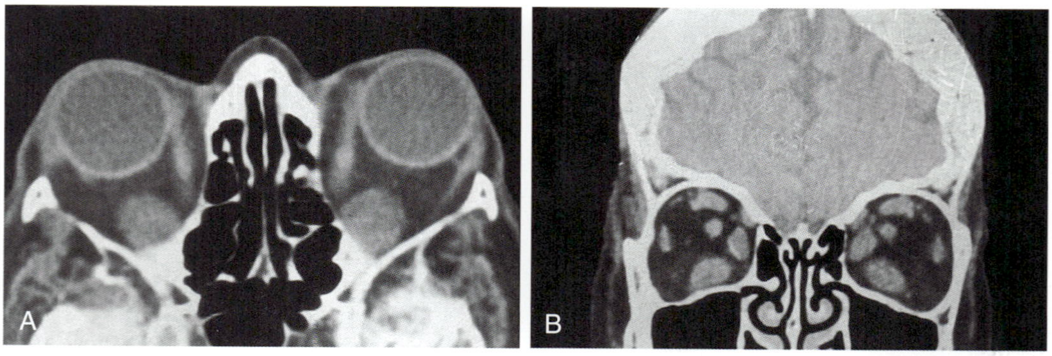

图 16-22 甲状腺眼病。眼眶 CT 成像。A. 轴位像。B. 冠状位像。主要受累的眼外肌为内直肌和下直肌

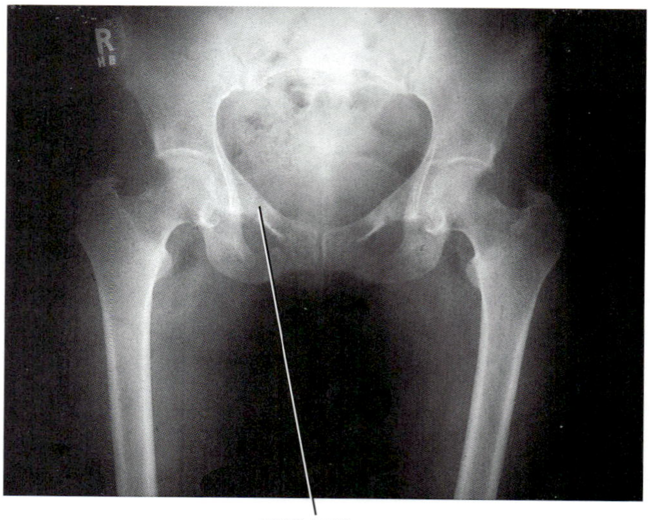

图 16-23 软骨病。骨盆 X 线片上的假骨折线

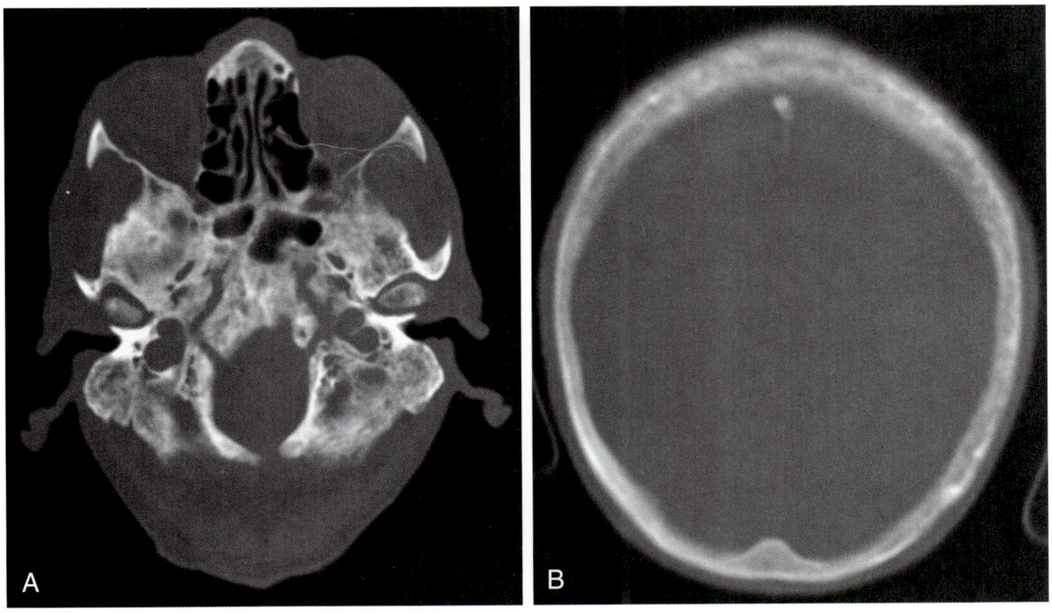

图 16-24　Paget 病的颅骨 CT 影像。颅底（A）；颅顶（B）

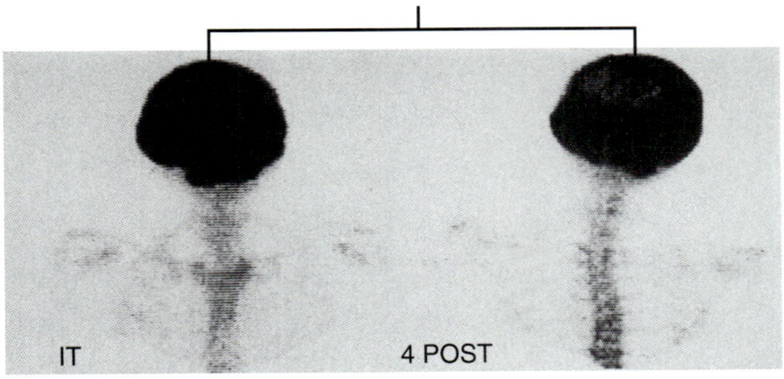

图 16-25　Paget 病。放射性核素骨扫描异常

对肿瘤进行定位。如果肿瘤位于胰腺尾部需进行胰腺远端切除术（图 16-26）。

血管炎的神经系统表现

已有证据表明血管炎患者的动脉和静脉均存在炎症反应和坏死。周围神经系统和中枢神经系统均可受累。一些血管炎综合征伴有肉芽肿形成。框 16-1 总结了部分具有这种特点的疾病。

系统性坏死性血管炎

这一组疾病包括结节性多动脉炎（polyarteritis nodosa，PAN）、伴肉芽肿形成的过敏性脉管炎（Churg-Strauss 综合征，即变应性肉芽肿性血管炎）以及中间型。在 PAN 中，多个器官的中、小动脉存在淋巴细胞和巨噬细胞或组织细胞浸润的炎症。组织学表现包括血管壁的慢性炎性细胞浸润、内弹力层增生和纤维素样坏死。PAN 患者中，至少有 50% 发生神经系统并发症，包括多发性单神经炎、感觉运动神经病、神经根病和臂丛神经病。某些疾病提示营养神经的血管闭塞。中枢神经系统受累表现为脑或脊髓的梗死，或脑病综合征，主要症状为认知改变并伴有癫痫发作。脑缺血常引起视觉传导通路受累。变应性肉芽肿性血管炎的神经系统受损症状与 PAN 相似，病理可见炎性细胞中有较多的嗜酸性细胞。白细胞碎裂性血管炎诱因很多，其特点为同时累及小动脉和小静脉的急性多形核白细胞炎症。

过敏性血管炎

在过敏性血管炎中，小血管壁和毛细血管后微静脉壁内有多形核白细胞浸润，以皮肤处为著。这种多形核白细胞浸润可导致血管纤维蛋白样坏死、微梗死和出血。药物反应性血管炎也包括在此类血管炎中。

根据血液循环中冷球蛋白的类型（IgM 或 IgG 型、混合型或抗多克隆 IgG 型）将冷球蛋白血症分为Ⅰ、Ⅱ、Ⅲ型。血液高粘及继发的血管壁损害可导致多种中枢和周围神经系统缺血表现。

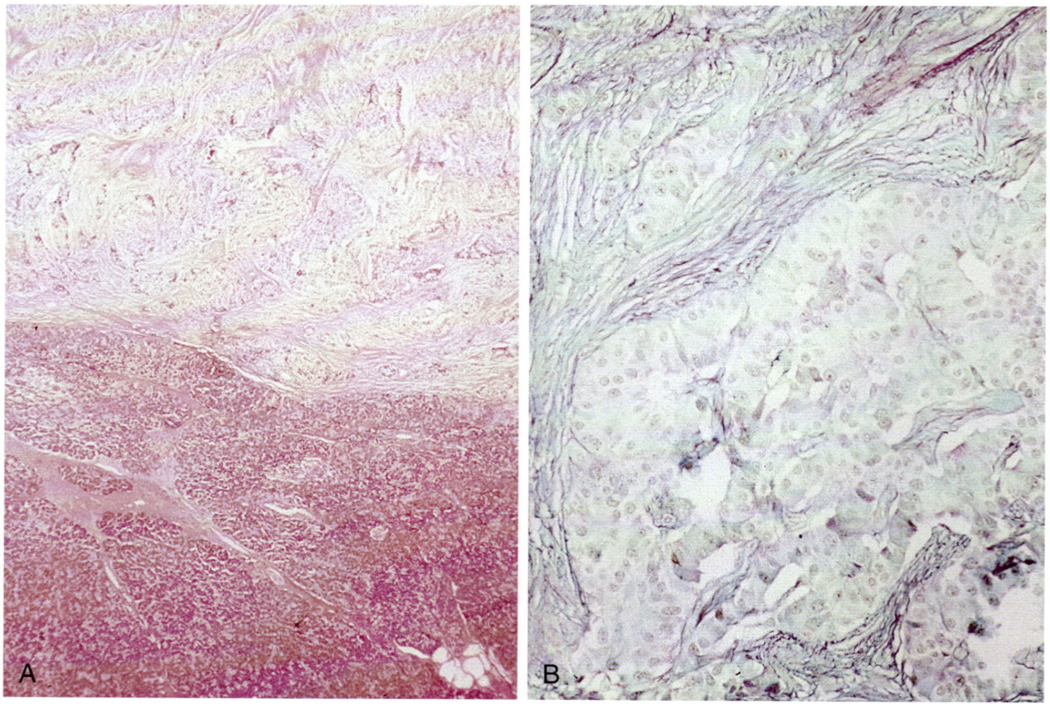

图 16-26 胰岛细胞瘤。**A**. HE 染色，×25。**B**. 氨基酸染色，×25

框 16-1 神经系统血管炎

系统性坏死性动脉炎
- 结节性多动脉炎
- 白细胞碎裂性血管炎
- Churg-Strauss 综合征
- 显微镜下多血管炎

过敏性血管炎
- Henoch-Schönlein 紫癜
- 低补体血症性血管炎
- 冷球蛋白血症

系统性肉芽肿性血管炎
- 韦格纳肉芽肿（及其他）

巨细胞性动脉炎
- 颞动脉炎
- Takayasu 病

神经系统肉芽肿性血管炎

中枢神经系统非肉芽肿性孤立性血管炎

与血管炎相关的结缔组织病
- 系统性红斑狼疮（及其他）

孤立性周围神经系统血管炎
与感染相关的血管炎
- 带状疱疹病毒（及其他）

安非他命滥用性血管炎（也可见其他拟交感性药物滥用，如可卡因、芬特明引起的血管炎）

副肿瘤性血管炎

系统性肉芽肿性血管炎

系统性肉芽肿性血管炎的主要代表是韦格纳肉芽肿病，其早期损害主要为伴有多形核白细胞、组织细胞和巨细胞浸润的纤维素样变性的颗粒状坏死，易累及上呼吸道和肾，损害常进一步进展为节段性纤维素样坏死（图 16-27）。

该病的典型初始症状是上呼吸道非特异性肉芽肿性鼻炎或鼻窦炎，病情进展可破坏鼻骨、鼻窦骨质，有时侵犯眼眶。肉芽肿局部延伸至眼眶、中颅窝或后颅窝，导致多种神经系统并发症。鞍鼻畸形常见（图 16-28），骨扫描可见骨变形（图 16-29），此阶段韦格纳肉芽肿病的胸片也常见肉芽肿形成。

该病高达 50% 会出现神经系统的并发症。除肉芽肿组织的直接浸润损害外，个别脑神经或大脑中也可见远隔的肉芽肿。血管炎可致其他神经系统并发症，包括脑梗死、颅内出血或蛛网膜下腔出血及缺血性视神经病变。周围神经系统受累的典型表现是多发性单神经炎、多神经炎或神经根炎。几乎所有未经治疗的韦格纳肉芽肿病患者的血液中均可检出抗蛋白酶 3 的抗体。

肉芽肿性血管炎

肉芽肿性血管炎是一种罕见病，可由带状疱疹

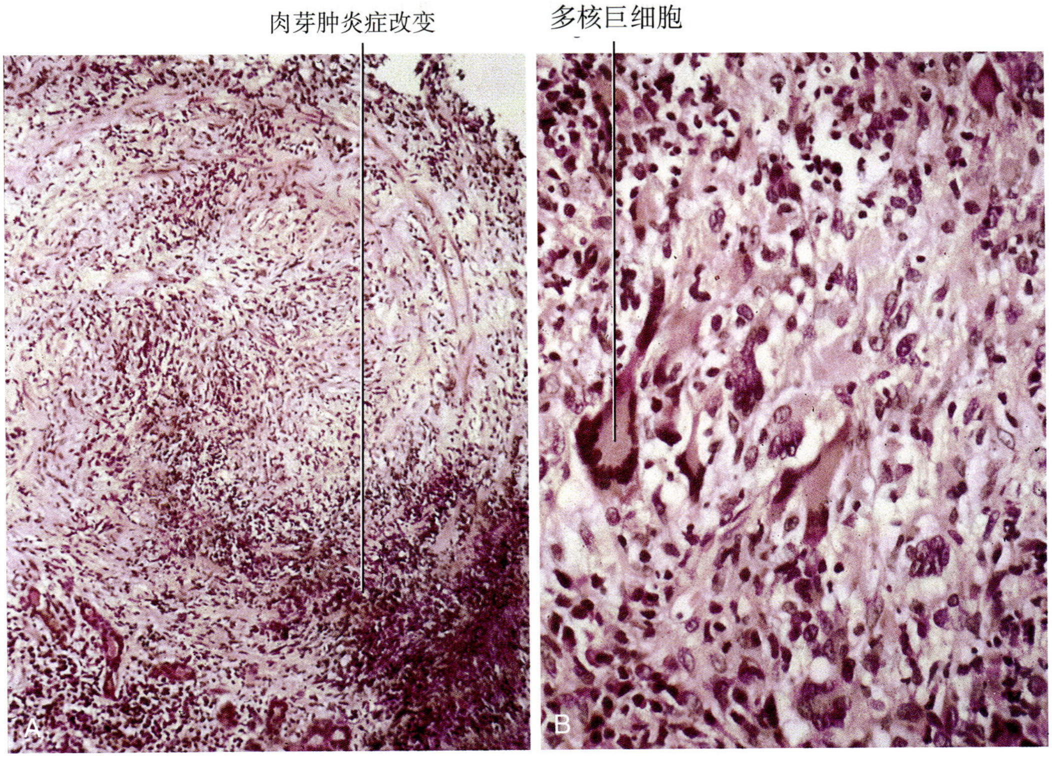

图 16-27　韦格纳肉芽肿病。**A**. 鼻中隔活检显示血管壁的中膜和内膜有鲜红色的肉芽肿炎症改变（HE 染色，×10）。**B**. 肉芽肿炎性浸润包含多核性组织性巨细胞、淋巴细胞和浆细胞（HE 染色，×100）

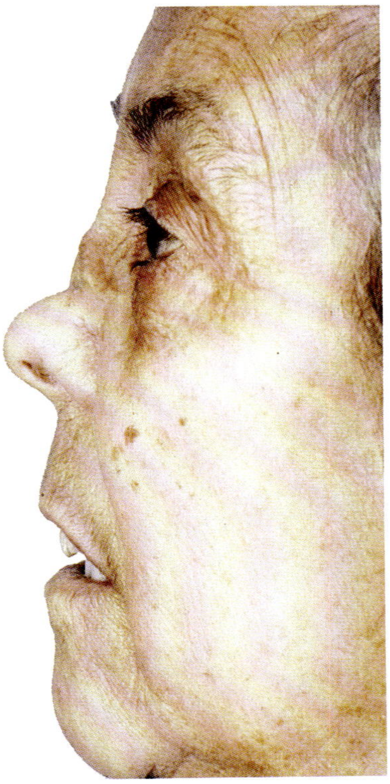

图 16-28　韦格纳肉芽肿病。面部表现

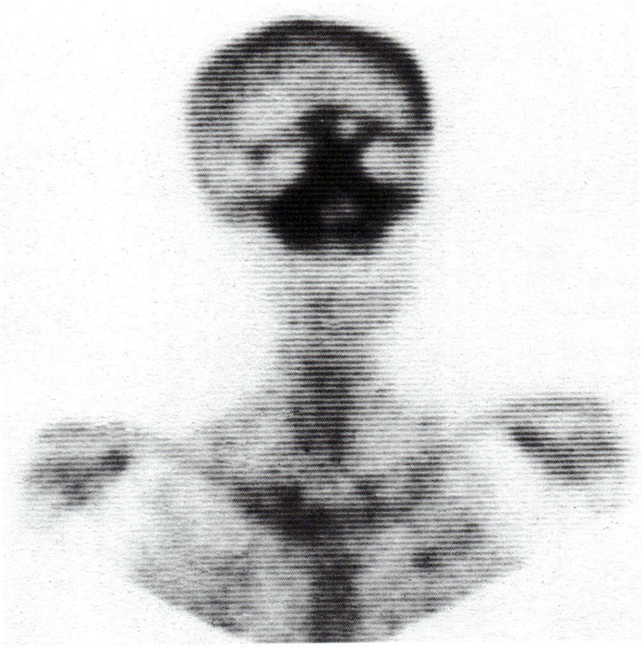

图 16-29　韦格纳肉芽肿病。骨扫描图像

病毒感染诱发，其特点是局限于中枢神经系统的血管炎性反应。软脑膜的小动脉和小静脉最常受累，部分出现包含淋巴细胞、浆细胞和多核巨细胞的肉芽肿炎性反应（图 16-30）。免疫组化或电镜技术已证实在部分患者的病灶中存在带状疱疹病毒颗粒。较大的脑血管也可受累，导致特定动脉供血区的经典梗死。肉芽肿性血管炎的临床表现包括头痛、智能改变和局灶体征。血沉有时升高，几乎均有患者的脑脊液细胞数增加并蛋白升高。除见于带状疱疹病毒感染外，该病还可见于淋巴瘤、结节病和 HIV 感染时。脑血管造影可见颅内血管局部狭窄和扩张。该病需用激素治疗，有时需加用环磷酰胺。带状疱疹病毒感染为诱因时需加用大剂量的阿昔洛韦或更昔洛韦治疗。

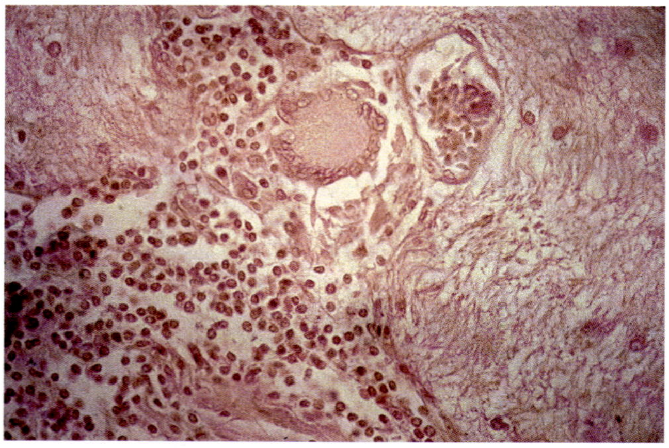

图 16-30 肉芽肿性血管炎。白质内见血管周围间隙扩大迂曲，其间充满了淋巴细胞和多核巨细胞（HE 染色，×100）

结缔组织病

系统性红斑狼疮

血管壁受累的血管炎罕见于系统性红斑狼疮（system lupus erythematosus，SLE）。如出现血管炎，多表现为小动脉、微动脉和毛细血管的管壁纤维蛋白样坏死。非血管炎改变的血管病变被认为可能是由血液循环中具有促凝作用的抗磷脂抗体（IgG 和 IgM）引起。超过 50% 的患者中抗心磷脂抗体为阳性，抗体滴度高会增加闭塞性脑血管病的风险（图 16-31）。

其他的神经系统症状包括头痛、精神障碍、癫痫、脑神经或周围神经病变、脊髓综合征和运动障碍（图 16-32）。运动障碍包括帕金森样症、偏身投掷症和舞蹈症。系统性红斑狼疮的周围神经综合征表现与 PAN 引起的类似，也可表现为 Guillain-Barré 综合征（图 16-33）。脑脊液异常包括细胞数与蛋白增高、IgG 指数与寡克隆 IgG 区带异常，以及补体 C4 水平降低。

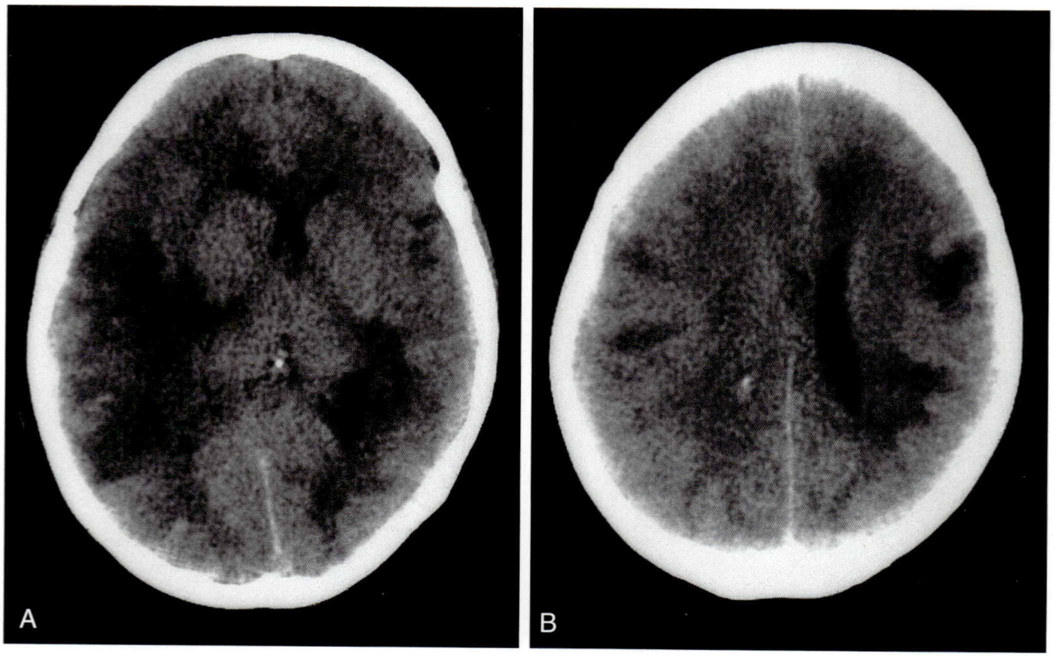

图 16-31 两个层面的 CT 图像显示一例系统性红斑狼疮患者脑中的多发梗死灶

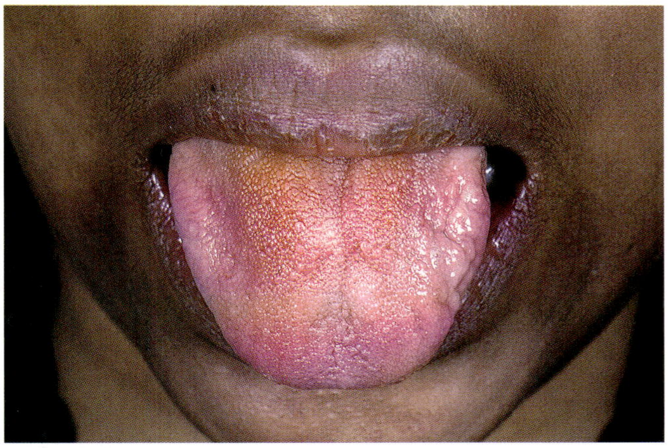

图 16-32　系统性红斑狼疮。左侧第 12 脑神经麻痹

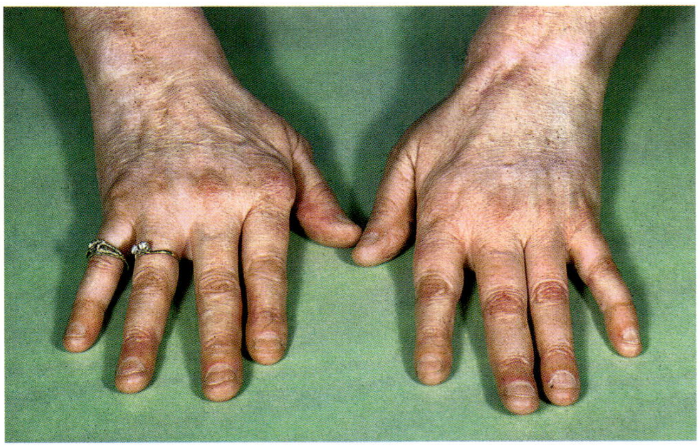

图 16-33　系统性红斑狼疮。手部小肌肉萎缩

硬皮病

硬皮病存在广泛性微血管病变，组织纤维化可累及多个器官，包括皮肤、肠道、肺和心脏（图 16-34）。神经系统受累的表现包括头痛、脑病和癫痫发作。局限于皮肤的系统性硬化症又称为 CREST 综合征（指皮肤钙质沉着、雷诺现象、食管功能失调、指趾硬化和毛细血管扩张）（图 16-35）。

系统性坏死性动脉炎极少发生在硬皮病或 CREST 综合征中，但可引起卒中（图 16-36）。大多数硬皮病患者中可检测到抗着丝点抗体和抗拓扑异构酶抗体或抗 RNA 聚合酶Ⅲ抗体。

干燥综合征

干燥综合征（sjögren 综合征）的特点是单核细胞浸润泪腺和唾液腺，导致干眼症和口腔干燥症。还可累及甲状腺、肺和肾。虽然大多数神经系统受累的报道主要为周围神经受累，但中枢神经系统也可受累。有些病例的中枢神经系统表现是疾病的首发症状。大脑与脊髓均可累及，其临床表现包括轻偏瘫、部分性癫痫发作、小脑体征和核间性眼外肌麻痹。也可发生广泛性脑膜脑炎综合征，脑脊液的细胞数增多以多形核白细胞为主。大脑受累时影像检查可见局灶性梗

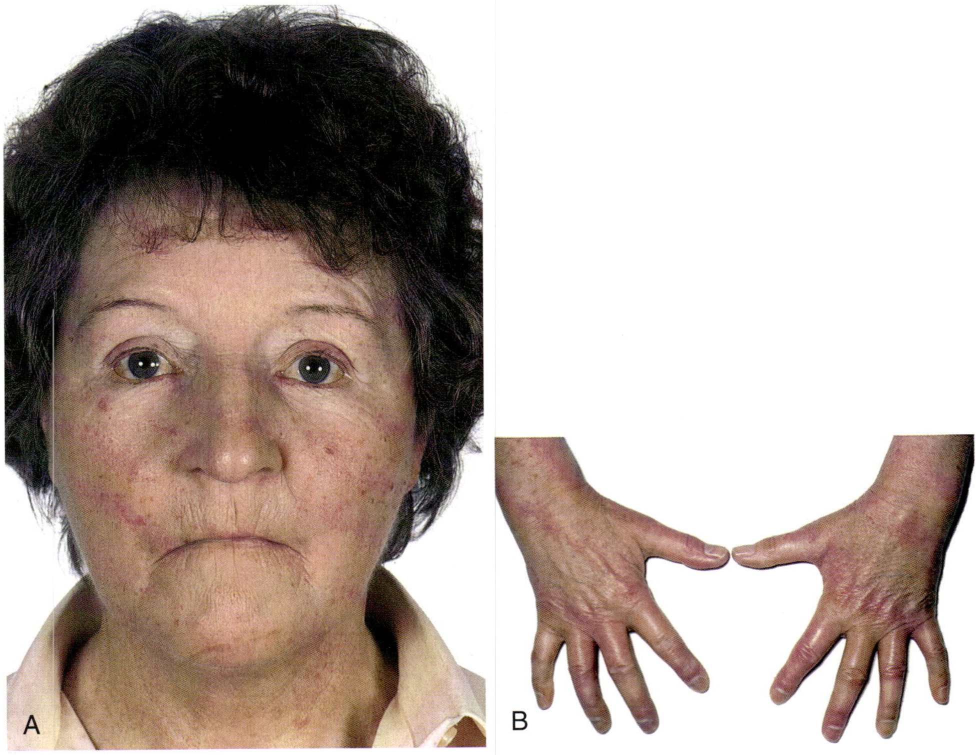

图 16-34　硬皮病。面部与手部表现

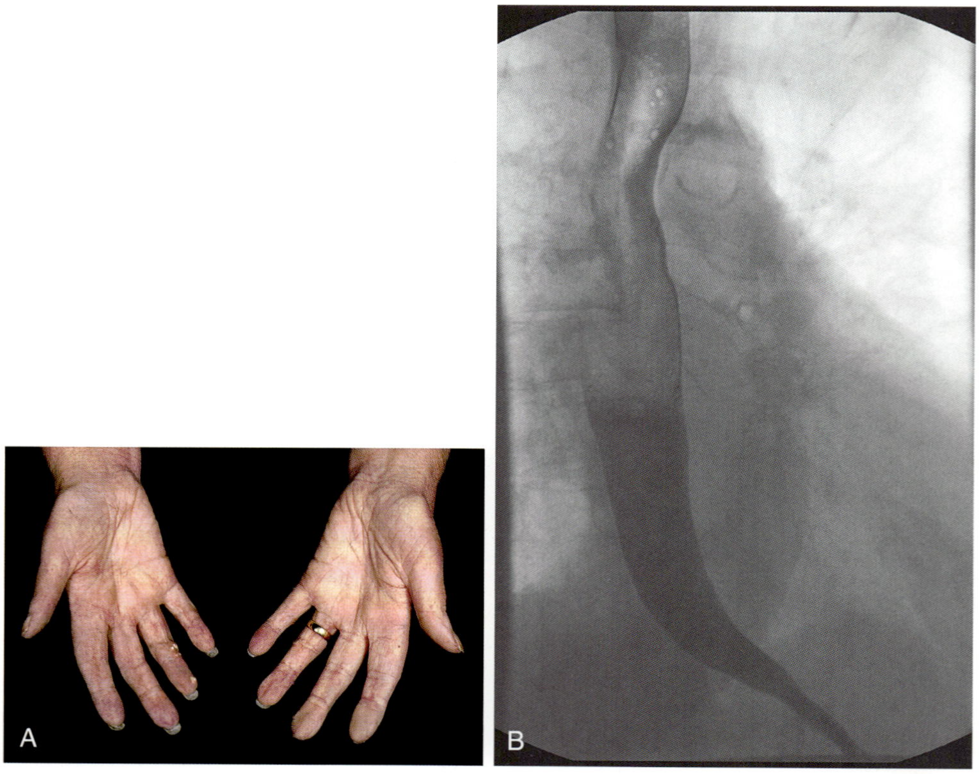

图 16-35 CREST 综合征（皮肤钙质沉着、雷诺氏现象、食管功能失调、指趾硬化和毛细血管扩张）。手部表现（**A**）和吞钡餐时的食管表现（**B**），注意由于食管运动障碍，食管内平滑肌扩张并有食物残留

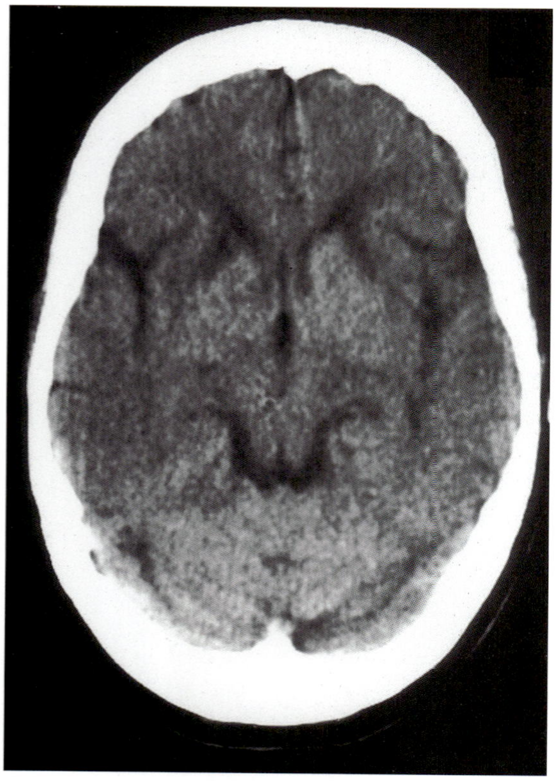

图 16-36 CREST 综合征（皮肤钙质沉着、雷诺氏现象、食管功能失调、指趾硬化和毛细血管扩张）。CT 显示双侧尾状核梗死

死。神经系统的损害很可能源自血管炎综合征，常可发现细胞的核糖核蛋白 Ro 抗原和 La 抗原的抗体，前者的发现率更高，后者更具特异性。

周围神经并发症的报道比中枢神经系统的多，包括三叉神经感觉性神经病、多发性单神经炎和感觉性多神经病。感觉性多神经病可导致深感觉障碍，类似于副肿瘤综合征中所见。虽然自主神经病变（包括埃迪瞳孔）可能没有临床症状，但有一半患者合并感觉性障碍。脑脊液检查常正常。背根神经节检查显示单核细胞浸润，并伴不同程度的神经元缺失。周围神经可见大量有髓神经纤维缺失。像伴有中枢神经系统并发症的患者一样，一些有该类型周围神经系统损害的患者可能在症状出现时即有部分干燥综合征的表现。该病病程及进展速度个体差异很大，治疗效果也不确定。

白塞综合征

白塞综合征（Behçet 病）根据反复发作的口腔 - 生殖器溃疡及眼部炎症可诊断。其他表现还包括血栓性静脉炎、胃肠炎和皮肤血管炎。病理可见伴或不伴纤维素样坏死的白细胞碎裂性血管炎及血管周围有淋巴细胞浸润。

高达 1/4 的患者可出现神经系统并发症。虽然单纯头痛占更高比例，但实际上所有神经系统受累的患者均有无菌性脑膜炎，其脑脊液细胞数和蛋白均会增高。局灶性神经系统表现包括癫痫、运动和小脑体征、瘫痪、脑静脉血栓形成和眼外肌麻痹。脑干是该病神经系统局灶性损害最常累及的部位（图 16-37）。

神经系统受累的白塞综合征患者的影像学检查常有异常，包括局灶性损害、皮质和小脑萎缩和上矢状窦血栓形成。在疾病活动期常见到局灶性病灶呈片状或均匀强化。症状缓解后，影像异常多会消失（图 16-38）。

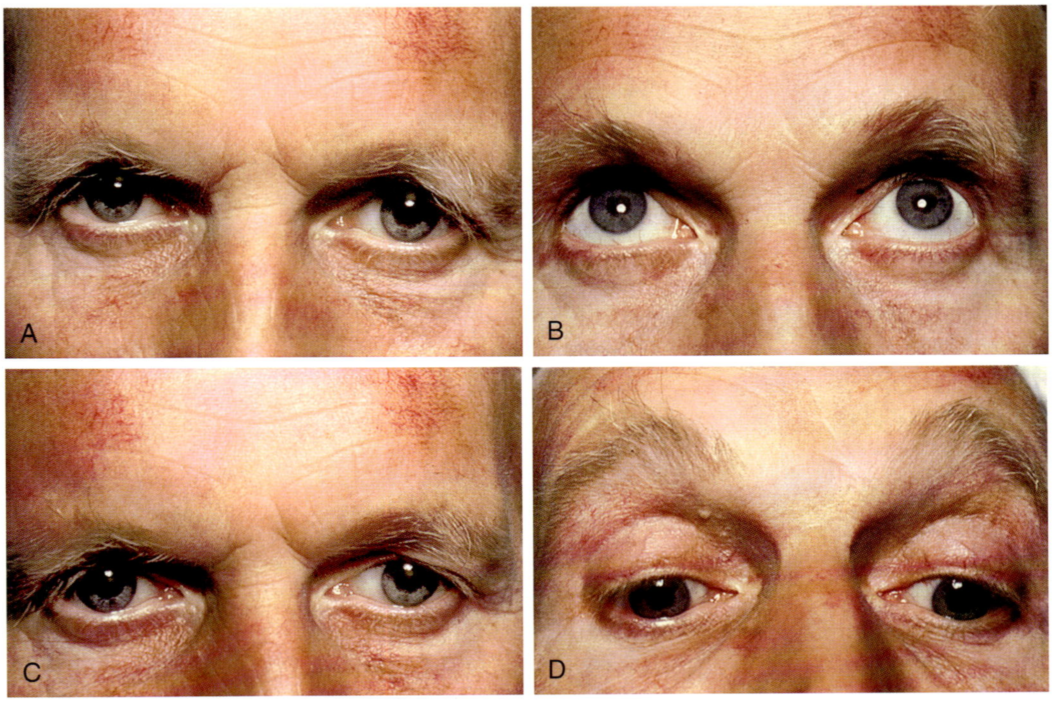

图 16-37 神经白塞综合征。可见双眼水平凝视麻痹（**A** 和 **C**），垂直凝视保留（**B** 和 **D**）

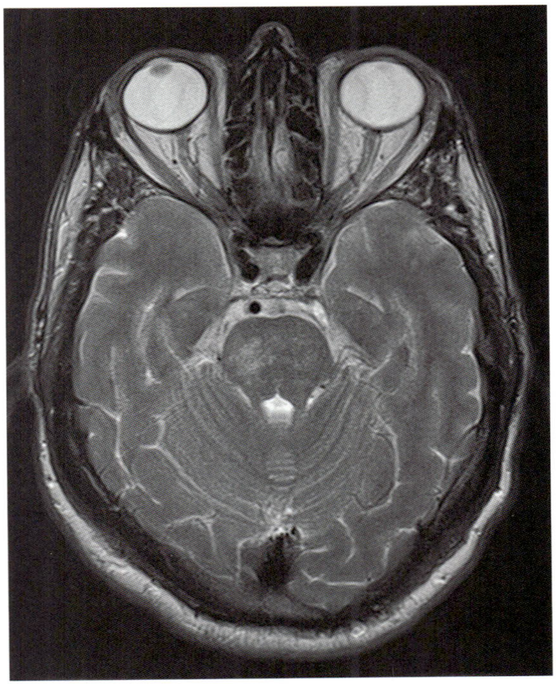

图 16-38 神经白塞综合征。MRI 显示脑干处有病变

感染相关的血管炎

患有眼部带状疱疹时，发生在皮疹同侧的肉芽肿性血管炎可致对侧肢体出现迟发性瘫痪。其他与血管炎相关的感染原还包括苍白密螺旋体和伯氏疏螺旋体。

结节病

约 5% 的结节病患者可出现神经系统并发症，但罕见仅发生于神经系统。病理改变为出现非坏死性肉芽肿，成分包含上皮样巨噬细胞、淋巴细胞、单核细胞和成纤维细胞（图 16-39）。神经系统表现包括脑神经病变、脑膜和脑实质病变、各种脊髓和马尾受累的综合征、周围神经病、肌病和多发性肌炎。

结节病常见单支或多支脑神经病，第 7 对脑神经最常受累，其临床表现难于和 Bell 麻痹相鉴别。肉芽肿浸润视神经可导致视觉障碍，最终发展为视神经萎缩（图 16-40）。

中枢神经系统内的肉芽肿可呈单发或多发团块样损害，因此临床表现与原发性或继发性颅内肿瘤相似。下丘脑常受累并导致尿崩症。肉芽肿也可弥漫性浸润脑膜，导致脑神经麻痹和梗阻性脑积水。肉芽肿还可直接浸润脊髓，脊膜出现与脑膜受累类似的病程。

肢体的周围神经受累有多种表现形式，包括多发性单神经炎和弥散性感觉运动性神经病。伴有节段性

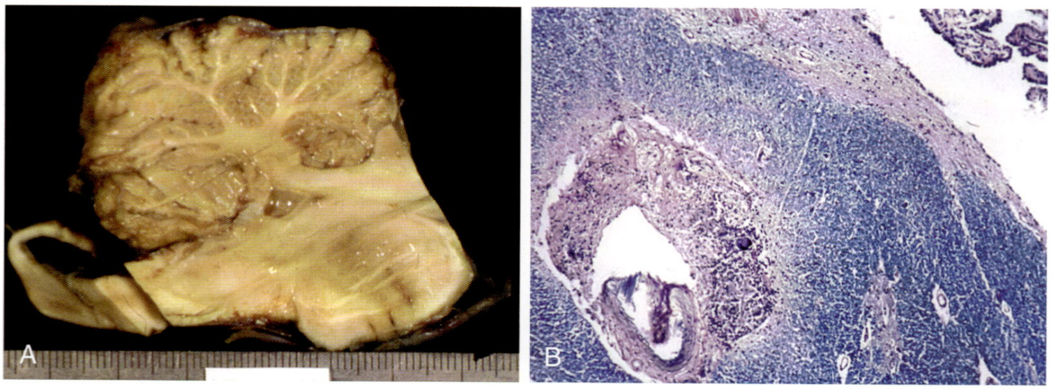

图 16-39　神经结节病。**A**. 肉芽肿块阻塞了第四脑室下部。**B**. 位于侧脑室颞角顶部的肉芽肿（Luxol fast blue，HE 染色，×100）

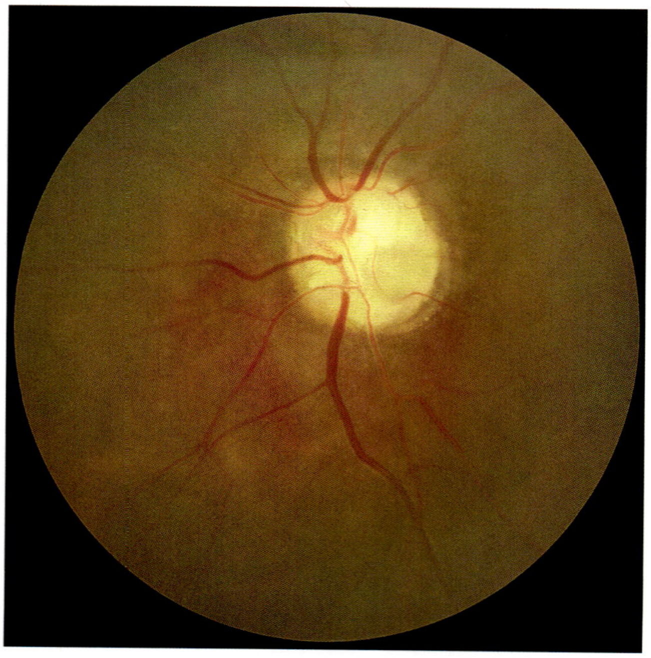

图 16-40　结节病。视神经萎缩

疼痛和感觉缺失的胸髓发出的脊神经病变常见。

结节病可出现多种累及眼部的炎性综合征，包括葡萄膜炎、脉络膜视网膜炎和视网膜血管炎，还可出现虹膜麻痹，继之发展为强直性瞳孔综合征（图 16-41）。

胸片可见到肺门病变或肺部肉芽肿浸润改变（图 16-42）。CT 对此更加敏感（图 16-43）。

中枢神经系统结节病的影像学检查应选择伴或不伴钆增强的 MRI 扫描。在 T2 加权像和 FLAIR 像上脑内可见到高信号区，特别是在脑室旁（图 16-44）。脑膜强化有时很明显（图 16-45）。脊髓 MRI 也同样能检出脊髓或神经根的病变。氟脱氧葡萄糖 PET 检查可显示葡萄糖的低代谢区或高代谢区。

脑脊液检查多不正常，有时伴压力升高。脑脊液蛋白轻度升高，淋巴细胞增多主要为 T 细胞来源，糖含量有时降低。脑脊液内还可同时出现 IgG 比值异常和寡克隆 IgG。脑脊液内血管紧张素转换酶水平可升高，但无特异性。

糖皮质激素一般作为一线治疗用药，但常联合其他免疫抑制剂作为辅助治疗。

转换综合征

转换综合征在神经科临床工作中经常遇到，不同程度和分布的瘫痪是最常见的转换反应。通常是在一个肢体上所有肌肉受累程度大致相等，但在肌力检查时出现特征性差异，诊断很少与重症肌无力相混淆。一些转换综合征患者持续存在的肢体姿势改变能够通过被动运动改善，但由 Charcot 和其他人共同描述的一种较难改变的肢体姿势异常临床非常罕见（图 16-46 和图 16-47）。

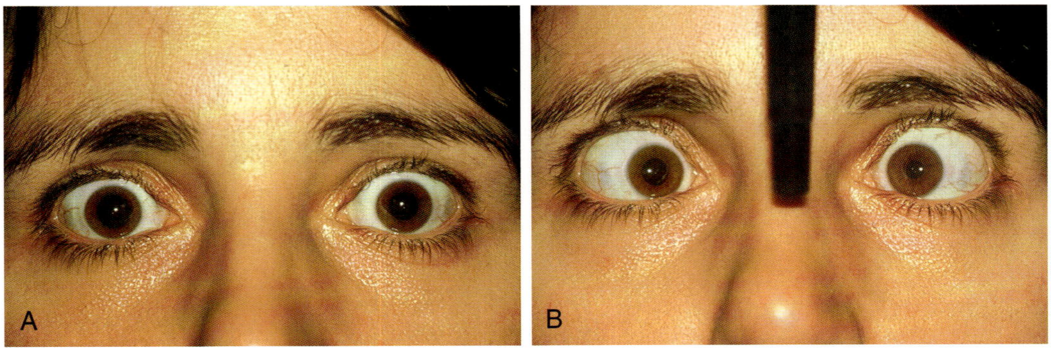

图 16-41　结节病。右侧虹膜部分性麻痹。**A.** 瞳孔扩大。**B.** 不完全性眼球会聚

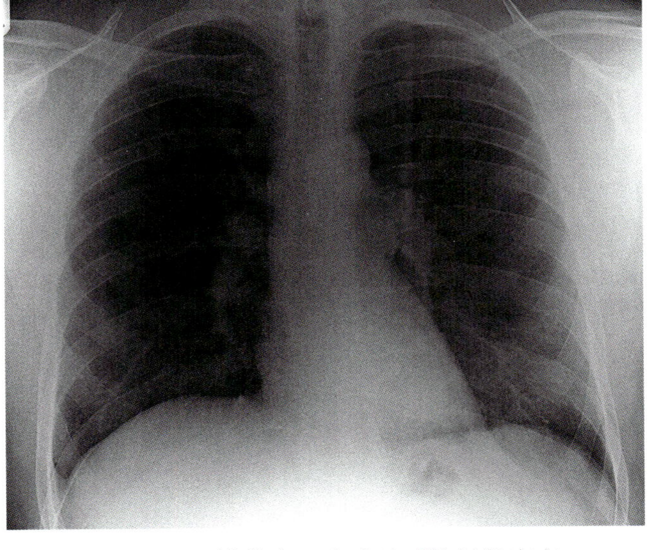

图 16-42　结节病。胸片显示肺门的病变

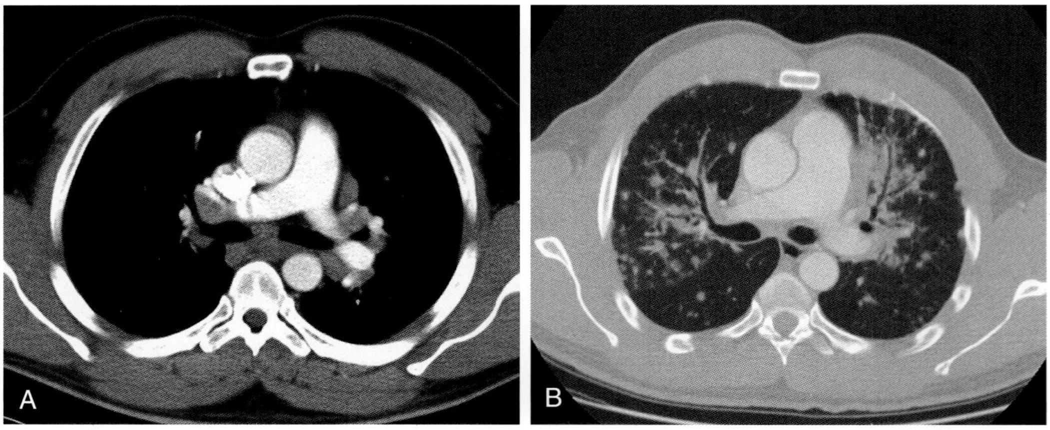

图 16-43 结节病。两名患者的胸部 CT 影像。**A**. 双侧肺门均有病变。**B**. 胸膜下及支气管旁的肺部有肉芽肿浸润

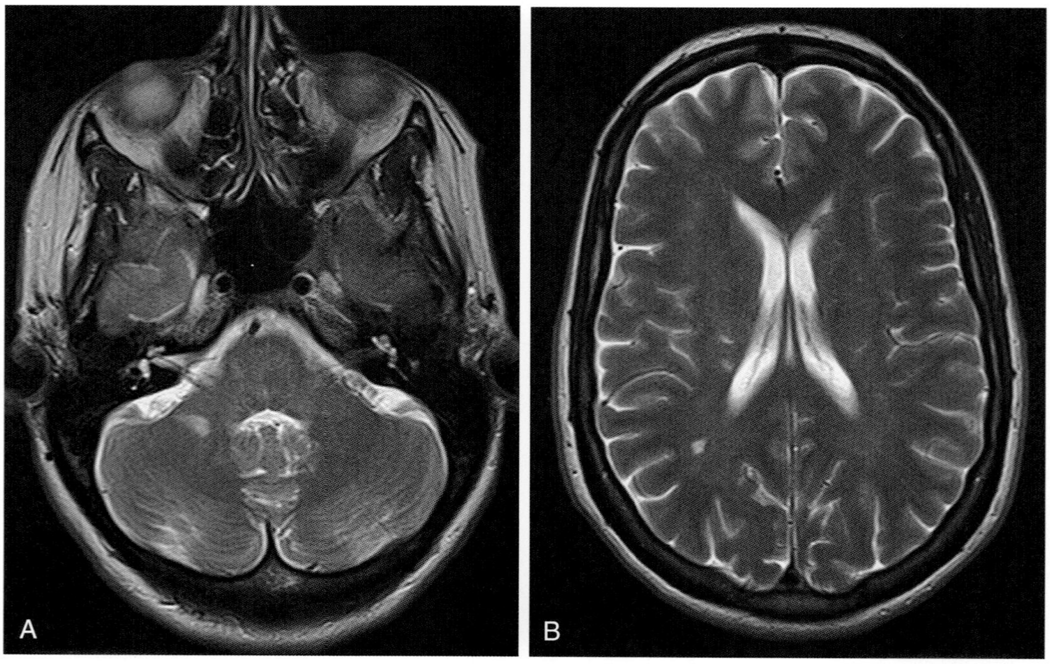

图 16-44 神经结节病。轴位 T2 加权像。脑室周围信号改变明显，类似多发性硬化的影像表现

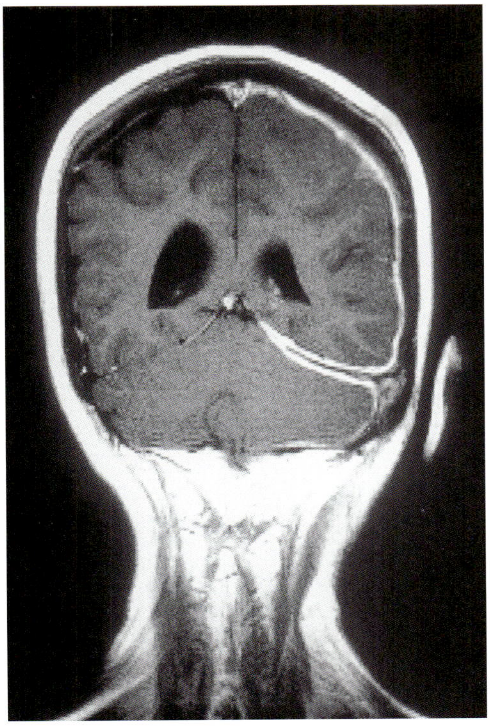

图 16-45　神经结节病。钆增强 MRI 冠状位 T1 加权像。左侧大脑半球及小脑幕可见脑膜强化效应

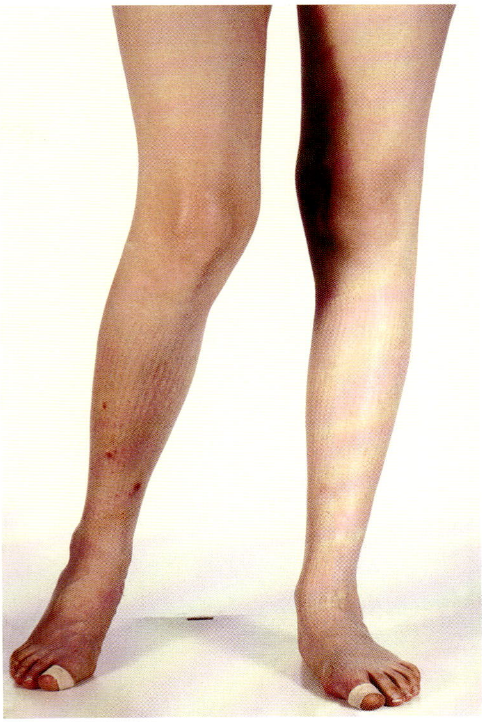

图 16-47　转换综合征。右膝弯曲及右踝跖曲

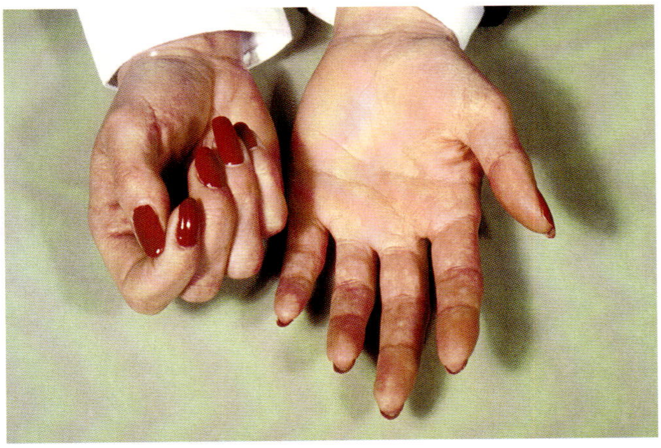

图 16-46　转换综合征。右手手指姿势固定

眼科疾病也可能是转换综合征的一种表现。会聚痉挛与单侧或双侧第 6 颅神经麻痹的效应类似。通常情况下，在出现明显的外展不能时会合并瞳孔缩小（图 16-48）。非器质性病变引起的眼睑下垂有时表现为完全性下垂（图 16-49A），但有时又可能仅表现为眼轮匝肌收缩，导致伴同侧眉毛降低的睑裂变窄（图 16-49B）。转换综合征罕见完全失明，但对主诉视野受到影响的患者，正规的视野检查有时可发现存在螺旋形视野缺损（图 16-50）。

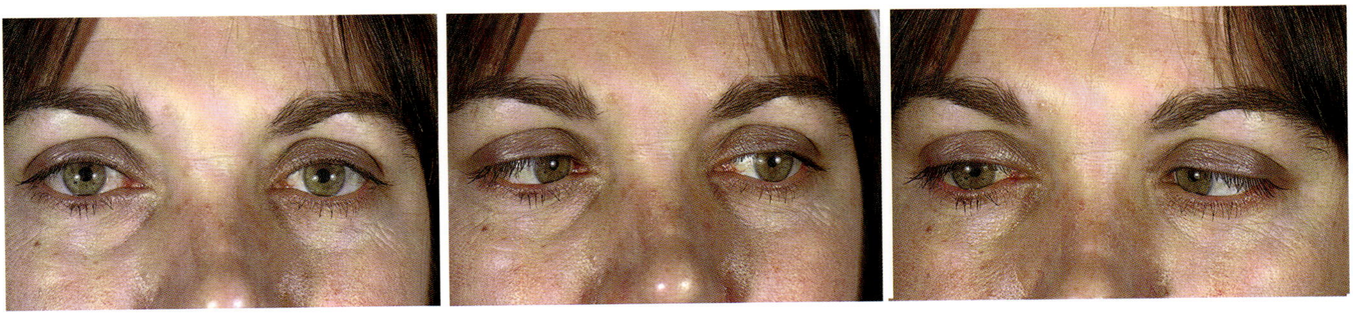

图 16-48　转换综合征。双侧第 6 脑神经部分性麻痹明显，伴瞳孔缩小

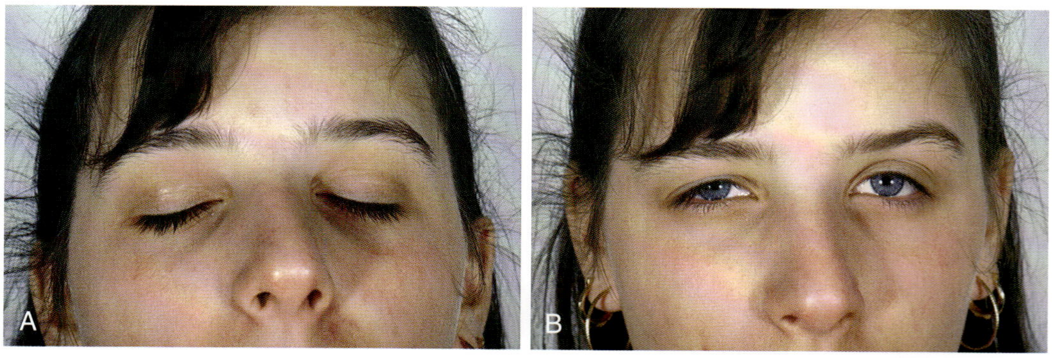

图 16-49 转换综合征。假性眼睑下垂明显，有时为完全性，有时为不完全性，且为单侧（**A**）；**B** 显示同侧眼轮匝肌收缩，引起同侧睑裂缩小及眉毛压低

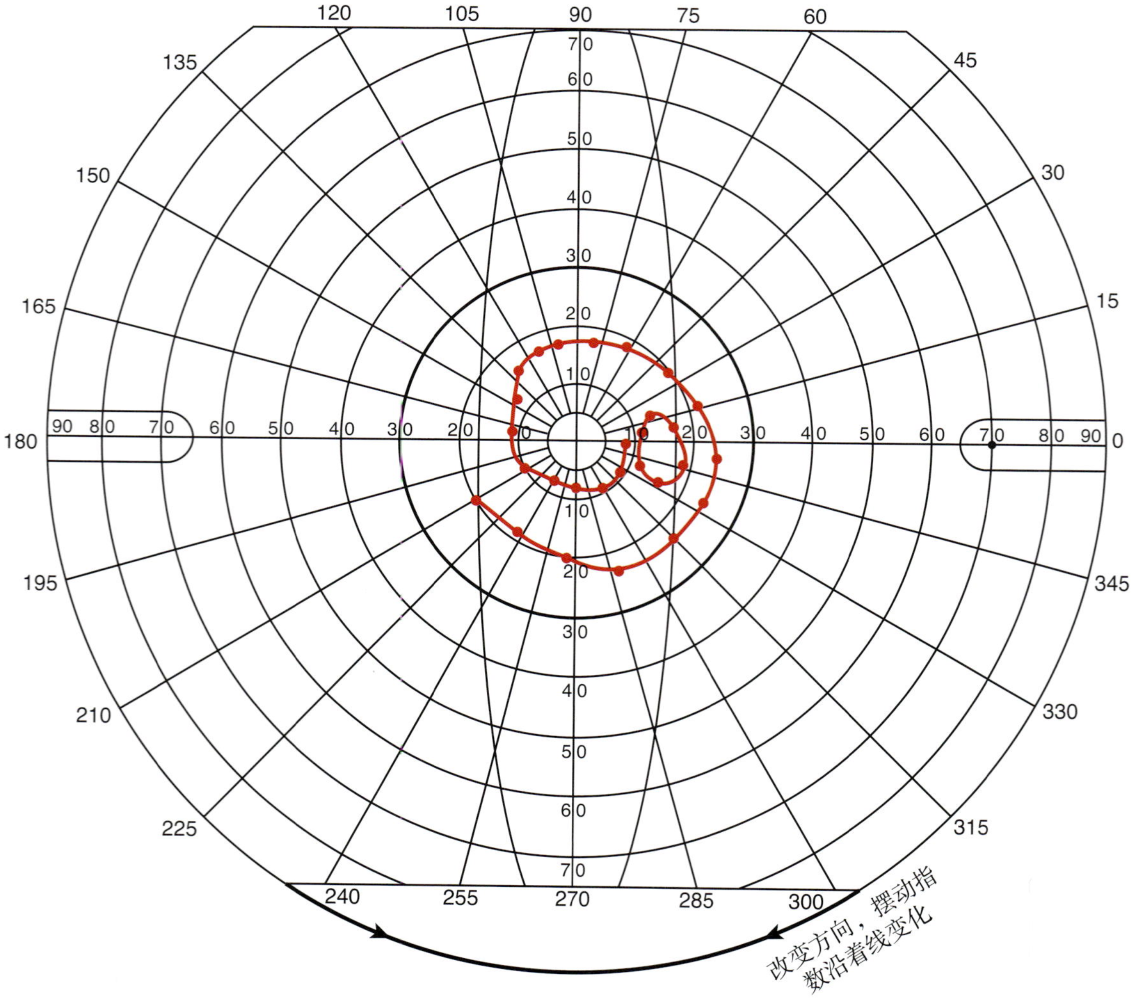

图 16-50 转换综合征的螺旋形视野缺损表现

第十七章
癫　　痫

冯　枫　李险峰　译

癫痫的定义为无确定性诱因即刻促发的复发性（两次或多次）痫样发作。热性惊厥和新生儿癫痫单独分类。癫痫发作是一组脑细胞异常放电的结果，表现为自知或可被他人观察到的意识、运动、感觉、自主神经或精神行为的改变。

特发性癫痫是伴有特征性临床和电生理表现的部分性或全面性发作，具有遗传倾向。隐源性癫痫是指那些病因不明的癫痫。症状性癫痫是指那些经临床特点、发病年龄和电生理结果证实存在危险因素的癫痫。

癫痫的发病率为 40/100 000~70/100 000，发展中国家的比例更高。

癫痫发作被认为起源于大脑皮质，部分性发作开始是局灶性的，而全面性发作提示初始时即有广泛的双侧大脑皮质放电。癫痫可分为部分性、全面性及无法分类型（框 17-1）。

框 17-1　癫痫分类

部分性发作（局灶性、局限性）

- 单纯部分性发作（意识清楚）
  - 伴有运动性症状
  - 伴有躯体感觉性或特殊感觉性症状
  - 伴有自主神经症状
  - 伴有精神症状
- 复杂部分性发作（有意识障碍）
  - 开始为单纯部分性发作后进展为意识障碍
    - 无其他表现
    - 伴有单纯部分性发作的表现
    - 伴有自动症
  - 发病时即有意识障碍
    - 无其他表现
    - 伴有与单纯部分性发作相同的表现
    - 伴有自动症
- 部分性发作转为继发性全身性发作
  - 单纯部分性发作转为全面性发作
  - 复杂部分性发作转为全面性发作
  - 单纯部分性发作先转为复杂部分性发作再转为全面性发作

全面性发作（抽搐性或无抽搐性）

- 失神发作
  - 典型失神发作
  - 不典型失神发作
- 肌阵挛性发作
- 阵挛性发作
- 强直性发作
- 强直 - 阵挛性发作
- 失张力性发作（站立不能性发作）

无法分类的癫痫发作

部分性发作

局灶性运动性发作可影响身体的任何一个部位，可能局限于某一部位或沿运动皮质扩散传播，导致身体受累部位附近区域的一系列抽动（杰克逊发作）。手和脸是最常见的发作部位。源于感觉皮质的癫痫发作可导致感觉异常或麻木，其进展形式和运动性癫痫发作相似。枕叶癫痫发作主要为视觉症状；额叶癫痫发作通常在夜间，且和翻身、骨盆挤压及发声有关。

单纯部分性发作和复杂部分性发作的区别是后者伴有意识状态的改变，复杂部分性发作通常表现为令人不悦的嗅觉和味觉异常，可能伴眩晕、腹部异常感觉及精神症状，也可能会出现对情景有似曾相识的感觉或对熟悉的情景产生从未经历过的感觉。当出现意识障碍时，可有自动症，有时为不全性自动症。

全面性发作

强直阵挛性发作的强直期先是躯干肌肉收缩，然后是四肢肌肉收缩。如果发作时站立，患者会摔倒在地，常常导致受伤。下颌收缩可导致舌咬伤。强直期后出现肌阵挛，继之为肌无力，可同时伴尿便失禁，再之后常有一段时间的昏睡期。醒后患者常有意识模糊和定向障碍，头痛和四肢痛常见。有些癫痫发作时，椎体压缩十分严重，可致骨折（图 17-1）。

失神发作主要见于儿童，50% 的患者在成年期会发展为强直阵挛性发作。患者发作时意识不清，持续约 10~20 秒，发作停止时，在眼和口的周围会有微小抽动，偶尔四肢也会出现抽动。

肌阵挛性癫痫发作为短暂的局灶性或全面性肌肉电击样收缩。失张力发作常导致突然的肌无力，伴摔倒和受伤。

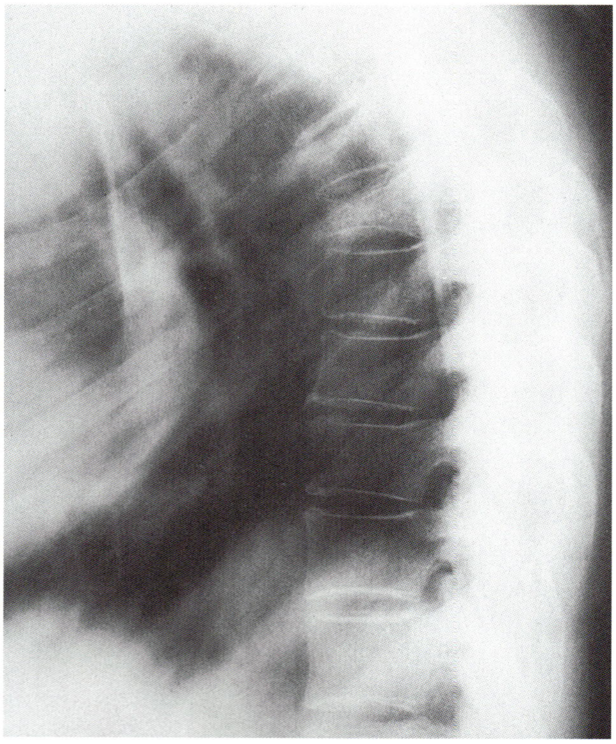

图 17-1　长时间癫痫发作导致胸椎压缩性骨折

癫痫的病因

特发性全面性癫痫约占所有癫痫类型的 20%~30%，遗传因素为主要原因。最常见儿童失神发作、青少年失神发作以及仅表现为全面强直阵挛性发作的癫痫。人们发现位于 3q26 染色体上的编码 CLC-2 电压门控氯离子通道的基因（CLCN2 基因）和所有这些特发性全面性癫痫有关。一些局灶性癫痫也与遗传有关，包括常染色体显性遗传的颞叶癫痫和常染色体显性遗传的夜间发作性额叶癫痫。

皮质发育畸形导致绝大部分的癫痫，特别是儿童期发病的癫痫。多小脑回畸形中浅脑沟分成的许多小脑回取代了正常的脑回（图 17-2）。该病已证实 X 连锁遗传与 Xq28 染色体有关，隐性遗传则与 16q12.2-21 染色体有关。无脑回畸形的特点是大脑表面平滑，程度从完全无脑回（无脑回畸形）（图 17-3）到部分脑回缺失（巨脑回畸形）。

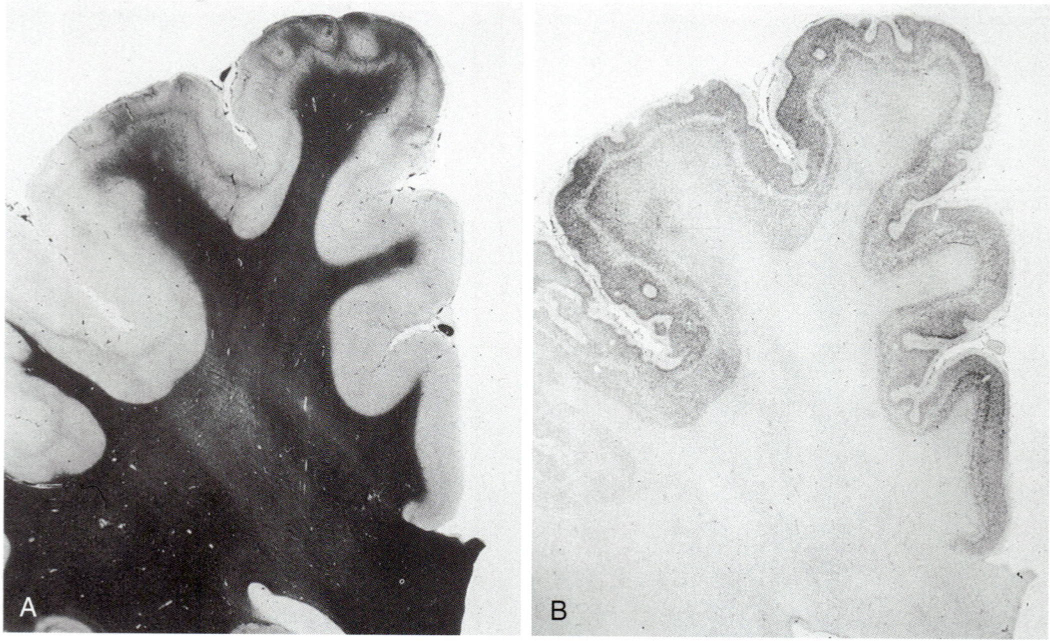

图 17-2　多小脑回畸形。**A**. 右侧大脑半球的冠状切面，显示皮质形态改变（Loyez's myelin, × 2.5）。**B**. 切面显示大脑皮质的 4 个细胞层（thionin, × 2.5）

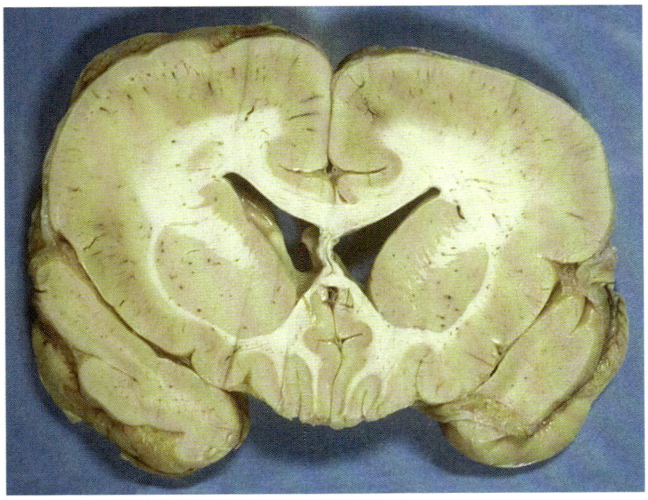

图 17-3 无脑回畸形。大脑半球的冠状切面显示除海马区外大脑半球均缺少脑回

在脑室周围的结节性灰质异位畸形中，可见位于室管膜下的灰质结节。该病的遗传方式有多种，X 连锁为主的显性遗传和常染色体显性遗传的病例都已被报道。

局灶性皮质发育异常见于多种皮质解剖结构相关的疾病，并已经发现多种亚型，包括结构发育异常、细胞结构发育异常（该型中除了结构发育异常的特点，还可见大型的富含神经微丝的神经元）和泰勒型皮质发育异常（该型除了大的异形神经元和气球样细胞还有皮质断裂）（图 17-4）。虽然磁共振成像不一定都能显示这些亚型的异常，但可显示一个特殊的信号（在 T2 加权像上皮质下白质的信号强度增加），这提示存在泰勒型皮质发育不良。

辅助检查

脑电图对临床确诊癫痫至关重要，但不能单独使用，而应作为患者或发作观察者提供临床事件的详细描述的补充。大约 50% 的成人癫痫患者常规脑电图记录可发现发作间期有癫痫样放电。

两次觉醒期脑电记录显示 85% 的患者有癫痫放电，四次觉醒期记录显示 90% 的患者有放电。80%~85% 的睡眠剥夺患者的脑电记录可出现异常。

双侧同步棘波放电是特发性全面性癫痫的特征，并且有助于区分失神发作和复杂部分性发作（图 17-5）。对于大脑皮质有癫痫病灶的患者，使用侵入性电极，可检出 40% 的癫痫发作，并能得到显示大脑局部表层异常的脑电图。一般情况下，枕颞叶癫痫要比额叶或顶叶的癫痫更易通过脑电图进行定位。

对复杂部分性癫痫，发作常可明确定位在颞叶棘波放电的同侧。病灶的一侧 δ 活动也提示癫痫起源于同侧（图 17-6）。对于颞叶癫痫且合并颞叶内侧硬化的患者，磁共振成像所见海马萎缩侧与发作期及间歇期脑电图癫痫放电侧一致。

头皮记录的脑电图和神经影像检查均不能明确颞叶放电位于哪一侧时，需行侵入式脑电图检查。对于非颞叶癫痫如额叶下部或中央部的癫痫样放电，更常需要侵入式电极记录脑电图。

脑磁图提供信号的空间分辨率较传统脑电图更高，如棘波发生在颞叶尖部皮质或颞叶内侧基底部时，它对棘波放电的定位更好。

磁共振成像

为了获得 MRI 最高的敏感度和特异度，特定序列已被用于特定癫痫的检查，这些序列包括 T1 加权薄层容积序列、T2 加权 FLAIR 序列和高分辨率 T2 加权自旋回波序列。这些特殊序列的成像可检测出 85% 的难治性癫痫患者的局灶异常，但其常规磁共振成像却显示正常（图 17-7）。CT 对这些特殊类型癫痫的敏感性太低，一般不采用。

海马硬化症

最初报道的海马硬化症的磁共振成像特点是可在冠状位 T1 加权成像上见海马萎缩，同时 T2 加权自旋回波成像上显示为高信号（图 17-8），但这种表现不一定广泛存在于海马。同侧海马萎缩提示前颞叶切除术对控制癫痫效果好。正确的海马体积测定可提高海马萎缩评估的准确度，通过测量海马 T2 像上的弛豫时间，也能改善对信号增加强度的评估。

皮质发育畸形

MRI 可检出的皮质发育畸形包括先天性脑穿通畸形、无脑回畸形、巨脑回畸形、多小脑回畸形、室管膜下灰质异位、结节性硬化、局灶性皮质发育不良及胚胎发育性神经上皮瘤。虽然 CT 可检出大部分的异常，但是 MRI 可以发现更细微的改变。

带状异位可能与癫痫发生有关，伴或不伴认知障碍（图 17-9）。室管膜下灰质异位主要发生在女性。这些异常通常是双侧的，常出现在侧脑室后角附近。与之相关的癫痫通常是部分性发作，而不是全面性发作（图 17-10）。早期研究表明，T2 加权

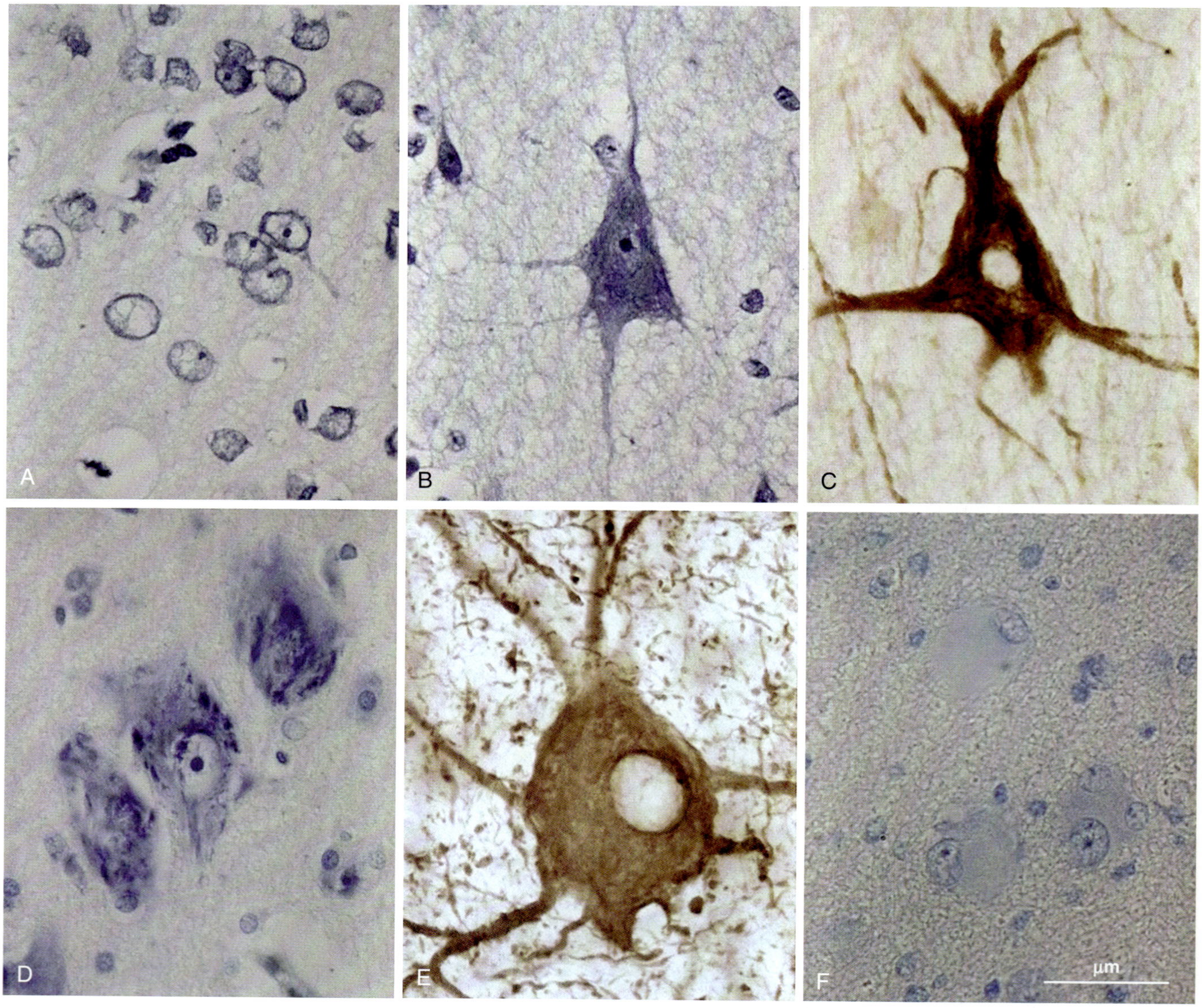

图 17-4 高倍镜显示不同类型局部皮质发育不良的细胞学特征。**A**. 硫素染色的成簇圆形细胞，其细胞核大、细胞质少，被认为属于未成熟的神经元。**B**. 细胞构筑内硫素染色的大的锥体神经元。**C**. 大的锥体神经元内显示神经微丝的免疫染色深。**D** 和 E. 通过硫素染色（**D**）和神经微丝免疫染色（**E**）在泰勒型皮质发育不良中观察到的异形的大神经元。**F**. 硫素染色的气球样细胞，常见于泰勒型皮质发育不良中的白质和灰质的交界区（Bar=25 μ m）

像上皮质下白质信号增强是泰勒型白质发育异常的表现（图 17-11）。增强对比，明确异常的 T2 信号区可能没有相对应的组织病理学改变。另外短暂性 MRI 异常是一些灰质异位且有癫痫患者的特征表现。

神经节胶质瘤

神经节胶质瘤和神经节细胞瘤是非常罕见的神经系统良性肿瘤。通常，病灶在 T1 加权像上为呈信号，在 T2 加权像上为高信号，且有钆增强效应。

胚胎发育性神经上皮瘤

胚胎发育性神经上皮瘤占中枢神经系统肿瘤的 1%~2%，主要发生在颞叶，是绝大部分难治性复杂部分性癫痫的病因，存在特殊的 MRI 影像特点（图 17-12）。MRI 对手术治疗患者的术后评估也具有一定价值，可评定海马被切除的长度。

功能 MRI 对于局部脑血容量及脑血流量敏感，其成像可与 PET 图像相比，且图像的空间分辨率更高。功能 MRI 可用于在切除相邻大脑皮质之前定位

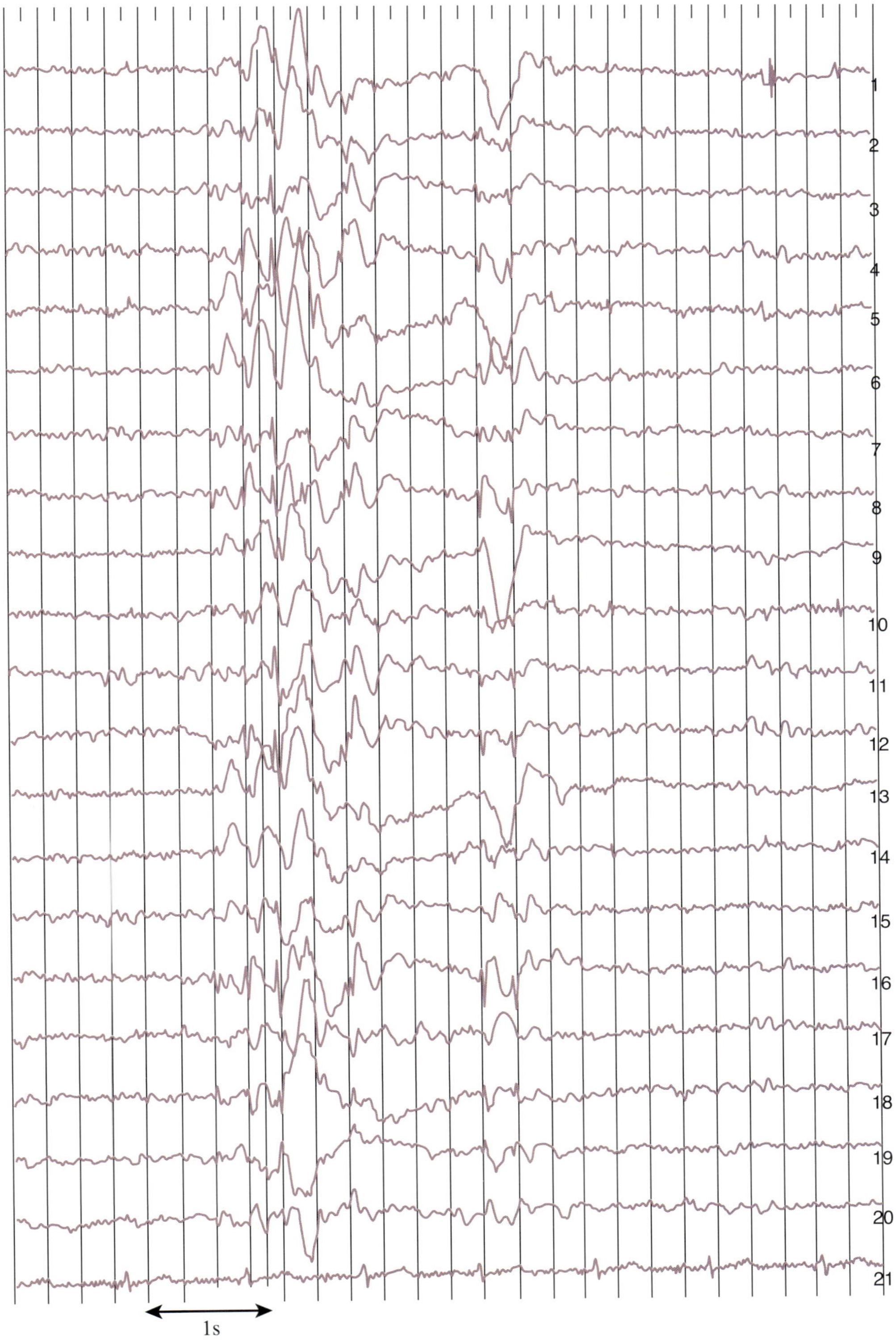

图 17-5 脑电图。广泛性棘波放电

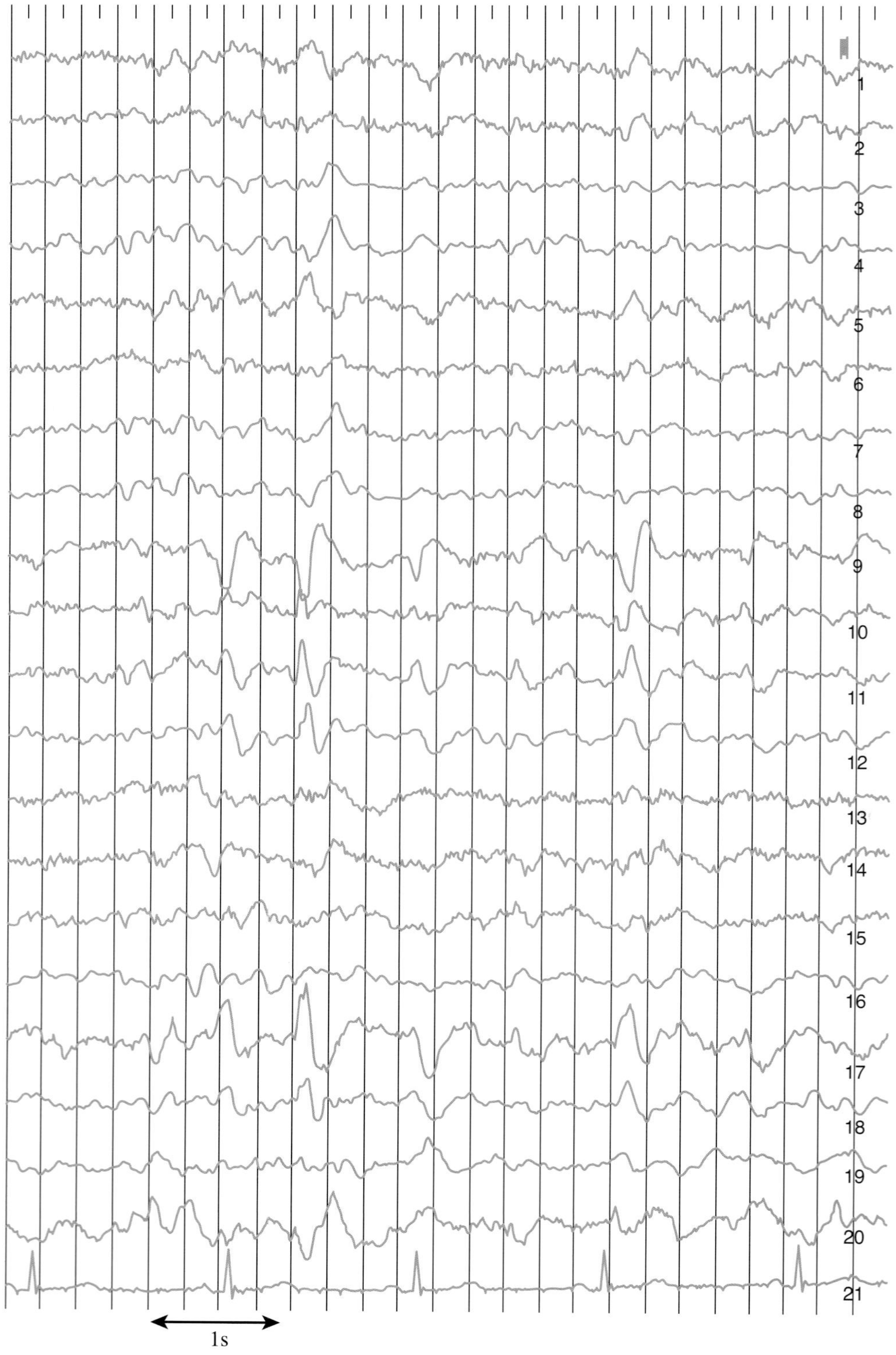

图 17-6 脑电图。右侧颞叶前部尖波集中

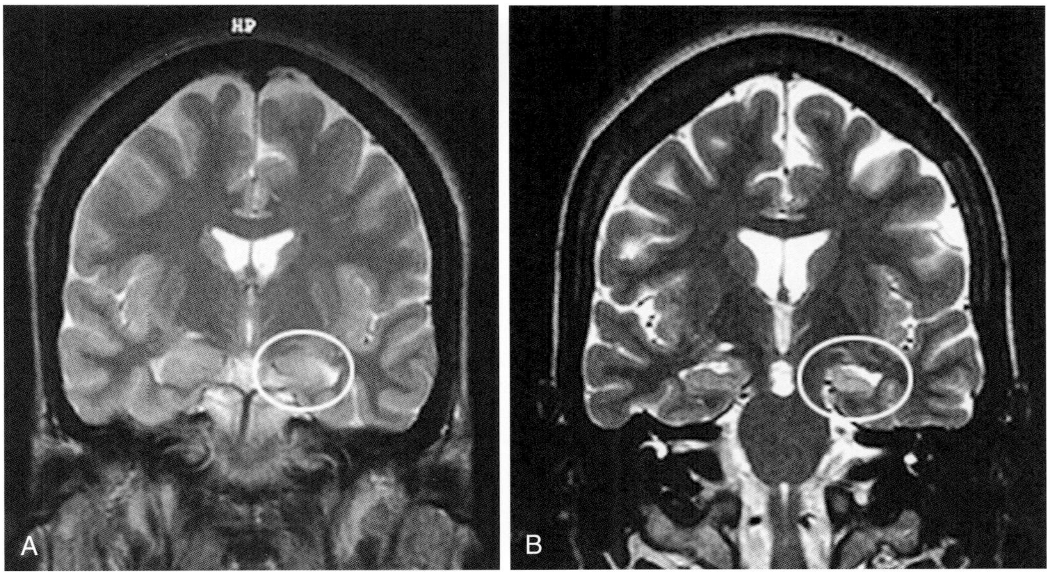

图 17-7 T2 加权像的 MRI 常规扫描。**A**. 癫痫的 MRI 表现。**B**. MRI 常规扫描显示没有异常信号或海马萎缩

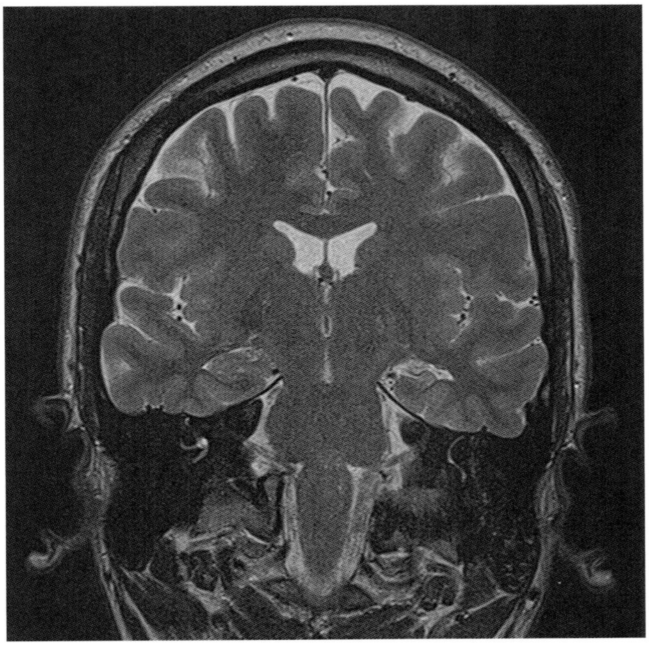

图 17-8 继发于海马硬化症的复杂部分性发作。MRI 显示左侧海马头信号增强且体积较小

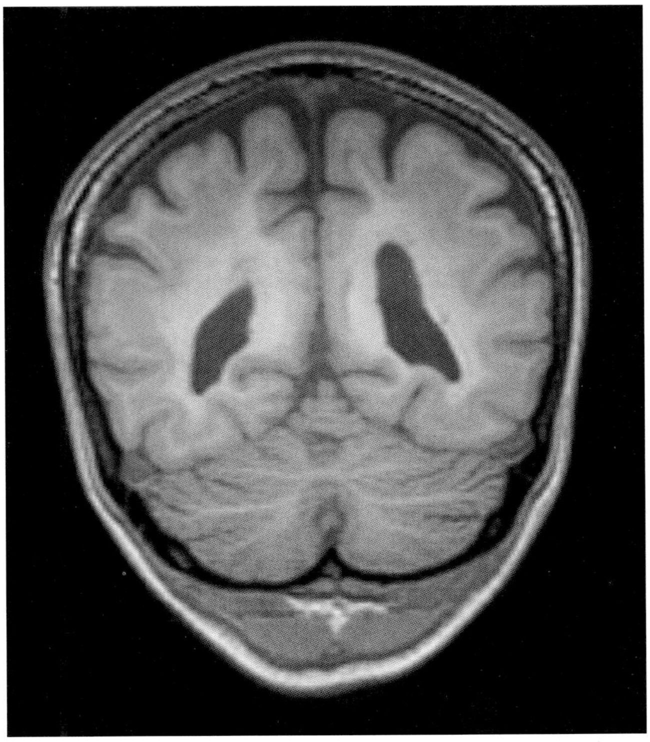

图 17-9 MRI 显示的皮质带状异位

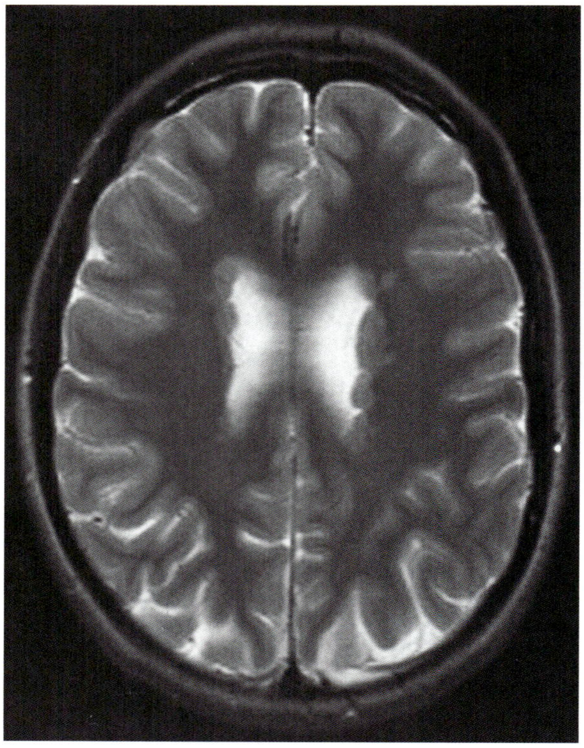

图 17-10 MRI 显示的结节性室管膜下灰质异位

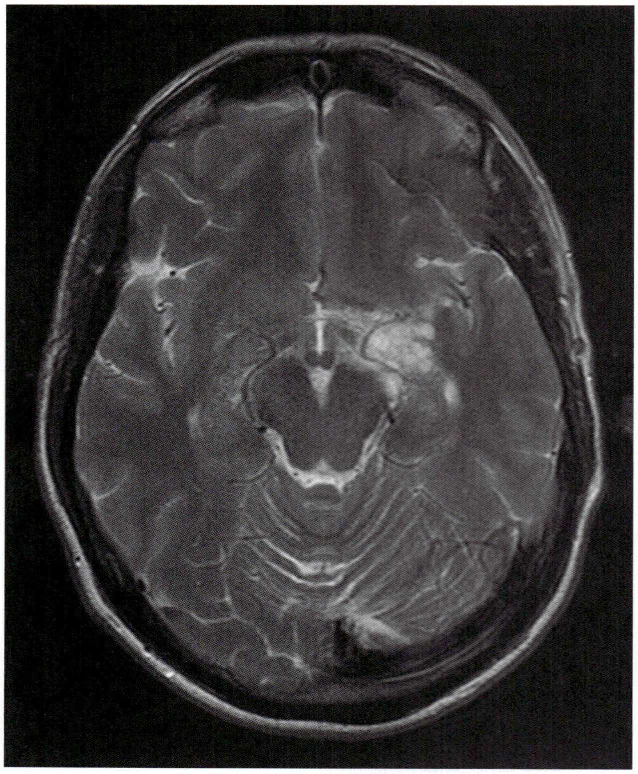

图 17-12 胚胎发育不良性神经上皮瘤。MRI 表现

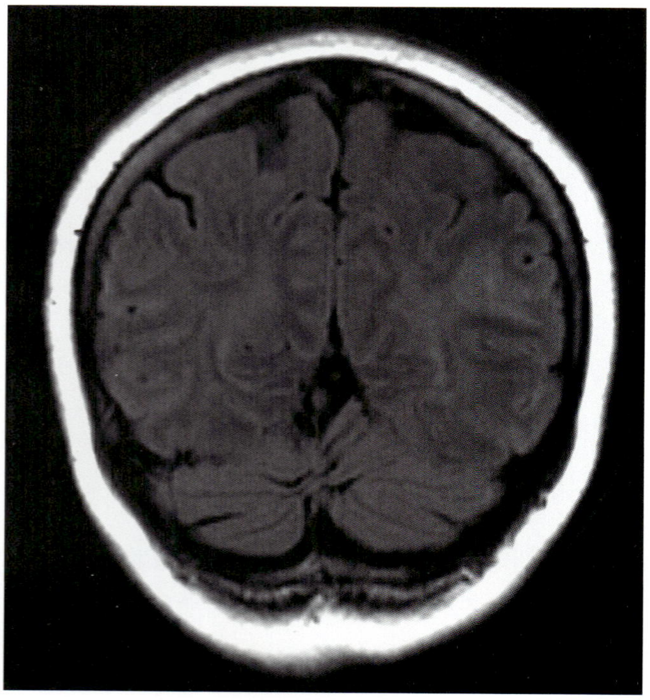

图 17-11 MRI 显示泰勒型皮质发育不良的信号增强

运动皮质和判定有语言功能的半球侧（图 17-13）。

在磁共振波谱检查中，发生共振的原有细胞核（比如 ^{1}H 和 ^{31}P）用于检测与癫痫灶成像有关的脑内复合物。虽然 N- 乙酰天冬氨酸（NAA）曾被用来测定神经元的丢失，但通过海马手术得到的标本发现，神经元丢失仅引起 NAA 浓度减低约 1/4。NAA 更可能是新陈代谢障碍的标志物，例如，在癫痫发作得到控制后，NAA 可恢复正常。

^{1}H 的 MR 波谱也用于分析神经递质，例如 γ- 氨基丁酸（GABA）。^{31}P 的 MR 波谱已经用于检测与部分性癫痫发作相关的新陈代谢改变。在这些研究中，MR 波谱对于癫痫灶定位优于 MRI。

单光子发射计算机断层成像

发作间期进行单光子发射计算机断层成像（SPECT）对癫痫病灶检测的敏感度和特异度相对较低，而利用半衰期更长的新型放射性示踪剂检查可提

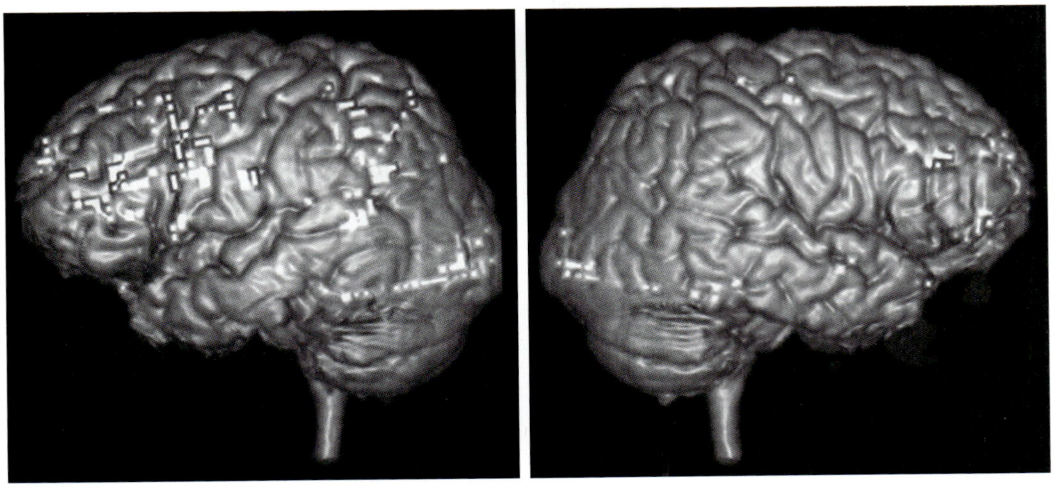

图 17-13 继发于颞叶内侧硬化的难治性癫痫患者。手术前双侧 Wada 测试显示左侧大脑半球为语言优势侧。功能 MRI 的皮质活动成像（黄色）清晰显示左侧大脑半球为优势半球，注意皮质经典语言中枢以外有广泛的语言活动区

高敏感度和特异度。发作时进行 SPECT 检查对复杂部分性发作的癫痫灶定位的敏感度和特异度更高，而发作后进行 SPECT 检查对定位的敏感度和特异度介于发作时和发作间期行 SPECT 的敏感度和特异度之间。对部分性发作的患者，通过 SPECT 与 MR 融合成像（SISCOM）检查局部低灌注区，可提高发作后 SPECT 检查的敏感度和特异度。

癫痫灶的血流在发作后由高灌注转为低灌注。这种转换可能发生在复杂部分性发作终止的一分钟内。在非颞叶的癫痫中，这种向低灌注的转变时间可能会提前。由于这种向低灌注的转变时间变化范围大，因此发作后行 SPECT 检查时应对低灌注和高灌注成像均进行分析（图 17-14）。

正电子发射断层成像

正电子发射断层成像（PET）可使用 ^{15}O 标记的水分子测量脑血流量，使用放射性 ^{18}F 标记的氟脱氧葡萄糖（FDG）测量脑局部葡萄糖代谢。另外，特异性结合也可以被检测到，例如 ^{11}C 氟马西尼（FMZ）和苯二氮卓 -$GABA_A$ 受体复合物的结合。与全面性癫痫发作相比，部分性癫痫发作的相关 PET 临床研究

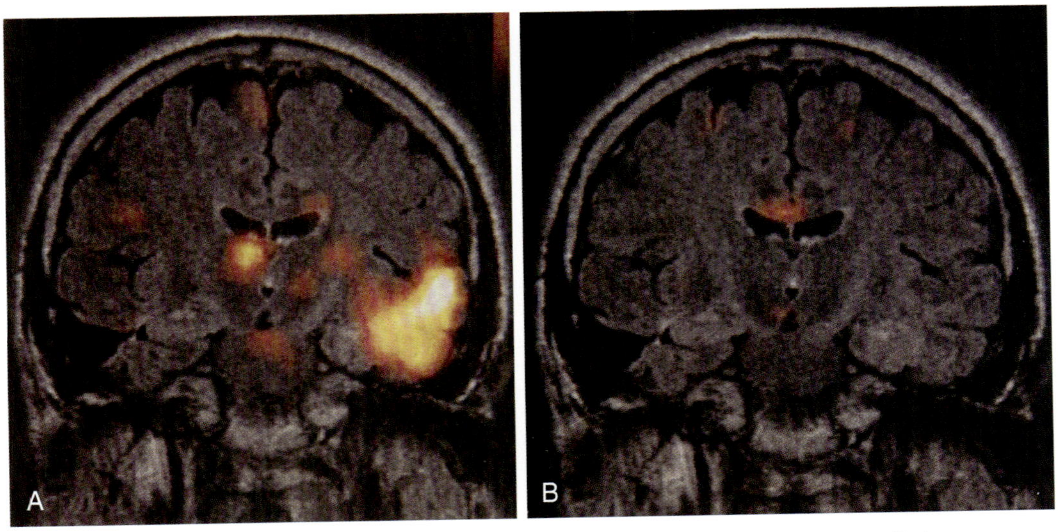

图 17-14 对难治性部分发作性癫痫患者在发作后 12s 注入示踪剂进行 SPECT 成像。高灌注 SISCOM 成像（**A**）定位癫痫发作在左侧颞叶，而低灌注成像没有定位意义（**B**）

数据更多。

在发作间期，癫痫病灶内血流量和葡萄糖代谢均减少，范围比病理学异常的区域更大。在部分性癫痫的发作期内，该区域的血流量和葡萄糖代谢均增加。在复杂部分性发作中，颞叶代谢减退的程度和颞叶切除程度密切相关，代谢减退区域可能超出颞叶的范围，影响到丘脑和额叶皮质，从而限制了检查的潜在价值，也可能导致定位错误。

癫痫灶内 FMZ 的结合减少约 30%，这与那些手术患者病理检查发现的神经元丢失有关（图 17-15）。

通过统计参数分析 FMZ-PET，1/3 的难治性癫痫患者可被检出存在海马异常，但其 MRI 检查是正常的。这种情况的患者至少部分可通过切除相关颞叶前部控制癫痫发作。一些患者海马 FMZ 的结合减少，而另外一些的颞叶内白质的 FMZ 结合增加，后者被认为可能代表白质轻度发育不全，这也是此类患者发生癫痫的机制。

皮质发育畸形区很可能显示为单个或多个 FMZ 结合增加或减低区的临近部位或与之重叠（图 17-16）。

对于与额叶、顶叶、枕叶相关的皮质癫痫患者，FMZ-PET 成像可显示 FMZ 表达分布的局部异常，有的为表达增加，有的为表达减少，还有的二者均有（图 17-17）。在一些难治性颞叶癫痫且 MRI 正常的患者，FMZ 结合的表达异常与临床症状和 EEG 异常均具有异质性（图 17-18）。

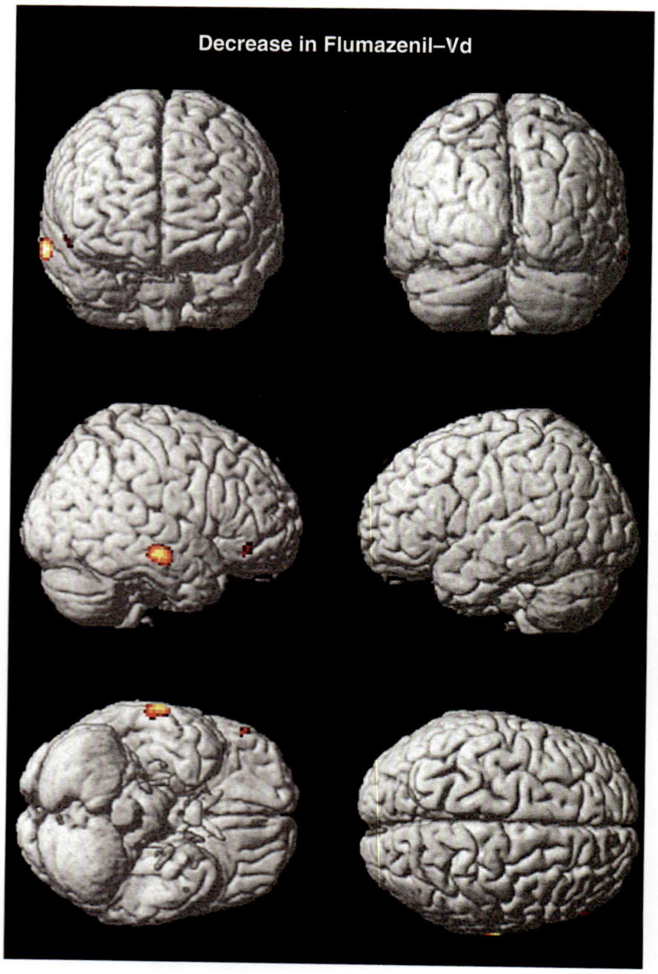

图 17-15 MRI 呈阴性表现的复杂部分性癫痫患者的 [11C] 氟马西尼 -PET 成像。切除的大脑新皮质的病理显示存在局灶性皮质发育不良。手术后患者没有再次发作癫痫

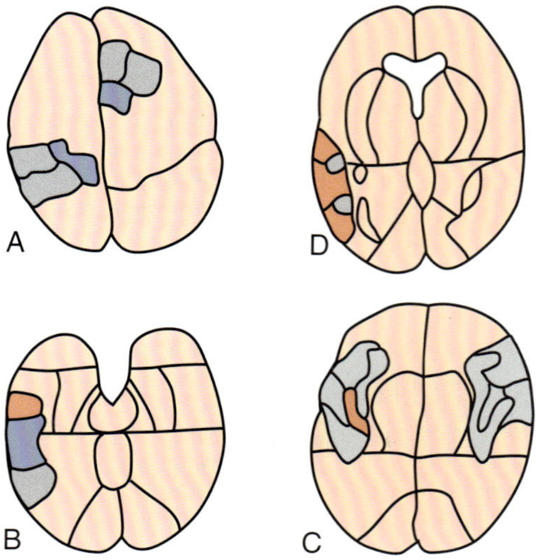

图 17-16 **A-D**. 与癫痫有关的皮质发育畸形。皮质畸形区（灰色）（来自 MRI 成像的数据）在 [11C] 氟马西尼结合区（红色）内增多，在蓝色区内减少

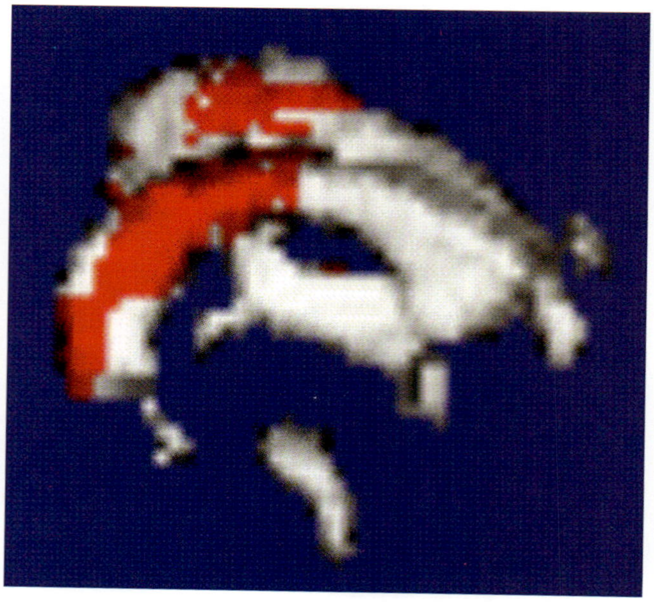

图 17-17 额叶癫痫。[11C] 氟马西尼在双侧侧脑室后外侧周围的分布容积增加

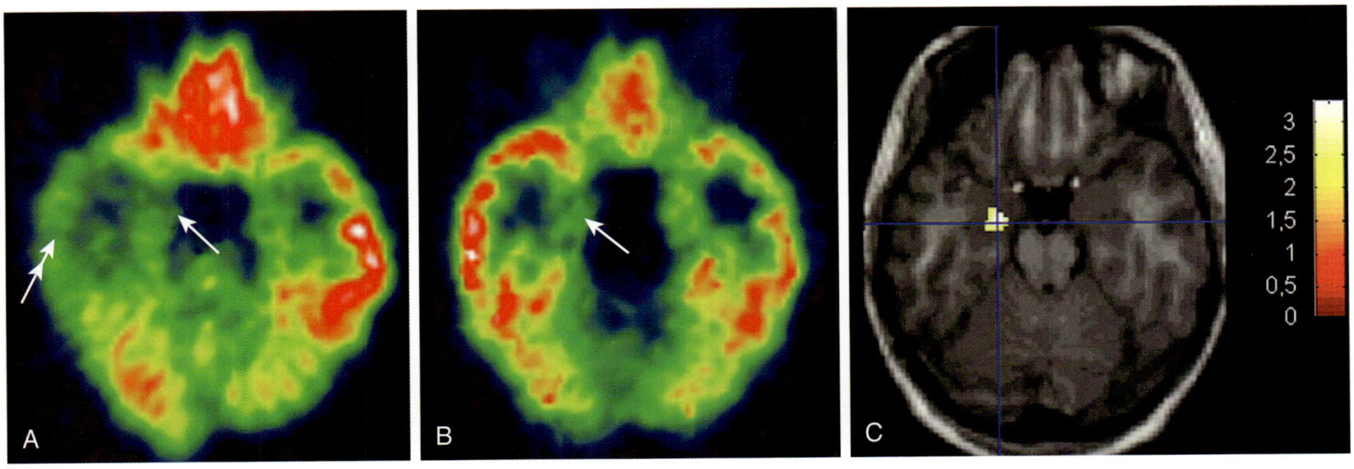

图 17-18 用放射性氟化物 ^{18}F 标记的氟脱氧葡萄糖（FDG）-PET（**A**）和 ^{11}C 标记的氟马西尼（FMZ）-PET（**B** 和 **C**）对 1 例 28 岁复杂性部分发作性患者进行影像检查的对比，该患者间歇期左侧颞叶仍有癫痫样放电，视频脑电图可见左侧颞叶癫痫发作。MRI（包括 T1 和 T2 加权像、FLAIR 像、海马容积定量和 T2 图像的配准图）正常。FDG-PET **A**. 左侧颞叶广泛代谢减低，累及颞叶内侧（箭头处）及下部和外侧皮质（双箭头）。**B**. FMZ-PET 显示左侧颞叶的 FMZ 容积分布（Vd）局部减少（箭头处）。**C**. 与 21 例正常人对比，统计参数图显示左侧海马前部 FMZ-Vd 显著减少

治疗

本章不讨论癫痫的综合治疗，仅概括抗癫痫药物的机制（图 17-19）。$GABA_A$ 受体至少含有三个亚基（α，β 和 δ），它们结合成一个五元结构，形成阴离子渗透通道。巴比妥结合在 β 亚基上，增强内源性 GABA 转氨酶的活性。氨己烯酸与 GABA 转氨酶形成不可逆的结合，可提高脑内的 GABA 水平。阻断神经胶质和神经元对 GABA 突触传递过程中释放后的再摄取，可以增强脑内 GABA 介导的抑制作用。

噻加宾可阻断突触前神经元和神经胶质细胞对突触释放的 GABA 的再摄取，加巴喷丁则在突触前膜处促进 GABA 的合成或释放。

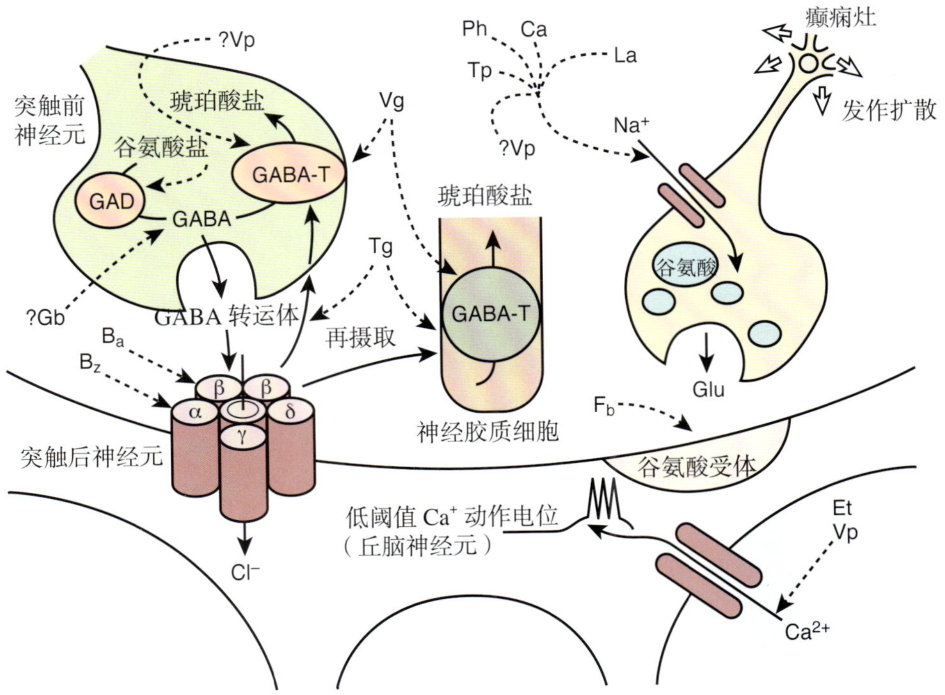

图 17-19 部分抗癫痫药物的作用机制。Ba，巴比妥类；Bz，苯二氮卓类；Ca，卡马西平；Et，乙琥胺；Fb，非氨酯；Gb，加巴喷丁；La，拉莫三嗪；Ph，苯妥英；Tg，噻加宾；Tp，托吡酯；Vg，氨己烯酸；Vp，丙戊酸钠

乙琥胺可抑制一种电压依赖性的钙离子通道。丙戊酸钠的作用与乙琥胺相似。另一个与癫痫活动有关的神经递质系统是谷氨酸盐或天冬氨酸盐，其靶受体位点包括 α-氨基-3-羟基-5-甲基异唑丙酸（AMPA）和 N-甲基-D-天冬氨酸（NMDA）受体。抑制 NMDA 受体可产生抗癫痫效应。

苯妥英钠、卡马西平和丙戊酸钠都可减缓去极化电压依赖性钠通道失活的恢复速率，从而阻止去极化神经细胞上的持续反复的动作电位放电。拉莫三嗪抑制谷氨酸盐和天冬氨酸盐释放，并且可能对钙离子通道也有影响。奥卡西平通过抑制突触前膜的钙离子通道减少谷氨酸盐的释放。托吡酯影响钠离子通道的活性，与苯妥英的作用机制相似。非氨酯很可能通过影响 NMDA 受体而产生抗癫痫的作用。

药物不良反应

抗癫痫药物出现副作用很常见。一些副作用是这类药物共有的，另一些则为某种药物特有。几乎所有的抗癫痫药物过量都会表现为嗜睡、站立不稳和眼球震颤的症状或体征。任何药物都可能产生皮疹，在一些病例中，甚至可能会导致 Stevens-Johnson 综合征（多形性红斑）（图 17-20）。苯妥英类药物可导致特殊的面部表现并伴有牙龈增生（图 17-21）。氨己烯酸能破坏视网膜神经节细胞，部分病例可出现视野缺损，主要为双侧鼻侧视野缺损（图 17-22）。

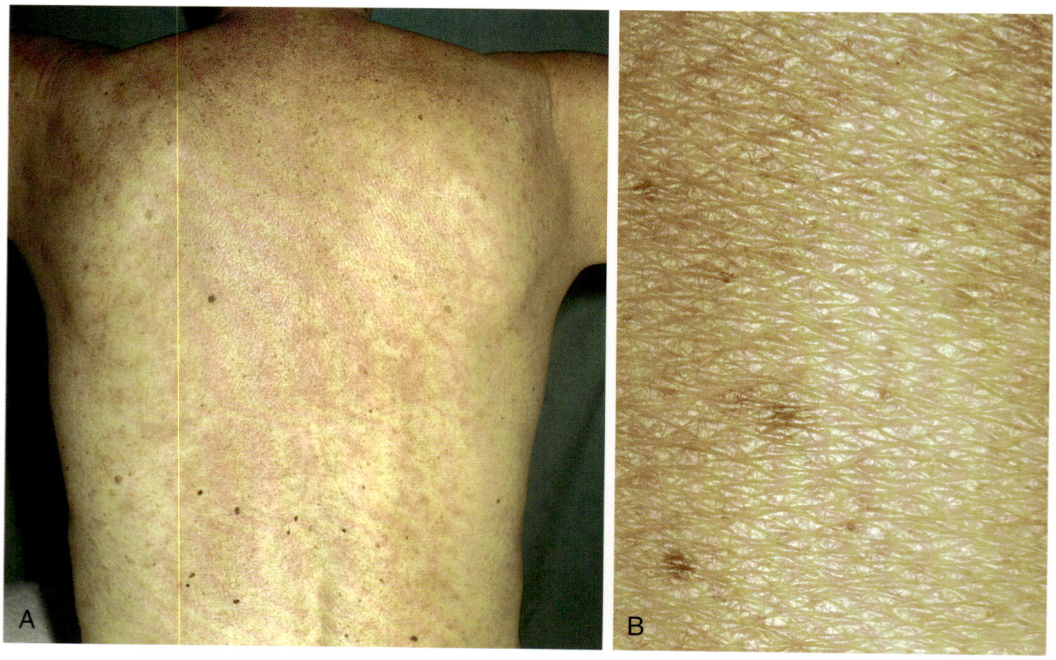

图 17-20 卡马西平治疗引起的皮疹。**A**. 患者的背部。**B**. 皮肤放大的图片

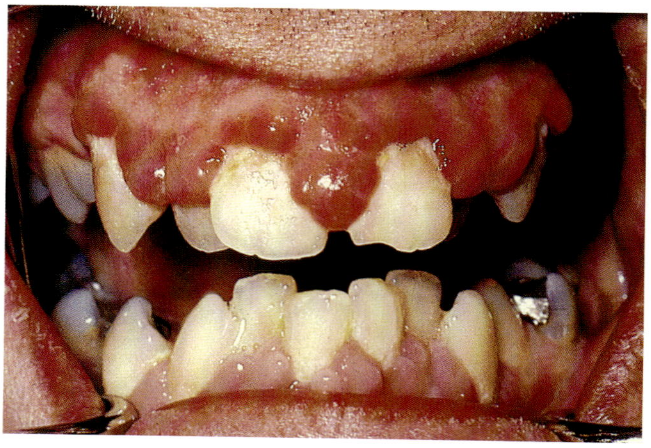

图 17-21 继发于苯妥英类药物治疗的牙龈增生

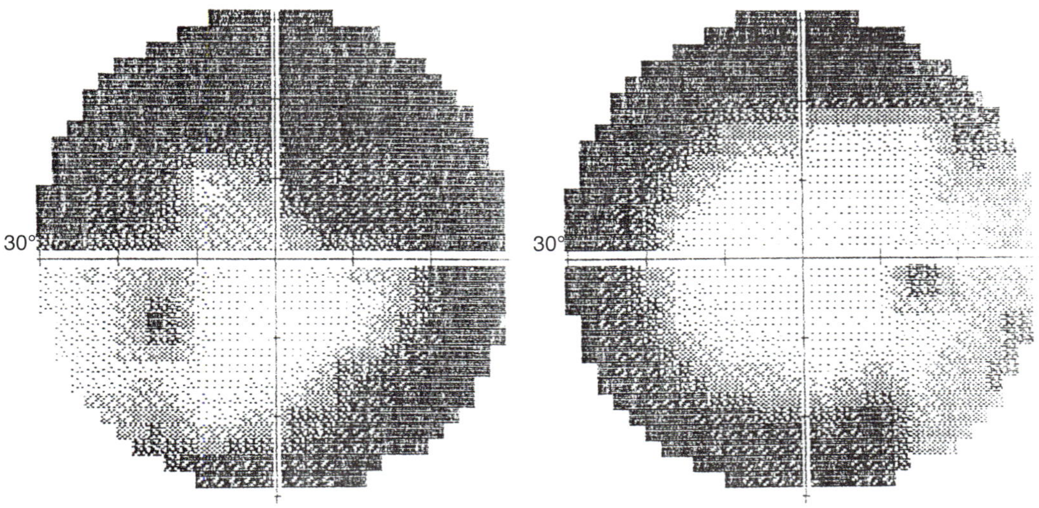

图 17-22 氨己烯酸引起的双侧鼻侧视野缺损

原著图片致谢

第一章　致谢

图1. 03　Dr B R Muller, Principle Biochemist, Charing Cross Hospital, London, UK

图1.09　Professor Hugh Markus, Department of Neurosciences, St. George’s Hospital, London, UK

图1.43　Dr S Sato, Chief, EEG Laboratory, National Institute of Neurological Disorders and Stroke, Bethesda, Maryland, USA

图1.66a,b, 1.67　Dr Jean Jacobs, Emeritus Senior Lecturer in Neuropathology, The National Hospital, Queen Square, London, UK

第二章　致谢

图2.3, 2.4　Professor Nigel Leigh, Department of Neurosciences, King’s College Hospital, London, UK

图2.14, 2.17　The Late Professor P K Thomas, Emeritus Professor of Neurology, The Royal Free Hospital, London, UK

图2.15A, 2.18　Dr M Reilly, Consultant Neurologist, The National Hospital, Queen Square, London, UK

图2.7, 2.15B　Dr R Guiloff, Consultant Neurologist, Charing Cross and Chelsea and Westminster Hospitals, London, UK

图2.21, 2.34, 2.39, 2.41, 2.42　Dr J Jacobs, Emeritus Senior Lecturer in Neuropathology, The National Hospital, Queen Square, London, UK

图2.27　Dr LF Hass

图2.28, 2.29, 2.30, 2.31　The Late Dr B Gibberd, Emeritus Consultant Neurologist, Chelsea and Westminster Hospital, London, UK

图2.32, 2.33　Professor A S Cohen, Chief of Medicine, Boston University School of Medicine, Boston, MA, USA

图2.40　Dr B R Muller, Principal Biochemist, Charing Cross Hospital, London, UK

图2.49　Dr W Schady, Senior Lecturer, Neurology, Manchester Royal Infi rmary, UK

图2.52　Dr F Roncaroli, Senior Lecturer in Neuropathology, Charing Cross Hospital, London, UK

图2.67, 2.75, 2.87　Dr N Khalil, Consultant Neurophysiologist, Charing Cross Hospital, London, UK

图2.68, 2.71　Mr D Peterson, Consultant Neurosurgeon, Charing Cross Hospital, London, UK

图2.76　Dr M Donaghy, Reader in Clinical Neurology, The Radcliffe Infi rmary, Oxford, UK

第三章　致谢

图3.11, 3.12, 3.13, 3.14, 3.26, 3.32, 3.33, 3.35, 3.44, 3.45, 3.46, 3.75, 3.76, 3.81,　are reproduced from the *Handbook of Muscle Disease 1996*, Edited by Russell JM Lane, by permission of Marcel Dekker Inc.

图3.26, 3.29, 3.40, 3.51, 3.56, 3.62, 3.66, 3.67, 3.69, 3.70, 3.71, 3.73, 3.86, 3.87　are provided courtesy of Dr Federico Roncaroli, Charing Cross Hospital, Imperial College, London, UK.

图3.24, 3.51, 3.86　provided courtesy of Professor Sewry, Imperial College, London

图3.15　provided courtesy of Dr Federico Roncaroli, Charing Cross Hospital, Imperial College, London, UK.

图3.21　provided courtesy of the late Dr Louise Anderson, University of Newcastle upon Tyne, UK

图3.23　provided courtesy of Professor Francesco Muntoni, Consultant Paediatric Neurologist, Hammersmith Hospital, Imperial College, London.

图3.40　provided courtesy of Dr Federico Roncaroli, Charing Cross Hospital, Imperial College, London, UK.

图3.41　provided courtesy of Professor Haluk Topaloglu, Hacettepe Children’s Hospital, Ankara, Turkey

图3.61　provided courtesy of Dr Wojtek Ralowicz, Consultant Neurologist, Charing Cross Hospital, Imperial College London

图3.78　provided courtesy of Professor Caroline Sewry, Imperial College, London

图3.79　provided courtesy of Dr Jill Moss, Imperial College, London 图3.87 provided courtesy of Professor Caroline Sewry, Imperial College, London

图3.88　provided courtesy of Dr Emilio Panagua, Madrid)

图3.90 provided courtesy of Dr. Winnie Wong, University of Hong Kong).

第四章 致谢

图4.11 Dr H Bokura, Department of Neurology, Shimane University School of Medicine, 89-1, Enya, Izumo, Shimane 693-8501, Japan

图4.29 Professor Jean-Claude Baron, Department of Clinical Neurosciences, Addenbrooke' s Hospital, Cambridge, UK

图4.34 Dr Michael J Mullen, Consultant Cardiologist, Royal Brompton Hospital, London, UK

图4.44 Mary Ellis, Senior Vascular Technician, Department of Vascular Surgery, Charing Cross Hospital, London, UK

图4.45 Professor Hugh Markus, Clinical Neurosciences Department, St George' s Hospital, London, UK

图4.51 Leclerc X and Pruvo J-P, Recent advances in magnetic resonance angiography of carotid and vertebral arteries. Current Opinion in Neurology 2000; 13: 75-82, by permission of the publishers

图4.55 Heiss W-D, Grond M, Thiel A, et al. Permanent cortical damage detected by fl umazenil positron emission tography in acute stroke. Stroke 1998; 29: 454-461, by permission of the publishers

第五章 致谢

图5.6 Tanaka A, Ueno Y, Nakayama Y et al. Small chronic hemorrhages and ischemic lesions in association with spontaneous intracerebral hematomas. Stroke 1999; 30: 1637-1642, by kind permission

图5.9 Dr G Budzilovich, NYU Medical Center, New York, USA

图5.20 Lee C C, Ward H A, Sharbrough F W et al. Assessment of functional MR imaging in neurosurgical planning. American Journal of Neuroradiology 1999; 20: 1511-1519, by kind permission

图5.46 Dr B R Muller, Department of Clinical Chemistry, Charing Cross Hospital, London, UK

图5.53 Mr P Richards, Consultant Neurosurgeon, The Radcliffe Infi rmary, Oxford, UK

图5.54 Kahara V J, Seppanen S K, Ryymin P S et al. MR angiography and three-dimensional time-of-fl ight and targeted maximum-intensityprojection reconstructions in the follow-up of intracranial aneurysms embolized with Guglielmi detachable coils. American Journal of Neuroradiology 1999; 20: 1470-1475, by kind permission

图5.55 Dr Irwin Feigin, NYU Medical Center, New York, USA

第六章 致谢

图6.6, 6.11, 6.15 Dr Komatani, Department of Radiology, School of Medicine, Japan

图6.7 Dr James Lowe, Department of Histopathology, Queen' s Medical Centre, University of Nottingham, UK

图6.12 Dr D M A Mann, Senior Lecturer in Neuropathology, Department of Pathological Sciences, University of Manchester, UK

第七章 致谢

图7.4, 7.5, 7.6 Dr W R G Gibb, Previously Senior Lecturer in Neurology, Institute of Psychiatry, Denmark Hill, London, UK

图7.7, 7.14, 7.15 Dr D B Calne, Previously Division of Neurology, Faculty of Medicine, University of British Columbia, Vancouver, Canada

图7.8, 7.19 Dr P Piccini, Senior Lecturer in Neurology, The Hammersmith Hospital, London, UK

图7.23, 7.34, 7.40, 7.54, 7.61 Ellison D, et al. Neuropathology. A reference text of CNS pathology, 2004. Mosby, by kind permission

图7.27 Dr K C Wilhelmson, Fronto-temporal dementia. Archives of Neurology 2004; 61: 398-406, by kind permission

图7.28 Dr Jon Stoessel, Neurodegenerative Disorders Centre, University of British Columbia, Vancouver, Canada

图7.33 Dr G U Sawle, Previously Clinical Lecturer, MRC Cyclotron Unit, Hammersmith Hospital, London, UK. First published in Brain 1991; 114: 541-556

图7.35 Professor Sid Gilman, Department of Neurology, The University of Michigan, Ann Arbor, USA

图7.42 Dr I Chinchon, Neuropathologist, Hospital Universitario, Virgen Del Rocio, Sevilla, Spain

图7.64 Dr J C Mazziotta, Professor of Neurology and Radiological Sciences, Department of Neurology, Reed Neurological Research Centre, UCLA School of Medicine, Los Angeles, USA

第八章 致谢

图8.11 Dr B Badie, Associate Professor, Department of Neurological Surgery, University of Wisconsin Hospital, Madison, USA

图8.12 (by kind) Chang S-C, Lai P-H, Chen W-L, et al. Diffusionweighted MRI features of brain abscess and cystic or necrotic brain tumors. Comparison with conventional MRI. Journal of Clinical Imaging, 2002; 26: 227-236

图8.22 (by kind) Geijer B et al. Neuroradiology 2002; 44: 568-573

图8.87, 8.88 Mr D J Spalton, Consultant Ophthalmic Surgeon, St Thomas' Hospital, London, UK. First published in Spalton D J, Hitchings R A, Hunter P A. Atlas of Clinical Ophthalmology. Mosby 1984, by kind permission

图8.107 Vincent A, Buckley C, Schott M J, et al. Potassium channel antibody- associated encephalopathy: a potentially immunotherapy-responsive form of limbic encephalitis. Brain 2004; 127: 701-712, by kind permission

图8.110 Rees J H, Hain S F, Johnson M R, et al. The role of [18F] fl uoro- 2-deoxyglucose-PET scanning in the diagnosis of para neoplastic neurological disorders. Brain 2001; 124: 2223-2231, by kind permission

第九章 致谢

图9.21, 9.27 Dr Fred Epstein, Chief of Paediatric Neurosurgery, NYU Medical Center, New York, USA

图9.37 Dr Keith Wood, Consultant Haematologist, Leicester Royal Infi rmary, Leicester, UK

第十章 致谢

图10.12 Mr Martin Rice-Edwards, Emeritus Consultant Neurosurgeon, Charing Cross Hospital, London, UK

图10.50 Dr J K Wood, Consultant Haematologist, The Leicester Royal Infi rmary, Leicester, UK

图10.58, 10.59 Dr T E Feinberg, Neuro Behaviour Center, Beth Israel Medical Center, New York, USA

第十一章 致谢

图11.3 From Doyle E, Vote B J, Casswell A G. British Journal of Ophthalmology 2004; 88: 301-302, by permission from BMJ Publishing Group Ltd

图11.5 From Afridi S, Matharu M S, Lee L et al. Brain 2005; 128; 932- 939, by permission of Oxford University Press

图11.8a and c From Lance J W, Zagami A S. Ophthalmoplegic Migraine: A Recurrent Demyelinating Neuropathy? Cephalalgia 2001; 21: 84-89, by permission from Wiley-Blackwell, Oxford

图11.10 From Madjikhanani N, Sanchez Del Rio M, Wu O et al. Proceedings of the National Academy of Sciences 2001; 98: 4687-4692, by permission

图11.11 From Buzzi M G, Dimitriadou V, Theoharides TC et al. Brain Research 1992; 583: 137-139, by permission from Elsevier

图11.19 From Higgins J N P, Cousins C, Owler B K et al. Journal of Neurology, Neurosurgery and Psychiatry, 2003; 74: 1662-1666, by permission from BMJ Publications

图11.30 Courtesy of Dr Peter Evans, Consultant Anaesthetist, Charing Cross Hospital, London, UK

图11.36 Copyright Dr Charles Gomersall 2007. Reproduced with permission from ICU Web www.aic.cuhk.edu.hk/web8

图11.38 Copyright Dr Charles Gomersall 2007. Reproduced with permission from ICU Web www.aic.cuhk.edu.hk/web8

图11.50 From Smith C M. The Neuropathology of Head Injury. Advances in Clinical Neuroscience and Rehabilitation 2005; 5: 22-24, by permission from Neuroco Ltd

第十二章 致谢

图12.23a Dr R Shakir, Consultant Neurologist, Charing Cross Hospital, London, UK

图12.46a Dr G Budzilovich, Consultant Pathologist, NYU Medical Center, New York, USA

图12.47 The late Dr Marius Valsamis

图12.73, 12.74 Dr N F Lawton, Consultant Neurologist, Southampton General Hospital, Southampton, UK

第十三章 致谢

图13.7, 13.8 Professor Lassmann, Brain Research Institute, University of Vienna, Austria. First published in Annals of Neurology 2000; 47: 707-717

图13.9 Dr Grahame Kidd, Department of Neurosciences, Lerner Research Institute, Cleveland, USA. First published in Annals of Neurology 2000; 48: 893-901

图13.10, 13.11 Dr D Gay, Department of Microbiology and Pathology, Colchester General Hospital, Colchester, UK. First published in Brain 1991; 114: 557-572

图13.13 Dr N Khalil, Consultant Neurophysiologist, Charing Cross Hospital, London, UK

图13.14 The late Professor W I McDonald, modifi ed from fi g. 1 in Nature 1980; 286: 154-155

图13.29 Dr J Dick, Consultant Neurologist, Manchester Royal Infi rmary, Manchester, UK

图13.42, 13.48, 13.50 Dr David Ellison, Consultant Neuropathologist, Newcastle General Hospital, UK. First published in Neuropathology by Ellison D, Love S, Chimelli L, et al. Mosby 2004

第十四章　致谢

图14.37, 14.38 Professor P L A Bill, Professor of Neurology, Wentworth Hospital, University of Natal, Durban, South Africa

图14.47, 14.60 Dr David Ellison, Consultant Neuropathologist, Newcastle General Hospital, UK. First published in Neuropathology by Ellison D, Love S, Chimelli L, et al. Mosby 2004

第十五章　致谢

图15.3 Dr David Ellison, Consultant Neuropathologist, Newcastle General Hospital, UK. First published in Neuropathology by Ellison D, Love S, Chimelli L et al. Mosby 2004

图15.11, 15.12, 15.36, 15.38 Mr D J Spalton, Consultant Ophthalmologist, St Thomas' s Hospital, London, UK. First published in Spalton D J, Hitchins R A, Hunter P A. Atlas of Clinical Opththalmology, London. Gowers Medical Publishing, 1984

图15.68 The Late Dr S Meadows

第十六章　致谢

图16.27 Dr Margaret Burke, Mount Vernon Hospital, Northwood, Middlesex, UK

第十七章　致谢

图17.7 Dr T Van Oertzen, Consultant Neurologist/ Epileptologist, St George' s Hospital, London, UK. First published in The Journal of Neurology, Neurosurgery and Psychiatry 2002; 73: 643-647, by permission from BMJ publications

图17.9, 17.11 Images from The National Society for Epilepsy MRI Unit, UK

图17.17 Dr Alexander Hammers. First published in Brain 2003; 26: 1300-1318, by permission of Oxford University Press

图17.18 Dr P Piccini. First published in The Journal of Neurology, Neurosurgery and Psychiatry 2004, 75: 669-676, by permission from BMJ publications

图17.19 From Oxford Textbook of Medicine, Fourth Edition, edited by Warrell D A, Cox T M, Firth J D and Benj Jr. E J, 2003